I   Diagnostik

II Rehabilitation

III Neurowissenschaft
    der Handfunktion

Dennis A. Nowak
(Hrsg.)

Handfunktionsstörungen in der Neurologie
Klinik und Rehabilitation

Dennis A. Nowak (Hrsg.)

Handfunktionsstörungen in der Neurologie

Klinik und Rehabilitation

Mit 153 teilweise farbigen Abbildungen in 191 Teilabbildungen und 37 Tabellen

Mit Beiträgen von

Allert, N.	Hamzei, F.	Müller, F.
Altenmüller, E.	Haupt, W. F.	Nowak, D. A.
Ameli, M.	Hauptmann, B.	Ochs, G.
Binkofski, F.	Hermsdörfer, J.	Platz, T.
Blank, R.	Herrmann, C.	Raethjen, J.
Brandauer, B.	Hesse, S.	Renner, C.
Burgunder, J.-M.	Himmelbach, M.	Roelandt, F.
Campen, K.	Horst, R.	Scheele, M.
Conrad, A.	Hummel, F.	Schubert, Y.
Dafotakis, M.	Hummelsheim, H.	Timmann, D.
Deuschl, G.	Jung, B.	Topka, H.
Dohle, C.	Keil, J.	Urquizo, V.
Eberhardt, O.	Konczak, J.	van der Smagt, P.
Eickhof, C.	Lehmann-Horn, F.	Weigelt, M.
Ertelt, D.	Liepert, J.	Weiss-Blankenhorn, P. H.
Felgentreu, M.	Luft, A.	Werner, C.
Fink, G.	Maihöfner, C.	Woldag, H.
Gerloff, C.	Marquardt, C.	Ziemann, U.
Goldenberg, G.	Minkwitz, K.	
Grefkes, C.	Müller, C.	

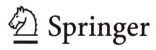

PD Dr. med. Dennis A. Nowak
Klinik Kipfenberg
Neurologische Fachklinik
Kindinger Str. 13
85110 Kipfenberg
E-Mail: dennis.nowak@neurologie-kipfenberg.de

Geleitwort
Prof. Dr. med. Eberhard Koenig
Ärztlicher Direktor
Schön Klinik Bad Aibling
Kolbermoorer Straße 72
83043 Bad Aibling

Sagen Sie uns Ihre Meinung zum Buch: www.springer.de/978-3-642-17256-4

ISBN-13 978-3-642-17256-4 Springer-Verlag Berlin Heidelberg New York

Bibliografische Information der Deutschen Nationalbibliothek
Die Deutsche Nationalbibliothek verzeichnet diese Publikation in der Deutschen Nationalbibliografie;
detaillierte bibliografische Daten sind im Internet über http://dnb.d-nb.de abrufbar.

Dieses Werk ist urheberrechtlich geschützt. Die dadurch begründeten Rechte, insbesondere die der Übersetzung, des Nachdrucks, des Vortrags, der Entnahme von Abbildungen und Tabellen, der Funksendung, der Mikroverfilmung oder der Vervielfältigung auf anderen Wegen und der Speicherung in Datenverarbeitungsanlagen, bleiben, auch bei nur auszugsweiser Verwertung, vorbehalten. Eine Vervielfältigung dieses Werkes oder von Teilen dieses Werkes ist auch im Einzelfall nur in den Grenzen der gesetzlichen Bestimmungen des Urheberrechtsgesetzes der Bundesrepublik Deutschland vom 9. September 1965 in der jeweils geltenden Fassung zulässig. Sie ist grundsätzlich vergütungspflichtig. Zuwiderhandlungen unterliegen den Strafbestimmungen des Urheberrechtsgesetzes

Springer Medizin
Springer-Verlag GmbH
ein Unternehmen von Springer Science+Business Media
springer.de

© Springer-Verlag Berlin Heidelberg 2011

Produkthaftung: Für Angaben über Dosierungsanweisungen und Applikationsformen kann vom Verlag keine Gewähr übernommen werden. Derartige Angaben müssen vom jeweiligen Anwender im Einzelfall anhand anderer Literaturstellen auf ihre Richtigkeit überprüft werden.
Die Wiedergabe von Gebrauchsnamen, Warenbezeichnungen usw. in diesem Werk berechtigt auch ohne besondere Kennzeichnung nicht zu der Annahme, dass solche Namen im Sinne der Warenzeichen- und Markenschutzgesetzgebung als frei zu betrachten wären und daher von jedermann benutzt werden dürfen.

Planung: Marga Botsch, Dorothee Kammel, Heidelberg
Lektorat: Maria Schreier, Laumersheim
Projektmanagement: Dorothee Kammel, Heidelberg
Umschlaggestaltung & Design: deblik Berlin
Abbildung Umschlag: Hanna Fuchs, Ladenburg
Zeichnungen: Christine Goerigk, Ludwigshafen
Ordernumber: 12651290
Satz: medionet Publishing Services Ltd., Berlin
Druck- und Bindearbeiten: Stürtz, Würzburg
Gedruckt auf säurefreiem Papier.   15/2117 rd – 5 4 3 2 1 0

Geleitwort

Das vorliegende Buch gibt einen umfassenden Überblick über Handfunktionsstörungen und ihre Behandlung aus der Sicht der Neurologie. Namhafte Autoren haben ihr Wissen und ihre Expertise auf ihren Spezialgebieten zusammengefasst.

Heutzutage sollen Therapieempfehlungen möglichst auf einem strukturierten Konsens von Experten nach systematischer Evaluierung der Evidenz in der Fachliteratur basieren. So ergibt sich die Frage, welchen Stellenwert ein Buch wie dieses in der aktuellen Diskussion um Evidenzbasierung haben kann.

Die Arbeitsgemeinschaft der Medizinischen Wissenschaftlichen Fachgesellschaften (AWMF) hat mit ihren Empfehlungen den Rahmen für die Erstellung von medizinischen Behandlungsleitlinien durch die Mitgliedsgesellschaften vorgegeben und folgende Leitlinienniveaus differenziert:

- S1- Handlungsempfehlungen von Experten
- S2k – Leitlinien basierend auf strukturierter Konsensfindung durch eine repräsentative Entwicklungsgruppe ohne systematische Erhebung der Evidenz
- S2e – evidenzbasierte Leitlinien ohne strukturierte Konsensfindung,
- S3 – evidenzbasierte Leitlinien mit einer strukturierten Konsensfindung innerhalb einer repräsentativen Entwicklergruppe.

Während zunächst Leitlinien ganz überwiegend auf S1-Niveau erstellt wurden, nehmen aktuell die Leitlinien auf S2- und S3-Niveau an Zahl rasch zu. Diese Entwicklung findet sich auch in der Neurologie. Die Deutsche Gesellschaft für Neurologie (DGN) hat unter der Federführung von H.-C. Diener als erste Fachgesellschaft Leitlinien für ihr gesamtes Fachgebiet auf S1- und S2k-Niveau erstellt und mehrfach aktualisiert. Derzeit wird daran gearbeitet, diese durch Berücksichtigung der Evidenz auf die höheren Niveaus anzuheben.

Zum Gegenstand des vorliegenden Buches hat die Deutsche Gesellschaft für Neurorehabilitation (DGNR) eine Leitlinie auf S2e-Niveau (Motorische Rehabilitation nach Schlaganfall Teil1: Obere Extremität) erstellt, die z. Zt. durch Konsens mit der DGN auf S3-Niveau angehoben werden soll. Diese Leitlinie und die Prinzipien der Leitlinienentwicklung sind im Kapitel 5 des Buches ausführlich dargestellt, ebenso finden sich in anderen für die Therapie relevanten Kapiteln wiederholt Verweise auf die Leitlinien der DGN. Somit hat das aktuell in Leitlinien zusammengetragene Wissen Eingang in das Buch gefunden.

Das Format eines Buches erlaubt es zusätzlich Aspekte jenseits von Leitlinien zu berücksichtigen, wie die Darstellung der mutmaßlich unseren Behandlungserfolgen zugrunde liegenden Mechanismen (Plastizität – ► Kapitel 6), der einzelnen Therapiemethoden (► Kapitel 7) und deren störungsspezifische Umsetzung (Kapitel 8). Bekanntlich setzt eine erfolgreiche Behandlung eine gute Diagnostik voraus. So ist auch hier dem Behandlungsteil ein Abschnitt über die Diagnostik vorangestellt, der einen weiten Bogen schlägt von der Evolution (Kapitel 1- z. B. welche Vorteile bietet der relativ längere Daumen des Menschen im Vergleich zu dem des Primaten für den Werkzeuggebrauch?) über die funktionelle Neuroanatomie (► Kapitel 2) bis zu den diagnostischen Methoden (► Kapitel 3) und deren störungsspezifische Anwendung (► Kapitel 4). Im letzten Teil des Buches (Abschnitt III – Neurowissenschaft der Handfunktion) findet der fortgeschrittene Leser in sechs inhaltlich sehr vielfältigen Kapiteln den Einstieg in aktuelle Forschungsbereiche.

Alle Kapitel sind so aufgebaut, dass man sie – eine gewisse Grundkenntnis vorausgesetzt – auch einzeln, ohne die vorgegebene Reihenfolge lesen kann, also ohne die vorausgehenden Kapitel im Detail zu kennen. Dies erleichtert es, sich zu einem umschriebenen Problem rasch kundig zu machen.

Das Buch ist also weit mehr als eine Leitlinie, einerseits weil es diese einschließt, andererseits weil es über den therapeutischen Ansatz hinausgeht und die neurologischen Handfunktionsstörung in den unterschiedlichsten Aspekten darstellt. Unter Ärzten und Therapeuten ist ihm eine weite Verbreitung zu wünschen.

Prof. Dr. med. Eberhard Koenig
Vorsitzender der Deutschen Gesellschaft für Neurorehabilitation

Vorwort

Die menschliche Hand ist ein hochspezialisiertes Tast- und Greiforgan. Die vielfältigen skelettalen und muskulären Freiheitsgrade der Hand erlauben dem Menschen enorme feinmotorische Leistungen, die bislang innerhalb der Artenvielfalt unerreicht sind. Die Hand kann eine Vielzahl von Formen und Funktionen annehmen. Die universellen Einsatzmöglichkeiten der Hand werden durch die Fähigkeit des Werkzeuggebrauchs noch erweitert. Die Fähigkeit den Daumen in Opposition zu den anderen Fingern zu positionieren findet sich nur beim Menschen und höheren Primaten. Der menschliche Daumen ist, im Verhältnis zum Zeigefinger, länger als der Daumen anderer Primaten. Dies erlaubt dem Menschen den Präzisionsgriff zwischen Daumen und Zeigefinger. Der Mensch hat im Vergleich zu anderen Primaten mehr individuelle Muskeln und Sehnen, um die Hand und Finger zu bewegen. Zudem hat der Mensch ein ausgedehntes motorisches Hirnrindennetzwerk zur zentralen Kontrolle der Handfunktion entwickelt. Diese phylogenetischen Besonderheiten haben auch ihre Schattenseiten. So können Schädigungen des motorischen Hirnrindennetzwerkes zu erheblichen Handfunktionsstörungen führen. Die Hand ist aber auch ein hoch entwickeltes Tastorgan, was durch eine Vielzahl von taktilen und propriozeptiven Rezeptororganen, insbesondere der Haut der Fingerbeeren, ermöglicht wird. Die hoch entwickelten perzeptiven und motorischen Funktionen der Hand erlauben dem Menschen seine Welt zu »begreifen« und in seinem Sinne zu formen.

Die Bedeutung der Hand für das Leben des Menschen wird im Falle einer Funktionsbeeinträchtigung durch Krankheit besonders deutlich. Handfunktionsstörungen in der Neurologie sind sehr häufig. Sie treten bei Erkrankungen des zentralen und/oder peripheren Nervensystems sowie der Muskulatur auf und schränken die Lebensqualität und Leistungsfähigkeit der Betroffenen im privaten und beruflichen Alltag erheblich ein. Effiziente, evidenzbasierte diagnostische Methoden und therapeutische Strategien sind aus Sicht der Betroffenen und aus gesundheitspolitischer Sicht sehr gefragt. Das vorliegende Buch ist eine praxisnahe Anleitung zur Diagnostik und Therapie von Handfunktionsstörungen bei neurologischen Erkrankungen. Es soll Ärzten, Physio- und Ergotherapeuten als Nachschlagewerk mit schnellem Zugriff auf leitliniengerechte diagnostische und therapeutische Verfahren und Maßnahmen dienen. Das Buch gliedert sich in drei Teile: »Diagnostik«, »Rehabilitation« und »Neurowissenschaft der Handfunktion«. In der Sektion »**Diagnostik**« werden nach einer Darstellung der Entwicklung, Anatomie und Physiologie der Handfunktion die neurologisch relevanten diagnostischen Methoden zunächst allgemein und dann störungsspezifisch für einzelne Krankheitsbilder dargestellt. Die Sektion »**Rehabilitation**« widmet sich nach einer Einführung in die evidenzbasierte Rehabilitation und Plastizität zunächst der Darstellung rehabilitativer Methoden und Strategien, um diese dann in einem störungsspezifischen Ansatz für einzelne Krankheitsbilder zu spezifizieren. Die Sektion »**Neurowissenschaft der Handfunktion**« bietet aus Sicht der experimentellen Bewegungsforschung, der funktionellen Bildgebung und der technischen Neuromodulation Einblicke in aktuelle wissenschaftliche Schwerpunkte der Diagnostik und Therapie von neurologischen Handfunktionsstörungen. Es werden Forschungsergebnisse und Ausblicke auf absehbare Weiterentwicklungen berichtet.

Als Herausgeber möchte ich allen beteiligten Autoren für deren bereitwillige Mitarbeit ganz herzlich danken. Ohne die Mitwirkung dieser ausgewiesenen Experten wäre die Verwirklichung dieses Buchprojekts nicht möglich gewesen. Danken möchte ich auch Frau Marga Botsch und Frau Dorothee Kammel vom Springer-Verlag in Heidelberg für die hervorragende professionelle Unterstützung. Das Buch ist eine Erstausgabe. Anregungen und Verbesserungsvorschläge sind stets willkommen, um in künftigen Ausgaben die Praxisrelevanz weiter zu verbessern.

Dennis A. Nowak
Kipfenberg, im November 2010

Dennis A. Nowak

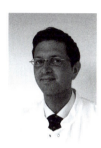

Studium der Humanmedizin an der Ludwig-Maximilians-Universität in München
- 2001 Promotion an der Neurologischen Klinik der Ludwig-Maximilians-Universität München
- 2006 Habilitation und Venia Legendi für das Fach Neurologie und Klinische Neurophysiologie an der Neurologischen Klinik der Ludwig-Maximilians-Universität München
- Seit April 2009 Chefarzt und Leiter der Arbeitsgruppe Motorik, Neuromodulation und Rehabilitation, Neurologische Fachklinik Kipfenberg

Wissenschaftliche Schwerpunkte
Funktionelle Neuromodulation, Motorische Rehabilitation, Bewegungsstörungen

Inhaltsverzeichnis

I Diagnostik

1 Entwicklung der Handfunktion ... 3
J. Konczak
1.1 Die Evolution der Handfunktion ... 4
1.2 Die Entwicklung der Handfunktion in der Ontogenese ... 5
1.2.1 Normale und gestörte Entwicklung der Kraftregulation beim Präzisionsgriff ... 6
1.2.2 Die Entwicklung der Koordination beim Greifen und Zeigen ... 7
1.3 Zusammenfassung ... 10

2 Funktionelle Neuroanatomie der Hand ... 13
F. Lehmann-Horn, F. Weber
2.1 Motorisches System ... 14
2.1.1 Spinale Reflexe ... 14
2.1.2 Optimierung von Zielbewegungen durch das Kleinhirn ... 15
2.1.3 Optimierung von Zielbewegungen durch die Basalganglien ... 15
2.2 Funktionelle Organisation der motorischen Rindenfelder ... 17
2.2.1 Primär-motorischer Kortex (M1) ... 17
2.2.2 Primär-sensorischer Kortex ... 18
2.2.3 Supplementär-motorische Area und prämotorischer Kortex ... 19
2.2.4 Somatosensorischer Assoziationskortex ... 19
2.3 Funktionelle Neuronenpopulation des Motorkortex ... 20
2.3.1 Efferenzen des Motorkortex ... 20
2.4 Handlungsantrieb und Bewegungsentwurf ... 22
2.5 Zusammenfassung ... 22

3 Diagnostische Methoden ... 25
3.1 Klinische Untersuchung ... 26
D.A. Nowak
3.1.1 Auswahl von Untersuchungsverfahren und Dokumentation ... 26
3.1.2 Anamnese ... 26
3.1.3 Beobachtung, Inspektion, Palpation ... 26
3.1.4 Untersuchung und Messung ... 27
3.2 Klinische Skalen und Scores ... 30
M. Ameli, D.A. Nowak
3.2.1 Händigkeit ... 31
3.2.2 Muskeltonus ... 31
3.2.3 Tremor ... 33
3.2.4 Dystonie ... 34
3.2.5 Ataxie ... 34
3.2.6 Motorik und Aktivität ... 35
3.2.7 Sensibilität ... 37
3.3 Neurophysiologische Diagnostik ... 39
3.3.1 Elektroneurographie und Elektromyographie ... 39
W.F. Haupt
3.3.2 Transkranielle Magnetstimulation und somatosensibel evozierte Potenziale ... 47
H. Topka
3.4 Bewegungsanalyse ... 55
J. Hermsdörfer
3.4.1 Ursprünge ... 56

3.4.2	Maximalkraft, Gelenkspielraum und Tremor	57
3.4.3	Räumliche Bewegungen	58
3.4.4	Feinmotorische Griffkräfte	62
3.4.5	Mehrfingerbewegungen	64
3.4.6	Zusammenfassung	64
4	**Störungsspezifische Diagnostik der Handfunktion**	**67**
4.1	**Die spastisch-paretische Hand**	69
4.1.1	Besonderheiten im Kindes- und Jugendalter	69
	R. Blank	
4.1.2	Besonderheiten des Erwachsenen	73
	T. Platz, C. Eickhof	
4.2	**Die peripher-paretische Hand**	83
4.2.1	Neuropathien und Nervenkompressionssyndrome	83
	O. Eberhardt	
4.2.2	Muskuläre und neuromuskuläre Erkrankungen	96
	J.M. Burgunder	
4.3	**Zentrale und periphere Sensibilitätsstörungen**	102
	B.Jung, J. Hermsdörfer	
4.3.1	Definition und klinische Grundlagen	102
4.3.2	Auswahl der Assessmentverfahren	104
4.3.3	Anwendung der Assessments	105
4.3.4	Praktische Umsetzung des Assessements	105
4.3.5	Funktionale Defizite beim Greifen und Manipulieren	110
4.3.6	Zusammenfassung	112
4.4	**Die dystone Hand**	114
	E. Altenmüller	
4.4.1	Definition und Symptomatik der Handdystonien	115
4.4.2	Pathophysiologie der Handdystonien	117
4.4.3	Epidemiologie und Verlauf der Handdystonien	118
4.4.4	Diagnostik der Handdystonien	118
4.4.5	Differenzialdiagnosen der Handdystonien	119
4.5	**Rigor und Bradykinese**	120
	M. Dafotakis, D.A. Nowak	
4.5.1	Definition und Pathophysiologie	120
4.5.2	Klinische Relevanz und Diagnostik des Rigors	121
4.5.3	Klinische Relevanz und Diagnostik der Bradykinese	123
4.6	**Tremor**	125
	J. Raethjen, G. Deuschl	
4.6.1	Klinische Untersuchung	125
4.6.2	Apparative Untersuchungen	126
4.6.3	Spezielle differenzialdiagnostische Probleme	126
4.7	**Ataxie**	130
	B. Brandauer, J. Hermsdörfer, F. Müller, D. Timmann	
4.7.1	Definition	130
4.7.2	Klinische Befunde	131
4.7.3	Handfunktionsstörungen	132
4.7.4	Pathophysiologie	133
4.7.5	Lokalisation von Handfunktionen im Kleinhirn	136
4.7.6	Zusatzuntersuchungen	138
4.8	**Neuropsychologische Störungen der Handfunktion**	141
	G. Goldenberg	
4.8.1	Fehlerhafte und ungeschickte Bewegungen	141

4.8.2	Willensfremde Bewegungen	147
4.9	**Optische Ataxie**	151
	M. Himmelbach	
4.9.1	Definition und klinisches Bild	151
4.9.2	Diagnostik und Abgrenzung von motorischen und sensorischen Störungen	152
4.10	**Das Schulter-Hand-Syndrom**	154
	A. Conrad, C. Herrmann	
4.10.1	Definition, Vorkommen und Relevanz des Schulter-Hand-Syndroms	155
4.10.2	Biomechanische Grundlagen der schmerzhaften Schulter nach Schlaganfall	155
4.10.3	Pathophysiologische Konzepte	156
4.10.4	Assessmentverfahren und spezifische Diagnostik der schmerzhaften Schulter und des Schulter-Hand-Syndroms	158
4.11	**Komplex regionale Schmerzsyndrome**	161
	C. Maihöfner	
4.11.1	Epidemiologie und auslösende Faktoren	161
4.11.2	Klinisches Bild	162
4.11.3	Pathophysiologische Konzepte	163
4.11.4	Diagnose	166

II Rehabilitation

5	**Evidenzbasierte Rehabilitation**	173
	T. Platz	
5.1	**Studiendesigns**	174
5.1.1	Beobachtungsstudien	174
5.1.2	Experimentelle Studien	175
5.1.3	Systematische Reviews und Metaanalysen	175
5.2	**Leitlinie »Armrehabilitation«**	175
5.2.1	Methodik der Leitlinienerstellung	175
5.2.2	Ergebnisse und Empfehlungen der Leitlinie »Armrehabilitation« im Überblick	176
5.2.3	Tipps für die praktische Umsetzung	179
5.2.4	Zusammenfassung	181
6	**Plastizität**	183
	U. Ziemann	
6.1	**Funktionelle Organisation des primär-motorischen Kortex**	184
6.2	**Dynamisches Netzwerk im primär-motorischen Kortex**	184
6.3	**Mechanismen von Plastizität im primären Motorkortex**	185
6.4	**Faktoren und Modulation von Plastizität**	186
6.5	**Zusammenfassung**	187
7	**Therapeutische Methoden und Interventionen**	191
7.1	**Klassische Neurofazilitationskonzepte**	194
7.1.1	Das Bobath-Konzept	194
	V. Urquizo	
7.1.2	Propriozeptive Neuromuskuläre Fazilitation (PNF)	198
	R. Horst	
7.2	**Neuromuskuläre Arthroossäre Plastizität (N.A.P.)**	205
	R. Horst	
7.3	**Motorisches Lernen und repetitives Training**	214
	B. Hauptmann, C. Müller	
7.3.1	Gedächtnissysteme	214
7.3.2	Prozedurales Lernen und motorisches Lernen	214
7.3.3	Theorie und Praxis: Anmerkungen zur Therapieorganisation	217

7.4	**Shaping**	223
	H. Woldag	
7.4.1	Operantes Konditionieren im Tierversuch	223
7.4.2	Shaping in der Rehabilitation von Schlaganfallpatienten	224
7.4.3	Zusammenfassung	224
7.5	**Constraint-induced Movement Therapy**	225
	F. Hamzei, M.S. Vry	
7.5.1	Definitionen und technische Aspekte	225
7.5.2	Einfluss der CIMT auf die Hirnorganisation	227
7.6	**Schädigungs-orientiertes Training (Impairment-oriented Training, IOT®)**	229
	T. Platz, C. Eickhof	
7.6.1	Der therapeutische Blick	229
7.6.2	Die Entwicklung des Schädigungs-orientierten Trainings	230
7.6.3	Die IOT-Verfahren	230
7.6.4	Wirksamkeitsnachweise – ein Markenzeichen der IOT-Verfahren	235
7.6.5	Hinweise für die klinische Anwendung	237
7.6.6	Schulung für IOT-Anwender	237
7.7	**Bilaterales Training**	238
	A.R. Luft, K. Campen	
7.7.1	Definition	239
7.7.2	Grundlagen	239
7.7.3	Praktische Anwendung	240
7.7.4	Evidenz der Wirksamkeit des bilateralen Trainings	241
7.7.5	Zusammenfassung	243
7.8	**Spiegeltherapie**	244
	C. Dohle	
7.8.1	Klinische Daten	244
7.8.2	Neurophysiologische Grundlagen	245
7.8.3	Praktische Umsetzung	245
7.8.4	Zusammenfassung	246
7.9	**Bewegungsvorstellung und Bewegungsbeobachtung bei der Therapie von zerebral gestörten Handfunktionen**	247
	D. Ertelt, F. Binkofski	
7.9.1	Neurophysiologische Grundlagen neurologischer Rehabilitation	247
7.9.2	Konventionelle Rehabilitationsmaßnahmen	248
7.9.3	Neue Rehabilitationsmaßnahmen	249
7.9.4	Bewegungsvorstellung und Bewegungsbeobachtung	250
7.9.5	Zusammenfassung	252
7.10	**Roboter- und gerätegestützte Rehabilitation**	256
	S. Hesse, C. Werner	
7.10.1	Behandlungstheorien	256
7.10.2	Behandlungsparadigmen und Evidenzen	257
7.10.3	Zusammenfassung	262
7.11	**Sensomotorisches Diskriminationstraining**	263
	C.I.E. Renner, H. Hummelsheim	
7.11.1	Definition und klinische Grundlagen	263
7.11.2	Therapeutische Prinzipien	265
7.11.3	Sensomotorisches Diskriminationstraining nach peripherer Nervenläsion	266
7.11.4	Sensomotorisches Diskriminationstraining nach Schlaganfall	266
7.11.5	Zusammenfassung	269
7.12	**Funktionelle Neuromodulation**	271
7.12.1	Repetitive elektrische und magnetische periphere Stimulation	271
	M. Dafotakis, D.A. Nowak	

7.12.2	Funktionelle Muskelstimulation	274
	C. Dohle	
7.12.3	Hirnstimulation: tDCS und rTMS	277
	J. Liepert	
7.12.4	Neuropharmakologie und Handmotorik	286
	C. Grefkes	
7.13	**Spasmolytische Therapie**	293
	G. Ochs	
7.13.1	Behandlungsziele und Behandlungsprinzipien	293
7.13.2	Medikamente und ihre Eigenschaften	294
7.14	**Botulinumtoxin in der Behandlung der Beugespastik der oberen Extremität nach Schlaganfall**	296
	S. Hesse, C. Werner	
7.14.1	Die Beugespastik der oberen Extremität	296
7.14.2	Therapie der Beugespastik	297
8	**Störungsspezifische Therapie der Handfunktion**	303
8.1	**Die spastisch-paretische Hand im Kindesalter**	305
	R. Blank	
8.1.1	Interventionen	305
8.2	**Die spastisch-paretische Hand des Erwachsenen**	307
	D.A. Nowak, F. Roelandt	
8.2.1	Definition und klinische Grundlagen	307
8.2.2	Therapeutische Prinzipien	309
8.3	**Die peripher-paretische Hand**	319
8.3.1	Neuropathien und Nervenkompressionssyndrome	319
	O. Eberhardt, M. Felgentreu, J. Keil, M. Scheele, Y. Schubert	
8.3.2	Muskuläre und neuromuskuläre Erkrankungen	327
	J.M. Burgunder	
8.4	**Die dystone Hand: Störungsspezifische Therapie der Handfunktionen**	329
	E. Altenmüller	
8.4.1	Therapeutische Prinzipien	329
8.4.2	Pharmakologische Therapie: Botulinumtoxin und Anticholinergika	329
8.4.3	Retrainingsverfahren	331
8.4.4	Ergonomische Veränderungen und neue therapeutische Ansätze	332
8.4.5	Ausblick	333
8.5	**Rigor und Bradykinese**	334
	N. Allert	
8.5.1	Definition und klinische Grundlagen	334
8.5.2	Therapeutische Prinzipien	336
8.6	**Tremor**	340
	J. Raethjen, G. Deuschl	
8.6.1	Medikamentöse Therapie	340
8.6.2	Tiefe Hirnstimulation	341
8.6.3	Nicht-invasive Verfahren	342
8.6.4	Rehabilitative Ansätze	342
8.7	**Dysmetrie und Ataxie**	343
	F. Müller, D. Timmann	
8.7.1	Klinische Grundlagen	343
8.7.2	Übende Verfahren	343
8.7.3	Suche nach erhaltenen Leistungen: Schreib- und Greiftraining nach Mai (1993)	344
8.7.4	Effektivität der Therapie und Prognose	346
8.7.5	Anwendung physikalischer Reize	346
8.7.6	Medikamentöse Therapie	347
8.7.7	Hilfsmittel	347

8.8	**Apraxie**	349
	G. Goldenberg	
8.8.1	Imitieren	349
8.8.2	Kommunikative Gesten	349
8.8.3	Werkzeug- und Objektgebrauch	351
8.9	**Optische Ataxie**	353
	M. Himmelbach	
8.9.1	Definition und klinische Grundlagen	353
8.9.2	Spontanverlauf und therapeutische Ansätze	354
8.10	**Das Schulter-Hand-Syndrom**	355
	A. Conrad, C. Herrmann	
8.10.1	Behandlung der schmerzhaften hemiparetischen Schulter	355
8.10.2	Behandlung des Schulter-Hand-Syndroms nach Schlaganfall	361
8.11	**Komplex regionale Schmerzsyndrome**	365
	C. Maihöfner	
8.11.1	Nicht-medikamentöse Therapie	365
8.11.2	Medikamentöse Therapie	366
8.11.3	Symptomatische Therapie von neuropathischen Schmerzen	367
8.11.4	Andere Therapieansätze	368
8.11.5	Invasive Therapieformen	368
8.11.6	Pragmatisches Vorgehen bei der Therapieplanung	368

III   Neurowissenschaft der Handfunktion

9	**Intelligente Hand- und Kopfarbeit:** **Ein Beitrag aus der experimentellen Bewegungsforschung**	373
	M. Weigelt	
9.1	**Antizipative Verhaltenskontrolle**	374
9.2	**Bimanuelle Koordination**	374
9.3	**End-state Comfort Effekt**	375
9.4	**Organisation von Bewegungen in Doppelaufgaben**	377
9.5	**Zusammenfassung**	378
10	**Schreibanalyse**	379
	C. Marquardt	
10.1	**Diagnostik von Schreibstörungen**	380
10.2	**Methoden der Schriftregistrierung**	382
10.2.1	Graphische Tabletts	382
10.2.2	Datenfehler	382
10.2.3	Datenfilterung	383
10.3	**Analyse von Handschrift**	383
10.3.1	Routinierte Handschrift	383
10.3.2	Automatisierte Bewegungen	383
10.3.3	Nicht automatisierte Bewegungen	385
10.3.4	Standarduntersuchung der Schreibleistung	386
10.3.5	Normwerte für einen Testsatz	387
10.4	**Diagnostik motorischer Schreibstörungen**	388
10.4.1	Routinierte Schreibleistung	388
10.4.2	Beispiel einer Schreibstörung	388
10.4.3	Dissoziation der Schreibleistung	390
10.5	**Therapeutische Ansätze**	392
10.5.1	Hilfen zur Steigerung der Schreibgeschwindigkeit	392
10.5.2	Nutzung erhaltener Leistungen	393

11	**Apraxie**	395
	P.H. Weiss, G.R. Fink	
11.1	Pathophysiologie der Imitationsstörungen bei Apraxie	396
11.2	Pathophysiologie der Pantomimestörungen bei Apraxie	397
11.3	Pathophysiologie der Objektgebrauchsstörungen bei Apraxie	397
11.4	Differenzielle Bedeutung des linken parietalen und frontalen Kortex für die Pathophysiologie der Apraxie	398
11.5	Zusammenfassung	400
12	**Spiegelneurone**	403
	D. Ertelt, F. Binkofski	
12.1	Anatomische Lokalisation des Spiegelneuronensystems	404
12.2	Das Spiegelneuronensystem des Menschen	405
12.2.1	Nachweiserbringung: Spiegelneurone beim Menschen	405
12.2.2	Studien: Lokalisation und Funktionsweise des menschlichen Spiegelneuronensystems	406
12.2.3	Studien: Größe und Organisation des Spiegelneuronensystems	406
12.3	Die Aktivitätsmuster der Spiegelneurone	407
12.4	Funktionelle Aufgaben des Spiegelneuronensystems	408
12.4.1	Verständnis von Handlungsintentionen	408
12.4.2	Grundlage für Imitationsverhalten	409
12.4.3	Grundlage motorischen Lernens durch Imitation	410
12.4.4	Verständnis interner kognitiver, emotionaler und motivationaler Zustände	410
12.4.5	Grundlage der Entwicklung von Kommunikation und Sprache	410
12.5	Zusammenfassung	412
13	**Funktionelle kortikale Korrelate der Handfunktion**	415
13.1	Funktionelle Bildgebung von Handfunktionsstörungen nach Schlaganfall	416
	C. Grefkes, G.R. Fink	
13.1.1	Funktionelle Bildgebung	416
13.1.2	Veränderungen in neuralen Netzwerken nach Schlaganfall	418
13.1.3	Zusammenfassung	422
13.2	Virtuelle Läsionsstudien (TMS und rTMS)	425
	D.A. Nowak	
13.2.1	Anatomische Vorbemerkungen	425
13.2.2	Transkranielle Magnetstimulation und repetitive transkranielle Magnetstimulation	425
13.2.3	Funktionelle kortikale Korrelate des menschlichen Greifens	427
13.2.4	Zusammenfassung	431
14	**Neue Entwicklungen in der Rehabilitation von Handfunktionsstörungen**	433
14.1	**Humanrobotik**	434
	P. van der Smagt	
14.1.1	Die menschliche Hand als Robotersystem	436
14.1.2	Der Roboter als menschliche Hand	436
14.1.3	Zur nächsten Prothesengeneration	438
14.1.4	Zusammenfassung	440
14.2	**Greiftraining mit einer dynamischen Handorthese (SaeboFlex)**	441
	F. Müller, S. Peitzker	
14.2.1	Rehabilitation	441
14.2.2	SaeboFlex®: Eine Extensionsorthese	441
14.2.3	Rahmenbedingungen der SaeboFlex®-Therapie	442
14.2.4	SaeboFlex®: Muskulärer Kraftaufbau und Spastizität	443
14.2.5	Praktische Erfahrungen und Wirksamkeitsnachweis	443
14.2.6	Zusammenfassung	444

14.3	**Zukunft der Neuromodulation**..	445
	F.C. Hummel, C. Gerloff	
14.3.1	Methoden der Neuromodulation	445
14.3.2	Zukunft der NIBS in den Neurowissenschaften	446
14.3.3	Zukunft der neurowissenschaftlichen und therapeutischen Anwendung nach Hirnläsionen	447
14.3.4	Zusammenfassung	449

Stichwortverzeichnis 453

Autorenverzeichnis

Allert, Niels
Dr. med.
Neurologisches Rehabilitations-
zentrum Godeshöhe
Waldstraße 2-10
53177 Bonn

Altenmüller, Eckart
Prof. Dr. med.
Hochschule für Musik, Theater
und Medien
Institut für Musikphysiologie und
Musikermedizin
Emmichplatz 1
30175 Hannover

Ameli, Mitra
Dr. med.
Universitätsklinikum Köln
Klinik und Poliklinik für Neuro-
logie
Kerpener Straße 62
50937 Köln

Binkofski, Ferdinand
Prof. Dr. med.
Universitätsklinikum Aachen
Neurologische Klinik
Sektion für Neurologische Kogni-
tionsforschung
Pauwelsstraße 30
52074 Aachen

Blank, Rainer
Prof. Dr. med.
Kinderzentrum Maulbronn
Knittlinger Steige 25
75433 Maulbronn

Brandauer, Barbara
Dr. med.
Ludwig-Maximilians-Universität
München
Department Psychologie, Neuro-
psychologie
Leopoldstr. 15
80802 München

Burgunder, Jean-Marc
Prof. Dr. med.
Neurologische Klinik und Poli-
klinik
CH-3010 Bern

Campen, Katrin
Zentrum für Ambulante
Rehabilitation
Lengghalde 6
CH-8008 Zürich

Conrad, Andreas
Dr. med.
Reha-Klinik Damp
Neurologische Abteilung
Seute-Deern-Ring 30
24351 Damp

Dafotakis, Manuel
Dr. med.
RWTH Aachen
Neurologische Klinik der Univer-
sitätsklinik Aachen
Pauwelsstr. 30
52074 Aachen

Deuschl, Günther
Prof. Dr. med.
Universitätsklinikum Schleswig-
Holstein
Klinik für Neurologie
Schittenhelmstr. 10
24105 Kiel

Dohle, Christian
Dr. med., M. phil.
MEDIAN Klink Berlin-Kladow
Kladower Damm 223
14089 Berlin

Eberhardt, Olaf
Dr. med.
Klinikum Bogenhausen
Städtisches Klinikum München
GmbH
Klinik für Neurologie, Klinische
Neurophysiologie und Stroke
Unit
Englschalkingerstraße 77
81925 München

Eickhof, Christel
Charité, Campus Benjamin
Franklin
Abt. Neurologische Rehabilitation
Kladower Damm 223
14089 Berlin

Ertelt, Denis
Dr. med.
Universität Lübeck
Zentrum für Klinische Studien
Maria-Goeppert-Straße 1
23562 Lübeck

Felgentreu, Martin
Klinikum Bogenhausen
Städtisches Klinikum München
GmbH
Klinik für Frührehabilitation und
Physikalische Medizin
Englschalkingerstraße 77
81925 München

Fink, Gereon
Prof. Dr. med.
Universitätsklinikum Köln
Klinik und Poliklinik für Neuro-
logie
Kerpener Straße 62
50937 Köln

Gerloff, Christian
Prof. Dr. med.
Universität Hamburg
Klinik und Poliklinik für Neuro-
logie
Martinistraße 52
20251 Hamburg

Goldenberg, Georg
Prof. Dr. med.
Städtisches Klinikum München
GmbH, Klinikum Bogenhausen
Klinik für Neuropsychologie
Englschalkinger Straße 77
81925 München

Grefkes, Christian
PD Dr. med.
Max-Planck-Institut für neurolo-
gische Forschung
Forschungsgruppe »Neuromodu-
lation & Neurorehabilitation«
Gleueler Str. 50
50931 Köln

Autorenverzeichnis

Hamzei, Farsin
Prof. Dr. med.
Moritz-Klinik Bad Klosterlausnitz
Neurologische Klinik,
Sektion Neurorehabilitation
Hermann-Sachse-Straße 46
07639 Bad Klosterlausnitz

Haupt, Walter F.
Prof. Dr. med.
Universitätsklinikum Köln
Klinik und Poliklinik für Neurologie
Kerpener Straße 62
50937 Köln

Hauptmann, Björn
Dr. med.
Segeberger Kliniken
Neurologisches Zentrum
Hamdorfer Weg 3
23795 Bad Segeberg

Hermsdörfer, Joachim
Prof. Dr. med.
Technische Universität München
Fakultät für Sport- und Gesundheitswissenschaft
Connollystr. 32
80809 München

Herrmann, Christoph
Dr. med.
Asklepios-Kliniken Schildautal
Kliniken f. Neurologische Früh-/Rehabilitation
Karl-Herold-Str. 1
38723 Seesen

Hesse, Stefan
Prof. Dr. med.
Medical Park Bad Rodach
Fachklinik für Orthopädie, Rheumatologie
Kurring 16
96476 Bad Rodach

Himmelbach, Marc
Dr. med.
Universität Tübingen
Hertie-Institut für Klinische Hirnforschung
Hoppe-Seyler-Str. 3
72076 Tübingen

Horst, Renata
MSc
Physiotherapiepraxis und Weiterbildungsinstitut Ingelheim
Stiegelgasse 40
55218 Ingelheim

Hummel, Friedhelm
P.D. Dr. med.
Universität Hamburg
Klinik und Poliklinik für Neurologie
Martinistraße 52
20251 Hamburg

Hummelsheim, Horst
Prof. Dr. med.
Universität Leipzig
Neurologisches Rehabilitations-Zentrum Leipzig
Muldentalweg 1
04828 Bennewitz

Jung, Beate
Praxis Reff-Richter
Forstenrieder Allee 59
81476 München

Keil, Johanna
Klinikum Bogenhausen
Städtisches Klinikum München GmbH
Klinik für Frührehabilitation und Physikalische Medizin
Englschalkingerstraße 77
81925 München

Konczak, Jürgen
Prof. Dr. med.
University of Minnesota
Center for Clinical Movement Science, 400 Cooke Hall
1900 University Ave. SE
MN 55455 Minneapolis
USA

Lehmann-Horn, Frank
Prof. Dr. med.
Universität Ulm
Division of Neurophysiology
Albert-Einstein-Allee 11
89081 Ulm

Liepert, Joachim
Prof. Dr. med.
Kliniken Schmieder Allensbach
Zum Tafelholz 8
78476 Allensbach

Luft, Andreas
Prof. Dr. med.
Universitätsspital Zürich
Klinische Neurorehabilitation
Klinik für Neurologie
Frauenklinikstraße 26
CH-8091 Zürich

Maihöfner, Christian
PD Dr. med.
Universitätsklinikum Erlangen
Neurologische Klinik
Schwabachanlage 6
91054 Erlangen

Marquardt, Christian
Dr.
Fritz-Lange-Str. 2
81547 München

Minkwitz, Kirsten
Sandstraße 16
30167 Hannover

Müller, Christine
Segeberger Kliniken
Neurologisches Zentrum
Hamdorfer Weg 3
23795 Bad Segeberg

Müller, Friedemann
Dr. med.
Schön Klinik Bad Aibling
Kolbermoorer Str. 72
83043 Bad Aibling

Nowak, Dennis A.
PD Dr. med.
Klinik Kipfenberg
Neurologische Fachklinik
Kindinger Str. 13
85110 Kipfenberg

Ochs, Günter
Prof. Dr. med.
Klinikum Ingolstadt
Neurologische Klinik
Krummenauer Straße 25
85049 Ingolstadt

Platz, Thomas
Prof. Dr. med.
BDH-Klinik Greifswald GmbH
Neurologisches Rehabilitations-
zentrum
Karl-Liebknecht-Ring 26a
17491 Greifswald

Raethjen, Jan
PD Dr. med.
Universitätsklinikum
Schleswig-Holstein
Klinik für Neuologie
Schittenhelmstr. 10
24105 Kiel

Renner, Caroline
Dr. med.
Universität Leipzig
Neurologiches Rehabilitations-
Zentrum Leipzig
Muldentalweg 1
04828 Bennewitz

Roelandt, Frank
Klinik Kipfenberg
Neurologische Fachklinik
Kindinger Str. 13
85110 Kipfenberg

Scheele, Moritz
Klinikum Bogenhausen
Städtisches Klinikum München
GmbH
Klinik für Frührehabilitation
und Physikalische Medizin
Englschalkingerstraße 77
81925 München

Schubert, Yvonne
Städtisches Klinikum München
GmbH, Klinikum Bogenhausen
Klinik für Frührehabilitation
und Physikalische Medizin
Englschalkingerstraße 77
81925 München

Timmann, Dagmar
Prof. Dr. med.
Universität Duisburg- Essen
Neurologische Universitätsklinik
Essen
Hufelandstr. 55
45122 Essen

Topka, Helge
Prof. Dr. med.
Städtisches Klinikum München
GmbH, Klinikum Bogenhausen
Klinik für Neurologie, Klinische
Neurophysiologie
und Stroke Unit
Englschalkingerstraße 77
81925 München

Urquizo, Victor
Gottlieberstraße 31
78462 Konstanz

van der Smagt, Patrick
Dr.
Deutsches Zentrum für Luft- und
Raumfahrt (DLR)
Institut für Robotik
und Mechatronik
Münchner Straße 20
82234 Oberpfaffenhofen

Weigelt, Matthias
Prof. Dr.
Universität des Saarlandes
Institut für Sportwissenschaft
Gebäude B 8.1
66123 Saarbrücken

Weiss-Blankenhorn, Peter H.
Prof. Dr. med
Forschungszentrum Jülich GmbH
Institut für Neurowissenschaften
und Medizin (INM-3)
Leo-Brandt-Straße
52425 Jülich

Werner, Cordula
Dr. med.
Charité
Medical Park Berlin
An der Mühle 2-9
13507 Berlin

Woldag, Hartwig
PD Dr. med.
Universität Leipzig
Neurologiches Rehabilitations-
Zentrum Leipzig
Muldentalweg 1
04828 Bennewitz

Ziemann, Ulf
Prof. Dr. med.
Klinik für Neurologie
Zentrum der Neurologie und
Neurochirurgie
Schleusenweg 2-16
60528 Frankfurt am Main

Diagnostik

Kapitel 1 **Entwicklung der Handfunktion**
J. Konczak

Kapitel 2 **Funktionelle Neuroanatomie der Hand**
F. Lehmann-Horn, F. Weber

Kapitel 3 **Diagnostische Methoden**
M. Ameli, W.F. Haupt, J. Hermsdörfer, D.A. Nowak, H. Topka

Kapitel 4 **Störungsspezifische Diagnostik der Handfunktion**
E. Altenmüller, R. Blank, B. Brandauer, J.M. Burgunder, A. Conrad, M. Dafotakis, G. Deuschl, O. Eberhardt, C. Eickhof, G. Goldenberg, J. Hermsdörfer, C. Herrmann, M. Himmelbach, B. Jung, C. Maihöfner, F. Müller, D.A. Nowak, T. Platz, J. Raethjen, D. Timmann

Entwicklung der Handfunktion

J. Konczak

1.1 Die Evolution der Handfunktion – 4

1.2 Die Entwicklung der Handfunktion in der Ontogenese – 5
1.2.1 Normale und gestörte Entwicklung der Kraftregulation beim Präzisionsgriff – 6
1.2.2 Die Entwicklung der Koordination beim Greifen und Zeigen – 7

1.3 Zusammenfassung – 10

Literatur – 10

Der **Gebrauch der Hände** ist ein integraler Bestandteil der menschlichen Natur. Die Vielseitigkeit unserer manuellen Fertigkeiten wird oft erst dann wahrgenommen, wenn durch Verletzung ein Verlust an Handfunktion ensteht. Ein grundlegendes Wissen, wie sich im Laufe der menschlichen Evolution der Gebrauch der Hände verändert hat, und wie sich die Kontrolle von Handbewegungen in der Kindheit entwickelt, hilft uns, die Komplexität der Handfunktion Erwachsener einzuordnen und entsprechende Defizite nach Hirnschädigung besser zu verstehen.

1.1 Die Evolution der Handfunktion

Alle Primaten haben **Hände**, aber deren Gebrauchsweise unterscheidet sich deutlich zwischen den verschiedenen Arten. Fossile Funde belegen, dass sich Primaten zu Beginn in der Erdneuzeit vor über 55 Millionen Jahren aus eichhörnchenähnlichen Tieren (Superordo: Euarchontoglires) entwickelten, die alle **Finger und Zehen mit jeweils fünf Krallen** hatten – ein Merkmal, das alle lebenden Primaten mit Nagern, Hasentieren und Spitzhörnchen teilen (Westheide u. Rieger 2004).

- **Funktion und Struktur des Systems »Hand«**

> Eine grundlegende **Erkenntnis der Evolutionsforschung** ist es, dass sich Funktion und Struktur eines biologischen Systems bedingen. Strukturelle Veränderungen gehen einher mit neuer Funktion, und die neu gewonnene Funktion befördert die fortschreitende Anpassung struktureller Komponenten.

Bezogen auf die Evolution der Handfunktion bedeutet dies, dass der fortschreitende **Werkzeuggebrauch** des Menschen, insbesondere der Gebrauch von Steinen und Speeren als Wurfgeschosse beim Jagen, als wesentlicher Motor für die Entwicklung der menschlichen Hand zu sehen ist (Young 2002).

Werkzeuggebrauch

Vergleicht man die Hand des heutigen Menschen (Homo sapiens) mit denen von nicht menschlichen Primaten (Schimpansen, Gorillas), so fällt auf, dass es einige **anatomische Eigenarten der menschlichen Hand** gibt, die wir nicht mit anderen Primaten teilen:

- Der relativ große Daumen und die vergleichsweise kurzen Finger des Menschen ermöglichen den für die Feinmotorik so wichtigen **Präzisionsgriff**, den andere Primaten nicht so einfach leisten können (Abb. 1.1). Diesem Unterschied in Funktion entsprechen Unterschiede in der Struktur, namentlich des Knochen- und Muskelaufbaus und der Neuroanatomie.
- So unterscheidet sich der **3. Mittelhandknochen** des Menschen von dem anderer lebender Primaten und früherer Hominiden. Sein Kopf ist an der radialen Seite so geformt, dass er eine leichte Orientierung des Mittelfingers zum Daumen ermöglicht – eine Eigenschaft, die wichtig für das Ergreifen von Gegenständen mit Mittelfinger, Zeigefinger und Daumen ist (Susman 1979).
- Auch ist der Mensch der einzige Primate mit einem **langen Daumenbeugermuskel** (Flexor pollicis longus), also einem Muskel, der speziell für die Flexion des Daumens zuständig ist (Abb. 1.2).
- Des Weiteren besitzt der Mensch eine starke intrinsische Handmuskulatur, die eine **kraftvolle Adduktion** des Daumens ermöglicht. Diese Adduktion ist Teil des **Kraftgriffs**, der es Menschen erlaubt, zylindrische Objekte und Werkzeuge mit der Hand festzuhalten und gleichzeitig die hohen bewegungsabhängigen Drehmomente zu kompensieren, die beispielsweise beim Hämmern, Holzhacken mit der Axt oder beim Gebrauch von Hieb- und Stichwaffen entstehen (Marzke et al. 1992). Weder die heute lebenden nicht menschlichen Primaten, noch frühe Hominiden zeigen entsprechende morphologische Korrelate, die einen solchen Kraftgriff ermöglichen.

Der britische Primatologe John Russel Napier konstatierte schon in den **50er Jahren**, dass diese anatomischen und biomechanischen Besonderheiten die menschliche Hand für den Werkzeuggebrauch prädestinieren (Napier 1956).

Spätere Funde von Hominiden in den **80er Jahren** legen nahe, dass die Entwicklung zu einem frei beweglichen Daumen mit Sattelgelenk und starker intrisischer Muskulatur bei Australopithecus afarensis vor ca. 4 Millionen Jahren begonnen hat und bei unserem Vorfahren Homo erectus (vor ca. 1,9 Mio. Jahren) weitergeführt wurde (Lewis 1977; Susman 1998). Allerdings lässt sich Werkzeuggebrauch auch bei anderen nicht menschlichen Primaten beobachten. So benutzen Schimpansen beispielsweise Steine zum Knacken von Nüssen (Boesch u. Boesch 1993).

Werkzeugherstellung

Was menschliche Handfunktion von der anderer Primaten wesentlich unterscheidet, ist nicht nur die Fähigkeit des Werkzeuggebrauchs, sondern die Fähigkeit zur komplexen Werkzeugherstellung. Es wird davon ausgegangen, dass **mehrere Faktoren** diese Entwicklung beeinflusst haben:

- Erstens, die Evolution zum zweibeinigen, aufrechten Gang, die die Hände von der lokomotorischen Funktion »befreite«, und
- zweitens, eine über 1 Million Jahre andauernde Evolution des Nervensytems, das sich an diese Änderungen in der Funktion der ehemals vorderen Gliedmaßen anpasste (Wiesendanger 1999).

Evolution des Nervensystems

Es gilt als gesichert, dass die Evolution der Handfunktion bis hin zur motorischen Kontrolle einzelner Finger einherging mit der **Entwicklung der kortikospinalen Bahnen** (Porter u. Lemon 1993). Alle Primaten haben einen Kortikospinaltrakt, dessen absteigende Bahnen auf die α-Motorneurone im Spinalmark projizieren. Allerdings haben Primaten mit eingeschränkter Handfunktion wie Lemuren weniger ausgeprägte

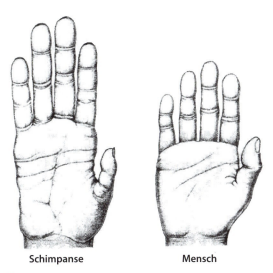

Abb. 1.1 Primatenhände. Man beachte die unterschiedliche Länge der Daumen. Menschenhände haben im Vergleich zu anderen Primaten lange Daumen und relativ kurze Finger. Dies ist beim Präzisions- und Kraftgriff biomechanisch von Vorteil

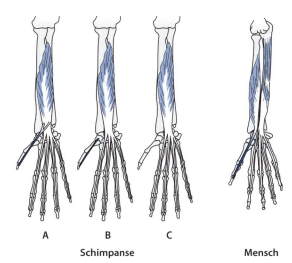

Abb. 1.2 Flexorenmuskulatur von Finger und Daumen beim Schimpansen und Menschen. Nur beim Menschen hat sich ein Daumenbeugermuskel ausgebildet (Flexor pollicis longus). Bei Schimpansen werden über einen einzigen Handbeugermuskel entweder (**A**) alle Finger flektiert, oder nur die 2.–5. Finger (**B**, **C**). Eine Daumensehne kann auch fehlen (**C**), so dass Daumenflexion nur indirekt über die Aktivierung anderer Muskeln möglich ist

kortikospinale Bahnen als höher entwickelte Makaken, und deren kortikospinale Projektionen enthalten wiederum weniger Fasern als bei Homo sapiens (Kass 2004). Dies zeigt, dass zusätzliche Handfunktion mit der Größe des kortikospinalen Systems korreliert; genauer gesagt, dass die Anzahl der kortikospinalen Projektionen das Ausmaß der manuellen Fertigkeiten (engl. »dexterity«) bedingt. Dies bedeutet aber nicht, dass Handfunktion ausschließlich über die kortikospinalen Neurone des motorischen Kortex kontrolliert ist. Das pyramidale System repräsentiert nur 5–6% aller absteigenden Bahnen (Lemon 1999; Porter u. Lemon 1993).

Auch die im Vergleich größeren **kortikobulbären Projektionen** beeinflussen Handfunktion auf indirektem Weg, das heißt, die Effizienz motorischer Kontrolle der Hand ist nicht reduzierbar auf ein bestimmtes neuronales Subsystem. Dennoch kann man feststellen, dass die vergleichbar geringe Anzahl der kortikospinalen Bahnen eine hohe Bedeutung für die Ausprägung der Feinmotorik des Menschen besitzt und unter allen Primaten beim Menschen am weitesten entwickelt ist.

1.2 Die Entwicklung der Handfunktion in der Ontogenese

Der Gebrauch der Hände ist elementar für den Menschen, doch das motorische Repertoire manipulativer Fähigkeiten ist bei Geburt noch unvollständig. In den **ersten Monaten nach der Geburt** beeinflussen sowohl willentliche als auch reflexive Kontrollmechanismen die Hand- und Armfunktion. Beispiel für eine reflexiv kontrollierte Handlung, die bei Geburt präsent ist, ist der **Greifreflex**, das Zusammenballen aller Finger der Hand, nachdem die Handinnenfläche taktil stimuliert wurde. Der Greifreflex gehört neben einer Reihe von anderen frühkindlichen Reflexen zum normalen Bewegungsrepertoire des Neugeborenen. Das »Verschwinden« dieser frühkindlichen Reflexe im **1. Lebensjahr** und der unabhängige Gebrauch einzelner Finger korreliert mit der Entwicklung des kortikospinalen Systems. Es braucht etwa **3–4 Jahre**, bis die Myelinisierung der kortikospinalen Fasern ca. 90% und mehr des Erwachsenenniveaus erreicht hat (Brody et al. 1987; Gilles et al. 1983; Harbord et al. 1990).

> **Praxistipp**
>
> Ein **einfacher klinischer Test**, der als Indikator der Reifung dieses Systems gilt, ist die Fähigkeit, Daumen und Finger möglichst schnell zusammenzuführen. Verschiedene Variationen dieser Übung werden in neuropsychologischen Testbatterien routinemäßig eingesetzt (z. B. Halstead-Reitan Finger Oscillation Test).

Es ist bekannt, dass die maximal ausführbare **Bewegungsfrequenz** bei Kindern mit zunehmendem Alter steigt (Denckla 1974), und dass diese Steigerung der Bewegungsfrequenz mit der zunehmenden Reifung des kortikospinalen Systems einhergeht. Es wäre allerdings verkürzt zu behaupten, dass die großen Entwicklungssprünge in Arm- und Handfunktion, wie wir sie im Kleinkindalter beobachten können, nur Ausdruck einer Reifung des **Pyramidalsystems** sind. Auch die Reifung der Strukturen der **kortiko-zerebellären Schleife** und der **Basalganglienschleife** haben Auswirkungen auf die Bewegungsgeschwindigkeit und die Koordination der Gliedmaßen.

Läsionen in beiden Funktionsschleifen führen zur Reduktion der Frequenz von Finger-Hand-Bewegungen, z. B. bei
- infantiler Zerebralparese,
- zerebellärer Ataxie oder
- Basalganglienerkrankungen wie Morbus Parkinson (Blank u. Kluger 2009; Konczak et al. 1997).

1.2.1 Normale und gestörte Entwicklung der Kraftregulation beim Präzisionsgriff

> Biomechanisch gesehen besteht das **Greifen von Objekten** aus zwei Teilbewegungen,
> - dem Halten und
> - dem Heben.

Normale Entwicklung

Der **Präzisionsgriff** erfordert die dezidierte Kontrolle der Griffkraft zwischen Daumen und Zeigefinger. Die heute klassischen Studien von Johansson und Westling (1984, 1987, 1988) benutzten einen experimentellen Aufbau, der es erlaubte, die Hebe- und Haltekräfte während des Greifens separat aufzuzeichnen und getrennt zu analysieren. Diese Untersuchungen zeigten, dass das erfolgreiche Greifen von Objekten von der exakten **Koordination dieser Hebe- und Haltekräfte** abhängt, und dass diese Art der Kraftkoordination nach Schädigung des peripheren oder zentralen Nervensystems gestört ist.

Der Präzisionsgriff ist bei normal entwickelten Kleinkindern etwa ab dem **9. oder 10. Lebensmonat** zu beobachten. Zu diesem Zeitpunkt beginnen sie, kleine Objekte mit Finger und Daumen zu greifen und zu manipulieren (Siddiqui 1995). Taktile Information von den Fingerkuppen triggert und koordiniert den Aufbau der Griffkräfte während und unmittelbar vor dem eigentlichen Hebevorgang (eng. »load phase«). Diese Koordination von Last und Haltekraft während des Präzisionsgriffs ist für Kleinkinder schwierig, denn die Verarbeitung somatosensorischer Information und die entsprechenden sensomotorischen Integrationsprozesse sind bei der Geburt nicht vollständig angelegt, sondern entwickeln sich im Laufe der Kindheit und Adoleszenz.

Schwedische Forscher vom Karolinska Institut haben die **Griffkraftregulation bei Kindern** eingehend untersucht (Forssberg et al. 1991, 1992). Während bei Erwachsenen vor dem Heben die Last und Haltekräfte linear im selben Verhältnis ansteigen und dem Gewicht des Gegenstands entsprechend skaliert werden, können Kinder dies erst ab dem **2. Lebensjahr** (Abb. 1.3). Jüngere Kinder generieren diese Kräfte sequenziell, nicht parallel, d.h. die Haltekraft wird vor der Hebekraft erzeugt. Die **Kraftrate** (die Veränderung der Kraftamplitude über die Zeit) zeigt außerdem ein mehrgipfeliges Profil im Vergleich zum glockenförmigen Profil von Erwachsenen.

> Das eingipfelige Profil der Kraftrate und das lineare Verhältnis von Last und Haltekraft sind **Ausdruck der antizipativen Kraftkontrolle** Erwachsener, die sich bei Kindern in den ersten Lebensjahren erst entwickeln muss und reliabel erst im mittleren Kindesalter zu beobachten ist (ca. 6–8. Lebensjahr).

Entwicklungsstörungen

Es gibt zahlreiche Hinweise, dass Entwicklungsstörungen die **antizipative Kontrolle der Griffkraft** und die **Koordination von Handbewegungen** beeinträchtigen können. Generell zeigen Kinder mit umschriebenen Entwicklungsstörungen der motorischen Funktionen ein nicht altersgemäßes, »ungeschicktes« Bewegungsverhalten und sind in ihrer motorischen Gesamtentwicklung verlangsamt. Obwohl **motorische Entwicklungsstörungen** im Kindesalter, wie
- infantile Zerebralparese (IZP),
- Aufmerksamkeitsdefizit-/Hyperaktivitätssyndrom (ADHS) oder
- Developmental Coordination Disorder (DCD),

unterschiedliche Ursachen haben, sind alle diese Störungen mit einer mehr oder minder verlangsamten oder gestörten Griffkraftkontrolle assoziiert (Eliasson et al. 1991, 1992).

Kinder mit ZP

Am stärksten beeinträchtigt sind Kinder mit ZP, weil sie Läsionen in den somatosensorischen und motorischen Rindenarealen und im kortikospinalen Trakt aufweisen können, also neuronalen Subsystemen, die für die willentliche Kontrolle der Arm- und Handmuskulatur essenziell sind (Lawrence u. Kuypers 1968). Die **Bewegungen** von Kindern mit ZP sind verlangsamt, die **Mobilität** der Finger kann eingeschränkt sein. Beispielsweise ist die Zeit zwischen dem ersten Fingerkontakt mit einem Objekt bis zum Zeitpunkt des zweiten Fingerkontakts länger als bei normal entwickelten Kindern (Pereira et al. 2000). Je nach Schweregrad der ZP zeigen die Kinder unterschiedliche Ausprägungen von Spastizität und ein eingeschränktes taktiles Diskriminationsvermögen (Brown et al. 1987).

Kinder mit ADHS

Die Greifbewegungen von Kindern mit ADHS sind weniger beeinträchtigt. Die zeitliche Kinematik in der Hebephase ist normal (Pereira et al. 2000), während die **Kraftamplitude** sowohl bei ADHS- und ZP-Kindern häufig erhöht ist (Eliasson et al. 1991). Auch die Greifbewegungen von **autistischen Kindern**, bei denen motorische Entwicklungsstörungen nicht unbedingt im Vordergrund stehen, können Störungen wie verlängerte Latenzen beim Aufbau von Hebe- und Haltekräften und eine überhöhte Griffkraft bei Bewegungsbeginn aufweisen (David et al. 2009).

Kinder mit ADHS plus DCD

Eine wichtige Komponente der Griffkraftregulation ist es, Objektinformation und Erfahrung adäquat zu einzusetzen, um die benötigten Griffkräfte bereits vor dem eigentlichen Hebe- oder Greifakt zu antizipieren. Diese **antizipative Kontrolle der Griffkraft** ist bei Kindern mit ZP oder Kindern und Jugendli-

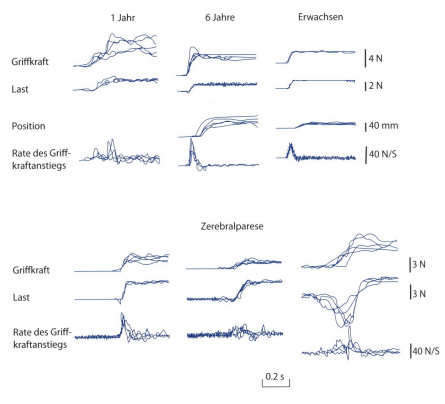

Abb. 1.3 Entwicklung der Griffkraftkoordination bei gesunden Kindern und bei Kindern mit Zerebralparese. Gezeigt werden jeweils mehrere übereinander gelegte Greifversuche über die Zeit. **Obere Graphik:** Veränderung in der Griffkraftkontrolle bei zwei normal entwickelten Kindern (1 Jahr u. 6 Jahre alt) im Vergleich zu einem Erwachsenen. Es wird deutlich, dass die Koordination von Last und Haltekaft beim einjährigen Kind noch unvollständig ist. **Untere Graphik:** Greifversuche von drei Kindern mit Zerebralparese von unterschiedlichem Schweregrad (verändert von Henderson u. Pehoski 2006, nach Forssberg et al. 1991, 1999)

chen mit ADHS plus DCD fast immer gestört (Eliasson et al. 1992; Pereira et al. 2000) (Abb. 1.4). Diese Kinder können ihre Kraftamplitude nicht dem Gewicht des Objekts entsprechend anpassen, während normal entwickelte Kinder und Kinder mit ADHS dies mühelos bewerkstelligen. Bei **bekannten** Objekten zeigen Kinder mit ADHS plus DCD eine normale Griffkraftantizipation, aber bei ihnen **unbekannten** Objekten ist die antizipative Kontrolle zunächst gestört und verbessert sich erst, nachdem sie durch haptische Wahrnehmung eine Vorstellung über Gewicht und Trägheit des Objekts aufgebaut haben. Das heißt, die Fähigkeit, visuelle und haptische Information zu verbinden und afferente Signale mit sensorischer Erfahrung zu integrieren, ist bei diesen Kindern eingeschränkt.

1.2.2 Die Entwicklung der Koordination beim Greifen und Zeigen

Normale Entwicklung

Wenn Menschen einen Gegenstand mit der Hand in ihrer unmittelbaren Umgebung ergreifen wollen, ist dem eigentlichen Greifvorgang mit den Fingern fast immer eine Armbewegung in Richtung des gewünschten Gegenstands vorgeschaltet. Bei Erwachsenen sind diese **beiden Teilbewegungen** (»grasping« und »reaching«) eng miteinander verknüpft und so koordiniert, dass sie wie eine einzige flüssige Bewegung aussehen. Zahlreiche kinematische Untersuchungen von zielgerichteten Arm- und Handbewegungen haben gezeigt, dass das entsprechende **Geschwindigkeitsprofil der Hand** in der Regel eine **eingipfelige, glockenförmige Form** (Abb. 1.4) mit einer klar definierten Beschleunigungs- und Entschleunigungsphase aufweist (z. B. Konczak et al. 1995; Morasso 1981). Dieses kinematische **Muster** ist äußerst stereotyp und bleibt stabil bis ins späte Erwachsenenalter. Es ist **unabhängig** von

- der Bewegungsamplitude,
- der Geschwindigkeit,
- der Anzahl der bewegten Gelenke (Ein- oder Mehrgelenkbewegungen) und
- der Orientierung des Arms (vertikale Bewegung gegen sich verändernde Gravitationskräfte oder horizontale Bewegungen mit konstanter oder kompensierter Gravitation).

Zeitliche und räumliche Koordination der Gliedmaßen

Die zeitliche und räumliche Koordination der Gliedmaßen ist eine Herausforderung für **Neugeborene**, deren erste Bewegungen zunächst abgehackt und ataktisch anmuten (Abb. 1.5). Ein Großteil des Bewegungsrepertoires des Neugeborenen sind oszillierende, ungerichtete Armbewegungen. Dennoch kann man rudimentäre zielgerichtete Armbewegungen bereits kurz nach der Geburt beobachten. Eine Studie des schwedischen Psychologen von Hofsten (1980) zeigte, dass Säuglinge bereits **3–5 Tage nach der Geburt** bewegte Objekte mit den Augen verfolgen und Armbewegungen in Richtung

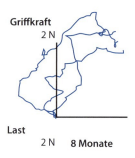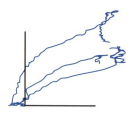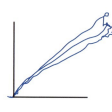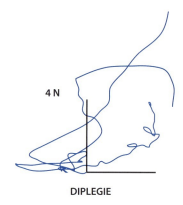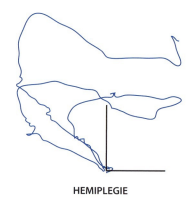

Abb. 1.4 Griffkraftkoordination von Last und Haltekraft (»grip and load force«) vor dem Heben eines Objekts. In der **oberen Graphik** werden jeweils drei Versuche von normal entwickelten Kindern im Vergleich zu einem Erwachsenen gezeigt. Die **untere Graphik** zeigt die antizipative Griffkraftkontrolle von zwei Kindern mit Zerebralparese (von Forssberg et al. 1991; Elisson et al. 1991)

der antizipierten Position des Objekts ausführen, um es abzufangen und zu ergreifen. Erste regelmäßige Greifbewegungen sind jedoch erst **4–5 Monate nach der Geburt** sichtbar (Konczak et al. 1995; von Hofsten 1991). In diesem Alter ist der Sehnerv fast vollständig myelinisiert (Brody et al. 1987), und die durchschnittliche Sehschärfe beträgt etwa 6/18 auf der Snellen-Skala (Catford u. Oliver 1973). Das ist ausreichend, um Gegenstände im peripersonalen Raum so scharf wahrzunehmen, dass man erfolgreich danach greifen kann. Trotz ausreichender Sehschärfe wirken die ersten zielgerichteten Zeige- und Greifbewegungen unkontrolliert und ataktisch.

> **Unter der Lupe**
> **Studie: Zeitliche und räumliche Koordination der Gliedmaßen**
> Die Tübinger Längsschnittstudie, die 9 Kinder in den ersten 3 Lebensjahren begleitete und deren Entwicklung der zielgerichten Armmotorik aufzeichnete (Koncak et al. 1995, 1997; Konczak u. Dichgans 1997), zeigte, dass eine **stabile Koordination der Schulter- und Ellenbogenbewegungen** nicht vor dem Ende des 1. Lebensjahrs zu erwarten ist. Eine entsprechende **biomechanische Analyse der zeitlichen und räumlichen Koordination** wies darauf hin, dass frühkindliche motorische Systeme bestrebt sind, zielgerichtete Bewegungen so zu generieren, dass sie möglichst wenige Änderungen in der Kraftrichtung der an den Gelenken wirkenden **Drehmomente** aufweisen. Dies führt letztendlich dazu, dass die Bewegungsausführung zunehmend glatter und gleichmäßiger wird.

- Ein **kinematisches Maß für die Glattheit** von Bewegungen oder den Bewegungsfluss ist die Anzahl der Be- und Entschleunigungsphasen pro zielgerichteter Bewegung – eine Be- und Entschleunigung wird als eine **Bewegungseinheit** definiert (»movement unit«).
- Während die Handtrajektorien **Erwachsener** 1–2 Bewegungseinheiten aufweisen, ist es nicht ungewöhnlich, 5–7 Einheiten bei **Kindern** im Alter von **5 Monaten** zu beobachten (Konczak et al. 1995).

Generell lassen sich **zwei Entwicklungsphasen** in der Kontrolle von Armbewegungen bei Kleinkindern beobachten:
- In einer **ersten Phase** (5.–7. Monat) kommt es zu rapiden Fortschritten in der Koordination und in einer Abnahme des Beschleunigungsaufwands, d.h., die Bewegungen werden glatter und weniger ruckhaft.
- In einer **zweiten, längeren Phase** des »Fine-tunings« (8.–24. Monat) reduziert sich die Anzahl der Bewegungswechsel graduierlich, und die Handtrajektorien werden langsam geradliniger.

Dennoch lassen sich **adulte kinematische Bewegungsmuster** selten vor dem 2. Lebensjahr beobachten, wenn ca. 75% der kindlichen Handtrajektorien eine einzige Bewegungseinheit enthalten, wie sie bei Erwachsenen üblich ist (Konczak u. Dichgans 1997).

1.2 · Die Entwicklung der Handfunktion in der Ontogenese

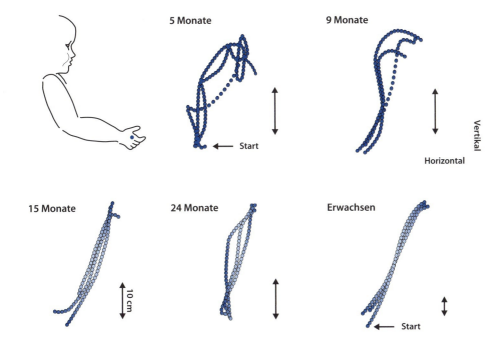

Abb. 1.5 Die Entwicklung von zielgerichten Armbewegungen eines Kindes in unterschiedlichen Entwicklungsphasen im Vergleich zu einem Erwachsenen. Gezeigt werden jeweils die Handtrajektorien von drei Versuchen, einen Gegenstand in Augenhöhe zu ergreifen. Bei allen Bewegungen wurde das Ziel erreicht und der Gegenstand erfasst (Konczak u. Dichgans 1997)

Prädiktive Kontrolle der am Körper wirkenden Kräfte

Wenn man die entsprechenden muskulären Innervationsmuster und die dabei enstehenden Muskelkräfte (muskuläre Drehmomente) bei Armbewegungen von **Kleinkindern** untersucht, findet man, dass fast 2/3 aller Greifversuche zwischen dem 5.–7. Monat ein **hohes Maß an Koaktivierung der Flexoren-** und **Extensorenmuskulatur** aufweisen (Konczak et al. 1997). Das führt, biomechanisch gesehen, zu einer hohen Steifigkeit der Armsegmente, was eine primitive, aber energetisch ungünstige Art der motorischen Kontrolle ermöglicht. In dieser Phase haben die Kinder noch nicht gelernt, die an einem mehrgelenkigen Arm wirkenden passiven Drehmomente (z. B. Gravitationsdrehmomente, bedingt durch das Gewicht ihrer eigenen Armsegmente) während der Bewegung einzuschätzen und zu kompensieren. So produzieren **Erwachsene** und **ältere Kinder** bei Armextensionen in Richtung der Schwerkraft **kaum eigene Muskelkraft**, da die Gravitationskräfte den Arm sozusagen »automatisch« strecken. Sie haben gelernt, die äußeren Kräfte vorauszuahnen (zu prädiktieren) und in ihre Bewegungsplanung einzubeziehen. In den Monaten nach dem Beginn der ersten Greifbewegungen aktivieren Kinder dagegen ihre Armextensoren bei Streckbewegungen in Richtung der Schwerkraft. Dies zeigt, dass die prädiktive Kontrolle der am Körper wirkenden Kräfte im Säuglingsalter noch nicht vorhanden ist.

> Vor dem **15. Lebensmonat** findet man kaum Hinweise darauf, dass Kinder ihre eigenen Muskelkräfte mit den am Körper wirkenden passiven Bewegungskräften gezielt abgleichen können.

Das heißt, die **supraspinalen motorischen Zentren** haben in dieser Entwicklungsphase nur ein ungenaues oder verrauschtes internes Modell der Dynamik erworben (der Begriff »Dynamik« bezieht sich hier auf die Gesamtheit der am Muskel-Skelett-Apparat wirkenden Kräfte). Wir wissen heute, dass die Ausprägung dieser adaptiven Fähigkeit, die auf der **Verarbeitung taktiler und propriozeptiver Information** basiert, ein lang andauernder impliziter Lernprozess ist, der bis in die 2. Lebensdekade reicht (Jansen et al. 2002). Sie geht einher mit der Verbesserung der propriozeptiven Sensibilität, die ebenfalls erst in der Adoleszenz adultes Niveau errreicht (Picket u. Konczak 2009).

Vor dem Hintergrund, dass die Verarbeitung und Integration propriozeptiver Information eine lange Entwicklungstrajektorie hat, ist es daher auch verständlich, dass die **sensomotorische Kontrolle von Arm-** und **Greifbewegungen** bis ins mittlere Kindesalter **visuell** »dominiert« ist. Es gibt zahlreiche Untersuchungen, die diese visuelle Dominanz für die kindliche Motorik bestätigen, z. B. nutzen Kinder im Alter von 4–8 Jahren vorwiegend visuelle Objektinformation, um eine dem Gegenstand entsprechende Öffnung der Hand zu planen und auszuführen (Kuhtz-Buschbeck et al. 1998).

■ **Entwicklungsstörungen**

Die gleichen motorischen Entwicklungsstörungen im Kindesalter, die zu einer eingeschränkten Regulation der Griffkraft führen, haben auch Auswirkungen auf die **Ausbildung von Handtrajektorien** und die **Koordination der Armsegmente**. Es würde den Rahmen dieses Kapitels sprengen, das Spektrum der beobachtbaren Defizite und ihre bekannten oder angenommenen pathophysiologischen Mechanismen in gebührender Weise zu diskutieren. Wie Entwicklungsstörungen die Koordination von Arm- und Handbewegungen beeinflussen, soll dennoch am Beispiel der DCD illustriert werden.

Kinder mit DCD haben Probleme mit der Mehrgelenkkoordination von Schulter, Ellenbogen und Hand. Das elektromyographische Korrelat dieses Koordinationsdefizits sind **verlängerte Latenzen** von Muskelsynergien im Schulter- und Oberkörperbereich (Johnston et al. 2002). Diese Veränderungen in der zeitlichen Struktur der Aktivität der Stütz- und posturalen Muskulatur führen zur Instabilität des Arms, die bei Kindern mit DCD besonders bei schnellen Bewegungen zum Ausdruck kommt.

Bedenkt man die **hohe Gewichtung von visueller Information** für die motorische Planung bei normal entwickelten Kindern, und koppelt dies mit einer **Verlangsamung visueller Verarbeitungsprozesse**, wie sie bei DCD-Kindern dokumentiert ist (Wilson u. McKenzie 1998), wird verständlich, dass die erhöhten visuellen Latenzen verlängerte motorische Antwortzeiten nach sich ziehen, die sich nachteilig auf die zeitkritische Koordination der Armsegmente auswirken müssen.

Dieses Beispiel zeigt, dass zum Verständnis von motorischer Funktion und Dysfunktion eine Analyse des motorischen Systems nicht ausreicht, sondern sensorische und sensomotorische Integrationsprozesse miteinbezogen werden müssen.

1.3 Zusammenfassung

Der **Gebrauch der Hände** ist ein integraler Bestandteil der menschlichen Natur. Das Repertoire unserer manuellen Fertigkeiten wird manchmal erst dann wahrgenommen, wenn durch Verletzung ein Verlust an Handfunktion entsteht. Ein differenziertes Verständnis der Verbindung von Hand und Gehirn, von Handfunktion und neuronaler Kontrolle wird möglich, wenn man Einsichten in ihre Evolution und Ontogenese gewonnen hat.

Die **Hand der Hominiden** ist das Produkt eines Evolutionsprozesses, der zu Beginn der Erdneuzeit vor mehr als 55 Millionen Jahren begonnen hat. Seit der Abspaltung des Menschen und seiner unmittelbaren Vorfahren von den Schimpansen vor ca. 6 Millionen Jahren hat sich die Hand des Homo sapiens so weit entwickelt, dass sich heute klare Unterschiede im Knochen- und Muskelaufbau sowie der neuronalen Innervation zu anderen Primaten zeigen. Insbesondere kommt dem **Daumen** eine besondere Bedeutung zu: Die Form des Daumengrundgelenks, seine relativ große Länge in Relation zu den Fingern und seine starke intrinsische Muskulatur sind alles spezifische Merkmale, die die menschliche Hand für das Ergreifen und Halten von Gegenständen sowie die Manipulation von Werkzeugen prädestinieren. Die im Vergleich zu anderen Primaten größten **kortikospinalen Projektionen** weisen darauf hin, dass zusätzliche neuronale Ressourcen geschaffen wurden, um die Kontrolle einzelner Finger zu ermöglichen und so die Basis für variable Muskelsynergien zu schaffen, die uns Menschen hoch komplexe Bewegungsmuster erlernen und ausführen lassen.

Bei Geburt ist das mögliche Repertoire der manuellen Fertigkeiten noch nicht vollständig angelegt. Neugeborene können einen reflexiv kontrollierten **Kraftgriff** ausführen, aber die Kontrolle der einzelnen Finger, um einen **Präzisionsgriff** auszuführen, ist erst gegen Ende des 1. Lebensjahres möglich. Die **Koordination** der großen Armgliedmaßen nähert sich nach 2–3 Jahren dem Erwachsenenniveau. Der Erwerb der dezidierten **Kontrolle der einzelnen Finger** und die situationsbezogene **Regulation der Griffkräfte**, um Gegenstände zu »handhaben«, hat die längste Entwicklungstrajektorie und verändert sich bis in die späte Adoleszenz.

Literatur

Blank R, Kluger G (2009) Changes in elementary finger-hand functions over time in preschool children with spastic cerebral palsy. Neurosci Lett 455: 30-35

Boesch C, Boesch H (1993) Different hand postures for pounding nuts with natural hammers by wild chimpanzees. In Preuschoft H, Chivers DJ (eds) Hands of primates. Springer, Wien; pp 31-43

Brody BA, Kinney HC, Kloman AS, Gilles FH (1987) Sequence of central nervous system myelination in human infancy. I. An autopsy study of myelination. J Neuropathol Exp Neurol 46: 283-301

Brown JK, van Rensburg F, Walsh G, Lakie M, Wright GW (1987) A neurological study of hand function of hemiplegic children. Dev Med Child Neurol 29: 287-304

Catford GV, Oliver A (1973) Development of visual acuity. Arch Dis Child 48: 47-50

David FJ, Baranek GT, Giuliani CA, Mercer VS, Poe MD, Thorpe, DE (2009) A pilot study: coordination of precision grip in children and adolescents with high functioning autism. Pediatr Phys Ther 21: 205-211

Denckla MB (1974) Development of motor co-ordination in normal children. Dev Med Child Neurol 16: 729-741

Eliasson AC, Gordon AM, Forssberg H (1991) Basic co-ordination of manipulative forces of children with cerebral palsy. Dev Med Child Neurol 33: 661-670

Eliasson AC, Gordon AM, Forssberg H (1992) Impaired anticipatory control of isometric forces during grasping by children with cerebral palsy. Dev Med Child Neurol 34: 216-225

Forssberg H, Eliasson AC, Kinoshita H, Johansson RS, Westling G (1991) Development of human precision grip. I. Basic coordination of force. Exp Brain Res 85: 451-457

Forssberg H, Kinoshita H, Eliasson AC, Johansson RS, Westling G (1992) Development of human precision grip. II. Basic coordination of force. Exp Brain Res 90: 393-398

Forssberg H, Eliasson AC, Redon-Zouitenn C, Mercuri E, Dubowitz L (1999) Impaired grip-lift synergy in children with unilateral brain lesions. Brain 122 (Pt 6): 1157-1168

Literatur

Gilles FH, Shankle W, Dooling EC (1983) Myelinated tracts: growth patterns. In: Gilles FH, Levinton A, Dooling EC (eds) The developing brain. Growth and epidemiologic neuropathology. Wright, Boston; pp 117-183

Harbord MG, Finn JP, Hall-Craggs MA, Robb SA, Kendall BE, Boyd SG (1990) Myelination patterns on magnetic resonance of children with developmental delay. Dev Med Child Neurol 32: 295-303

Henderson A, Pehoski C (2006) Hand function in the child. Mosby Elsevier, St. Louis, Missouri

Jansen-Osmann P, Richter S, Konczak J, Kalveram KT (2002) Force adaptation transfers to untrained workspace regions in children: evidence for developing inverse dynamic motor models. Exp Brain Res 143: 212-220

Johansson RS, Westling G (1984) Roles of glabrous skin receptors and sensorimotor memory in automatic control of precision grip when lifting rougher or more slippery objects. Exp Brain Res 56: 550-564

Johansson RS, Westling G (1987) Signals in tactile afferents from the fingers eliciting adaptive motor responses during precision grip. Exp Brain Res 66: 141-154

Johansson RS, Westling G (1988) Coordinated isometric muscle commands adequately and erroneously programmed for the weight during lifting task with precision grip. Exp Brain Res 71: 59-71

Johnston LM, Burns YR, Brauer SG, Richardson CA (2002) Differences in postural control and movement performance during goal directed reaching in children with developmental coordination disorder. Hum Mov Sci 21: 583-601

Kaas JH (2004) Evolution of somatosensory and motor cortex in primates. Anat Rec A Discov Mol Cell Evol Biol 281: 1148-1156

Konczak J, Borutta M, Topka H, Dichgans J (1995) The development of goal-directed reaching in infants: hand trajectory formation and joint torque control. Exp Brain Res 106: 156-168

Konczak J, Borutta M, Dichgans J (1997) The development of goal-directed reaching in infants. II. Learning to produce task-adequate patterns of joint torque. Exp Brain Res 113: 465-474

Konczak J, Dichgans J (1997) The development toward stereotypic arm kinematics during reaching in the first 3 years of life. Exp Brain Res 117: 346-354

Konczak J, Ackermann H, Hertrich I, Spieker S, Dichgans J (1997) Control of repetitive lip and finger movements in Parkinson's disease: influence of external timing signals and simultaneous execution on motor performance. Mov Disord 12: 665-676

Kuhtz-Buschbeck JP, Stolze H, Johnk K, Boczek-Funcke A, Illert M (1998) Development of prehension movements in children: a kinematic study. Exp Brain Res 122: 424-432

Lawrence DG, Kuypers HG (1968) The functional organization of the motor system in the monkey. I. The effects of bilateral pyramidal lesions. Brain 91: 1-14

Lemon RN (1999) Neural control of dexterity: what has been achieved? Exp Brain Res 128: 6-12

Lewis OJ (1977) Joint remodeling and the evolution of the human hand. J Anat 123:157-201

Marzke MW, Wullstein KL, Viegas, SF (1992) Evolution of the power ("squeeze") grip and its morphological correlates in hominids. Am J Phys Anthropol, Nov; 89: 283-298

Morasso P (1981) Spatial control of arm movements. Exp Brain Res 42: 223-227

Napier JR (1956) The prehensile movements of the human hand. J Bone Joint Surg 38B:902-913

Pereira HS, Eliasson AC, Forssberg H (2000) Detrimental neural control of precision grip lifts in children with ADHD. Dev Med Child Neurol 42: 545-553

Pickett K, Konczak J (2009) Measuring kinaesthetic sensitivity in typically developing children. Dev Med Child Neurol 51:711-716

Porter R, Lemon RN (1993) Corticospinal function and voluntary movement. Clarendon Press, Oxford

Siddiqui A (1995) Object size as a determinant of grasping in infancy. J Genetic Psychol 156: 345-358

Susman RL (1979) Comparative and functional morphology of hominoid fingers. Am J Phys Anthropol 50: 215-236

Susman RL (1998) Hand function and tool behavior in early hominids. J Hum Evol 35: 23-46

Von Hofsten C (1980) Predictive reaching for moving objects by human infants. J Exp Child Psychol 30: 369-382

Von Hofsten C (1991) Structuring of early reaching movements: a longitudinal study. J Mot Behav 23: 280-292

Westheide W, Rieger R (2004) Spezielle Zoologie. Teil 2: Wirbel- oder Schädeltiere. Spektrum Akademischer Verlag, München

Wiesendanger M (1999) Manual dexterity and the making of tools - an introduction from an evolutionary perspective. Exp Brain Res 128: 1-5

Wilson PH, McKenzie BE (1998) Information processing deficits associated with developmental coordination disorder: a meta-analysis of research findings. J Child Psychol Psychiatry 39: 829-840

Young RW (2003) Evolution of the human hand: the role of throwing and clubbing. J Anat 202: 165-174

Funktionelle Neuroanatomie der Hand

F. Lehmann-Horn, F. Weber

2.1	Motorisches System – 14	
2.1.1	Spinale Reflexe – 14	
2.1.2	Optimierung von Zielbewegungen durch das Kleinhirn – 15	
2.1.3	Optimierung von Zielbewegungen durch die Basalganglien – 15	
2.2	Funktionelle Organisation der motorischen Rindenfelder – 17	
2.2.1	Primär-motorischer Kortex (M1) – 17	
2.2.2	Primär-sensorischer Kortex – 18	
2.2.3	Supplementär-motorische Area und prämotorischer Kortex – 19	
2.2.4	Somatosensorischer Assoziationskortex – 19	
2.3	Funktionelle Neuronenpopulation des Motorkortex – 20	
2.3.1	Efferenzen des Motorkortex – 20	
2.4	Handlungsantrieb und Bewegungsentwurf – 22	
2.5	Zusammenfassung – 22	
	Literatur – 22	

Die **menschliche Hand** besteht aus 24 Knochen, 18 kleinen und 15 langen Handmuskeln, wenn man die Pro- und Supinatoren mitzählt. Entsprechend den sehr vielen Freiheitsgraden, die aus den 16 Gelenken entstehen, gibt es auch eine mächtige, im Vergleich zu den anderen Abschnitten der Extremitäten und des Rumpfes **überproportionale neuronale Repräsentation der Hand** im primär-motorischen Kortex (M1). Daneben hat man bis heute 4 weitere motorische Areale entdeckt, deren Neuronenaktivität mit Handbewegungen korrelieren. Die Situation ist vergleichbar mit der sehr starken Repäsentation der fovealen Anteile der Retina im visuellen Kortex.

Wesentliche **Aufgabe der Hand** ist das »Begreifen«. Gemeint ist damit eine sensomotorische und kognitive Leistung, bei der die Hand auch die Funktion eines eigentlichen Sinnesorgans übernimmt. Der motorische Akt ist eng mit dem Erwerb von Kenntnis über die Beschaffenheit der Dinge, die wir in die Hand nehmen und betasten, gekoppelt. Im Unterschied zu Bewegungen anderer Körperteile spielen die visuelle Führung und die sensomotorische Rückkoppelung eine besondere Rolle.

Im Folgenden wird die Organisation des motorischen Systems unter besonderer Berücksichtigung der Handfunktionen dargestellt.

2.1 Motorisches System

Viele Vorstellungen über die **Funktion der an der Motorik beteiligten Hirnstrukturen** sind noch im Fluss. Solange es nicht gelingt, eine nachvollziehbare Kausalkette zu demonstrieren, müssen manche Aussagen notwendigerweise ungenau bleiben.

2.1.1 Spinale Reflexe

> **Definition**
> - Ein **Reflex** ist eine zweckgerichtete, stereotype Antwort auf einen definierten Reiz unter gleichbleibenden Bedingungen.
> - **Spinale Reflexe** sind unbedingte Reflexe, die im Gegensatz zu den erworbenen bedingten Reflexen genetisch determiniert sind.

Die **Reflexzentren** der spinalen Reflexe liegen im Rückenmark, diejenigen der für die Handmuskeln verantwortlichen Reflexbogen liegen im Zervikalmark.

Der **segmental organisierte Reflexbogen** setzt sich zusammen aus
- einem oder mehreren Rezeptortypen (Sensoren),
- einem afferenten Schenkel (zuführende sensible Fasern zum ZNS),
- einem Reflexzentrum (Interneurone und Somata der Motoneurone) und
- einem efferenten Schenkel zum Effektor.

Die **Zahl der Interneurone** ist sehr unterschiedlich; nur beim monosynaptischen Dehnungsreflex ist der afferente Schenkel direkt mit dem efferenten Schenkel gekoppelt.

Die **Latenzzeit** des Reflexes hängt ab von der
- Leitungsstrecke im afferenten und efferenten Schenkel,
- Anzahl der involvierten Synapsen und
- Zahl der Interneurone im Reflexzentrum.

■ **Aufgabe der Reflexe: Kontrolle der Muskellänge**

> **Muskeldehnungsreflexe** dienen der Einstellung und Stabilisierung der Länge und Kraft des Muskels.

Die klinisch wichtigen Muskeldehnungsreflexe sind **Eigenreflexe**, die der Lagestabilisierung dienen. Eine **konstante Muskellänge** eignet sich für **isometrische Haltungen**, z. B. bei der Stabilisierung von Gelenken als Stütze für weiter distal initiierte Zielbewegungen. Das Reflexsystem ist besonders zur Stabilisierung der Gelenke sinnvoll, wie z. B. bei der Aufrechterhaltung der Position des Arms beim Greifen gegen die Schwerkraft. Dieses gilt für **kleinste Abweichungen** von der gewünschten Position, solange sie sich innerhalb des normalen Schwankungsbereichs bewegen.

Grobe Abweichungen lassen sich jedoch nicht allein durch Reflexe korrigieren. Wie mikroneurographische Ableitungen beim Menschen gezeigt haben, zeigen **Muskelspindelentladungen** in sich aktiv kontrahierenden Handmuskeln einen Phasenvorlauf zur Muskellänge:
- Die Entladungsraten der **Ia-Afferenzen** korrelieren mit Beschleunigung und Geschwindigkeit,
- die Entladungsraten der **II-Afferenzen** korrelieren mit Geschwindigkeit.

Dies bedeutet, dass Spindelentladungen in aktiven Muskeln nicht einfach die Muskellänge oder deren Änderung wiedergeben. Um die **Muskellänge** zu schätzen, sind zusätzliche Informationen über den fusimotorischen Antrieb und – von der Spindelentladung unabhängige – Informationen über die mechanischen Eigenschaften der Last notwendig.

■ **Greifreflex**

> **Definition**
> - Muskeldehnungsreflexe sind **Eigenreflexe**, da Sensor und Effektor in demselben Organ liegen.
> - Bei **Fremdreflexen** liegen Sensor und Effektor nicht in demselben Organ; polysynaptische Reflexe sind über spinale Interneuronenketten mit den motorischen Einheiten verknüpft.

Fremdreflexe spielen an der Hand keine Rolle. Einzige Ausnahme ist der **Greifreflex**. Dieser Hirnstammreflex ist bereits bei **Neugeborenen** voll ausgebildet. Das Bestreichen der Handflächen bewirkt ein Greifen, das so stark ist, dass man das Kind daran tragen kann. Die Verbindung zwischen sensorischem Eingang und motorischem System findet für diesen Reiz möglicherweise im Nucleus ruber statt. Durch kortikale Entwicklung gelangt der Reflex unter willkürliche Kontrolle.

2.1.2 Optimierung von Zielbewegungen durch das Kleinhirn

> Das **Kleinhirn** besteht aus **drei funktionell unterschiedlichen Strukturen**:
> - Vestibulozerebellum,
> - Spinozerebellum und
> - Zerebro- oder Pontozerebellum.
>
> Die einzelnen Kleinhirnstrukturen haben **unterschiedliche Aufgaben** zu erfüllen:
> - Das Vestibulozerebellum regelt die Okulo-, Halte- und Stützmotorik.
> - Das Spinozerebellum koordiniert Ziel- und Stützmotorik.
> - Das Pontozerebellum – die **Kleinhirnhemisphären** – erstellt Bewegungsprogramme für die rasche Zielmotorik.

Pontozerebellum: Funktionskreis

Die **Kleinhirnhemisphären** empfangen über den Pons vor allem Meldungen aus dem Assoziationskortex und insbesondere den prämotorischen Zentren im Frontallappen (◘ Abb. 2.1). Diese im prämotorischen und supplementär-motorischen Kortex entstehenden, eher **groben Bewegungsentwürfe** werden über den Pons in die Kleinhirnhemisphären geleitet und dort weiterentwickelt, fein abgestimmt, moduliert, korrigiert und mit aus Vorerfahrungen gewonnenen internen Modellen abgeglichen. Bei der **Koordination der geplanten Aktivität** helfen zudem
- die Informationen aus der unteren Olive des Hirnstamms über die momentan zur Muskulatur laufenden Impulse des Motorkortex und
- die vom Spinozerebellum über den Nucleus ruber zur Olive ausgesandten Impulse.

Beide **Informationsflüsse** laufen über den Tractus olivocerebellaris, wobei derjenige aus dem Spinozerebellum für das Kleinhirn insgesamt eine Art Rückkoppelung darstellt. Die Hemisphären empfangen im Gegensatz zu Vestibulo- und Spinozerebellum keine Afferenzen aus der Peripherie.

Die **Ergebnisse der in den Kleinhirnhemisphären durchgeführten Berechnungen** verlassen über den Nucleus dentatus das Kleinhirn und werden den motorischen Thalamuskernen, insbesondere dem Nucleus ventrolateralis zugeführt. Dort werden sie zum Motorkortex des Großhirns weitergeleitet. Die **Bewegungsausführung** erfolgt über die kortikospinale Bahn und steuert vorwiegend die Bewegungen der Extremitäten.

Aufgaben des Pontozerebellums

Die Verschaltungen des Pontozerebellums werden hauptsächlich für die **Programmierung** und **Feinabstimmung** derart **schneller zielmotorischer Bewegungen** benutzt, dass eine Regelung über somatosensorische Rückmeldungen aus Zeitgründen nicht möglich ist. Das bedeutet, dass gut trainierte, automatisierte Bewegungsabläufe (für die also kein Nachdenken mehr erforderlich ist) im Kleinhirn gespeichert werden. Beispiele dafür sind die Bewegung der Finger beim Musizieren, aber auch die Koordination aller Teile des Körpers z. B. bei zahlreichen Sportarten. Somit spielen die Kleinhirnhemisphären auch eine **Schlüsselrolle** beim impliziten Lernen und für das prozedurale Gedächtnis.

Schädigung des Pontozerebellums

Bei einer Schädigung des Pontozerebellums, seiner **afferenten** oder **efferenten Bahnen**, kommt es zu
- Dysmetrie,
- positivem Rebound-Phänomen (verspätetes Abbremsen durch den Antagonisten),
- Asynergie,
- muskulärer Hypotonie,
- Intentionstremor (d.h. bewegungsinduziert),
- Dysdiadochokinese,
- Dysarthrie (skandierend),
- erschwertem Erlernen der klassischen Konditionierung (▶ Kap. 4.7).

Neuere Untersuchungen sprechen dafür, dass der sog. **essentielle Tremor** auf eine Funktionsstörung von Purkinjezellen zurückgeführt werden kann.

2.1.3 Optimierung von Zielbewegungen durch die Basalganglien

Die **Basalganglien** (im deutschen Schrifttum auch als Stammganglien bezeichnet) sind dem Motorkortex vorgeschaltet und führen ihm Bewegungsprogramme zu (◘ Abb. 2.1).

> Unter dem Begriff **Basalganglien** werden die **subkortikal gelegenen Kerngebiete** zusammengefasst:
> - Striatum (Putamen und Nucleus caudatus),
> - Pallidum (auch Globus pallidus genannt, mit einem äußeren und inneren Teil),
> - Substantia nigra (Pars compacta und Pars reticulata),
> - Nucleus subthalamicus und
> - Nucleus accumbens, der zusammen mit Teilen des Tuberculum olfactorium auch als »ventrales Striatum« bezeichnet wird.

Basalganglien: Funktionskreis

Ähnlich dem Pontozerebellum bilden die Basalganglien gemeinsam mit dem Thalamus und dem Kortex einen wichtigen Funktionskreis. Assoziativer, limbischer und motorischer Kortex binden die Basalganglien in die **Vorbereitung motorischer Programme** und die **Auslösung der Bewegung**

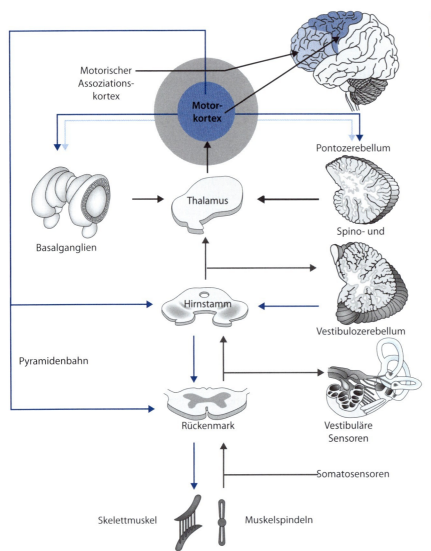

Abb. 2.1 Funktionelle Neuroanatomie der motorischen Funktion der Hand

mit ein. Die in den Basalganglien **erarbeiteten Programme** werden im motorischen Thalamus verschaltet, getrennt von denen des Pontozerebellums. Vom Thalamus gelangen die Informationen wiederum in die Großhirnrinde, vornehmlich zur sekundär-motorischen Rinde. Diese Programme unterstützen letztendlich den Motorkortex bei der Ausführung von Bewegungen, v. a. bei **selbst initiierten Bewegungen**.

> Der Funktionskreis der Basalganglien kann den speziellen Aufgaben entsprechend in **drei Teilfunktionen** untergliedert werden:
> — Rumpf-, Kopf- und Extremitätenbewegungen,
> — Blickmotorik und
> — Aktionsplanung, Motivation und Bewegungsantrieb.

▪▪ Extremitätenbewegungen

Die **Teilfunktion** für Extremitätenbewegungen ist die am besten untersuchte Komponente der Basalganglien, da sie eine bedeutende Rolle in der Pathophysiologie der Motorik spielt.

> **Störungen** in dieser Schleife verursachen, je nachdem, welches Kerngebiet degeneriert, **typische Bewegungsstörungen**, z. B.
> — hyperton-hypokinetische Störungen beim Morbus Parkinson (▶ Kap. 4.5) oder
> — choreatische Störungen beim Morbus Huntington.

Die **Schleife** nimmt ihren Ursprung in den prämotorischen, motorischen und somatosensorischen Rindenarealen. Die erste Station in den Basalganglien bilden der Nucleus accumbens, der olfaktorische und andere Afferenzen erhält, und vor allem das Striatum, bestehend aus Nucleus caudatus und Putamen, welches wiederum mit der Substantia nigra, Pars compacta im gegenseitigen Austausch steht. Die **Übertragung** ist

somatotopisch geordnet, d.h., Signale von den multiplen kortikalen Repräsentationen z. B. des Arms konvergieren auf eine Neuronenpopulation, die eine rostrokaudal orientierte Säule im Putamen bildet:
- Die Aktivität von Neuronen einer solchen »Armsäule« ist ausschließlich durch **Armbewegungen** bedingt.
- Die neuronale Aktivität von anderen säulenförmigen Kompartimenten im Striatum ist mit **Kopf-** oder **Beinbewegungen** korreliert.

Die Aktivität wird über zwei Wege (direkt und indirekt) zum inneren Segment des Globus pallidus, der den Ausgangskern dieser Schleife bildet und Efferenzen zum motorischen Thalamus entsendet, übertragen. Die Schleife schließt sich in den motorischen Rindenarealen. Die Somatotopie bleibt in der aufsteigenden Schleife erhalten. Zudem beeinflusst der Globus pallidus (internus) auf direkt absteigendem Weg die spinale Motorik.

■ **Aufgaben der Basalganglien**
Die **Basalganglien** sind wichtig für
- die Selbstinitiierung von Bewegungen,
- die Durchführung langsamer Zielbewegungen und
- unbewusst (automatisch) ablaufende Bewegungsmuster wie Mimik und Gestik.

Sie kontrollieren die Geschwindigkeit von langsamen Willkürbewegungen und insbesondere von gleichmäßigen, d.h. rampenförmigen Bewegungen.

■ **Schädigung der Basalganglien**
Bei der **Parkinsonerkrankung**, einer Systemdegeneration, verarmen die selbst initiierten Bewegungen (**Akinese**), während dagegen sensorisch ausgelöste Bewegungen, z.B. das Fangen eines Balls, erstaunlich geschickt gelingen (▶ Kap. 4.5 und 4.6). Diese **Bewegungsverarmung** kann sich äußern in Form von
- Starthemmung,
- Langsamkeit (Bradykinese),
- reduzierter Bewegungsamplitude (Mikrographie) und/oder
- Unvollständigkeit der Bewegung (Freezing).

Außerdem ist der tonische Muskeldehnungsreflex der Beuger gesteigert. Dies führt zur typischen Tonuserhöhung der Muskeln (**muskuläre Hypertonie**), die sich auch passiv nur gegen einen zähen Widerstand dehnen lassen (**Rigor**, evt. mit **Zahnradphänomen**, einem ruckartig in Stufen nachlassenden Widerstand).

> **Unter der Lupe**
> **Ruhetremor**
> Das klassisch **hyperton-hypokinetische Parkinsonsyndrom** ist allerdings häufig durch Hyperkinesien wie **Ruhetremor** mit einer Frequenz von 5–7 Hz oder andere unwillkürliche, meist tonisch aktivierte Muskelgruppen überlagert.
> ▼

> Der **Ruhetremor** des Parkinsonpatienten entsteht durch rhythmische gruppierte Entladungen im Striatum, Pallidum, Nucleus ventralis lateralis thalami (VLN) und in den Vorderhornzellen des Rückenmarks.

2.2 Funktionelle Organisation der motorischen Rindenfelder

> Der **Motorkortex** besteht aus
> - dem primär-motorischen Kortex M1 und
> - den sekundär-motorischen Arealen (prämotorischer Kortex und supplementär-motorische Area).

Unter dem Sammelbegriff **Motorkortex** werden die vor der Zentralfurche gelegenen Areale, die einen typischen zytoarchitektonischen Aufbau besitzen, zusammengefasst. Dazu gehören
- der primär-motorische Kortex (Area 4 nach Brodmann) und
- die sekundär-motorischen Areale mit
  - dem prämotorischen Kortex (laterale Area 6) und
  - der supplementär-motorischen Area (SMA, mediale Area 6).

Auch das für die Sprachproduktion wichtige **Broca-Areal** und das sog. **frontale Augenfeld** sind Teile des prämotorischen Kortex. Rostral und ventral der supplementär-motorischen Area liegt im rostralen Zingulum (lat. cingulum, Gürtel) die Area 24. Dieser **rostrale zinguläre Kortex** wird von manchen Autoren ebenfalls den sekundär-motorischen Arealen zugerechnet.

2.2.1 Primär-motorischer Kortex (M1)

> **Definition**
>
> Das Rindenareal des Gyrus praecentralis wird als **primär-motorischer Kortex** bezeichnet, weil hier die niedrigste Stimulationsintensität Antworten des kontralateralen Zielmuskels mit sehr kurzen Latenzen auslöst.

Der primär-motorische Kortex liegt rostral der Zentralfurche und ist zum größten Teil in der Vorderwand der Furche versteckt. Er wird wegen seiner sensorischen Zuflüsse auch **motosensorischer Kortex** genannt.

Beim Menschen ist der **Gyrus praecentralis** vor allem durch seine beträchtliche Dicke von 3,5–4,5 mm und durch die Riesenpyramidenzellen (Betz-Zellen, Durchmesser 50–100 μm) in der unteren V. Rindenschicht gekennzeichnet (Vb, von außen gezählt). Die **Axone** dieser und anderer, weniger großer Pyramidenzellen in der III. und oberen V. Schicht (Va) ziehen als Ausgang des motorischen Kortex in Richtung innere Kapsel, während ihre Dendriten größtenteils der Rindenoberfläche zustreben.

■ **Homunkulus**

Aus den Stimulationsversuchen ergab sich eine bemerkenswerte **Somatotopie**, d.h., dass benachbarte Regionen des Körpers auch in ihren Repräsentationen auf der primär-motorischen Rinde nebeneinander liegen. Der Körper ist somit verkleinert als **Homunkulus** auf der Hirnrinde abgebildet, wobei die Kopfregion lateral unten und die untere Extremität medial oben repräsentiert ist. Allerdings sind die Proportionen des Homunkulus verzerrt, da bestimmte Körperbereiche eine sehr **fein abgestimmte Motorik** besitzen; dies gilt beim Menschen vor allem für die **Hand** und die **Sprechmuskulatur**. Andere Regionen können hingegen nur vergleichsweise **grob bewegt** werden (Rücken) oder haben einen höheren Anteil automatischer Regulation (Halte- und Stützmuskulatur). Die jeweiligen Rindenareale sind entsprechend größer oder kleiner.

2.2.2 Primär-sensorischer Kortex

Für die **Handfunktion** sind die primär-sensorischen Kortexareale ebenso wichtig wie die motorischen (s.o.). Das »Fingerspitzengefühl« hat eine kortikale Basis.

> Der **primär-sensorische Kortex** besteht aus den **Areae 3a** und **3b**, die den Körper in paralleler Weise abbilden,
> — **3a** die Muskeln und Gelenke,
> — **3b** die darüberliegenden Hautareale.

Unter der Lupe
Verhältnis zwischen motorischem und primär-sensorischem Kortex bei Tieren
— Der motorische Kortex hat sich bei den **Nagern** entwickelt, bei denen Lippe und Zunge stark kortikal repräsentiert sind. Diese Organe brauchen sensorische Informationen, um nicht von den Zähnen beschädigt zu werden.
— Bei den **Primaten** sind Hände und Füße stark im motorischen Kortex vertreten. Jeder Teil des motorischen Kortex entspricht in seiner Größe einem ähnlich stark entwickelten Teil des somatosensorischen Kortex. Es sind nur solche Bewegungen in Area 4 vertreten, die von taktiler Afferenz profitieren, also nicht die Augenbewegungen.

■ **Aufgaben von Area 3a und 3b**

Die Kortexblöcke der **Area 3b** mit einer Fläche von etwa 1–2 mm enthalten alle Neurone, die auf ein bestimmtes **rezeptives Feld in der Haut** antworten. Die Eingänge in der Lamina IV sind dabei aufgeteilt in FA-Bande (»fast adapting«) und SA-Bande (»slow adapting«, Funktionsweise der peripheren Sensoren). Viele Zellen antworten auf einfaches Berühren, Drücken oder Bestreichen kleiner Hautregionen. Einige Neuronen, die meist in tieferen Laminae liegen, haben hemmende rezeptive Felder.

In **Area 3a** antworten die Zellen auf aktive oder passive **Winkelbewegungen der Gelenke** und auf aktive **Muskelanspannungen**.

Unter der Lupe
Plastizität des somatischen primär-sensorischen Kortex
Man weiß aus Tierversuchen wie aus der menschlichen Pathologie, dass sich der somatische primäre sensorische Kortex **plastisch** verhält: Wird beispielsweise der N. medianus, der die ventrale Oberfläche der drei radialen Finger der Hand versorgt, lädiert, vergrößert sich die kortikale Repräsentation der dorsalen, durch den N. radialis versorgten Oberfläche der Finger auf Kosten der ventralen. Dieser **Prozess** beginnt innerhalb von Stunden nach der Verletzung und dauert mehrere Wochen. Er ist reversibel, wenn sich der N. medianus regeneriert.
Vergleichbare Phänomene treten bereits nach **lokaler Anästhesie eines Fingernerven** auf, können also nicht durch rein anatomische Phänomene wie das Aussprossen neuer Faserverbindungen erklärt werden. Man nimmt als **Ursache** an, dass die ausgefallenen peripheren sensorischen Felder keine aktive Hemmung mehr ausüben können.
Derartige **kortikale Reorganisationsphänomene** gelten als **Basis** für
— Phantomempfindungen und
— Phantomschmerzen.
Untersuchungen an Phantomschmerzpatienten, die schon lange unter ihren Schmerzen litten, haben gezeigt, dass sich sowohl Schmerzen als auch kortikale Reorganisation innerhalb kurzer Zeit (30 min) zurückbilden können, wenn der Stumpf durch axilläre Plexusanästhesie betäubt wurde. Dies bedeutet, dass **funktionelle kortikale Hemmphänomene**, wenn sie durch entsprechenden afferenten Input aufrechterhalten werden, über lange Zeit Bestand haben können. (Andererseits gibt es auch Phantomschmerzpatienten, bei denen Schmerzen wie kortikale Reorganisation unabhängig von peripherer Anästhesie weiterbestehen, also Ausdruck permanenter Veränderungen der neuralen Struktur sind).

■ **Physiologische Kontrolle: Hemmung der Erregbarkeit**

Die rezeptiven Felder der **Area 3b** werden kontinuierlich durch **aktive Hemmung** im Kortex kontrolliert. Die Blockade dieser GABAergen Hemmung durch **Bicucullin** bewirkt eine starke Vergrößerung dieser Felder. Afferente Information aus der Hand aktivieren auch die **ipsilaterale Area 3b**, im Wesentlichen inhibitorisch. Die kortikale somatosensorische Verarbeitung zeigt somit sehr früh eine **bimanuelle Konvergenz**.

Laterale Hemmung im Kortex ist möglicherweise die Basis für die taktile **Zwei-Punkte-Diskrimination**. Punkte innerhalb eines rezeptiven Feldes können gut unterschieden werden: Die Grenze ergibt sich aus der Größe und Dichte der primären afferenten rezeptiven Felder. Aufgrund der lateralen Inhibition innerhalb der lemniskalen Bahnen sowie im Kortex verschmelzen nahe beieinander gelegene Punkte auf der Haut nicht miteinander.

2.2 · Funktionelle Organisation der motorischen Rindenfelder

■ **Pathologische Steigerung der Erregbarkeit**

Bei der **fokalen Dystonie der Hand** (▶ Kap. 4.4), eigentlich einer Stammganglienerkrankung (s.o.), konnte eine vorübergehende abnorme Steigerung der Erregbarkeit in den primärsomatosensorischen Handarealen nachgewiesen werden, einhergehend mit einer vermehrten intrakortikalen Inhibition. Im Tierversuch sind bei der Dystonie die rezeptiven Felder in Area 3b 10-mal so groß wie im gesunden Zustand. Man kann daraus schließen, dass nicht nur Veränderungen des afferenten Inputs alleine, sondern auch **wiederholte Bewegungen**, sogar solcher abnormer Natur, zu einer abnormen sensorischen Repräsentation führen können.

Auch das **Phänomen der korrigierenden Geste** (die dystone Kontraktion kann durch Berührung eines Hautareals in der Nähe der dyston kontrahierenden Muskeln vorübergehend unterbrochen werden) ist mit einer abnorm vergrößerten sensorischen Repräsentation erklärbar. Hierbei wird das abnorme motorische Programm der Basalganglien durch die sensorisch geführte Bewegung »kurzgeschlossen«.

2.2.3 Supplementär-motorische Area und prämotorischer Kortex

Rostral des primär-motorischen Kortex schließen die zwei Bereiche an, die kollektiv als **sekundär-motorische Areale** bezeichnet werden.

> Zu den **sekundär-motorischen Arealen** gehören
> – die supplementär-motorische Area im mesialen Anteil der Area 6 und
> – der prämotorische Kortex im lateralen Anteil.

■ **Vergleich: Neurone der sekundär-motorischen Areale vs. Neurone des primär-motorischen Kortex**
– In der **supplementär-motorischen Area** ist die Population von kortikospinalen Neuronen groß und die Schwellenintensität für elektrische Reizung ist nur wenig höher als im primär-motorischen Kortex.
– Die Reizschwelle im **prämotorischen Kortex** ist deutlich höher als im primär-motorischen Kortex.
– In beiden Bereichen ist die somatotopische Organisation weniger ausgeprägt oder weniger vollständig als im primär-motorischen Kortex.

Die sekundär-motorischen Areale sind mit dem primär-motorischen Kortex durch **kortiko-kortikale Verbindungen** reziprok untereinander verbunden. Postzentral kann man motorische Reizeffekte im somatosensorischen Kortex und in den parietalen Assoziationsarealen 5 und 7 auslösen.

Die **funktionellen Eigenschaften** der Neurone sind z.T. ähnlich, jedoch variiert ihre Gewichtung von Areal zu Areal. Ein klarer **Unterschied** ergibt sich aus den **sensorischen Eigenschaften** von Neuronen der supplementär-motorischen Area und des prämotorischen Kortex:
– Neurone der supplementär-motorischen Area sprechen besonders auf **propriozeptive Reize** an,
– Neurone des prämotorischen Kortex eher auf **kutane** und **visuelle Reize**.

Daraus ergeben sich **unterschiedliche Aufgaben**:
– Die supplementär-motorische Area wird mehr bei selbst initiierten Bewegungen eingesetzt,
– der prämotorische Kortex mehr bei sensorisch geführten Bewegungen.

Einige Nervenzellen im **prämotorischen Areal** sind sowohl bei der Planung und Ausführung als auch bei der passiven Beobachtung derselben Bewegung bei einem anderen Individuum aktiv (sog. Spiegelneurone).

2.2.4 Somatosensorischer Assoziationskortex

Es gibt eine große Zahl **nicht primärer Körperrepräsentationen**, die in Komplexität und Spezialisierung stark wechseln.

> Von den **nicht primären Körperrepräsentationen** am besten bekannt sind:
> – S2 auf dem frontoparietalen Operkulum und
> – die Areae 1, 2 und 5.

Alle diese Areale erhalten Eingänge aus dem Thalamus und aus S1 (=Area 3b); alle projizieren zum supplementär-motorischen und motorischen Kortex.

■ **Area 1**

Die **Körperoberfläche** wird in Area 1 als Spiegelbild der Area 3b wiedergegeben, allerdings mit stärkerer Betonung der Antworten des frontalen Augenfelds. Die rezeptiven Felder sind größer und stärker integriert, wobei einige Neurone auch propriozeptive Eingänge erhalten. Eingänge von Pacini-Körperchen, die sich in 3b nicht finden, projizieren ebenfalls hierhier. Die Neurone antworten vorzugsweise auf **sich bewegende Reize**; einige bevorzugen eine Richtung. Es lassen sich häufig inhibitorische rezeptive Felder mit »OFF«-Antworten (Reaktion auf Dunkelheit, wodurch Hell-Dunkel-Kontraste besonders bei Bewegungen verstärkt werden) bei Stimulusende nachweisen.

■ **Area 2**

In Area 2 nimmt die **Größe der rezeptiven Felder** zu. Körperzonen und Modalitäten werden zu komplexen Antwortmustern zusammengefasst.

■ **Area 5**

Der **höchste Grad der propriozeptiven Integration** wird in Area 5 erreicht. Posturale Information trifft über die Area 2, den Nucl. lat. post. und den Nucl. post. des Thalamus ein. Diese Informationen enthalten auch eine vestibuläre Komponente. Die Neurone antworten auf **statische Winkel** oder **dynamische Bewegungen mehrerer Gelenke**. Bewegungsempfindliche Zellen sind richtungsempfindlich. Sie kodieren die Geschwindigkeit gut, die Kraft hingegen schlecht.

2.3 Funktionelle Neuronenpopulation des Motorkortex

Die Pyramidenzellen und viele Interneurone des Motorkortex sind senkrecht zur Oberfläche angeordnet, so dass histologisch **Neuronensäulen** von etwa 80 μm Durchmesser erkennbar sind. Viele dieser Säulen bilden eine **funktionelle motorische Einheit** mit einem Durchmesser von etwa 1 mm. Benachbarte Pyramidenzellen innerhalb einer motorischen Säule entladen je nach der jeweiligen Bewegung teils gleich-, teils gegensinnig. Der gemeinsame Nenner für dieses Verhalten ist die **Bewegung des zugehörigen Gelenks**, das gebeugt oder gestreckt wurde.

Diejenigen kortikalen Neurone, die einen bestimmten Handmuskel beeinflussen, sind also nicht in einer einzigen motorischen Säule zu finden. Eine motorische Säule ist vielmehr eine **funktionelle Neuronenpopulation**, die eine Reihe von Muskeln beeinflusst, die an einem bestimmten Gelenk angreifen.

 Es sind nicht Muskeln, sondern **Bewegungen** (Synergien) im Kortex repräsentiert. Dies bedeutet, dass individuelle Muskeln nicht an einer bestimmten Stelle des Motorkortex, sondern vielfach im ganzen Kortex repräsentiert sind und von großen Arealen des Motorkortex (viele Quadratmillimeter Fläche) erregt werden können.

2.3.1 Efferenzen des Motorkortex

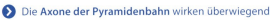 Der Motorkortex entsendet **Efferenzen** zu(m)
- anderen kortikalen Arealen,
- subkortikalen motorischen Zentren,
- motorischen Zentren des Hirnstamms sowie
- Rückenmark.

Die **kortikospinale Bahn**, die überwiegend dem primär-motorischen Kortex entspringt, erreicht als **Pyramidenbahn** die Motoneurone meist über oligo- oder polysynaptische Verschaltungen, vereinzelt aber auch monosynaptisch.

Efferenzen zu kortikalen und subkortikalen Arealen

Dieser zahlenmäßig größte Teil der Efferenzen entspringt der **III. Rindenschicht** und projiziert zum Striatum sowie ipsilateral und über das Corpus callosum kontralateral zu somatosensorischen und sekundär-motorischen Rindengebieten. Neurone aus der **VI. Rindenschicht** ziehen zum Thalamus.

Kortikospinale und kortikonukleäre Bahnen

Die meisten absteigenden Axone stammen von kleineren Pyramidenzellen des primär-motorischen Kortex, nur etwa 5% gehen von den Betz-Riesenzellen aus. Einige Efferenzen werden allerdings auch aus der supplementär-motorischen und prämotorischen Rinde und sogar relativ viele aus den somatosensiblen Feldern beigesteuert (Area 1, 2 und 3). Aus **jeder Hirnhälfte** ziehen etwa **1 Mio. Axone** ipsilateral durch die innere Kapsel und den Hirnschenkel:
- Die **kortikonukleären Axone** verlassen die Bahn bereits im Hirnstamm, um die jeweiligen Hirnnervenkerne zu versorgen.
- Die **kortikospinalen Axone** ziehen weiter durch Pons und Pyramide zum Rückenmark. Wegen des Verlaufs durch die Pyramide, nicht aber wegen des teilweisen Ursprungs in Pyramidenzellen, wird dieser Teil auch **Pyramidenbahn** genannt.

Pyramidenbahn

Entwicklungsgeschichtlich ist die Pyramidenbahn die jüngste der deszendierenden Bahnen und bei Primaten und Menschen deutlich stärker ausgebildet als bei anderen Säugern.

In der **Pyramide** kreuzen 75–90% der Fasern zur Gegenseite. Der andere, kleinere Teil verläuft ungekreuzt nach kaudal. Dieser Anteil erreicht i.d.R. nur das Zervikal- und Thorakalmark, wobei ein Teil der Axone noch auf segmentaler Ebene auf die kontralaterale Seite kreuzt, so dass sich der Prozentsatz der gekreuzten Axone noch weiter erhöht.

Die Pyramidenbahnaxone enden im Rückenmark weitgehend an Interneuronen. Bei Primaten und Menschen enden etwa 2% in Form schneller markhaltiger Fasern monosynaptisch an α-Motoneuronen, wo sie zur **direkten Steuerung der Feinmotorik** (z. B. der Finger) dienen.

> Die **Axone der Pyramidenbahn** wirken überwiegend
> - erregend auf Flexoren und
> - hemmend auf Extensoren.

> **Unter der Lupe**
> **Kollateralen der Pyramidenbahnaxone**
> Die Axone der Pyramidenbahn geben zahlreiche Kollaterale zu anderen für die Motorik wichtigen Strukturen ab, so zu den **pontinen Kernen** und zur **unteren Olive**. Die Signale stellen eine Kopie des motorischen Befehls dar (Efferenzkopie). Die Bedeutung liegt in der **Optimierung der motorischen Ausführung**. Die anatomischen Verbindungen zu den genannten supraspinalen Strukturen haben sich beim Menschen besonders stark entwickelt. Bildlich gesprochen wird bei jeder »Befehlsausgabe« eine Vielfalt von unterschiedlichen Erregungsherden in den kortikalen und subkortikalen Strukturen »aufleuchten«.
> Die **Divergenz der kortikospinalen Verbindungen** zu den Motoneuronen ergibt sich aus den zahlreichen Kollateralen der Pyramidenbahnaxone. Selbst auf **segmentaler Ebene des Spinalmarks** kann sich eine Kollaterale weiter auf verschiedene Gruppen von Motoneuronen verteilen, die verschiedenen peripheren Nerven angehören.
>
>

Auch im **Bereich der Interneurone** ist die Verästelung der Terminalen von absteigenden Bahnen sehr markant. Wenn es dem Individuum dennoch gelingt, willentlich nur ganz wenige motorische Einheiten zu aktivieren, so heißt das, dass die Selektion mittels modulierender Interneurone erfolgt. Anders ausgedrückt: Der anatomisch vorgegebene Schaltplan ist funktionell flexibel, da die synaptischen Verbindungen durch Bahnung »geöffnet« oder durch Hemmung »geschlossen« werden können.

Fasern der Pyramidenbahn bilden das **efferente Segment eines transkortikalen Dehnungsreflexes**, dessen afferenter Teil sich aus ausgedehnten propriozeptiven und kutanen rezeptiven Feldern speist, die auf den motorischen Kortex projizieren und auf diese Weise ein weiteres Feedbacksystem darstellen, das der Kontrolle der Motorik dient. Derartige späte transkortikale Dehnungsreflexe können willkürlich verändert werden; so werden sie z. B. gebahnt, wenn man sich mental darauf vorbereitet, zugeladene Gewichte zu halten. Sie sind auch phasenabhängig: In den letzten 100 ms vor einer willkürlichen Muskelaktivierung sind sie stark fazilitiert.

Efferenzen zu motorischen Hirnstammzentren

Aus der **Rindenschicht Va** der etwa gleichen motorisch-sensorischen Areale, aus denen die Pyramidenbahn entspringt, ziehen Efferenzen zu motorischen Hirnstammzentren Dies sind vor allem **kortikorubrale** und **kortikoretikuläre Verbindungen**, die nach Umschaltung in den entsprechenden Kerngebieten als
- Tractus rubrospinalis und
- mediale und laterale Anteile des Tractus reticulospinalis

zu Interneuronen des Rückenmarks ziehen. Sie sind neben der Pyramidenbahn wesentlich an der **Steuerung des motorischen Apparats** beteiligt.

Auch Motoneurone für die **intrinsischen Handmuskeln** erhalten mono- und disynaptischen Input durch den Tractus reticulospinalis; darunter finden sich auch monosynaptische exzitatorische Eingänge. Man nimmt an, dass diese Eingänge für Synergien verantwortlich sind, die mit der Bewegung des ganzen Körpers zusammenhängen.

Das kortikomotoneuronale System der Handmotoneurone

Einige Pyramidenbahnfasern mit monosynaptischer Verschaltung auf Handmotoneurone ermöglichen den **Präzisionsgriff**. Ein Teil der Pyramidenbahnfasern aus dem primärmotorischen Kortex ist mit den Motoneuronen der Handmuskeln direkt, d.h. **monosynaptisch** verbunden. Dieses System entwickelt sich bei Primaten und findet die höchste Entfaltung beim Menschen. **Neugeborene** haben noch keinen Präzisionsgriff; dieser entwickelt sich erst mit der Bildung von monosynaptischen Kontakten der Pyramidenbahn mit den Motoneuronen.

> **Unter der Lupe**
> **Rein polysynaptische Erregung der Motoneurone**
> **Adulte Krallenäffchen**, deren Pyramidenbahn nur polysynaptisch die Motoneurone erregen kann, verfügen nicht über einen Präzisionsgriff, sondern nur über einen **globalen Kraftgriff**. Bei experimenteller **Durchtrennung der Pyramidenbahn** des Affen manifestiert sich die motorische Störung vorwiegend am Verlust der Handgeschicklichkeit. Futterstücke können nur noch mit dem Massengriff (gemeinsamer Fingerschluss) den größeren Vertiefungen des Futterbretts entnommen werden.

> Der **Verlust der Feinmotorik** zeigt sich im Unvermögen, relativ unabhängige Fingerbewegungen durchzuführen. Die Bewegungen sind verlangsamt, und die Mobilisierung der Kraft beim Greifen ist verzögert.

- **Kortikale Führung von Greifbewegungen**

> Für das »Begreifen« ist eine **präzise kortikale Steuerung** notwendig.

- **Visuelle Führung und multisensorische Integration**

Neben den bereits besprochenen motorischen und sensorischen Arealen kommt der visuellen Führung von Bewegungen und der multisensorischen Integration, die im **hinteren Parietallappen** stattfindet, große Bedeutung zu.

Um **visuelle Informationen** für die Führung von Körperbewegungen im Raum nutzen zu können, muss die Ziellokalisation in Bezug zum Körper bekannt sein. Das visuelle System verarbeitet die Reize in retinotopen Koordinaten, die sich mit dem Blickwinkel ändern.

Die **Transformation** in Referenzsysteme der Kopf- und Körperposition erfolgt teils in den Colliculi superiores, teils im motorischen Kortex.

Für die **Beziehung** der retinotopen Informationen **zu den Körperkoordinaten** sind zwei kortikale Regionen besonders bedeutsam, die parietale Area 7 und das frontale Augenfeld.

In der parietalen Area 7 findet die **Konversion von einer retinotopen, blickwinkelabhängigen Referenz in die Kopfreferenz** statt. Dort gibt es auch bewegungsabhängige Neurone und solche, die speziell das Erreichen von Griffzielen unterstützen. Sie können sehr spezifisch für einen bestimmten Ort oder für eine Armposition in Bezug auf diesen Ort sein. Die **Auge-Hand-Koordination** findet ebenso im superioren parietalen Lobulus (Area 7) statt; ferner werden dort die **Reichweite für Objekte**, die mit der Hand erreicht werden können, und die **bimanuelle Interaktion** koordiniert.

Im benachbarten posterioren intraparietalen Sulcus ist noch die **visuelle Information** dominant, ebenso im lateralen okzipitalen Komplex, während im anterioren intraparietalen Sulcus mehr **propriozeptive Information** und **multisensorische Informationskovergenz** stattfinden. Die Area 5 koordiniert **Objekteigenschaften**, **Handaktionen** und **Greifpositionen**.

Der posteriore parietale Kortex kodiert **autonom gewählte motorische Pläne**, d.h., er entscheidet, ob eine Handbewegung zur Zielerreichung angemessen ist.

Im inferioren parietalen Kortex (Area 40) werden die **Informationen aus taktilen**, **muskulären**, **artikulären** und **kinästhetischen Afferenzen** integriert; dies ist die strukturelle Basis der Stereognosie. Die linke Hemisphäre ist auch für die Praxis (der Hand) dominant, d.h., **Hand-Objekt-Interaktionen** sind dominant linkshemisphärisch parietal organisiert. **Neglect-Phänomene** kommen eher bei einer Läsion der nicht dominanten Hemisphäre vor.

Die Integrationsleistungen und die multisensorische Konvergenz im **parietalen Kortex** können nicht genug betont werden.

Akustische Führung

Während für viele Handbewegungen des täglichen Lebens visuelle Informationen essenziell sind, gibt es räumlich und zeitlich höchst präzise Hand- und Fingerfeinmotorik – Musizieren – die im Wesentlichen unter **akustischer Kontrolle** steht. In der Musik wird die Qualität der Bewegungen für Spieler (und Hörer) akustisch kontrolliert; bei fast allen Instrumenten werden Tonhöhen über Raumkoordinaten definiert.

Im **Parietalhirn** werden sensorische Signale unterschieden, die spezielle motorische Antworten auslösen oder zu deren Führung dienen. Man darf nicht vergessen, dass weitere, die Bewegung vorbereitende Funktionen wie die generelle Planung von Verhaltensstrategien in den Hirnarealen vor dem prämotorischen Kortex erfolgen. Der **präfrontale Kortex** reguliert den Zugang des Parietalhirns zu den motorischen Regionen. Dadurch werden Umwelteinflüsse in einen größeren Verhaltenskontext integriert.

2.4 Handlungsantrieb und Bewegungsentwurf

Jeder Ausführung einer Handlung geht ein **mentaler Vorbereitungsprozess** voraus. Diese mentalen Prozesse finden im Wesentlichen im **Frontalhirn** statt, das sich Informationen aus dem limbischen System und den übrigen Assoziationskortizes bedient:

- Das **limbische System** wird vor allem durch Emotionen und Motivationen beeinflusst.
- Unter **Assoziationskortex** sind parasensorische, paralimbische und frontale Kortexareale zusammengefasst, die nicht an der eigentlichen Bewegungsausführung beteiligt sind, sondern den Bewegungsplan erstellen.

Um eine Aktion in Gang zu bringen, sind Motivation und eine Zielvorstellung im Sinne einer Strategiefindung notwendig. Ferner muss die Handlung in Relation zur momentanen Körperposition und zum äußeren Handlungsraum geplant sein. Die Zielvorstellung ist mit Erwartungen verknüpft, wobei diese beim **motorischen Lernen** ständig miteinander verglichen werden.

> Beim **motorischen Lernen** sind **neuronale Netzwerke** involviert, die räumlich weit verteilt sind; sie finden sich im/in den
> - präfrontalen Assoziationskortex,
> - parietalen Assoziationskortex,
> - Basalganglien,
> - Hirnstamm und
> - Zerebellum.

Sensorisches Feedback eines Bewegungsakts wird mit dem gespeicherten erwarteten Feedback verglichen. Differenzen zwischen den zwei Signalen werden genutzt, um das zentral gespeicherte Modell des Bewegungsablaufs zu korrigieren. Bei zielgerichteten motorischen Handlungen bestehen zudem neuronale Belohnungsmechanismen.

Schädigung von Hirnstrukturen

- Schädigungen des **frontalen** und **parietalen Assoziationskortex** sowie **limbischer Rindenareale** beeinträchtigen den Bewegungsentwurf (▶ Kap. 4.8).
- Schädigungen des **mediofrontalen Kortex** (SMA) können zu einer globalen Einschränkung des Bewegungsantriebs führen,
- Schädigungen des **Präfrontalkortex** führen zu schweren Störungen der motorischen Willkürhandlung, d.h., Handlungen werden nicht in adäquatem Kontext durchgeführt.

2.5 Zusammenfassung

Die **Handmotorik** ist ein visuomotorischer Akt mit kognitiver Komponente. Die Greifbewegung wird vom ZNS geplant, indem die retinale Objekterfassung in ein Greifprogramm übersetzt wird. Die ausgeprägte Sensibilität der Hand ist für die Greiffunktion unentbehrlich. An den unbewussten Griffkorrekturen und dem Einstellen der Griffkraft sind sowohl alle Haut- als auch Muskelsensoren beteiligt.

Literatur

Beauchamp MS, Pasalar S, Ro T (2010) Neural substrates of reliability weighted visual-tactile multisensory integration. Frontiers in System Neuroscience 4: 25

Blake DT, Byl NN, Cheung S et al. (2002) Sensory representation abnormalities that parallel focal hand dystonia in a primate model. Somatosens Mot. Res. 19: 347-357

Dimitriou M, Edin BB (2008) Discharges in human muscle spindle afferents during a key-pressing task. J Physiol 586: 5455-5470

Gardner EP, Babu KS, Reitzen SD et al. (2007) Neurophysiology of Prehension. J Neurophysiol 97: 387-406

Lehmann-Horn F (2010) Motorische Systeme. In: Schmidt, Lang, Heckmann (Hrsg) Physiologie des Menschen, 31. Aufl. Springer, Berlin; S 128-162

Louis ED (2010) Essential tremor: evolving clinicopathological concepts in an era of intensive post-mortem enquiry. Lancet Neurol 9: 613-622

Literatur

Wiesendanger M (2004) Motorische Systeme. In: Schmidt, Lang, Thews (Hrsg) Physiologie des Menschen, 29. Aufl. Springer, Berlin; S 148-186

Riddle CN, Edgley SA, Baker SN (2009) Direct and Indirect Connections with Upper Limb Motoneurons from the Primate Reticulospinal Tract. J Neurosci 29: 4993-4999

Tanaka Y, Yoshida A, Kawahata N et al. (1996) Diagonistic Dyspraxia. Brain 119: 859-873

Wheaton L, Fridman E, Bohlhalter S et al. (2009) Left Parietal Activation Related to Planning, Execution and Suppressing Praxis Hand Movements. Clin Neurophysiol 120: 980-986

Diagnostische Methoden

3.1	Klinische Untersuchung – 26
	D.A. Nowak
3.1.1	Auswahl von Untersuchungsverfahren und Dokumentation – 26
3.1.2	Anamnese – 26
3.1.3	Beobachtung, Inspektion, Palpation – 26
3.1.4	Untersuchung und Messung – 27
3.2	Klinische Skalen und Scores – 30
	M. Ameli, D.A. Nowak
3.2.1	Händigkeit – 31
3.2.2	Muskeltonus – 31
3.2.3	Tremor – 33
3.2.4	Dystonie – 34
3.2.5	Ataxie – 34
3.2.6	Motorik und Aktivität – 35
3.2.7	Sensibilität – 37
3.3	Neurophysiologische Diagnostik – 39
3.3.1	Elektroneurographie und Elektromyographie – 39
	W.F. Haupt
3.3.2	Transkranielle Magnetstimulation und somatosensibel evozierte Potenziale – 47
	H. Topka
3.4	Bewegungsanalyse – 55
	J. Hermsdörfer
3.4.1	Ursprünge – 56
3.4.2	Maximalkraft, Gelenkspielraum und Tremor – 57
3.4.3	Räumliche Bewegungen – 58
3.4.4	Feinmotorische Griffkräfte – 62
3.4.5	Mehrfingerbewegungen – 64
3.4.6	Zusammenfassung – 64

3.1 Klinische Untersuchung

D.A. Nowak

Die klinische Untersuchung der Handfunktion dient nicht nur der **Erhebung des primären Defizits** zur Planung therapeutischer Maßnahmen, sondern auch für **Verlaufsuntersuchungen** zur Modifikation der Therapie und zur Anpassung der Therapieziele im Behandlungsverlauf. Die klinische Untersuchung setzt dabei **Kenntnisse** der funktionellen Anatomie, der Biomechanik und der Pathophysiologie voraus (▶ Kap. 1 und 2). Zur Dokumentation der erhobenen Befunde können klinische Skalen verwendet werden (▶ Kap. 3.2).

3.1.1 Auswahl von Untersuchungsverfahren und Dokumentation

Zur Erhebung und Dokumentation des klinischen Befunds ist die Verwendung international einheitlich definierter Untersuchungsverfahren sinnvoll. Die **Auswahl der Test-** und **Dokumentationsverfahren** richtet u.a. nach
- der Erfahrung des Untersuchers,
- der zur Verfügung stehenden Zeit und
- dem Ziel der Untersuchung (z. B. Erst-, Verlaufs- oder Anschlussuntersuchung während einer Rehabilitationsmaßnahme oder Untersuchung während einer Begutachtung).

Zudem müssen Gütekriterien wie Objektivität, Reliabilität und Validität bei der Auswahl von Test- und Untersuchungsverfahren berücksichtigt werden. Die **Dokumentation** dient dazu, die erhobenen Befunde im zeitlichen Verlauf vergleichbar zu machen. Dies soll die individuelle Therapieplanung begründen und ggf. Änderungen des therapeutischen Plans in Abhängigkeit vom individuellen Rehabilitationsverlauf ermöglichen.

> **Praxistipp**
>
> Die Deutsche Arbeitsgemeinschaft für Handtherapie e.V. (DAHTH) hat ein Manual »Evaluationsmethoden für die Hand« herausgegeben. Das Manual ist für **periphere Nervenläsionen** konzipiert und enthält sowohl Erläuterungen zu den verwendbaren Untersuchungsverfahren als auch Formulare für die Dokumentation der erhobenen Befunde (Jung u. Freund 2000). Beschrieben sind **Testverfahren** für die Bereiche
> - Sensibilität,
> - Motorik,
> - Stereognosie und
> - alltagsrelevante Handfunktionen (Michal u. Jung 2009).

3.1.2 Anamnese

Vor jeder klinischen Untersuchung erfolgt eine ausführliche Anamnese. Das Gespräch sollte in einer ruhigen Umgebung stattfinden und dient auch dem Aufbau einer tragfähigen, vertrauensvollen Patient-Arzt- und Patient-Therapeut-Beziehung.

 Die Anamnese sollte **Informationen** vermitteln über
- Auftreten und bisherigen Verlauf der Erkrankung,
- relevante Vor- und Begleiterkrankungen sowie
- Vorstellungen und Erwartungen des Patienten an die Therapie.

Diese Informationen können vom Patienten selbst (**Eigenanamnese**) oder von Vertrauens- und Begleitpersonen (**Fremdanamnese** bei nicht auskunftsfähigen Patienten) erhoben werden. Zudem sollten Informationen zum sozialen Umfeld (**Berufs-**, **Sozial-** und **Familienanamnese**) erfragt werden.

3.1.3 Beobachtung, Inspektion, Palpation

Beobachtung

Bereits die detaillierte Beobachtung des Patienten bei der Verwendung des betroffenen Arms und der betroffenen Hand beim Betreten des Untersuchungszimmers, bei der Begrüßung des Untersuchers, beim Auskleiden und ggf. beim Gebrauch von Werkzeugen (Schreiben, Essen mit Besteck, Zähne putzen, Haare kämmen etc.) kann wertvolle Hinweise auf das **alltagsrelevante Handicap** geben. Bei Verletzungen sollte auf **Schonhaltungen** der Hand und **Schmerzreaktionen** bei bestimmten Aktivitäten geachtet werden.

Inspektion

Bei der übersichtsmäßigen Betrachtung des entkleideten Patienten achtet man auf die Erscheinung der oberen Extremitäten im Seitenvergleich, insbesondere auf **Differenzen des Muskelreliefs** (Schwellungen oder Atrophien und deren Verteilung im Schulter- Ober-/Unterarm- und Handbereich), ferner auf
- Hautzustand (Farbe, Fältelung),
- Behaarung,
- Schweißsekretion,
- Trophik der Nägel,
- Stellung der Gelenke in Ruhe und bei Bewegung sowie
- Muskel- und Sehnenspiel bei Bewegung.

Die Inspektion wird durch subjektive Angaben des Patienten und die Palpation ergänzt.

Palpation

Durch das Betasten können zusätzliche Informationen gewonnen werden, die der Inspektion entgehen. Beim **Betasten der Haut** der betroffenen Extremität im Seitenvergleich achtet man auf

- Unterschiede von Temperatur (Überwärmung, auffällige Kälte) und Schweißsekretion,
- Schwellungen und Beschaffenheit des Gewebes (Ödeme),
- Lokalisation und Beschaffenheit von Narben (Ausdehnung, Verlauf und Verschieblichkeit).

Das **Betasten von Knochen**, **Sehnen** und **Muskeln** in Ruhe und bei Bewegung dient u. a. der Erfassung von Deformationen durch Verletzungen und Kontrakturen, von Muskelatrophien oder Muskelschwellungen durch Ödeme. Bei der Palpation von Muskeln in Aktivität kann auch das Ausmaß von Paresen und Kokontraktionen bei zentralen Paresen erfasst werden.

> **Praxistipp**
>
> - Bei hochgradigen **peripheren Paresen** kann die Palpation des Muskels durch die **Elektromyographie** (Nachweis von palpatorisch nicht erfassbarer, geringer residueller Willküraktivität und Reinnervation sowie ggf. von pathologischer Spontanaktivität und neurogenem Umbau) ergänzt werden (▶ Kap. 3.3.1).
> - Die **Foto-** oder **Videodokumentation** ermöglicht das Festhalten der Untersuchungsergebnisse von Inspektion und Palpation für Verlaufs- und Kontrolluntersuchungen.

3.1.4 Untersuchung und Messung

Im Folgenden werden kursorisch Untersuchungs- und Messmethoden für unterschiedliche Funktionen der Hand dargestellt. Weitere Details können ggf. der einschlägigen Literatur zur ergo- und physiotherapeutischen Handrehabilitation entnommen werden (Schröder 2007; Waldner-Nilsson 2009).

Ödemmessung

Sowohl bei zentralen als auch bei peripheren Paresen können sich durch Inaktivität Gewebsödeme an Hand und Arm entwickeln.

> Die **Messung einer ödematösen Volumenvermehrung/-reduktion** der Hand kann erfolgen mittels
> - Wasserverdrängungstest und
> - Zirkumferenzmessungen.

Die kontralaterale nicht betroffene Hand wird für Vergleichsmessungen herangezogen. **Verlaufsuntersuchungen** sollten möglichst standardisiert zur gleichen Tageszeit und unter vergleichbaren Bedingungen erfolgen, da das Ausmaß des Ödems von verschiedenen inneren (z. B. motorische Aktivität) und äußeren Faktoren (z. B. Umgebungstemperatur) abhängt.

Wasserverdrängungstest

Beim Wasserverdrängungstest (Volumetermessung nach Brand 1977) wird zunächst die nicht betroffene und im Anschluss die betroffene Hand untersucht. In einem standardisierten Volumeter, der mit zimmerwarmem Wasser bis auf Höhe eines Überlaufzapfens gefüllt wurde, wird die von Schmuck befreite Hand bis auf eine definierte Tiefe eingetaucht. Das auslaufende Wasser wird in einem Messzylinder aufgefangen. Die Menge des auslaufenden Wassers wird dokumentiert.

> **Messunterschiede** von mehr als 10 ml zwischen dem Volumen beider Hände gelten als pathologisch.

> Der Wasserverdrängungstest sollte nicht bei **offenen Wunden** durchgeführt werden!

Zirkumferenzmessungen

Zirkumferenzmessungen erfolgen mithilfe eines **Maßbands**. Der nicht betroffene kontralaterale Arm dient zum Vergleich. Um die Vergleichbarkeit der Messungen zwischen den Armen und bei Wiederholungsmessungen zu garantieren, werden für die Umfangsmessungen bestimmte Markierungspunkte festgelegt. Diese sollten mit einem wasserfesten Stift auf der Haut markiert werden.

Untersuchung der Durchblutung

> Zur Untersuchung der Durchblutung werden **im Seitenvergleich** durchgeführt:
> - Inspektion des Durchblutungszustands anhand der Hautfarbe (blass, rot, zyanotisch),
> - Palpation der Hauttemperatur und
> - Überprüfung der Durchgängigkeit der A. radialis und der A. ulnaris (Allen-Test).

Allen-Test
- Der Untersucher komprimiert die A. radialis und A. ulnaris im Bereich des palmaren Handgelenks mit Zeigefinger und Mittelfinger beider Hände.
- Unter Kompression wird der Patient gebeten, die Hand wiederholt kräftig zur Faust zu schließen und wieder zu öffnen.
- Die Hand blasst nach wiederholtem Faustschluss besonders palmar ab.
- Der Untersucher löst den Druck zunächst von der **A. radialis**. Dies führt im nicht pathologischen Fall zu einer raschen Durchblutung der Hand und zu einer gesunden Rotfärbung.
- Der Test wird nach einer Erholungszeit von 5 Minuten wiederholt.
- Anschließend wird nach mehrfachem kräftigen Faustschluss und Abblassen der Hand der Druck von der **A. ulnaris** gelöst. Auch hier sollte im nicht pathologischen Fall eine rasche Durchblutung der Hand erfolgen.

> Bei einem **pathologischen Allen-Test** sollten weitere angiologische Tests durchgeführt werden, z. B.
> - Adson-Test bei Verdacht auf Skalenussyndrom,
> - Kostoklavikulartest bei Verdacht auf kostoklavikuläres Syndrom.

Untersuchung der passiven und aktiven Beweglichkeit

- **Passive Beweglichkeit**

> **Definition**
> Die **passive Beweglichkeit** beschreibt die Fähigkeit eines Gelenks, durch eine äußere Krafteinwirkung innerhalb des physiologischen Bewegungsumfangs bewegt werden zu können.

Einschränkungen der passiven Beweglichkeit sind überwiegend durch Beeinträchtigungen des Gelenks selbst sowie des Kapsel-Band-Apparats oder durch muskuläre Kontrakturen bedingt.

- **Aktive Beweglichkeit**

> **Definition**
> Die **aktive Beweglichkeit** beschreibt die Fähigkeit eines Gelenks, durch intrinsische Muskelaktivität innerhalb des physiologischen Bewegungsumfangs bewegt werden zu können.

Ursächlich für **Einschränkungen** der aktiven Beweglichkeit sind, neben den auch für die Einschränkung der passiven Beweglichkeit genannten Faktoren, zentrale und periphere Paresen der das Gelenk versorgenden Muskulatur.

- **Messung der passiven und aktiven Beweglichkeit**

Passive und aktive Beweglichkeit innerhalb der Finger-, Hand- und Armgelenke werden mithilfe eines Winkelmessers (**Goniometer**) durchgeführt. Die Wahl des Goniometers richtet sich nach der Größe des zu untersuchenden Gelenks. Für Verlaufsmessungen sollte die Messung standardisiert erfolgen und ggf. fotodokumentiert werden.

Die Grundlage der Messungen sollte die **Neutral-Null-Methode** sein. Dabei wird die anatomische Grundstellung des Gelenks als Nullstellung angegeben. Die **Dokumentation** erfolgt anhand von **3 Gradzahlen**, wobei
- die **mittlere Zahl** den Gelenkwinkel in der Nullstellung angibt,
- die **erste Zahl** den maximal erreichbaren Gelenkwinkel für Bewegungen vom Körper weg (Extension, Supination, Abduktion, Außenrotation),
- die **letzte Zahl** den maximal erreichbaren Gelenkwinkel für Bewegungen zum Körper hin (Flexion, Pronation, Adduktion, Innenrotation).

Ist die Gelenkbewegung in eine Richtung nicht möglich und die Nullstellung durch Gelenkversteifung nicht erreichbar, wird der Gelenkwinkel in der Nullstellung an mittlerer Stelle und die gleiche Zahl für die eingeschränkte Bewegungsrichtung angegeben.

Ziel der manualtherapeutischen Untersuchungstechniken ist es, Funktionsstörungen des motorischen Systems zu erfassen, und zu klären, ob artikuläre, muskuläre und/oder nervale Strukturen für die Funktionsstörung verantwortlich sind. Die manualtherapeutischen Untersuchungsgänge sind der entsprechenden Fachliteratur zu entnehmen (Waldner-Nilsson 2009).

Untersuchung der Muskelfunktion und Muskelkraft

- **Muskelfunktion**

Die Muskelfunktion wird für die entsprechenden Gelenkbewegungen der Finger und Hand **einzeln** und stets im Seitenvergleich zur nicht betroffenen Hand untersucht.

> Zu achten ist u.a. auf eine **standardisierte Gelenkstellung**, um bei Folgeuntersuchungen vergleichbare Resultate zu erhalten.

Bei der **Prüfung von Mehrgelenkmuskeln** sollten die proximalen Gelenkabschnitte stabilisiert werden, um die Wirkung am distalen Gelenk zu untersuchen. Um den gesamten Bewegungsumfang zu erfassen, sollte Widerstand erst gegen Ende des gesamten Bewegungsumfangs mit steigender Dosis appliziert werden.

> Zu beachten sind **Kompensationsbewegungen** in benachbarten Gelenken.

- **Muskelkraft**

Zur Klassifikation der Muskelkraft werden international standardisierte **Skalen** verwendet, z. B. die 5-stufige Skala des Medical Research Council (Medical Research Council 1981). **Technische Instrumente** zur Kraftmessung sind z. B.
- das **Vigorimeter** für den Kraftgriff (◘ Abb. 3.1 in ▶ Kap. 3.2.6) oder
- der **Pinch Gauge** für den Präzisionsgriff.

Untersuchung der Greiffunktion

Das **Greifen** und **Manipulieren von Gegenständen** ist eine komplexe, hoch automatisierte Funktion, die durch das Zusammenwirken von intakter Motorik, Sensibilität und Koordination ermöglicht wird. Die vielfältigen Freiheitsgrade der Gelenke und Muskeln ermöglichen der menschlichen Hand eine enorme feinmotorische Leistungsfähigkeit, die bislang von keiner anderen Art auf der Erde erreicht worden ist. Die menschliche Hand kann eine Vielzahl von Formen und Funktionen annehmen. Sie kann ihrem Besitzer in Abhängigkeit von der manuellen Aufgabe als kräftiger Hammer oder als Zange dienen. Der universale Nutzen der Hand wird durch die Möglichkeit des Werkzeuggebrauchs noch enorm gesteigert.

Störungen der Handfunktionen sind häufige Begleitsymptome einer Vielzahl neurologischer Erkrankungen. Die Beeinträchtigung der Handfunktion kann unterschiedliche Leistungsaspekte, z. B. Sensibilität, Fingerbeweglichkeit oder

Koordination betreffen, und das **Ausmaß der Störungen** kann sehr stark variieren:
- Bei manchen Patienten sind durch die Einschränkungen im Gebrauch der Hände bereits relativ **grobe motorische Leistungen** (An- und Auskleiden, Essen mit Messer und Gabel, Zähne putzen) betroffen,
- bei anderen werden die Defizite der Handfunktion erst bei der Ausführung **feiner, komplexer Bewegungen** deutlich.

Die Bedeutung der jeweiligen Funktionseinschränkung für den Betroffenen kann nur individuell unter Berücksichtigung der jeweiligen Lebensumstände abgeschätzt werden und hat nicht zuletzt für die berufliche Rehabilitation maßgeblich Bedeutung. In Anbetracht der Komplexität manueller Funktionen beim Gebrauch der Hand im täglichen Leben ist eine präzise und effiziente Analyse der gestörten Leistung als auch eines möglichen rehabilitativen Effekts erforderlich.

Funktionelle Greifanalyse

Die Inhalte der funktionellen Analyse des Greifens sind in ▶ Übersicht 3.1 zusammengefasst.

Übersicht 3.1
Funktionelle Analyse des Greifens: Inhalte
- Erfassen der motorischen, sensiblen und koordinativen Defizite des Greifens
- Grundlage für die Planung der Behandlungsziele bei der Rehabilitation der Handfunktion
- Erfassen des Verlaufs der Behandlung einer gestörten Handfunktion
- Ermöglichen einer Einschätzung der Gebrauchsfähigkeit der Hand bei der Beurteilung der Arbeitsfähigkeit bzw. Minderung der Erwerbsfähigkeit
- Ermöglichen der Beurteilung einer bleibenden Schädigung/Behinderung

---

> Die Stellung der Hand und Finger beim Greifen eines Gegenstands lässt sich auf **zwei Grundgriffe** vereinfachen:
> - Präzisionsgriff und
> - Kraft- oder Grobgriff.

Varianten dieser beiden Grundgriffe sind in ▶ Übersicht 3.2 dargestellt.

Übersicht 3.2
Varianten der zwei Grundgriffe
Varianten des Präzisionsgriffs
- Spitz- oder Pinzettengriff zwischen Daumen und Zeigefinger
- Lateraler Spitzgriff oder Schlüsselgriff zwischen Daumen und Zeigefinger
- Interdigitalgriff zwischen Zeige- und Mittelfinger
- Grober Spitzgriff oder Drei-Finger-Griff zwischen Daumen, Zeige- und Mittelfinger

Varianten des Kraft- oder Grobgriffs
- Vier- oder Fünf-Finger-Griff ohne Beteiligung der Hohlhand (z. B. beim Halten eines Nagels)
- Handflächengriff, Vier- oder Fünf-Finger-Griff mit Beteiligung der Handfläche:
  - Mit Beteiligung des Daumens (z. B. beim Halten eines Hammers)
  - Ohne Beteiligung des Daumens

Analyse der ADL

Die Hände sind bei den meisten Verrichtungen des täglichen Lebens (**ADL**) sehr umfassend beteiligt, z. B. bei
- Körperhygiene,
- An- und Auskleiden,
- Essen und Trinken,
- Haushaltstätigkeiten,
- Arbeitsverrichtungen und
- Freizeitaktivitäten.

Die **Abklärung der Selbstständigkeit** bei den Verrichtungen des täglichen Lebens sollte in möglichst alltagsnahen Situationen, etwa in der Übungsküche, im Bad oder in der Werkstatt der Klinik, besser noch im häuslichen Umfeld des Patienten erfolgen.

Ausbildungs-/Arbeitsplatzanalyse

Die Wiederherstellung der tätigkeits-, berufs- und erwerbsbezogenen Gebrauchsfähigkeit der Hand ist ein primäres Ziel der Rehabilitation von Handfunktionsstörungen. Um die Frage zu klären, ob ein Patient mit Handfunktionsstörungen an seinen Ausbildungs- oder Arbeitsplatz zurückkehren kann, sollte eine **Ausbildungs-** oder **Arbeitsplatzanalyse** erfolgen. Diese sollte klären, ob
- der Patient über Anpassungs- und/oder Kompensationsmöglichkeiten verfügt,
- eine Anpassung des Arbeitsplatzes möglich ist (Hilfsmittelverordnung),
- ein innerbetrieblicher Arbeitsplatzwechsel oder eine Umschulung notwendig ist.

Die Untersuchung der Arbeitsfähigkeit sollte an einer spezialisierten Einrichtung erfolgen. Alltagsbezogene Geschicklichkeit und Feinmotorik können durch verschiedene **standardisierte Tests**, die unterschiedliche Teilbereiche der Handfunktion erfassen, untersucht werden (▶ Kap. 3.2). **Kinematische** und **kinetische Bewegungsanalysen** ermöglichen eine präzise objektive Erfassung der gestörten Motorik beim Greifen (Nowak 2008) (▶ Kap. 3.4). Neben der Beurteilung der Arbeitsfähigkeit sollten aber auch die Auswirkungen der Handfunktionsstörungen auf die persönliche Situation des Patienten, insbesondere auf seine Freizeitaktivitäten erfolgen.

Untersuchung der Sensibilität

Bereits Anamnese, Inspektion und Palpation geben erste Hinweise auf die Ausprägung und Verteilung von Sensibilitätsstörungen sowie die beeinträchtigten Qualitäten. Die exakte Erfassung der sensiblen Qualität erfolgt mittels spezieller Testverfahren (▶ Kap. 3.2).

■ Mapping

Die Untersuchung der gestörten Sensibilität kann durch ein sog. **Mapping** erleichtert werden. Das Mapping kann durch den Patienten selbst oder durch den Untersucher erfolgen. **Ziel** ist es, das Hautareal mit gestörter Sensibilität näher einzugrenzen. Erfolgt das Mapping durch den Untersucher, wird die untersuchte Hand aus dem Blickfeld des Patienten entfernt, um eine Interferenz mit der visuellen Rückmeldung zu vermeiden. Der Untersucher berührt mit einem stumpfen Gegenstand repetitiv die Haut der zu untersuchenden Hand. Die Berührung erfolgt von Hautarealen mit intakter Sensibilität kommend in Richtung des Hautareals mit gestörter Sensibilität.

■ Epikritische und protopathische Sensibilität

Nach dem initialen Mapping erfolgt die Testung der verschiedenen Qualitäten der epikritischen und protopathischen Sensibilität.

> **Protopathische Sinnesmodalitäten** sind:
> - Schmerzempfinden,
> - Wärme- und Kälteempfinden.
>
> **Epikritische Sinnesmodalitäten** umfassen:
> - Berührungs- und Vibrationsempfinden,
> - Zwei-Punkte-Diskrimination,
> - Spitz-Stumpf-Diskrimination,
> - Bewegungs- und Lagesinn (Weber 1835).

Als Kontrolle dient jeweils die intakte Hand. Zur Dokumentation kann das von von Prince entwickelte Handschema verwendet werden (von Prince 1967). Die **Tests** für die verschiedenen Sinnesmodalitäten umfassen
- objektive Tests (z. B. Ninhydrintest zur Untersuchung der Schweißsekretion) und
- Modalitätentests (z. B. Vibratonsempfinden, Zwei-Punkte-Diskrimination).

Tests für verschiedene Sinnesmodalitäten sind in ▶ Kap. 3.2 dargestellt.

Untersuchung der sympathischen Hautfunktion

> Die **sympathischen Funktionen der Haut** umfassen:
> - Vasomotorik mit Regulation von Hauttemperatur, Hautfarbe, Kältetoleranz und Gewebeturgor,
> - Sudomotorik mit Schweißregulation,
> - Pilomotorik zur Regulation der Muskeln und Aufrichtung der Körperhaare,
> - Trophik von Haut, Unterhaut, Fettgewebe und Hautanhangsgebilden (Nägel und Behaarung).

Veränderungen der sympathischen Hautfunktionen sind in ▶ Übersicht 3.3 aufgeführt.

Übersicht 3.3
Veränderungen der sympathischen Hautfunktionen
Vasomotorik
- Änderung der Hauttemperatur
- Änderung der Hautfarbe (Abblassen, livide Verfärbung, Zyanose)
- Ödembildung
- Kälteintoleranz

Sudomotorik
- Fehlende Schweißsekretion (glatte, trockene Haut)
- Vermehrte Schweißsekretion

Pilomotorik
- Fehlende Gänsehaut bei Kältereiz

Trophik
- Atrophie der Dermis (dünne, glatte Haut)
- Nagelveränderungen (Furchen, vermindertes Wachstum, Klauennägel)
- Haarausfall
- Wundheilungsstörungen und vermehrte Verletzungsanfälligkeit der Haut

---

Literatur

Brand PW (1977) Hand volumeter instruction sheet. US Public Health Services Hospital, Carville, LA
Jung B, Freund E (2000) Evaluationsmethoden für die Hand. Manual und Befundbogen für periphere Schädigungen. Bd 1. Eigenverlag mit Unterstützung der DAHTH, München
Medical Research Council (1981) Aids to the examination of the peripheral nervous system, Memorandum no. 45. Her Majesty's Stationery Office, London
Michal C, Jung B (2009) Befundsystem für die Handtherapie. Evaluation peripherer Hndfunktionsstörungen. Springer, Berlin Heidelberg
Nowak DA (2008) The impact of stroke on the performance of grasping: usefulness of kinetic and kinematic motion analysis. Neuroscience & Biobehavioral Reviews 32: 1439-1450
Prince von K, Butler B (1967) Measuring sensory function of the hand in peripheral nerve injuries. Am J Occup Med 21: 385
Schröder B (2007) Handtherapie, 1. Aufl. Thieme, Stuttgart
Waldner-Nilsson B (2009) Handrehabilitation, Bd 1: Grundlagen und Erkrankungen, 2. Aufl. Springer, Heidelberg
Weber E (1835) Über den Tastsinn. Arch Anat Physiol Wissen Med (Müller's Archives) 1: 152-159

3.2 Klinische Skalen und Scores

M. Ameli, D.A. Nowak

Störungen der Handfunktion gehören zu den häufigsten Symptomen der klinischen Neurologie. Entsprechend der Vielseitigkeit neurologischer Krankheitsbilder variieren Handfunktionsstörungen in ihrer Qualität und Ausprägung enorm. **Handfunktionsstörungen** sind ein Sammelbegriff für Störungen des Gebrauchs der Hände, wobei ätiologisch sowohl motorische und sensori-

3.2 · Klinische Skalen und Scores

Praktisches Vorgehen: Kurzversion des Händigkeitstests nach Oldfield (1971)

Bezeichnen Sie ihre Präferenz für den Gebrauch der Hände für die folgenden Tätigkeiten.
Verwenden Sie ein »+« bei der Bevorzugung einer Hand.
Verwenden Sie ein »++«, wenn die Bevorzugung so groß ist, dass Sie niemals die andere Hand für die entsprechende Tätigkeit verwenden würden.
Setzen Sie ein »+« für beide Hände, wenn Sie die Tätigkeit gleichermaßen mit beiden Händen ausführen.
Für einige Tätigkeiten benötigt man beide Hände; für diese Tätigkeiten ist die Tätigkeit oder das Objekt für die zu bewertende Hand **in Klammern** angegeben.

		Rechte Hand	Linke Hand
1.	Schreiben		
2.	Zeichnen		
3.	Werfen		
4.	Schneiden mit der Schere		
5.	Benutzen der Zahnbürste		
6.	Benutzen eines Messers (ohne Gabel)		
7.	Benutzen eines Löffels		
8.	Benutzen eines Besens (obere Hand)		
9.	Anzünden eines Streichholzes (Streichholz)		
10.	Öffnen einer Dose (Deckel)		
	a. Mit welchem Fuß treten Sie?		
	b. Welches Auge verwenden Sie beim einäugigen Sehen?		

sche Defizite wie auch Störungen der Koordination differenziert werden. In Anbetracht dieser Variabilität ist der Bedarf an unterschiedlichen **klinischen Skalen** zur Definition und Erfassung der Handfunktion ersichtlich.

Im Folgenden soll ein kurzer symptomorientierter Überblick über gängige Skalen und Tests zur Objektivierung von Defiziten der Handfunktion gegeben werden, wobei die Zusammenstellung keinen Anspruch auf Vollständigkeit erhebt.

3.2.1 Händigkeit

Zur Untersuchung der Händigkeit ist u.a. der **Test von Oldfield** (1971) etabliert. Anhand von 20 Items soll der Proband/Patient angeben, ob er eine bestimmte Tätigkeit (Schreiben, Zeichnen, Werfen, Umgang mit verschiedenen Werkzeugen, z. B. Besteck, Schere, Messer) bevorzugt mit der rechten oder linken Hand ausübt. Zusätzlich findet sich jeweils ein Item für die Bevorzugung eines Auges und eines Beins. Die **Graduierung** erfolgt mit einem »+«- oder einem »++«-Zeichen, wobei bei Bevorzugung beider Hände in gleichem Ausmaß ein »+«-Zeichen für beide Hände angegeben werden soll. Es steht auch eine auf 10 Items verkürzte Version zur Verfügung. Der Zeitbedarf beträgt 10–20 Minuten.

3.2.2 Muskeltonus

> **Störungen des Muskeltonus** umfassen
> — den **muskulären Hypotonus** sowie
> — den Zustand eines **erhöhten Muskeltonus** im Sinne von Spastik oder Rigor.

Während die Beurteilung des muskulären Hypotonus weitestgehend im Rahmen der Beurteilung des Kraft- und Paresegrads erfasst wird, gibt es für die Erfassung des abnorm gesteigerten Muskeltonus, insbesondere der Spastik mehrere klinische Skalen.

Rigor

Definition

Die Muskelstarrheit im Sinne eines **Rigors** bezeichnet einen gleichmäßig erhöhten, nicht geschwindigkeitsabhängigen Dehnungswiderstand des nicht willkürlich aktivierten Skelettmuskels.

Die **Beurteilung des Rigors** (z. B. im Rahmen eines Parkinsonsyndroms) erfolgt primär klinisch, durch gleichmäßige passive Bewegung der Gelenke. Die Quantifizierung des Rigors erfolgt zumeist in einer 5-stufigen, ordinalskalierten Skala (0–4) des Subitems 22 der **Unified Parkinson`s Disease Rating Scale** (UPDRS; Fahn et al. 1987). Einzelne experimentelle Ansätze zur Entwicklung eines instrumentalisierten

Messapparats (Wright et al. 2008; Ghika et al. 1993) sind erfolgt, aktuell jedoch sind diese als Pilotstudien fern einer klinischen oder wissenschaftlichen Routine.

Spastik

> **Definition**
>
> **Spastik** ist definiert als erhöhter, geschwindigkeitsabhängiger Dehnungswiderstand des nicht willkürlich aktivierten Skelettmuskels (▶ Kap. 4.1.1 und 4.1.2).

Entsprechend der Definition von Lance (1980) resultiert die spastische Muskeltonuserhöhung aus einer Übererregbarkeit des spinalen phasischen Dehnungsreflexes nach Schädigungen des primären Motoneurons. Da eine **Vielzahl neurologischer Erkrankungen**, z. B.

- hypoxische Hirnschädigungen,
- Rückenmarksläsionen,
- Multiple Sklerose,
- Schlaganfall,

mit Befall des primären Motoneurons und folglich mit einer spastischen Muskeltonuserhöhung einhergehen, ist die Spastik ein sehr häufiges und klinisch relevantes Syndrom. Die Therapie der Spastik, medikamentös oder intramuskulär z. B. durch Botulinumtoxin, erweist sich zumeist als schwierig und langwierig und muss an die Progredienz der Symptomatik adaptiert werden. Eine im klinischen Alltag praktikable und reliable **Quantifizierung des Ausmaßes der Spastik** ist daher von besonderer Bedeutung, um eine Symptomprogredienz auch von geringem Ausmaß zu erkennen und eine adäquate Therapie folgen lassen zu können.

> Zur **Quantifizierung der Spastik** sind folgende Skalen im klinischen und wissenschaftlichen Gebrauch verbreitet und anerkannt:
> - Ashworth-Skala bzw. modifizierte Ashworth-Skala (MAS) und
> - Tardieu-Skala.

Maßgeblich unterscheiden sich diese Skalen dadurch, dass die Tardieu-Skala im Vergleich zur modifizierten Ashworth-Skala eine geschwindigkeitsabhängige Muskeltonuserhöhung in zwei verschiedenen Geschwindigkeiten misst. Nach Angaben einiger Autoren entspricht die **Tardieu-Skala** eher der Definition von Spastizität nach Lance und ermöglicht eine geeignetere Aussage über das Ausmaß der Spastizität als die MAS (Vattanasilp et al. 2000). Zur Unterscheidung von kontrakten und spastischen Anteilen in betroffenen Muskelgruppen scheint die Tardieu-Skala der MAS ebenfalls überlegen zu sein (Patrick et al. 2006). Eine selten eingesetzte Methode ist z. B. der **Pendeltest nach Wartenberg**.

Modifizierte Ashworth-Skala

Die von Ashworth 1969 an Patienten mit Multipler Sklerose beschriebene Skala dient der Quantifizierung der spastischen Muskeltonuserhöhung. Bohannon et al. (1987) erweiterten die Methode zur modifizierten Ashworth-Skala. Diese ist ordinalskaliert und umfasst 6 Stufen (◘ Tab. 3.1).

◘ Tab. 3.1 Modifizierte Ashworth-Skala (Bohannon et al. 1987)

Grad	Beschreibung
0	Kein erhöhter Tonus
1	Leichte Tonuserhöhung, die sich entweder durch eine Muskelanspannung und -entspannung zu Beginn und Ende oder durch eine geringe Muskelanspannung am Ende des Bewegungsausmaßes äußert, wenn die betroffene Gliedmaße passiv in Flexion oder Extension bewegt wird
1+	Leichte Tonuserhöhung, erkennbar an einer initialen Muskelanspannung zu Beginn der Bewegung, gefolgt von einem minimalem Widerstand während des verbleibenden (weniger als die Hälfte) Bewegungsumfangs
2	Ausgeprägte Zunahme des Muskeltonus während des größten Teils des Bewegungsumfangs; Gliedmaßen sind aber leicht zu bewegen
3	Erhebliche Zunahme des Muskeltonus; passive Bewegung ist schwierig
4	Passive Bewegung ist nicht möglich

Tardieu-Skala/Modifizierte Tardieu-Skala (MTS)

Der französische Neurologe Guy Tardieu beschrieb im Jahre 1954 (Tardieu et al. 1954) die nach ihm benannte Skala. Im Vergleich zur MAS erfasst dieser Test neben dem reinen Bewegungsausmaß eines Gelenks auch die **geschwindigkeitsabhängige Bewegungskomponente** der Spastik. Hierzu wird das Bewegungsausmaß (Winkel) in drei verschiedenen Geschwindigkeiten gemessen. Heute wird vornehmlich die verkürzte **modifizierte Tardieu-Skala** eingesetzt, die zwei verschiedene Geschwindigkeiten (langsame und schnelle passive Bewegung) zur Testung des Bewegungsausmaßes vorsieht (Held et al. 1969). Die Tardieu-Skala eignet sich zur Differenzierung dynamischer Muskelpartien von kontrakten Muskelgruppen, die einen strukturellen Umbau vollzogen haben (◘ Tab. 3.2).

> **Praxistipp**
>
> Im klinischen Alltag kann die Tardieu-Skala z. B. zur Indikationsstellung einer intramuskulären **Botulinumtoxin-Therapie** verwendet werden.

Pendeltest nach Wartenberg

Der Pendeltest nach Wartenberg quantifiziert das Ausmaß einer **unspezifischen Muskeltonuserhöhung** anhand des Ausmaßes der Gelenkbewegung nach passivem Fall z. B. des Unterschenkels aus der Horizontalen mithilfe eines Goniometers.

Tab. 3.2 Modifizierte Tardieu-Skala (Held et al. 1969)

Grad	Beschreibung
0	Kein Widerstand während der passiven Bewegung durch das volle Bewegungsausmaß
1	Leichter Widerstand während der passiven Bewegung ohne klaren Stopp in einer bestimmten Winkelstellung
2	Klarer Stopp in einer bestimmten Winkelstellung, der die passive Bewegung unterbricht, aber dann nachlässt
3	Erschöpflicher Klonus in einer bestimmten Winkelstellung (dauert kürzer als 10 sec, wenn die Position gehalten wird)
4	Unerschöpflicher Klonus in einer bestimmten Winkelstellung (dauert länger als 10 sec, wenn die Position gehalten wird)

3.2.3 Tremor

Es wurden verschiedene Skalen zur Erfassung des Tremors bei unterschiedlichen Erkrankungen entwickelt. Im Folgenden werden exemplarisch Tests für die Dokumentation der Tremorausprägung beim **Parkinsonsyndrom** und beim **essentiellen Tremor** dargestellt.

▪ Clinical Tremor Rating Scale

Die von Fahn et al. (1988) entwickelte Clinical Tremor Rating Scale gestattet eine Testung der Tremorausprägung bei **Parkinsonpatienten** anhand von 22 Items:
- Die ersten 10 Items erfassen die Tremorausprägung an Kopf, Rumpf und Extremitäten in Ruhe und während motorischer Aktivität.
- Die Items 11–20 erfassen die Beeinträchtigung des Patienten bei verschiedenen Aktivitäten des täglichen Lebens.

Die Skala ist ordinalskaliert zwischen 0–4 Punkten, sehr umfassend, erlaubt aber eine recht detaillierte Beschreibung der Tremorausprägung.

▪ Unified Parkinson's Disease Rating Scale

Die Subitems 20–21 der Unified Parkinson`s Disease Rating Scale (UPDRS; Fahn et al. 1987) ermöglichen eine schnelle und orientierende **Erfassung** des
- Ruhetremors an 5 Körperregionen (Kopf, Arme/Hände und Beine) und
- Aktions- und Haltetremors der Hände.

Jede Körperregion wird in einer 4-stufigen Ordinalskala bewertet (Tab. 3.3). Die UPDRS ist im klinischen und wissenschaftlichen Arbeitsgebiet weit verbreitet.

Tab. 3.3 Unified Parkinson's Disease Rating Scale (Fahn et al. 1987): Subitems 20 und 21 zur Beurteilung des Parkinsontremors

Grad	Beschreibung
Subitem 20: Ruhetremor (gewertet für 5 Körperregionen: Gesicht, rechte Hand, linke Hand, rechter Fuß, linker Fuß)	
0	Kein
1	Leicht und selten vorhanden
2	Geringe Amplitude, persistierend; oder mäßige Amplitude, aber nur intermittierend auftretend
3	Mäßige Amplitude; die meiste Zeit vorhanden
4	Ausgeprägte Amplitude; die meiste Zeit vorhanden
Subitem 21: Aktions- oder Haltetremor der Hände (gewertet für beide Hände)	
0	Fehlt
1	Leicht; bei Bewegung vorhanden
2	Mäßige Amplitude; bei Bewegung vorhanden
3	Mäßige Amplitude; bei Beibehalten der Haltung und bei Bewegung vorhanden
4	Ausgeprägte Amplitude; beim Essen störend

▪ Columbia University Disability Questionnaire for Essential Tremor

Das Columbia University Disability Questionnaire (Louis et al. 2000) wurde für die **Beurteilung des essentiellen Tremors** entwickelt. Die zu beurteilenden **Funktionen** beinhalten:
- eigene Unterschrift leisten,
- Brief schreiben,
- Tippen an einem Keyboard,
- Brief in einen Umschlag stecken,
- aus einem Glas trinken,
- aus einer Flasche einschenken,
- Tasse Kaffee tragen,
- mit einem Löffel Suppe trinken,
- Essenstablett tragen,
- Münzen einwerfen,
- am Telefon eine Nummer wählen,
- Telefon ans Ohr halten,
- Knöpfen,
- Schnürsenkel binden,
- Brille aufsetzen,
- Kontaktlinsen einsetzen,
- Augentropfen verwenden,
- Schneiden,
- Armbanduhr anziehen,
- Zähne putzen,
- Geldnote in eine Geldbörse stecken,
- Buch lesen,
- Tür mit dem Schlüssel öffnen,

- Einfädeln,
- Schraubenzieher benutzen,
- Glühbirne einschrauben,
- Stromstecker einstecken,
- Krawatte binden (Männer),
- Lippenstift auftragen (Frauen),
- Rasieren (Männer) und
- Lidschatten auftragen (Frauen).

Es wird eine 4-stufige Ordinalskala verwendet.

Clinical Rating Scale for Essential Tremor

Die von Fahn, Tolosa und Marin (1987) entwickelte Clinical Rating Scale for Essential Tremor umfasst 21 Items:
- Die **Items 1–9** bewerten den Tremor des Kopfes, der Zunge, der Stimme, der Hände, der Beine in Ruhe und des Rumpfes beim Halten und in Aktion. Die Bewertung erfolgt in einer 5-stufigen Ordinalskala.
- Die **Items 10–21** bewerten in einer 5-stufigen Ordinalskala Schreiben, Zeichnen (Archimedes Spirale), Umgießen von Wasser, Sprechen, Essen, Trinken, Körperhygiene, Ankleiden und Arbeiten.

3.2.4 Dystonie

Dystonia Movement Scale

Für die Bewertung der klinischen Ausprägung der **Torsionsdystonie** wurde die Dystonia Movement Scale entwickelt (Burke et al. 1985). Sie setzt sich aus **zwei Unterskalen** zusammen, der
- Bewegungsskala und
- Disability-Skala.

Bewegungsskala

Der Punktewert der Bewegungsskala ist die Summe der Scores für **verschiedene Körperregionen** (Sprechen/Schlucken, Augen, Mund, Nacken, Arme, Rumpf, Beine), wobei auch Provokationsfaktoren (Ruhe, bestimmte Aktionen, Sprechen, Schlucken) bewertet werden. Die Erhebung erfolgt in einer 5-stufigen Ordinalskala. Bei der **Gesamtwertung** der Bewegungsskala wird das Produkt des Provokationsfaktors mit dem bewerteten Schwerefaktor für sämtliche Körperregionen berechnet.

Disability-Skala

Die Disability-Skala berücksichtigt **7 Aktivitäten des täglichen Lebens**:
- Sprechen,
- Schreiben,
- Essen,
- Schlucken,
- Körperhygiene,
- Anziehen und
- Gehen.

Unified Dystonia Rating Scale

Die Unified Dystonia Rating Scale (Comella et al. 2003) bewertet in einer 5-stufigen Ordinalskala die **Ausprägung der Dystonie** im Bereich

- der Augen und des oberen Gesichts,
- des unteren Gesichts,
- des Kiefers und der Zunge,
- des Larynx,
- des Nackens,
- der Schulter und des proximalen Arms,
- des distalen Arms und der Hand (einschließlich des Ellenbogens),
- des Beckens und des proximalen Beins,
- des distalen Beins und des Fußes und
- des Rumpfes.

Zudem wird ein Zeitfaktor bestimmt, der die Ausprägung der Symptome im Tagesverlauf bestimmt.

Arm Dystonia Disability Scale

Nur für die Dokumentation der **alltagsrelevanten Beeinträchtigung** durch eine Dystonie der Arme wurde die Arm Dystonia Disability Scale entwickelt (Fahn 1989). In einer 3-stufigen Ordinalskala wird eine milde, moderate oder starke Beeinträchtigung beim Schreiben, Spielen eines Musikinstruments, Knöpfen, Essen, Körperhygiene, Greifen von Gegenständen und Hausarbeit bewertet.

3.2.5 Ataxie

Ataxie-Skala nach Klockether

Klockether et al. (1990) haben einen Ataxia Score entwickelt, der in einer 6-stufigen Ordinalskala bei Patienten mit **idiopathischer zerebellärer Atrophie** folgende Parameter bewertet:
- Ataxie des Gehens und Stehens sowie der oberen und unteren Extremitäten,
- Dysdiadochokinese,
- Intentionstremor und
- Dysarthrophonie.

International Cooperative Ataxia Rating Scale

Die International Cooperative Ataxia Rating Scale (Trouillas et al. 1997) ist eine 5- bis 9-stufige Ordinalskala, die anhand von 19 Items die **zerebelläre Funktionsstörung** untersucht,
- beim Stand,
- beim Gang,
- der oberen Extremitäten,
- des Sprechens und
- der Okulomotorik.

Für die **Testung von Hand** und **Arm** sind relevant:
- Intentionstremor und Dysmetrie beim Finger-Nase-Versuch,
- Aktionstremor und Stabilität des Finger-Finger-Versuchs,
- Diadochokinese während Pro- und Supinationsbewegungen,
- Zeichnen einer Archimedes Spirale.

Tab. 3.4 Medical Research Council Score (MRC)

Grad	Beschreibung
0	Keine Kontraktion
1	Sichtbare Faserkontraktion
2	Aktive Kontraktion unter Ausschluss der Schwerkraft
3	Aktive Kontraktion gegen die Schwerkraft
4	Aktive Kontraktion gegen die Schwerkraft und Widerstand
5	Normale Kraft

In der modifizierten Form der International Cooperative Ataxia Rating Scale wurde für die Testung der oberen Extremität der **Rebound der Arme** ergänzt (Schmahmann et al. 2009).

3.2.6 Motorik und Aktivität

Die Testung der Motorik kann auf verschiedenen Ebenen erfolgen. Insbesondere im Bereich der neurologischen Rehabilitation sind differenzierte Tests zur Erfassung motorischer Funktionen auf körperlicher Impairment- und funktioneller aktivitätsbezogener Ebene wichtig. Hierbei ist zu beachten, dass die tatsächliche Einsetzbarkeit von Arm und Hand im Alltag bei Koordinationsstörungen oder neuropsychologischen Defiziten wie Apraxie oder Neglect trotz erhaltener Motorik des Arms massiv eingeschränkt sein kann. Daher ist eine **kombinierte Testung der Motorik auf Impairment-Ebene mit Testung auf aktivitätsbezogener Ebene** empfohlen. Teils umfassen die Tests motorische Funktionen auf Impairment-Ebene sowie auf aktivitätsbezogener Ebene.

Impairment-Tests
- **Motricity Index und Medical Research Council Score (MRC)**

Der Motricity Index (Demeurisse et al. 1980) untersucht motorische Fähigkeiten nach Schlaganfall, ist aber auch für andere Erkrankungen anwendbar. Der Test dokumentiert den **Paresegrad** der oberen und unteren Extremitäten. Anhand einer ordinalskalierten, 6-stufigen Skala wird die Ausprägung der Paresen im direkten Seitenvergleich untersucht. Die **Skalierung** erfolgt in Anlehnung an den **Medical Research Council Score** (Medical Research Council 1981; Tab. 3.4). In einer funktionellen Hierarchie werden für die **obere Extremität** untersucht:
- Präzisionsgriff,
- Flexion im Ellenbogen und
- Abduktion im Schultergelenk.

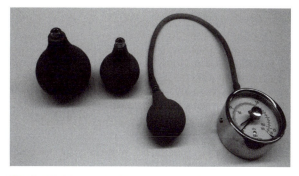

Abb. 3.1 Mechanisches Handkraftmessgerät

> **Praxistipp**
>
> Aufgrund der leichten und schnellen Durchführbarkeit eignet sich der **Motricity Index** für den Einsatz in der Klinik und in wissenschaftlichen Studien.

- **Fugl-Meyer Test**

Der Fugl-Meyer Test wurde 1975 für **hemiparetische Patienten** entwickelt und bietet eine umfassende Beurteilung des Patienten auf Körperebene. Getestet wird die **Willkürmotorik** der oberen und unteren Extremitäten, die jedoch auch separat getestet werden können. Zudem erfasst dieser Test **Untertests** für die Beurteilung von
- Schmerz,
- Bewegungsumfang,
- Sensibilität und
- Gleichgewicht.

> **Praxistipp**
>
> Trotz der zeitaufwändigen Durchführung ist der **Fugl-Meyer Test** einer der verbreitetsten Tests in der neurologischen Rehabilitation. Als Nachteil ist anzusehen, dass dieser Test **keine alltagsrelevanten Funktionen** einschließt und die **Feinmotorik** nicht berücksichtigt wird.

- **Hand- und Armkraftmessgeräte**

Zur Erfassung der Hand- und Armkraft stehen unterschiedliche **Messgeräte** zur Verfügung, z. B.
- Vigorimeter oder
- Dynamometer.

Am Markt werden unterschiedliche mechanische und elektrische Systeme zur Messung der Finger-, Hand- und Armkraft angeboten (Abb. 3.1).

Aktivitätstests
- **Jebsen Hand Function Test**

Dieser von Jebson et al. (1969) beschriebene Test wurde ursprünglich zur Untersuchung der Handfunktion bei Patienten mit Arthritis eingeführt. Aufgrund der Praktikabilität

und guter Durchführbarkeit ist dieser Funktionstest mittlerweile in den Bereichen der Neurologie und Neurorehabilitation sowie in der wissenschaftlichen Anwendung verbreitet und etabliert. Anhand von **7 unilateralen repräsentativen Handaktivitäten**, z. B.
- Umdrehen von Spielkarten,
- Aufsammeln kleiner Alltagsgegenstände,
- Umstellen von leichten und schweren Gegenständen,

werden elementare sowie komplexere Handfunktionen evaluiert. Dokumentiert wird die **benötigte Zeit** zur Durchführung jeder Teilaufgabe mit der dominanten und der nicht dominanten Hand.

- **Box-and-Block Test**

Mithilfe des Box-and-Block Tests (Mathiowetz et al. 1985) wird unilateral ausschließlich die **grobe Funktionalität der Hand** anhand von Greif- und Hebebewegungen geprüft. Hierbei wird der Patient dazu angehalten, aus einer hälftig getrennten Box so viele Würfel wie möglich aus dem ihm nähergelegenen Kompartiment in das zweite (zu Beginn leere) Kompartiment zu transportieren. Gemessen wird die Anzahl der innerhalb von 60 Sekunden transportierten Würfel.

> **Praxistipp**
>
> Der **Box-and-Block Test** ist ein reliables und valides Instrument zur Messung der groben Handmotorik (Pankows 2001).

- **Nine-Hole-Peg Test**

Der **Nine-Hole-Peg Test** ist ein kurzer, schnell durchzuführender Test zur Beurteilung der Geschicklichkeit der Handmotorik. Gemeinsam mit dem Box-and-Block Test ergibt sich eine Testbatterie zur Quantifizierung der **grob-** und **feinmotorischen Funktionalität der Hand**. Mit der dominaten und der nicht dominanten Hand werden jeweils 2-mal 9 Holzstecker in ein Holzbrett platziert und dabei die Zeit gemessen. Normwerte sind für Kinder und Erwachsene verfügbar (Oxford et al. 2003).

- **Purdue Pegboard Test**

Der Purdue Pegbord Test ist wie der Nine-Hole-Peg Test ein **Stecktest** zur Quantifizierung der Handgeschicklichkeit und wurde ursprünglich zur Beurteilung der manuellen Fähigkeiten von Industriearbeitern entwickelt.

> **Praxistipp**
>
> Im Vergleich zum Nine-Hole-Peg Test erfasst der **Purdue Pegboard Test** neben der jeweiligen unilateralen Geschicklichkeit der dominanten und der nicht dominanten Hand die synchrone und asynchrone Geschicklichkeit und Koordination **beider Hände**.

- **Action Research Arm Test (ARAT)**

Der Action Research Arm Test wurde 1981 von Lyle in Anlehnung an den Upper Extremity Function Test (Caroll 1965) erstellt. Dieser Test umfasst die Funktionstestung der proximalen Armmuskulatur sowie die Funktion der Hand- und der feinen Fingermotorik. Jeweils unilateral getrennt für beide Seiten werden in **vier Untertests** unterschiedliche Aspekte der Arm-Hand- und Fingermotorik (grobe Armmotorik, Greif- und Haltebewegungen, Präzisionsgriff) untersucht.

> **Praxistipp**
>
> Der **ARAT** ermöglicht eine differenzierte Beurteilung der **unilateralen** motorischen Arm- und Handfunktion; bimanuelle Funktionen werden nicht untersucht.

- **Frenchay Arm Test (FAT)**

Der Frenchay Arm Test (Heller et al. 1987) beurteilt die Funktionen der oberen Extremitäten anhand von 5 verschiedenen Handlungssequenzen. Dieser Test umfasst **Handlungssequenzen** von Aktivitäten des täglichen Lebens, z. B.
- Haare kämmen,
- Wasserglas zum Mund führen,
- Greifen eines Holzzylinders,
- Manipulieren eines Lineals und einer Wäscheklammer.

- **Motor Assessment Scale (MAS)**

Der Motor Assessment Test (Carr et al. 1985) ist ein multimodaler Test zur **Einstufung** von
- Muskeltonus,
- Körperfunktionen und
- Aktivität.

- **Rivermead Motor Assessment (RMA)**

Die 1980 von Whiting und Lincoln primär beschriebene Skala ist ebenfalls eine aktivitätsbezogene Skala zur Erfassung der **Selbstständigkeit** in den Aktivitäten des täglichen Lebens. Sequenzen der Eigenpflege werden ebenso erfasst wie Aufgaben des Haushalts. Die 1980 erschienene primäre Version wurde in Form einer 3-stufigen, ordinalskalierten Skala verfasst, welche 1990 auf eine 2-stufige Ordinalskala reduziert wurde (Lincoln u. Edmans 1990).

> **Praxistipp**
>
> Die **Rivermead Activities of Daily Living Scale** wird insbesondere im Bereich der neurologischen Rehabilitation verwendet.

- **Motor Function Assessment Scale (MFAS)**

Ebenso wie der RMA (Carr et al. 1985) erfasst der MFAS **Funktionen auf Aktivitäts-** und auf **Körperebene**. Dieser kompakte Test (Dauer: 10–15 Minuten) besteht aus mehreren Untereinheiten, die neben der Motorik von Arm und Hand auch Mobilität und Gang erfassen. Die Beurteilung der

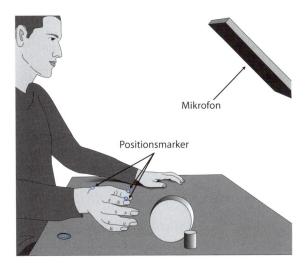

◘ **Abb. 3.2** Kinematische Bewegungsanalyse der Hand. Mittels der ultraschallbasierten kinematischen Bewegungsanalyse kann in Echtzeit die Position von Ultraschall aussendenden Positionsmarkern über ein fest installiertes Mikrophonsystem in hoher räumlicher und zeitlicher Präzision erfasst werden

Handmotorik stützt sich auf grobe elementare Bewegungen sowie elaborierte Feinmotorik mit Manipulation von Alltagsgegenständen.

Kinematische 3D-Bewegungsanalyse

Die kinematische Bewegungsanalyse bietet die Möglichkeit, **Bewegungsabläufe** quantitativ zu erfassen. Insbesondere zur Beurteilung von Feinmotorikstörungen kann die kinematische Bewegungsanalyse komplementäre Informationen zu klinischen Skalen erheben. Prinzipiell stehen optische, magnetische und ultraschallgestützte Systeme zur Verfügung, die in Echtzeit die Position von vordefinierten anatomischen Landmarken in einer hohen räumlichen und zeitlichen Auflösung erfassen. Mithilfe der kinematischen Bewegungsanalyse können Bewegungen in ihre elementaren Bestandteile separiert werden und Bewegungsabläufe sequenziell quantifiziert werden (◘ Abb. 3.2; ▸ Kap. 3.4).

3.2.7 Sensibilität

Die ausführliche Anamnese und der klinische Befund deuten in der Regel bereits auf die **Ursache** und die **Ausdehnung sensibler Störungen** hin. Sensible Störungen der Hand treten häufig kombiniert mit motorischen Beeinträchtigungen auf. Das Zusammenspiel von Sensibilität und Motorik erlaubt der menschlichen Hand ein hohes Maß an feinmotorischen Funktionen.

> **Funktionelle Sensibilität** erlaubt das Erkennen eines sensiblen Reizes auf der Haut, dessen kortikale Interpretation und die Planung motorischer Aktivitäten (z. B. beim Werkzeuggebrauch).

Die Komplexität sensibler Funktionen der Hand macht eine **Kombination verschiedener Testverfahren** zur Erfassung verschiedener Sinnesmodalitäten als auch vegetativer Funktionen (Sudorimotorik, Pilomotorik, Trophik) notwendig.

> Die in der Rehabilitation von Handfunktionsstörungen angewandten Tests lassen sich in folgende **Hauptkategorien** einteilen:
> – objektive Tests und
> – Tests für verschiedene Modalitäten.

Objektive Tests

Zu den objektiven Tests zählt der **Nynhidrin-Test**, der Gebiete gestörter Schweißsekretion nachweisen kann. Dadurch kann das Ausmaß der sympathischen Denervation nach **peripheren Nervenschädigungen** festgestellt werden (Perry et al. 1974).

Tests für verschiedene Modalitäten

> Mittels **Modalitätentestung** werden folgende Sinnesmodalitäten untersucht:
> – **Protopathische Sinnesmodalitäten:**
>   – Schmerz,
>   – Wärme und
>   – Kälte.
> – **Epikritische Sinnesmodalitäten:**
>   – Berührung,
>   – Vibrationsempfinden,
>   – Zwei-Punkte-Diskrimination,
>   – Spitz-Stumpf-Diskrimination,
>   – Bewegungs- und Lagesinn.

Als Kontrolle dient jeweils die intakte Hand. Während der Testung wird der Patient i.d.R. gebeten, seine Augen zu schließen.

Systeme mit integrierten Temperatursonden

Für die Untersuchung des **Temperaturempfindens** existieren kommerziell erhältliche Systeme mit integrierten Temperatursonden. Praktisch hat sich auch die Verwendung von mit kaltem und warmem Wasser gefüllten Serumröhrchen bewährt.

Sicherheitsnadel

Bei der **Spitz-Stumpf-Diskriminierung** können spitzes und stumpfes Ende einer Sicherheitsnadel verwendet werden.

Ten-Test

Beim sog. Ten-Test werden **Berührungsempfinden** und **Kinästhesie** getestet (Strauch et al. 1997). Der Untersucher fährt dabei mit der Fingerkuppe über einen Fingerabschnitt zunächst der gesunden und im Anschluss simultan über den gleichen Fingerabschnitt der betroffenen und der nicht betroffenen Hand des Patienten. Der Patient muss in einer Analogskala von 0 (keine Sensibilität) bis 10 (normale Sensibilität) die Berührung an der betroffenen Hand bewerten.

■■ Semmes-Weinstein-Monofilamente

Die Semmes-Weinstein-Monofilamente (Weinstein 1993) dienen der Untersuchung von **leichtem** und **festem Druck**. Der Testkasten enthält 20 kalibrierte Untersuchungsstäbchen. Jedes Stäbchen ist mit einem Nylonfaden (Monofilament) unterschiedlicher Dicke versehen. Das kleinste Monofilament verabreicht einen Druck von 1,5 g/mm^3, das dickste einen Druck von 439 g/mm^3.

■■ Stimmgabel

Das **Vibrationsempfinden** wird mittels Stimmgabel (C 128) untersucht. Die Stimmgabel wird angeschlagen und mit dem festen Fuß auf einen Knochenvorsprung des Handgelenks und der Fingergelenke aufgesetzt. Die zwei schwingenden Gabeln bezeichnen eine Skala zwischen 0–8/8. Durch Abklingen der Schwingung wandert die Skala von 0/8 bis 8/8. Der Patient muss angeben, bis zu welchem Zeitpunkt der Schwingung er die Vibration spürt. Dabei wird das Vibrationsempfinden zwischen 0/8 (keine Sensibilität) bis 8/8 (normale Sensibilität) gemessen.

■■ Messung der Zwei-Punkte-Diskrimination

Funktionelle Modalitätentests beinhalten u.a. die Messung der Zwei-Punkte-Diskrimination, die **statisch** und **dynamisch** gemessen werden kann:

- Bei der **statischen** Zwei-Punkte-Diskrimination (Weber 1835) wird die **kleinste Distanz** gemessen, die eine Person wahrnehmen kann, wenn sie mit 1 oder 2 Punkten eines Testinstruments an den Fingerspitzen berührt wird.
- Bei der **dynamischen** Zwei-Punkte-Diskrimination wird ein bewegter Stimulus (mit 1 oder 2 parallelen Punkten) von proximal nach distal über die Längsachse der Finger appliziert.
Bei der Testung der **Lokalisation der Berührung** wird mit dem dünnsten wahrgenommenen Monofilament die Haut der betroffenen Hand berührt. Der Patient muss dabei die exakte Stelle bezeichnen, an der er die Berührung gespürt hat.

■■ Shape-Texture Identification Test

Mit dem Shape-texture Identification Test (Rosen u. Lundborg 1998) kann die **Stereognosie** getestet werden. Der Patient muss ohne Augenkontrolle auf 6 Kunststoffscheiben verschiedene Formen und Muster (Quadrat, Kreis, Sechseck und hervortretende Punkte) ertasten und erkennen. Formen und Punkte variieren in ihrer Größe zwischen 4–5 mm.

■■ Testen der Bewegungsrichtung

Bei der **Prüfung des Lage- und Bewegungssinns** werden die Fingerglieder der betroffenen Hand seitlich erfasst und im zu untersuchenden Gelenk bewegt. Der Patient muss die Richtung der Bewegung angeben. Man beginnt mit dem Testen von größeren Bewegungsausschlägen und geht zu immer kleineren Bewegungsausschlägen über.

> **Praxistipp**
>
> Zur **zusammenfassenden Bewertung** der Modalitäten
> - Vibrationsempfinden,
> - Zwei-Punkte-Diskrimination,
> - Berührungsempfinden,
> - Lagesinn und
> - Stereognosie
>
> kann auch eine bislang **nicht validierte klinische Skala** verwendet werden (s. Nowak et al. 2007).

■■ Visuelle Analogskala/Schmerzempfindungsskala nach Diday

Das Ausmaß der subjektiven Schmerzempfindung kann mit der **Visuellen Analogskala** zwischen 0 (kein Schmerz) und 10 (maximaler Schmerz) erfasst werden. Die **Schmerzempfindungsskala nach Diday** (1994) erfasst in 12 Fragen:
- Schmerzbeginn,
- Schmerzintensität,
- Schmerzqualität,
- Schmerzlokalisation,
- Zeitpunkt des Auftretens des Schmerzes und Anwesenheit des Schmerzes.

Zusätzlich wird die Schmerztherapie abgefragt.

Literatur

Ashworth B (1964) Preliminary trial of carisoprodal in multiple sclerosis. Practitioner 192: 540-542

Bohannon RW, Smith MB (1987) Interrater reliability of a modified Ashworth scale of muscle spasticity. Physical Therapy 67: 206-207

Burke RE, Fahn S, Marden CD, Bressmann SB, Moskowitz C, Friedman J (1985) Validity and reliability of a rating scale for primary torsion dystonias. Neurology 35: 73-77

Carr JH, Shepherd RB, Nordholm L, Lynne D (1985) Investigation of a new motor assessment scale for stroke patients. Phys Ther 65: 175-180

Carroll D (1965) A quantitative test of upper extremity function. Journal of Chronic Disease 18: 479-491

Comella CL, Leurgans S, Wuu J, Stebbins GT, Chmura T, Dystonia Study Group (2003) Mov Disord 303-312

Demeurisse G, Demol O, Robaye E (1980) Motor evaluation in vascular hemiplegia. Eur Neurol 19: 382-389

Diday AP (1994) Ergotherapie bei Verletzungen und Erkrankungen der oberen Extremitäten Unterrichtsunterlagen. Schule für Ergotherapie, Biel

Fahn S, Elton RL, Members of the UPDRS Development Committee (1987) The Unified Parkinson's disease Rating Scale. In: Fahn S, Marsden CD, Calne DB, Goldstein M (eds) Recent developments in Parkinson's disease, Vol 2. McMillan Healthcare Information, Florham Park (NJ). pp 153-163, 293-304

Fahn S (1989) Assessment of primary dystonias. In: Munsat TL (ed) Quantification of Neurologic Deficit. Butterworths, London. pp 241-270

Fahn S, Tolosa E, Martin C (1987) Clinical rating scale for tremor. In: Jankovic J, Tolosa E (eds) Parkinson's Disease and Movement Disorders. Urban and Schwartzenberg, Baltimore (MD). pp 225-234

Fugl-Meyer AR, Jääskö L, Leyman I, Olsson S, Steglind S (1975) The post-stroke hemiplegic patient. Scandinavian Journal of Rehabilitation Medicine 7: 13-31

Goodkin DE, Hertsgaard D ,Seminary J (1988) Upper extremity function in Multiple Sclerosis: Improving assessment sensitivity with Box-and-Block and Nine-Hole Peg tests. Archives of Physical Medicine and Rehabilitation 69: 850-854

Held J, Pierrot-Deseilligny E (1969) Reeducation motrice des affections neurologiques. JB Bailliere, Paris. pp 31-42

Heller A, Wade DT, Wood VA, Sunderland A, Hewer R, Ward E (1987) Arm function after stroke: measurement and recovery over the first three months. Journal of Neurology, Neurosurgery & Psychiatry 50(6): 714-719

Jebsen RH, Taylor N, Trieschmann RB, Trotter MJ, Howard LA (1969) An objective and standardized test of hand function. Archives of Physical Medicine and Rehabilitation 50: 311-319

Klockether T, Schroth G, Diener HC, Dichgans J (1990) Idiopathic cerebellar ataxia of late onset: natural history and MRI morphology. J Neurol Neurosurg Psychiatry 53: 297-305

Lance JW (1980) The control of muscle tone, reflexes and movement: Robert Wartenberg Lecture. Neurology 30: 1303-1313

Louis ED, Barnes LF, Wendt KJ et al. (2000) Validity and test-retest reliability of a disability questionnaire for essential tremor. Mov Dis 15: 516-523

Lyle RC (1981) A performance test for assessment of upper limb function in physical rehabilitation treatment and research. International Journal of Rehabilitation Research 4: 483-492

Mathiowetz V, Volland G, Kashman N, Weber K (1985) Adult norms for the Box and Block test of manual dexterity. American Journal of Occupational Therapy 39: 386-391

Mathiowetz V, Weber K, Kashman N, Volland G (1985) Adult norms for Nine Hole Peg test of finger dexterity. Occupational Therapy Journal of Research 5: 25-38

Medical Research Council (1981) Aids to the examination of the peripheral nervous system. Memorandum no. 45. Her Majesty's Stationery Office, London

Nowak DA, Grefkes C, Dafotakis M, Küst J, Karbe H, Fink GR (2007) Dexterity is impaired at both hands following unilateral subcortical middle cerebral artery stroke. Eur J Neurosci 25: 3173-3184

Oxford Grice K, Vogel KA, Le V, Mitchell A, Muniz S, Vollmer MA (2003) Adult norms for a commercially available Nine Hole Peg Test for finger dexterity. Am J Occup Ther 57(5): 570-3

Oldfield RC (1971) The assessment and analysis of handedness: The Edinburgh Inventory. Neuropsychologia 9: 97-113

Patrick E, Ada L (2006) The Tardieu Scale differentiates contracture from spasticity whereas the Ashworth Scale is confounded by it. Clin Rehabil 20(2): 173-182

Perry JF, Hamilton GF, Lachenbruch PA, Bevin AG (1974) Protective sensation in the hand and ist correction to the ninhydrin sweat test following nerve laceration. Am J Phys Med 53: 113-118

Pinkowski C (2001) Armfunktionstests auf Disabilityebene (Fähigkeitsstörungen). In: Minkwitz K, Platz T (Hrsg) Armmotorik nach Schlaganfall. Neue Ansätze für Assessment und Therapie. Schulz-Kirchner, Idstein. S 41-67

Rosen B, Lundborg G (1998) A new tactile gnosis instrument in sensibility testing. J Hand Ther 11: 251-257

Schmahmann JD, Gardner R, MacMore J, Vangal MG (2009) Development of a brief ataxia rating scale (BARS) based on a modified form oft he ICARS. Mov Disord 24: 1820-1828

Strauch B, Lang A, Ferder M et al. (1997) The ten test. Plast Reconstr Surg 99: 1074-1078

Tardieu G, Shentoub S, Delarue R (1954) A la recherche d'une technique de measure de la spasticite. Rev Neurol (Paris) 91: 143-144

Trouillas P, Takayanagi T, Hallet M et al. (1997) International cooperative ataxia rating scale for pharmacological assessment of the cerebellar syndrome. The Ataxia Neuropharmacology Committee of the World Federation of Neurology. J Neurol Sci 145: 205-211

Vattanasilp W, Ada L, Crosbie J (2000) Contribution of thixotropy, spasticity, and contracture to ankle stiffness after stroke. J Neurol Neurosurg Psychiatry 69(1): 34-39

Wartenberg R (1951) Pendulousness of the legs as a diagnostic test. Neurology 1: 8-24

Weber E (1835) Über den Tastsinn. Arch Anat Physiol Wissen Med (Müller's Archives) 1: 152-159

Weinstein S (1993) Fifty years of somatosensory research: from the Semmes-Weinstein monofilaments to the Weinstein enhanced sensory test. J Hand Ther 6: 11-22

3.3 Neurophysiologische Diagnostik

3.3.1 Elektroneurographie und Elektromyographie

W.F. Haupt

Elektroneurographie

Die Elektroneurographie dient der **Untersuchung der Leitfähigkeit von peripheren Nerven**. Dabei kann eine Reihe von **Einzelfunktionen** beurteilt werden wie
— die Intaktheit der Überleitung von Impulsen über eine Extremität,
— die Geschwindigkeit der Impulsüberleitung und
— die Beurteilung von unvollständigen Unterbrechungen der peripheren Nerven.

Die ersten Darstellungen der Methodik der Elektroneurographie stammen aus dem 19. Jahrhundert (Helmholtz). Bis etwa 1950 spielte die Methode der Elektroneurographie in der Klinik noch keine Rolle, erst mit der Entwicklung von kommerziell erhältlichen neurophysiologischen Messsystemen hielt die Methode Einzug in die klinische Praxis der Neurologie. Sie gehört heute zu den Standardmethoden der klinischen Neurophysiologie.

Das **Prinzip der Elektroneurographie** besteht in der Reizung eines peripheren Nerven mit elektrischen Impulsen und der Ableitung der Reizantwort vom entsprechenden Muskel oder Hautareal. Wenn die Stimulation des Nerven an mehreren Stellen erfolgt, kann die **Strecke** zwischen den verschiedenen Reizpunkten gemessen werden, und es kann die **Zeit** gemessen werden, die für die Überleitung des Reizes von einem Punkt zum anderen benötigt wird. Aus der Gleichung **Weg:Zeit** kann die Geschwindigkeit errechnet werden.

■ **Elektroneurographische Messungen**

Für die Durchführung von elektroneurographischen Messungen wird ein **elektrischer Stimulator** benötigt, mit dem eine supramaximale Reizung eines Nerven erzielt werden kann. Außerdem wird ein **Aufzeichnungssystem** benötigt, das von dem Stimulationsimpuls getriggert wird und die Zeitepoche nach dem Reiz aufzeichnen kann. Die Reizantwort von motorischen oder sensiblen Nerven kann mit **Elektroden** von der Haut aufgezeichnet werden.

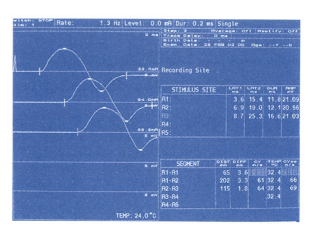

Abb. 3.3 Prinzip der Nervenleitgeschwindigkeitsmessung. **Links:** Darstellung der Reiz- und Ableitpunkte für den N. medianus am Handgelenk, am Ellenbogen und am Oberarm. S_1 = Strecke Unterarm, S_2 = Strecke Oberarm. **Mitte:** Darstellung der motorischen Reizantworten von Handgelenk, Ellenbogen und Axilla. t_1 = Überleitungszeit Unterarm, t_2 = Überleitungszeit Oberarm. **Rechts:** Originaldarstellung am Bildschirm

> Generell werden zwei elektroneurographische Messmethoden unterschieden:
> - die Messung der motorischen Nervenleitgeschwindigkeit und
> - die Messung der sensiblen Nervenleitgeschwindigkeit.

Bei beiden Messungen sind sowohl motorische als auch sensible Elektroneurographiewerte von verschiedenen Einwirkungen abhängig: **Hauttemperatur** und **Alter** sind mit sinkenden NLG-Werten korreliert, nicht jedoch Geschlecht oder Körpergröße. Die **diagnostische Wertigkeit** der Elektroneurographie ist vielfältig.

Messung der motorischen Nervenleitgeschwindigkeit

Für die Messung der motorischen Nervenleitgeschwindigkeit (NLG) (Abb. 3.3) wird der interessierende Nerv mit einem elektrischen Rechteckimpuls gereizt, meist 0,2 ms Dauer. Die **Reizintensität** sollte 2- bis 3-fach oberhalb der motorischen Schwelle liegen, also der Reizintensität, bei der man gerade eine Kontraktion des von diesem Nerven innervierten Muskels erkennt. Die **Ableitung** erfolgt mit Oberflächenelektroden von einem Muskel, der von diesem Nerven innerviert wird.

Für den **N. medianus** ist dieser Muskel der M. abductor pollicis brevis, für den **N. ulnaris** z. B. der M. abductor digiti minimi und für den **N. radialis** z. B. der M. extensor indicis.

Die von der Haut abgeleitete Reizantwort stellt das **Muskelsummenpotenzial** des Erfolgsmuskels dar, welches bei der Kontraktion des Muskels generiert wird. Der Nerv wird an zwei oder drei Stellen am Unterarm, in der Ellenbogenregion und am Oberarm gereizt; möglichst an Stellen, wo der Nerv nahe unter der Haut liegt. **Bestimmt** werden:

- **Distale motorische Latenz (DML):** Dies ist die Zeit, die der Impuls benötigt, um von der Reizstelle über den distalen peripheren Nerven und die Synapse bis zum Muskel zu gelangen, um dort die Muskelkontraktion mit dem resultierenden Muskelsummenpotenzial auszulösen. Es handelt sich also nicht um eine reine NLG, sondern um eine **zusammengesetzte Größe**, mit Anteilen der Nervenleitgeschwindigkeit, synaptischer Übertragungszeit und intramuskulärer Erregungsausbreitungszeit (Abb. 3.4).
- **NLG im distalen Abschnitt:** Diese Nervenleitgeschwindigkeit errechnet sich aus der Latenzdifferenz zwischen Reizung in der Ellenbogenregion und Reizung am Handgelenk und der entsprechenden Strecke zwischen den beiden Reizpunkten.
- **NLG im proximalen Abschnitt:** Diese NLG errechnet sich aus der Latenzdifferenz bei Reizung am Oberarm und in der Ellenbogenregion und der gemessenen Strecke zwischen den Reizpunkten.
- **Amplitude und Form der Reizantwort:** Die Amplituden der Reizantworten gesunder Muskeln liegen bei Verwendung der Standardableitungstechnik oberhalb von 5 mV. Außerdem sollte die Phasenzahl und bei bestimmten Fragestellungen auch die Fläche der Reizantwort bestimmt werden. Die Amplitude der Reizantwort ist ein Maß für die Anzahl der leitungsfähigen Nervenfasern und auch die Anzahl der funktionsfähigen Muskelfasern.

> ! Veränderungen der Amplitude der motorischen Reizantwort sind ein **Hinweis auf eine Schädigung** von Axonen oder Erfolgsmuskeln.

> Für die **DML** gibt es **Normwerte**: Für den **N. medianus** beträgt dieser Wert maximal 4,0 ms.
> - Für die schnell leitenden und dick bemarkten motorischen Nevenfasern liegen die **maximalen motorischen Nervenleitgeschwindigkeiten** an der oberen Extremität oberhalb von 50 m/sec.
> - Für die **Amplitude** ist für den **N. medianus** ein unterer Grenzwert von 5,0 mV festgelegt.

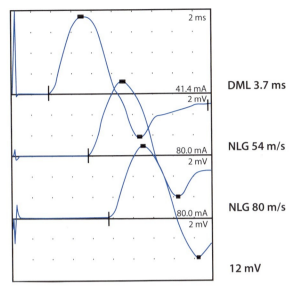

Abb. 3.4 Darstellung der motorischen NLG-Messung des N. medianus mit DML, Nervenleitgeschwindigkeit an Unter- und Oberarm sowie Messung der Reizantwortamplitude

- **Messung der sensiblen Nervenleitgeschwindigkeit**

> Für die Messung des sensiblen NLG (Abb. 3.5) sind verschiedene **Methoden** möglich, die
> - **antidrome** Messung, die mit Oberflächenelektroden vorgenommen werden kann, oder
> - **orthodrome** Methode, bei der Oberflächen- oder Nadelelektroden benutzt werden.

Antidrome Methode

Bei der antidromen Methode wird der Nerv proximal am Handgelenk und Ellenbogen gereizt und von der Haut von Fingern abgeleitet. Dabei wird **entgegen der sensiblen Laufrichtung des Nerven** »antidrom« gemessen. Natürlich leitet der periphere Nerv Impulse in beide Richtungen mit gleicher Geschwindigkeit. Zur Ableitung vom N. medianus werden Ringelektroden verwendet, die um den 2. oder 3. Finger gewickelt werden. Die Nervenaktionspotenziale werden von der Hautoberfläche aufgezeichnet. Ihre niedrige Amplitude (10 µV) macht in der Regel ein Averaging der Reizantworten erforderlich. Da es sich um **Nervenpotenziale**, und nicht um Muskelsummenpotenziale wie bei der motorischen NLG-Messung handelt, kann auch für die distalen Abschnitte eine NLG bestimmt werden.

Orthodrome Methode

Bei der orthodromen Methode werden die Nervenendigungen an den Fingern mit Ringelektroden gereizt und die Reizantwort mit Oberflächen- oder Nadelelektroden über dem Hauptstamm des zugehörigen Nerven abgeleitet. Diese Methode ist i.d.R. **langwieriger** und wird daher in der klinischen Routine seltener angewendet als die antidrom-sensible Methode. Bei sehr niedrigen Reizantwortamplituden oder sehr polyphasischen Reizantworten kann gelegentlich mit **Nadel**elektroden noch eine Reizantwort nachgewiesen werden, die mit Oberflächenelektroden nicht mehr darstellbar ist.

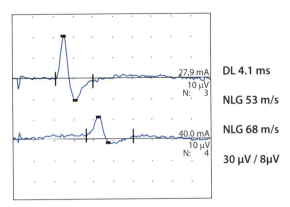

Abb. 3.5 Darstellung der sensiblen Nervenleitgeschwindigkeitsmessung des N. medianus mit distaler Latenz, NLG im Hand- und Unterarmabschnitt sowie Angabe der sensiblen Reizantwortamplituden

> Die **NLG** der schnellen sensiblen Fasern ist wie für die motorischen Fasern oberhalb von 50 m/sec.
> - Die **Amplitude** der Reizantworten beträgt mindestens 10 µV.

- **Diagnostische Aussagen: NLG**
- **Generalisierte Läsionen peripherer Nerven**

> Bei Erkrankungen mit **Schädigung der Markscheidenfunktion** der peripheren Nerven kommt es zu deutlichen Veränderungen der NLG, z. B. bei
> - hereditären Polyneuropathien (hereditäre sensorische und motorische Neuropathie [HSMN]) oder
> - entzündlichen Erkrankungen (Polyneuritis, Guillain-Barré-Syndrom [GBS], chronisch-inflammatorische demyelinisierende Polyneuropathie [CIDP]).

Die **Verteilung der Veränderungen der NLG** ist je nach Ursache der Störung verschieden.

Bei **GBS** oder **CIDP** führt die disseminierte, regellose Verteilung der Entmarkung peripherer Nerven zu multiplen umschriebenen Veränderungen der peripheren Nerven und damit zu regellos disseminiert verteilten Veränderungen der NLG.

Bei **hereditären Polyneuropathien** findet man in allen Nervenabschnitten eine gleichmäßige Herabsetzung der NLG, da hier alle Markscheiden gleichmäßig von der hereditären Funktionsstörung der Markscheiden betroffen sind.

Polyneuropathien aus toxischen und metabolischen Ursachen führen zu primär axonalen Veränderungen der peripheren Nerven und nur zu geringen Veränderungen der Markscheiden. Es bestehen daher nur geringe Verminderungen der NLG, dafür aber erhebliche Veränderungen der Axone der peripheren Nerven. Daher sind die Amplituden der Reizantworten erheblich verändert.

Bei **Polyneuropathien mit umschriebenen Veränderungen der Axone** (vaskulitische Polyneuropathien, multifokale motorische Neuropathie u.a.) lassen sich Amplitudenabfälle der motorischen Reizantworten im peripheren Nerven bei proximaler Reizung nachweisen, die einen inkompletten Leitungsblock des peripheren Nerven belegen.

> **Praxistipp**
>
> Die Elektroneurographie kann wegen der differenziellen Veränderungen von Markscheiden und Axonen als **differenzialdiagnostisches Instrument bei Polyneuropathien** eingesetzt werden.

Umschriebene Läsionen peripherer Nerven

Bei umschriebenen Läsionen peripherer Nerven wird die Elektroneurographie dazu verwendet, die **Frage** zu klären, ob
- der Nerv noch leitungsfähig ist oder
- eine vollständige Leitungsunterbrechung vorliegt.

Außerdem kann im Verlauf die langsame Zunahme der Reizantwortamplitude bei **fortschreitender Reinnervation** beurteilt werden.

Proximale Elektroneurographie (F-Wellen)

Die beschriebenen Methoden der Elektroneurographie in Form der Nervenleitgeschwindigkeitsmessung sind nur im **Bereich der freien Extremität** anwendbar. Damit ist aber **keine Beurteilung der proximalen Abschnitte** des peripheren Neurons im Abschnitt des Plexus brachialis oder der Nervenwurzeln möglich. Dieser Bereich wird regelmäßig im Zusammenhang mit radikulären Läsionen in Mitleidenschaft gezogen.

> Für die Untersuchung der **proximalen Nervenabschnitte** bietet sich die **F-Wellen-Methode** an.

Der Namen der Methode leitet sich von »**foot muscles**« ab, wo die Reizantworten im Tierexperiment zuerst beobachtet wurden. Die Methode beruht darauf, dass ein elektrischer Stimulus im distalen Bereich eines peripheren Nerven, so etwa des N. medianus am Handgelenk, sich sowohl **zentrifugal** wie auch **rekurrent** ausbreitet und die motorische Vorderhornzelle erreicht. In der Vorderhornzelle erzeugt der Nervenimpuls eine erneute Erregung, die über den peripheren Nerven wieder in umgekehrter Richtung zurückläuft, um schließlich eine niederamplitudige motorische Reizantwort in zugehörigen Muskeln zu erzeugen. Im Falle des N. medianus ist dieser Erfolgsmuskel der M. abductor pollicis brevis. Der elektrische Impuls durchläuft den Nerven also einmal zentripetal und dann wieder zentrifugal. Es handelt sich nicht um einen monosynaptischen Reflex, da das Phänomen auch nach experimenteller Durchtrennung der Hinterwurzel nachweisbar bleibt.

Diagnostische Aussagen: F-Wellen

Die Untersuchung erfolgt, indem man 10 oder 20 Reizantworten aufzeichnet und die Latenz der Reizantwort im Seitenvergleich ausmisst. Es gibt Normwerte für die Latenz der F-Wellen. Wichtiger ist die **Beurteilung der Konstanz der Reizantworten**:
- Bei Gesunden werden alle Reize auch mit F-Wellen beantwortet; es besteht eine **vollständige F-Wellen-Persistenz**.
- Man kann umgekehrt auch die Zahl der nicht beantworteten Reize beurteilen, also die **Blockierungsrate**.

F-Wellen-Persistenz und Blockierungsrate sind natürlich reziproke Werte und haben die gleiche Aussagekraft.

> Mithilfe der F-Welle gelingt eine Aussage über die **Leitfähigkeit des peripheren Nerven im proximalen Bereich**:
> - Eine Blockierungrate von 10% gilt als noch **normal**.
> - Bei sehr **leichten** radikulären Läsionen ist eine hohe Blockierungsrate nachweisbar,
> - bei **mittelgradigen** radikulären Schäden ist eine vollständige F-Wellen-Blockierung feststellbar.

> ❗ Die **F-Wellen** sind sehr empfindliche Parameter für eine periphere Nervenläsion, und man findet relativ viele **falsch-positive Ergebnisse**.

Zusammenfassung

Im Kontext der Beurteilung von zentralnervösen Funktionsstörungen der Hand spielt die Elektroneurographie in erster Linie eine Rolle in der **Klärung von Differenzialdiagnosen** aus dem Bereich der peripheren Nervenläsionen. Immer wieder taucht bei Patienten die Frage auf, ob die Bewegungsstörung der Hand durch die zentralnervöse Erkrankung oder aber durch eine Läsion im peripheren Nervensystem bedingt sei. Hier leistet die Nervenleitgeschwindigkeitsmessung gute Dienste in der Klärung der Differenzialdiagnose.

Elektromyographie

Die Elektromyographie dient der **Beurteilung der elektrischen Aktivität des Muskels** bei willkürlicher Innervation. Bei der Kontraktion eines Muskels entsteht ein elektrisches Feld, das durch die Entladungen von Muskelzellen bedingt ist. Dieses Aktionspotenzial ist ein Maß für die Anzahl der kontraktionsfähigen Muskeluntereinheiten. Mit verschiedenen Arten von Ableitelektroden kann man entweder elektrische Entladungen einzelner Muskelfasern oder größerer Einheiten, sog. **motorischer Einheiten** ableiten. Je nach Fragestellung ist es auch möglich, Ableitungen eines ganzen Muskels mit Oberflächenelektroden vorzunehmen. Jede Art der Ableitung ist für bestimmte Fragestellungen sinnvoll.

- **Elektromyographie mit konzentrischen Nadelelektroden**

Die Ableitung von Entladungen der motorischen Einheit mit konzentrischen Nadelelektroden stellt die **Standardmethode** der Elektromyographie in den meisten peripher-neurologischen Fragestellungen dar. Bei der **Kontraktion eines Muskels** entsteht ein elektrisches Feld, welches mit einer bipolaren Elektrode aufgezeichnet werden kann. Bei der international üblichen Methode der Ableitung mit einer konzentrischen Nadelelektrode von 0,6 mm Durchmesser wird ein elektrisches Feld aus einer Region von etwa 0,1 cm^3 aufgenommen. Diese Region von Muskelfasern, die **motorische Einheit** genannt wird, umfasst diejenigen Muskelfasern, die von einer einzelnen Nervenfaser versorgt werden und daher synchron aktiviert werden. Die motorische Einheit ist daher **funktionell** und nicht anatomisch definiert.

> Bei der **EMG-Ableitung** wird
> – zum einen die elektrische Aktivität in Willkürruhe, die sog. **Spontanaktivität** gemessen,
> – zum anderen die Aktivität bei willkürlicher Innervation, die **Willküraktivität** beurteilt.

- **Pathologische Spontanaktivität**

Der **gesunde Muskel** ist in Willkürruhe elektrisch stumm. Bei eingestochener EMG-Nadel erkennt man im vollständig entspannten Muskel **keine elektrischen Entladungen**. Bei Nadelbewegungen ist kurzzeitig elektrische Aktivität erkennbar, dieses Phänomen nennt man **Insertionsaktivität**.

Bei **pathologischen Prozessen**, bedingt durch primär neurogene oder myogene Krankheitsprozesse, kommt es zu einer Destabilisierung des elektrischen Ruhemembranpotenzials der Muskelzellmembranen: Die Membran entlädt **spontan elektrische Aktivität**, auch ohne Willküraktivität, und es entsteht eine dauerhafte repetitive elektrische Entladung im Muskel. Diese Aktivität wird als **pathologische Spontanaktivität** bezeichnet. Bei der Aufzeichnung der Aktivität kann rhythmische elektrische Aktivität beobachtet werden, die sich auf **zwei Arten** äußern kann:
- in bipolaren Entladungen, **Fibrillationen**, oder
- in monopolaren Entladungen, **positiven Wellen**.

Beide Potenzialarten sind Ausdruck des gleichen pathophysiologischen Vorgangs. Die Ausprägung der einen oder anderen Potenzialform ist abhängig von der Lage der Ableitnadel zur Läsionsstelle.

> ❗ Der **Nachweis von pathologischer Spontanaktivität** in einem Muskel ist ein **sicheres Zeichen** für eine krankhafte Veränderung mit Abbau (Atrophie) des Muskels, wobei zwischen primär neurogener oder myogener Ursache nicht unterschieden werden kann.

Das **Ausmaß** der pathologischen Spontanaktivität korreliert grob mit der Schwere der Muskelschädigung. In der Regel tritt die Spontanaktivität etwa **7–14 Tage nach einer akuten Läsion** des peripheren Nerven oder des Muskels auf und hält bei einmaliger Läsion etwa 2 Jahre an. Allerdings findet sich auch bei viele Jahre zurückliegenden Läsionen ohne klinische Zeichen des Progresses immer wieder pathologische Spontanaktivität.

> ❗ **Spontanaktivität** ist weder ein sicheres Zeichen für eine frische Läsion, noch zeigt sie zwangsläufig einen Progress der Veränderungen an.

Unter der Lupe
Muskelphysiologie
Die Physiologie der **Muskelkontraktion** beruht in erster Linie auf der Interaktion von Aktin- und Myosinfilamenten. Diese können aktiv aneinander vorbeigleiten und erzeugen so die Verkürzung der Filamente. In Bündeln angeordnet und zu Gruppen zusammengefügt bilden die Muskelfasern Muskelfaserbündel und schließlich Muskeln, die Funktionseinheit der Motorik.

- **Elektromyographische Beurteilung der Willküraktivität**

Normales Willkür-EMG. Bei der willkürlichen Kontraktion eines Muskels entsteht in der motorischen Einheit elektrische Aktivität. Diese kann mit der EMG-Nadel aufgezeichnet werden.

> Die **Entladung der motorischen Einheit** ist definiert durch
> – Form,
> – Dauer und
> – Amplitude.

Die Entladung einer motorischen Einheit wird **Aktionspotenzial (AP)** genannt:
- Die **Dauer** des Potenzials ist durch die Größe der räumlichen Ausdehnung (Territorium) der motorischen Einheit bestimmt,
- die **Amplitude** ist durch die Anzahl der kontraktilen Einheiten in der motorischen Einheit definiert.

Je nach Funktionsart der verschiedenen Muskeln (fein abgestufte Bewegungen der Unterarm- und Handmuskeln versus gröberere Haltearbeit der Unterschenkelmuskeln) sind die AP der motorischen Einheiten größer oder kleiner. Für jeden Muskel gibt es festgelegte Mittelwerte für Dauer und Amplitude.

Die **Dichte der Innervation** bei maximaler Willküraktivität ist abhängig von der Zahl der aktivierbaren motorischen Einheiten und auch der Mühegabe des Untersuchten.

> Unter **normalen Bedingungen** (Abb. 3.6) zeigt das **AP**
> – eine Dauer von etwa 5–7 ms und
> – eine Amplitude von 3–4 mV.

Die **Beurteilung der Willküraktivität im EMG** erfolgt in zwei Schritten:

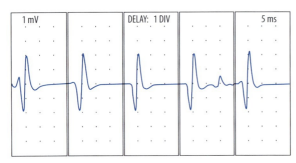

◘ **Abb. 3.6** Einzelne Aktionspotenziale (AP) einer motorischen Einheit eines gesunden Muskels. Die biphasischen AP weisen eine Dauer von etwa 7 ms und eine Amplitude von 4 mV auf

— Zunächst wird die EMG-Aktivität in **leichter Anspannung** des Muskels beurteilt. Dabei können Form und Amplitude der AP beurteilt werden.
— Danach wird die EMG-Aktivität in **maximaler Willkürinnervation** beurteilt. Dabei wird die Dichte der Entladungen in einer standardisierten Verstärkereinstellung (meist 2 mV/Div; 100 ms/Div) beurteilt.

❯ Je nach **Dichte der Entladung** wird unterschieden zwischen
— Einzelentladungsmuster,
— Übergangsmuster und
— Interferenzmuster.

Diese halbquantitative Beurteilung enthält gewisse subjektive Momente, ist aber bei entsprechender Erfahrung den verschiedenen objektiven Messverfahren ebenbürtig.

Neurogenes Willkür-EMG. Bei primärer Läsion des peripheren Neurons kommt es zu einer Unterbrechung der Impulsübertragung vom Nerven auf den Muskel, der **Denervierung**. Diese führt zunächst zu einer Minderung der Anzahl der aktivierbaren motorischen Einheiten. In der **Frühphase einer Läsion** kommt es nur zu einer **Ausdünnung der Entladungsdichte** motorischer Einheiten.

Im **weiteren Verlauf** kommt es zu **Umbauvorgängen** der motorischen Einheit, wo die neu ausspossenden Nervenfasern nach und nach Anschluss an die noch funktionsfähigen Muskelfasern gewinnen. Zunächst sind diese Verbindungen relativ instabil und wenig synchronisiert; daher kommt es zu **kleinen** und **polyphasischen Aktionspotenzialen**, die ein charakteristisches schepperndes Geräusch im Lautsprecher erzeugen.

❯ Diese sog. **Reinnervationspotenziale** sind die ersten Zeichen der Reinnervation der Muskulatur. Sie beweisen die inkomplette Denervierung und sind ein **sicheres Zeichen** für eine Besserungstendenz der Funktionsstörung des Muskels.

Im **weiterfolgenden Verlauf** erfolgt eine zunehmende **Synchronisation der Nervenimpulse**. Die Aktionspotenziale entladen synchron, und es entsteht wieder ein **biphasisches Aktionspotenzial**:
— Da die Anzahl der kontraktilen Elemente der motorischen Einheit durch die Zusammenlegung mehrerer

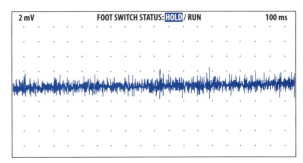

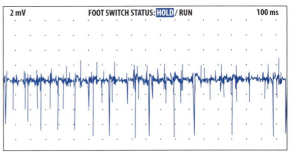

◘ **Abb. 3.7** EMG-Muster bei maximaler Willkürinnervation. **Oben:** Normales Muster mit dichter Entladung von AP mit einer Amplitude bis 4 mV. **Unten:** Deutlich rarefiziertes Muster aus hoch gespannten AP mit Amplituden bis 8 mV bei sekundär-neurogenem Umbau der motorischen Einheiten

Einheiten größer ist, wird das **AP in der Amplitude** höher, und
— da das Territorium, aus dem die Aktivität der motorischen Einheit stammt, größer wird, nimmt die **Dauer des AP** zu. So entstehen verlängerte und hoch gespannte AP.

❯ Dieser Vorgang wird als **sekundärer neurogener Umbau** bezeichnet. Das entstehende EMG-Muster wird **sekundär-neurogenes EMG-Muster** genannt (◘ Abb. 3.7).

Myogenes Willkür-EMG. Bei **primärer Erkrankung des Muskels** wie bei einer degenerativen Myopathie oder Myositis zerfallen Muskelfasern. Dieser Vorgang führt zu einer **Verminderung der Muskelfasern** innerhalb einer motorischen Einheit. Die Folge ist eine Verminderung der Amplitude des AP. Wegen der Desynchronisation der motorischen Einheit kommt es zusätzlich zu einer polyphasischen Entladung. Da der Muskel eine geringere Kontraktionskraft erzeugt, werden schon bei leichter Willkürinnervation mehr motorische Einheiten als normal aktiviert. Dies führt zu einer Verdichtung der Entladungen.

❯ Die durch die **Verminderung der Muskelfasern** einer motorischen Einheit entstehenden genannten Phänomene führen dazu, dass das **AP** (◘ Abb. 3.8) wie folgt aussieht:
— amplitudengemindert (verminderte Zahl kontraktiler Elemente),
— polyphasisch (desynchronisiert) und

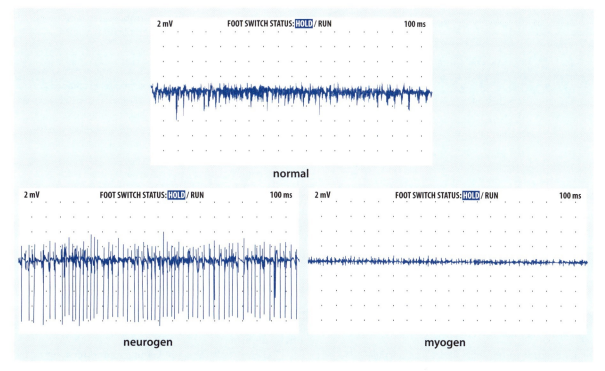

Abb. 3.8 EMG-Muster bei maximaler Willkürinnervation. **Oben:** Normales Muster. **Unten links:** Neurogenes Muster bei sekundär-neurogenem Umbau der motorischen Einheiten. **Unten rechts:** Myogenes Muster bei primär-myogenem Umbau der motorischen Einheit

- dicht (vorzeitige Rekrutierung von motorischen Einheiten).

Dieses EMG-Muster wird im Englischen »brief, small, abundant, polyphasic« genannt.

- **Elektromyographie mit Oberflächenelektroden**

Die Ableitung aus ganzen Muskeln mit Oberflächenelektroden wird vor allem bei der Suche nach Störungen der Koordination von Muskelgruppen bei **zentralen Innervationsstörungen** verwendet.

Die Ableitung von **Tremoraktivität** mit zwei Elektrodenpaaren, die über zwei antagonistisch wirkenden Muskeln platziert werden, stellt eine typische Anwendung des Oberflächen-EMGs dar.

Auch **tonische Aktivität**, etwa bei fokalen oder generalisierten Dystonien, kann aufgezeichnet werden. Hier kann die Störung der Koordination antagonistischer Muskeln dokumentiert werden.

Die einfachste **Anordnung für Oberflächenelektroden** am Unterarm ist über
- dem M. extensor carpi radialis auf Kanal 1 und
- dem M. flexor carpi radialis auf Kanal 2 des EMG-Systems.

Diese Anordnung ist für **Tremorableitungen als Standard** etabliert. Für spezielle Fragestellungen kann natürlich über jedem beliebigen Muskelpaar abgeleitet werden.

- **Einzelfaser-EMG**

Einzelfaser-EMG-Nadeln haben mehrere nahe beieinander liegende Ableitelektroden, die seitlch an der Nadel angebracht sind. Damit kann die elektrische **Aktivität mehrerer nahe zusammenliegender motorischer Einheiten** beurteilt werden. Bei pathologischen Veränderungen der Impulsübertragung vom Nerven auf den Muskel, etwa bei der Myasthenie, kommt es zu einer Desynchronisation der Impulsübertragung. Dies führt zu einer erhöhten zeitlichen Variabiliät der Muskelentladungen, die **Jitter** genannt wird. Einzelfaserableitungen können zum Nachweis von feinen Störungen der Synchronisation der Muskelfasern verwendet werden.

Klinische Anwendung: Elektroneurographie und Elektromyographie bei der Beurteilung der Handfunktion

Wie oben ausgeführt, liegt der Wert der Elektroneurographie und Elektromyographie im Kontext der Betrachtung der Diagnostik von Handfunktionsstörungen im Wesentlichen in der **Überprüfung von peripher-neurogenen Differenzialdiagnosen** bei Funktionsstörungen der Hand. Einige wichtige Krankheitsbilder, die als Differenzialdiagnose von zentralen Innervationsstörungen der Hand in Betracht kommen, sollen im Folgenden abgehandelt werden. Sie werden nach der anatomischen Lage der Störung von proximal nach distal geordnet.

Tab. 3.5 Überprüfung bei peripher-neurogener Symptomatik

Segment	Kennmuskel	Nerv	F-Wellen
C5	M. deltoideus	N. axillaris	
C6	M. biceps brachii	N. medianus	N. medianus
C7	M. triceps brachii	N. radialis	N. radialis
C8	M. interosseus I	N. ulnaris	N. ulnaris

- **Radikuläre Läsionen**

Schäden der zervikalen Nervenwurzeln äußern sich klinisch in einem **monoradikulären Syndrom** mit
- segmental angeordneten sensiblen Störungen und
- monosegmentalen motorischen Ausfällen.

> Die häufigsten Läsionen betreffen die **unteren Zervikalwurzeln**, nämlich **C6–C8**.

In der **Elektroneurographie** findet man normale NLG-Werte; manchmal sind die Amplituden der motorischen Reizantworten entsprechend der Muskelatrophie der monosegmental betroffenen Muskeln vermindert (C6: M. abductor pollicis brevis; C8: M. interosseus dorsalis I).

In der **Untersuchung der F-Wellen** kann man relativ regelmäßig eine erhöhte Blockierungsrate oder sogar vollständigen Ausfall der Reizantworten bei der Untersuchung des zum Segment gehörigen Nerven finden (C6: N. medianus, C8: N. ulnaris) (**Tab. 3.5**).

Die **Elektromyographie** deckt neurogene AP-Veränderungen in den **Kennmuskeln der Segmente** auf. Wenn die wichtigen Kennmuskeln nicht ausreichend Aufschluss über die Lokalisation der Schädigung geben, kann man ggf. auch die **segmental innervierte paraspinale Muskulatur** untersuchen. In diesen Muskeln lässt sich aber nur die pathologische Spontanaktivität sicher beurteilen. Die Willküraktivität ist nur bedingt auswertbar.

- **Läsionen des Plexus brachialis**

Armplexusläsionen betreffen die **motorischen** und **sensiblen Fasern** des Plexus, die in verschiedenen Primärsträngen und Faszikeln verlaufen. Es sind stets motorische und sensible Fasern zusammen betroffen. Je nach Läsionsort kann der **obere** oder **untere Armplexus** bevorzugt betroffen sein.

Die **obere Armplexusläsion** betrifft die Segmente **C5** und **C6**. Entsprechend sind die Kennmuskeln dieser Segmente betroffen, M. deltoideus für C5, M. biceps brachii für C6.

Die **NLG-Werte** sind meist normal, die **F-Wellen** des N. medianus meist pathologisch bei unauffälligen Befunden der F-Wellen des N. ulnaris.

Die **untere Armplexusläsion** betrifft bevorzugt die Segmente **C7** und **C8**. Hier sind die Kennmuskeln M. triceps brachii und M. interosseus dorsalis I bevorzugt betroffen.

Bei einem **ausgedehnten Armplexusschaden** sind sowohl der obere wie der untere Armplexus betroffen.

> **Praxistipp**
>
> Wenn die Differenzierung eines **Armplexusschadens** von **radikulären Läsionen** zur Diskussion steht, können **paravertebrale Muskeln** untersucht werden, die im Fall von radikulären Läsionen Veränderungen aufweisen und bei Armplexusläsionen nicht betroffen sind. Allerdings kann bei der Untersuchung paravertebraler Muskeln nur die pathologische Spontanaktivität beurteilt werden, da die Befundung der Willküraktivität nicht zuverlässig erfolgen kann.

- **Läsionen einzelner Armnerven**

Die Untersuchung von Läsionen einzelner Armnerven kann sehr **zuverlässig** durchgeführt werden.

- **N. medianus**

Die **motorische** und **sensible NLG** des **N. medianus** ist leicht zu bestimmen.

Bei einer **vollständigen Leitungsunterbrechung** ist die Reizantwort des Nerven distal der Verletzungsstelle aufgehoben, und die distal der Verletzungsstelle liegenden Muskeln sind indirekt (also bei Reizung proximal der Verletzungsstelle) nicht erregbar. So kann auch die exakte Höhe der Läsion bestimmt werden. Im Befund kann festgestellt werden, dass der Nerv distal des Abgangs zum gegebenen Muskel nicht leitet. Anhand der Innervationstabellen kann die Höhe der Läsion abgelesen werden.

Bei **inkompletten Läsionen** ist die Amplitude der Reizantwort entsprechend des Ausmaßes der Schädigung vermindert; die Leitgeschwindigkeit ist meist normal oder mäßig vermindert.

Beim **Karpaltunnelsyndrom** ist die distale motorische Latenz (DML) des **N. medianus** verlängert; gleichzeitig ist die distale sensible NLG im Handabschnitt vermindert. Man sollte den **N. ulnaris** immer mituntersuchen; dieser muss Normalwerte aufweisen, sonst ist eine kombinierte Nervenläsion anzunehmen.

> **Praxistipp**
>
> Einige besondere Syndrome können anhand der **differenten Leitfähigkeit der motorischen** und **sensiblen Fasern** bestimmt werden:
> - Der **N. interosseus anterior** als rein motorischer Medianusast führt nur zu **motorischen Störungen** der von ihm versorgten Muskeln, die sensible Leitfähigkeit des Nervens ist dagegen normal.
> - Bei Läsion des **N. medianus** am Durchtritt durch den M. pronator teres entsteht dagegen eine **gemischte Läsion**, da sowohl motorische wie sensible Fasern betroffen sind.

▪▪ N. ulnaris

Der N. ulnaris wird am häufigsten im **Ellenbogenbereich** geschädigt. Bei **hypermobilem** (luxierbarem) **N. ulnaris** (eine anatomische Variante, die bei etwa 20% der Bevölkerung zu finden ist) ist der Nerv im Sulcusbereich abnorm beweglich und kann bei Beugung im Ellenbogengelenk über den Epicondylus humeri medialis luxieren, was zu einer abnormen mechanischen Belastung des Nerven mit nachfolgender Läsion führt.

Die **NLG** ist zunächst isoliert im Ellenbogenabschnitt vermindert, und es findet sich häufig ein **inkompletter Leitungsblock** mit Abfall der motorischen Reizantwortamplitude bei Reizung des Nerven proximal des Ellenbogens.

Am **Handgelenk** ist der N. ulnaris durch die hohe mechanische Beanspruchung ähnlich wie der N. medianus vulnerabel. Der Nerv wird unter dem Lig. carpi palmare eingeengt. Man spricht vom **Syndrom der Loge de Guyon**. Der **sensible Endast** des N. ulnaris geht proximal vom Handgelenk ab und wird bei einer Läsion in der proximalen Loge de Guyon nicht geschädigt.

Die distale motorische Latenz (**DML**) ist verlängert, und je nach Höhe der Läsion ist die **sensible NLG** des N. ulnaris vermindert.

Bei **anderen Läsionen des N. ulnaris** ist wie bei allen anderen Nerven die motorische Reizantwort bei Reizung proximal der Verletzungsstelle vermindert oder bei vollständiger Leitungsunterbrechung erloschen. Bei Kenntnis der Abgänge der Nervenfasern zu den verschiedenen vom N. ulnaris innervierten Muskeln kann man die Höhe der Verletzungsstelle bestimmen.

▪▪ N. radialis

Der N. radialis liegt am Oberarm eng dem Humerusschaft an. Daher ist der Nerv bei **Humerusfrakturen** und stumpfen Verletzungen am Oberarm gefährdet. Die proximale Läsion des N. radialis führt zu einer Parese aller Hand- und Fingerstrecker. Das sensible Autonomgebiet des Nerven ist im Spatium interosseum dorsale I gelegen.

Eine weitere Läsion des N. radialis am Oberarm ist durch **Druckeinwirkung** am Oberarm zu erklären. Besonders im Schlaf (ggf. durch Alkohol oder Sedativa vertieft) kann eine Druckläsion auftreten, die als **Schlaflähmung** bezeichnet wird.

Die **elektrophysiologische Untersuchung** kann Auskunft über das Ausmaß der Nervenläsion geben. Bei inkomplettem Leitungsblock ist eine günstige Prognose anzunehmen, bei kompletter Leitungsunterbrechung ist die Prognose nicht so günstig.

Eine weitere Läsion des N. radialis entsteht beim Durchtritt des Nerven durch den M. supinator. Beim **Supinatorsyndrom** findet sich eine rein motorische distale Läsion des N. radialis, da der sensible Endast vor diesem Muskel abgeht. Es sind die distalen Hand- und Fingerextensoren betroffen, dagegen sind die Mm. extensor carpi radialis longus und extensor carpi radialis brevis nicht beteiligt.

Literatur

Bischoff C, Schulte-Mattler W J, Conrad B (2005) Das EMG Buch, 2. Aufl. Thieme, Stuttgart
Bischoff C, Dengler R, Hopf HC (2003) EMG/NLG. Thieme, Stuttgart
Buchthal F, Rosenfalck A (1966) Spontaneous electrical acitivity of human muscle. Electroenceph. Clin Neurophysiol 20: 321
Conrad B, Aschoff JC, Fischler M (1975) Der diagnostische Wert der F-Wellen Latenz. J Neurol 210: 151
Cornblath DR, Sumner AJ, Daube J et al. (1991) Conduction block in clinical practice. Muscle and Nerve 14: 869
Kincaid JC (1988) The electrodiagnosis of ulnar neuropathy at the elbow. Muscle and Nerve 11: 1005
Stöhr M (1998) Atlas der klinischen Elektromyographie und Elektroneurographie, 4. Aufl. Kohlhammer, Stuttgart Berlin Köln
Trojaborg W (1964) Motor nerve conduction velocities in normal subjects with particular reference to the conduction in proximal and distal segments of median and ulnar nerve. Electroenceph Clin Neurophysiol 17: 314

3.3.2 Transkranielle Magnetstimulation und somatosensibel evozierte Potenziale

H. Topka

Die Ursachen einer Störung der normalen Handfunktion sind sehr vielfältig und erfordern neben einer guten klinischen Einschätzung häufig den Einsatz neurophysiologischer Methoden, um die Integrität motorischer und sensibler Bahnen sowie peripherer Nerven zu überprüfen. **Elektrophysiologische Methoden** unterstützen die Diagnosestellung und können auch für die Verlaufsbeobachtung eingesetzt werden. In allerdings begrenztem Ausmaß tragen elektrophysiologische Befunde auch zur Beurteilung der Prognose bei.

Neben der Elektroneurographie und -myographie, die im Wesentlichen den peripheren Nerven beurteilen, stehen die **transkranielle Magnetstimulation** (TMS) für die Beurteilung der Integrität des ersten Motoneurons und die **Untersuchung somatosensibel evozierter Potenziale** (SSEP) für die Beurteilung peripherer und zentraler afferenter Bahnen zur Verfügung.

Bei der **Bewertung** der mit diesen beiden Methoden erhobenen Befunde ist es wichtig, zu berücksichtigen, dass TMS und SSEP nur einen Teil der motorischen und sensiblen Funktionen der Hand überprüfen können. So lassen sich methodenbedingt beispielsweise zerebelläre Funktionsstörungen der Hand, akinetisch-rigide Syndrome oder auch zentrale Lagesinnstörungen mit TMS und SSEP nicht erfassen. Normale Befunde schließen also relevante Funktionsstörungen nicht aus.

Transkranielle Magnetstimulation
▪ **Historische Entwicklung und technische Grundlagen der Magnetstimulation**

Seit den Beobachtungen von Fritsch und Hitzig (1870) an der freigelegten Hirnrinde von Hunden aus dem Jahr 1870 ist bekannt, dass die elektrische Stimulation der motorischen Hirnrinde beim Lebenden die **Aktivierung kortikospinaler Bahnen** hervorrufen kann. Anfang des 20. Jahrhunderts wurde durch Grünbaum und Sherrington (1903) sowie durch das

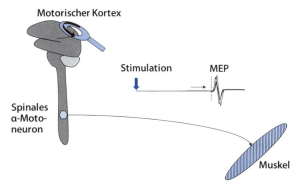

Abb. 3.9 Mit einer runden Spule wird ein sich rasch änderndes elektrisches Feld erzeugt, das ein magnetisches Feld generiert, das nur in Abhängigkeit vom Abstand zur Spule an Intensität verliert und dessen Energie nicht in der Haut (und Schmerzrezeptoren) absorbiert wird. Das erzeugte magnetische Feld induzert im exzitablen Gewebe des Großhirns einen schwachen elektrischen Strom, der zur Aktivierung kortikaler Neurone führt. Die Richtung des induzierten Stroms ist der Richtung des induzierenden Stroms in der Spule entgegengerichtet. Aus neurophysiologischen Gründen ist die Wirkung des induzierten Stroms am stärksten, wenn der motorische Kortex in posterior-anteriorer Richtung durchflossen wird. Der Pfeil in der Spule zeigt die technische Stromrichtung an. Das Feld ist unter den Spulenwangen am größten und geht im Zentrum der Spule gegen null

Ehepaar Vogt (1919) belegt, dass die motorische Hirnrinde einer **somatotopen Gliederung** unterliegt und daher durch die elektrische Stimulation spezifischer Hirnregionen umschriebene Zielmuskeln aktiviert werden können. In den 50er Jahren des 20. Jahrhunderts wurde gezeigt, dass die elektrische Stimulation des Großhirns auch beim Menschen möglich ist. Allerdings zeigte sich bald, dass sich diese Methode vor allem aufgrund der mit der Stimulation verbundenen Schmerzen am Stimulationsort nicht für die Routineuntersuchung eignete. Der wesentliche Schritt für den Einsatz der kortikalen Stimulation beim Menschen war die **Entwicklung magnetischer Hochspannungsstimulatoren**, die die transkranielle Stimulation ohne wesentliche Belastung für den Probanden ermöglichte (Barker et al. 1985). Mittlerweile sind eine ganze Reihe unterschiedlicher Stimulatoren kommerziell erhältlich, die sich in Hinblick auf die Stärke des magnetischen Pulses und die Stimuluscharakteristik (monophasisch vs. biphasisch) unterscheiden:

- Für die **Routineuntersuchung** sind weiterhin im Wesentlichen Einzelpulsstimulatoren im Einsatz;
- für **wissenschaftliche Untersuchungen** und (experimentell-)therapeutische Anwendungen werden auch repetitive Magnetstimulatoren eingesetzt, die Pulsserien applizieren können.

Einen wesentlichen **Einfluss** auf das Stimulationsergebnis haben

- die Form der verwendeten Magnetspule und
- die Flussrichtung des induzierenden Stroms (Abb. 3.9).

Während mit großen runden Spulen ein kräftiger, aber wenig umschriebener Reiz appliziert wird, können mit anders konfigurierten Spulen wie der achtförmigen Doppelspule umschriebenere Hirnregionen stimuliert werden.

Neurophysiologische Grundlagen der transkraniellen Magnetstimulation

Der motorische Kortex besteht anders als der periphere Nerv nicht nur aus einem Bündel unterschiedlich dicker und bemarkter Nervenfasern, sondern neben Axonen auch aus miteinander verbundenen exzitatorischen und inhibitorischen Synapsen. Ein **überschwelliger transkranieller magnetischer Einzelreiz** löst eine Serie deszendierender Erregungswellen aus, die letztlich monosynaptisch mit dem spinalen Motoneuron verbunden sind (Amassian et al. 1987). Es wird davon ausgegangen, dass die transkranielle Magnetstimulation (TMS) nicht nur axonale Membranen kortikaler Neurone direkt stimuliert (**D-Wellen**), sondern darüber hinaus kortikale Interneurone aktiviert, die ihrerseits indirekt Pyramidenbahnzellen überschwellig erregen (**I-Wellen**). Aufgrund dieser Interaktion von direkter Stimulation und Einbeziehung kortikaler Interneurone weisen die **Aktionspotenziale**, die nach kortikaler Stimulation abgeleitet werden, im Gegensatz zur Stimulation peripherer Nerven eine wesentlich **größere Variabiliät** hinsichtlich **Latenz** und **Amplitude** auf. Da die einzelnen durch die TMS erzeugten exzitatorischen postsynaptischen Potenziale (EPSP) der kortikospinalen Neurone aufsummiert werden müssen, um eine Depolarisation des spinalen Motoneurons zu erzielen, hängen Amplitude und auch Latenz des magnetisch evozierten Potenzials (MEP) im Zielmuskel von der Schwelle des α-Motoneurons ab. Durch die leichte Vorinnervation des Zielmuskels kann die Schwelle der Depolarisation der spinalen Motoneurone gesenkt und die Auslösung des MEPs erleichtert werden (Fazilitierung). Diese **Fazilitierung** bewirkt eine

- Verringerung der für ein MEP erforderlichen TMS-Intensität,
- etwa 1–2 ms verkürzte Latenz des MEPs und
- Vergrößerung der MEP-Amplitude (Ravnborg et al. 1991).

Aufgrund der **Richtungssensitivität** der Aktivierung von D- und I-Wellen wird vermutet, dass

- kortikospinale Neurone, deren Stimulation eine D-Welle erzeugt, **lateromedial** angeordnet sind, und
- Neurone, die I-Wellen generieren vorzugsweise in **a.p.-Richtung** angeordnet sind.

Dieses **Phänomen** wird als Grundlage der Unterschiede in der Effektivität der transkraniellen Stimulation in Abhängigkeit von der Spulenorientierung angesehen.

Unter der Lupe

Untersuchung motorischer Bahnen oder Interneurone des Spinalmarks

Leider ist es nicht einfach möglich, auch **spinale Schaltkreise** direkt mit der Magnetstimulation zu erreichen, wie dies für die elektrische Stimulation möglich ist. Wird über der dorsalen Wirbelsäule ein Magnetstimulationspuls appliziert, werden je nach Stimulationsort und Richtung des technischen Stromflusses die intraduralen Nervenwurzeln, aber **nicht das Rückenmark** selbst stimuliert. Die Magnetstimulation der Wirbelsäule kann daher zwar einen Beitrag zur Differenzierung peripherer und zentraler Leitungszeiten des MEPs leisten, erlaubt aber nicht die direkte Untersuchung motorischer Bahnen oder Interneurone des Spinalmarks.

Untersuchung inhibitorischer Phänomene

Prinzipiell ist ebenso möglich, inhibitorische Phänomene wie die »silent period« nach TMS zu untersuchen. Auf die hierfür relevanten Untersuchungstechniken soll in diesem Kapitel allerdings nicht eingegangen werden, da die Untersuchung inhibitorischer Phänomene wie auch die Stimulation nicht motorischer Areale, z. B. des visuellen Kortex, für die Routineuntersuchung der Handfunktion keine relevante Rolle spielen.

Untersuchung zerebellärer Bahnen

Ebenso wenig konnte bislang eine zuverlässige Routinemethode zur Untersuchung zerebellärer Bahnen mithilfe der TMS entwickelt werden.

- **Messparameter der transkraniellen Magnetstimulation**

Da die Amplitude der motorisch evozierten Potenziale nicht nur von krankheitsbedingten Einflüssen, sondern auch von **physikalischen Faktoren** wie beispielsweise
- dem Abstand der Magnetspule vom motorischen Kortex,
- dem Stimulationsort,
- der Stimulationsintensität oder
- der Spulenform

abhängt (Ellaway et al. 1998), eignet sich die Analyse der Potenzialamplituden nur sehr eingeschränkt für die Bewertung pathologischer Prozesse. Stattdessen wird in der Regel die **zentralmotorische Leitungszeit (ZML)** als wesentlicher elektrophysiologischer Parameter der TMS genutzt (Claus 1990).

Definition

Als **zentralmotorische Leitungszeit** wird der Anteil der Latenz angesehen, der auf die Leitung im zerebralen Kortex, im Hirnstamm und im Bereich des Rückenmarks bis zum α-Motoneuron entfällt.

> Die **ZML** berechnet sich entsprechend als Differenz von Gesamtlatenz des MEPs und peripherer Leitungszeit (PML):
> ZML = MEP-Latenz − PML

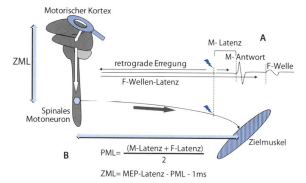

Abb. 3.10 (**A**) Der periphere Nerv des Zielmuskels wird elektrisch stimuliert. Mit kurzer Latenz lässt sich die direkte Muskelantwort (M-Antwort) ableiten. Die gleichzeitig retrograd zum α-Motoneuron laufende Erregung des peripheren Nerven trifft im spinalen α-Motoneuron-Pool auf einzelne schwellennahe Motoneurone und aktiviert diese. Durch diese Aktivität wird mit deutlich längerer Latenz als bei der M-Antwort ein kleines, spätes Potenzial im Zielmuskel abgeleitet, das als F-Welle bezeichnet wird (**B**). Mit den genannten Formeln (**B**) können periphere und zentrale Leitungszeiten differenziert werden

Um die **PML** zu bestimmen, werden eingesetzt:
- F-Wellen-Methode oder
- spinale Stimulation der peripheren Nervenwurzeln (Abb. 3.10).

Da die **gesamte MEP-Latenz** nicht nur die Leitungszeiten im zentralen und peripheren Nervensystem beinhaltet, sondern auch die transsynaptische Aktivierung der Pyramidenbahnzellen innerhalb des motorischen Kortex und die Umschaltung auf das spinale Motoneuron, wird neben der eigentlichen peripheren Leitungszeit (PML) zusätzlich **1 ms** von der gesamten MEP-Latenz abgezogen.

- - **Direkte Aktivierung mittels Magnetstimulation**

Alternativ zur F-Wellen-Methode können die **spinalen Wurzeln** direkt mithilfe der Magnetstimulation aktiviert werden.

Zur **Bestimmung der ZML der Handmuskeln** ist entsprechend die Stimulation zervikaler Nervenwurzeln erforderlich:
- Für die Untersuchung der zentralmotorischen Bahnen zum **M. abductor pollicis brevis** wird die Rundspule dorsal über HWK 7 positioniert. Um optimal die jeweilige Seite stimulieren zu können, ist darauf zu achten, dass der Stromfluss in der Spule korrekt ist.
- Um die **rechte Nervenwurzel C8** zu stimulieren, sollte der untere Rand der Spule über der Nervenwurzel liegen und der technische Stromfluss entgegen dem Uhrzeigersinn verlaufen. Durch das Wenden der Spule kann entsprechend vorzugsweise die linke Seite stimuliert werden.

Stimulationsort ist in die Nervenwurzel im Bereich des Neuroforamens. Der kurze Leitungsanteil vom Soma des

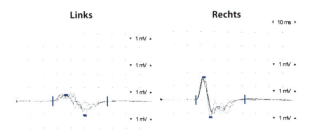

Abb. 3.11 Unauffällige Ableitung vom M. abductor digiti minimi nach kortikaler Stimulation des linken motorischen Kortex (linke Darstellung), pathologische Amplitudenminderung nach Stimulation des rechten motorischen Kortex (rechte Darstellung) bei akutem Schub eines Patienten mit Multipler Sklerose und Armparese links

α-Motoneurons bis zum Neuroforamen wird dabei für die Bestimmung der PML vernachlässigt.

Elektrische Hochvoltstimulation

Prinzipiell ist es auch möglich, für die **spinale Stimulation** die elektrische Hochvoltstimulation einzusetzen. Dieses Verfahren ist allerdings schmerzhafter als die magnetische Stimulation und wird daher nur selten in der Routine verwendet.

Indikationen

Mithilfe der TMS kann eine **akute** oder **chronische Schädigung der Pyramidenbahn** bei klinisch manifester Parese dokumentiert werden. Bei einem Teil der Patienten ist es auch möglich, eine subklinische Schädigung der absteigenden Bahnen zu erfassen. Damit eignet sich das Verfahren z. B. für die Verlaufsbeobachtung bei chronischen Erkrankungen mit Schädigung des ersten Motoneurons wie z. B. der **Multiplen Sklerose** (Eisen u. Shtybel 1990) (◘ Abb. 3.11).

Die TMS kann hilfreich sein, um bei nicht eindeutiger klinischer Symptomatik **differenzialdiagnostisch** zwischen einer **peripheren** oder **zentralen Parese** zu unterscheiden. Insbesondere eignet sich die Magnetstimulation dazu, auch den proximalen Anteil der Nervenwurzel im Bereich des Neuroforamens elektrophysiologisch zu erfassen. Da unterschiedliche Zielmuskeln benutzt werden können, ist es oft möglich, eine **Höhenlokalisation** bei klinisch vermuteter spinaler Läsion vorzunehmen.

Bei **neurodegenerativen Systemerkrankungen** kann die TMS helfen, die Beteiligung des ersten Motoneurons zu belegen.

Der Einsatz der TMS zur Beurteilung der **Prognose von Lähmungen**, z. B. nach einem Schlaganfall, ist möglich, allerdings setzt die eher geringe Zuverlässigkeit Grenzen (Arac et al. 1994; Rapisarda et al. 1996).

Für **wissenschaftliche Fragestellungen**, z. B. bei der Untersuchung der Reorganisation des motorischen Kortex nach peripheren oder zentralen Läsionen, kann mit der achtförmigen Spule auch eine Kartographie des motorischen Kortex erfolgen (**Mapping**) (Bondurant et al. 1997).

Die TMS wird dazu eingesetzt, **ipsilaterale kortikospinale Projektionen** (Verstynen et al. 2006) oder die **Modulation der kortikalen motorischen Exzitabilität** beispielsweise unter dem Einfluss von Schmerzen (Kofler et al. 2001) oder vorgestellten Bewegungen (Fourkas et al. 2006) zu untersuchen. In der Routinediagnostik finden diese Techniken aber bislang keine Anwendung.

Letztlich kann die TMS helfen, **psychogene Lähmungen** von organischen Erkrankungen zu unterscheiden.

Kontraindikationen

Die TMS ist zwar ein nicht-invasives Verfahren; es ist jedoch keine Technik, die keine Risiken birgt. Es bestehen daher eine **Reihe von Kontraindikationen**, bei denen die Magnetstimulation nur unter Beachtung besonderer Vorsichtsmaßnahmen oder nicht durchgeführt werden kann.

Wichtigste Kontraindikation ist ein **erhöhtes epileptisches Anfallsrisiko**. Ist ein zerebral-organisches Anfallsleiden beim Patienten bekannt, besteht ein erhöhtes Risiko, mit der TMS einen Anfall auszulösen. Es ist daher besonders abzuwägen, ob die TMS für die Diagnosestellung unverzichtbar ist. Gegebenenfalls ist der Patient über das erhöhte Anfallsrisiko aufzuklären. Darüber hinaus ist in diesen Fällen eine adäquate medizinische Versorgung für das etwaige Auftreten eines Anfalls sicherzustellen. Im Regelfall wird man allerdings auf die TMS bei Patienten mit bekanntem Anfallsleiden verzichten.

Bei Vorliegen einer **Schwangerschaft** sollte die Magnetstimulation nicht durchgeführt werden. Als besonders kritisch wird die **Nervenwurzelstimulation** angesehen. Die transkranielle Magnetstimulation gilt zwar aufgrund des größeren Abstands zum Fötus als weniger bedenklich, die Indikation für die Untersuchung sollte aber dennoch sehr eng gestellt werden. In Zweifelsfällen sollte zuvor ein Schwangerschaftstest erfolgen.

Patienten, die **elektronische Implantate** wie z. B. Cochleaimplantate oder Medikamentenpumpen tragen, dürfen nicht mit TMS untersucht werden.

Bei Patienten, die einen **Herz-** oder **Hirnschrittmacher** tragen, sollte besondere Vorsicht walten. Die TMS-Spule darf auf keinen Fall in unmittelbarer Nähe (<5 cm) des implantierten Impulsgenerators aktiviert werden, da sonst die Gefahr einer irreversiblen Schädigung des Geräts besteht. Aufgrund dieses Risikos sollte bei dieser Patientengruppe eine sehr enge Indikationsstellung erfolgen.

Letztlich muss sichergestellt sein, dass keine **ferromagnetischen Partikel** im Schädelinnenraum (z. B. Clips nach Aneurysmaoperationen) vorhanden sind. Unproblematisch sind im Regelfall fixierte Metallimplantate, wie sie beispielsweise bei Zahnkronen oder Drahtcerclagen eingesetzt werden.

Praktische Durchführung

Im Folgenden wird die praktische Durchführung der MEP-Untersuchung von **intrinsischen Handmuskeln** beschrieben.

3.3 · Neurophysiologische Diagnostik

■■ Vorbereitung

Der Patient sollte sitzend untersucht werden, der Arm bequem ruhen. Zunächst erfolgt die Aufklärung über die Untersuchungsmethode und die Beantwortung eventueller Fragen des Patienten. Anschließend werden die Sicherheitsaspekte (vgl. Kontraindikationen) überprüft.

Die **Oberflächenelektroden** zur Ableitung werden über dem Bauch und der Sehne des Zielmuskels (**Belly-Tendon-Montage**) fixiert.

■■ Bestimmung der PML

Bei ruhendem Muskel wird die **peripher-motorische Leitungszeit** mithilfe der spinalen Stimulation oder F-Wellen-Methode bestimmt.

■■ Supramaximale Stimulation des peripheren Nerven

Fakultativ kann die supramaximale elektrische Stimulation des distalen peripheren Nerven erfolgen. Damit kann die **maximale Amplitude der M-Antwort** als Referenz für die Amplitude der magnetisch evozierten Antwort bestimmt werden. Im Regelfall werden aber die Amplituden in der Magnetstimulation lediglich **im Seitenvergleich** bewertet.

■■ Transkranielle magnetische Stimulation

Anschließend erfolgt die transkranielle Magnetstimulation des primär-motorischen Handareals bei leicht voraktiviertem Zielmuskel. Um den **rechtsseitigen Zielmuskel** zu untersuchen, wird die **Rundspule** tangential so auf den Kopf aufgelegt, dass der geometrische Mittelpunkt der Rundspule über dem Vertex zentriert ist. Der technische Stromfluss in der Spule sollte entgegen dem Uhrzeigersinn verlaufen. Wird eine **achtförmige Doppelspule** verwendet, sollte der technische Stromfluss in anterior-posterior-Richtung verlaufen. Die Stimulation wird i.d.R. mit einer **Stimulationsintensität** von etwa 40–50% der maximalen Stimulatorleistung begonnen. Gegebenenfalls wird die Stimulationsintensität schrittweise gesteigert, bis eine konsistente motorische Antwort im Zielmuskel ausgelöst wird. Durch geringe Variation der Spulenposition kann der optimale Stimulationsort gefunden werden.

Als **Maß für die Erregbarkeit des motorischen Kortex** kann die kortikale motorische Reizschwelle in Ruhe bestimmt werden. Die Bestimmung der kortikalen motorischen Reizschwelle hat sich allerdings in wissenschaftlichen Untersuchungen als komplexer herausgestellt als ursprünglich angenommen. Als **pragmatisch** einfach, wenn auch physiologisch nicht optimal, gilt das Verfahren, bei dem der optimale Stimulationsort mit fortschreitender **Erhöhung der Reizstärke in Schritten von 5%** stimuliert wird.

> Als **Reiz-** bzw. **Erregbarkeitsschwelle** wird die Stimulationsintensität bezeichnet, bei der etwa 50% von 10–20 aufeinanderfolgenden Durchgängen eine klar erkennbare Muskelantwort (Amplituden >50 μV) hervorrufen.

Anschließend wird der **optimale Stimulationsort** mit etwa 120–140% der (Ruhe-)Schwellenintensität bei etwa 10–20% Voraktivierung des Zielmuskels stimuliert. Aufgrund der Variabilität der transkraniellen Antworten sind 4–8 Wiederholungen der Stimulation sinnvoll. Ausgewertet wird die **kürzeste Latenz des MEPs**.

Um die **Gegenseite** zu untersuchen, wird das beschriebene Verfahren mit gewendeter Spule und Ableitung vom gegenseitigen Zielmuskel wiederholt.

■■ Berechnung der zentralmotorischen Leitungszeit

Als letzter Schritt wird die **ZML** durch Verrechnung der PML bestimmt.

■ Probleme

Bei **manchen Gesunden** lassen sich auch bei maximaler Stimulationsintensität keine sicheren MEPs auslösen. Dies kann darauf beruhen, dass im individuellen Fall der Abstand zwischen Stimulationsspule und motorischem Kortex zu groß ist. Umgekehrt ist es allerdings auch möglich, dass bei einer vorliegenden Schädigung eher langsam leitender Pyramidenbahnen unauffällige MEPs abgeleitet werden. Erklärt werden kann dieser Umstand dadurch, dass lediglich etwa 5–10% der absteigenden Pyramidenbahnen zu den schnell leitenden Fasern gehören, die der transkraniellen Magnetstimulation zugänglich sind. Normale ZML schließen also in diesem Fall Pyramidenbahnläsionen nicht aus.

Bei **schweren Erkrankungen des peripheren Nervensystems**, wie sie z.B. bei ausgeprägten Polyneuropathien auftreten können, kann es sehr schwierig sein, den distalen Zielmuskel zu stimulieren bzw. mit der F-Wellen-Methode die PML zu bestimmen. In diesen Fällen kann es notwendig werden, auf einen proximalen Muskel auszuweichen. Problematisch ist hierbei, dass zum einen die F-Wellen-Technik bei diesen Muskeln meist nicht anwendbar ist, zum anderen der geringe Abstand zwischen Stimulationsspule und Ableitelektrode zu vermehrtem Auftreten von Stimulationsartefakten führen kann. In diesem Fall kann die Verwendung einer Nadelelektrode helfen, da niedrigere Stimulationsintensitäten erforderlich sind und damit Stimulusartefakte vermindert werden können.

Somatosensibel evozierte Potenziale

- Einführung und technische Grundlagen somatosensibel-evozierter Potenziale

> **Definition**
>
> **Evozierte Potenziale** sind standardisierte, ableitbare, reizkorrelierte Antworten auf externe Stimuli.

Entsprechende Antworten können auf Ebene von peripherem Nerv einschließlich der Nervenwurzeln, Spinalmark und Kortex abgeleitet werden. Als **externe Stimuli** eignen sich akustische, visuelle oder wie im Fall der somatosensibel evozierten Potenziale (SEP) somatosensorische Reize. Da die Antworten von einer Vielzahl von Faktoren beeinflusst werden und daher sehr variabel sein können, ist die **verlässliche Untersuchung** evozierter Potenziale abhängig von der Verfügbarkeit einer Summationstechnik und von Mittelwertrechnern. Der routinemäßige Einsatz der evozierten Potenziale ist damit insbesondere mit der Verbreitung **digitaler Aufzeichnungsmöglichkeiten** verbunden.

Ableitung der SEP

Für die Auslösung von SEP ist die **Stimulation eines peripheren Nerven** erforderlich. Bei der Untersuchung der Arm- und Handregion werden häufig der **N. medianus** oder der **N. ulnaris** in der Nähe des Handgelenks mit Oberflächenelektroden stimuliert. Seltener werden die Dermatome der zervikalen Nervenwurzeln gereizt (Segment-SEP). Die **Ableitung** erfolgt ebenfalls mit Oberflächenelektroden über
- dem Erb'schen Punkt,
- der Region über den Eintrittszonen der Nervenwurzeln C7 sowie C2 und
- dem postzentralen Kortex.

Für die **kortikale Ableitung** werden bipolare Ableitungen eingesetzt, wobei eine der Elektroden zwischen C3 und P3 bzw. C4 und P4 gesetzt wird (CP3, CP4) und die Referenz über Fz positioniert wird. Nach den Empfehlungen der Kommission »Evozierte Potenziale« der Deutschen Gesellschaft für Klinische Neurophysiologie (Buchner et al. 2002) sollte bei der Stimulation von Armnerven diese **4-Kanal-Technik** eingesetzt werden. Alternativ zur Ableitung über HWK 7 kann auch eine Position über HWK 5 verwendet werden.

> Aufgrund des oft schlechten Signal-Rausch-Verhältnisses ist im Gegensatz zur Neurographie des peripheren Nerven die **Mittelung von meist ca. 500 Stimulationen** erforderlich. Für eine zuverlässige Darstellung der spinalen Antworten sind aber gelegentlich bis 1000 oder 2000 Stimulationen erforderlich.

Potenzialkomponenten

> Die relevanten **abgeleiteten Potenziale** werden in Abhängigkeit von der durchschnittlichen Latenz bei Gesunden und der Polarität als N10, N13a, N13b und N20 bezeichnet (Abb. 3.12).

Werden die an der Kopfoberfläche ableitbaren Potenziale gegen eine extrazephale oder gegen eine Ohrreferenz abgeleitet, lassen sich weitere positive Potenzialkomponenten (P9, P11, P14 und P22) erkennen, deren Auswertung in der Routinediagnostik keine Anwendung findet.

Neurophysiologische und anatomische Grundlagen der SEP

Voraussetzung für die Messbarkeit von Potenzialänderungen von Nervenzellen an der Körperoberfläche ist die **synchrone elektrische Aktivierung** einer hinreichenden Anzahl von länglich konfigurierten und parallel angeordneten Nervenzellen und Axonen. Dies ist beispielsweise für die **Pyramidenzellen des Neokortex** der Fall, deren synaptische Aktivierung und die gebündelte Propagation (Multiplikation) der Erregung entlang der Axone die neurophysiologische Grundlage der an der Kopfoberfläche ableitbaren evozierten Potenziale darstellen. Durch die elektrische Stimulation des entsprechenden peripheren Nerven lassen sich zeitlich gebündelte Entladungen von Gruppen somatosensorischer Nervenzellen auslösen, sofern die synchrone Aktivierung einer größeren Anzahl von Nerven gelingt. Nicht zuletzt auch durch den Umstand, dass der menschliche Schädelknochen ein sehr schlechter Leiter ist, erreichen von der Kopfoberfläche ableitbare Potenziale nur etwa 1% der Amplituden, die direkt an der Hirnoberfläche gemessen werden könnten.

Amplitude und **Feldverteilung an der Kopfoberfläche** hängen nicht nur von der Leitfähigkeit des Schädelknochens, sondern insbesondere auch von der Orientierung des aktivierten Kortexareals ab.

Stimulation des **kontralateralen N. medianus** ruft eine thalamokortikale Exzitation an basalen Dendritenbaumabschnitten von Pyramidenzellen in Lamina IV des Kortex hervor. Die **kortikale sensible Repräsentation des N. medianus** befindet sich in Area 3b des somatosensorischen Kortex, die eingefaltet an der Vorderwand des Gyrus postcentralis am Sulcus centralis liegt. Aufgrund dieser Lagebeziehung entsteht ein tangential zur Kopfoberfläche gerichteter **Stromfluss**, der zu einer Negativierung unter der Elektrode CP und einer Positivierung unter Fz führt, die mit Oberflächenelektroden 20 ms nach Stimulation des kontralateralen N. medianus als N20 abgeleitet werden kann.

Leitung der Erregung zum somatosensorischen Kortex

Die elektrische Stimulation des peripheren Nerven führt zunächst zur Aktivierung von peripheren Rezeptoren und freien Nervenendigungen. Die Erregung der peripheren Nervenabschnitte wird anschließend in das **Spinalganglion** geleitet. An der spinalen Weiterleitung der Erregung sind vor allem die epikritische und propriozeptive Sensibilität leitenden Fasern beteiligt, die sich in den Hintersträngen des Rückenmarks befinden und ungekreuzt bis zu den Ncll. cuneatus und gracilis aufsteigen. Dort erfolgt die Umschaltung auf das **2. sensible Neuron**, das als Lemniscus medialis in der oberen Brücke zur Gegenseite kreuzt und in den Ncl. ventralis posterior des Thalamus projiziert. Ein **3. sensibles Neuron** verbindet schließlich den Thalamus mit dem somatosensorischen Kortex.

Abgrenzung einer Läsion

Als **Generatoren** für die o.g. Potenzialkomponenten der SEP werden verantwortlich gemacht, für
- **N13** der Armplexus (Erb'scher Punkt) sowie spinale Interneurone im Hinterhorn und
- **N20** Neurone des somatosensorischen Kortex.

Entsprechend dieser postulierten Lokalisationen lässt sich mit der 4-Kanal-Ableitung der SEP eine Läsion peripheren, spinalen oder auch kortikalen Strukturen zuordnen.

- **Durchführung der Messung**
- **Stimulation**

Stimuliert wird der **distale N. medianus** oder **N. ulnaris** mit Oberflächenelektroden, wobei die Kathode etwa 2 cm proximal der Anode liegen sollte, um einen anodalen Block zu vermeiden. In der **Routinediagnostik** werden 100–500 μs lange Rechteckpulse mit konstantem Stromfluss verwendet. Die **Stimulationsintensität** wird üblicherweise der motorischen Schwelle angepasst, und sie wird schrittweise gesteigert, bis die ersten Zuckungen der vom N. medianus oder N. ulnaris versorgten Muskeln an der Hand zu erkennen sind. Anschließend wird die Intensität um weitere 4 mA erhöht. Unter diesen Reizbedingungen zeigen alle Potenzialkomponenten mit Latenzen unter 50 ms maximale Amplituden. Die Latenzen werden durch die Reizfrequenz nur unwesentlich beeinflusst. Häufig werden **Stimulusraten** um 5 Hz eingesetzt. Bei höheren Stimulusraten nehmen die Amplituden der SEP ab.

- **Registrierung**

Meist werden in der Routine **Oberflächenelektroden** verwendet, grundsätzlich können aber auch Nadelelektroden eingesetzt werden. Die **Positionierung der Elektroden** richtet sich nach dem internationalen **10-20-System** für die Elektroenzephalographie:

- Für die **kortikale Ableitung** nach Armnervenstimulation wird die Elektrode über dem kontralateralen sensiblen Kortex 5 cm posterior von Cz und 7 cm lateral der Mittellinie platziert. Die Referenzelektrode wird über Fz positioniert. Das Armplexuspotenzial ist am besten über dem Erb'schen Punkt, etwa 1–2 cm oberhalb der Klavikula ableitbar.
- Die **spinalen Ableitungen** werden über HWK 6/7 (Referenz Hyoid) und HWK 2 (Referenz Fz) vorgenommen.

- **Analyse**

Bei der Armnervenstimulation werden **Latenzen** der Potenziale über Erb, HWK 7, HWK 2 und dem postzentralen Kortex ausgewertet. **Amplituden** werden als Differenz benachbarter Potenzialschwankungen unterschiedlicher Polarität ermittelt (z.B. zwischen N20 und P25).

> Wichtig ist, dass die Ableitung mindestens **einmal wiederholt** wird, um die **Reproduzierbarkeit** der SEP nachzuweisen.

Für N. medianus-SEP soll der Unterschied der Latenzen der wiederholten Ableitung nicht mehr als 0,25 ms betragen. Amplitudenunterschiede zwischen den Reproduktionen sollen unterhalb von 20% liegen. Normwerte sind veröffentlicht (vgl. Buchner et al. 1991). Sinnvoll ist es aber, in jedem Labor eigene Normwerte einschließlich der maximalen Seitendifferenzen zu erheben.

Neben den absoluten Latenzen werden **zentrale Leitungsabschnitte** anhand der zentralen Leitungszeiten (zwischen HWK 7, HWK 2 und dem postzentralen Kortex) für die Auswertung herangezogen.

- **Interpretation**

Neben krankheitsbedingten Veränderungen spielen auch **physiologische Faktoren** eine Rolle, wie
- Alter,
- Körpergröße,
- Geschlecht oder
- Körpertemperatur.

Im Gegensatz zu späten Potenzialkomponenten hängen die in der Routine ausgewerteten Messparameter nicht von psychophysischen Faktoren wie der Aufmerksamkeit ab.

> Als **normal** gelten Befunde, bei denen die abgeleiteten SEP hinsichtlich Latenz und Amplitude im Normbereich liegen und die o.g. Unterschiede bei der Reproduktion nicht überschritten sind.

Ferner wird die **Potenzialkonfiguration** (Wellenform) beurteilt. Besondere Bedeutung hat die Auswertung der Latenzen für die Beurteilung der SEP, wohingegen Amplitudenunterschiede im Seitenvergleich auch dann eher unsichere Kriterien darstellen, wenn die Unterschiede mehr als 50% im Vergleich zur Gegenseite ausmachen.

- **Pathologische Befunde**

Infraganglionäre Schädigungen, z.B. im Rahmen von **Polyneuropathien**, zeigen in den SEP Amplitudenminderungen und Latenzverzögerungen des Erb'schen Potenzials, wohingegen die kortikalen Amplituden häufig aufgrund zentraler Kompensationsmechanismen normale Amplituden bei ebenfalls leicht verzögerten Latenzen aufweisen. Je stärker die demyelinisierende Komponente ausgeprägt ist, desto deutlicher sind die absoluten Latenzverzögerungen, wobei die zentralen Leitungszeiten im Normbereich liegen. Besonders hilfreich können SEP in den initialen Phasen von **Polyradikuloneuritiden** sein, da bei präferenzieller Beeinträchtigung der proximalen peripheren Nervenabschnitte SEP-Untersuchungen pathologische Befunde aufweisen (◻ Abb. 3.12), während die Neurographie noch keinen eindeutigen pathologischen Befund zeigen muss.

Supraganglionäre Schädigungen können je nach Muster der pathologischen SEP differenziert werden (◻ Tab. 3.6, ◻ Abb. 3.13).

Besonders deutliche Verlängerungen der zentralen Leitungszeiten lassen sich bei demyelinisierenden Erkrankungen des zentralen Nervensystems wie der **Multiplen Sklerose** nachweisen.

SEP lassen sich auch für die Beurteilung der **Prognose nach Schlaganfällen** einsetzen. Hier scheinen N. tibialis-SEP eine etwas zuverlässigere Beurteilung zu ermöglichen als N. medianus-SEP-Untersuchungen. Dabei korreliert das Ausmaß der SEP-Veränderungen bei supratentoriellen Infarkten gut mit dem klinischen Befund nach einem Jahr (Kovala 1991). Eine gute Übereinstimmung wurde auch mit dem Barthel-Index und dem Grad der Behinderung gesehen (Park et al. 2003).

Von großer Bedeutung sind die Medianus-SEP bei der Beurteilung der **Prognose komatöser Patienten**. Zeigt sich

Tab. 3.6 Supraganglionäre Schädigungen

Läsionsort	Erb	HWK 7	HWK 2	Kortex
Zervikal extramedullär	Normal	Interpeaklatenz N9–N13a pathologisch		Normal oder verzögert
Zervikal intramedullär	Normal	Amplitudenminderung oder Ausfall N13a		Normal oder amplitudengemindert
Medulla oblongata	Normal	Normal	Amplitudenminderung oder Ausfall N13b	Amplitudenminderung oder Ausfall
Pontin oder weiter rostral	Normal	Normal	Normal	Amplitudenminderung oder Ausfall

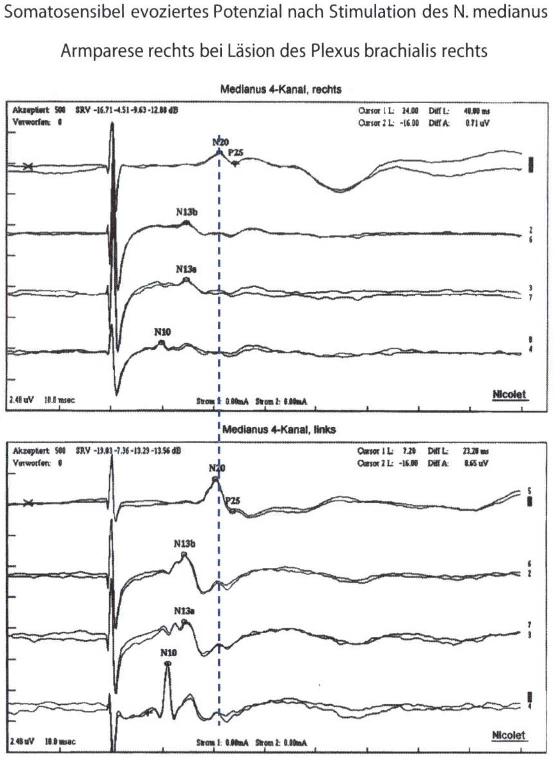

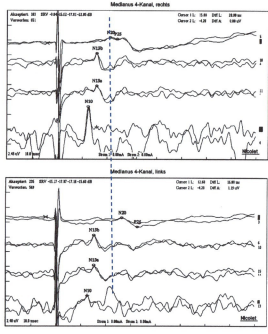

Abb. 3.12 Dargestellt sind die für die Routinediagnostik ausgewerteten Potenziale N10, N13a, N13b und N20 nach Stimulation des N. medianus bei einem Patienten mit einer einseitigen Läsion des Plexus brachialis rechts. Alle Potenziale sind bei linksseitiger Stimulation regelrecht evoziert. Rechts sind bereits die Potenziale über dem Erb'schen Punkt amplitudengemindert. Die Amplitudenminderung setzt sich bei allen späteren Potenzialen fort, da die Anzahl der beteiligten Neurone vermindert ist. Die Latenzen der Potenziale sind rechtsseitig nur gering im Seitenvergleich verzögert. Dargestellt ist zur besseren Übersicht nur der Latenzunterschied des kortikalen Potenzials (gestrichelte Linie)

Abb. 3.13 Beispiel für eine einseitige Läsion zwischen Medulla oblongata und dem postzentralen Kortex. Unauffällige Antworten bei rechtsseitiger Stimulation. Auf der linken Seite fällt zunächst die Amplitudenminderung des Erb'schen Potenzials auf, außerdem die Latenzverzögerung von N20 im Seitenvergleich bei seitengleich regelrechten Latenzen von N13a und N13b

bereits früh (<8 h) nach dem akuten Ereignis kein primäres kortikales N. medianus-SEP mehr, ist von einer sehr ungünstigen Prognose auszugehen (Brunko u. Zeegers 1987).

Schwieriger ist die Beurteilung, wenn der primäre kortikale Komplex erhalten ist.

SEP-Untersuchungen bei Patienten mit **Basalganglienerkrankungen** wie Chorea Huntington oder Morbus Parkinson haben sich in der Routinediagnostik nicht durchgesetzt. Im Gegensatz dazu lassen sich N. medianus-SEP gut einsetzen, um die Beteiligung sensibler Bahnen bei **Systemdegenerationen** (z. B. der Friedreich-Ataxie) oder auch **metabolischen**

Erkrankungen (z. B. der funikulären Myelose im Rahmen eines Vitamin-B12-Mangels) zu überprüfen.

– Eine Besonderheit stellen die **Riesen-SEP** dar, die erstmals bei der **Myoklonusepilepsie** beobachtet wurden. Hierbei handelt es sich um auffallend große Amplituden der kortikalen SEP als Ausdruck einer kortikalen Hyperexzitabilität. Sie sind nicht spezifisch für die Myoklonusepilepsie, sondern können auch die Creutzfeldt-Jakob-Erkrankung, posthypoxische Myoklonien (Lance-Adams-Syndrom) oder mitochondriale Erkrankungen (z. B. die Myoklonusepilepsie mit »ragged red fibers«, MERFF) begleiten.

■ **Probleme**

Schwierig ist die Ableitung der SEP, wenn der Patient sich nicht ausreichend entspannen kann. In diesem Fall kann sich das **Signal-Rausch-Verhältnis** so ungünstig verändern, dass keine zuverlässige Auswertung der SEP möglich ist. Neben der optimalen halb liegenden Lagerung und der Abdunkelung des Untersuchungsraums kann eine Lautsprecherrückmeldung des EEG-Signals verwendet werden. In manchen Situationen ist auch die Sedierung mit niedrigen Dosen von Benzodiazepinen erforderlich.

Um bei niedrigen Stimulationsintensitäten ausreichende Potenziale ableiten zu können, ist die Vorbereitung des Patienten, insbesondere die **Verringerung des Hautwiderstands** entscheidend. Entfetten der Haut und die Verwendung von Elektrodenpaste sind hilfreich. In einzelnen Situationen kann die Verwendung von Nadelelektroden notwendig werden.

Literatur

Amassian VE, Stewart M, Quirk GJ, Rosenthal JL (1987) Physiological basis of motor effects of a transient stimulus to cerebral cortex. Neurosurgery 20: 74-93

Arac N, Sagduyu A, Binai S, Ertekin C (1994) Prognostic value of transcranial magnetic stimulation in acute stroke. Stroke 25: 2183-6

Barker AT, Jalinous R, Freeston IL (1985) Non-invasive magnetic stimulation of human motor cortex. Lancet 1: 1106-7

Bondurant CP, Haghighi SS, Oro, JJ (1997) Experience with transcranial magnetic stimulation in cortical mapping. Neurol Res 19: 435-40

Brunko E, Zegers DB (1987) Prognostic value of early cortical somatosensory evoked potentials after resuscitaton from cardiac arrest. Electroencephalogr Clin Neurophysiol 66: 15-24

Buchner H, Schildknecht M, Ferbert A (1991) Spinale und subkortikale somatosensibel evozierte Potentiale - Vergleich mit der Lokalisation spinaler, medullärer und pontiner Läsionen und im Hirntod. Z EEG EMG 22: 51-61

Buchner H, Claßen J, Haupt WF, Kunesch E, Lowitsch K, Milnik V, Paulus W, Stöhr M (2002) Empfehlungen für die Ausbildung «Evozierte Potentiale" – Mindestanforderungen für die Durchführung. Klinische Neurophysiologie 33: 223-229

Claus D (1990) Central motor conduction: method and normal results. Muscle Nerve 13: 1125-32

Eisen AA, Shtybel W (1990) AAEM minimonograph #35: Clinical experience with transcranial magnetic stimulation. Muscle Nerve 13: 995-1011

Ellaway PH, Davey NJ, Maskill DW, Rawlinson SR, Lewis HS, Anissimova NP (1998) Variability in the amplitude of skeletal muscle responses to magnetic stimulation of the motor cortex in man. Electroencephalogr Clin Neurophysiol 109: 104-13

Fourkas AD, Ionta S, Aglioti SM (2006) Influence of imagined posture and imagery modality on corticospinal excitability. Behav Brain Res 168: 190-6

Fritsch G, Hitzig E (1870) Über die elektrische Erregbarkeit des Großhirns. Arch Anat Physiol Wiss Med 37: 300-332

Grünbaum ASF, Sherrington CS (1903) Observations on the physiology of the cerebral cortex of the anthropdoid apes. Proc. R. Soc. Lond. 72: 152-155

Kofler M, Fuhr P, Leis AA, Glocker FX, Kronenberg MF, Wissel J, Stetkarova I (2001) Modulation of upper extremity motor evoked potentials by cutaneous afferents in humans. Clin Neurophysiol 112: 1053-63

Kovala T (1991) Prognostic significance of somatosensory evoked potentials evoked by stimulation of the median and posterior tibial nerve - a prospective 1 year follow-up study in patients with supratentorial cerebral infarction. Eur Neurol 31: 141-148

Park BK, Chae J, Lee YH, Yang G, Labatia I (2003) Median nerve somatosensory evoked potentials and upper limb motor function in hemiparesis. Electroencephalogr Clin Neurophysiol 43: 169-179

Rapisarda G, Bastings E, de Noordhout AM, Pennisi G, Delwaide PJ (1996) Can motor recovery in stroke patients be predicted by early transcranial magnetic stimulation? Stroke 27: 2191-6

Ravnborg M, Blinkenberg M, Dahl K (1991) Standardization of facilitation of compound muscle action potentials evoked by magnetic stimulation of the cortex. Results in healthy volunteers and in patients with multiple sclerosis. Electroencephalogr Clin Neurophysiol 81: 195-201

Verstynen T, Spencer R, Stinear CM, Konkle T, Diedrichsen J, Byblow WD, Ivry RB (2006) Ipsilateral corticospinal projections do not predict congenital mirror movements: A case report. Neuropsychologia

Vogt C, Vogt O (1919) Allgemeinere Ergebnisse unserer Hirnforschung. J Psychol Neurol 25: 277-462

3.4 Bewegungsanalyse

J. Hermsdörfer

Bewegungsanalysen umfassen die direkte Messung und Evaluation motorischer Aktivitäten. Die Bewegungen werden mit geeigneten technischen Systemen registriert, digitalisiert und archiviert. Die Analyse beinhaltet die Rekonstruktion der Bewegung und die Bestimmung von kinematischen und dynamischen Charakteristika. Die **Analyse drei-dimensionaler Bewegungen** basiert meist auf der kontinuierlichen Messung der Position von Markern auf definierten Körperstellen mit optischen, akustischen oder induktiven Messprinzipien. **Analysen feinmotorischer Kraftkontrolle** erfolgen mit Kraftsensoren für einen oder mehrere Finger und eventuell für unterschiedliche Kraftrichtungen. Bewegungsanalysen liefern objektive, sensitive und präzise Informationen über den Grad und die spezifischen Charakteristika einer Handfunktionsstörung.

■ **Einleitung**

Klinische Skalen sind in der Lage, ein breites Symptomspektrum in relativ kurzer Zeit zu erfassen (▶ Kap. 3.2). Die Beurteilung der Leistung eines Patienten ist dabei meist eher grob und unterliegt subjektiven Kriterien. Die Leistungserfassung kann objektiviert werden, indem die globale Leistung in einer Aufgabe registriert wird. Die gängigste Methode, die aus dem Sport hinlänglich bekannt ist, besteht in der **Messung der Zeit**, die für eine definierte Tätigkeit benötigt wird. Da diese Zeit bei Patienten abhängig vom Grad der Behinderung extrem stark variieren kann, wird häufig die **Anzahl definierter Tätigkeiten** in einem bestimmten Zeitraum festgestellt.

- Eine auf Zeitmessung beruhende Methode zur Leistungserfassung bei Handfunktionsstörungen ist der **Jebsen-Test**, bei dem die Dauer von Tätigkeiten wie dem Stapeln von Holzklötzen und dem Auflesen von Karten erfasst werden (Jebsen et al. 1969; Kompetenznetz Schlaganfall 2009).
- Für die Quantifizierung von Tätigkeitseinheiten wird der **Steckbrett-Test** (Pegboard) genutzt, bei dem gezählt wird, wie viele kleine Stifte in einem bestimmten Zeitraum erfolgreich in Bohrungen gesteckt werden können (Kompetenznetz Schlaganfall 2009; Mathiowetz et al. 1985b).

Tests wie der Jebsen- oder der Steckbrett-Test liefern **objektive Maße der Leistung**, lassen aber keine Rückschlüsse darauf zu, wie die Leistungen zustande gekommen sind. Eine naheliegende Methode, darüber Informationen zu gewinnen, ist die **direkte Messung** der Bewegungen. Aus diesen Daten können dann Parameter gewonnen werden, die flexibel und auf die jeweilige Fragestellung optimiert eine objektive Leistungserfassung ermöglichen. Das Einsatzgebiet der Bewegungsanalyse geht dabei über die Leistungsquantifizierung hinaus. Bewegungsanalysen offenbaren eine **Sicht auf Bewegungsausführung**, die von der visuellen Beobachtung erheblich abweichen kann. Dabei können Details von Bewegungen erfasst werden, die zu schnell, zu komplex oder von zu geringem Ausmaß sind, um direkt visuell beobachtet zu werden.

3.4.1 Ursprünge

■ **Photographische Techniken**

Schon lange gab es Bestrebungen, menschliche oder tierische Bewegungen sichtbar zu machen, die zu schnell sind, und für die unsere sensorische Wahrnehmungsfähigkeit zu langsam ist, um sie im Detail erfassen zu können. Ab der zweiten Hälfte des 19. Jahrhunderts wurden dafür die neu entwickelten **photographischen Techniken** eingesetzt. Ein bekannter Pionier auf dem Gebiet war der Photograph Eadweard Muybridge (Muybridge 1887; National Museum of American History 2009). Er benutzte mehrere Kameras mit kurzen Verschlusszeiten, die örtlich getrennt aufgestellt waren und mechanisch oder elektronisch geregelt, kurz hintereinander auslösten. Auf diese Weise gelang es Muybridge, **fortlaufende Momente schneller Bewegungen** im Detail festzuhalten.

Photographische Techniken kamen auch früh zur Erfassung von **Störungen der menschlichen Motorik** zum Einsatz. ◘ Abb. 3.14 zeigt ein Beispiel von Gordon Holmes (1939) zur Darstellung der Funktionsdefizite bei Patienten mit unilateralen Kleinhirnschädigungen durch Schussverletzungen. Durch die Langzeitbelichtung einer photographischen Platte mit den Lichtpulsen einer Glimmlampe, die am Zeige-

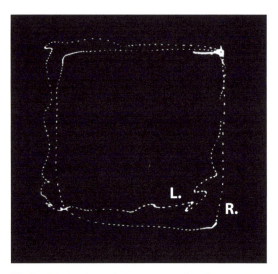

◘ **Abb. 3.14** Trajektorie der Finger der linken (**L**) und rechten Hand (**R**) eines Patienten mit linksseitiger Kleinhirnläsion bei der Aufgabe, die Kanten einer Raumwand im Blickfeld mit dem ausgestreckten Arm nachzufahren. Die hellen Punkte resultieren aus dem Aufblinken einer Glühlampe (Intervall 40 ms) und geben die Bewegungsbahn wieder. Der Abstand zwischen den Punkten reflektiert damit die Bewegungsgeschwindigkeit

finger befestigt war, gelang es Holmes, die Bewegungsausführung nicht nur in **örtlichen**, sondern auch in **kinematischen Details** zu dokumentieren. Diese Erfassung der Position definierter Körperstellen in kurzen zeitlichen Abständen entspricht dem Grundprinzip moderner Bewegungsmessung.

Die **Darstellung der Bewegungen** des Patienten mit linksseitiger Kleinhirnschädigung in ◘ Abb. 3.14 zeigt eine exakte und flüssige Bewegung mit der kontraläsionalen rechten Hand bei hohen Geschwindigkeiten etwa in der Mitte zwischen je zwei Eckpunkten, an denen die Bewegung fast zur Ruhe kommt. Dagegen sind die Bewegungen der ipsiläsionalen linken Hand durch einen unregelmäßigen Bahnverlauf mit vielen Kurven und »Zwischenstopps« gekennzeichnet. Die Bewegungsstörung reflektiert die typischen dysmetrischen Symptome einer Ataxie bei Schädigungen des Kleinhirns.

■ **Film und Video**

Aus photographischen Bildersequenzen haben sich Film und Video entwickelt, und Bewegungssignale können mit verschiedensten technischen Sensoren erfasst und bei hohen Messfrequenzen elektronisch weiterverarbeitet werden. Die Beobachtungen von Muybridge können heute mit gebräuchlichen Videokameras ohne großen Aufwand nachvollzogen werden. Mit fortschreitender technischer Entwicklung gewannen Methoden zur Bewegungsregistrierung und Analyse zunehmende Bedeutung in **zahlreichen Fachbereichen** wie etwa Biomechanik, Ergonomie, Orthopädie, Neurologie oder **nicht medizinischen Bereichen** wie Sport, darstellende Kunst, virtuelle Realität bis hin zu physiologischen Animationen bei Multimediaanwendungen.

■■ Einsatz zur Analyse von Handfunktionsstörungen

In diesem Beitrag wird der Einsatz zur Analyse von Handfunktionsstörungen nach Schädigungen des Nervensystems vorgestellt und die Eignung im Rahmen von Diagnose und Therapie beleuchtet.

Videokameras bzw. andere mobile Geräte mit entsprechender Funktion sind heute leicht verfügbar und dementsprechend weit verbreitet. Durch die übliche digitale Aufzeichnung können die Bilddaten direkt in Computer übertragen und abgespielt werden. Dort können Darstellungsarten wie Zeitlupe, Einzelbilder oder Zeitraffer genutzt werden. Mit entsprechender Software können entsprechende Sequenzen extrahiert und archiviert werden. Nachbearbeitungen können allerdings mit erheblichem Zeitaufwand verbunden sein und bei komplexeren Manipulationen Expertise erfordern.

Videokameras sind keine Bewegungsmesssysteme im eigentlichen Sinne, da sie keine quantitativen Daten zum Zeitverlauf der Bewegung liefern. Durch die **Verfügbarkeit** und **Wiederholbarkeit** können Videos die Beurteilung der Leistung mithilfe von Skalen verbessern und direkte Vergleiche der Leistungen unterschiedlicher Probanden oder unterschiedlicher Messzeitpunkte ermöglichen. Videosysteme zur Analyse von Bewegungsdetails sind vor allem im Sport, aber auch in anderen Bereichen verbreitet (z. B. Dartfish, Contemplas).

3.4.2 Maximalkraft, Gelenkspielraum und Tremor

Eine Anzahl etablierter Verfahren der Bewegungsanalyse zur Evaluation von Handfunktionsstörungen konzentriert sich auf einen **physiologischen Messwert**.

> Weit verbreitet ist die **Messung** der Parameter
> – Griffkraft der Hand,
> – Gelenkwinkel der Finger-, Hand- und Armgelenke oder
> – Beschleunigungen an definierten Körperstellen.

■ Maximalkraft

Der wohl am häufigsten gemessene Bewegungsparameter bei Handfunktionsstörungen ist die **Maximalkraft im Faustgriff** (z. B. Mathiowetz et al. 1985a; Harth u. Vetter 1994; Stephens et al. 1996). Hierzu werden pneumatische, hydraulische oder elektronische **Dynamometer** verwendet. Geschicktes Greifen, Transportieren und Manipulieren von Gegenständen setzt eine hohe Bandbreite von Griffkräften voraus. Die funktionale Relevanz von Griffkraftmessungen ist damit offensichtlich. Für die Maximalkraft wurde eine hohe Korrelation mit dem Ausmaß der Funktionseinschränkung festgestellt (Boissy et al. 1999; Canning et al. 2004; Sunderland et al. 1989).

> ⚠ Es ist zu beachten, dass im Einzelfall erhaltene Maximalkräfte **keine gesicherte Aussage** über andere sensomotorische Leistungen zulassen

(Hermsdörfer u. Mai 1996). Vor allem **Patienten mit primär sensorischen Störungen** oder **ataktischen Symptomen** sind oft in der Lage, normale Maximalkräfte zu produzieren. Obwohl die Messung der Maximalkraft daher für die objektive Erfassung einer Handfunktionsstörung empfohlen werden kann, dürfen andere Leistungsbereiche nicht übergangen werden.

> **Unter der Lupe**
> **Krafttraining**
> Ein **Krafttraining mit wiederholter Produktion hoher Kräfte** kann durch eine Messung der Kraft und Wiedergabe der Leistung als **Feedback** bereichert werden. Die **Konsequenzen** eines derartigen isolierten Trainings der Maximalkraft am paretischen Arm werden aufgrund vermuteter negativer Wirkungen auf Kokontraktion und Spastik kontrovers diskutiert. In entsprechenden Untersuchungen konnte allerdings kein direkter Zusammenhang belegt werden (Bourbonnais et al. 1997; Miller u. Light 1997; Ada et al. 2006).
> In einer **Studie**, in der ein zusätzliches aufgabenorientiertes Bewegungstraining und ein zusätzliches auf Kraftaufbau gerichtetes Training mit einem Standardtraining verglichen wurden, führten beide Trainingsformen zu einer relativen Verbesserung in einigen Leistungsaspekten, die aber im Langzeitverlauf für die Gruppe mit aufgabenspezifischem Training stabiler waren (Winstein et al. 2004).

■ Gelenkspielraum

Neben der Messung der Maximalkraft kommt den Messungen der **Gelenkwinkel** mit **Goniometern** vor allem im Bereich der Chirurgie eine wesentliche Bedeutung zu, um Defizite und Verläufe zu dokumentieren (Breger-Lee et al. 1990; Hansson et al. 1996). Üblicherweise wird der Winkel zwischen den Maximalstellungen bestimmt und als Gelenkspielraum (Range of Motion, ROM) beschrieben. Zu unterscheiden ist dabei der **aktive** und der **passive Gelenkspielraum**, wobei funktionell dem aktiven Spielraum, den der Patient willkürlich herstellen kann, eine größere Bedeutung zukommt. Es sind einfache mechanische Messgeräte im Einsatz, an denen der jeweilige Wert abgelesen wird. Alternativ kommen **elektronische Geräte** mit Neigungsmessern zum Einsatz. Für **Virtual Reality-Anwendungen** wurden sog. Daten-Handschuhe (Data Gloves, ▶ Kap. 3.4.5) entwickelt, die mit entsprechenden Sensoren die Flexions-/Extensionswinkel sowie die Ab-/Adduktionswinkel in den Fingergelenken messen. Hiermit können die Gelenkspielräume aller Finger gleichzeitig erfasst werden.

■ Tremor

Eine ganze Reihe neurologischer Erkrankungen ist mit Tremor verbunden. Dementsprechend wurde eine Anzahl von Messverfahren zur Quantifizierung von Tremor entwickelt. Eine typische Anordnung misst den Tremor bei ausgestrecktem Arm mithilfe von Sensoren – meist **Beschleunigungssensoren** – an den Fingern, und die Auswertung basiert normalerweise auf spektralanalytischen Verfahren (Deuschl et al. 1995; Gantert et al. 1992; Gresty u. Buckwell 1990).

3.4.3 Räumliche Bewegungen

Die Anatomie der oberen Extremität erlaubt es, jeden Punkt im **drei-dimensionalen Greifraum** auf beliebigen Wegen zu erreichen. Eine vollständige Charakterisierung freier Hand und Armbewegungen erfordert daher die Registrierung solcher Bewegungen in allen drei Dimensionen.

Optische Messverfahren

Eine geeignete Methode besteht darin, die Bewegung mit zwei Videokameras aus zwei unterschiedlichen Positionen aufzuzeichnen. Die **3-dimensionale Bewegung** stellt sich dann auf beiden Kameras 2-dimensional dar. Ist das System kalibriert, d.h., sind die geometrischen und optischen Eigenschaften intern bekannt, so kann auf diese Weise die räumliche Position eines sich bewegenden Punkts oder eines Körpers bestimmt werden (Allard et al. 1995; Gruen 1997). Typischerweise konzentriert man sich auf **ausgewählte Körperstellen** (z. B. Schulter, Ellenbogen und Handgelenk für Armbewegungen) und bestimmt die Position des Punkts fortlaufend in einem raumfesten **3-dimensionalen Koordinatensystem**. Aus den Zeitreihen der Raumkoordinaten können dann Bewegungsparameter wie Bewegungsrichtungen und Geschwindigkeiten sowie Gelenkwinkel berechnet werden.

- **Herkömmliche Videosysteme**

Messsysteme, die diese Methodik nutzen, basieren auf unterschiedlichen optischen Prinzipien. Zum einen können **herkömmliche Videosysteme** eingesetzt werden. Zur Positionsbestimmung wird die ausgewählte Körperstelle auf aufeinanderfolgenden Videobildern manuell markiert. Es ist offensichtlich, dass ein solches Verfahren extrem aufwändig ist, zumal wenn mehrere Körperstellen manuell von Bild zu Bild markiert werden müssen. Daher werden **reflektierende** oder **farbige Marker** an den interessierenden Körperstellen befestigt. Die Marker erscheinen dann auf den Videobildern als kontrastreiche Punkte, die automatisch lokalisiert und über die Einzelbilder hinweg verfolgt werden können.

Systeme, die mit **herkömmlichen Videosignalen** arbeiten, sind:
- Contemplas,
- Simi Motion oder
- Mikromak.

Eine Erhöhung der Messfrequenz von den üblichen 30 Hz (entspricht 30 Bildern/sec) auf höhere Frequenzen ist durch **Spezialkameras** möglich. Zunehmend kommen auch komplexe Verfahren aus dem Bereich der digitalen Bildverarbeitung (**Computer Vision**) zum Einsatz, die mit immer besserer Zuverlässigkeit die Dimensionen »gesehener« Körper ohne zusätzliche Markierungen erfassen können.

- **Infrarotbasierte optische Systeme**

Bei infrarotbasierten optischen Systemen wird eine exaktere und robustere Markerlokalisation erreicht, indem die Marker mit **Infrarot-Strahlern** beleuchtet und dementsprechend Infrarotkameras eingesetzt werden.

Infrarotbasierte Systeme sind:
- BTS Bioengineering,
- Qualisys,
- VICON oder
- MotionAnalysis.

- **Elektro-optische Systeme**

Weitere, auf optischen Prinzipien beruhende, sog. **elektro-optische Messsysteme** arbeiten mit **aktiven Markern** (LEDs: »light emmitting diodes«). Diese senden sequenziell infrarote Lichtimpulse aus, die dann von kameraähnlichen Positionsdetektoren lokalisiert werden. Der entscheidende **Vorteil** gegenüber den Videosystemen ist, dass hier die Positionssignale den unterschiedlichen Markern eindeutig zugeordnet sind; die Systeme liefern also direkt die räumliche Position (bzw. die Koordinaten) etwa des Handgelenks bei entsprechender Befestigung eines Markers. Die Signalverarbeitung bei Systemen mit aktiven Markern ist weniger komplex und damit robuster als bei videobasierten Systemen. Ein deutlicher **Nachteil** ist, dass die Marker durch Kabel mit der Messelektronik verbunden sind.

In **neueren technischen Entwicklungen** wird das Kabel durch entsprechende Elektronik mit Funkkontakten zur Auslösung der Markerimpulse ersetzt:
- CodaMotion oder
- NDI Optotrack.

> **Unter der Lupe**
>
> **Klinischer Einsatz videogestützter Bewegungsanalysesysteme**
>
> **Videobasierte Messsysteme** sind im Prinzip sehr flexibel und komfortabel. Die Analyse liefert quantitative Bewegungsparameter und zusätzlich ein Videobild der untersuchten Bewegung. In der **Praxis** hat die Methodik aber noch mit erheblichen technischen Schwierigkeiten zu kämpfen. Neben dem hohen Aufwand an Hard- und Software, der erforderlichen Eichung der Systeme und dem Problem der Zuordnung von Markern bei passiven Systemen besteht bei allen optischen Systemen das **Problem der Missing Marker**: Kontinuierliche Daten setzen voraus, dass zu keinem Zeitpunkt einer der Marker verdeckt oder aus der Sicht einer der beiden Kameras weggedreht ist. Dies ist aufgrund der vielen Freiheitsgrade von Arm- und Handbewegungen kaum zu gewährleisten.. Eine erfolgreiche **Gegenmaßnahme** ist die Verwendung mehrerer verteilter Kameras, so dass i.d.R. immer freie Sicht von mindestens zwei Kameras besteht.
>
>

3.4 · Bewegungsanalyse

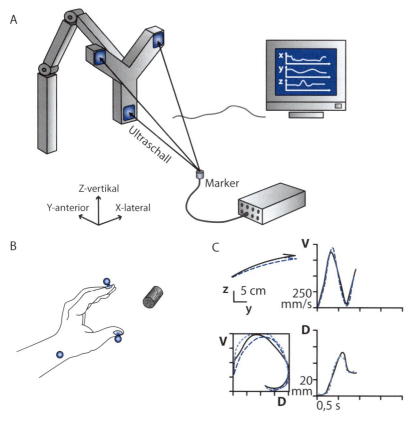

Abb. 3.15 (**A**) Drei-dimensionales Bewegungsmesssystem auf Ultraschallbasis (CMS, Zebris). (**B**) Markerkonfiguration bei der Registrierung einer Greifbewegung. (**C**) Trajektorien und Bewegungsparameter bei drei wiederholten Greifbewegungen eines gesunden Probanden. **z/y** Trajektorie der Handgelenkbewegung in der Sagittalebene. **V** Zeitverlauf der Tangentialgeschwindigkeit des Handgelenks. **D** Handöffnung (Abstand Zeigefinger–Daumen). **V/D** Koordination von Geschwindigkeit V mit Handöffnung D

Fazit: Der **klinische Einsatz** videogestützter Bewegungsanalysesysteme ist aus den genannten Gründen meist noch auf wissenschaftliche Fragestellungen beschränkt. Weiterentwicklungen, vor allem in der bildverarbeitenden Soft- und Hardware, lassen jedoch einen zukünftigen Einsatz in der klinischen Praxis denkbar erscheinen.

- **Ultraschallbasierte Bewegungsmesssysteme**

Abb. 3.15 A zeigt ein Messsystem (CMS, Zebris) mit **akustischem Funktionsprinzip**. Es werden aktive Marker verwendet, die kurze **Ultraschallimpulse** aussenden. Diese Schallimpulse werden von drei räumlich getrennten Sensoren (Mikrophonen) empfangen. Dabei erreicht der Impuls eines Markers einen räumlich näheren Empfänger zeitlich früher als einen weiter entfernten. Auf der Basis dieser Laufzeitdifferenzen werden die räumlichen Koordinaten der Marker berechnet. Wie bei Systemen mit aktiven optischen LED-Markern sind Kabel notwendig. Verdeckte oder weggedrehte Marker können auch hier ein Problem darstellen. Die drei Empfänger sind fest in einem Messaufnehmer integriert (Abb. 3.15 A); durch die fixe geometrische Zuordnung erübrigen sich Eichprozeduren, und der Aufnehmer kann vor jeder Messung in die jeweils günstigste Messposition gebracht werden.

- **Elektromagnetische Bewegungsmesssysteme**

Ein weiteres, physikalisch vollkommen anderes Messprinzip zur Erfassung 3-dimensionaler Bewegungen basiert auf **elektromagnetischer Induktion**. Mit raumfesten elektrischen **Magnetspulen** (Quellen, mindestens drei) werden magnetische Felder erzeugt, welche in kleinen Spulen, die wie die Marker auf der Haut befestigt sind, elektrische Ströme induzieren. Die Eigenschaften dieser Ströme lassen Rückschlüsse über die Position der bewegten Spule im Raum zu. Dieses Messprinzip erspart keine Kabel, erlaubt aber hohe Messfrequenzen. Da elektromagnetische Strahlung Knochen und Weichteile durchdringt, beseitigt es darüber hinaus das Problem verdeckter oder weggedrehter Marker, welches bei allen anderen genannten 3-dimensionalen Systemen immanent ist. Andererseits sind die magnetischen Felder aber sehr leicht durch ferromagnetische Materialien in der Umgebung störbar.

Gebräuchliche **elektromagnetische Systeme** sind:
- Fastrack,
- Liberty (Polhemus) bzw.
- Minibird (Ascension).

Analyse von Greifbewegungen

Alle genannten Messsysteme zur Registrierung räumlicher Bewegungen erlauben die Analyse von Greifbewegungen. Für eine typische Erfassung hat sich eine **Markerkonfiguration** mit einem Marker auf dem Handgelenk und zwei weiteren Markern auf den Fingernägeln von Daumen und Zeigefinger bewährt (Abb. 3.15 B):

- Der Marker auf dem Handgelenk gibt die **Transportbewegung** der Hand zum Zielobjekt wider.
- Der räumliche Abstand zwischen Daumen- und Zeigefingermarker gibt die **Handöffnung** und damit die Antizipation der geometrischen Ausmaße des Greifobjekts durch eine einsprechende Öffnung der Finger wider.

Für die Trennung von Handtransport und Handöffnung gibt es vermutlich auch eine neurophysiologische Grundlage, die in der Hypothese der »zwei unabhängigen visuomotorischen Kanäle« Ausdruck fand (Jeannerod et al. 1995).

- **Kinematische Charakteristika routinierter Greifbewegungen**

■ Abb. 3.15 C veranschaulicht das Resultat der Messung von Greifbewegungen eines **gesunden Probanden**. Dabei wurde ein Holzzylinder, der vor dem Probanden stand, wiederholte Male gegriffen und zur Startposition transportiert. Beim Bewegungsstart war die Hand geschlossen, d.h., Daumen und Zeigefinger berührten sich. Die Kontrollperson bewegte die Hand auf einer glatten, nahezu geraden Trajektorie zu dem Holzzylinder.

Die Verläufe der **Bewegungsparameter** geben die kinematischen Charakteristika routinierter Zielbewegungen wieder.

> Folgende kinematischen **Charakteristika** kennzeichnen routinierte Greifbewegungen:
> – Das **Geschwindigkeitsprofil** hat einen glockenförmigen, glatten Verlauf.
> – Die **Variabilität** der Bewegungsausführung ist sehr gering, wie die fast identischen Kurven für die drei Einzelbewegungen belegen.
> – Die **Handöffnung** beginnt fast gleichzeitig mit dem Handtransport und erreicht einen Maximalwert in der Phase abnehmender Transportgeschwindigkeit.

Analyse von Zielbewegungen

■ Abb. 3.16 zeigt ein weiteres Beispiel für eine 3-dimensionale Bewegungsanalyse, nämlich **Zielbewegungen** bei einer gesunden Kontrollperson und zwei Patienten mit Hirnschädigungen. Aufgabe der Probanden war es, ausgehend von einer Ruheposition vor dem Körper, mit einer raschen Bewegung eine kleine Zielscheibe mit der Zeigefingerspitze zu treffen. Die Bewegungen wurden wiederum mit dem **akustischen Bewegungsmesssystem** registriert (CMS, Zebris), jedoch besteht auch bei diesem Beispiel keine Einschränkung auf ein bestimmtes Messsystem. Die Marker befanden sich auf dem dorsalen Hand- und distalen Zeigefingergelenk. Die Abbildung zeigt die Sagittalprojektionen und die Geschwindigkeitsverläufe des Handgelenkmarkers.

- **Kinematische Charakteristika routinierter Zielbewegungen**

Wie im vorhergehenden Beispiel sind die Verläufe der **Bewegungsparameter** der gesunden Kontrollperson (**Norm**) durch die kinematischen Charakteristika routinierter Zielbewegungen gekennzeichnet (s. ■ Abb. 3.16 B):
- Die Hand wurde auf einem glatten, nahezu **geraden Bewegungspfad** zur Zielscheibe geführt,
- das **Geschwindigkeitsprofil** besitzt einen glockenförmigen, glatten Verlauf, und
- die **Variabilität** der Bewegungsausführung war sehr gering, wie die fast identischen Kurven für die drei Einzelbewegungen belegen.

- **Kinematische Charakteristika von Zielbewegungen bei Hirnschädigungen**

Patient 1:
- Im Vergleich zur Kontrollperson erscheinen die **Trajektorien** des Patienten 1 in ■ Abb. 3.16 C stärker gekrümmt.
- Wie den **Geschwindigkeitsprofilen** zu entnehmen ist, dauerten die Bewegungen erheblich länger, die **Maximalgeschwindigkeiten** waren nur halb so hoch, und
- die **Profile** waren asymmetrisch, mit einer deutlich verlängerten Bremsphase am Ende der Bewegung während der Annäherung an die Zielscheibe.

Patientin 2:
Ganz anders verlaufen die **Bewegungsparameter** der in ■ Abb. 3.16 D dargestellten Patientin 2:
- Die **Trajektorien** sind in einem hohen Maße irregulär, mit häufigen Richtungswechseln und unterscheiden sich für die drei Einzelbewegungen erheblich.
- Die **Geschwindigkeitsprofile** sind stark unregelmäßig.
- Die **Dauer** der Bewegungen war im Vergleich zur Kontrollperson verlängert, allerdings wurden nahezu vergleichbare Maximalgeschwindigkeiten erreicht.

> Diese kinematischen **Charakteristika** sind typisch für
> – eine eher **paretische Störung** im Fall des Patienten 1 (■ Abb. 3.16 C) und
> – eine eher **ataktische Störung** der Zielbewegungen bei Patientin 2 (■ Abb. 3.16 D).

- **Quantitative Analyse der Zielbewegungen**

In ■ Abb. 3.16 sind auch die **Ergebnisse** einer quantitativen Analyse der Zielbewegungen beider Patienten dargestellt,
- zum einen die **Mittelwerte** (aus fünf Einzelbewegungen) der fünf wichtigsten Kennwerte der Bewegungen, die aus den Daten gewonnen wurden,
- zum anderen die zugehörigen **Z-Werte** (als Balken dargestellt).

▪▪ Z-Werte

Die Z-Werte wurden mithilfe der Normdaten für die Zielbewegungen aus Hermsdörfer (2002) berechnet. Sie **beschreiben**, wie weit (bzw. wie viele Standardabweichungen der Verteilung der Kontrollpersonen) ein bestimmter Kennwert des Patienten von der mittleren Leistung vergleichbarer gesunder Kontrollpersonen entfernt ist:

3.4 · Bewegungsanalyse

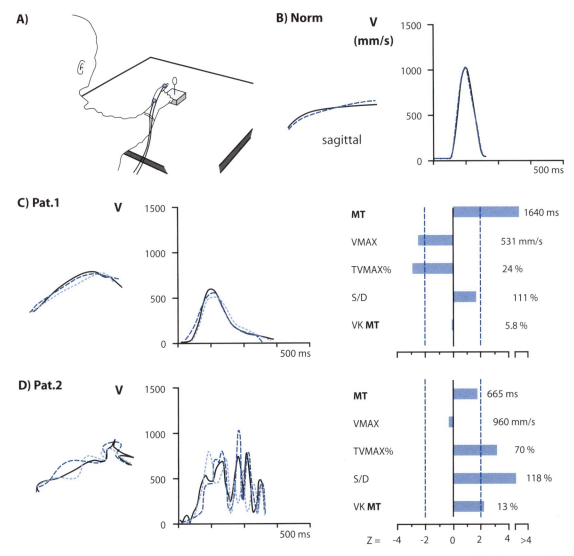

◘ **Abb. 3.16** (**A**) Messaufbau zur Analyse von Zielbewegungen mit Marker an Handgelenk und Zeigefinger. (**B-C**) Links: Sagittalprojektion der Trajektorie Handgelenk und zugehörige Tangentialgeschwindigkeit V. Je drei Einzelmessungen sind übereinandergezeichnet und durch unterschiedliche Linientypen markiert. Nur die Hinbewegung bis zur Berührung der Scheibe ist dargestellt. (**B**) Norm: Leistungen einer gesunden Kontrollperson. (**C**) Patient 1: Zustand nach Mediateilinfarkt. (**D**) Patientin 2: Zustand nach Hirnstammblutung. **Untere Darstellungen rechts:** Kennwerte und zugehörige Z-Werte der Zielbewegungen der Patienten (vgl. Text). **MT** Bewegungsdauer. **VMAX** Maximalgeschwindigkeit. **TVMAX%** Relative Beschleunigungsdauer. **S/D** Geradlinigkeit. **VK_MT** Relative Variabilität der Bewegungsdauer. Die unterbrochenen Linien bei Z=±2 geben die Grenze des Normbereichs an (vgl. Text und Hermsdörfer 2002)

- Ein Z-Wert von **0** bedeutet, dass die Leistung exakt dem Durchschnitt der Norm entspricht.
- Bei einem Z-Wert von **+2** oder **-2** weisen dagegen theoretisch nur 2,3% der Normalpersonen größere oder kleinere Werte auf.
- Z-Werte **jenseits von ±2** weisen auf klar abnormale Leistungen hin.

> Z-Werte geben auf eine allgemeingültige und gut verständliche Weise den **Abstand einer pathologischen zu normalen Leistungen** an und ermöglichen darüber hinaus den direkten Vergleich unterschiedlicher Leistungsaspekte bzw. Kennwerte.

Die **Z-Werte für die beiden Patienten** in ◘ Abb. 3.16 spiegeln exakt die anhand der Graphiken diskutierten Bewegungscharakteristika wider:
- Die Leistung des **Patienten 1** kennzeichnen abnormal hohe bzw. niedrige Z-Werte in der Bewegungsdauer (MT), der Maximalgeschwindigkeit (VMAX) und der Bewegungssymmetrie (TVMAX%). Die Variabilität (VK_MT) liegt dagegen im Normbereich.
- **Patientin 2** weist dagegen vor allem einen deutlich erhöhten Z-Wert in der Geradlinigkeit des Bewegungspfads (S/D) auf; in der Maximalgeschwindigkeit (VMAX) entspricht der Wert in etwa dem Durchschnitt der Norm.

Studien von Greif- und Zielbewegungen bei Patienten mit Schädigungen des Nervensystems liefern schädigungsspezifische Beschreibungen der Funktionsdefizite in **unterschiedlichen Leistungsaspekten** (Bastian et al. 2000; Michaelsen et al. 2009; Steenbergen et al. 2000; Nowak et al. 2007). Dies betrifft auch die Rolle **kompensatorischer Mechanismen** wie beispielsweise verstärkte Rumpfbewegungen bei Greifbewegungen mit der paretischen Hand (Michaelsen et al. 2009; Cirstea u. Levin 2000).

3.4.4 Feinmotorische Griffkräfte

Griffkräfte werden meist gegen starre Körper produziert; die Kraftproduktion ist daher **isometrisch**, d.h. mit keinen oder nur geringfügigen Bewegungen verbunden. Damit entziehen sich diese Fingerkräfte der direkten visuellen Kontrolle. Die Kräfte können aber mit geeigneten Sensoren registriert werden. Dabei werden meist **Dehnmessstreifen** eingesetzt, mit denen minimale mechanische Auslenkungen in Änderungen des elektrischen Widerstands und dann in Spannungsänderungen umgesetzt werden (Hermsdörfer 2009). Daneben kommen kapazitive und piezoresistive Messprinzipien zu diesem Zweck zum Einsatz.

> **Unter der Lupe**
> **Wertigkeit von Tests der feinmotorischen Griffkraft**
> In **Studien zur Feinmotorik** hat sich eine Anzahl von Tests etabliert, bei denen die Griffkräfte unter verschiedenen Instruktionen vom Probanden kontrolliert werden sollen. Neben der Herstellung maximaler Griffkräfte (▶ Kap. 3.4.2) wurde z. B. die Fähigkeit zum schnellen Wechseln der Griffkraft untersucht. Durch die Wahl eines niedrigen Kraftbereichs bei einer derartigen **Prüfung der Kraft-Diadochokinese** kann die Messung auf den typischen Bereich feinmotorischer Kräfte beschränkt und der Einfluss von Ermüdung gering gehalten werden. In **Trackingaufgaben** wird die gemessene Griffkraft als **Feedback** auf einem Monitor dargestellt, und eine Zielvorgabe (Target) definiert die erwünschte Kraftänderung. Neben einem konstanten Target kommen unterschiedliche Arten von Zielverläufen zum Einsatz, wobei v.a. vorhersehbare (z. B. Rampe, Sinus) von nicht vorhersehbaren Verläufen (z. B. Addition nicht harmonischer Sinusschwingungen) zu unterscheiden sind. Trackingaufgaben wurden in der klassischen Motorikforschung verwendet, um das Übertragungsverhalten des sensomotorischen Systems unter definierten Eingangssignalen zu bestimmen (Miall 1996; Poulton 1957).
> **Fazit:** Diadochokinetische Kraftwechsel, konstante Kraftvorgaben sowie dynamische Trackingaufgaben haben sich als sehr **sensitiv** erwiesen, um sensomotorische Aspekte der kindlichen Entwicklung wie des Alterns zu erfassen (Blank et al. 2000; Blank u. Hermsdörfer 2009; Lazarus u. Haynes 1997; Voelcker-Rehage u. Alberts 2005).
> ▼

Darüber hinaus wurde vielfach demonstriert, dass spezifische Veränderungen der Sensomotorik bei unterschiedlichen Erkrankungen des ZNS **präzise analysiert** werden können (Hermsdörfer 2009; Hermsdörfer u. Mai 1996; Vaillancourt et al. 2001; Mai et al. 1988). In Therapiestudien an **Patienten mit Feinmotorikstörungen** wurde ein Feedback der Griffkraft bei Trackingaufgaben erfolgreich dazu eingesetzt, das Defizit durch Training zu verringern (Kriz et al. 1995; Kurillo et al. 2005).

■ **Messen der Griffkraft**

Im Jahre 1984 stellten Roland Johansson und Göran Westling (1984) die in ◘ Abb. 3.17 A dargestellte Messapparatur vor, mit der sie die Griffkräfte beim natürlichen Vorgang des **Greifens** und **Anhebens** eines Gegenstands registrieren konnten. Die Autoren konnten zeigen, dass die Griffkraft präzise an das Objektgewicht angepasst wird. Insbesondere wird die **Griffkraft** nahezu **parallel zu der Last** entwickelt. Das heißt, nachdem die greifenden Finger mit dem Objekt Kontakt haben, wird gleichzeitig mit der Griffkraft die Kraft erhöht, die zunächst zu einer isometrischen Lasterhöhung und dann zum Abheben des Objekts führt, sobald das Objektgewicht überwunden ist (◘ Abb. 3.17 B). In dieser Hinsicht ist das sensomotorische System des Menschen viel effizienter als ein technisches Hebesystem, bei dem zuerst die maximal notwendige Griffkraft hergestellt wird und dann erst mit dem Anheben begonnen wird.

In ihren Arbeiten zeigten Johansson et al. (1984, 1996), dass die Griffkraft nur geringfügig über der Mindestkraft eingestellt wird, die gerade verhindert, dass ein gehaltener Gegenstand aus der Hand rutscht (Johansson u. Westling 1984; Johansson 1996).

Messungen an Patienten mit verschiedenen neurologischen Störungen zeigen unterschiedlichste Abweichungen von den charakteristischen Mustern der Kraftkontrolle gesunder Probanden. Vor allem kommt es sehr häufig zu **Erhöhungen der Griffkräfte**. Die Überhöhung ist dabei vom Ausmaß einer Störung der Somatosensorik abhängig, kann aber auch unabhängig davon auftreten (Hermsdörfer et al. 2003, 2004; Nowak u. Hermsdörfer 2005; Blennerhassett et al. 2007).

■ **Aktuelle Entwicklung der Messmothoden**

Technische Entwicklungen in der **Mikroelektronik** ermöglichen die ständige Verbesserung der Messmethoden. So können durch Mikrosensoren, integrierte Schaltkreise und kompakte Akkumulatoren die produzierten Griffkräfte, Lasten und Bewegungen eines gehaltenen Objekts mit immer geringerer Baugröße und immer niedrigerem Gewicht gemessen werden. Die Datenerfassung, Verarbeitung und Speicherung kann, gesteuert durch Mikroprozessoren, intern im Objekt erfolgen, oder die Daten werden über Funkprotokolle an Computer übertragen (Hermsdörfer 2009). In beiden Fällen ist keine Kabelverbindung notwendig, und das Objekt kann ohne mechanische Einschränkung manipuliert werden.

3.4 · Bewegungsanalyse

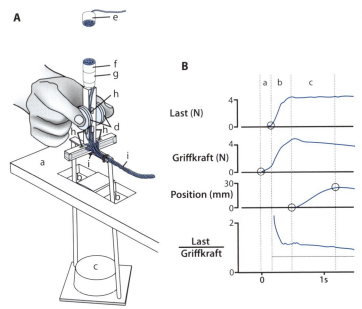

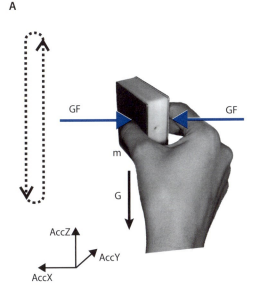

Abb. 3.17 (**A**) Klassischer Messaufbau von Johansson und Westling (1984) zur Analyse der Griffkraft beim Greifen und Heben von Objekten. Die Apparatur wird im Präzisionsgriff mit Daumen und Zeigefinger gegriffen. Unter den Griffflächen (d) sind Dehnmessstreifen montiert, die die Griffkräfte von Daumen und Zeigefinger und die vertikale Hebekraft messen (h). Zusätzliche Sensoren messen die vertikale Beschleunigung (g) und die Position (Höhe) (f, e). Das Gewicht (c) kann ausgetauscht werden. (**B**) Last, Griffkraft, Position und Verhältnis zwischen Griffkraft und Last bei einem typischen Greif- und Hebevorgang. Die horizontale Line in der Griffkraft-/Lastgraphik beschreibt das Kraftverhältnis, bei dem das Objekt aus der Hand rutschen würde. Drei Phasen sind unterscheidbar: a) Griffkraftentwicklung ohne Last, b) Produktion der isometrischen Last, c) Hebephase (modifiziert nach Johansson u. Westling 1984)

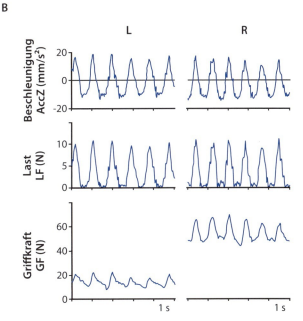

Abb. 3.18 (**A**) Autonomes Messobjekt zur Messung der Griffkraft (GF) und der Beschleunigungen (ACC) in den drei Raumdimensionen. Bei vertikalen Auf-/Abbewegungen setzt sich die Last aus der konstanten Gewichtskraft (m×G, m=Objektmasse, G=Gravitation) und aus der dynamischen Trägheitskraft (m×AccZ) zusammen.

(**B**) Daten eines Patienten mit rechtsseitigem Schlaganfall bei der Messung zyklischer vertikaler Bewegungen mit einem autonomen Messobjekt: Beschleunigung des Objekts (AccZ), resultierende Last (LF) und Griffkraft (GF) bei Bewegungen mit der linken (L) und rechten Hand (R)

Abb. 3.18 zeigt die **aktuelle Entwicklung** eines autonomen Messgeräts zur Messung der Griffkraft und ein **Patientenbeispiel** aus einer Stichprobe, die mit einem Vorgängermodell erhoben wurde (Hermsdörfer et al. 2003).

Die Aufgabe des Patienten war, das in der Hand gehaltene Objekt mit konstanter Amplitude und Frequenz auf und ab zu bewegen. Der Schlaganfall betraf vor allem **sensorische**

Leistungen; die Motorik und damit die Fähigkeit, den Arm zu bewegen, waren weitgehend erhalten:
- Es gelang dem Patienten, mit der betroffenen linken wie mit der nicht betroffenen rechten Hand **regelmäßige Bewegungen** und dementsprechende Trägheitskräfte herzustellen. Die nicht betroffene Hand antizipierte diese Laständerungen auf ökonomische Art, indem sie

zeitsynchron die Griffkraft modulierte. Dies ist das **typische Muster gesunder Probanden**.
— Mit der betroffenen Hand modulierte der Patient die Griffkraft ebenso wie mit der nicht betroffenen, allerdings geschah dies auf einem massiv erhöhten Niveau. Ein derartiges Muster hat sich als **typisch für Patienten mit primären sensorischen Defiziten** erwiesen.

> Bei sehr **schweren sensorischen Störungen** und Kleinhirnschädigungen kommt es zu einem Zusammenbruch der antizipatorischen Kraftregulation (Hermsdörfer et al. 2003, 2005; Nowak et al. 2004; Rost et al. 2005).

3.4.5 Mehrfingerbewegungen

Die üblichen Messungen von Greifbewegungen und Griffkräften werden der Komplexität und der hohen Zahl an Freiheitsgraden von Hand- und Fingerbewegungen nicht gerecht. Die Einschränkungen sind sinnvoll und notwendig, um den Aufwand bei der Datenerhebung und Analyse zu limitieren und die Untersuchung auf die wesentlichen Aspekte zu beschränken. Für eine Anzahl von Fragestellungen ist es jedoch unumgänglich, die Aktivitäten der einzelnen Finger unabhängig voneinander zu registrieren und zu analysieren.

- **Messungen freier Bewegungen der Finger**

Derartige Messungen können technisch mit den o.g. Systemen zur Messung freier Bewegungen realisiert werden. Auf den einzelnen Fingern werden dann **separate Marker** von angemessen kleiner Baugröße appliziert. Für eine detaillierte Betrachtung der Gelenkbewegungen sind auf jedem Fingergelenk bis zu drei Marker notwendig, so dass die Messung sehr aufwändig wird. Eine andere, praktikable Methode besteht in der Verwendung von Handschuhen, in die Sensoren zur Messung der Gelenkstellungen eingebracht sind. Sog. **Data Gloves** oder Datenhandschuhe werden auch in verschiedenen anderen Bereichen wie Virtual Reality-Anwendungen eingesetzt (Data Glove, Cyber Glove). In der Regel sind sie mit Sensoren zur Messung der Flexions-/Extensionswinkel der einzelnen Fingergelenke und der Ab-/Adduktionswinkel der Metakarpophalangealgelenke sowie von Daumenopposition und Faustschluss ausgestattet. Die **Genauigkeit** von Data Gloves liegt im Bereich von einem Winkelgrad. Allerdings ist die Anpassungsfähigkeit an unterschiedliche Handgrößen, auch bei flexiblen Handschuhmaterialien beschränkt, und für die rechte und linke Hand werden natürlich unterschiedliche Exemplare benötigt.

> **Unter der Lupe**
> **Themen wissenschaftlicher Sensomotorikstudien**
> Im Bereich sensomotorischer Forschung wurden bislang vor allem die **Fähigkeiten** bzw. **Limitierungen unabhängiger Fingerbewegungen** bei Gesunden und bei Patienten mit kortikalen Schädigungen untersucht (Lang u. Schieber 2003; Raghavan et al. 2006). Daneben war die **Anpassung der einzelnen Fingerstellungen** in Abhängigkeit von der spezifischen geometrischen Form eines zu greifenden Objekts Gegenstand von wissenschaftlichen Studien. Hier zeigte sich, dass bereits relativ früh während einer Greifbewegung die Fingerstellung die Form des Greifobjekts antizipiert. Darüber hinaus lässt sich die Fingerstellung auf eine Kombination einer umschriebenen Anzahl von **Synergien** (meist zwei) zurückführen (Santello u. Soechting 1998; Santello et al. 1998).

- **Messung der Fingerkräfte**

Eine Betrachtung der Kontrolle mehrerer Finger kann auch auf Ebene der Fingerkräfte erfolgen. In diesem Fall werden die Kräfte der fünf Finger mit entsprechenden Sensoren separat gemessen. Dabei beschränkt sich die Erfassung oft auf die Griffkräfte normal zur Oberfläche. Für eine vollständige Charakterisierung der wirkenden **Kräfte** und **Drehmomente** eines Griffs müssen allerdings oft auch die tangentialen Scherkräfte der einzelnen Finger berücksichtigt werden. Derartige Messungen zeigen spezifische Muster und Gesetzmäßigkeiten bei der Anpassung der Fingerkräfte an die physikalischen Gegebenheiten der jeweiligen Aufgabe (Zatsiorsky et al. 2002; Zatsiorsky u. Latash 2009; Santello u. Soechting 2000). Typischerweise ist bei diesen Messungen die Position der Finger durch die Platzierung der Sensoren festgelegt. Eine **freie Positionierung der Finger** ermöglichen Kraftsensorfolien, auf denen eine Vielzahl einzelner Kraftsensoren verteilt sind (Hermsdörfer 2009; Kutz et al. 2008). Aus der Belastung resultiert ein Druckprofil, auf dem die Finger erkennbar und isolierbar sind.

3.4.6 Zusammenfassung

Technische Faktoren, die den klinischen Einsatz von Systemen zur Bewegungsmessung häufig erschweren, sind
— mangelnde Flexibilität,
— die Notwendigkeit von spezieller Expertise bei der Bedienung,
— hohe Anschaffungskosten und vor allem
— zeitintensive Prozeduren bei der Datenerhebung und Analyse.

Möglichkeiten und Grenzen einer Bewegungsanalyse sind bei den Techniken, die eingesetzt werden können, sehr unterschiedlich. Fortschritte in Mikroelektronik und Datenverarbeitung vereinfachen aber zunehmend klinische Anwendung auch außerhalb experimenteller Fragestellung.

Im **klinischen Einsatz** sollen Bewegungsmessungen die sensomotorischen Leistungen differenziert und objektiv erfassen. Resultate sollen aussagekräftig, gut zu dokumentieren und zu vermitteln sein. Werden diese Kriterien erfüllt, so ergibt sich ein breites Spektrum gewinnbringender **Einsatzmöglichkeiten**, die sich folgendermaßen zusammenfassen lassen:

- Bewegungsanalysen ermöglichen neue **Einblicke in Bewegungsabläufe** und können helfen, das Verständnis normaler und gestörter Bewegungen zu verbessern.
- In der Diagnose können das **Ausmaß einer Störung** sowie betroffene Einzelaspekte präzise erfasst und dokumentiert werden.
- Die **Kommunikation** unterschiedlicher Fachbereiche kann auf patientenspezifischen, objektiven Messungen aufbauen und damit vereinfacht und verbessert werden.
- Messungen können helfen, die **spezifischen Defizite** zu finden, die eine Störung individuell charakterisieren und deren Veränderung dann im Behandlungsverlauf dokumentiert werden soll.
- Die Effektivität einer spezifischen Behandlung kann damit **objektiv** überprüft und verschiedene Behandlungsformen können verglichen werden.
- Für standardisierte Untersuchungen können **Normwerte** erhoben werden, die die Abgrenzung gestörter und normaler Leistungen objektivieren und die Intensität unabhängiger Störungsaspekte quantifizieren

Literatur

Ada L, Dorsch S, Canning CG (2006) Strengthening interventions increase strength and improve activity after stroke: a systematic review. Aust J Physiother 52: 241-248

Allard P, Stokes IAF, Blanchi JP (1995) Three-dimensional analysis of human movement. Human Kinetics, Champaign (IL)

Bastian AJ, Zackowski KM, Thach WT (2000) Cerebellar-Ataxia - Torque Deficiency or Torque Mismatch Between Joints. J Neurophysiol 83: 3019-3030

Blank R, Heizer W, Vonvoss H (2000) Development of externally guided grip force modulation in man. Neurosci Lett 286: 187-190

Blank R, Hermsdörfer J (2009) The development of the fastest isometric grip force changes and clinical relevance. Mot Contr 13: 185-196

Blennerhassett JM, Matyas TA, Carey LM (2007) Impaired discrimination of surface friction contributes to pinch grip deficit after stroke. Neurorehabil Neural Repair 21: 263-272

Boissy P, Bourbonnais D, Carlotti MM, Gravel D, Arsenault BA (1999) Maximal grip force in chronic stroke subjects and its relationship to global upper extremity function. Clin Rehabil 13: 354-362

Bourbonnais D, Bilodeau S, Cross P, Lemay JF, Caron S, Goyette M (1997) A motor reeducation program aimed to improve strength and coordination of the upper-limb of a hemiparetic subject. Neurorehabil 9: 3-15

Breger-Lee D, Bell-Krotoski J, Brandsma JW (1990) Torque range of motion in the hand clinic. J Hand Ther 3(1): 7-13

Canning CG, Ada L, Adams R, O'Dwyer NJ (2004) Loss of strength contributes more to physical disability after stroke than loss of dexterity. Clin Rehabil 18: 300-308

Cirstea MC, Levin MF (2000) Compensatory strategies for reaching in stroke. Brain 123 (Pt 5): 940-953

Deuschl G, Timmer J, Genger H, Lücking CH, Honerkamp J (1995) Frequency, amplitude, and waveform characteristics of physiologic tremors. In: Przuntek H, Kraus PH, Klotz P, Korczyn AD (eds) Instrumental Methods and Scoring in Extrapyramidal Disorders. Springer, Berlin Heidelberg New York. pp 93-100

Gantert C, Honerkamp J, Timmer J (1992) Analyzing the dynamics of hand tremor time series. Biol Cybern 66: 479-484

Gresty M, Buckwell D (1990) Spectral analysis of tremor: understanding the results. J Neurol Neurosurg Psychiatry 53: 976-981

Gruen A (1997) Fundamentals of videogrammetry - a review. Hum Mov Sci 16: 155-187

Hansson GA, Balogh I, Ohlsson K, Rylander L, Skerfving S (1996) Goniometer measurement and computer-analysis of wrist angles and movements applied to occupational repetitive work. J Electromyogr Kinesiol 6: 23-35

Harth A, Vetter WR (1994) Grip and pinch strength among selected adult occupational groups. Occup Ther Intern 1: 13-28

Hermsdörfer J (2002) Bewegungsmessung zur Analyse von Handfunktionen. Vorschlag einer standardisierten Untersuchung. EKN-Beiträge für die Rehabilitation. Books On Demand, Norderstedt

Hermsdörfer J (2009) Analysis of grip forces during object manipulation. In: Nowak DA, Hermsdörfer J (eds) Sensorimotor Control of Grasping: Physiology and Pathophysiology. Cambridge University Press, Cambridge. pp 3-19

Hermsdörfer J, Hagl E, Nowak DA (2004) Deficits of anticipatory grip force control after damage to peripheral and central sensorimotor systems. Hum Mov Sci 23: 643-662

Hermsdörfer J, Hagl E, Nowak DA, Marquardt C (2003) Grip force control during object manipulation in cerebral stroke. Clin Neurophysiol 114: 915-929

Hermsdörfer J, Mai N (1996) Disturbed grip force control following cerebral lesions. J Hand Ther 9: 33-40

Hermsdörfer J, Nowak DA, Lee A, Rost K, Timmann D, Mühlau M, Boecker H (2005) The representation of predictive force control and internal forward models: evidence from lesion studies and brain imaging. Cogn Proc Int Quart Cogn Sc 6: 48-58

Holmes G (1939) The cerebellum of man. Brain 62(1): 1-30

Jeannerod M, Arbib MA, Rizzolatti G, Sakata H (1995) Grasping objects - the cortical mechanisms of visuomotor transformation. Trends Neurosci 18: 314-320

Jebsen RH, Taylor N, Trieschmann RB, Trotter MJ, Howard LA (1969) An objective and standardized test of hand function. Arch Phys Med Rehabil 50: 311-319

Johansson RS (1996) Sensory control of dexterous manipulation in humans. In: Wing AM, Haggard P, Flanagan JR (eds) Hand and Brain. Academic Press, San Diego. pp 381-414

Johansson RS, Westling G (1984) Roles of glabrous skin receptors and sensorimotor memory control of precision grip when lifting rougher or more slippery objects. Exp Brain Res 56: 550-564

Kompetenznetz Schlaganfall (2009) Fachinformation Motorische Rehabilitation. Funktionsdefizite messen. Tests des Bereichs »Aktivitäten«. http://www.kompetenznetz-schlaganfall.de/220.0.html. Ref Type: Electronic Citation

Kriz G, Hermsdörfer J, Marquardt C, Mai N (1995) Feedback-based training of grip force control in patients with brain damage. Arch Phys Med Rehabil 76: 653-659

Kurillo G, Gregoric M, Goljar N, Bajd T (2005) Grip force tracking system for assessment and rehabilitation of hand function. Technology And Health Care 13: 137-149

Kutz DF, Wolfel A, Timmann D, Kolb FP (2008) Dynamic torque during a precision grip task comparable to picking a raspberry. J Neurosci Methods

Lang CE, Schieber MH (2003) Differential impairment of individuated finger movements in humans after damage to the motor cortex or the corticospinal tract. J Neurophysiol 90: 1160-1170

Lazarus JAC, Haynes JM (1997) Isometric pinch force control and learning in older adults. Exp Aging Res 23: 179-199

Mai N, Bolsinger P, Avarello M, Diener HC, Dichgans J (1988) Control of isometric finger force in patients with cerebellar disease. Brain 111: 973-998

Mathiowetz V, Kashman N, Volland G, Weber K, Dowe M, Rogers S (1985a) Grip and pinch strength: normative data for adults. Arch Phys Med Rehabil 66: 69-74

Mathiowetz V, Weber K, Kashman N, Volland G (1985b) Adult norms for Nine Hole Peg test of finger dexterity. Occupational Therapy Journal Of Research 5: 25-38

Miall RC (1996) Task-dependent changes in visual feedback control: a frequency analysis of human manual tracking. J Mot Behav 28: 125-135

Michaelsen SM, Magdalon EC, Levin MF (2009) Grip aperture scaling to object size in chronic stroke. Mot Contr 13: 197-217

Miller GJT, Light KE (1997) Strength training in spastic hemiparesis - should it be avoided. Neurorehabil 9: 17-28

Muybridge E (1887) Animal Locomotion. (Reprinted 1950). Dover Publications, New York

National Museum of American History (2009) Eadweard Muybridge's potography of motion. http://americanhistory.si.edu/muybridge . Ref Type: Electronic Citation

Nowak DA, Glasauer S, Hermsdörfer J (2004) How predictive is grip force control in the complete absence of somatosensory feedback? Brain 127: 182-192

Nowak DA, Grefkes C, Dafotakis M, Kust J, Karbe H, Fink GR (2007) Dexterity is impaired at both hands following unilateral subcortical middle cerebral artery stroke. Eur J Neurosci 25: 3173-3184

Nowak DA, Hermsdörfer J (2005) Grip force behavior during object manipulation in neurological disorders: toward an objective evaluation of manual performance deficits. Mov Disord 20: 11-25

Poulton EC (1957) Learning the statistical properties of the input in pursuit tracking. J Exp Psychol 54: 28-32

Raghavan P, Petra E, Krakauer JW, Gordon AM (2006) Patterns of impairment in digit independence after subcortical stroke. J Neurophysiol 95: 369-378

Rost KR, Nowak DA, Timman DT, Hermsdörfer J (2005) Preserved and impaired aspects of predictive grip force control in cerebellar patients. Clin Neurophysiol 116: 1405-1414

Santello M, Flanders M, Soechting JF (1998) Postural hand synergies for tool use. J Neurosci 18: 10105-10115

Santello M, Soechting JF (1998) Gradual molding of the hand to object contours. J Neurophysiol 79: 1307-1320

Santello M, Soechting JF (2000) Force synergies for multifingered grasping. Exp Brain Res 133: 457-467

Steenbergen B, van Thiel E, Hulstijn W, Meulenbroek RGJ (2000) The coordination of reaching and grasping in spastic hemiparesis. Hum Mov Sci 19: 75-105

Stephens JL, Pratt N, Parks B (1996) The reliability and validity of the Tekdyne Hand Dynamometer: part 1. J Hand Ther 9: 10-17

Sunderland A, Tinson D, Bradley L, Hewer RL (1989) Arm function after stroke: An evaluation of grip strength as a measure of recovery and a prognostic indicator. J Neurol Neurosurg Psychiatry 52: 1267-1272

Vaillancourt DE, Slifkin AB, Newell KM (2001) Visual control of isometric force in Parkinson's disease. Neuropsychologia 39: 1410-1418

Voelcker-Rehage C, Alberts JL (2005) Age-related changes in grasping force modulation. Exp Brain Res 166: 61-70

Winstein CJ, Rose DK, Tan SM, Lewthwaite R, Chui HC, Azen SP (2004) A randomized controlled comparison of upper-extremity rehabilitation strategies in acute stroke: A pilot study of immediate and long-term outcomes. Arch Phys Med Rehabil 85: 620-628

Zatsiorsky VM, Gregory RW, Latash ML (2002) Force and torque production in static multifinger prehension: biomechanics and control. I. Biomechanics. Biol Cybern 87: 50-57

Zatsiorsky VM, Latash ML (2009) Digit forces in multi-digit grasps. In: Nowak DA, Hermsdörfer J (eds) Sensorimotor Control of Grasping: Physiology and Pathophysiology. Cambridge University Press, Cambridge. pp 33-51

Störungsspezifische Diagnostik der Handfunktion

4.1 Die spastisch-paretische Hand – 69
4.1.1 Besonderheiten im Kindes- und Jugendalter – 69
R. Blank
4.1.2 Besonderheiten des Erwachsenen – 73
T. Platz, C. Eickhof

4.2 Die peripher-paretische Hand – 83
4.2.1 Neuropathien und Nervenkompressionssyndrome – 83
O. Eberhardt
4.2.2 Muskuläre und neuromuskuläre Erkrankungen – 96
J.M. Burgunder

4.3 Zentrale und periphere Sensibilitätsstörungen – 102
B. Jung, J. Hermsdörfer
4.3.1 Definition und klinische Grundlagen – 102
4.3.2 Auswahl der Assessmentverfahren – 104
4.3.3 Anwendung der Assessments – 105
4.3.4 Praktische Umsetzung des Assessements – 105
4.3.5 Funktionale Defizite beim Greifen und Manipulieren – 110
4.3.6 Zusammenfassung – 112

4.4 Die dystone Hand – 114
E. Altenmüller
4.4.1 Definition und Symptomatik der Handdystonien – 115
4.4.2 Pathophysiologie der Handdystonien – 117
4.4.3 Epidemiologie und Verlauf der Handdystonien – 118
4.4.4 Diagnostik der Handdystonien – 118
4.4.5 Differenzialdiagnosen der Handdystonien – 119

4.5 Rigor und Bradykinese – 120
M. Dafotakis, D.A. Nowak
4.5.1 Definition und Pathophysiologie – 120
4.5.2 Klinische Relevanz und Diagnostik des Rigors – 121
4.5.3 Klinische Relevanz und Diagnostik der Bradykinese – 123

4.6 Tremor – 125
J. Raethjen, G. Deuschl
4.6.1 Klinische Untersuchung – 125
4.6.2 Apparative Untersuchungen – 126
4.6.3 Spezielle differenzialdiagnostische Probleme – 126

4.7	**Ataxie** – 130	

B. Brandauer, J. Hermsdörfer, F. Müller, D. Timmann

4.7.1	Definition – 130
4.7.2	Klinische Befunde – 131
4.7.3	Handfunktionsstörungen – 132
4.7.4	Pathophysiologie – 133
4.7.5	Lokalisation von Handfunktionen im Kleinhirn – 136
4.7.6	Zusatzuntersuchungen – 138
4.8	**Neuropsychologische Störungen der Handfunktion** – 141

G. Goldenberg

4.8.1	Fehlerhafte und ungeschickte Bewegungen – 141
4.8.2	Willensfremde Bewegungen – 147
4.9	**Optische Ataxie** – 151

M. Himmelbach

4.9.1	Definition und klinisches Bild – 151
4.9.2	Diagnostik und Abgrenzung von motorischen und sensorischen Störungen – 152
4.10	**Das Schulter-Hand-Syndrom** – 154

A. Conrad, C. Herrmann

4.10.1	Definition, Vorkommen und Relevanz des Schulter-Hand-Syndroms – 155
4.10.2	Biomechanische Grundlagen der schmerzhaften Schulter nach Schlaganfall – 155
4.10.3	Pathophysiologische Konzepte – 156
4.10.4	Assessmentverfahren und spezifische Diagnostik der schmerzhaften Schulter und des Schulter-Hand-Syndroms – 158
4.11	**Komplex regionale Schmerzsyndrome** – 161

C. Maihöfner

4.11.1	Epidemiologie und auslösende Faktoren – 161
4.11.2	Klinisches Bild – 162
4.11.3	Pathophysiologische Konzepte – 163
4.11.4	Diagnose – 166

4.1 Die spastisch-paretische Hand

4.1.1 Besonderheiten im Kindes- und Jugendalter

R. Blank

Die spastische Hand kommt im Kindes- und Jugendalter nahezu ausschließlich im Rahmen von Bewegungsstörungen vor, die **vor** oder **während der Geburt** erworben wurden. Klinik und Ätiopathologie der spastisch-paretischen Hand des Kindesalters unterscheiden sich von der spastisch-paretischen Hand des Erwachsenen.

Epidemiologie

Die **spastische Hand** kommt im Kindes- und Jugendalter nahezu ausschließlich im Rahmen von Bewegungsstörungen vor, die vor oder während der Geburt erworben wurden. Die spastischen Formen dieser sog. **infantilen Zerebralparesen** stellen innerhalb der Gruppe der Zerebralparesen den mit Abstand größten Anteil dar. Die Gesamtprävalenz liegt in Europa bei etwa 2/1.000 Lebendgeburten (2.000). Die Zerebralparese beinhaltet eine Gruppe von Krankheitsbildern, die zu einer Störung von Bewegung, Haltung und motorischer Funktion führen. Diese sind permanent, aber nicht unveränderlich. Sie entstehen durch eine nicht progrediente Störung bzw. Läsion des sich entwickelnden unreifen Gehirns. Die **Verteilung der Subtypen der Zerebralparese** beträgt laut Surveillance of Cerebral Palsy in Europe (SCPE) ca.

- 60% für den bilateral-spastischen Typ,
- 30% für den unilateral-spastischen Typ,
- 6% für den dyskinetischen Typ und
- 4% für den ataktischen Typ (2000).

Somit sind 90% dem spastischen Typ zuzurechnen. Die spastischen Typen der Zerebralparese haben neben den graduell äußerst wechselnden Schweregraden der Handbeteiligung eine Reihe von Haltungsmustern bzw. Anomalien, auf die hier nicht näher eingegangen wird, die jedoch die Gesamtdiagnose und Prognose erheblich beeinflussen.

Klinik

Im Vorfeld der Diagnose einer Zerebralparese ist im Kindesalter vor allem auf die **Differenzialdiagnostik** sehr zu achten.
- Alle progredienten Bilder, die zu einem Verlust erworbener Fähigkeiten führen, müssen ausgeschlossen werden.
- Spinale Fehlbildungen sowie Erkrankungen sind auszuschließen.
- Die muskuläre Hypotonie als isoliertes neurologisches Zeichen ist anders zu beurteilen als die Hypotonie im Rumpfbereich bei einer spastischen Zerebralparese.

Diagnosestellung
Insgesamt fußt die Definition der Zerebralparese auf der Phänomenologie, d.h. im **klinischen Bild** und in der **Anamnese**, und nicht auf der Ätiologie.

Bei der **bilateral-spastischen** Zerebralparese handelt es sich eher um eine beinbetonte spastische Bewegungsstörung, bei der **unilateral-spastischen** Zerebralparese (Hemiplegie) eher um eine armbetonte Störung.

Vor allem bei perinataler Ätiologie, d.h. reif geborenen Kindern mit schwerer Asphyxie unter der Geburt und Läsionen im Bereich der Basalganglien bzw. anderer subkortikaler Strukturen sind Beimischungen von **dyskinetischen Störungen** und teilweise auch **ataktischen Symptomen** häufig. Das Bild kann gerade im Bereich der oberen Extremitäten im Verlauf immer wieder wechseln, so dass bei einer Untersuchung eher die dyskinetischen Symptome, bei einer weiteren Verlaufsuntersuchung eher die spastischen Symptome überwiegen.

Die **spastischen Formen** sind klinisch im Bereich der **oberen Extremität** charakterisiert durch
- gesteigerte Muskeleigenreflexe und
- die typischen Merkmale des geschwindigkeitsabhängigen muskulären Widerstands (Spastik).

Eine Beimischung von **dyskinetischen Elementen** äußert sich durch unwillkürliche und unkontrollierte, wiederholte, manchmal stereotype Bewegungen. Dabei können eher überschießende Muster dominieren oder eher dystone Muster vorherrschen.

Qualitativ werden bei der **neurologischen Untersuchung** im Bereich der oberen Extremitäten
- ein verstärktes Fäusteln mit abduzierter und pronierter Handhaltung sowie
- eine verstärkte Beugehaltung mit Abduktion im Handgelenk sowie Armbeugehaltung,

typischerweise gerade bei unilateralen spastischen Zerebralparesetypen beobachtet.

Klassifikation nach Schweregraden
Die rein klinisch-neurologische Beschreibung der Symptomatik tritt heute gegenüber einer am Schweregrad im Alltag orientierten Klassifikation etwas in den Hintergrund. Das **Manuel Ability Classification System (MACS)** teilt die manuelle Funktionsfähigkeit im Alltagsgebrauch in 5 Schweregrade ein (Eliasson et al. 2006b; www.MACS.nu) (◘ Tab. 4.1).

Da die manuellen Funktionen einen starken Bezug zu Alltagsfertigkeiten haben, kann eine orientierende, normreferenzierte **Erfassung** sinnvoll sein, beispielsweise mittels
- Fragebögen, z. B. **M-ADL-Fragebogen** (Blank 2007; Blank et al. 2009) oder
- strukturierten Interviewverfahren, z. B. **PEDI-Interviewverfahren** (Feldman et al. 1990; Haley 1992; Wassenberg-Severijnen et al. 2003).

Ätiologie

Der **Schweregrad der Störung** insgesamt und letztlich auch im Bereich der oberen Extremität korreliert relativ gut mit demjenigen im **MRT-Befund**. Der MRT-Befund ist darüber hinaus relativ spezifisch für den **Schädigungszeitpunkt** (Cowan et al. 2003). Das heißt, der MRT-Befund ist vom **Stadium der Gehirnentwicklung** abhängig, in der die betreffende Läsion bzw. Störung stattgefunden hat.

Tab. 4.1 Schweregrade der infantilen Zerebralparese

Schweregrad	Beschreibung
I	Kann **ohne wesentliche Schwierigkeiten mit Objekten** umgehen. Einschränkungen dürfen nur bei manuellen Aufgaben bestehen, die Geschwindigkeit und Genauigkeit erfordern, und diese dürfen nicht die Unabhängigkeit bei Aktivitäten des täglichen Lebens beeinträchtigen
II	Kann mit den **meisten Objekten** umgehen, aber mit reduzierter Qualität und/oder Geschwindigkeit der Durchführung. Bestimmte Aktivitäten werden vermieden oder mit gewissen Schwierigkeiten durchgeführt. Alternative Strategien können benutzt werden, aber die manuellen Fähigkeiten behindern i.d.R. nicht die Unabhängigkeit des Kindes bei täglichen Aktivitäten
III	Benutzt **Objekte mit Schwierigkeiten**; benötigt Hilfe bei der Vorbereitung und/oder Modifizierung der Aktivitäten. Die Durchführung ist langsam, und der Erfolg ist qualitativ und/oder quantitativ eingeschränkt. Aktivitäten werden unabhängig durchgeführt, sofern sie gut vorbereitet oder die Situation entsprechend modifiziert wurde
IV	Benutzt eine **begrenzte Auswahl von leicht zu handhabenden Objekten** in einer an die Fähigkeit angepasste Ausgangssituation. Die Durchführung der Aktivität gelingt mit Anstrengung und mit nur begrenztem Erfolg. Es wird kontinuierlich Unterstützung und Hilfestellung und/oder eine der Situation angepasste Ausstattung auch nur für einen Teilerfolg benötigt
V	**Kein Gebrauch von Objekten** möglich und deutliche Einschränkung in der Fähigkeit, auch einfache Handlungen durchzuführen; braucht Hilfe bei allen Tätigkeiten

(Eliasson et al. 2006b)

> Mittels **MRT** können analysiert werden:
> - Läsionen oder Fehlbildungen,
> - voraussichtlicher Schädigungszeitpunkt und
> - mögliche Ätiologie.

Fehlbildungen und Läsionen während der Schwangerschaft

- Während des **1. und 2. Schwangerschaftstrimesters** ist die kortikale Neurogenese ein Hauptfaktor der Gehirnentwicklung, charakterisiert durch Proliferation, Migration und Organisation der neuronalen Vorläuferzellen, später der Neuronen. Störungen zu diesem Zeitpunkt sind durch **Fehlbildungen** gekennzeichnet.
- Während des **3. Trimesters** und zum **Geburtszeitpunkt**, wenn die grobe Architektur des Gehirns (neuronale Zyto- und Histogenese) etabliert ist, sind Wachstum und Differenzierung, welche bis in die postnatale Phase hineinreichen, vorherrschend. Störungen in diesem Zeitpunkt sind durch **Läsionen** gekennzeichnet.
- Im **frühen 3. Trimester** ist vor allem die periventrikuläre weiße Substanz betroffen, gegen **Ende der Schwangerschaft** werden kortikale und tiefe graue Substanz empfindlicher für Läsionen (Krageloh-Mann et al. 1995; Staudt et al. 2004, 2005).

Die Fehlbildungen machen ca. 9%, die Läsionen im periventrikulären Bereich (frühes 3. Trimester) machen 56% aus, und die restlichen die graue Substanz betreffenden Störungen machen ca. 18% aus. Bei 17% der Fälle wird das MRT als unauffällig oder unspezifisch verändert beschrieben.

Fehlbildungen

Bei den **Hirnfehlbildungen** sind zu unterscheiden:
- Proliferationsstörungen (z. B. Hemimagalenzephalie, schwere Hypoproliferationsstörung mit vereinfachten Gyri und Mikrozephalie),
- Migrationsstörungen (z. B. Lissenzephalie, Pachygyrie) und
- Störungen der Organisation (z. B. Polymikrogyrie, Schizenzephalis bis hin zu fokalen kortikalen Dysplasien).

Läsionen

- Die **periventrikulären Läsionen** im **frühen 3. Trimester** sind im myelinisierten Gehirn durch periventrikuläre Gliose mit oder ohne Gewebsreduktion gekennzeichnet. Dabei sind leichte, schwere und asymmetrische Beteiligungen häufig. Eine frühe Diagnosestellung ist häufig schwierig. Des Weiteren sind Folgen intraventrikulärer Blutungen (IVH) oder periventrikulärer hämorrhagischer Infarzierung (PVL) vorhanden. Schließlich können PVL- und IVH-Folgen gemeinsam auftreten.
- Im Muster des sog. **späten 3. Trimesters** treten kortikale und graue Substanzläsionen häufig nebeneinander auf (Krageloh-Mann et al. 1992). Hierbei sind Läsionen der Basalganglien und des Thalamus zu sehen, mit oder ohne assoziierte Läsionen der perizentralen Region und des Hippocampus. Außerdem sind parasagittale Läsionen anzutreffen, wo die kortiko-subkortikale Beteiligung meist dem parasagittalen Verlauf der zerebralen Arterien folgt. Ausgeprägte Läsionen betreffen die Zentralregion (Okumura et al. 1997a, 1997b; Sugimoto et al. 1995). Schließlich sind bei **hemiplegischen Patienten** auch Infarkte der Arteria cerebri media zu beobachten.

Für die Läsionen im 3. Trimester bestehen multiple Ursachen. **Schlüsselfaktoren** sind
- Inflammation bei starker Zytokinproduktion und
- oxidativer Stress mit übermäßiger Freisetzung von Glutamat (Edwards u. Tan 2006; Hagberg et al. 2002; Johnston et al. 2001).

Die auslösenden Ereignisse können sowohl in utero als auch ex utero auftreten.

4.1 · Die spastisch-paretische Hand

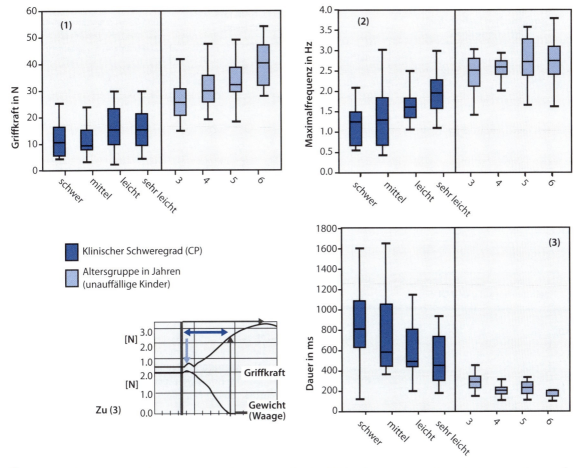

◘ **Abb. 4.1** Pathophysiologische Veränderungen nach Schweregrad im Vergleich zu altersphysiologischen Veränderungen: (1) Maximale Griffkraft, (2) schnellste isometrische Kraftwechsel, (3) Anheben eines Greifobjekts

Pathophysiologische Entwicklung

Im Gegensatz zur spastischen Hand im Erwachsenenalter unterliegt die Störung im Kindesalter neben der Pathologie entweder durch Fehlbildungen oder Läsionen zusätzlich einer Reihe von **Entwicklungsprozessen**. Dabei spielt die Entwicklung durchaus eine positive Rolle im Sinne einer Abschwächung der pathologischen Phänomene, wie Eliasson et al. (2006a) beispielsweise in einer Langzeitstudie zeigen konnten. So besserte sich die **antizipatorische Griffkraftkontrolle** beim Anheben von Objekten langfristig deutlich.

- Pathophysiologische Veränderungen des Greifens
- Griffkraft

Bei Kindern mit **spastischer Zerebralparese** zeigt – wie zu erwarten – die **maximale Griffkraft** eine deutliche Schweregradabhängigkeit (◘ Abb. 4.1[1]). Das heißt, dass die Zeichen der Muskelschwäche und der Parese in der Tat gravierend sind und ein **Leitsymptom** der spastischen Hand im Kindesalter bei Zerebralparesen darstellen.

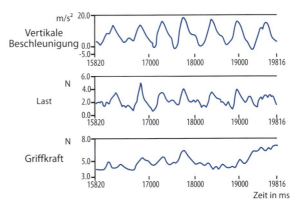

◘ **Abb. 4.2** Griffkraftanpassung bei gehaltenem Objekt während vertikaler Armbewegungen: Kind mit spastischer Zerebralparese, 4,6 Jahre, vertikale Armbewegungen mit gehaltenem 200 g schwerem Greifobjekt (bei einer Frequenz von ca. 2/sec)

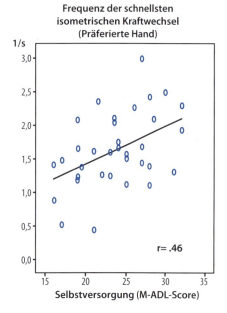
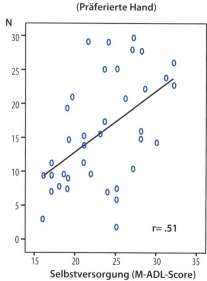

Abb. 4.3 Griffkraftfunktionen und Selbstversorgung (M-ADL-Fragebogen): Kinder mit spastischer Zerebralparese, 3–6 Jahre (n=39)

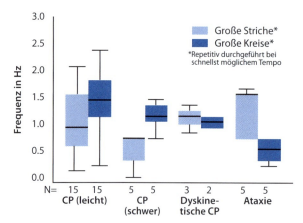

Abb. 4.4 Kinematische Mal-Schreib-Analyse: Muster bei verschiedenen Zerebralparesetypen

▪▪ Schnelligkeit

Die Schnelligkeit, z. B. gemessen in Form **schnellster isometrischer Kraftwechsel** zeigt sehr deutliche Schweregradabhängigkeiten (◘ Abb. 4.1[2]). Möglicherweise damit in Zusammenhang steht die verlängerte Latenz beim Anheben und Loslassen von Greifobjekten (Blank 2002) (◘ Abb. 4.1[3]).

Dennoch konnte nachgewiesen werden, dass die **antizipatorische Griffkraftkontrolle** bei Kindern mit spastischer Zerebralparese durchaus weiterhin vorhanden ist, lediglich die **Kraftdosierung**, d.h. die Kraftamplitudenanpassung ist deutlich auffällig (◘ Abb. 4.2). Die Griffkraftfunktionen korrelieren durchaus auch mit Alltagsaktivitäten, z. B. der Selbstversorgung der Kinder im Alltag (Blank u. Hermsdorfer 2009a) (◘ Abb. 4.3).

▪▪ Spiegelphänomene

Verstärkte Spiegelphänomene sind vor allem bei Kindern mit **pränatal erworbenen Hemiparesen** zu beobachten. Diese gehen auf den Erhalt von ipsilateralen kortikospinalen Bahnen zurück (Staudt et al. 2004, 2005).

▪▪ Schreib-Mal-Bewegungen

Bei der Analyse von Schreib- bzw. Malbewegungen kann bei spastischen Formen schweregradabhängig vor allem eine Einschränkung von agonistisch-antagonistischen Bewegungen, d.h. **Strichbewegungen** (repetitives Auf- und Abbewegen des Stifts) beobachtet werden (◘ Abb. 4.4).

▪ Spontanentwicklung elementarer Finger-/Handfunktionen

Die **Pathologie** der elementaren Funktionen wie Maximalkraft und schnellste isometrische Kraftwechsel ist dabei nicht statisch, sondern entwickelt sich zumindest teilweise **parallel zur Entwicklung** von unauffälligen Kindern, gerade im Kleinkindalter (Blank u. Hermsdorfer 2009b). Dabei beträgt die spontane Verbesserung ca. 10–15% pro Jahr im Kleinkindalter. Dies muss bei Interventionen verstärkt berücksichtigt werden. So kann manche Verbesserung in der Therapie gerade im manuellen Bereich nicht durch die Intervention, sondern durch die **spontane Entwicklung** elementarer Finger-/Handfunktionen bedingt sein. Dadurch sind kontrollierte Studien für die Beurteilung von Therapieeffekten entweder mithilfe einer altersgleichen Kontrollgruppe oder im Rahmen einer intraindividuell kontrollierten Longitudinalstudie mit Vergleichen von Therapiephasen vs. Baseline-Phasen unabdingbar.

Zusammenfassung

Im Vergleich zu Erwachsenen unterscheiden sich Ätiologie und Pathophysiologie aufgrund des Entwicklungsaspekts zum Teil deutlich. Die Ätiologie ist vielgestaltig. Meist entstehen die **spastischen Bewegungsstörungen** vor oder während der Geburt:

- Bei den **pränatalen Ursachen** ist zwischen Fehlbildungen mit Entstehungszeitpunkt in den ersten 3 Schwangerschaftsmonaten und Läsionen im frühen und späten 3. Trimenon jeweils zu unterscheiden.
- **Postnatal** entstandene spastische Bewegungsstörungen sind bei Kindern äußerst selten und werden in diesem Kapitel nicht diskutiert, zumal die Entstehungs- und Behandlungsprinzipien dem Erwachsenenalter ähneln.

In therapeutischer Hinsicht jedoch scheinen sich im Kindesalter vergleichbare Ansätze wie im Erwachsenenbereich als wirksam zu erweisen, und **alltagsorientierte**, **intensiv übende Ansätze** erweisen sich zunehmend als überlegen.

Literatur

Blank R (2007) Messung von Alltagsfertigkeiten - Standardisierung eines Screening-Fragebogens. Klin Padiatr 219: 32-6

Blank R, Hengvoss S, Rollhausen E (2009) Validierung eines Screening-Fragebogens für Alltagsfertigkeiten (M-ADL) bei behinderten Kindern. Klin Padiatr 221: 31-7

Blank R, Hermsdorfer J (2009a) Basic motor capacity in relation to object manipulation and general manual ability in young children with spastic cerebral palsy. Neurosci Lett 450: 65-9

Blank R, Hermsdorfer J (2009b) The development of the fastest isometric grip force changes and clinical relevance. Motor Control 13: 185-96

Blank R, von Kries R, Hesse S, von Voss H (2008) Conductive education for children with cerebral palsy: effects on hand motor functions relevant to activities of daily living. Arch Phys Med Rehabil 89: 251-9

Blank R, Heizer W, Baggett M, von Voß H (2002) Quantitative Handfunktionsdiagnostik: Objektmanipulation bei zerebralparetischen Kleinkindern mit guter Finger-Hand-Funktion. Monatsschr Kinderheilk 150: 207-212

Cowan F, Rutherford M, Groenendaal F, Eken P, Mercuri E, Bydder GM, Meiners LC, Dubowitz LM, de Vries LS (2003) Origin and timing of brain lesions in term infants with neonatal encephalopathy. Lancet 361: 736-42

Edwards AD, Tan S (2006) Perinatal infections, prematurity and brain injury. Curr Opin Pediatr 18: 119-24

Eliasson AC, Forssberg H, Hung YC, Gordon AM (2006a) Development of hand function and precision grip control in individuals with cerebral palsy: a 13-year follow-up study. Pediatrics 118: e1226-36

Eliasson AC, Krumlinde-Sundholm L, Rosblad B, Beckung E, Arner M, Ohrvall AM, Rosenbaum P (2006b) The Manual Ability Classification System (MACS) for children with cerebral palsy: scale development and evidence of validity and reliability. Dev Med Child Neurol 48: 549-54

Feldman AB, Haley SM, Coryell J (1990) Concurrent and construct validity of the Pediatric Evaluation of Disability Inventory. Phys Ther 70: 602-10

Gordon A, Connelly A, Neville B, Vargha-Khadem F, Jessop N, Murphy T, Ganesan V (2007a) Modified constraint-induced movement therapy after childhood stroke. Dev Med Child Neurol 49: 23-7

Gordon AM, Schneider JA, Chinnan A, Charles JR (2007b) Efficacy of a hand-arm bimanual intensive therapy (HABIT) in children with hemiplegic cerebral palsy: a randomized control trial. Dev Med Child Neurol 49: 830-8

Hagberg H, Peebles D, Mallard C (2002) Models of white matter injury: comparison of infectious, hypoxic-ischemic, and excitotoxic insults. Ment Retard Dev Disabil Res Rev 8: 30-8

Haley SM, Coster JW, Ludlow LH, Haltiwanger JT, Andrellos PJ (1992) Pediatric Evaluation of Disability Inventory (PEDI). New England Medical Center Hospitals, PEDI Research Group, Boston

Johnston MV, Trescher WH, A Ishida-Nakajima W (2001) Neurobiology of hypoxic-ischemic injury in the developing brain. Pediatr Res 49: 735-41

Krageloh-Mann I, Hagberg B, Petersen D, Riethmuller J, Gut E, Michaelis R (1992) Bilateral spastic cerebral palsy-pathogenetic aspects from MRI. Neuropediatrics 23: 46-8

Krageloh-Mann I, Petersen D, Hagberg G, Vollmer B, Hagberg B, Michaelis R (1995) Bilateral spastic cerebral palsy – MRI pathology and origin. Analysis from a representative series of 56 cases [see comments]. Dev Med Child Neurol 37: 379-97

Okumura A, Hayakawa F, Kato T, Kuno K, Watanabe K (1997a) MRI findings in patients with spastic cerebral palsy. I: Correlation with gestational age at birth. Dev Med Child Neurol 39: 363-8

Okumura A, Kato K, Kuno K, Hayakawa F, Watanabe K (1997b) MRI findings in patients with spastic cerebral palsy. II: Correlation with type of cerebral palsy. Dev Med Child Neurol 39: 369-72

SCPE (2000) Surveillance of cerebral palsy in Europe (SCPE): a collaboration of cerebral palsy surveys and registers. Dev Med Child Neurol 42: 816-24

Staudt M, Gerloff C, Grodd W, Holthausen H, Niemann G, Krageloh-Mann I (2004) Reorganization in congenital hemiparesis acquired at different gestational ages. Ann Neurol 56: 854-63

Staudt M, Krageloh-Mann I, Grodd W (2005) Ipsilateral corticospinal pathways in congenital hemiparesis on routine magnetic resonance imaging. Pediatr Neurol 32: 37-9

Stearns GE, Burtner P, Keenan KM, Qualls C, Phillips J (2009) Effects of constraint-induced movement therapy on hand skills and muscle recruitment of children with spastic hemiplegic cerebral palsy. NeuroRehabilitation 24: 95-108

Sugimoto T, Woo M, Nishida N, Araki A, Hara T, Yasuhara A, Kobayashi Y, Yamanouchi Y (1995) When do brain abnormalities in cerebral palsy occur? A MRI study. Dev Med Child Neurol 37: 285-92

Wassenberg-Severijnen JE ,Custers JW, Hox JJ, Vermeer A, Helders PJ (2003) Reliability of the Dutch Pediatric Evaluation of Disability Inventory (PEDI). Clin Rehabil 17: 457-62

4.1.2 Besonderheiten des Erwachsenen

T. Platz, C. Eickhof

Die Armlähmung ist eine der häufigsten Folgeschädigungen nach einer Hirnläsion wie z.B. dem Schlaganfall im Erwachsenenalter. Eine **Hemiparese** gehört zu den bedeutsamen Prädiktoren der längerfristigen Behinderung. Die motorische Funktion des betroffenen Arms kann bis zu 50% der Varianz (Mercier et al. 2001) in der funktionellen Autonomie von Schlaganfallpatienten erklären. Das **Ausmaß der Schädigung** der Armfunktion wenige Wochen nach einem Schlaganfall ist mit der Stärke der Behinderung nach 6 Monaten assoziiert (Hankey et al. 2002; Meijer et al. 2003), z.B. was die Schwierigkeiten und den Hilfsbedarf bei den täglichen Verrichtungen sowie bei der Ausübung sozialer Rollen angeht (Desrosiers et al. 2003). Die Armlähmung hat also einen signifikanten Einfluss darauf, ob Patienten nach einem Schlaganfall ihren Alltag wieder bewältigen können.

Defizite der motorischen Kontrolle

Die Schwere der Armlähmung nach einer Hirnschädigung ist kein normal verteiltes Phänomen. Die Armparese zeigt vielmehr eine **bimodale Verteilung** bei vielen Patienten mit entweder leichten oder schweren Armaktivitätslimitierungen (Nakayama et al. 1994; Wade et al. 1983), d.h.:
- Viele Betroffene sind nicht in der Lage, ihren Arm funktionell einzusetzen, und
- eine gleich große Patientenanzahl kann bereits viele manuelle Aufgaben ausführen, ist dabei aber noch ungeschickt.

Es gibt also zumindest **zwei Untergruppen** von Schlaganfallpatienten mit Armparese, die sehr unterschiedliche funktionelle Probleme aufweisen:
- Patienten mit **schwerer Armparese** können ihren Arm oftmals im Alltag nicht oder nur sehr eingeschränkt einsetzen. Sie haben ein substanzielles Problem in der Willkürmotorik, mit einer erheblichen Beeinträchtigung, einzelne Gliedmaßenabschnitte zu bewegen oder zu stabilisieren, dynamische Bewegungsaspekte und Halteaktivität dabei zu integrieren bzw. auch mehrere Segmente zu koordinieren.
- Patienten mit **leichter Armparese** haben einen fast vollen aktiven Bewegungsumfang und eine weitgehend normale Kraftproduktion und können entsprechend ihren Arm für viele Alltagsaufgaben benutzen.

Erster klinischer Eindruck

Klinisch bzw. rehabilitativ werden zunächst folgende **Fragen** geklärt:
- Wie schwer ist die Parese?
- Betrifft sie mehr proximale Armfunktionen oder die Hand und damit Griffbildungen?
- Gibt es neben der Lähmung bereits Einschränkungen der passiven Motilität?
- Bestehen spastische Tonusveränderungen unter Ruhebedingungen bzw. bei (schnelleren passiven) Bewegungen der Extremität?
- Kommt es bei aktiver Innervation zu übermäßigen Kokontraktionen?
- Gibt es neben den Lähmungserscheinungen auch Defizite der Oberflächensensibilität bzw. der Tiefensensibilität (des Lagesinns)?
- Limitieren Schmerzen im betroffenen Arm dessen Einsatz zusätzlich?

Damit kann eine Vielzahl von Aspekten, die alle für die motorische Kontrolle des Arms und damit für Diagnostik und Therapie relevant sind, erfasst werden. Der Fokus in diesem Buchkapitel liegt auf der Betrachtung der lähmungsbedingten Beeinträchtigungen. Um das Verständnis für die **primär lähmungsbedingten Veränderungen** zu fördern, lohnt es sich, zunächst einmal neurowissenschaftliche Aspekte dieser Schädigung näher zu betrachten, um dann abschließend wieder den klinischen Blick darauf basierend und verfeinert darzustellen.

Neurowissenschaftliche Aspekte

Im Weiteren soll die lähmungsspezifische Schädigung, d.h. die **Störung der sensomotorischen Kontrolle** und ihre Konsequenzen für Aktivitäten näher charakterisiert werden, getrennt für die schwere und die leichte Armparese.

Patienten mit schwerer Armparese

Eine verzögerte, verminderte und weniger synchronisierte Innervationskontrolle von Muskeln ist eine Schlüsselbeeinträchtigung bei der zentralen Parese. Es gibt ein »zu wenig« an **Innervationsfähigkeit**, an schneller Anpassung von Beginn, Stärke und Ende einer Innervation und damit der Flexibilität der motorischen Kontrolle. Diese Problematik trifft bereits für die kleinsten Kontrolleinheiten zu, die motorischen Einheiten, findet sich auch bei der Kontrolle einzelner Muskeln, aber auch über Muskelgruppen hinweg. Daraus ergibt sich dann insgesamt ein komplexes Bild der Störung der Bewegungsfähigkeit.

> Man kann einen Patienten nicht einfach nur als »gelähmt« verstehen, als sei das ein eindimensional strukturiertes einheitliches Problem von »Kraft«. Vielmehr handelt es sich um **komplexe Störungen der motorischen Kontrolle**, die es gilt, klinisch-diagnostisch und entsprechend therapeutisch zu beachten.

Eine zusammenfassende Darstellung der Störungen und Trainingsziele bei Patienten mit einer schweren Armparese ist in ▶ Übersicht 4.1 gegeben.

Übersicht 4.1
Störungen und Trainingsziele bei einer schweren Armparese
Störungsbild
- **Bewegungsstörungen**
  - Schwäche (aktive Drehmomentproduktion), die in Relation zur Muskellänge und über Muskeln hinweg variiert
  - Reduzierter aktiver Bewegungsradius mit Bewegungsverlangsamung und vermehrter Segmentierung von Bewegungen
  - Ungleichgewicht von Drehmomentgenerierung über Muskelgruppen hinweg
  - Defizit der Multigelenkkoordination in Bezug sowohl auf aktive als auch passive Interaktionsdrehmomente
  - Reduzierte antizipatorische Kontrolle für von außen kommende Kräfte
- **Störungen auf der Ebene individueller Muskeln**
  - Reduzierte Kraftproduktion
  - Defizit, die Kraft rasch zu modulieren

▼

Unter der Lupe
Motorische Störungen bei schwerer Armparese
Fehlende/reduzierte Synchronisation motorischer Einheiten
Die Kraft und Entladungsfrequenz einzelner motorischer Einheiten ist reduziert und fluktuiert, Beginn und Ende einer Innervation sind verzögert und können einer erhöhten Ermüdbarkeit unterliegen (Freund et al. 1973; Young u. Maier 1982). Als Zeichen der gestörten Koordination der neuralen Kontrollen über Muskeleinheiten hinweg findet sich eine **fehlende oder reduzierte Synchronisation motorischer Einheiten** (Farmer et al. 1993). Ohne eine solche Synchronisation kann aber kein schneller Kraftaufbau und damit keine dynamische Bewegung, aber auch keine schnelle Modulation von Kraft generiert werden.
Limitierte Drehmomentgenerierung
Die **Phänomene** der gestörten motorischen Kontrolle bei der zentralen Parese sind allerdings wesentlich **komplexer** als sie auf der Ebene der motorischen Einheiten dargestellt werden könnten:
- Schlaganfallpatienten sind im Bereich eines verkürzten, nicht vorgedehnten Muskels relativ schwächer (Ada et al. 2003).
- Es können Bereiche gefunden werden, in denen kein aktives Drehmoment (und damit keine Bewegung) produziert werden kann.
- Der Bereich, in dem reziprok organisierte Agonisten- und Antagonistenmuskelaktivität generiert werden kann, kann limitiert sein.
- Der Versuch, eine Bewegung von Positionen außerhalb des Bereichs aktiver Bewegungsfähigkeit zu initiieren, kann zu exzessiver Muskelkoaktivierung führen, die typischerweise keine oder eine paradoxe Bewegung in die umgekehrte Richtung bewirkt (Levin et al. 2000).

Ferner ist die **Muskelschwäche** intraindividuell über die verschiedenen Muskelgruppen hinweg unterschiedlich stark ausgeprägt (Colebatch u. Gandevia 1989). Bewegungen von Gliedmaßen werden von Drehmomenten erzeugt, deren Stärke die Richtung, Geschwindigkeit und Kraft der Bewegung bestimmen, und die durch Muskelkräfte bewirkt werden.
Ein **unterschiedlicher Paresegrad** über Muskelgruppen hinweg kann zu **nicht intendierten Bewegungsmustern** führen: Wenn ein für eine geplante Bewegung benötigter Muskel sehr schwach ist, andere an diesem Gelenk wirkende Muskeln jedoch stärker, so kann bei einer Willkürbewegung ein von den letztgenannten Muskeln generiertes Drehmoment überwiegen (ohne dass dies willentlich beabsichtigt wäre) und zu einer anderen als der intendierten Bewegung führen. Dies kann auch eine Erklärung für sog. **pathologische Synergien** sein, die durch solche sekundären Drehmomente z.T. erklärt werden können (Lum et al. 2003). Oftmals ist das Problem einer eingeschränkten und verlängerten Rekrutierung der Agonistenkontraktion ein wesentlicher Grund für die mangelnde Drehmomententwicklung im Sinne der intendierten Bewegung. Bei **Umkehrbewegungen** kann auch die verspätete Beendigung der Kontraktion am Bewegungsende eine Rolle spielen (Sahrmann u. Norton 1977).
Zum Teil ist aber auch eine **inadäquate Kokontraktion von Agonist** und **Antagonist** die Ursache für die limitierte Drehmomentgenerierung (Knutsson u. Martensson 1980). Hier ist aber nicht die passive Muskelhypertonie im Antagonisten gemeint, die wahrscheinlich für die Störung der Willkürbewegungen eine geringere Rolle spielt (Fellows et al. 1994). Allein diese Überlegungen zeigen, wie vielfältig die Störungen sind zwischen der geplanten Bewegung und der dann (lähmungsbedingt) tatsächlich resultierenden Aktivität.

Störung der Bewegungsfähigkeit
Bewegungsanalytische Untersuchungen von **Multigelenkbewegungen** spiegeln die komplexen Störungen der motorischen Kontrolle wider (▶ Kap. 3.4). Der **geminderte aktive Bewegungsradius** ist ein wesentlicher Faktor der Beeinträchtigung (Kamper et al. 2002; Roby-Brami et al. 2003). Daneben ließen sich bei Patienten mit Hemiparese nachweisen:
- gestörte Schulter-Ellenbogen-Koordination,
- vermehrte Bewegungssegmentierung und
- geringere Bewegungsgeschwindigkeit bei Zielbewegungen (Erstea u. Levin 2000; Rohrer et al. 2002).

Patienten mit Hemiparese haben Schwierigkeiten, die **passiven Interaktionsdrehmomente**, die bei Multigelenkbewegungen auftreten, im Vorhinein bei der motorischen Kontrolle adäquat zu berücksichtigen (Beer et al. 2000). Solche passiven Interaktionsdrehmomente treten aufgrund von Schwerkraft-bedingter Trägheit auf und werden normalerweise vom Gehirn vorausschauend (antizipierend) kompensiert. Die **antizipatorische Kontrolle** für Armbewegungen ist aber nicht nur für Kräfte innerhalb des Arms beeinträchtigt, sondern auch für Kräfte, die von außen auf den Arm einwirken (Takahashi u. Reinkensmeyer 2003). Patienten mit Hemiparese und länger bestehender Spastik zeigen auch **Veränderungen der passiven mechanischen Muskeleigenschaften**. Diese haben Anteil am erhöhten Muskeltonus, der zusätzlich zu den vielen genannten zentralen Mechanismen gestörter neuraler Kontrolle auch Bewegungen erschweren kann (Dietz et al. 1981; Hufschmidt u. Mauritz 1985).

Unter der Lupe

Sensomotorische Störungen bei leichter Armparese

Komplexität der sensomotorischen Armsteuerung

Hirnaktivierungsstudien zeigen, dass neuronale Netzwerke unterschiedlich rekrutiert werden, wenn unterschiedliche **sensomotorische Fähigkeiten** verlangt werden:

- Variierende **Fingerbewegungsgeschwindigkeiten** verändern die Aktivierung des primären sensomotorischen Kortex (Schlaug et al. 1994).
- **Zielbewegungen** aktivieren Hirnnetzwerke, die durch die Aufgabenschwierigkeit modifiziert werden, d.h., die Hirnaktivität unterscheidet sich bei mehr oder weniger schwierigen Zielbewegungsaufgaben (Winstein et al. 1997).

Die Komplexität der sensomotorischen Armsteuerung wird durch nachfolgende **Beispiele** illustriert, die zeigen, dass die jeweils notwendige Kontrolle durch das Gehirn entsprechend der spezifischen Aufgabenanforderung variiert:

- Bewegungen, die eine **Griffkontrolle** erfordern, aktivieren ein Gebiet im intraparietalen Sulcus (Binkofski 2001).
- **Visuomotorische Aufgaben**, wie das Nachfahren eines Labyrinths, aktivieren spezifisch den rechten prämotorischen Kortex (van Mier et al. 1998).

Sensomotorische Kontrolldefizite

Welche der sensomotorischen Kontrollaspekte sind bei Patienten mit leichter Parese defizitär? Laboruntersuchungen mit diesen Patientengruppen zeigten, dass die motorische Kontrolle in Bezug auf **Geschwindigkeit** und **Präzision** bei verschiedenen motorischen Aufgaben, die unterschiedliche sensomotorische Fähigkeiten erfordern, noch beeinträchtigt sind (Platz et al. 1994, 1999). Das heißt, dass die Behinderung der Patienten **nicht auf einen spezifischen Aspekt** der sensomotorischen Kontrolle zurückzuführen ist, wie z.B. auf

- Geschicklichkeit bei der Objektmanipulation,
- Geschwindigkeit isolierter Hand- oder Fingerbewegungen,
- Arm-Hand-Ruhe,
- Zielorientiertheit von Bewegungen oder
- präzise visuomotorische Kontrolle.

Das **Defizit** betrifft vielmehr **alle** diese sensomotorischen Fähigkeiten. Daher manifestiert sich das funktionelle Defizit der Patienten mit leichter Armparese in vielen verschiedenen Alltagsaufgaben, die ein gewisses Maß an Geschwindigkeit und Präzision erfordern. Entsprechend haben diese Patienten einen **höheren Zeitbedarf** bei Aktivitäten des täglichen Lebens, die mit dem Arm ausgeführt werden (Platz et al. 2001a).

Nun gibt es für diese mehr generelle Natur des motorischen Kontrolldefizits **zwei alternative Erklärungsmechanismen**:

- Zum einen könnte die verringerte motorische Leistung durch eine **reduzierte Automatizität der Bewegungskontrolle** und damit einem erhöhten Aufmerksamkeitsbedarf erklärt werden. Denn der Patient, der diese sensomotorischen Leistungen zu einem gewissen Grad »neu« erlernen muss, braucht wie jeder Lernende evtl. noch mehr Aufmerksamkeit beim Erbringen der sensomotorischen Leistung, die aber an sich schon wieder »funktioniert«.
- Alternativ könnte aber auch eine **reduzierte Leistungsfähigkeit** (Effizienz) innerhalb des sensomotorischen Systems selbst das Kontrolldefizit darstellen, und eben nicht eine Interaktion mit Aufmerksamkeitssystemen. Die Erklärung wäre dann nicht die reduzierte Automatizität der Bewegungskontrolle, sondern eine noch geminderte sensomotorische Leistung.

Diese Frage wurde spezifisch für eine Patientengruppe mit leichter Armparese untersucht. Die Patienten hatten, wenn sie zwei motorische Aufgaben gleichzeitig ausführen sollten, im Vergleich zu einer entsprechenden Kontrollgruppe keinen Hinweis für einen erhöhten Aufmerksamkeitsbedarf bei Bewegungen, waren aber bei Bewegungen verlangsamt und zeigten mehr Variabilität bei Bewegungswiederholungen (Platz et al. 2001b). Entsprechend musste angenommen werden, dass die Effizienz des sensomotorischen Systems selbst noch reduziert war.

Reduzierte Effizienz des sensomotorischen Systems

Eine reduzierte Effizienz des sensomotorischen Systems ist nicht verwunderlich, wenn man bedenkt, dass das Gehirn sensomotorische Leistungen nach einer Hirnschädigung mit Affektion des kortikospinalen Systems mit einem funktionell veränderten, reorganisierten Gehirn realisiert:

- **Repräsentationen des Arms** im primären motorischen Kortex sind bei funktionell gut erholten Schlaganfallpatienten lokalisatorisch deutlich verändert (Byrnes et al. 2001).
- Die **kraftbezogene kortikale Aktivität** »verschiebt« sich bei stärkerer Affektion des kortikospinalen Systems vom primären motorischen Kortex in sekundäre motorische Areale (prämotorische Kortizes) (Ward et al. 2007).
- Die **effektive Konnektivität** zwischen primären und sekundären motorischen Arealen beider Großhirnhemisphären verändert sich dahingehend, dass der primäre motorische Kortex der nicht geschädigten Hemisphäre einen stärkeren inhibitorischen Einfluss auf den primär-motorischen Kortex der geschädigten Hemisphäre ausübt, wenn Patienten ihre betroffene Hand bewegen (Grefkes et al. 2008).

Fazit: All diese Beobachtungen verdeutlichen, dass sensomotorische Aufgaben mit veränderten funktionellen zerebralen Netzwerkarchitekturen realisiert werden müssen, deren Effizienz noch nicht der physiologischen entsprechen kann.

Übersicht 4.1 Fortsetzung
- Verzögerte Kontraktionsbeendigung
- Evt. erhöhte Antagonistenaktivität
- **Störungen der motorischen Einheiten**
  - Reduzierte Entladungsfrequenz und erhöhte Kontraktionszeit
  - Mehr ermüdbar und weniger synchronisiert
- **Veränderung der mechanischen Muskeleigenschaften**
  - Erhöhte Muskelsteifigkeit im chronischen Stadium

Trainingsziele

Ein **schädigungsorientiertes Training** sollte spezifisch die Wiederherstellung dieser geschädigten Funktionen zum Ziel haben:
- Vollen aktiven Bewegungsradius aller Gliedmaßensegmente wiederherstellen
- Schnelle Kraftgenerierung und deren schnelle Modulation verbessern
- Selektivität und Ausdauer fördern
- Adäquate Drehmomentgenerierung über Muskelgruppen wiederherstellen
- Multigelenkkoordination fördern
- Nicht segmentierte und glatte Bewegung erreichen
- Adäquate antizipatorische Kontrolle für externe Kräfte erreichen (▶ Kap. 7.1 bis 7.14; Eickhof 2001; Platz 2004, 2006)

■■ Patienten mit leichter Armparese

Die motorischen Anforderungen im täglichen Leben erfordern komplexe und unterschiedliche **sensomotorische Fähigkeiten** wie
- Geschwindigkeit,
- Individuation von Gliedmaßensegmentbewegungen,
- Griffbildung und manuelle Geschicklichkeit bei der Manipulation von Objekten,
- Zielorientierung von Bewegungen oder
- präzise visuomotorische Kontrolle,

die jeweils in unterschiedlichen Kombinationen bei Aufgaben des täglichen Lebens gefordert werden (Jeannerod 1997; Passingham 1997; Schieber 1999).

Eine zusammenfassende Darstellung der Beeinträchtigungen und Trainingsziele bei Patienten mit einer leichten Armparese ist in ▶ **Übersicht 4.2** gegeben.

Übersicht 4.2
Defizite und Trainingsziele bei einer leichten Armparese
Reduzierte Effizienz sensomotorischer Kontrollprozesse über verschiedene Modalitäten der motorischen Kontrolle (Fähigkeiten)
- Geschwindigkeit bei der Manipulation von Gegenständen
▼

- Geschwindigkeit isolierter Hand- und Fingerbewegungen
- Handruhe
- Zielorientiertheit von Bewegungen
- Präzise visuomotorische Kontrolle

Trainingsziele

Ein **schädigungsorientiertes Training** sollte spezifisch darauf abzielen, die Effizienz **aller** dieser sensomotorischen Fähigkeiten zu verbessern (Platz 2004, 2006), um zu erreichen, dass die Patienten bei Alltagsbewegungen mit dem Arm wieder geschickter, d.h. schneller und präziser werden (▶ Kap. 7.1 bis 7.14).

Klinische Diagnostik des spastisch-paretischen Arms und der Hand

Wie oben ausgeführt, ist es wichtig, dass man sich bei der Versorgung des zentral-paretischen Arms einen **klinischen Überblick** verschafft:
- Wie stark ist die Parese, proximal und an der Hand?
- Gelingen Griffbildungen?
- Liegen Einschränkungen der passiven Motilität vor?
- Bestehen spastische Tonusveränderungen unter Ruhebedingungen bzw. bei (schnelleren) passiven Bewegungen der Extremität?
- Gibt es Defizite der Oberflächen- bzw. der Tiefensensibilität (des Lagesinns)?
- Gibt es Schmerzen im betroffenen Arm?

Die nachfolgend skizzierten **neurowissenschaftlichen Erörterungen** führen jedoch noch ein gutes Stück weiter in der Betrachtung

● Art der Kontrolle

▶ Alltagsaktivitäten erfordern **zwei grundsätzliche Fähigkeiten**:
- einerseits **Bewegungen**, d.h. Veränderungen von Körperabschnitten zueinander und im Raum,
- andererseits die notwendige **Haltearbeit**, damit jede neu gewonnene Stellung sofort übernommen und gegen die Schwerkraft gesichert werden kann.

Die Haltearbeit geschieht durch die **statischen Unterstützungskontraktionen**, die in enger Abstimmung mit der Bewegung generiert werden, und deren Impulse z.T. über die Gammaschleife laufen. Eine Ausnahme sind **Schwungbewegungen**, bei denen keine statischen Unterstützungskontraktionen mitgeplant werden, so dass der Körperabschnitt, wenn er gegen die Schwere bewegt wurde, am Ende der Bewegung wieder hinunterfällt.

Parallel zur Bewegung müssen die Hebelveränderungen widerlagert werden, damit durch die Schwerpunktverschiebung die Körperposition nicht gefährdet wird. Diese Muskelkontraktionen beginnen schon vor oder mit der eigentlichen Bewegung (**antizipatorisch**) oder werden bei ungenügender

Aktivität **reaktiv angepasst**, vor allem durch Erregungen der Ia-Afferenzen der Muskelspindeln und des Vestibulozerebellums. Die **neu gewonnene Körperstellung** muss dann gegen die Schwerkraft – oft über einen längeren Zeitraum – aktiv gesichert werden. Dabei haben neben zentralen Efferenzen auch Erregungen von **Rezeptoren aus der Peripherie** einen großen Einfluss, z. B.
- sekundäre Afferenzen der Muskelspindeln,
- Rezeptoren im Gelenkbereich und
- Druckrezeptoren der Haut.

Gestörte Kontrolle

> Bei **zentral-motorischen Lähmungen** kommt es zu Störungen
> - der Bewegungsausführung und
> - der statischen Aktivitäten.

Wie oben geschildert, verändert sich die dynamische Innervation vor allem durch eine Reduktion der Muskelkraft. Bei der **posturalen Aktivität** ist es komplizierter:
- Während bei **akuten Läsionen** auch diese Motorikanteile zunächst vermindert sind,
- entwickelt sich im **subakuten Stadium** – bei progressiven Erkrankungen von Beginn an – in einem Teil der Muskeln eine überschießende Aktivität, während andere lange hypoton bleiben.

Die abnorme **Spannungszunahme** bevorzugt zwar bestimmte Muskelgruppen, an der **oberen Extremität** vor allem die
- Innenrotatoren,
- Flexoren und
- Pronatoren,

kann aber sowohl individuell als auch bei unterschiedlichen Schädigungslokalisationen sehr **heterogen verteilt** auftreten und sich zudem intermuskulär mit unterschiedlicher Geschwindigkeit entwickeln. Es kann sich also ein sehr differenziertes Störungsbild finden.

Isolierte und komplexe Bewegungen

> **Bewegungen** werden eingeteilt in
> - **isolierte** Bewegungen (in einem Gelenk) und
> - **komplexe** Bewegungen (Mehrgelenkbewegungen).

Isolierte Arm-/Handbewegungen

Am **Arm** bestehen biomechanisch und bzgl. der neuralen Bewegungskontrolle sehr viele unterschiedliche **Bewegungsmöglichkeiten**:
- Schulterbewegungen haben zahlreiche Freiheitsgrade, lassen sich aber grob auf Pro-/Retraktion, Elevation/Depression der Skapula und Außen-/Innenrotation, Flexion/Extension, Ab-/Adduktion der Schulter begrenzen.
- Weiter distal finden sich Flexion/Extension im Ellenbogen; Pro-/Supination im Unterarm; Extension/Flexion, Radial-/Ulnardeviation im Handgelenk; Extension/Flexion in Fingern und Daumen (in den MCP-, PIP- und DIP-Gelenken) sowie Ab-/Adduktion und Opposition des Daumens.

Bei **Bewegungsstörungen** sollten folgende Komponenten eingeschätzt werden:
- Für welche der isolierten Bewegungen ist welches **aktive Bewegungsausmaß** möglich?
- Muskelaktivierungen sind in isometrischen, konzentrischen und exzentrischen Aufgaben bei gleicher Kraft unterschiedlich (Theeuwen et al. 1994). Daher gilt zu **prüfen**: Ist eine Bewegung in der **Horizontalebene** (MRC-Kraftgrad 2) möglich oder auch – oder evt. nur – **gegen die Schwerkraft**?
- Letzteres trifft manchmal auf Bewegungen zu, die durch **spastische Muskelgruppen** generiert werden. Dass eine Bewegung, für die Kraftgrad 2 ausreichen würde, nicht realisiert werden kann, jedoch möglich wird, wenn mehr Kraft erforderlich ist, scheint paradox.
- Eine denkbare **Erklärung** wäre, dass diese Gelenkwinkelverschiebungen nicht durch Bewegungsinnervation bewirkt werden. Sie könnten stattdessen mehr **reflektorischer Art** sein. Das Gewicht des Körperabschnitts führt in dieser Ausgangsstellung zu Zug an den Muskelspindeln. Bei enthemmten Reflexen könnte dies zu einer übermäßigen Verkürzung der Muskeln führen. Eine solche Gelenkwinkelverschiebung könnte also die Folge einer enthemmten statischen Innervation sein und würde dann nichts über Bewegungsaktivität aussagen.
- Ist die Bewegung **mit der Eigenschwere** (exzentrische Muskelkontraktion) möglich?
- Während bei hypotonen Muskelgruppen der Körperabschnitt passiv fällt, weil die Halteaktivität fehlt, können **spastische Muskeln** diese Arbeit oft nur schwer oder gar nicht leisten, da die Motoneuronen-Pools nicht ausreichend inhibiert werden können.

Wenn diese Komponenten bei Einzelbewegungen unterschiedlich stark gestört sind, können **Multigelenkbewegungen**, die eine Kombination von Einzelbewegungen erfordern, kaum normal gelingen. In Kenntnis dessen ist es sinnvoll, auch die Fähigkeit für multisegmental abgestimmte komplexe Bewegungsabläufe klinisch zu untersuchen.

Multigelenkbewegungen: Armtransport und Handfunktion

> Bei Multigelenkbewegungen sind **zwei Komponenten** zu unterscheiden:
> - Armtransport und
> - Greiffunktion.

Armtransport

> Schulter- und Ellenbogenbewegungen bewirken den **Armtransport** (oder auch das »Reichen«) und führen die Hand zu den Orten ihrer Betätigung. Dabei sind die Bewegungen in Schulter und Ellenbogen in ihrem Ausmaß wie auch zeitlich koordiniert.

Zunächst gilt es zu **prüfen**, ob
- die für Einzelabschnitte nötige aktive Bewegungsfähigkeit dynamisch und postural möglich ist, und
- ggf. Ausmaß und Ausdauer ausreichen.

Erst vor dem Hintergrund der oben skizzierten Motorikanteile ergibt sich bei Multigelenkbewegungen die **Möglichkeit für Armreichbewegungen**. Diese erfordern komplexe Kontrollvorgänge, bei denen sich die Anforderungen an dynamische und posturale Kontrolle des Arms beständig verändern.

Klinisch ist bei **schweren Paresen** u.a. wichtig zu prüfen:
- Sind bei Reichbewegungen die Bewegungsamplituden in den Armgelenken ausreichend, oder werden kompensatorisch Rumpfbewegungen genutzt?
- Ist ein adäquater skapulohumeraler Rhythmus vorhanden, d.h., sind Bewegung der Skapula auf dem Thorax und glenohumerale Bewegungen aufeinander abgestimmt?
- Entspricht das Maß an Schulter- und Ellenbogenbewegungen der Aufgabe?
- Kann eine glatte zügige Bewegung zielgerichtet realisiert werden, und
- gelingt diese auch wiederholend, oder ermüdet die Funktion rasch?

Auch bei **leichteren Lähmungen** sind diese Aspekte relevant, wobei die Auffälligkeiten dann geringer sind und die Frage der Fähigkeit zur **schnellen**, **präzisen Reichbewegung** relevanter für die Beurteilung wird.

Handfunktion

> Mit Handfunktion sind die **Bewegungs-, Greif-** und **Manipulationsleistungen** gemeint, die mit der Hand realisiert werden.

Wie bei den Schulter- und Ellenbogenbewegungen sind zunächst folgende **Fragen** zu klären:
- Stehen alle »Buchstaben« der Motorik zur Verfügung, d.h., sind die o.g. Handgelenk- und Fingerbewegungen als isolierte Bewegungen möglich?
- Welche gelingen? Wenn ja, sind sie selektiv (oder nur synergistisch) möglich?
- Gelingen sie über das ganze Ausmaß der passiven Bewegungsmöglichkeit?
- Sind die Bewegungen glatt und zügig?
- Gelingen die Bewegungen gegen die Eigenschwere?
- Können die erreichten Bewegungspositionen stabilisiert werden?
- Kann der Andruck an Gegenstände bei explorierenden Bewegungen und Halteaktivität der Aufgabe entsprechend reguliert werden?
- Lassen sich die Bewegungen wiederholt durchführen oder ermüden sie rasch?

Sind diese »Buchstaben« abrufbar, und werden sie zusammengesetzt, so können **Greifbewegungen** entstehen, die **Multigelenkbewegungen** darstellen und daher ein hohes Maß an koordiniertem motorischem Kontrollvermögen erfordern:
- Kann das Handgelenk für Greifbewegungen adäquat vorbereitend bewegt und stabilisiert werden (z. B. in Extension und Ulnardeviation)?
- Können Daumen und Zeigefinger, ggf. auch die anderen Finger adäquat extendiert (und flektiert) bzw. abduziert werden?
- Gelingt diese Bewegungen in der jeweils spezifisch erforderlichen Konfiguration für die verschiedenen Griffvarianten?
- Können die verschiedenen Griffformen (als »Wörter« der Handmotorik) wie
  - Kraftgriff,
  - Lateralgriff,
  - Lumbrikalgriff,
  - Präzisionsgriff und
  - Pinzettengriff
- koordiniert und an verschiedene Objektgrößen angepasst ausgeführt werden?

Bei **leichteren Lähmungen** stellt sich zudem die Frage:
- Wie schnell, präzise und krafteffizient sind diese Griffe und die sich anschließenden Manipulationen von Gegenständen (muskuläre Komponente)?
- Stehen die sensiblen Informationen der Oberflächen- und Tiefensensibilität zur Verfügung oder sind Störungen vorhanden?
- Wie gut gelingt die Kombination aus Reich- und Greifbewegungen? Kann z. B. ein Präzisionsgriff aufrechterhalten werden und der Arm dabei präzise stabilisiert, nach einem räumlichen Muster bewegt, oder schnell zielgerichtet bewegt werden?

■ **Zusammenfassung**

Gedanklich wird deutlich, dass von der Beobachtungsposition, bei der lediglich von »Armlähmung« gesprochen wird, bis zu dieser empfohlenen komplexen, systematisch aufbauenden klinischen Analyse der Armmotorik bei zentraler Armparese für das klinisch-diagnostische Vorgehen ein vertieftes Verständnis erforderlich ist. Bei der klinischen Analyse der Armmotorik ist eine **bestimmte Reihenfolge** zu berücksichtigen (▶ **Übersicht 4.3**).

Übersicht 4.3
Vorgehen bei der klinischen Analyse der Armmotorik
1. Dynamische Kontrolle
2. Kombiniert dynamische und posturale Kontrolle für isolierte Bewegungen gegen und mit der Eigenschwere bzw. externe Kräfte und Gewichte
3. Reichbewegungen bzw.
4. Greifbewegungen

▼

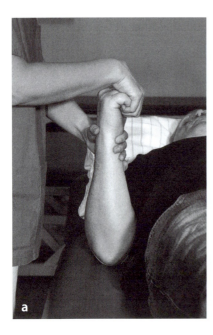 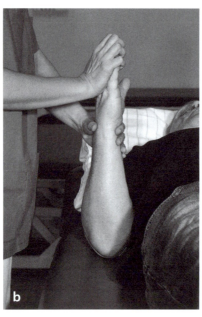

Abb. 4.5 a, b Beispiel einer Therapiesituation aus dem Arm-BASIS-Training. Entsprechend der »Stufe 1« (s. Text) wird hier die selektive Bewegungsfähigkeit für die Fingerab- und adduktoren repetitiv trainiert.

5. Kombination von Reich- und Greifbewegungen bei sensomotorischen objektbezogenen Aufgaben mit Anforderung an Präzision und Geschwindigkeit

Standardisiertes Assessment

Die o.g. klinisch-funktionelle Diagnostik kann vielfältig durch standardisierte Vorgehensweisen ergänzt werden (▶ Kap. 3). Das ist für die Dokumentation und damit für die Kommunikation bzw. Verlaufsbeurteilungen sehr nützlich. An dieser Stelle seien einige **Vorschläge** gemacht, wie die empfohlene komplexe, systematische aufbauende klinische Analyse der Armmotorik bei zentraler Armparese des Erwachsenen mit standardisierten Verfahren in einen inhaltlichen Bezug gebracht werden kann (vgl. Übersicht in van Kaick u. Platz 2006; Platz u. Roschka 2009).

- Motorik
- Motricity Index (MI)

Ein ganz einfach zu erhebendes Maß für die **Stärke der Armlähmung** ist der Motricity Index (MI) (Demeurisse et al. 1980). Er besteht aus je drei repräsentativen **Bewegungen der Arme**:
- Spitzgriff,
- Ellenbogenflexion,
- Schulterabduktion.

Ein Maximalscore von 100 Punkten pro Extremität entspricht voller grober Kraft.

Fugl-Meyer Test

Will man den Stand der **aktiven motorischen Kontrolle** mittels Assessment-Skalen im Sinne einer standardisierten Diagnostik erfassen, so eignet sich z. B. der Fugl-Meyer Test (Fugl-Meyer et al. 1975) zur Dokumentation von synergistischer und selektiver Bewegungsfähigkeit des gelähmten Arms. Darüber hinaus **erfasst** der Test
- Reflexerregbarkeit,
- passive Beweglichkeit,
- Oberflächen- und Tiefensensibilität sowie
- Schmerz.

Letzterer kann auch mit der **Visuellen Analogskala (VAS)** gemessen werden.

Weitere Tests
- Der **Action Research Arm Test** (Lyle 1981) misst die Erfassung des Vermögens gröberen und feinen Greifens und damit kombinierter Reichbewegungen.
- Der **Box-and-Block Test** (Mathiowetz et al. 1985a) dient zur Erfassung grober manueller Geschicklichkeit.
- Der **Nine-Hole-Peg Test** erfasst (Mathiowetz et al. 1985b) die Fingergeschicklichkeit.
- Eine detaillierte Dokumentation der Einzelbewegungen (der dynamischen und der kombiniert dynamischen und posturalen Kontrolle für Bewegungen gegen und mit der Eigenschwere und externen Gewichten) ist beim **Arm-BASIS-Training** vorgesehen (▶ Kap. 7.6; Dokumentationsvorlage in Eickhof 2001; Platz 2006). Diese Dokumentation ist eine direkte Hilfe für die Planung und Durchführung der Therapie. Sie ist geeignet, Teilerfolge in regelmäßigen Abständen zu messen und die Therapie entsprechend zu adaptieren.

- Spastizität
- Eigenreflexe

Einen schnellen Überblick über die **Erregbarkeit der Muskelreflexe** bietet die Prüfung der Eigenreflexe.

▬▬ Ashworth-Skala/Modifizierte Ashworth-Skala

Die Ashworth-Skala (Ashworth 1964) bzw. die modifizierte Ashworth-Skala (Bohannon u. Smith 1987) ist die bekannteste und gebräuchlichste Skala zur Beurteilung des **Muskeltonus** bzw. Widerstands gegen passive Bewegung. Ein Extremitätenabschnitt wird in eine Richtung passiv bewegt und der gefühlte Widerstand nach einer 5-Punkte-Skala bewertet (von 0=kein erhöhter Muskeltonus bis zu 4=Gliedmaße ist in Flexion oder Extension (rigide) fixiert).

▬▬ Resistance to Passive Movement Scale (REPAS)

Basierend auf der Ashworth-Skala wurde eine Summenskala entwickelt, die **RE**sistance to **PAS**sive Movement Scale (**REPAS**) (Platz et al. 2008). Die REPAS stellt eine Weiterentwicklung des Ashworth-basierten Assessments dar und bietet Standardisierungen für die Durchführung von 13 verschiedenen Gelenkbewegungen (auf jeder Körperseite) (◘ Abb. 4.5). Die Beurteilungskriterien der Ashworth-Skala werden kommentiert bzw. ergänzt. Dies erlaubt eine eindeutige Zuordnung der Bewertungsstufen. Außerdem erfolgte eine Validierung der Bildung von Summenwerten für Arme, Beine, eine Körperseite, oder ein Summenwert für alle 4 Extremitäten.

▬▬ Tardieu-Test

Der Tardieu-Test misst wie die Ashworth-Skala den **Muskelwiderstand gegen Dehnung**. Auch hier wird der gefühlte Widerstand nach einer Skala (von 0=kein Widerstand während der passiven Bewegung bis 4=unerschöpflicher Klonus in einer bestimmten Winkelstellung – länger als 10 Sekunden, wenn die Position gehalten wird) bewertet. Darüber hinaus wird die zu untersuchende Muskelgruppe jedoch mit **zwei** unterschiedlichen **Geschwindigkeiten** bewegt und zwar
- so langsam wie möglich und
- so schnell wie möglich.

Die **Winkelposition**, bei der die Muskelanspannung einsetzt, wird jeweils gemessen:
- Eine Differenz **>10°** ist ein Hinweis, dass die **tonischen Dehnreflexe gesteigert** sind.
- Bei einer Differenz **<10°** ist die Wahrscheinlichkeit groß, dass es sich um einen **muskulären Hypertonus** handelt (Tardieu et al. 1959).

> **Praxistipp**
>
> Vor allem beim **Schädel-Hirn-Trauma** kann die Erfassung einer Enthemmung des Greifreflexes von Interesse sein.

▪ Sensibilität

Da die Hand auch ein Greif- und Tastorgan ist, müssen Störungen der **Oberflächen-** und **Tiefensensibilität** erfasst werden (▶ Kap. 4.3):
- Das Erkennen von **dynamischer** (bewegter) **Berührung** wird durch das Bestreichen umschriebener Hautareale kontrolliert.
- Für die Testung des **Diskriminierungsempfindens** kann der Zwei-Punkte-Diskriminierungstest benutzt werden.
- **Propriozeptive Wahrnehmung von Gelenkstellungen** kann durch mehrfache kleine Bewegungen eines Gelenks geprüft werden, bei der der Patient die Bewegungsrichtung angeben soll.
- **Stereognostische Leistungen** lassen sich mit dem modifizierten Picking-up Test überprüfen, bei dem 12 Alltagsgegenstände aus Metall, die sich in ihrer Form unterscheiden, erkannt werden müssen (Dellon 1981).
- Das **Temperaturempfinden** kann mit drei Reagenzgläschen mit heißem, warmem und kaltem Wasser getestet werden.

Alle Tests werden **ohne visuelle Kontrolle** durchgeführt.

▪ Ödemerfassung

Eine Armlähmung wird nicht selten von einem Schulter-Hand-Syndrom begleitet. Für die Verlaufskontrolle ist eine **Dokumentation der Handschwellung** nötig.
- Diese kann mit einer **Volumetermessung nach Brand und Wood** geschehen, bei der die Menge der Flüssigkeitsverdrängung, die die Hand in einem Gefäß Wasser bewirkt, zu verschiedenen Zeitpunkten gemessen wird. Sie gibt Auskunft über die Veränderung des Ödems (Diday-Nolle u. Breier 2009).
- Auch **Umfangmessungen der Hand** können den Verlauf einer Schwellung dokumentieren, während Vasomotorik, Sudomotorik, Trophik und Temperatur beschreibend festgehalten werden.

Zusammenfassung

Bei der spastisch-paretischen Hand des Erwachsenen reicht es nicht, wenn wir von einer »Armlähmung« sprechen, als wäre diese ein eindimensionales Problem, welches diagnostisch und therapeutisch entsprechend einfach angegangen werden kann. Vielmehr ist es wichtig, die **komplexen Kontrollanforderungen an die Armmotorik** in den Blick zu nehmen, um zu verstehen, welche Herausforderungen Patienten mit zentralen Armlähmungen haben.

Empfohlen wird eine **komplexe, systematisch aufbauende klinische Analyse** der Armmotorik bei zentraler Armparese mit Berücksichtigung der zunächst dynamischen, dann kombiniert dynamischen und posturalen Kontrolle für isolierte Bewegungen gegen und mit der Eigenschwere und zusätzlichem Gewicht, über Reich- bzw. Greifbewegungen bis zu deren Kombination bei sensomotorischen objektbezogenen Aufgaben mit Anforderung an Präzision und Geschwindigkeit. Aus dieser Analyse ergeben sich **konkrete Behandlungsansätze**, bei deren standardisierter Anwendung erfreuliche Erfolge der Funktionswiederherstellung erreichbar werden (Platz et al. 2009).

Ein **standardisiertes Assessment** mit den konventionellen klinischen Skalen ergänzt diese Betrachtung im Sinne einer genormten Dokumentation funktioneller Leistungsfähigkeit.

Literatur

Ada L, Caning CG, Low SL (2003) Stroke patients have selective muscle weakness in shorted range. Brain 126: 724-731

Ashworth B (1964) Preliminary Trial of Carisoprodol in Multiple Sclerosis. The Practitioner 192: 540-2

Beer RF, Dewald JP, Rymer WZ (2000) Deficits in the coordination of multijoint arm movements in patients with hemiparesis: evidence for disturbed control of limb dynamics. Exp. Brain Res 131: 305-319

Binkofski F, Seitz RJ, Hacklander T, Pawelec D, Mau J, Freund HJ (2001) Recovery of motor functions following hemiparetic stroke: a clinical and magnetic resonance-morphometric study. Cerebrovasc. Dis 11: 273-281

Byrnes et al. (2001) Long-term changes in motor cortical organisation after recovery from subcortical stroke. Brain Research 889: 278-287

Colebatch JG, Gandevia SC (1989) The distribution of muscular weakness in upper motor neuron lesions affecting the arm, Brain 112:749-763

Dellon AL (1981) Evaluation of sensibility and reeducation of sensation in the Hand. Williams & Wilkins, Baltimore

Demeurisse G, Demol O, Robaye E (1980) Motor Evaluation in Vascular Hemiplegia. European Neurology 19:382-9

Desrosiers J, Malouin F, Bourbonnais D, Richards CL, Rochette A, Bravo G (2003) Arm and leg Impairments and disabilities after stroke rehabilitation: relation to handicap. Clinical Rehabilitation 17: 666-673

Diday-Nolle AP, Breier S (2009) Messung des Ödems. In: Waldner-Nilsson B (Hrsg) Handrehabilitation. Springer, Heidelberg New York Tokio

Dietz V, Quintern JW, Berger W (1981) Electrophysiological studies in gait in spasticity and rigidity: evidence that altered mechanical properties of muscles contribute to hypertonia, Brain 104: 431-449

Eickhof C (2001) Wiederherstellung der Innervationsfähigkeit für Zielmotorik durch ein systematisches repetitives Basistraining. In: Eickhof C: Grundlagen der Therapie bei erworbenen Lähmungen. Pflaum, München; S 160-213

Farmer SF, Swash M, Ingram DA, Stephens JA (1993) Changes in motor unit synchronization following central nervous lesions in man, Journal of Physiology 463: 83-105

Fellows SF, Kaus C, Thilmann AF (1994) Voluntary movement at the elbow in spastic hemiparesis, Ann Neurol 36: 397-407

Fugl-Meyer A, Jääskö L, Leyman I, Olsson S, Steglind S (1975) The post-stroke hemiplegic patient. Scandinavian Journal of Rehabilitation Medicine 7: 13-31

Freund HJ, Dietz V, Wita C, Knapp H (1973) Discharge characteristics of single motor units in normal subjects and patients with supraspinal motor disturbances. In Desmedt JE (ed) New developments in electromyography and clinical neurophysiology. Karger, New York. pp 242-250

Grefkes C (2008) Cortical connectivity after subcortical stroke assessed with functional magnetic resonance imaging. Ann Neurol 63: 236-246

Hankey GJ, Jamrozik K, Broadhurst RJ, Forbes S, Anderson CS (2002) Long-term disability after first-ever stroke and related prognostic factors in the Perth community stroke study 1989-1900. Stroke 33: 1034-1040

Hufschmidt K, Mauritz KH (1985) Chronic transformation of muscle in spasticity: a peripheral contribution to increased tone, Journal of Neurology, Neurosurgery and Psychiatry 48: 676-685

Jeannerod M (1997) The cognitive neuroscience of action. Blackwell, Oxford

Van Kaick S, Platz T (2006) Motorisches Assessment bei zentralen Paresen. Nervenheilkunde 25: 159-165

Knutsson E, Martensson A (1980) Dynamic motor capacity in spastic paresis and its relation to prime mover dysfunction, spastic reflexes and antagonist co-activation, Scand J Rehab Med 12: 93-106

Kamper DG, McKenna-Cole AN, Kahn LE, Reinkensmeyer DJ (2002) Alterations in reaching after stroke and their relation to movement direction and impairment severity, Arch Phys Med Rehabil 83: 702-707

Levin MF, Selles RW, Verheul MH, Meijer OG (2000) Deficits in the co-ordination of agonist and antagonist muscles in stroke patients: implications for normal motor control, Brain Res 853: 352-369

Lum PS, Burgar CG, Shor PC (2003) Evidence for strength imbalances as a significant contributor to abnormal synergies in hemiparetic subjects, Muscle Nerve 27: 211-221

Lyle RC (1981) A performance test for assessment of upper limb function in physical rehabilitation treatment and research. International J of Rehabilitation Research 4:483-492

Mathiowetz V, Volland G, Kashman N, Weber K (1985a) Adult norms for the Box and Block test of manual dexterity. American Journal of Occupational Therapy 39: 386-391

Mathiowetz V, Weber K, Kashman N, Volland G (1985b) Adult norms for Nine Hole Peg test of finger dexterity. Occupational Therapy Journal of Research 5: 25-38

Meijer R, Ihnenfeldt DS, de Groot IJM, van Limbeek J, Vermeulen M, de Haan RJ (2003) Prognostic factors for ambulation and activities of daily living in the subacute phase after stroke. A systematic review. Clinical Rehabilitation 17: 119-129

Mercier L, Audet T, Herbert R, Rochette A, Dubois MF (2001) Impact of motor, cognitive, and perceptual disorders on the ability to perform activities of daily living after stroke. Stroke 32: 2602-2608

Van Mier H, Tempel LW, Perlmutter JS, Raichle ME, Petersen SE (1998) Changes in brain activity during motor learning measured with PET: effects of hand of performance and practice, J Neurophysiol 80: 2177-2199

Nakayama H, Jorgensen HS, Raaschou HO, Olsen TS (1994) Recovery of upper extremity function in stroke patients: The Copenhagen Study. Arch Phys Med Rehabil 75: 394-398

Passingham R (1997) Functional organisation of the motor system. In: Frackowiak RSJ, Friston KJ, Frith CD, Dolan RJ, Mazziotta JC (eds) Human brain function, Academic Press, San Diego London. pp 243-274

Platz T, Denzler P, Kaden B, Mauritz KH (1994) Motor learning after recovery from hemiparesis. Neuropsychologia 32:1209-1223

Platz T, Prass K, Denzler P, Bock S, Mauritz KH (1999) Testing a motor performance series and a kinematic motion analysis as measures of performance in high functioning stroke patients: reliability, validity, and responsiveness to therapeutic intervention. Arch Phys Med Rehabil 80: 270-277

Platz T, Winter T, Müller N, Pinkowski C, Eickhof C, Mauritz KH (2001a) Arm Ability Training for Stroke and Traumatic Brain Injury Patients with mild arm paresis. A Single-Blind, Randomized, Controlled Trial. Archives of Physical Medicine and Rehabilitation 82: 961-968

Platz T, Bock S, Prass K (2001b) Reduced skilfulness of arm motor behaviour among motor stroke patients with good clinical recovery: Does it indicate reduced automaticity? Can it be improved by unilateral or bilateral training? A kinematic motion analysis study. Neuropsychologia 39: 687-698

Platz T (2004) Impairment-oriented Training (IOT) – scientific concept and evidence-based treatment strategies. Restorative Neurology and Neuroscience 22: 301-315

Platz T (2006) IOT Impairment-Oriented Training®. Schädigungs-orientiertes Training. Theorie und deutschsprachige Manuale für

Therapie und Assessment. Arm-BASIS-Training®, Arm-Fähigkeits-Training®, Fugl-Meyer test (Arm), TEMPA. Deutscher Wissenschafts-Verlag (DWV), Baden-Baden

Platz T, Vuadens P, Eickhof C, Arnold P, van Kaick S, Heise K (2008) RE-PAS, a summary rating scale for resistance to passive movement: item selection, reliability and validity. Disabil Rehabil 30: 44-53

Platz T, Roschka S (2009) Rehabilitative Therapie bei Armparese nach Schlaganfall. S2e-Leitlinie der DGNR – Langversion. Neurol Rehabil 15: 81-106

Platz T, van Kaick S, Mehrholz J, Leidner O, Eickhof C, Pohl M (2009) Best conventional therapy versus modular Impairment-oriented training (IOT) for arm paresis after stroke: a single blind, multicentre randomized controlled trial. Neurorehabilitation and Neural Repair 23: 706-16

Roby-Brami A, Jacobs S, Bennis N, Levin MF (2003) Hand orientation for grasping and arm joint rotation patterns in healthy subjects and hemiparetic stroke patients. Brain Res 969: 217-229

Rohrer B, Fasoli S, Krebs HI et al. (2002) Movement smoothness changes during stroke recovery. J. Neurosci 22: 8297-8304

Sahrmann SA, Norton BJ (1977) The relationship of voluntary movement to spasticity in the upper motor neuron syndrome. Ann Neurol 2: 460-465

Schieber MH (1999) Voluntary descending control. In: Zigmond MJ, Bloom FE, Landis SC, Roberts JL, Squire LR (eds) Fundamental Neuroscience. Academic Press, San Diego; pp 931-949

Schlaug G, Knorr U, Seitz RJ (1994) Inter-subject variability of cerebral activations in acquiring a motor skill: a study with positron emission tomography, Exp Brain Res 98: 523-534

Takahashi CD, Reinkensmeyer DJ (2003) Hemiparetic stroke impairs anticipatory control of arm movement. Exp Brain Res 149: 131-140

Tardieu G, Rondot P, Dalloz JC, Mensch-Dechenne J, Monfraix C (1959) The Stretch Reflex in Man: A Study of Electromyography and Dynamometry (Strain Gauge) Contribution to Classification of the Various Types of Hypertonus in C.P. Cerebral Palsy Bull 7: 14-17

Theeuwen M, Gielen CCAM, Miller LE (1994) The relative activation of muscles during isometric contractions and low-velocity movements against a load. Exp Brain Res 101: 493-505

Wade DT, Langton-Hewer R, Wood VA, Skilbeck CE, Ismail HM (1983) The hemiplegic arm after stroke: measurement and recovery. JNNP 46: 521-524

Ward NS (2007) The relationship between brain activity and peak grip force is modulated by corticospinal system integrity after subcortical stroke. Eur J Neurosci 25: 1865-73

Winstein CJ, Grafton ST, Pohl PS (1997) Motor task difficulty and brain activity: investigation of goal-directed reciprocal aiming using positron emission tomography. J Neurophysiol 77: 1581-1594

Young JL, Mayer RF (1982) Physiological alterations of motor units in hemiplegia, Journal of Neurological Sciences 54: 401-412

4.2 Die peripher-paretische Hand

4.2.1 Neuropathien und Nervenkompressionssyndrome

O. Eberhardt

In diesem Kapitel werden Nervenläsionen behandelt, die eine Störung der Handfunktion bedingen. Zu einer **direkten Funktionsstörung** führen Läsionen des N. medianus, N. ulnaris oder N. radialis isoliert oder in Kombination. Zu ähnlichen Störungsbildern kann eine Läsion im Plexusbereich führen; differenzialdiagnostisch müssen Radikulopathien abgegrenzt werden.

Nicht besprochen werden generalisierte Neuropathien, in deren Zusammenhang die Störung der Handfunktion nur eine, meist nicht im Vordergrund stehende Komponente darstellt, wenn sie nicht eine Prädilektion für die obere Extremität zeigen. Die angewendeten Therapieverfahren sind in ▶ Kap. 8.3.1 beschrieben.

Allgemeine Prinzipien fokaler Nervenläsionen

> Die **histologische Graduierung** von fokalen Nervenläsionen orientiert sich an der Schädigung
> — des umhüllenden Myelins bei intaktem Axon (**Neurapraxie**) oder
> — des Axons (**Axonotmesis**) bzw. der gesamten Nervenkontinuität (**Neurotmesis**),
> außerdem kann nach Millesi (1997) das Maß der intraoperativ gesicherten Fibrose einfließen.

Diese Einteilung korrespondiert in gewissem Ausmaß mit dem **Nachweis** demyelinisierender bzw. axonaler Veränderungen **in der Elektrophysiologie**.

Eine **Nervenkompression** führt über ein endofaszikuläres Ödem durch Störung der Blut-Nerven-Schranke zu einer lokalen Ischämie am Nerven mit Schwannzell-Dysfunktion und konsekutiver segmentaler Demyelinisierung, später zu fibrotischen Veränderungen (Cheng 2002).

Bei **traumatischen Läsionen** kommen ursächlich eine Traktion, Kompression, Friktion oder auch eine Nervenzerreißung in Betracht.

Bei **hochgradigen Läsionen** kommt es neben der **Waller-Degeneration** des Axonzylinders, die innerhalb von 24–48 Stunden einsetzt und mit 0,5–2,5 cm/die nach distal fortschreitet, in geringerem Maß auch zur **retrograden Degeneration** mit Verlust von Spinalganglion- oder Vorderhornzellen.

Eine lang bestehende ausgeprägte Demyelinisierung kann eine **sekundäre axonale Degeneration** nach sich ziehen.

Prognose fokaler Nervenläsionen

Prognostische **Aussagen** sind:
- Die **spontane Erholung** ist abhängig vom Ausmaß der axonalen Schädigung bzw. der Integrität der nervalen Hüllstrukturen (Erholung bei Neurotmesis<Axonotmesis<Neurapraxie).
- Eine erfolgreiche **Remyelinisierung** vollzieht sich über mehrere Wochen.
- Die **Reinnervation** nach axonalem Schaden kann sich über 1–2 Jahre erstrecken, da sie mit einer nach distal abnehmenden Geschwindigkeit von 1–4 mm/die erfolgt, wenn Leitstrukturen vorhanden sind und strukturelle Hindernisse fehlen. Reinnervationsunterstützend sind insbesondere longitudinale Schwannzellproliferate (Büngner-Bänder).
- **Fibrotische Reaktionen** des Nerven können eine suffiziente Reinnervation trotz erhaltener Kontinuität unterbinden.

> **Praxistipp**
>
> Das nach peripher wandernde **Hoffmann-Tinel-Zeichen** markiert oft den Fortschritt der Regeneration.

❗ Kommt es zur **Regeneration** nach Neurapraxie oder Axonotmesis, sind die neu gebildeten Markscheiden oft dünner und die Internodien verkürzt, was die Nervenleitgeschwindigkeit reduziert (Mumenthaler et al. 2003).

Diagnostik

Klinische Untersuchung

In der klinischen Untersuchung sind v.a. bei **Armnervenläsionen** folgende Punkte zu prüfen:
- Liegt ein Horner-Syndrom vor?
- HWS-Fehlhaltung, Druck- und Klopfschmerz, Bewegungsausmaß der HWS, Lhermitte-Zeichen, Hartspann?
- Intaktheit langer spinaler Bahnen (Tiefensensibilität, Pyramidenbahnzeichen, Gangstörung, Blasenfunktion)?
- Schulterkontur, Stellung der Skapula, Scapula alata, Provokationstests eines Thoracic outlet-Syndroms?
- Lymphknotenvergrößerungen, supraklavikuläre Resistenzen, Lymphödem?
- Atrophien, Faszikulationen, Paresen (Vigorimeter), Reflexdifferenzen, palpable Nervenhypertrophien?
- Sensibilität inkl. Zwei-Punkte-Diskrimination?
- Periphere Gelenkdeformitäten und Fehlstellungen?
- Hautkolorit und -beschweißung, trophische Störungen, Behaarungs-, Haut- und Nagelveränderungen?
- Schriftprobe, Nine-Hole-Peg Test o.Ä. zur Beurteilung der Handgeschicklichkeit (▶ Kap. 3.1 und 3.2)?

Rolle der bildgebenden Diagnostik
Nervensonographie

Bei **Kompressionssyndromen** erscheint in der Nervensonographie mit einem hochfrequenten Linearschallkopf der Nerv an der Stelle der Kompression oft kaliberreduziert, proximal und distal der Läsion geschwollen, hypoechogen und zeigt eine Verwischung der wabenförmigen Faszikelstruktur (Martinoli et al. 2004; Kele 2008). Des Weiteren lassen sich komprimierende Strukturen, Nervenhypertrophien oder Nerventumoren darstellen.

Magnetresonanztomographie

Mittels Magnetresonanztomographie (MRT) zeigen sich **axonale Nervenläsionen** in Form langstreckiger, T2-hyperintenser Signalveränderungen sowie indirekt ab ca. 24–48 Stunden nach Läsion durch TIR-/T2-Hyperintensitäten und Kontrastmittelaufnahme im denervierten Muskel (Koltzenburg u. Bendszus 2004; Andreisek et al. 2006). Ein **komprimierter Nerv**, z.B. der N. ulnaris am Ellenbogen, wirkt aufgetrieben und ist auch bei einer Neurapraxie kurzstreckig hyperintens (Pham u. Bendszus 2009).

> Im MRT werden z.B. **Läsionsursachen** sichtbar wie
> - akzessorische Muskeln,
> - Lipome,
> - Zysten oder
> - Tumoren.

Die diagnostische Genauigkeit beim **Karpaltunnelsyndrom** ist dagegen niedrig und die Ausbeute verwertbarer MRT-Befunde beim Pronator teres-, N. interosseus anterior- oder Supinatorlogen-Syndrom gering (Andreisek et al. 2006; Jarvik et al. 2009).

> **Praxistipp**
>
> Ein **MRT der HWS** wird erforderlich bei einem **radikulären Syndrom** mit
> - protrahierter Symptomatik,
> - relevanten radikulären Ausfällen,
> - Myelopathiezeichen,
> - V.a. Abszess oder Spondylodiszitis und
> - vor einer möglichen Operation.

CT

Ein **CT mit Knochenfenster** stellt knöcherne, v.a. foraminale Veränderungen besser dar. In Einzelfällen besteht die Indikation zur Myelographie, mit dem Vorteil einer gleichzeitigen Liquorgewinnung.

MR- oder CT-angiographische Verfahren

In letzter Zeit wird für das **Thoracic outlet-Syndrom** die Rolle MR- oder CT-angiographischer Verfahren zum Nachweis einer venösen oder arteriellen Gefäßkompression in Funktionsstellung betont (Demondion et al. 2006). Eine **Plexuskompression** ist bildgebend schwieriger zu sichern; hinweisend sollen u.a. das Verschwinden des Fettgewebes um den Plexus und dessen enger Kontakt mit knöchernen Strukturen unter Provokation sein.

Rolle der elektrophysiologischen Diagnostik
Neuro-/Myographie

Die Neurographie (▶ Kap. 3.3.1) dient dem Nachweis und der Lokalisation demyelinisierender oder axonaler Veränderungen am peripheren Nerven. Bei traumatischen Nervenläsionen kommt es durch **Waller-Degeneration** distanzabhängig nach ca. 10 Tagen zum Verlust der distalen Nervenerregbarkeit, mit nachfolgender Entwicklung von pathologischer Spontanaktivität in denervierten Muskeln (Chaudhry u. Cornblath 1992; Griffin et al. 1996). Elektromyographisch lässt sich daher bei axonalen Läsionen nach Ablauf von 2–3 Wochen **pathologische Spontanaktivität** nachweisen, beginnend in den der Läsionsstelle nächstgelegenen Muskeln.

Nadelmyographie

Durch die Nadelmyographie wird bei axonalen Läsionen auch in den Fällen eine **Höhendiagnostik** möglich, in denen die Nervenstimulation z.B. bei weit proximalen Läsionen erschwert ist; daher kann diese zur Abgrenzung gegenüber radikulären Läsionen (z. B. durch Nachweis einer Schädigung des R. dorsalis mit paravertebraler Denervierung) oder Multiplexneuropathien dienen. Sie ermöglicht eine **bessere Prognosestellung**, z. B. bei der Frage nach der Operationswürdigkeit einer Nervenläsion. Schwierig ist oft die Abgrenzung fokaler Läsionen vor dem Hintergrund einer z. B. vorbestehenden diabetischen Polyneuropathie.

> - Im Falle der Reinnervation kann **myographisch** nach Wochen bis Monaten ein Rückgang der Spontanaktivität und das Auftreten von Reinnervationspotenzialen beobachtet werden, oft schon bevor dies klinisch apparent wird.
> - Nach **Reinnervation schwerer Läsionen** erholen sich die motorischen und insbesondere die sensiblen Amplituden **nicht** bis auf die Ausgangswerte.

■ Diagnostische Techniken bei fokalen Engpasssyndromen

Eine besondere Rolle kommt der Elektroneurographie und z.T. der Elektromyographie bei der Diagnostik fokaler Engpasssyndrome zu (Seror 2002). Dabei hat sich eine Reihe von Techniken als besonders sensitiv herausgestellt. Für den **Nachweis eines Karpaltunnelsyndroms** (**KTS**) sind diese Techniken:

- sensible Ableitung am hauptbetroffenen Finger (meist Digitus III),
- palmare sensible Stimulation mit Ableitung am Handgelenk,
- sensibler Latenzvergleich an D I nach Stimulation des N. radialis bzw. N. medianus bzw. an D IV nach Stimulation des N. ulnaris bzw. N. medianus,
- Latenzvergleich bei Ableitung am M. lumbricalis II bzw. M. interosseus II nach Stimulation des N. medianus bzw. N. ulnaris (Dumitru u. Zwarts 2002; DGN 2008).
- Ein **Inching** (zentimeterweises Vorschieben der Stimulationselektrode mit Beobachtung der Latenzverschiebung) des N. medianus am Handgelenk ist wegen der Tiefenverlagerung des Nerven technisch schwieriger als z. B. am Kubitaltunnel.

Insgesamt ist die Korrelation zwischen Beschwerden und elektrodiagnostischen Veränderungen beim **KTS** eingeschränkt (Dawson et al. 1990). Auch die motorische Medianus-NLG im Unterarmabschnitt kann bei Schädigung der schnellstleitenden Fasern leicht reduziert sein, was die elektrophysiologische Abgrenzung zu **Polyneuropathien** erfordert.

Im Ellenbogenbereich lässt sich eine **Läsionsstelle des N. ulnaris** durch ein Inching weiter eingrenzen, nachdem eine Reduktion der fraktionierten motorischen NLG in diesem Abschnitt absolut oder in Relation zum Unterarmabschnitt (>15 m/sec) gefunden wurde. Die Überleitung zum M. flexor carpi ulnaris ist wenig sensitiv. Der **Latenzvergleich** bei Ableitung am M. lumbricalis II bzw. M. interosseus II nach Stimulation des N. medianus bzw. ulnaris ist auch bei **distaler Ulnaris**läsion sinnvoll anwendbar.

■ Diagnostische Techniken bei weiteren Nervenläsionen

Bei Verdacht auf ein **N. interosseus anterior-Syndrom** wird die Oberflächenableitung am M. pronator quadratus empfohlen.

Die **Untersuchung des motorischen N. radialis** gelingt nicht immer artefaktfrei. Die neurographische Untersuchung mit Nadelelektroden umgeht die Latenzprobleme, liefert aber keine verwertbaren Potenzialamplituden.

Beim **Supinatorlogen-Syndrom** ist erstens die Nadeluntersuchung der abhängigen Muskulatur sinnvoll, wobei der M. supinator als proximalster Muskel variabel mitbetroffen sein kann, zweitens die sensible Neurographie, die bei dieser Schädigungslokalisation normal ausfällt, sowie drittens die Überleitung zu einem Streckermuskel am Unterarm.

Eine **postoperativ beginnende Besserung** fokaler Leitungsstörungen wurde elektrophysiologisch, z. B. nach Entlastung eines KTS, bereits in der ersten Stunde beschrieben.

Das Nadel-EMG hat beim Nachweis einer **zervikalen Radikulopathie** generell eine Sensitivität von 50–70%, bei rein sensiblen Symptomen von nur 30%; es lokalisiert in drei von vier Fällen den Wurzelbezug korrekt, jedoch stets erst 14 Tage nach Läsionsbeginn (AAEM 1999).

Die paravertebrale Ableitung belegt ggf. eine Beteiligung der Rami dorsales als Zeichen der **supraganglionären Läsion**, die pathologische sensible Neurographie und/oder das pathologische Erb-Potenzial im fraktionierten SEP hingegen einen **infraganglionären Prozess**.

Der Verdacht auf ein **Thoracic outlet-Syndrom** kann durch Nachweis von Veränderungen in N. medianus- und N. ulnaris-versorgten Muskeln, eines erniedrigten sensiblen Potenzials des N. cutaneus antebrachii medialis oder einer Verzögerung der N9/N13a im Medianus-SEP erhärtet werden.

Elektrophysiologisch lassen sich bei je einem Viertel der Patienten mit **neuralgischer Amyotrophie** eine Minderung sensibler oder motorischer Amplituden oder F-Wellenveränderungen nachweisen; nadelmyographisch finden sich in unterschiedlichem Umfang Zeichen florider Denervierung in paretischen Muskeln.

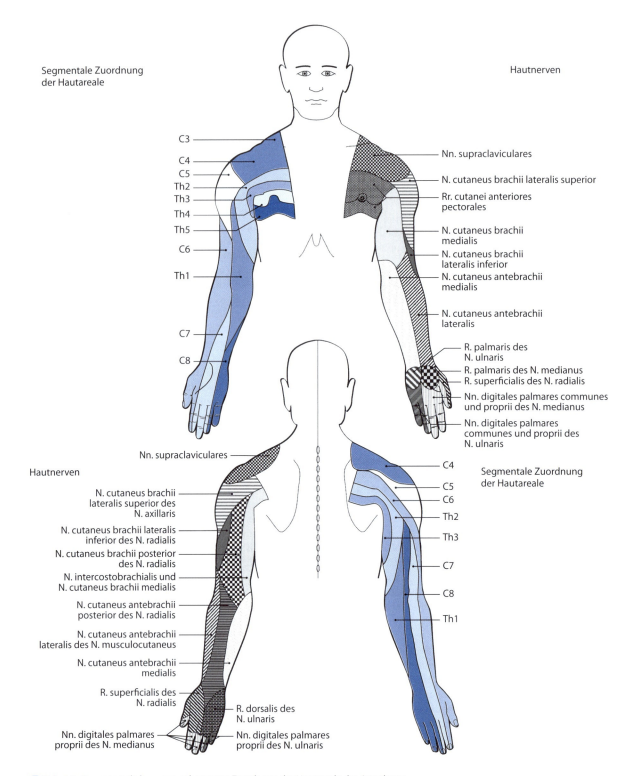

Abb. 4.6 Dermatomale bzw. nervenbezogene Zuordnung der Hautareale des Armplexus

> **Unter der Lupe**
> **Bedeutung von Innervationsanomalien**
> **Fehlbeurteilungen** können durch eine **Martin-Gruber-Anastomose** mit Fasertransfer vom N. medianus zum N. ulnaris im Unterarmbereich 3–10 cm distal des Epikondylus (motorisch zum M. adductor pollicis, zu den radialen Mm. interossei und evt. zum M. abductor digiti minimi) entstehen. Die Anastomose kann
> - bei proximaler **N. medianus-Stimulation** zu einer höheren Amplitude am Thenar führen als bei distaler Stimulation, ferner zu einem positiven Potenzialabgang, umgekehrt
> - bei proximaler **Ulnarisstimulation** zu einer niedrigeren Amplitude an Ulnaris-versorgter Muskulatur (scheinbarer Leitungsblock!) oder zu einer unerwartet hohen NLG im Unterarmabschnitt des N. medianus bei Karpaltunnelsyndrom.
>
> Zudem kann durch den Fasertransfer die **intrinsische Handmuskulatur** bei
> - hohen **Medianusläsionen** (partiell) mitbetroffen bzw.
> - bei hohen **Ulnarisläsionen** (partiell) ausgespart sein.
>
> Im Handbereich kann der N. ulnaris zur Thenarversorgung beitragen (Levis 2002).

Läsionen einzelner Armnerven

■ Abb. 4.6 zeigt die Armplexus und die Anordnung der von ihnen innervierten Dermatome.

N. medianus-Kompression

Der N. medianus (C5–Th1) vereinigt Fasern aus dem medianen und lateralen Faszikel des Armplexus. Auf Höhe des M. coracobrachialis-Ansatzes verlassen sensible Hautäste zum medialen Ober- und Unterarm den Nervenstamm.

Oberarmbereich: Im Oberarmbereich kann es zur **Kompression des N. medianus** kommen, u.a. nach/durch
- Schulterluxation,
- Gefäßveränderungen,
- Humerusfraktur (verzögert durch Kallusbildung),
- Dislokation des Ellenbogengelenks,
- Manschettendruck,
- anomale Muskeln,
- den Kopf des Partners (»honeymoon palsy«) oder
- das Hängen des Arms über eine Stuhlkante (»Saturday night palsy«) (Nath 2002).

Ellenbogenbereich: Ellenbogennah kann der **N. medianus** komprimiert werden
- durch einen palpablen Proc. supracondylaris (<3% der Bevölkerung) mit Struther-Ligament,
- am Lacertus fibrosus der Bizepsaponeurose,
- unter den beiden M. pronator teres-Köpfen,
- durch einen hypertrophen M. pronator teres (Pronator teres-Syndrom) oder
- unter dem Sehnenbogen des M. flexor digitorum superficialis.

Symptomatik

Selten führt der N. medianus im Oberarmbereich auch Fasern für den **M. biceps brachii**, der dann bei Läsion in der Axilla mitbetroffen sein kann.

Bei **proximalen Läsionen** ist auch die **Pronationsbewegung** eingeschränkt, die sonst nur der M. brachioradialis übernimmt.

Das **Handgelenk** zeigt durch das Überwiegen des ulnaren Handgelenkbeugers bei Flexion eine Ulnardeviation.

Das **Flaschenzeichen** mit einer ungenügenden Umfassung einer Flasche durch gestörte Daumenabduktions- und -oppositionsbewegung ist zu beobachten.

Bei **traumatischen Läsionen** sind häufig vegetative Störungen zu beobachten.

Pronator teres-Syndrom

Das Pronator teres-Syndrom kann akut oder schleichend beginnen. **Auslösend** können Aktivitäten sein wie
- Tennis,
- Rudern oder
- andere repetitive Pro-/Supinationsbewegungen.

Symptomatik

Angegeben werden zu Anfang eher **vage Symptome**:
- anstrengungsinduzierte Schmerzen,
- Druckempfindlichkeit über dem M. pronator teres mit positivem Tinel-Zeichen und
- evt. Hypästhesie im Medianusareal.

Motorische Symptome stehen meist im Hintergrund.

> **Praxistipp**
>
> Als **klinische Tests** auf ein Pronator teres-Syndrom werden Supination und Ellenbogenbeugung gegen Widerstand (oder Pronation und Ellenbogenbeugung gegen Widerstand) oder Beugung des Mittelfingers im PIP-Gelenk gegen Widerstand empfohlen.

N. interosseus anterior-Kompression

Der N. interosseus anterior kann **isoliert** komprimiert werden, durch
- eine Fraktur,
- ein fibröses Band oder
- einen akzessorischen Kopf des M. flexor pollicis longus,

er kann jedoch auch im Rahmen einer **neuralgischen Amyotrophie** betroffen sein.

Am **distalen Unterarm** sind **Ursachen** einer Schädigung z. B.
- Volkmann-Kontraktur,
- Frakturen oder
- eine arteriovenöse Fistel.

Symptomatik

Charakteristisch für eine Schädigung des N. interosseus anterior, der den N. medianus 2–8 cm nach dem Epicondylus medialis verlässt, ist die Unfähigkeit, die Endglieder des Daumens und Zeigefingers zu beugen (**OK-Zeichen**).

Die in Ellenbogenflexion zu testende **Schwäche des M. pronator quadratus** ist dagegen klinisch wenig auffällig. In einem Drittel der Fälle kann auch der M. flexor digitorum superficialis durch diesen Nerven versorgt werden und selten auch die ulnaren tiefen Fingerbeuger (Dumitru u. Zwarts 2002).

> Wichtig ist die Berücksichtigung einer möglichen **Martin-Gruber-Anastomose**!

Karpaltunnelsyndrom

Das Lig. carpi transversum überspannt den N. medianus und die Sehnen der Fingerbeuger zwischen Os pisiforme und Os hamatum auf der einen und Os naviculare und Os trapezium auf der anderen Seite. Ein Karpaltunnelsyndrom (KTS) betrifft, mehrheitlich beidseitig, rund 1–4% der Bevölkerung (Punktprävalenz), wobei die Rate bei **Handarbeitern** deutlich höher liegt. Auch **Musiker** sind häufig betroffen (Winspur 2002). **Risikofaktoren** sind u.a.
- weibliches Geschlecht,
- Alter,
- Adipositas,
- Arthritis,
- Gicht,
- Amyloidose,
- schwere Hypothyreose,
- Akromegalie,
- chronische Vibrationstraumata und
- lokale Tumoren.

Über siebzig weitere Ursachen eines KTS wurden beschrieben (Dumitru u. Zwarts 2002).

Symptomatik

Bei den Betroffenen kann im Karpaltunnel auch in Neutralstellung ein **2- bis 3-fach höherer Druck** gemessen werden als normal (Weiss et al. 1995).

Es werden **nächtliche Hand-** und **Armschmerzen** geschildert, die bis zum Oberarm oder zur Schulter ziehen können und sich durch Bewegen der Hand, Ausschütteln oder Massieren bessern.

Charakteristisch sind
- Hypästhesie und Hypalgesie,
- Ungeschicklichkeit,
- Schwellungsgefühl mit erschwertem Faustschluss und
- Verstärkung durch repetitive Handarbeiten.

Subjektiv wird oft eine **Gefühlsstörung aller Finger** berichtet, wobei die autonome Sensibilitätszone nur die volaren Finger III und IV distal umfasst. Der etwas variable sensible Ast zum Thenarbereich, der etwa 8 cm vor dem Handgelenk abgeht, ist beim Karpaltunnelsyndrom nicht betroffen.

Die **lateralen Thenarmuskeln** können paretisch sein und atrophieren (Abb. 4.7):

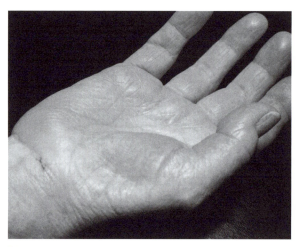

Abb. 4.7 Thenaratrophie nach langjährigem KTS

- Die **Daumenabduktion** senkrecht zur Handinnenfläche ist abgeschwächt,
- die **Radialabduktion** in der Ebene der Handfläche (N. radialis) ist nicht beeinträchtigt.

> Schwierig in der Differenzialdiagnose sind die seltenen **rein motorischen KTS**, die eine Schädigung des rekurrierenden Thenarasts imitieren können, der auch extraligamentär laufen und lädiert werden kann.

Prognose

Spontane Besserungen werden bei einem Drittel beobachtet. Bei einem KTS in der **Schwangerschaft** wird meist eine günstige Prognose angenommen, wobei aber nur die Hälfte nach 3 Jahren beschwerdefrei ist (Mondelli et al. 2007).

Klinische Tests

Der Nerv kann an der Thenarwurzel druckempfindlich sein. Klinische **Funktionstests** wie
- Hoffmann-Tinel-Zeichen,
- Phalen-Zeichen,
- umgekehrtes Phalen-Zeichen

sind wenig sensitiv und spezifisch (D'Arcy u. McGee 2000; Keith et al. 2009). Für die Handgelenkflexion von 60° mit gleichzeitiger Kompression des N. medianus über 20 sec wurde ein höherer positiv prädiktiver Wert berichtet (Tetro et al. 1998).

> **Unter der Lupe**
> **Sensitivität der elektrophysiologischen und sonographischen Diagnostik**
> Die berichtete **Korrelation elektrophysiologischer Befunde** (s.o.) **mit der Erfolgsrate von Dekompressionsoperationen** ist schlecht (Braun u. Jackson 1994; Concannon et al. 1997; Aulisa et al. 1998; Schrijver et al. 2005), wobei in den meisten Studien die Möglichkeiten der neurographischen Diagnostik nicht ausgeschöpft wurden. Beim **Karpaltunnelsyndrom** zeigt der Nerv sonographisch eine Schwellung auf über 11 mm² im proximalen Karpaltunnel (Kele 2008). Die berichtete Sensitivität der Nervensonographie am Karpaltunnel liegt kriterienabhängig bei rund 45–95%, die Spezifität bei rund 55–100% (Seror 2008). Eine **neuere Studie** mit einem Cutoff von 9,3 mm² ergab eine Sensitivität und Spezifität um 80% (Ashraf et al. 2009); die Sonographie ist in leichten Fällen aber nicht sensitiver als die Elektroneurographie (Mondelli et al. 2008).

- **Ulnarisneuropathie am Ellenbogen**

Der N. ulnaris führt Fasern aus den Wurzeln C8/Th1 (C7) bzw. aus dem medialen Faszikel.

Oberarmbereich: **Ulnarisschädigung**en am Oberarm können u.a. entstehen durch
- Frakturen,
- Manschettendruck,
- Schussverletzungen.

Die Existenz einer **ligamentären Struther-Arkade** proximal des Ellenbogens zwischen M. triceps brachii und dem intermuskulären Septum als möglicher Ort einer Ulnariskompression wurde von einigen Autoren in 70% gefunden, von anderen angezweifelt (Watchmaker 2002). Eine isolierte Läsion durch diese Arkade wurde bisher kaum beschrieben (Dumitru u. Zwarts 2002).

Ellenbogenbereich: Die bindegewebige Überdeckung des Sulcus ulnaris läuft über dem N. ulnaris in die Muskelfaszie der beiden Köpfe des M. flexor carpi ulnaris aus und ist an deren Ursprung aponeurotisch verstärkt, was als **humeroulnare Arkade** bezeichnet wird, die den Eintritt in den **Kubitaltunnel** markiert (Lig. arcuatum, Osborne-Band). Selten kann es unter der Aponeurose des M. flexor carpi ulnaris zu einer ellenbogennahen Schädigung kommen.

Schädigungen passieren häufiger **akut traumatisch** im Sulcus n. ulnaris oder **chronisch** im Kubitaltunnel (Assmus et al. 2009). Der Kubitaltunnel liegt 1,5–3 cm distal vom Epikondylus. Auch Kompressionen unter der tiefen M. flexor carpi ulnaris-Aponeurose (**Flexor-Pronator-Aponeurose**) oder durch Fasern des M. flexor carpi ulnaris 5–12 cm distal des Epikondylus wurden beschrieben. Selten führt ein **M. anconeoepitrochlearis** (ca. 8% der Bevölkerung) zwischen medialem Epikondylus und Olekranon zur Ulnariskompression. Der mediale Trizepskopf kann die Subluxation des N. ulnaris fördern bzw. den Nerven komprimieren.

Im Ellenbogenbereich kann das Auftreten einer Ulnarisläsion **gefördert** werden durch
- Arthritis des Ellenbogengelenks,
- ellenbogennahe Frakturen,
- Cubitus valgus-Deformität,
- chronische Subluxation,
- Raumforderungen oder
- Osteophyten.

Bei Abstützen auf dem Ellenbogen (z. B. Autofahrer), Liegen auf dem gebeugten Arm oder intraoperativ bei unsachgemäßer Lagerung kann der Nerv im **Sulcus ulnaris** drucktraumatisiert werden (Sawyer et al. 2000). Wurfsport oder andere repetitive Beuge-/Streckbewegungen können durch die Kompression des Nerven zwischen **M. triceps brachii** und **ulnarem Längsband** unter Flexion zur Ulnarisläsion führen. Läsionen im **Kubitaltunnel** werden bei 20–40% beidseitig gefunden.

- - **Symptomatik**

Bei Läsion des N. ulnaris in **Ulnarisrinne** oder **Kubitaltunnel** können Schmerzen und Parästhesien am Ellenbogen oder im Hypothenarbereich auftreten.

Eine **hochgradige Ulnarisläsion** führt zu
- Schwäche der Fingerspreizung und der Endgliedflexion der beiden ulnaren Finger,
- Krallenstellung der ulnaren Finger (besonders deutlich, wenn die ulnaren tiefen Fingerbeuger intakt sind),
- positivem Froment-Zeichen,
- Abduktionsstellung des Kleinfingers und
- Hypästhesie der eineinhalb, gelegentlich zweieinhalb ulnaren Finger.

Neben der **Griffkraft** ist der Feingriff erheblich beeinträchtigt, das Schriftbild leidet.

Die **Nasenstüberbewegung** erfolgt abgeschwächt (»signe de chiquenaude«).

Bei **Beteiligung des M. flexor carpi ulnaris** ist eine Radialabduktion bei der Handgelenkbeugung zu beobachten, ohne dass deren Kraft deutlich reduziert ist. Der Mittelfinger kann nicht über den Zeigefinger gekreuzt werden (Crossed Finger Test), die Endglieder des Klein- und Zeigefingers nicht angenähert werden.

Der erste motorische Ast des N. ulnaris zum M. flexor carpi ulnaris verlässt den Nerven 1–2 cm distal des Epikondylus. Bei **Läsionen im Ellenbogenbereich** ist der M. flexor carpi ulnaris aber trotzdem oft ausgespart, häufiger sind die **ulnaren langen Fingerbeuger** betroffen.

Eine **Krallenstellung** kann durch eine Strecksehnenruptur oder eine Kamptodaktylie vorgetäuscht werden.

> ❶ Differenzialdiagnostisch sind bei einem **ausgeprägten C8-Syndrom** auch die Handgelenk- und oberflächlichen Fingerflexoren sowie die Pronatoren beeinträchtigt, bei einem relevanten **Thoracic outlet-Syndrom** oft auch die Thenarfunktion und die Sensibilität im Th1-Dermatom.

Läsionen des N. ulnaris an Unterarm und Handgelenk

Eine **Mitbeteiligung des sensiblen R. dorsalis**, der 5–10 cm vor dem Handgelenk abgeht und auch elektroneurographisch untersucht werden kann, beweist eine Läsion im Unterarmabschnitt oder höher. Selten wird dieser isoliert durch die distale M. flexor carpi ulnaris-Sehne oder ein Ganglion komprimiert.

In der **Loge de Guyon** teilt sich der N. ulnaris in einen tiefen (motorischen) und oberflächlichen Ast (sensibel sowie M. palmaris brevis). Der Boden der Guyon-Loge wird von der Hypothenarmuskulatur und dem Lig. carpi transversum gebildet, das Dach von Ausläufern der Fascia antebrachii und dem M. palmaris brevis (Cobb et al. 1996):

- Eine **Kompression proximal der Guyon-Loge** oder in ihrem proximalen Abschnitt führt zur gemeinsamen Kompression des motorischen und sensiblen Asts (**Typ I**),
- Läsionen **distal des Os pisiforme** führen zu isolierten motorischen (**Typ II**) oder seltener zu rein sensiblen Störungen (**Typ III**).

Läsionen werden bedingt durch
- Frakturen,
- anomale Muskelverläufe,
- rheumatoide Arthritis,
- Lipome,
- vaskuläre Anomalien,
- Zysten oder
- chronische Vibrationstraumen wie den Druck eines Fahrradlenkers.

Bei **motorischen Ausfällen** soll in der Mehrzahl ein Ganglion oder eine Os hamatum-/Os pisiforme-Fraktur zugrunde liegen (Levis 2002).

Symptomatik

Schmerzen treten nächtlich, nach Belastung oder bei Handgelenkbewegungen auf.

Der **M. abductor digiti minimi** ist wie beim Kubitaltunnelsyndrom typischerweise geringer betroffen als der M. interosseus dorsalis I, bei Läsion distal des Os hamatum (Typ IIA) gar nicht.

Die **Mm. interossei** können selten intakt bleiben, wenn sie einmal als Variante durch den N. radialis (Froment-Rauber-Nerv) versorgt werden (Dumitru u. Zwarts 2002).

> **Praxistipp**
>
> Der **oberflächliche Ulnarisast** ist intakt, wenn sich die Haut über dem Thenar bei Kleinfingerabduktion fältelt (**Palmaris brevis-Zeichen**).

Läsionen des N. radialis am Oberarm

Der N. radialis wird von Fasern der Wurzeln C5–Th1 (dorsaler Faszikel) gebildet.

Die **häufigste Läsionsursache** hoher Radialisläsionen sind **Traumata**, gefolgt u.a. von
- Kompression während Bewusstlosigkeit oder tiefem Schlaf, z. B. durch den Kopf des Partners (»Saturday night palsy«, »honeymoon palsy«),
- Manschettendruck,
- Injektionsschäden oder
- spontanem Auftreten nach körperlichen Anstrengungen (Allieu u. Lussiez 2002).

Vor bzw. im Sulcus spiralis gibt der N. radialis sensible Hautäste für den dorsalen Ober- und Unterarm ab und teilt sich nahe des lateralen Epikondylus in den tiefen motorischen und den oberflächlichen sensiblen Ast für den radialen Handrücken. Vor der Teilung gehen Äste zu M. brachialis, M. brachioradialis und M. extensor carpi radialis longus ab.

Symptomatik

Bei einer Kompression im **Oberarmbereich** resultieren Streckdefizite des Handgelenks, des Daumens und der Langfinger im Grundgelenk, bei Läsion in der **Axilla** auch der Unterarmstreckung.

Der **Faustschluss** ist biomechanisch bedingt abgeschwächt, und die **Fingerspreizung** wirkt ohne Ausgleich des Streckdefizits eingeschränkt.

Das Supinationsdefizit wird durch die Funktion des M. biceps brachii kompensiert. Ist der M. brachioradialis palpatorisch intakt, muss die Läsion im distalen Oberarmdrittel oder distal davon liegen.

> **Praxistipp**
>
> - Trotz Läsion am Oberarm kann der **sensible R. superficialis** in einem Teil der Fälle intakt bleiben.
> - Selten kann der Nerv am Faserbogen des lateralen Trizepskopfs komprimiert werden, was alle Muskeln außer dem **M. triceps brachii** betrifft.

Läsionen des N. radialis am proximalen Unterarm

Läsionen am **Unterarm** können vorkommen aufgrund von
- Monteggia-Fraktur,
- Ganglien,
- Lipomen oder als
- posttraumatische Spätparesen nach Radius-/Ulnafraktur.

Kompression im Radialiskanal

Der sog. Radialiskanal (**Radialistunnel**) reicht vom lateralen Epikondylus bis zum M. supinator, durch den der N. radialis dann über 4 cm Länge hindurchtritt (Konjengbam u. Elangbam 2004). Hier soll der Nerv u.a. am oberflächlichen Sehnenbogen des M. supinator (in 30% der Fälle fibrös, dann Fröhse-Arkade genannt), durch Gefäße oder am sehnigen

Tab. 4.2 Radikulopathien: Kennmuskeln, Störungen und Differenzialdiagnosen

	Kennmuskeln	Sensible Reiz- und Ausfallserscheinungen	Reflexanomalien	Differenzialdiagnostische Hinweise
C6	M. biceps brachii, M. brachioradialis	Schmerzprojektion lateraler OA, radialer UA bis Daumen	BSR, RPR	Obere Armplexusläsion sensibel: Karpaltunnelsyndrom
C7	M. triceps brachii, mittlere Portion M. pectoralis major, M. pronator teres, M. flexor carpi radialis	Schmerzprojektion OA bis D II–IV, Hypästhesie D II–IV und am dorsalen UA	TSR	Radialisläsion: ohne M. flexor carpi radialis oder M. pronator teres
C8	M. extensor indicis, M. flexor carpi ulnaris, M. flexor digitorum superficialis, Hypothenar, M. interosseus dorsalis I	Schmerzprojektion in distalen ulnaren UA und D IV/V	Trömner-Reflex, Knipsreflex, Fingerflexorreflex	Ulnarisläsion: Hypästhesie scharf in D IV-Mitte begrenzt, nicht am Unterarm. Untere Armplexusläsion: oft Horner-Syndrom, gestörte Schweißsekretion
Th1	M. abductor pollicis brevis, Mm. Interossei	Schmerzprojektion in ulnaren UA	–	Ulnarisläsion

Rand des M. extensor carpi radialis brevis komprimiert werden können.

Symptomatisch zeigen sich **Schmerzen** am proximalen Unterarm mit Betonung nachts oder unter Belastung, die häufig **reproduziert** werden können durch
- Druck auf den Muskelbauch (nicht auf den Epikondylus),
- forcierte Supination bei flektiertem oder extendiertem Ellenbogen gegen Widerstand oder
- Streckung des Mittelfingers bei gestrecktem Arm gegen Widerstand (Raimbeau 2002).

> Von verschiedenen Autoren wird die Existenz eines echten Kompressionssyndroms im Radialiskanal angezweifelt, da die **Klinik** oft diffus ist und **elektrophysiologische Belege** meist fehlen (Dumitru u. Zwarts 2002).

Supinatorlogen-Syndrom

Bei Kompression des tiefen Radialisasts im Supinatorbereich (Supinatorlogen-Syndrom) kommt es hingegen oft auch zu **motorischen Ausfällen**, die den M. brachioradialis und M. extensor carpi radialis aussparen. Neben Traumata können repetitive Bewegungsmuster auslösend sein. Der M. supinator kann wegen kollateraler Innervation durch späte Muskeläste auch beim Supinatorlogen-Syndrom variabel mitbetroffen sein.

Symptomatisch zeigt die dorsalextendierte Hand eine **Radialabduktion**, da der radiale Handgelenkstrecker nicht betroffen ist. Die ulnaren Fingerstrecker für das MCP-Gelenk können stärker betroffen sein als die radialen. Die **Sensibilität** ist intakt.

Wartenberg-Syndrom

Handgelenksnah kann der **sensible R. superficialis** geschädigt werden, durch
- Druck eines engen Armbands,
- stumpfe Traumata oder
- Fehlinjektion,

was durch ein lokales **Tinel-Zeichen** belegt werden kann. Das sensible Versorgungsareal dieses Asts ist variabel (Dumitru u. Zwarts 2002). Quälende Schmerzen, die sich bei Handgelenkflexion und Ulnardeviation verstärken, können den Verlauf komplizieren.

Zervikale Radikulopathien

Die jährliche Inzidenz zervikaler Radikulopathien wird altersabhängig mit rund 1–2 Promille angegeben. **Degenerative Veränderungen** der HWS sind ab dem mittleren Lebensalter häufig und müssen daher mit den Beschwerden des Patienten korreliert werden. 90% der **zervikalen Bandscheibenvorfälle** finden sich in Höhe HWK 5/6 oder 6/7 (Abbed u. Coumans 2007).

> **Praxistipp**
>
> Bei Vorliegen einer **zervikalen Radikulopathie** verstärken Husten, Niesen, Pressen (Valsalva-Manöver) oder Reklination die Schmerzen.

Symptomatik

Eine Radikulopathie kann zu myotomalen **Paresen** und später Atrophien, sensiblen Reiz- und Ausfallserscheinungen und zum Verlust segmenttypischer Reflexe führen (Tab. 4.2). Dabei treten akute radikuläre Syndrome durch einen Bandscheibenprolaps (20–25%) im mittleren und höheren Lebensalter hinter meist **subakuten spondylogenen Radikulopathien** (70–75%) zurück (Carette u. Fehlings 2005).

Neben den oft erst im Verlauf schärfer demarkierten hellen **Oberflächenschmerzen** im Dermatomstreifen können dumpfe, im Myotom lokalisierte Schmerzen das Bild prägen.

Parästhesien lokalisieren das Dermatom genauer als Schmerzen. Hypalgetische Zonen sind im Gegensatz zu peripheren Läsionen breiter als die hypästhetischen.

Eine **Schweißsekretionsstörung** weist auf eine Läsion distal der Rami communicantes hin. Nach Zeichen der Myelonkompression ist zu suchen.

- **Differenzialdiagnosen supraganglionärer Läsionen**
- **Zervikale Wurzelläsionen**

Bei 1% der Vertebralisdissektionen kommt es auch zu **zervikalen Wurzelläsionen** (C5/C6). Bei gleichzeitig bestehenden **Zeichen der Rückenmarksbeteiligung** kommen differenzialdiagnostisch in Betracht:
- epidurale Abszesse,
- epi- oder subdurale Hämatome,
- postinfektiöse Myelitiden,
- vaskuläre Myelopathien oder
- spinale Tumoren (Meningeome, Neurinome oder Wirbelkörpermetastasen).

- **Syringomyelie**

Bei **Syringomyelie** treten auf:
- brennende und elektrisierende Schmerzen zervikobrachial, dann
- dissoziierte Empfindungsstörungen in mehreren benachbarten Dermatomen,
- schlaffe Paresen in den betroffenen Segmenthöhen und
- sympathische Dysfunktionen.

- **Tandemläsionen (Double Crush)**

Die plausibel klingende verstärkte Anfälligkeit eines Nerven für eine **zweite Engpassläsion**, bei Vorbestehen einer anderen fokalen Läsion, scheint bei gründlicher Prüfung lediglich bei 0,5% der Fälle eine klinische Rolle zu spielen (Wilbourn u. Gilliatt 1997; Morgan u. Wilbourn 1998; Richardson et al. 1999; Cheng 2002).

- **Radikulitis bei Herpes zoster**

Bei verschlechterter Abwehrlage im Alter oder Immunsuppression kann ohne saisonale Häufung eine **Reaktivierung des Varizella zoster-Virus** die typischen Hautläsionen des Herpes zoster auch in zervikalen Dermatomen hervorrufen.

Symptomatik: Die begleitenden **Schmerzen** sind von stechend-brennendem Charakter und werden oft von Hyp- oder Dysästhesie oder Allodynie begleitet.

Es können bei bis zu 20% der Fälle **Paresen** des entsprechenden zervikalen Myotoms etwa 2 Wochen nach den Effloreszenzen auftreten.

Diagnosestellung: Die Diagnose erfolgt in typischen Fällen klinisch. Wahrscheinlich selten ist der Zoster sine herpete (beweisend positive VZV-PCR im Liquor oder ansteigender Titerverlauf); Einzelfälle mit Zoster-Neuropathie sine herpete wurden beschrieben. Der **Liquor** zeigt bei der Hälfte der Fälle eine leichte bis mäßige lymphomonozytäre Pleozytose. Bei Befall der distalen Extremität kann sich das Bild eines **komplex-regionalen Schmerzsyndroms** entwickeln.

Prognose: Innerhalb von 2–3 Wochen erfolgt die **Abheilung**. Atrophische Paresen bei Vorderhornbefall bilden sich in 55–75% partiell oder vollständig zurück.

- **Radikuloneuritis bei Lyme-Borreliose**

In 2–4 Wochen (maximal 3 Monate) nach Zeckenstich bzw. nach Erythema migrans kann sich eine **Radikuloneuritis** bei akuter Neuroborreliose (Stadium 2) manifestieren.

Symptomatik: Schmerzen treten akut oder subakut als nächtlich betonte Zervikobrachialgie mit brennendem, bohrendem, beißendem oder ziehendem Charakter auf und dauern Wochen bis wenige Monate an.

Nach 1–4 Wochen entwickeln sich bei 75% der Fälle **asymmetrische Paresen** im Bereich von oft 1–3 Myotomen, gelegentlich von Nerven und Plexus, während sensible Ausfälle nur bei 5–35% der Fälle auftreten.

Diagnosestellung: Der **Liquor** zeigt eine maximal dreistellige lymphozytäre Pleozytose.

Eine **intrathekale Borrelien-spezifische Antikörperproduktion** ist in 80% der Fälle nach der 2. Woche mit neurologischen Symptomen, stets nach 6 Wochen nachweisbar. Der Titerverlauf spiegelt den Erkrankungsverlauf schlecht wider, die serologischen Befunde (auch IgM-Nachweis) können jahrelang positiv bleiben.

Diagnostisch hilft die Bestimmung des erregerspezifischen **Liquor-Serum-IgG-Index**, während Kultur und PCR selten positiv sind.

Plexusläsionen
Thoracic outlet-Syndrom

Beim neurogenen Thoracic outlet-Syndrom handelt es sich in den Fällen ohne eindeutige klinische Ausfälle und elektrophysiologische Veränderungen (85%) um eine oft umstrittene Diagnose, da diagnostische Goldstandards fehlen.

> Vorrangig werden von medial nach lateral **drei mögliche Kompressionsorte** des Plexus brachialis benannt:
> - **Skalenus-** und **Halsrippensyndrom** bei Kompression im interskalenären Dreieck (begrenzt durch M. scalenus anterior et medius und erste Rippe),
> - **kostoklavikuläres Syndrom** bei Kompression im kostoklavikulären Raum (begrenzt durch Klavikula, M. subclavius, erste Rippe und M. scalenus medius),

- **Hyperabduktionssyndrom** bei Kompression hinter dem M. pectoralis minor am Korakoid (begrenzt außerdem durch den M. subscapularis und die vordere Brustwand) (selten).

Betroffen sind bevorzugt jüngere, schlanke, weibliche Patienten. **Ursächlich** können sein:
- Halsrippe,
- verlängerter Querfortsatz des HWK 7,
- Veränderungen der ersten Rippe (Exostose, Tumor) oder Insertionsvarianten der Mm. scaleni,
- starke Kallusbildung nach Klavikula- oder Rippenfraktur oder
- zusätzliche fibröse bzw. fibromuskuläre Bindegewebszüge.

Symptomatik
Beschwerden treten vor allem auf bei(m)
- Elevation,
- Abduktion von 90°,
- Lastentragen und
- nachts bei Lagerung des Arms über dem Kopf.

Neben Schmerzen supraklavikulär, in der Schulter und mit Ausstrahlung in die ulnare Armpartie stehen bei den selteneren Fällen mit sensomotorischen Ausfällen zunächst **C8/Th1-betonte sensible Störungen** im Vordergrund, später evt. Atrophien v.a. des Thenars und der kleinen Handmuskeln.

Diagnosestellung
Als **klinische Funktionstests** (Sensitivität ca. 70%, Spezifität ca. 50%) werden genannt:
- 90°-Abduktion des Arms in Außenrotation für 60 sec, evt. mit wiederholtem Faustschluss für 3 min,
- 90°-Abduktion beider Arme mit Dorsalextension der Handgelenke, dann Neigung des Kopfes,
- passives Herunterziehen der Schulter oder
- Hyperabduktion in Außenrotation (Sanders et al. 2007).

> **Praxistipp**
>
> Das Auftreten von **Schmerzen** ist spezifischer als von Parästhesien oder Pulsverlust.

❗ **Differenzialdiagnostisch** kommt u.a. ein Pancoast-Tumor mit einem Horner-Syndrom und mit Schmerzen im Th1-Bereich oder im Gebiet des unteren Armplexus in Betracht.

Neuralgische Amyotrophie
Betroffen sind meist Patienten jüngeren oder mittleren Alters. In 30–80% der Fälle werden als **prädisponierende Faktoren** angesehen:
- Operationen,
- Kollagenosen,
- zurückliegende virale Infektionen,
- Impfungen oder
- Serumkrankheit.

Symptomatik
Die neuralgische Schulteramyotrophie (idiopathische Armplexusneuropathie) ist gekennzeichnet durch das einseitige akute oder subakute Auftreten von **Schmerzen im Schulter-Arm-Bereich** innerhalb von maximal 4 Wochen, gefolgt von Schwäche und Atrophie im Versorgungsgebiet einzelner oder mehrerer Armnerven.

Der **Verlauf** ist nach einem Maximum innerhalb von 4 Wochen selbstlimitierend und monophasisch. Die **Äste des oberen Armplexus** bzw. des posterioren Faszikels (u.a. N. radialis) werden bevorzugt betroffen; isolierte Paresen der distalen Armmuskulatur mit Affektionen des N. medianus/N. interosseus anterior sind selten.

Sensible Störungen fehlen oder sind gering ausgeprägt; angeblich soll der sensible N. medianus auch isoliert betroffen sein können.

Eine **Immunpathogenese** wird angenommen; der Liquor ist normal.

Bilaterale Beteiligungen kommen bei 20% und **Rezidive** bei 10% der Fälle vor.

Weitere Plexus brachialis-Läsionen
Besonders **untere Armplexusläsionen**, aber auch Läsionen jedes der drei Faszikel (lateral: N. medianus; medial: N. medianus, N. ulnaris; dorsal: N. radialis) schränken die Handfunktion ein.

Druckläsionen des Plexus kommen z.B. als **Rucksacklähmungen** vor.

Nach **Sternotomie** oder **Plexusanästhesie** kommen untere Armplexusläsionen vor, die sich meist innerhalb von 6 Monaten zurückbilden.

Nach **Auslagerung des Arms bei Operationen** ist eher der **obere Armplexus** betroffen (Sawyer et al. 2000).

Erregerbedingte Plexus brachialis-Läsionen im Rahmen von EBV-, CMV-, Q-Fieber-, Brucellen-, Mykoplasmen- und Leptospireninfektionen oder der humanen granulozytären Ehrlichiose kommen selten vor, ebenso wie Plexopathien oder Multiplex-Neuropathien im Rahmen einer HIV-Infektion, Borreliose oder bei Hepatitis B oder C.

Akute Plexopathien wurden auch bei **Heroinabhängigen** beschrieben.

Radiogene, initial oft schmerzhafte **Plexusläsionen** betreffen den oberen oder unteren Armplexus.

> **Praxistipp**
>
> Lokalisatorisch wichtig kann der Nachweis einer Mitbeteiligung des N. suprascapularis, N. thoracicus longus oder eines Zwerchfellhochstands sein, der jeweils eine **wurzelnahe Läsion** nahelegt.

Andere (Poly)neuropathien
Multifokale motorische Neuropathie (MMN)
Bei der MMN handelt es sich um eine Erkrankung mit **chronisch-progredientem** (>80%) oder seltener schubweisem **Verlauf**, die asymmetrisch motorische Nerven vor allem der Arme betrifft. 80% der Erkrankten sind Männer und zwischen 20 und 50 Jahren. Die **Paresen** können unter Kälteeinfluss und nach Belastung zunehmen. Erst im Verlauf kommen auch ausgeprägte Atrophien vor.

Symptomatik
Charakteristisch sind bereits zu Beginn **Paresen** der kleinen Handmuskulatur.

Reflexabschwächungen außerhalb paretischer Zonen oder eine komplette Areflexie sind selten.

Kennzeichnend ist das **Fehlen von sensiblen Defiziten** oder **Schmerzen**.

Diagnosestellung
Elektrophysiologisch kann eine umschriebene Leitungsblockierung oder Potenzialdispersion typischerweise außerhalb physiologischer Engstellen nachgewiesen werden.

Myographisch sind in paretischen Muskeln je nach Ausmaß der sekundären axonalen Degeneration Zeichen florider Denervierung bzw. später Regenerationszeichen nachweisbar.

Laborchemisch werden bei 40–80% hochtitrig GM1-IgM-Antikörper nachgewiesen. Im Liquor findet sich nur bei 30% eine meist milde Eiweißerhöhung.

In **Nervenbiopsien** sind zu je einem Drittel demyelinisierende oder axonale Veränderungen nachweisbar (Nobile-Orazio 2001).

Prognose
Spontanremissionen werden kaum beobachtet. Nach meist monomelischem Beginn im Bereich der oberen Extremitäten erfolgt oft eine **Ausbreitung**, wobei die Paresen und Atrophien in der Regel asymmetrisch und armbetont bleiben. In den meisten Fällen kann nach einigen Jahren trotz motorischer Defizite die erlernte Beschäftigung weiter ausgeübt werden.

Lewis-Sumner-Syndrom
Unter dem Begriff des Lewis-Sumner-Syndroms bzw. der multifokalen erworbenen demyelinisierenden sensomotorischen Neuropathie (MADSAM) werden multifokale, chronisch-progrediente **Varianten der chronisch-inflammatorischen Polyradikuloneuropathie** (CIDP) mit Demyelinisierungszeichen und Leitungsblöcken zusammengefasst.

Symptomatik
Diese Varianten zeigen wie die multifokale motorische Neuropathie (MMN) eine **asymmetrische Armbetonung** peripherer Paresen ohne generalisierte Areflexie, zusätzlich eine sensible Beteiligung und häufig Schmerzen.

Bei einem Teil der Fälle wird eine **spätere Generalisierung** beobachtet (Saperstein et al. 1999; Eberhardt u. Koeppen 2007).

Diagnosestellung
Die Patienten sind **GM1-negativ**.

Der **Liquor** zeigt in 60–80% der Fälle eine meist geringe Eiweißerhöhung.

Vaskulitische Neuropathien und Neuropathien bei Kollagenosen
Mononeuritis multiplex
Vaskulitiden sind die häufigste Ursache einer Mononeuritis multiplex, nicht selten die **Erstmanifestation** der Erkrankung, bei der auch Mononeuropathien (N. ulnaris und N. medianus), Plexopathien oder Radikulopathien vorkommen. Neben subakuten bis chronischen Verläufen wurden akut-fulminante Fälle berichtet. **Schmerzen** sind im akuten und chronischen Stadium häufig.

Eine **Neuropathie** lässt sich nachweisen bei
- rund der **Hälfte der Patienten** mit
  - Polyarteriitis nodosa,
  - mikroskopischer Polyangiitis,
  - Churg-Strauss-Syndrom oder
  - gemischter Kryoglobulinämie sowie bei
- etwa **jedem 10. Patienten** mit
  - Sjögren-Syndrom,
  - Morbus Wegener,
  - rheumatoider Arthritis,
  - systemischem Lupus erythematodes oder
  - Arteriitis temporalis (Pagnoux u. Guillevin 2005; Schaublin et al. 2005).

Hauptsächlich sind die **epineuralen Gefäße** betroffen. **Vaskulitische Veränderungen** des peripheren Nerven wurden darüber hinaus beschrieben bei
- Borreliose (2%),
- HIV,
- Hepatitis B und C,
- chronischer EBV-Infektion,
- Tuberkulose,
- Diabetes mellitus,
- Sarkoidose,
- Lepra und
- MGUS-Neuropathien.

Isolierter Befall peripherer Nerven
Daneben existiert eine **Vaskulitis mit isoliertem Befall peripherer Nerven**, die 20–30% aller Fälle mit vaskulitischer Neuropathie umfasst. Ein asymmetrischer Nervenbefall mit begleitenden Schmerzen liegt bei über drei Viertel der Patienten vor. Der **Verlauf** ist chronisch-progredient mit asymmetrischem oder multifokalem, distal betontem Nervenbefall. Gewichtsverlust und Fieber sind nicht selten. Es zeigen sich eine BSG-Beschleunigung bei jedem 2. Patienten sowie eine Liquoreiweißerhöhung und positive antinukleäre Antikörper bei jedem 3. Patienten (Collins u. Periquet 2004).

Ischämisch bedingte Leitungsblockaden finden sich bei 10% der Fälle, zusätzlich zu den Folgen des Axonverlusts. **Diagnostisch** hilfreich sind ggf. der Nachweis von assoziierten Autoantikörpern, angiographischen Veränderungen, weiteren Organmanifestationen und die Nervenbiopsie. Die Sensitivität einer Nerven- und/oder Muskelbiopsie liegt bei nicht-systemischen Formen bei etwa 50–60%, wobei die diagnostische Ausbeute durch eine kombinierte Muskel-/Nervenbiopsie gesteigert werden kann (Collins u. Periquet 2004; Said u. Lacroix 2005). Bei Kollagenosen und der isolierten vaskulitischen Neuropathie können im Liquor leichte Erhöhungen von Zellzahl und Eiweiß vorkommen.

Diagnosestellung: **Differenzialdiagnostisch** kommen in Betracht:
- HIV-assoziierte oder diabetische Neuropathie,
- Amyloidose,
- Sarkoidose,
- hereditäre Neuropathie mit Neigung zu Druckparesen (HNPP),
- Lepra,
- Borreliose,
- MMN,
- Neurofibromatose,
- maligne Infiltration von Nerven,
- ischämische Neuropathie bei schwerer arterieller Verschlusskrankheit oder
- pyogene Nervenläsionen bei einer Sepsis/Endokarditis.

Prognose: Bei den **systemischen Vaskulitiden** sind spontane Besserungen selten. Die Neuropathie zeigt im Allgemeinen eine **langsame Besserung**, wenn die systemischen Manifestationen auf immunsuppressive Maßnahmen ansprechen. Schwere axonale Schäden bilden sich jedoch im Allgemeinen kaum zurück. Die langfristige Prognose und Lebenserwartung wird durch die übrigen Organmanifestationen bestimmt. Die 5-Jahres-Überlebensrate liegt bei systemischen Vaskulitiden zwischen 40–70%.

Isolierte Vaskulitiden peripherer Nerven haben eine recht gute **Langzeitprognose** mit Erhalt der freien Gehfähigkeit bei 85% der Patienten nach mehrjährigem Verlauf. Häufig ist der Verlauf zunächst monophasisch, aber mit einer Rückfallquote zwischen 30–40%. Oft persistieren neuropathische Schmerzen. Die Gesamtmortalität bei nicht-systemischen Vaskulitiden wird in größeren Kohorten mit knapp 20% angegeben (Collins u. Periquet 2004).

Lepröse Neuropathie
Lepra verursacht intrakutane Nervenläsionen und eine **Mononeuritis multiplex** auf immunologischer Grundlage.

Symptomatik
Stets treten **sensible Defizite** zunächst der dünnen Nervenfasern (Schmerz und Temperatur) vor Paresen durch symmetrischen Befall großer oberflächlicher Nervenäste auf.
Die **Muskeleigenreflexe** sind erhalten.
Im Rahmen von Typ-I- oder Typ-II-Reaktionen bei veränderter Abwehrlage können **akute Nervenläsionen** auftreten.

Diagnosestellung
Die Diagnose **gemäß WHO** stützt sich auf
- hypopigmentierte, hypästhetische Hautläsionen,
- palpabel hypertrophe Nerven und
- den Erregernachweis in Hautbiopsat oder Hautgeschabsel.

Komplexes regionales Schmerzsyndrom
Nach oft nur minorem oder fehlendem Trauma kann sich innerhalb von Stunden bis Tagen ein komplexes regionales Schmerzsyndrom v.a. der **distalen Extremitätenabschnitte** entwickeln (▶ Kap. 4.11).

Symptomatik
Das **Schmerzsyndrom** ist gekennzeichnet durch
- Sensibilitätsstörungen,
- tiefe brennende oder bohrende Spontanschmerzen mit Überschreiten peripherer Nerventerritorien,
- mechanische Allodynie,
- Hyperalgesie,
- Störungen der Hautdurchblutung und -temperatur,
- Hyper- und später Hypohidrose,
- Ödem,
- andere trophische Störungen und
- Schwäche.

Bei **Typ II** sind nachweisbare Schäden peripherer Nerven vorhanden.

> **Praxistipp**
>
> Die **Schmerzen** werden durch Herabhängen der Extremität, Bewegung oder lokalen Druck verstärkt.

Diagnosestellung
Die frühe Diagnosestellung erfolgt **klinisch** und kann durch eine Drei-Phasen-Skelettszintigraphie unterstützt werden. Eine sympathisch unterhaltene Komponente wird durch das Ansprechen auf sympathikolytische Maßnahmen nahegelegt.

Literatur
AAEM (1999) Practice Parameter for needle electromyographic evaluation of patients with suspected cervical radiculopathy. Summary statement. Muscle Nerve 22 (Suppl 8): 209-211

Abbed KM, Coumans JVCE (2007) Cervical radiculopathy: pathophysiology, presentation, and clinical evaluation. Neurosurgery 60 (Suppl 7): 28-34

Allieu Y, Lussiez B (2002) Spontaneous high radial nerve entrapment. In: Allieu Y, Mackinnon SE (eds) Nerve compression syndromes of the upper limb. Martin Dunitz, London. pp 141-48

Andreisek G, Crook DW, Burg D et al. (2006) Peripheral neuropathies of the median, radial, and ulnar nerves: MR imaging features. Radiographics 26: 1267-87

Ashraf A, Jali R, Moghtaderi AR, Yazdani AH (2009) The diagnostic value of ultrasonography in patients with electrophysiologically confirmed carpal tunnel syndrome. Electromyogr Clin Neurophysiol 49: 3-8

Braun RM, Jackson WJ (1994) Electrical studies as a prognostic factor in the surgical treatment of carpal tunnel syndrome. J Hand Surg 19A: 893-900

Carette S, Fehlings MG (2005) Cervical radiculopathy. N Engl J Med 353: 392-9

Chaudhry V, Cornblath DR (1992) Wallerian degeneration in human nerves: serial electrophysiological studies. Muscle Nerve 15: 687-93

Cheng CJ (2002) Histopathology of nerve compression and the double crush syndrome. In: Allieu Y, Mackinnon SE (eds) Nerve compression syndromes of the upper limb. Martin Dunitz, London. pp 1-20

Cobb TK, Carmichael SW, Cooney WP (1996) Guyon's canal revited: an anatomic study of the carpal ulnar neurovascular space. J Hand Surg 21A: 861-869

D'Arcy CA, McGee S (2000) The rational clinical examination. Does this patient have carpal tunnel syndrome? JAMA 83: 3110-7

Dawson DM, Hallett M, Millender LH (1990) Entrapment neuropathies. Little Brown, Boston Toronto

Demondion X, Herbinet P, van Sint Jan S et al. (2006) Imaging of thoracic outlet syndrome. Radiographics 26: 1735-50

DGN (2008) Karpaltunnelsyndrom, in: Leitlinien für Diagnostik und Therapie in der Neurologie. Thieme, Stuttgart; S 498-503

Dumitru D, Zwarts MJ (2002) Focal peripheral neuropathies. In: Dumitru D, Amato AA, Zwarts MJ (eds) Electrodiagnostic Medicine. Hanley & Belfus, Philadelphia. pp 1043-1126

Eberhardt O, Koeppen S (2007) Erregerassoziierte und andere immunvermittelte Neuropathien. In: Brandt T, Dichgans J, Diener HC (Hrsg) Therapie und Verlauf neurologischer Erkrankungen. Kohlhammer, Stuttgart. S 1229-1262

Griffin JW, George EB, Chaudhry V (1996) Wallerian degeneration in peripheral neve disease. Bailliere's Clinical Neurology 5: 65-75

Keith MW, Masear V, Chung K et al. (2009) Diagnosis of carpal tunnel syndrome. J Am Acad Orthop Surg 17: 389-96

Kele H (2008) Sonographie peripherer Nerven. Klin Neurophysiol 39: 153-63

Koltzenburg M, Bendszus M (2004) Imaging of peripheral nerve lesions. Curr Opin Neurol 17: 621-6

Konjengbam M, Elangbam J (2004) Radial nerve in the radial tunnel: Anatomic sites of entrapment neuropathy. Clin Anat 17: 21-5

Martinoli C, Bianchi S, Pugliese F et al. (2004) Sonography of entrapment neuropathies in the upper limb (wrist excluded). J Clin Ultrasound 32: 438-450

Millesi H (1997) Plexusverletzungen bei Erwachsenen. Orthopäde 26: 590-598

Morgan G, Wilbourn AJ (1998) Cervical radiculopathy and coexisting distal entrapment neuropathies. Neurology 50: 78-83

Mondelli M, Rossi S, Mont E et al. (2007) Long term follow-up of carpal tunnel syndrome during pregnancy: a cohort study and review of the literature. Electromyogr Clin Neurophysiol 47: 259-271

Mondelli M, Filippou G, Gallo A, Frediani B (2008) Diagnostic utility of ultrasonography versus nerve conduction studies in mild carpal tunnel syndrome. Arthritis Rheum 59: 357-66

Mumenthaler M, Stöhr M, Müller-Vahl H (2003) Läsionen peripherer Nerven und radikuläre Syndrome. Thieme, Stuttgart New York

Nath RK (2002) Median nerve compression in the forearm. In: Allieu Y, Mackinnon SE (eds) Nerve compression syndromes of the upper limb. Martin Dunitz, London. pp 75-85

Nobile-Orazio E (2001) Multifocal motor neuropathy. J Neuroimmunol 115: 4-18

Pagnoux C, Guillevin L (2005) Peripheral neuropathy in systemic vasculitides. Curr Opin Rheumatol 17: 41-48

Pham M, Bendszus M (2009) MRT in der erweiterten Diagnostik des Kubitaltunnelsyndroms. Handchir Mikrochir Plast Chir 41: 18-22

Richardson JK, Forman GM, Riley B (1999) An electrophysiological exploration of the double crush hypothesis. Muscle Nerve 22: 71-77

Said G, Lacroix C (2005) Primary and secondary vasculitic neuropathy. J Neurol 252: 633-641

Sanders RJ, Hammond SL, Rao NM (2007) Diagnosis of thoracic outlet syndrome. J Vasc Surg 46: 601-4

Saperstein DS, Amato AA, Wolfe GI, Katz JS, Nations SP, Jackson CE et al. (1999) Multifocal acquired demyelinating sensory and motor neuropathy: the Lewis-Sumner syndrome. Muscle Nerve 22: 560-6

Sawyer RJ, Richmond MN, Hickey JD, Jarratt JA (2000) Peripheral nerve injuries associated with anesthesia. Anaesthesia 55: 980-91

Schaublin GA, Michet CJ Jr, Dyck PJ, Burns TM (2005) An update on the classification and treatment of vasculitic neuropathy. Lancet Neurol 4: 853-65

Schrijver HM, Gerrisen AA, Strijers RL et al. (2005) Correlation of nerve conduction studies and clinical outcome measures on carpal tunnel syndrome: lessons from a randomized controlled trial. J Clin Neurophysiol 22: 216-221

Seror P (2002) Electrodiagnosis of the upper limbs. In: Allieu Y, Mackinnon SE (eds) Nerve compression syndromes of the upper limb. Martin Dunitz, London. pp 21-46

Seror P (2008) Sonography and electrodiagnosis in carpal tunnel syndrome diagnosis, an analysis of the literature. Eur J Radiol 67: 146-152

Tetro AM, Evanoff BA, Hollstien SB, Gelberman RH (1998) A new provocative test for carpal tunnel syndrome. J Bone Joint Surg (Br) 80B: 493-8

Wilbourn AJ, Gilliatt RW (1997) Double-crush syndrome: a critical analysis. Neurology 49: 21-9

Winspur I (2002) Musicians. In: Allieu Y, Mackinnon SE (eds) Nerve compression syndromes of the upper limb. Martin Dunitz, London. pp 179-193

4.2.2 Muskuläre und neuromuskuläre Erkrankungen

J.M. Burgunder

Typischerweise befallen Muskelkrankheiten vor allem die größeren proximalen Muskeln und weniger die Handmuskeln, oder dies erst im späteren Stadium; es gibt allerdings einige **Myopathien, die besonders die Hand betreffen**. Bei der Abklärung muss ohnehin die gesamte Muskulatur genau untersucht werden, zuerst klinisch und anschließend mittels weiterer Untersuchungen, um Differenzialdiagnosen zu erarbeiten und entsprechende Therapiepläne zu erstellen.

Grundsätzlich muss an eine Myopathie gedacht werden, wenn eine **schlaffe Parese ohne Sensibilitätsstörungen** vorhanden ist, begleitet v.a. von einer chronisch-progredienten Atrophie. Typischerweise ist die Symptomatik permanent vorhanden, was auf eine strukturelle Myopathie hinweist; es sind aber auch episodische oder fluktuierende Verläufe bei spezifischen Krankheitsbildern bekannt, z.B. bei periodischen Paralysen, metabolischen Myopathien oder der Myasthen. **Weitere Symptome**, die, ohne obligat zu sein, an eine Myopathie denken lassen, sind Muskelschmerzen, Steifigkeitsgefühl, Spasmen, Krämpfe, Kontrakturen

und muskuläre Leistungsintoleranz sowie eine Myoglobinurie bei akutem Befall größerer Muskelgruppen.
Wichtige **Elemente der Anamnese** sind zudem die Entstehung und Ausbreitung der Muskelschwäche und deren Ausmaß. Selbstverständlich liefert auch die Familienanamnese wichtige Elemente, und es ist sinnvoll, systematisch danach zu suchen. Eine allgemeine Befragung und Untersuchung kann Hinweise auf Begleiterkrankungen im Rahmen von Syndromen geben (Zierz et al. 2008).

Untersuchungen bei Verdacht auf Myopathie

Klinische Untersuchung

In der klinischen Untersuchung werden eingehend alle Muskelgruppen untersucht. Die **Kraft** sollte anhand der **MRC-Skala** (Medical Research Council) von 0–5 (**Tab. 4.3**) für alle Bewegungsmuster dokumentiert werden. Des Weiteren sollten **Befunde** erfasst werden bzgl.
- Atrophien,
- Pseudohypertrophien,
- Abschwächung der Muskeleigenreflexe,
- Kontrakturen und
- myotone Reaktionen.

Anhand der Verteilung von Kraftminderung und Atrophie, die meist symmetrisch und proximal betont ist, kann in gewissen Fällen schon eine diagnostische Einteilung vorgenommen werden; dennoch muss eine Myopathie differenzialdiagnostisch gegenüber motorischen Neuropathien und Motoneuronerkrankungen abgegrenzt werden. Das gelingt am besten mit der **Elektromyographie**, die an stärker befallenen Muskeln vorgenommen werden sollte (▶ Kap. 3.3.1).

> **Praxistipp**
>
> Myopathien, bei denen die klinische Untersuchung schon hohe **Verdachtsmomente** liefert, sind z. B.
> - die **fazio-skapulohumerale Dystrophie**, erkennbar an der manchmal leicht asymmetrischen Schwäche mit Atrophie in Gesicht, Schultergürtelbereich und Oberarm; autosomal-dominant vererbt, oder
> - die **syndromatische myotone Dystrophie** mit typischen Gesichtszügen, Myotonie und Befall weiterer Organsysteme (s. u.).

Zusatzuntersuchungen

Weitere Untersuchungen müssen nach anamnestischen Angaben und klinischen Befunden gezielt ausgewählt werden.

Bildgebende Untersuchungen

Bei den bildgebenden Untersuchungen wird vor allem die **Magnetresonanztomographie (MRT)** eingesetzt, um
- die Atrophie einzelner Muskeln genau zu erfassen, und
- fokale Alterationen im Wassergehalt oder Fettdurchsetzung nachzuweisen,

Tab. 4.3 MRC-Graduierung der Muskelkraft

Grad	Klinische Beobachtung
0	Keine Kontraktion sicht- oder fühlbar
1	Sicht- oder tastbare Kontraktion ohne Bewegungseffekt
2	Bewegung ohne Einfluss der Schwerkraft möglich
3	Bewegung gegen Schwerkraft möglich
4	Bewegung gegen Schwerkraft und Widerstand möglich
5	Normale Muskelkraft

die dann die Auswahl des Muskels für eine Muskelbiopsie erleichtern kann. Das MRT kann aber auch molekulare Mechanismen aufdecken (Koltzenburg et al. 2007).

Laboruntersuchungen

Labortechnisch werden folgende **Parameter** untersucht:
- Muskelenzyme (v.a. Kreatinphosphokinase [CK], Aldolase, Lactatdehydrogenase),
- Antikörper,
- Elektrolyte und
- allgemein-internistische Werte.

Muskelbiopsie

Die Muskelbiopsie liefert morphologische und molekulare Daten (**Proteinexpression**). Muskelbiopsien werden von einem befallenen, aber nicht sehr atrophierten proximalen Muskel unter lokaler Anästhesie entnommen.

Untersuchung von Familienangehörigen

Schlussendlich kann die Untersuchung der Familienangehörigen von großem Nutzen sein, insbesondere bei positiver Familienanamnese. Es sollte beachtet werden, dass der **Befall unterschiedlich** sein kann, und erst eine eigenständige Untersuchung eine Beteiligung nachweisen kann.

Molekular-genetische Tests

Nach Ansicht der gesamten klinischen und paraklinischen Daten kann bei der potenziell **hereditären Myopathie** die Auswahl von molekular-genetischen Tests erwogen werden (Zierz et al. 2008).

Hereditäre Myopathien mit vorwiegend distalem Befall

Unter den **distalen Myopathien** (**Tab. 4.4**) wird eine ganze Reihe z.T. seltener Krankheitsbilder zusammengefasst, deren Hauptmerkmal der **Befall der Unterarm- und Unterschenkelmuskulatur** ist (Mastaglia et al. 2005). Die Hand- und Fußgelenkmuskulatur ist typischerweise auch betroffen, die distalen Fingermuskeln etwas weniger. Selten können einzelne Hand- und Unterarmmuskeln **hypoplastisch** angelegt sein.

Tab. 4.4 Myopathien mit vorwiegendem Befall der Hände

Gruppe	Krankheit/Syndrom	Alter bei Beginn	Prävalenz	Verbungsmodus	Molekulare Mechanismen	Merkmale
Distale Myopathien	Welander	>40 Jahre	Schweden und Finnland: 1:4.000 Genträger	AD	Einschlüsse, Vakuolen mit Randsäumen	– Befall der Extensoren (Handgelenk und Finger) – Fußextensoren
	Miyoshi	20–50 Jahre		AR, sporadisch	Mutation im Dysferlin-Gen	– Zuerst distal an den Unterschenkeln – Sehr hohe CK-Werte
	Einschlusskörpermyopathie Typ 2 (Nonaka)	20–40 Jahre	Selten; Japan, Iran	AR	GNE-Mutationen (Enzym mit Doppelfunktion)	– Zuerst peroneale Muskulatur – Auch Schultermuskeln
	Myopathie mit zytoplasmatischen Körperchen	40–50 Jahre	Selten	AD	Myofibrilläre Einschlüsse in Typ-I-Fasern	– Kardiomyopathie – Atemmuskelbeteiligung im Verlauf
	MPD3	30–45 Jahre	Selten; Finnland	AD	Vakuolen, Einschlusskörper, endomysiale Fibrose	– Intrinsische Handmuskulatur – Beine distal asymmetrisch
	MPD2	35–57 Jahre	Selten	AD	Vakuolen, Mutationen im Matrin-Gen	– Beine distal – Stimmbänder
	Myopathie mit Aussparung der anterioren Beinmuskeln	0–30 Jahre	Selten; Australien	AD	Variationen der Fasergröße	Langsame Progression
	Markesbery	>40 Jahre	Selten	AD	ZASP-Mutationen (Z-Band-Protein)	Finger- und Handgelenkextensoren
Hypoplasien	– Holt-Oram-Syndrom – Thenarhypoplasie		Sehr selten	AD	TBX5-Mutationen (Transkriptionsfaktor)	– Hypoplasie anderer Muskeln – Kardiale Malformationen
	Hypoplasie des M. palmaris longus		Sehr selten	AD mit variabler Penetranz	Unbekannt	Vor allem Frauen
	Unilaterale Hypoplasie der Fingerextensoren		Sehr selten	AR	Unbekannt	– Polyneuropathie – Kontrakturen

AD autosomal-dominant, *AR* autosomal-rezessiv

- **Myopathie Typ Welander**

Die spät beginnende distale Myopathie Typ Welander ist vor allem in Schweden und Finnland anzutreffen, wo eine Genfrequenz von 1/4.000 und eine autosomal-dominante Vererbung nachgewiesen wurden. Die Symptomatik tritt im Allgemeinen nach dem **40. Lebensjahr** auf, wobei Erstmanifestationen bis zum 77. Lebensjahr bekannt sind; daher ist die Prävalenz trotz der hohen Genfrequenz niedrig.

- Symptomatik

An den Armen werden vor allem die **Handgelenk-** und **Fingerextensoren** befallen.

Manche Patienten erleiden einen **Sensibilitätsverlust**.

Die Krankheit verläuft **langsam-progressiv**, und die Lebenserwartung ist nicht eingeschränkt.

Diagnosestellung

Die **CK** kann normal sein.

Im **EMG** werden myopathische Befunde erhoben, z.T. mit Fibrillationen.

Die **Muskelbiopsie** zeigt neben unspezifischen myopathischen Veränderungen Vakuolen mit Randsäumen, tubulofilamentäre Einschlüsse im Sarkoplasma und in den Nuklei sowie neuropathische Veränderungen.

Weitere distale Myopathien

Andere distale Myopathien befallen zuerst die **unteren Extremitäten**, z. B.
- die Miyoshi-Myopathie oder
- die Nonaka-Myopathie.

Bei Ersterer sind vorwiegend die posterioren Kompartimente befallen, bei Letzterer die anterioren. Manche distalen Myopathien befallen auch den Herzmuskel. Andere Formen sind selten, und deren Ätiologie ist bisher noch nicht entschlüsselt. Es ist jedoch zu erwarten, dass dank der genetischen Untersuchungen bzgl. der molekularen Mechanismen in nächster Zeit mehr Klarheit in dieser komplexen Gruppe geschaffen werden kann.

Befall der Hände bei anderen hereditären Myopathien

Die meisten Myopathien befallen nur selten die **distale Muskulatur der oberen Extremitäten** und werden meist schon lange erkannt, bevor eine Handschwäche vorhanden ist.

Zur **Präzisierung der Diagnose** ist eine Muskelbiopsie nötig, um die typischen morphologischen Merkmale aufdecken zu können, zudem immunzytochemische Untersuchungen an Muskelgewebe, um die abnorme Expression von Muskelproteinen (pathologische Ansammlung oder verminderte Expression) nachweisen zu können. Anhand dieser Befunde können nachfolgend molekular-genetische Untersuchungen ausgewählt werden, um die Mutation im entsprechenden Gen potenziell nachzuweisen.

> **Unter der Lupe**
> **Ursachenforschung bei hereditäten Myopathien**
> Die neuere Forschung hat eine große Anzahl neuerer Entitäten auf **molekular-genetischer Ebene** aufgedeckt, was zu großen Fortschritten im Verständnis der pathophysiologischen Mechanismen dieser Krankheiten geführt hat: Die verschiedenen Muskeldystrophietypen, die in sehr unterschiedlichem Alter auftreten können und auch durch verschiedene Modi vererbt werden, werden durch **Mutationen in sarkolemmalen Proteinen** verursacht (◘ Tab. 4.5). Ähnlich führen **Mutationen von Genen**, die sarkoplasmatische Proteine enkodieren, zu einer möglichen Form der kongenitalen Myopathien.

Die **Myotonie** manifestiert sich in der **Schwierigkeit**, die Hand nach kräftigem Faustschluss wieder zu öffnen und die Finger zu strecken. Bei **repetitiven Bewegungen** bessert sich die vom Patienten empfundene Steifigkeit und die vom Beobachter festgestellte Anspannung des Muskels mit nachfolgender Fehlstellung der Finger, die nicht mit einer **Dystonie** verwechselt werden darf.

> **Praxistipp**
>
> Eine Myotonie ist bei Perkussion des Muskels und EMG-Untersuchung am typischen sog. **Sturzkampfbombergeräusch** erkennbar.

Myotone Dystrophie Steinert

Neben der **Parese mit Atrophie** ist dieses Sturzkampfbombergeräusch ein Leitsymptom der myotonen Dystrophie Steinert, einer syndromatischen Krankheit mit Befall weiterer Organe (Miller 2008).

Symptomatik

Die Handfunktion wird sowohl durch die **Myotonie** als auch durch die **Parese** gestört.

Neben dem **frühen Beginn** der Symptomatik an der Hand ist häufig auch die **Gesichtsmuskulatur** befallen, mit einer bilateralen Ptose sowie einer Atrophie von M. temporalis und M. masseter, was den Patienten, die häufig auch eine **Stirnglatze** aufweisen, einen typischen Ausdruck verleiht.

Ferner **leiden** die Patienten unter
- Katarakten,
- Dysphagie (Befall der glatten Muskulatur),
- Herzreizleitungsstörungen sowie
- Kardiomyopathien,
- endokrinen Störungen (Diabetes mellitus, Insuffizienz der Geschlechtshormone),
- skeletalen Malformationen und
- sekundären Komplikationen (chronische Hypoventilation nach rezidivierenden Aspirationspneumonien).

Proximale myotone Myopathie

Die proximale myotone Myopathie (**PROMM, DM2**) befällt die Hände weniger und hat einen milderen Verlauf.

Myotonia congenita

Bei der Myotonia congenita (◘ Tab. 4.5) tritt die Myotonie im Allgemeinen isoliert auf. In schwereren Fällen werden Atrophien und bleibende Schwäche beobachtet, v.a. bei der autosomal-rezessiven Form.

Paramyotonie

Paramyotonie bezeichnet die zunehmende **Muskelsteifigkeit bei repetitiver Bewegung**, also das Gegenstück der Myotonie. Sie wird typischerweise durch **Kälte** verstärkt und ist nicht selten von Schmerzen und fluktuierenden Lähmungen begleitet. Letztere können auch isoliert auftreten und sind

Tab. 4.5 Myopathien mit Befall auch der Hände

Gruppe	Krankheit/Syndrom	Alter bei Beginn	Prävalenz	Verbungsmodus	Molekulare Mechanismen	Merkmale
Dystrophien	– Duchenne – Becker	– 3–5 Jahre (Duchenne) – >7 Jahre (Becker)	9/100.000	X	Mutationen im Dystrophin-Gen	– Befall proximal (M. adductor magnus) deutlicher und früher als distal – Pseudohypertrophie
	Emery Dreifuss	0–30 Jahre	Selten	X, AD, AR	Mutationen verschiedenen Genen: Emerin, Lamin, SYNE1 und 2, FHL1	Kontrakturen
	Fazio-skapulohumerale	20–40 Jahre	4/100.000	AD	Deletion in einer wiederholten Gensequenz	Große Variabilität in der Präsentation, sogar in der gleichen Familie
	Gliedergürteldystrophie	Variabel je nach Form	2/100.000	AD und AR	Mutationen in verschiedenen Proteinen, häufig sarkolemmal	– Proximaler Befall – Hände erst im späten Verlauf
Myotonien/Dystrophien	Steinert, DM 1	Variabel je nach Anzahl der Triplets	11/100.000	AD	Mutationen im DMPK-Gen	– Syndrome mit Multiorganbefall – Antizipation – Befall der distalen Armmuskulatur bei DM1
	Proximale myotone Dystrophie, DM2			AD	Mutationen im ZNF9-Gen	
Kongenitale Myopathien	Nemalin-Myopathien	Kongenital, im Erwachsenenalter	1/100.000; in gewissen Populationen häufiger	AD und AR	Mutationen von Aktin, Tropomyosin, Nebulin, Troponin, Cofilin	Befall der Hände in gewissen Formen
	Myopathie mit Fasertypdisproportion	Kongenital, im Kindesalter	Selten	AD und AR	Mutationen von Aktin, Selenoprotein	Skeletale Malformationen
	Zentronukleäre Myopathien	Variabel je nach Typ	2/100.000	X, AD, AR	Mutationen von Myotubularin, Ryanodinrezeptor, BIN1, MYF6	
Ionenkanal-Krankheiten	Thomsen	Kindes- und Erwachsenenalter	5/100.000	AD	Mutationen im Chloridkanal-Gen (CLCN1)	Variabler Phänotyp
	Becker			AR		
	Paramyotonia congenita	Erwachsenenalter	0,5/100.000	AD	Mutationen in der α1-Untereinheit des Natriumkanal-Gens (SCN4A)	– Variabler Phänotyp – Kombination der Symptome
	Periodische Paralyse	<10 Jahre	Selten	AD		
	Hypokaliämische periodische Paralyse	10–20 Jahre	1/100.000	AD	Mutationen in der α1S-Untereinheit des Kalziumkanal-Gens (SCACNA1S) oder im Kaliumkanal (KCNE3)	Variabler Phänotyp

AD autosomal-dominant, **AR** autosomal-rezessiv

z.T. allelisch zu der Paramyotonia congenita (Eulenburg-Krankheit).

> **Genetische Hintergründe**
> Die genetischen Hintergründe der Erkrankungen ergeben einheitlich, dass diese durch **Funktionsstörungen in den Ionenkanälen** verursacht werden:
> — Bei der **Myotonia congenita** bestehen Mutationen im Chloridkanal-Gen.
> — Bei der **Myotonia dystrophica** erklärt sich die syndromatische Präsentation der Krankheit durch die pathologische Verarbeitung der Botenribonukleinsäure u.a. des Chloridkanal-Gens, wiederum aufgrund Mutation des Gens eines im Ribonukleinsäurestoffwechsel wirksamen Enzyms (Tab. 4.5).
> — Bei der **Paramyotonie**, bei einer milderen Form der Myotonie sowie bei gewissen Formen der periodischen Lähmungen, liegen Mutationen in einer Untereinheit des Natriumkanal-Gens vor.
> — Bei der **hypokaliämischen periodischen Paralyse**, die ohne Myotonie oder Paramyotonie auftritt, sind Mutationen in einer Untereinheit des Kalziumkanal-Gens kausativ.

- **Mitochondriale Myopathien**

Eine besondere Stellung im Rahmen der hereditären Muskelkrankheiten nehmen die mitochondrialen Myopathien ein, welche die **Hände** auf verschiedene Arten gleichzeitig befallen können.

▪▪ Symptomatik

Typische myopathische Symptome sind **Schwäche**, die aufgrund der mangelnden Energiezufuhr belastungsabhängig verläuft, und **Atrophie**.

Zudem können sich neuropathische Störungen und auch **Bewegungsstörungen** wie Tremor und Dystonie vergesellschaften.

▪▪ Diagnosestellung

Mitochondriale Zytopathien sind **komplex** und nicht einfach zu diagnostitzieren. Es sollte daran gedacht werden, wenn neben einer myopathischen belastungsabhängigen Schwäche noch **weitere Symptome** und Zeichen vorhanden sind, wie
— progressive externe Ophthalmoplegie,
— Myoklonien,
— Dystonie,
— epileptische Anfälle,
— Demenz,
— Taubheit,
— Polyneuropathie und
— Befall innerer Organe, z. B. Herz, endokrines System und gastrointestinaler Trakt (Finsterer et al. 2009).

Befall der Hände bei sporadischen Myopathien

- **Myositiden**

Die Myositiden sind eine **Gruppe entzündlicher Myopathien**, die meistens aufgrund eines autoimmunen Geschehens entstehen, wobei sie nicht selten mit anderen Autoimmunkrankheiten vergesellschaftet sind (Schoser 2009). Zudem besteht ein leicht erhöhtes Risiko, auch an einer karzinomatösen Krankheit zu leiden

▪▪ Symptomatik

Die **Schwäche** ist symmetrisch und proximal betont.

Die **Hände** werden erst im weiteren Verlauf betroffen, mit Ausnahme der Einschlusskörpermyositis.

Schmerzen können in etwa 30% der Fälle vorhanden sein.

Die Krankheit beginnt selten vor dem 20. Lebensjahr, und die **Progression** geht über Monate.

▪▪ Diagnosestellung

Die **CK** kann normal oder hoch sein.

Die Diagnose wird anhand der **Muskelbiopsie** gestellt; vorteilhaft ist eine Biopsie von einem stärker befallenen Muskel, ausgewählt mittels MRT.

Die Konstellation der **Auto-Antikörper im Serum** kann eine feinere Typeneinteilung ergeben, die für die Auswahl der Therapie nützlich sein kann.

- **Dermatomyositis**

Die Dermatomyositis kann häufiger als die Polymyositis schon im **Kindesalter** beginnen.

▪▪ Symptomatik

Man findet **erythematöse Läsionen** an den Händen und im Gesicht.

Über den Fingergelenken, manchmal auch auf dem Handrücken zeigen sich **Gottron-Papeln**, weißliche Erhabenheiten.

Die **Nägel** weisen petechiale und erythematöse Läsionen auf (Huber 2009).

- **Einschlusskörpermyositis**

Die Krankheit betrifft Männer häufiger als Frauen; sie beginnt nach dem **50. Lebensjahr** und hat einen chronischeren Verlauf als die Dermatomyositis oder andere Myositisformen.

▪▪ Symptomatik

20% der Patienten mit Einschlusskörpermyositis zeigen einen ausgeprägten **Befall der distalen Armmuskeln** inklusive der **Hände**, typischerweise vorwiegend der **Flexoren**.

Ein Drittel der Patienten, vorwiegend Frauen, leidet unter **Dysphagie**, da die Schlundmuskulatur und der obere Ösophagus befallen sind.

▪▪ Diagnosestellung

Die **CK** ist nur wenig erhöht. Die Diagnose wird anhand der strukturellen Veränderungen in der **Muskelbiopsie** gestellt (Amato et al. 2009).

Myasthenia gravis

Die **autoimmune Myasthenie** (Myasthenia gravis) hat eine Inzidenz von 2,5–20/1.000.000 Einwohner und beginnt typischerweise nach dem **40. Lebensjahr**. Die Erkrankung beruht auf einer Störung der neuromuskulären Erregungsübertragung durch spezifische Autoantikörper (in 90% gegen Azetylcholinrezeptoren gerichtet).

▬▬ Symptomatik

Die Erkrankung beginnt mit einer **belastungsabhängigen Schwäche**, die während des Tages zunimmt.

In der Hälfte der Fälle sind die **externen Augenmuskeln** befallen, mit Ptose und Doppelbildern.

Der Befall anderer, vorwiegend **proximaler Muskeln** kann sehr variabel sein.

Selten sind einzelne Fingermuskeln betroffen. **Schmerzen** treten nicht auf.

Die Schwäche wird durch repetitive andauernde Kontraktionen verstärkt; eine **Atrophie** besteht nur bei nicht behandelten Fällen im Spätstadium.

Die **Reflexe** in den befallenen Muskeln sind normal oder gesteigert (Toyka et al. 2008).

▬▬ Diagnosestellung

Die Diagnose beruht auf der typischen **klinischen Präsentation**,
- dem Nachweis einer Abnahme der Muskelaktionspotenziale bei repetitiver Nervenstimulation,
- dem Vorhandensein von Antikörpern gegen Azetylcholinrezeptoren sowie
- dem Ansprechen auf Medikamente, die den Abbau von Azetylcholin hemmen.

Literatur

Amato AA, Barohn RJ (2009) Inclusion body myositis: old and new concepts. J Neurol Neurosurg Psychiatry 80: 1186-93
Finsterer J, Harbo HF, Baets J, van Broeckhoven C, Di Donato S, Fontaine B et al. (2009) EFNS guidelines on the molecular diagnosis of mitochondrial disorders. Eur J Neurol 16: 1255-64
Huber AM (2009) Juvenile dermatomyositis: advances in pathogenesis, evaluation, and treatment. Pediatr Drugs 11: 361-74
Koltzenburg M, Yousry T (2007) Magnetic resonance imaging of skeletal muscle. Curr Opin Neurol 20: 595-9
Mastaglia FL, Lamont PJ, Laing NG (2005) Distal myopathies. Curr Opin Neurol 18: 504-10
Miller TM (2008) Differential diagnosis of myotonic disorders. Muscle Nerve 37: 293-9
Schoser B (2009) Entzündliche Myopathien. Z Rheumatol 68: 665-75
Toyka KV, Gold R, Hohlfeld R, Helms A, Wiendl H, Löscher W et al. (2008) Myasthenia gravis. In: Leitlinien für Diagnostik und Therapie in der Neurologie. Thieme, Stuttgart
Zierz S, Löscher W, Pongratz D, Rösler KM (2008) Diagnostik von Myopathien. In: Leitlinien für Diagnostik und Therapie in der Neurologie. Thieme, Stuttgart. S 654 ff

4.3 Zentrale und periphere Sensibilitätsstörungen

B. Jung, J. Hermsdörfer

Die Sensibilität – das Fühlen – gilt in der Physiologie und Wahrnehmungspsychologie als der »fünfte Sinn«. Die Hand erhält dadurch über die Funktion des Ausdrucks, Greifens und Manipulierens hinaus eine wesentliche Bedeutung als Sinnessystem. Im Unterschied zu den vier anderen Sinnesmodalitäten – wie Sehen, Hören, Schmecken und Riechen – bezieht die Sensibilität ihre Informationen nicht nur über **ein** Sinnesorgan, sondern über eine Vielzahl von Rezeptoren und freien Nervenendigungen, die Informationen von der Körperoberfläche und dem Körperinneren aufnehmen und zur Integration an den **somatosensorischen Kortex** weiterleiten.

Das **willkürliche** oder **somatische** Nervensystem wird in das zentrale (**ZNS**) und das periphere Nervensystem (**PNS**) unterteilt. Dementsprechend haben **zentral bedingte Sensibilitätsstörungen** ihre Ursache in einer Schädigung des Gehirns oder Rückenmarks. Neben degenerativen und entzündlichen Erkrankungen des Nervensystems können sie z. B. **Folge** von Hirnblutung, ischämischem Schlaganfall, zerebralem Tumor, Schädel-Hirn-Trauma oder traumatischem Querschnitt sein (▶ Kap. 4.1.2).

Ausmaß und **Art der Empfindungsstörung** hängen von der Lokalisation im Gehirn oder Rückenmark ab und sind meist auf eine ganze Gliedmaße oder eine Körperhälfte bezogen. **Periphere Sensibilitätsstörungen** hingegen beziehen sich auf ein umgrenzteres Areal und entsprechen dem jeweiligen typischen Versorgungsgebiet eines Nerven oder Dermatoms. Als mögliche **Ursachen** können Kompression oder Läsion eines einzelnen Nerven, Nervenplexus oder einer Nervenwurzel genannt werden (▶ Kap. 4.2.1).

Um die verschiedenen **Qualitäten** einer sensiblen Funktionsstörung einzeln zu erfassen und zu interpretieren, ist ein **strukturiertes Assessment** unter Verwendung **standardisierter Messverfahren** erforderlich.

Störungen sensibler Wahrnehmungsleistungen führen zu **Defiziten bei funktionalen Aktivitäten**, die von der Lokalisation der Schädigung im Nervensystem und vom Schweregrad des Sensibilitätsdefizits abhängen. Die Zusammenhänge sind variabel und komplex, so dass das resultierende individuelle Defizit in der Funktion festgestellt werden sollte.

4.3.1 Definition und klinische Grundlagen

- **Definition: Sensible Wahrnehmung**

> Die **sensible Wahrnehmung** wird nach dem Ort der Erregung eingeteilt in
> - Innenwahrnehmung (**Interozeption**) und
> - Außenwahrnehmung (**Exterozeption**).

▬▬ Innenwahrnehmung

Interozeptoren geben Auskunft über die **Propriozeption** (Lageempfindung, Spannung und Bewegung von Muskeln und Sehnen) und die **Viszerozeption** über die inneren Organe.

■■ Außenwahrnehmung

Exterozeptoren leiten Informationen über mechanische Reize von der Körperoberfläche (epikritische Sensibilität) sowie Schmerz- und Temperaturwahrnehmung (protopathische Sensibilität) weiter (Head u. Holmes 1911):

- Die **epikritische** oder **feine Tastsensibilität** steht für die Tastschärfe und präzise Lokalisation von Reizen. Die Signalverarbeitung ist relativ langsam. Zur Tastsensibilität zählen **feine Tastempfindungen**, in Verbindung mit aktiver Manipulation (»active touch«), die zur diskriminatorischen Wahrnehmung von Form, Gewicht und Textur eines Objekts dienen. Die epikritische Sensibilität schließt im weiteren Sinne (über die Mechanorezeptoren) die Propriozeption mit ein.
- Die **protopathische Sensibiliät** oder **Schutzsensibilität** dient der Wahrnehmung von gewebeschädigenden Reizen. Sie schützt den Körper und verlangt daher eine schnelle, reflektorische Reaktion mit eher unspezifischer Reizlokalisation. Zu potenziell **gewebeschädigenden Reizen** zählen
    - Temperatur (heiß/kalt),
    - Schmerz (spitz/stumpf) und
    - fester Druck.

Die **Weiterleitung der afferenten Reize** (Exterozeption) erfolgt im Rückenmark über das lemniskale und extralemniskale System:

- Das **lemniskale** System leitet hauptsächlich epikritische Sinneseindrücke über den Hinterstrang des Rückenmarks zur parietalen Hirnrinde.
- Das **extralemniskale** System leitet vorwiegend protopathische Reize (Schmerz- und Temperaturempfindungen) über die Vorderseitenstrangbahn des Rückenmarks zum Kortex.

In ▶ Übersicht 4.4 wird die Klassifikation der Rezeptoren dargestellt.

■ Störung der sensiblen Wahrnehmung

Eine Störung der sensiblen Wahrnehmung der **Hand** führt zu ausgeprägter Beeinträchtigung von

- Berührungs-, Druck- und Schmerzempfindung,
- Wahrnehmung thermischer und chemischer Reize,
- Feinmotorik,
- Kraftdosierung und
- Schreiben.

Da diese **Funktionsstörungen** häufig für den Mediziner oder Therapeuten im Vergleich zur spastischen Parese oder schlaffen Lähmung auf den ersten Blick nicht sichtbar sind, fällt die funktionelle Untersuchung oft unzureichend aus. Um ein umfassendes Bild einer Empfindungsstörung und deren Auswirkung zu gewinnen, müssen jedoch alle Aspekte der Sensibilität erfasst werden (Jesel 2004). Die Verteilung und Art der Sensibilitätsstörung sowie deren Begleiterscheinungen können Rückschlüsse auf den Ort der Schädigung bzw. die Ursache der Sensibilitätsstörung ermöglichen.

> Im therapeutischen Alltag stellt sich oft die Frage der **Abgrenzung von zentralen zu peripheren Sensibilitätsstörungen**. Die Lokalisation der Schädigung beantwortet anatomisch diese Frage, funktionell sind diese beiden Anteile des Nervensystems jedoch eng verbunden. Die Abgrenzung im Test dient der Differenzierung und Diagnostik.

Die **afferenten Fasern** der somatischen Sensibilitäten werden aus der Peripherie über den Hinterstrang und die Vorderseitenstrangbahnen (epikritische und protopathische Sensibilität) des Rückmarks geleitet und bilden dort die **aufsteigenden Bahnen**. Über diese gelangen die Empfindungen in den **Thalamus** (spinothalamische Bahn) und werden von dort zur Integration und Interpretation an die **parietale Hirnrinde** (Gyrus postcentralis) geleitet.

- Bei einer **peripheren Läsion** handelt es sich um eine Schädigung der Nervenfaser mit motorischen und sensiblen Ausfallserscheinungen entlang des Nervenverlaufs.
- Eine **zentrale Läsion** im Bereich der parietalen Hirnrinde (Gyrus postcentralis) bringt sensible Ausfälle auf der kontralateralen Seite in Form einer Hemihypästhesie mit Lagesinnstörung und ggf. sekundärer **sensibler Ataxie**

Übersicht 4.4
Klassifikation der Rezeptoren

Exterozeptoren

Exterozeptoren beinhalten die **spezielle Sensibilität** (z. B. Lichtrezeptoren, Geschmackszellen) sowie die **allgemeine Sensibiltät der Körperoberfläche**:

- **Epikritische Sensibilität** (lemniskales System)
    - Mechanorezeptoren (Druck, Berührung, Vibration)
    - Im weiteren Sinne auch Propriozeption
- **Protopatische Sensibilität** (extralemniskales System)
    - Thermorezeptoren (Temperatur)
    - Nozizeption (Schmerz)
    - Grobe Tastwahrnehmung mit unklarer Lokalisation

Interozeptoren

Interozeptoren dienen der Wahrnehmung von **Informationen aus den** unterschiedlichen **Körperabschnitten**:

- **Propriozeption**
- Die Tiefensensibilität beinhaltet die Wahrnehmung von Lage und Lageveränderungen des Bewegungsapparats sowie Gleichgewichtssinn:
    - Muskelspindeln
    - Golgi-Sehnenorgane
    - Gelenkrezeptoren/Lageempfinden
- **Viszerozeption**
    - Wahrnehmung innerer Organe

mit sich (▶ Kap. 4.7). Eine sensible Ataxie mit Beeinträchtigung der Zielgenauigkeit kann auch Folge einer Hinterstrangaffektion sein, mit gestörter Weiterleitung epikritischer Reize.

Nach zentralen Läsionen tritt meist eine **veränderte Schwelle** für leichte Berührung, Druck oder Schmerz, gestörte Lokalisation von Reizen in der Hand und eine Beeinträchtigung der Wahrnehmung von passiven Bewegungen auf.

Zwar werden die afferenten Reize aus der Peripherie u.U. ungestört dem somatosensorischen Kortex zugeleitet, jedoch kommt es durch **fehlende** bzw. **mangelhafte Integration** und Interpretation der sensiblen Information im ZNS zu perzeptiven Defiziten.

- **Grundlagen der Diagnostik**

Dellon (1981) konnte nach peripheren Läsionen eine Verbesserung der sensiblen Diskriminationsleistung durch gezieltes Training nachweisen. Daher ist zur gezielten Behandlungsplanung von sensiblen Dysfunktionen und zur Erfassung der erhaltenen Leistungen die genaue **Dokumentation** des Ausmaßes und der Lokalisation der Schädigung erforderlich, um gestörte von erhaltenen Funktionen möglichst genau abgrenzen zu können.

Als Grundlage für **Assessment** und **Verlaufsdokumentation** eignen sich verschiedene spezifische Testverfahren. Sowohl bei peripheren als auch bei zentralen Sensibilitätsstörungen liegen meist deutliche **motorische Defizite** vor:
- Bei der **peripheren Schädigung** eines Nerven treten i.d.R. deutlich erkennbare Muskelatrophien distal der Nervenläsion im direkten Nervenverlauf auf (▶ Kap. 4.2.1), mit entsprechenden elektromyographischen Auffälligkeiten.
- Nach einer **Schädigung des ZNS** liegt eine spastische Parese vor (▶ Kap. 4.1.1 und 4.1.2), mit Erhalt der peripheren afferenten Einheit.

4.3.2 Auswahl der Assessmentverfahren

Entsprechend der Internationalen Klassifikation der Funktionsfähigkeit, Behinderung und Gesundheit (**ICF**; WHO 2001) werden durch die verschiedenen **Assessments** dokumentiert:
- Faktoren der **Aktivitäten**, die z.B. mithilfe der deutschen Version des Disability of Arm-Shoulder-Hand (**DASH-D**; (Germann et al. 2003) erfasst werden können,
- individuelle soziale Aspekte der **Teilhabe**, z.B. unter Anwendung des **Canadian Occupational Performance Measure** (**COPM**), und vor allem
- Schädigungen der **Körperfunktionen** und **-strukturen**:
  - motorische Defizite,
  - Sensibilität,
  - Missempfindungen und
  - Schmerz in allen Abstufungen.

Abhängig von der Regenerationsphase, und um die Komplexität der sensiblen Funktion der Hand zu erfassen, sind **meh-**

Tab. 4.6 Hierarchie der Testung der Sensibilität

Ebene	Tests
I	– Schmerz- und Temperaturwahrnehmung – Berührungsschwelle für Druckwahrnehmung – Vibrationsempfinden
II	– Reizlokalisation – Diskrimination – Propriozeptive Wahrnehmung (besonders bei zentralen Läsionen wichtig)
III	– Objektidentifikation – Feinmotorik

rere Testverfahren erforderlich, die die unterschiedlichen Modalitäten messen. **Untersucht** werden:
- Oberflächen- bzw. Tiefensensibilität,
- Handgeschicklichkeit bzw. Feinmotorik,
- Griffkraft und Kraftdosierung,
- Schutzsensibilität und
- Parästhesien.

> Dabei ist zu beachten, dass **Parästhesien** als Störfaktor wirken und Ergebnisse beeinflussen bzw. verfälschen können.

- **Handfunktionsuntersuchung**

Während des Assessments wird zunächst eine **Baseline** erstellt, die ein genaues Bild aller Aspekte der Sensibilitätsstörung widergeben soll, um so das Rehabilitationsziel möglichst genau definieren zu können und erhaltene von geschädigten Funktionen abzugrenzen:
- Die **Handdominanz** scheint für die Präzision der sensiblen Wahrnehmung, im Vergleich zur motorischen Funktion, keine Rolle zu spielen.
- Bei Durchtrennung eines peripheren Nerven erholt sich zuerst die **protopathische Qualität** (Wahrnehmung für extreme Temperaturen, Schmerz, starken Druck) und die Pallästhesie. Wesentlich später regeneriert die **epikritische Sensibilität** (Wahrnehmung für leichte Berührung, Objektidentifikation und feine Temperaturunterschiede).

Eine gezielte Handfunktionsuntersuchung soll zu einer möglichst gezielten Therapieentscheidung verhelfen. Um einen Überblick über die Funktionsstörungen zu erhalten, sind für den klinischen Alltag einfache, kostengünstige **Standarduntersuchungen** mit möglichst geringem Zeitaufwand geeignet, die das Störungsmuster möglichst genau abbilden sollen. Dementsprechend schlägt Jerosch-Herold (2003, modifiziert nach Fess 1994) nach peripheren Nervenläsionen eine mögliche **Hierarchie zur Testung der Sensibilität** vor (**Tab. 4.6.**). Eine vergleichbare Hierarchie stellt Mai (1988) nach zentralen Läsionen vor. Diese Hierarchie bietet sich an, da die Regeneration einfacher Qualitäten die Voraussetzung für komplexere Leistungen bildet.

Bei der funktionellen Untersuchung werden weitgehend standardisierte modalitätsspezifische Testmethoden verwendet. Eine mögliche Fehlerquelle sind dabei die subjektiven Angaben des Probanden im Evaluationsverfahren (Blair et al. 1987).

> **Praxistipp**
>
> Voraussetzung für alle somatosensiblen Testverfahren ist der **Ausschluss der visuellen Kontrolle** und ein **geräuscharmer Raum**, wodurch Konzentration und Aufmerksamkeit des Klienten unterstützt werden.

- **Handfunktionsuntersuchung bei zerebralen Läsionen vs. peripheren Läsionen**

Nach **zerebralen Läsionen** sind isolierte Ausfälle der Sensibilität relativ selten (Jeannerod et al. 1984; Smania et al. 2003; Hermsdörfer u. Nowak 2009). Um mögliche Fehlerquellen auszuschließen, sind **Besonderheiten** bei der Befunderhebung zu berücksichtigen (Dannenbaum und Jones 1993; Hermsdörfer et al. 1994).

- Die Hand kann aufgrund einer **Tonuserhöhung** ggf. nicht entspannt gelagert werden, Aufmerksamkeit und Konzentration können reduziert sein. In diesem Fall wäre eine Vorrichtung zum Ausschluss der visuellen Kontrolle besser geeignet als eine Augenbinde.
- **Sprachliche Leistungsstörungen** können eine vereinfachte Aufgabenstellung oder eine visuelle Hilfe in Form eines Handschemas erfordern.
- Ein Set identischer Objekte ist ggf. bei der **Stereognosietestung** hilfreich.

Auch ein motorischer und somatosensibler Neglect führt zu einer Verfälschung des Testergebnisses, dies muss vorab differenzialdiagnostisch abgeklärt werden (z. B. durch Doppelsimultanstimulation [DSS]).

Aufgrund dieser **Besonderheiten** können Testverfahren, Vorgehensweisen und Studienergebnisse nach peripheren Nervenläsionen nicht unmittelbar auf Untersuchungen von Patienten mit zentralen Läsionen übertragen werden.

4.3.3 Anwendung der Assessments

In **Tab. 4.7** sind alle Testverfahren zusammengefasst.

Tab. 4.7. Testverfahren auf drei Ebenen

Ebene	Testverfahren
Passive Testverfahren	
Ebene I Schutzsensibilität, Vibration, Berührungsschwelle/fester Druck	– Schutzsensibilität: heiß-kalt, spitz-stumpf – Vibrationsgabel – Semmes-Weinstein-Test (WEST™)
Ebene II Diskrimination, Reizlokalisation, propriozeptive Wahrnehmung	– Statische Zwei-Punkte-Diskrimination – Abstufung (Grating Orientation: JVP Domes™) – Punktlokalisation – Passive Stellungs-/Bewegungserkennung – Dosierung der Griffkraft
Aktive Testverfahren	
Ebene III Identifikation (Objekte, Oberflächen, Formen), Feinmotorik	– Modifizierter Moberg Pick-up Test – Nine-Hole-Peg Test (NHPT) – STI-Test™

(modifiziert nach Fess 1994)

4.3.4 Praktische Umsetzung des Assessments

Ebene I: Protopathische Wahrnehmung
- **Heiß-Kalt-Unterscheidung**

Die **Temperaturdiskrimination** ist ein wichtiger Hinweis auf die Wahrnehmung und Reaktionsfähigkeit in Bezug auf potenziell schädigende Reize. Drei Reagenzgläser, die mit Wasser unterschiedlicher Temperatur gefüllt sind (heiß, warm, kalt) werden auf die betroffenen Hautareale appliziert und mit der kontralateralen Seite verglichen. Temperaturunterschiede von 1–5° können von der Haut wahrgenommen werden; diese exakte Abstufung ist mit diesem Test nicht möglich. Der Test ist nicht standardisiert und dient nur der Orientierung. Eine akkurate und quantifizierbare Methode ist ein **Hot & Cold Kit™**, bestehend aus zwei Teströhrchen und Thermometer.

- **Zentrale Läsionen**

Nach **zerebralen Läsionen** spielt die Wahrnehmung von Schmerz- und Temperaturreizen eine untergeordnete Rolle (Knecht et al. 1992; Jesel 2004); bei Verdacht auf eine Störung kann ein Screening im Hinblick auf Verletzungsgefahr dennoch sinnvoll sein (Dannenbaum und Jones 1993), z. B. bei verzögerter Reizleitung.

- **Spitz-Stumpf-Diskrimination**

Die Haut wird wechselweise mit der stumpfen und spitzen Seite einer Sicherheitsnadel gereizt. Der Unterschied muss eindeutig wahrgenommen und in ein Handschema eingetragen werden (vgl. Semmes-Weinstein-Test).

▪▪ Periphere Läsionen
Dieser Test eignet sich besonders als **Screening** nach peripheren Läsionen.

▪ Vibration
Die **Pallästhesie** (Vibrationsempfinden) zählt nach Dellon (1981) zu den Submodalitäten der Berührungswahrnehmung.

▪▪ Periphere Läsionen
Zu **Beginn der Nervenregeneration** nach peripheren Nervenläsionen kann das Vibrationsempfinden mithilfe einer **Vibrationsgabel** (30 vs. 265 Hz) getestet werden. Die Vibrationsgabel wird angeschlagen und auf ein Hautareal in der Nähe eines Knochens aufgesetzt. Der Stimulus kann mit der Gegenseite verglichen werden. Die Amplitude kann mittels eines von 0–8 ablesbaren Dreiecks quantifiziert werden. Der Vibrationssinn korreliert eng mit der Propriozeption (Dellon 1981) und der Zwei-Punkte-Diskrimination (Moberg 1985) und zeigt eine moderate Korrelation mit der Stereognosie (Novak et al. 1993). Durch die Dichte verschiedener Rezeptoren in der Hand und den unterschiedlichen Andruck der Stimmgabel bei der manuellen Applikation kann die Aussagekraft des Ergebnisses nach Rosén (1996) fraglich sein.

Besonders zur Untersuchung von **Kompressionssyndromen** scheint das **Vibrometer**, ein Messgerät zur Quantifizierung von mechanischer Schwingung, hilfreich zu sein. Es wird bisher vorwiegend zu Studienzwecken verwendet.

▪▪ Zentrale Läsionen
Infolge einer **kortikalen Läsion** ist das Vibrationsempfinden i.d.R. intakt, während bei allen **intrathalamischen Läsionen** der epikritischen Projektion das Vibrationsempfinden üblicherweise aufgehoben bzw. stark gestört ist.

▪ Berührungsschwelle: Semmes-Weinstein-Test
Die **Monofilamente-Tests** sind standardisierte, wiederholbare Testverfahren und bestehen aus kalibrierten Nylonfäden unterschiedlicher Stärke, die einzeln und rechtwinklig in einem Halterungssteg fixiert sind (Levin et al. 1978). Jedes Filament ist mit einer Zahl versehen, die für die benötigte Kraft steht, um das Haar beim Andruck auf die Haut zu biegen. Mit dem **Semmes-Weinstein-Test** (SWT) kann die ganze Bandbreite der Sensibilität – von Druck- und Berührungsschwelle, Schutzsensibilität bis zu feiner Berührungsempfindung – untersucht werden. Die Ergebnisse werden mittels eines **Farbcodes** in ein Standardprotokoll eingetragen.

Der Test wird in **aufsteigender Reihenfolge** durchgeführt, bis eine positive Reaktion erfolgt. Begonnen wird mit dem Monofilament 2,83. Ein konstanter Stimulus wird 3-mal in zufälliger Reihenfolge auf die betroffenen Hautareale appliziert; jedes Monofilament wird 1–1,5 Sekunden gehalten. Dabei kann das Zeitintervall variiert oder ein Stimulus ausgesetzt werden (»catch-trials«), um einen **Rate-Effek**t auszuschließen. Das Ergebnis wird als positiv gewertet, wenn zwei von drei Stimuli der Filamente 1,65–4,08 richtig erkannt wurden. Von Monofilament 4,08 an werden alle aufsteigenden Filamente jeweils nur einmal aufgesetzt und müssen sofort richtig erkannt werden, um gewertet zu werden.

Ein weiterer Aspekt ist die **Empfindung eines anhaltenden Reizes**. Die Aufgabe eines ununterbrochenen Kontakts zwischen der Hand und einem Objekt ist beispielsweise beim Halten einer Gabel oder eines Schreibstifts gegeben. Wird ein andauernder Stimulus, z. B. mit dem dicksten SWT-Monofilament nach 20 Sekunden nicht mehr wahrgenommen, kann man davon ausgehen, dass der Patient eine reduzierte Berührungs-/Druckwahrnehmung hat (Dannenbaum und Dykes 1990), da der Reiz gehemmt oder gelöscht wird.

▪▪ Periphere Läsionen
Nach **peripheren Läsionen** wird dieser Test dem Versorgungsgebiet des Nerven folgend an der Mittelhand und den einzelnen Fingern durchgeführt. Die tiefe Druckempfindung kann mithilfe des dicksten Monofilaments getestet werden und gibt somit wichtige Informationen über den **Schwellenwert** der Mechanorezeptoren.

Die Sensitivität des Verfahrens ist sehr gut; der Test hat eine gute Interrater-Reliabilität (Novak et al. 1993). Die Untersuchung der **protopathischen Sensibilität** und deren Aussage gilt für dieses Testverfahren nur für **periphere Nervenläsionen**, da die Vorderseitenstrangbahnen für die Leitung der Schmerz- und Temperaturempfindung gleich nach Eintritt in das Rückenmark kreuzen und somit eine andere Weiterleitung haben als die Bahnen der epikritischen Sensibilität.

▪▪ Zentrale Läsionen
Nach **zentralen Läsionen** kann dieses Testverfahren jedoch zur Erfassung der **Berührungsschwelle** angewendet werden. Dabei werden nur die Fingerkuppen untersucht (Dannenbaum und Jones 1993). Der genaue Nervenverlauf spielt hier keine spezielle Rolle. Die Applikation des Reizes muss langsam und gleichmäßig durchgeführt werden, um keine falschen Reize zu streuen.

Ebene II: Diskrimination, Reizlokalisation, propriozeptive Wahrnehmung
▪ Statische Zwei-Punkte-Lokalisation
Die Testung der statischen Zwei-Punkte-Lokalisation erfolgt manuell über das Eigengewicht eines **Ästhesiometers** (Baseline™) oder eines **Dellon-McKinnon Disk-Criminators**™. Der Test wird vorzugsweise palmar auf Höhe der Fingerkuppen durchgeführt, da dort die Diskriminationsfähigkeit den Richtlinien der American Society for Surgery of the Hand entsprechend mit weniger als 6 mm am höchsten ist. In zufälliger Reihenfolge werden ein oder zwei Spitzen des Testinstruments longitudinal auf die Fingerkuppe appliziert. Dabei soll die geringste Distanz zweier gleichzeitig gesetzter Stimuli erkannt und die Diskriminationsgrenze ausgelotet werden, ab der nur noch ein Punkt wahrgenommen wird.

■■ Periphere Läsionen

Nach **peripheren Läsionen** wird im Normbereich bei 5 mm begonnen und der Test aufsteigend fortgeführt. Der Test endet bei ≤15 mm. Es müssen jeweils **7 von 10 Antworten** richtig sein:
- Wird **ein Punkt** wahrgenommen, ist die Schutzsensibilität erhalten,
- **kein Punkt** spiegelt den Verlust der Schutzsensibilität wider.

Dieser Test ist besonders geeignet, um die **Innervationsdichte** nach Nervenschädigungen zu untersuchen. Da die dynamische Zwei-Punkte-Diskrimination, mit bewegtem Stimulus bei fixiertem Abstand der Testspitzen, die gleichen Rezeptoren testet, ist dieser Test im klinischen Alltag redundant (Rosén 1996; Jerosch-Herold 2003). Durch die manuelle Applikation des Stimulus können Druckrezeptoren angesprochen werden; um diesen Effekt zu umgehen, können **JVP-Domes™** verwendet werden. Diese **Acryl-Testgeräte**, die einer dicken Schraube ähneln, sind eine sehr sensitive Methode zur Erfassung räumlicher Diskrimination. Die JVP-Domes haben auf der oberen Seite eine Rille, die zwischen 0,35 mm und 12 mm breit ist. Der »Kopf« wird möglichst ohne Druck auf die Fingerkuppe aufgelegt, dabei soll der Abstand zwischen beiden Kanten wahrgenommen werden. Vergleichbar ist der **TAG Tactile Acuity Cube™**, ein etwas gewölbter Würfel mit Rillen unterschiedlicher Breite (0,75–6 mm), die ertastet werden sollen.

■■ Zentrale Läsionen

Nach **zentralen Läsionen** schlagen Hermsdörfer et al. (1994) zur Abgrenzung von pathologischem und normalem Tastempfinden der Fingerkuppen einen Abstand der Zwei-Punkte-Diskrimination von 10 mm vor. Dieser Wert ist konservativ und wird bei peripheren Läsionen bereits außerhalb des Normwerts angesehen; er repräsentiert damit eine eingeschränkte Berührungsempfindung. Nach zentralen Läsionen reicht dieser Wert, um eine Aussage über den **Gebrauchswert** der Hand zu treffen. Nach Moberg (1991) ist bis 8 mm ein Nähen von Hand möglich, bis 12 mm kann Präzisionswerkzeug verwendet werden.

■ Reizlokalisation (Topognosie)
■■ Periphere Läsionen

Die **Lokalisation einer Zone** untersucht die Fähigkeit, einen auf die Haut gesetzten Reiz räumlich zuzuordnen. Der nach Marsh und Smith (1986) modifizierte **Locognosia-Test** zeigt eine hervorragende Test-Retest-Reliabilität nach peripheren Nervenläsionen und eignet sich sehr gut zur Untersuchung sensibel-räumlicher Diskriminationsleistungen (Jerosch-Herold et al. 2006). Es liegt ein Standardprotokoll vor, auf dem alle Fingerkuppen in 4 Quadranten eingeteilt und von 1–4 nummeriert sind. Nach einem vorgegebenen Protokoll werden die Fingerkuppen in unterschiedlicher Reihenfolge mit dem dicksten Filament des SWT™ berührt. Dieser Test korreliert eng mit Tests der taktilen Objekterkennung (Jerosch-Herold 2003; Marsh und Smith 1986). Da dieser Test exakt die Innervation der Digitalnerven widerspiegelt, eignet er sich sehr gut nach Nervenläsionen.

■■ Zentrale Läsionen

Die **Punktlokalisation** spielt nach zentralen Läsionen ebenfalls eine große Rolle, da die Reizinterpretation auf kortikaler Ebene gefordert ist. Es wird ein einfaches Handschema, ohne Einteilung der Kuppen in 4 Quadranten, verwendet. Untersucht werden die Fingerkuppen mit dem dicksten SWT-Monofilament. Dabei zeigt der Patient direkt auf die berührte Stelle oder auf die entsprechende Stelle des Handschemas. Bei einer Abweichung kann die Diskrepanz zwischen Berührungsreiz und Zuordnung auf dem Handschema verzeichnet und mit einem Lineal gemessen werden. Die Falschzuordnung sollte 10 mm in den Fingerkuppen nicht überschreiten (Nakada 1993), da sonst von einer ausgeprägten Störung der Lokalisation auszugehen ist.

■ Passive Bewegungswahrnehmung

Die Wahrnehmung und Reproduktion passiver Bewegungen spielt eine zentrale Rolle nach kortikalen Läsionen und hat sich zur **Identifikation einer Störung der Tiefensensibilität** bewährt (Hermsdörfer et al. 1994). Die Gelenkstellung der betroffenen Seite, die durch den Tester positioniert wurde, soll auf der kontralateralen Seite nachgestellt werden. Mit diesem Test kann der **Stellungssinn** der Gelenke (die Finger platzieren und anschließend mit der kontralateralen Seite nachstellen), aber auch der **Bewegungssinn** (der Patient bewegt gleichzeitig wie der Therapeut) geprüft werden. Diese Störung tritt i.d.R. immer mit einer Störung des Stellungssinns auf und kann daher vernachlässigt werden (Mai 1988).

Bei der Untersuchung sind möglichst **reproduzierbare** und **eindeutige Reizbedingungen** wichtig (Mai 1988). Das Fingergelenk wird lateral mit minimaler Berührungsfläche und ohne Druck in eine Position gebracht. Der Patient sollte die Bewegung, deren Richtung (auf, ab) und Ausmaß erkennen können. Das kleinste erkennbare Bewegungsausmaß und dessen Richtung kann mithilfe eines **Fingergoniometers** erfasst werden (Head u. Holmes 1911).

■■ Zentrale Läsionen

Bei Patienten mit **zentralen Läsionen** sind vorab ein Neglect und eine Beeinträchtigung des Aufgabenverständnisses auszuschließen.

■■ Periphere Läsionen

Nach **peripheren Läsionen** wird dieser Test kaum eingesetzt, da selten Defizite diesbezüglich auffallen. Omer und Spinner (1980) sehen einen möglichen Grund darin, dass der Lagesinn in großen Gelenken ausgeprägter ist und die Gelenkrezeptoren vorwiegend extreme Positionsänderungen großer Gelenke widerspiegeln. Die Feinabstufung in den kleinen Gelenken kommt dabei weniger zum Tragen (Hulliger et al. 1979). Zudem könnte eine unklare Zuordnung des Reizes zum Ort der Reizverarbeitung ein Grund sein: So spielen Hautrezeptoren, Muskelspindeln, Golgi-Sehnenorgane und Gelenkrezeptoren eine Rolle (Bickerstaff 1980), ihre Aussage im Rahmen des Assessments ist jedoch unklar. Bemerkenswert ist, dass Patienten mit künstlichen Gelenken kaum Einbußen der Propriozeption aufweisen. Das weist auf die Bedeutung der Haut- und Sehnenrezeptoren bei der Vermittlung der Lageinformation hin.

Ebene III: Identifikation
- **Moberg-Pick-up Test**

Ein geeigneter Test zur Bestimmung der Fingergeschicklichkeit und der Innervationsdichte, besonders nach Läsionen des N. medianus, ist der **Moberg-Test**. Dellon (1988) modifizerte diesen Test und entwickelte ein Standardprotokoll mit Normrichtwerten. Der Test erfordert **Oberflächen- und Tiefensensibilität** sowie **Feinmotorik**. Die 12 Alltagsgegenstände aus Metall, die eine vergleichbare Größe haben sollen (Büroklammer, Schraube, Nagel, Münze etc.), und die sich im Wesentlichen nur in ihrer Form unterscheiden, werden als Aufleseprobe unter zeitkritischen Bedingungen eingesammelt oder in einem zweiten Testteil einzeln als Objekt identifiziert und benannt. Andere Unterscheidungsmerkmale, wie Gewicht, Oberflächenstruktur und Temperatur werden möglichst gering gehalten. Die Anzahl der korrekt identifizierten Objekte und die jeweils benötigte Zeit werden erfasst und mit Durchschnittswerten verglichen. Es handelt sich um einen Test der taktilen Gnosis, der die kombinierte Funktion von Oberflächensensibilität, Propriozeption und Motorik widerspiegelt. Die Reliabilität dieses Tests ist eher gering, da es **kein käufliches Standardset** der Objekte gibt, sondern dieses individuell vom Untersucher zusammengestellt wird. Es gibt jedoch bisher keine alternative Methode, die diesen Test sinnvoll ersetzen würde.

▪▪ Periphere Läsionen
Nach **peripheren Läsionen** ist zu berücksichtigen, dass die taktile Gnosis auch nach weitgehender Regeneration der sensiblen Wahrnehmung eingeschränkt bleiben kann, da die Nervenendigungen nicht ausreichend nach distal aussprossen, um eine überlappende Innervation zu gewährleisten und somit eine klare dreidimensionale Vorstellung eines Objekts zu ermöglichen (Carstensen 1964).

▪▪ Zentrale Läsionen
Der Moberg-Test eignet sich ebenfalls sehr gut für Patienten mit **kortikalen Läsionen**. Voraussetzung für diesen Test ist eine gute motorische Leistungsfähigkeit, da die Objekte eingesammelt oder palpiert werden sollen. Man kann während des Tests die Qualität des Manipulierens vermerken und welche Finger verwendet werden. Generell gilt, dass ein bekanntes Alltagsobjekt, das zuvor dem Patienten gezeigt und benannt wurde, schnell über die sensomotorische Integration im Kortex erkannt werden kann. Ein ungewöhnliches Objekt muss erst anhand seiner physischen (Oberflächenbeschaffenheit, Konsistenz, Temperatur und Gewicht) und räumlichen Beschaffenheit (Form, Größe, Länge, Breite) identifiziert und dann beschrieben werden. Bei motorischen Defiziten kann ein Gegenstand auch passiv auf die Pulpa 1–3 gelegt werden, erfordert für den Probanden jedoch einen höheren Zeitbedarf. Gegebenenfalls ist es sinnvoll, das Ergebnis mit der kontralateralen Seite zu vergleichen.

- **Nine-Hole-Peg Test (NHPT)**

Dieser funktionsnahe Test misst die Fingergeschicklichkeit im **Spitzgriff**, die auch bei Sensibilitätsstörungen stark beeinträchtigt sein kann. 9 kleine Bolzen werden einer Vertiefung entnommen und unter Zeitmessung möglichst schnell in ein Brett mit 9 Bohrungen eingesetzt. Es gibt dazu **Zeitnormwerte** von Mathiowetz et al. (1985), die zwischen 15,8 und 26,4 Sekunden liegen. Der Abbruch des Tests erfolgt frühestens nach 50 Sekunden. Sofern es die Motorik zulässt, ist dieser Test sowohl bei **peripheren** als auch bei **zentralen Läsionen** anwendbar.

- **Purdue Pegboard Test**

Ein weiterer Test zur Untersuchung der Fingergeschicklichkeit im **Spitzgriff** ist das Purdue Pegboard™, bei dem eine möglichst hohe Anzahl von Metallstiften einzeln und unter zeitkritischen Bedingungen in Bohrungen gesteckt werden soll. Die Bohrungen sind in zwei parallelen Reihen angeordnet, so dass dieser Test mit jeder Hand einzeln, aber auch simultan durchgeführt werden kann. In einem **Subtest** kann mittels Kombination von Stiften, Hülsen und Scheiben ein **Koordinationstest beider Hände** durchgeführt werden. Bei diesem Feinmotoriktest spielen sensible und motorische Funktionen eine bedeutende Rolle, ebenso die Koordination beider Hände.

- **Shape-texture Identification Test**

Ein relativ neuer Test zur Untersuchung der taktilen Gnosis ist der von Rosén und Lundborg (1998) entwickelte **Shape-texture Identification STI™ -Test**. Der Test besteht aus 4 kreisrunden Testplatten aus Metall mit jeweils 3 unterschiedlichen Formen und 3 Punktreihen pro Platte, die beginnend mit den größten Strukturen von Testplatte zu Testplatte kleiner werden. Die erste Aufgabe ist die **Formerkennung** (Kreis, Quadrat, Hexagon), die zweite die **Strukturerkennung** (1–3 Punkte unterschiedlicher Durchmesser). Der Test ist bzgl. Testmaterial und Protokoll standardisiert, erfordert keine wesentliche motorische Leistung und weist eine sehr hohe Inter- und Intratester-Reliabilität (Rosén und Lundborg 2001, 2003) auf.

▪▪ Zentrale Läsionen
Das **aktive Tasten** spielt infolge **zerebraler Läsionen** eine große Rolle. Die Bewegung vermittelt wesentliche Informationen über Beschaffenheit und räumliche Aspekte (Binkofski et al. 2001). Um Tastleistungen quantitativ erfassen zu können, müssen die Reize reproduzierbar und abgestuft sein (Mai 1988). Durch das Zusammenspiel verschiedener Rezeptoren entsteht bei der taktilen Gnosis eine klare dreidimensionale Vorstellung einer Form oder eines Gegenstands. Richtung und Geschwindigkeit scheinen bei der Durchführung keine besondere Rolle zu spielen.

4.3 · Zentrale und periphere Sensibilitätsstörungen

Tab. 4.8 Ebenen der ICF und deren Assessment mit besonderer Berücksichtigung sensomotorischer Leistungen (ICF 2005)

Teil 1: Funktionsfähigkeit und Behinderung		Teil 2: Kontextfaktoren	
Körperfunktionen und Körperstrukturen		**Aktivitäten und Teilhabe**	**Umweltfaktoren**	**Personenbezogene Faktoren** Nicht in ICF klassifiziert

Anwendungsfeld Sensomotorik	Befund			
Sensibilität — Integrität der sensiblen Einheit — Schutzsensibilität — Funktionelle Sensibilität	**Sensibilität** — Innervation des Nerven: — Ebene I: Berührungsschwelle — Ebene II: Reizdiskrimination **Test** — Ebene I: — Schutzsensibilität — Vibrationsgabel — Semmes-Weinstein-Test — Ebene II: — Statische Zwei-Punkte-Lokalisation — Abstufung (JVP Domes) — Punktlokalisation — Passive Bewegungserkennung	**Lebensbereiche** — Leistung/Leistungsfähigkeit: — Selbstversorgung — Produktivität — Freizeit/Spiel **Test** — DASH — ADL-Tests — Greifformen (Kapandji)	**Äußere Einflüsse** — Fördernd — Beeinträchtigend **Test** — COPM	**Innere Einflüsse** — Merkmale der Person **Test** Keine individuelle Erfassung
Sensibilität/Motorik — Erkennung und Interpretation eines dreidimensionalen Objekts — Feinmotorik	**Sensibilität** — Ebene III: Objektidentifikation **Test** — Ebene III: — Modifizierter Moberg-Pick-up Test — STI-Test — Nine-Hole-Peg Test (NHPT) — Purdue Pegboard			
Motorik — Integrität der motorischen Einheit — Funktionelle Mobilität	**Motorik** — Geschicklichkeit — Beweglichkeit — Greiffunktion — Kraft **Test** — Gelenkmessung — Muskel-/Griffkraft — Muskelfunktionstest — Muskeltonus — Diadochokinese			
Schmerz — Missempfindung	**Schmerz** — VAS			

(modifiziert nach Jerosch-Herold 2009; adaptiert nach der ICF (2005); abgedruckt mit freundlicher Erlaubnis der Weltgesundheitsorganisation (WHO). Alle Rechte liegen bei der WHO

Zusammenfassung
◘ **Tab. 4.8** gibt einen Überblick über die ICF-Ebenen und deren Assessments, mit Bezug auf sensomotorische Leistungen.

4.3.5 Funktionale Defizite beim Greifen und Manipulieren

Auswirkungen peripherer und zentraler Sensibilitätsstörungen
- **Feinmotorische Funktionen**

Sensibilitätsstörungen nach Schädigungen des peripheren oder zentralen Nervensystems haben oftmals profunde **Auswirkungen** auf feinmotorische Funktionen:
- Dies betrifft die **explorative Funktion** der Hand zur Erkennung von Eigenschaften ertasteter Gegenstände, Formen oder Oberflächen (Jones u. Lederman 2006).
- Des Weiteren ist die **Schutzfunktion** der Hand bei der Erkennung thermischer oder schmerzhafter Reize eingeschränkt.
- **Mechanische Störungen** bei manuellen Tätigkeiten, wie beispielsweise eine unerwartete Widerstandskraft beim Bewegen eines gegriffenen Gegenstands, werden nicht oder unpräzise wahrgenommen, was zu einer verspäteten und falsch skalierten Reaktion führen kann (Nowak u. Hermsdörfer 2006b; Johansson et al. 1992).
- Aber auch ohne externe Störung ist die **Manipulation von Alltagsgegenständen** beeinträchtigt.

Man kann sich dies beim **Greifen** und **Heben** eines Gegenstands verdeutlichen. Mechanorezeptoren der Haut liefern präzise **Informationen** über
- die Beschaffenheit der Oberfläche eines Objekts (Rauigkeit, Kompressibilität) und
- die Scherkräfte, die tangential zur Oberfläche wirken, resultierend aus dem Gewicht des gehaltenen Gegenstands (Westling u. Johansson 1987; Johansson u. Flanagan 2009; Macefield et al. 1996).

Propriozeptive Afferenzen haben dabei offensichtlich keine dominante, aber eine wichtige ergänzende Funktion (Häger-Ross u. Johansson 1996; Macefield u. Johansson 1996). Die Scherkräfte oder Lasten müssen durch eine **adäquate Griffkraft** kompensiert werden (Westling u. Johansson 1984; Flanagan u. Johansson 2002; Macefield et al. 1996):
- Bei einer **zu niedrigen** Griffkraft kann der Gegenstand aus der Hand rutschen,
- eine **zu hohe** Griffkraft kann den Gegenstand beschädigen und ist unökonomisch.

Zentrale Informationen beim alltäglichen Greifen und Manipulieren betreffen damit **isometrische Kräfte** und **Tonusanpassungen**, die über alternative Sinnessysteme – vor allem dem visuellen – kaum zu erfassen sind. Dementsprechend lassen sich bei derartigen Aktivitäten die Auswirkungen von Störungen der sensiblen Wahrnehmung sensitiv und präzise beobachten.

Unter der Lupe
Studien: Griffkraft im Zusammenhang mit Sensibilitätsdefizit
◘ **Abb. 4.8 a** zeigt einen Patienten nach **linksseitigem Schlaganfall** bei der Aufgabe, ein Objekt zu greifen und dieses 30 cm entfernt wieder abzustellen. Die Beschleunigungen des Objekts und die Griffkraft wurden mit technischen Sensoren registriert (► Kap. 3.4). Die sensiblen Wahrnehmungsleistungen des Patienten waren erheblich reduziert. Wie die Verläufe der Griffkraft bei diesem Patienten zeigen, setzte er rechts eine deutlich höhere Griffkraft ein als links. Darüber hinaus wird aus den reduzierten Beschleunigungen des Abhebens und der Transportbewegung eine rechtsseitige Verlangsamung der Bewegungen deutlich.
Der dargestellte Patient war exemplarisch für eine Gruppe von **19 Schlaganfallpatienten**, die auf der betroffenen Körperseite mit zunehmendem Schweregrad des Sensibilitätsdefizits **erhöhte Griffkraft** aufwiesen (Hermsdörfer et al. 2003). Dies verdeutlicht ◘ **Abb. 4.8 b**, in der die Patienten anhand abnehmender Leistungen in einem Sensibilitätstest angeordnet sind. Bei dem Test musste eine passive Auslenkung der Finger aktiv gestoppt werden. Ebenso wie das Griffkraftmaximum nahm die Zeit bis zu dessen Erreichen mit zunehmendem Sensibilitätsdefizit zu. (Dies war nicht nur auf das erhöhte Maximum zurückzuführen, da beide Parameter keine signifikante Korrelation aufwiesen.) Die Gesamtdauer der Transportbewegung stieg in der Tendenz ebenso mit zunehmender Ordnungsnummer an.
Allerdings war der Zusammenhang schwach, so dass neben möglichen Einflüssen von Sensibilitätsstörungen andere Faktoren wie eine Restparese für die Verlangsamung ausschlaggebend waren.
Das **Maß der Auslenkung** in diesem Test erwies sich als relativ präziser **Prädiktor** für die überhöhten Kräfte beim Greifen des Gegenstands (R=0.70) als auch für die verlängerte Zeitdauer der Kraftproduktion (R=0.71) (Hermsdörfer et al. 2003).
Weitere Studien
Eine Studie, die eine **ähnliche Aufgabe** bei Schlaganfallpatienten untersuchte, fand beim Vergleich sensorischer Wahrnehmungsleistungen mit Parametern der Griffkraftproduktion nur geringe bis fehlende Zusammenhänge (Oberflächendiskrimination: R=0.34, Gewichtswahrnehmung: nicht signifikant) (Blennerhassett et al. 2007).
Nennenswert ist darüber hinaus eine Studie von **Kindern mit Zerebralparese**, bei denen ein Zusammenhang zwischen der Zwei-Punkte-Diskrimination und der Präzision der Anpassung der Griffkraft an unterschiedliche Objektoberflächen hervorgehoben wurde (R=0.68) (Gordon u. Duff 1999).

> **Sensible Wahrnehmungstests** können die Defizite von Schlaganfallpatienten bei funktionellen feinmotorischen Fertigkeiten vorhersagen. Die Präzision der Vorhersage ist jedoch limitiert.

4.3 · Zentrale und periphere Sensibilitätsstörungen

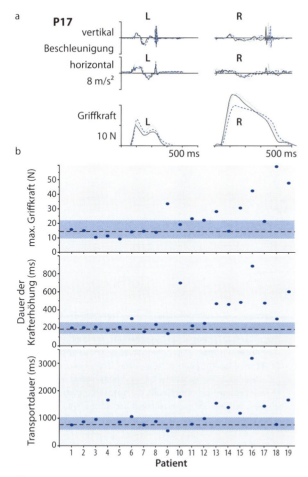

◨ **Abb. 4.8** (a) Zeitverläufe der Beschleunigungen und der Griffkraft bei Greifen und Transportieren eines Messobjekts. Dargestellt sind drei Durchgänge eines Patienten nach linkshemisphärischem Schlaganfall. (b) Maximale Griffkraft, Dauer der Krafterhöhung und Dauer des Transports auf der betroffenen Körperseite bei 19 Patienten nach Schlaganfall. Die Patienten sind entsprechend ihrer Leistung bei einem Sensibilitätstest angeordnet, Patienten mit schlechterer Leistung besitzen eine höhere Ordnungsnummer. Die grauen Felder zeigen den Leistungsbereich gesunder Kontrollprobanden (modifiziert nach Hermsdörfer et al. 2003)

▪ Erhöhte Griffkräfte bei sensiblen Wahrnehmungsstörungen

Erhöhte Griffkräfte bei sensiblen Wahrnehmungsstörungen sind vermutlich zu einem großen Teil eine **kompensatorische Reaktion** (Hermsdörfer et al. 2004; Nowak u. Hermsdörfer 2006a). Angesichts fehlender oder unsicherer Informationen über die Objekteigenschaften wie Gewicht und Oberflächenbeschaffenheit wird der Sicherheitsfaktor erhöht, so dass der Gegenstand auch bei ungünstigen Bedingungen nicht aus der Hand rutscht (Johansson u. Westling 1984). **Zwei weitere Faktoren** beeinflussen jedoch die notwendige Kraft:
- Zum einen können **Unregelmäßigkeiten in der Bewegungsausführung** – verursacht z. B. durch Ataxien – zusätzliche Lasten bedingen (▶ Kap. 4.7).
- Zum anderen führen **unpräzise Griffpositionen** – eine weitere Folge sensibler Wahrnehmungsstörungen – zu Drehmomenten, die ebenso durch zusätzliche Griffkräfte kompensiert werden müssen (Schenker et al. 2006; Augurelle et al. 2003).

Die kompensatorische Reaktion führt in vielen Fällen zu einer massiven Erhöhung der Griffkraft, die bei Restparese bis nahe an die zur Verfügung stehende Maximalkraft reichen kann (Hermsdörfer et al. 2003). Eine tendenzielle Normalisierung der Griffkraft kann ein wichtiges Ziel einer therapeutischen Intervention sein.

> **Unter der Lupe**
> **Untersuchungen bei Patienten mit Schädigungen peripherer Nerven**
> Eine Reduktion sensibler Wahrnehmungsleistungen führt nicht zwangsläufig zu einer Krafterhöhung! Bei Untersuchungen von Patienten mit Schädigungen peripherer Nerven und moderaten Sensibilitätsdefiziten fanden sich teilweise **normale Griffkräfte** (Nowak et al. 2003; Thonnard et al. 1999; siehe aber Lowe u. Freivalds 1999; Nowak u. Hermsdörfer 2003). Diese Patienten konnten offensichtlich Restinformationen erfolgreich verarbeiten. Dies entspricht einem Befund bei gesunden Probanden, die bei leichter bis moderater experimenteller Kompression sensorischer Nerven unauffällig waren (Cole et al. 2003).

Es ist hervorzuheben, dass bei Patienten mit **zentralen** oder **peripheren Sensibilitätsstörungen** die **synchrone Modulation** der Griffkraft mit der Last i.d.R. erhalten ist. Auch bei dem Patienten in ◨ Abb. 4.8 A ist zu erkennen, dass die Griffkraft in der Phase der Lastzunahme, während der zunächst das Gewicht und dann zusätzlich die beschleunigungsinduzierte Trägheit überwunden wird, flüssig ansteigt (▶ Abb. 3.18 in Kap. 3.4). Diese Leistung scheint daher nicht kritisch von der sensorischen Wahrnehmung abhängig zu sein.

▪ Koordination

Neben Kräften und Zeitdauer beeinträchtigen auch Störungen der Sensibilität die **Koordination** von Bewegungen und Bewegungskomponenten.

- Eine **Läsion im primären sensorischen Kortex** führte zu einer Unfähigkeit, die kontralaterale Hand entsprechend dem Greifobjekt zu formen. Es kam zu einem **Verlust** unabhängiger zielgerichteter Fingerbewegungen (Jeannerod et al. 1984).
- Eine **ähnliche Läsion** führte bei einer Aufgabe, die die Koordination beider Hände in einer bimanuellen Aufgabe verlangte, zu einer erheblichen **Verlangsamung** (Jackson et al. 2000).

Sensible Wahrnehmungsdefizite können demnach ausgesprochen unterschiedliche Aspekte funktioneller Aktivitäten beeinträchtigen (Smania et al. 2003; Carey 2006).

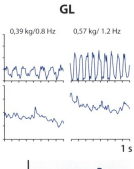
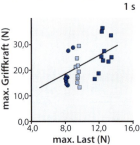
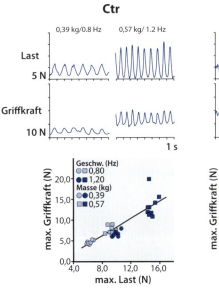

Abb. 4.9 Zeitverläufe der Last und der Griffkraft bei zyklischen Bewegungen eines Messobjekts durch eine Patientin mit chronischer kompletter somatosensorischer Deafferenzierung (GL) und einer Kontrollperson (Ctr). Der Verlauf der Lasten wurde durch unterschiedliches Objektgewicht und unterschiedliche Bewegungsfrequenzen über die Versuche variiert. **Untere Graphik:** Zusammenhang zwischen maximaler Griffkraft und maximaler Last in allen durchgeführten Versuchen (modifiziert nach Hermsdörfer et al. 2008)

- **Effekte kompletter somatosensorischer Deafferenzierung**

Die Beobachtung von betroffenen und erhaltenen Leistungen bei Patienten mit sensiben Leistungsdefiziten führt zu der Frage, welche funktionalen motorischen Leistungen bei einem **kompletten Fehlen** somatosensorischer Informationen möglich sind. Ist bei einem kompletten Ausfall taktiler und propriozeptiver Wahrnehmung überhaupt zielgerichtete Motorik möglich?

Diese Frage kann durch Patienten mit kompletter somatosensorischer Deafferenzierung beantwortet werden. Bei diesen extrem seltenen Fällen sind die sensorischen Nervenfasern unterhalb eines bestimmten Niveaus (z. B. Nacken oder Mund) selektiv und komplett zerstört, während die motorischen Fasern vollständig erhalten sind. Diese Patienten haben massive **Probleme** bei Alltagsaktivitäten im Bereich der Hygiene oder der Ernährung, sind aber durchaus **in der Lage**, diese zu verrichten (Cole u. Paillard 1995; Rothwell et al. 1982). Dabei spielt das visuelle Feedback eine ganz erhebliche kompensatorische Rolle.

> **Unter der Lupe**
> **Untersuchung bei Patientin mit kompletter somatosensorischer Deafferenzierung**
> ◘ Abb. 4.9 zeigt eine Patientin bei der Aufgabe, ein mit Sensoren ausgestattetes Objekt auf und ab zu bewegen (Hermsdörfer et al. 2008). Mit **visueller Kontrolle** konnte sie relativ flüssige zyklische Bewegungen ausführen. Derartige Bewegungen führen zu wechselnden Trägheitskräften bzw. Lasten. Die **zentrale Frage der Untersuchung** war, inwieweit sich die Griffkräfte an die wechselnden Lasten anpassen. Die dargestellten Beispiele zeigen auf eindrucksvolle Weise, dass die **Griffkraft** der Patientin deutlich erhöht war und im Gegensatz zur Kontrollperson keine Korrelation mit der Last aufwies.
> ▼

> **Fazit:** Demnach führt ein chronischer und kompletter Ausfall der sensiblen Wahrnehmung zu einem **Verlust der Griffkraft-Last-Koppelung** (Nowak et al. 2004; Hermsdörfer et al. 2008). Eine erhaltene Leistung zeigt sich aber im Niveau der maximalen Griffkraft, die trotz sehr hoher Streuung mit dem Niveau der maximalen Last korrelierte.

4.3.6 Zusammenfassung

Störungen sensibler Wahrnehmungsleistungen führen zu Defiziten bei funktionalen Aktivitäten, abhängig von der **Lokalisation** der Schädigung im Nervensystem und vom **Schweregrad** des Sensibilitätsdefizits.

Die **Trennung sensibler** und **motorischer Leistung** ist für die Testsituation unabdingbar, da Defizite und erhaltene Leistungen differenziert beobachtet und beurteilt werden können. Damit können Rückschlüsse auf das Therapieziel gezogen und eine Baseline für den weiteren Verlauf erstellt werden. Die Konzentration auf die wichtigsten Testverfahren ist dabei wesentlich, um eine »Flut« an Informationen zu vermeiden und aussagekräftige Daten zu erhalten. Nicht zu vergessen sind die Auswirkungen der Sensibilitätsstörungen auf die **Feinmotorik**, wie auch das **Timing** von Bewegung. Zudem gilt die Aufmerksamkeit in den letzten Jahren zunehmend der **topographischen Reorganisation** im somatosensorischen Kortex. Nach einer peripheren wie auch einer zentralen Läsion mit Sensibilitätsdefiziten dehnen benachbarte Areale ihre kortikale Repräsentation aus. Hier setzt z. B. die Spiegeltherapie ein (▶ Kap. 7.8).

Dank **neuer Studien** sind wir in der Lage, Defizite gezielter zu bestimmen und das Therapieangebot entsprechend strukturiert auszurichten. Dabei ist nicht zu vergessen, dass viele Bewegungen von Informationen der Proprio- und Exterozeptoren abhängen, und so die Sensibilität eine wichtige Voraussetzung für Feinmotorik und Kraftdosierung ist. Über das Lage-, Berührungs- und Druckgefühl in der Hand entsteht eine relative Unabhängigkeit von unserem visuellen System (Mucha 2003).

Literatur

Augurelle AS, Smith AM, Lejeune T, Thonnard JL (2003) Importance of cutaneous feedback in maintaining a secure grip during manipulation of hand-held objects. J Neurophysiol 89: 665-671

Bell-Krotoski J, Weinstein S, Weinstein C (1993) Testing sensibility, including touch-pressure, two-point discrimination, point localization, and vibration. J Hand Ther 6: 114-123

Bentzel K (1995) Occupational Therapy for Physical Dysfunktion: Evaluation of sensation. Trombly CR 4th ed. Williams & Wilkins, London

Bickerstaff E (1980) Neurological Examination in clinical practice 4th ed. Blackwell Scientific Publications, Boston

Binkofski F, Kunesch E, Classen J, Seitz RJ, Freund HJ (2001) Tactile apraxia. Unimodal apractic disorder of tactile object exploration associated with parietal lobe lesions. Brain 124: 132-144

Blair SJ, McCormick E, Bear-Leman J, Fess EE, Rader E (1987) Evaluation of impairment of the upper extremity. Clin Orthop Rel Res 221: 42-58

Blennerhassett JM, Matyas TA, Carey LM (2007) Impaired discrimination of surface friction contributes to pinch grip deficit after stroke. Neurorehabil Neural Repair 21: 263-272

Brandauer B, Hermsdörfer J, Beck A, Aurich V, Gizewski ER, Marquardt C, Timmann D (2008) Impairments of prehension kinematics and grasping forces in patients with cerebellar degeneration and the relationship to cerebellar atrophy. Clin Neurophysiol 119: 2528-2537

Carey LM (2006) Loss of somatic sensation. In: Selzer M, Clarke S, Duncan PW, Gage F (eds) Textbook of Neural Repair and Rehabilitation. Vol II. Cambridge University Press, Cambridge. pp 231-247

Carstensen-Malente E (1964) Langenbecks Archiv für Chirurgie, Begutachtung und Wiederherstellung von Hand-Nervenverletzungen, Vol 306, Nr 1, 30-36, DOI: 10.1007/BF01439412

Cole J, Paillard J (1995) Living without touch and peripheral information about body position and movement: studies with deafferented subjects. In: Bermudez JL, Marcel A, Eilan N (eds) The Body and the Self. The MIT Press (A Bradford Book), Cambridge (MA). pp 245-266

Cole KJ, Steyers CM, Graybill EK (2003) The effects of graded compression of the median nerve in the carpal canal on grip force. Exp Brain Res 148: 150-157

COPM Praxishandbuch: George S (2002) Darstellung des COPM und Entwicklung eines Praxisleitfadens zur Durchführung des Interviews in der neurologischen Klinik, Vol. Reihe 10: Fachbereich Neurologie, Bd 8. Schulz-Kirchner, Idstein

Cup EH, Scholte op Reimer WJ, Thijssen MC, van Kuyk-Minis MA.(2003) Reliability and validity of the Canadian Occupational Performance Measure in stroke patients. Clin Rehabil 17: 402-9

Dannenbaum RM, Jones LA (1993) The assessment and treatment of patients who have sensory loss following cortical lesions. J Hand Ther 6(2): 130-138

Dannenbaum RM, Dykes R (1990) Evaluation sustained touch-pressure in severe sensory deficits: Meetins an unanswered need. Archives of Physical Medicine and Rehabilitation 71: 455-459

Dellon AL (1981) Evaluation of sensibility and re-education of sensation in the hand. Williams & Wilkins, Baltimore

Dellon AL (1988) Evaluation of functional sensation in the hand. J Hand Surgery 8: 865-870

Deutsches Institut für medizinische Dokumentation und Information DIMDI (Hrsg) (2002) Internationale Klassifikation der Funktionsfähigkeit, Behinderung und Gesundheit (ICF) der Weltgesundheitsorganisation (WHO), deutschsprachige Fasssung, Version1.0. Internetfassung: www.dimdi.de

Fess EE (1994) Documentation: essential elements of an upper extremity assessment battery. Rehabilitation of the Hand: Surgery and Therapy, ch 12. Hunter, Schneider, Mackin, Callahan. Mosby, Philadelphia

Flanagan JR, Johansson RS (2002) Hand movements. In: Ramachandran VS (ed) Encyclopedia of the Human Brain, Vol 2. Academisc Press, San Diego (CA.) pp 399-414

George S (2002) Praxishandbuch COPM. Darstellung des COPM und Entwicklung eines Praxisleitfadens zur Durchführung des Interviews in der neurologischen Klinik, Vol Reihe 10: Fachbereich Neurologie, Bd 8. Schulz-Kirchner, Idstein

German G, Harth A, Wind G, Demir E (2003) Standardisation and validation of the German version 2.0 of the Disability of Arm, Shoulder, Hand (DASH) questionnaire. Unfallchirurg 106(1): 13-9

Gordon AM, Duff SV (1999) Relation between clinical measures and fine manipulative control in children with hemiplegic cerebral-palsy. Dev Med Child Neurol 41: 586-591

Häger-Ross C, Johansson RS (1996) Nondigital afferent input in reactive control of fingertip forces during precision grip. Exp Brain Res 110: 131-141

Head H, Holmes G (1911) Sensory disturbances from cerebral lesions. Brain 34: 102-254

Hermsdörfer J, Elias Z, Cole JD, Quaney BM, Nowak DA (2008) Preserved and impaired aspects of feedforward grip force control after chronic somatosensory deafferentation. Neurorehabilitation and Neural Repair 22: 374-384

Hermsdörfer J, Hagl E, Nowak DA (2004) Deficits of anticipatory grip force control after damage to peripheral and central sensorimotor systems. Hum Mov Sci 23: 643-662

Hermsdörfer J, Hagl E, Nowak DA, Marquardt C (2003) Grip force control during object manipulation in cerebral stroke. Clin Neurophysiol 114: 915-929

Hermsdörfer J, Mai N, Rudroff G, Münßinger M (1994) Untersuchung zerebraler Handfunktionsstörungen. Ein Vorschlag zur standardisierten Durchführung, Vol 6. Borgmann, Dortmund

Hermsdörfer J, Nowak DA (2009) Disorders of the somatosensory system. In: Nowak DA, Hermsdörfer J (eds) Sensorimotor Control of Grasping: Physiology and Pathophysiology. Cambridge University Press, Cambridge. pp 269-284

Holmes G (1927) Disorders of sensation produced by cortical lesions. Brain 50: 413-427

Hulliger M, Nordh E, Thelin AE, Vallbo AB (1979) The responses of afferent fibres from the glabrous skin of the hand during voluntary finger movements in man. J Physiol 291: 233-249

Jackson GM, Jackson SR, Husain M, Harvey M, Kramer T, Dow L (2000) The coordination of bimanual prehension movements in a centrally deafferented patient. Brain 123: 380-393

Jeannerod M, Michel F, Prablanc C (1984) The control of hand movements in a case of hemianaesthesia following a parietal lesion. Brain 107: 899-920

Jerosch-Herold C (2003) A study of the relative responsiveness of five sensibility tests for assessment of recovery after median nerve injury and repair. Journal of Hand Surgery 28B: 255-260

Jerosch-Herold C, Rosén B, Shepstone L (2006) Reliability and Validity of a Standardised Locognosia Test after Peripheral Nerve Injury of the Hand. Journal of Bone and Joint Surgery. British Volume 88B: 1048-52

Jerosch-Herold C, Marotzki U, Stubner BM, Weber P (2008) Konzeptionelle Modelle für die ergotherapeutische Praxis, 3. Aufl. Springer, Heidelberg

Jesel M (2004) Neurologie für Physiotherapeuten. Thieme, Stuttgart

Johansson RS, Flanagan JR (2009) Sensory control of object manipulation. In: Nowak DA, Hermsdörfer J (eds) Sensorimotor Control of Grasping: Physiology and Pathophysiology. Cambridge University Press, Cambridge. pp 141-160

Johansson RS, Häger C, Bäckström L (1992) Somatosensory control of precision grip during unpredictable pulling loads. III. Impairments during digital anesthesia. Exp Brain Res 89: 204-213

Johansson RS, Westling G (1984) Roles of glabrous skin receptors and sensorimotor memory control of precision grip when lifting rougher or more slippery objects. Exp Brain Res 56: 550-564

Jones LA, Lederman SJ (2006) Human Hand Function. Oxford University Press, Oxford

Jung B, Freund E (2000) Evaluationsmethoden für die Hand, Manual und Befundbogen für periphere Schädigungen. Eigenverlag DAHTH e.V.

Knecht S, Kunesch E, Herdmann J, Henningsen H (1992) Störungsmuster von Sensibilität und Tastsinn. Dt Med Wochenschr 117: 1450-1457

Law M, Baptiste S, McColl R, Opzoomer A, Polatajko H, Pollock N (1990) The Canadian Occupational Performance Measure: An outcome measurement protocol for occupational therapy. Can J Occup Ther 57: 82-87

Levin S, Persall G, Rudermann RJ (1978) Von Frey`s method of measuring pressure sensibility in the hand: an engineering analysis of the Semmes-Weinstein pressure aesthesiometer. J Hand Surg: 3, 211-216

Lowe BD, Freivalds A (1999) Effect of carpal-tunnel syndrome on grip force coordination on hand tools. Ergonomics 42: 550-564

Macefield VG, Häger-Ross C, Johansson RS (1996) Control of grip force during restraint of an object held between finger and thumb: responses of cutaneous afferents from the digits. Exp Brain Res 108: 155-171

Macefield VG, Johansson RS (1996) Control of grip force during restraint of an object held between finger and thumb: responses of muscle and joint afferents from the digits. Exp Brain Res 108: 172-184

Mai N (1988) Störungen der Handfunktion. In: von Cramon DY, Zihl J (eds) Neurologische Rehabilitation. Springer, Berlin. pp 360-385

Marsh D, Smith B (1986) Timed functional tests to evaluate sensory recovery in sutured nerves. British J of Occupational Therapy 49: 79-82

Mathiowetz V, Weber K, Kashman N, Volland G (1985) Adult norms for Nine Hole Peg test of finger dexterity. Occupational Therapy Journal Of Research 5: 25-38

Moberg E (1958) Objective methods for determining the functional value of sensibility in the hand. J Bone Joint Surg 40B: 454-476

Moberg E (1985) New facts about hand control kinaesthesie. Am Chir Main 4: 64-66

Moberg E (1991) The unsolved problem - how to test the functional value of hand sensibility. J Hand Ther 4(3): 105-110

Mucha C (2003) www.vpt-online.de: Training der somatosensorischen Diskriminationsleistungen

Nakada M (1993) Lokalization of a constant-touch and moving-touch stimulus in the hand: A preliminary study: J of Hand Therapy 6: 23-28

Novak C, Mackinnon S, Williams J, Kelly L (1993) Establishment of reliability in the evaluation of hand sensibility. Plastic Reconstructive Surgery 92: 301-310

Nowak DA, Glasauer S, Hermsdörfer J (2004) How predictive is grip force control in the complete absence of somatosensory feedback? Brain 127: 182-192

Nowak DA, Hermsdörfer J (2003) Selective deficits of grip force control during object manipulation in patients with reduced sensibility of the grasping digits. Neurosci Res 47: 65-72

Nowak DA, Hermsdörfer J (2006a) Objective evaluation of manual performance deficits in neurological movement disorders. Brain Res Brain Res Rev 51: 108-124

Nowak DA, Hermsdörfer J (2006b) Predictive and reactive control of grasping forces: On the role of the basal ganglia and sensory feedback. Exp Brain Res 173: 650-660

Nowak DA, Hermsdörfer J, Marquardt C, Topka H (2003) Moving objects with clumsy fingers: how predictive is grip force control in patients with impaired manual sensibility? Clin Neurophysiol 114: 472-487

Omer GE, Spinner M (1980): Management of peripheral nerve problems. Saunders, Philadelphia London Toronto

Rosén B (1996) Recovery of sensory and motor function after nerve repair: a rational for evaluation. J Hand Therapy 9(4): 315-327

Rosén B, Lundborg G (1998) A new tactile gnosis instrument in sensibility testing. J of Hand Ther 11: 251-257

Rosén B, Lundborg G (2001) The long-term recovey curve in adults after median or ulnar nerve repair. A reference interval. J of Hand Surgery 26B(3): 196-200

Rosén B, Lunborg G (2003) A new model instrument for outcome after nerve repair. Hand Clinics 19: 463-470

Rothwell JC, Traub MM, Day BL, Obeso JA, Thomas PK, Marsden CD (1982) Manual motor performance in a deafferented man. Brain 105: 515-542

Schenker M, Burstedt MKO, Wiberg M, Johansson RS (2006) Precision grip function after hand replantation and digital nerve injury. Journal of Plastic, Reconstructive & Aesthetic Surgery 59: 706-716

Schuntermann MF (2005) Einführung in die ICF: Grundkurs, Übungen, offene Fragen. Ecomed-Verlag, Landsberg

Smania N, Montagnana B, Faccioli S, Fiaschi A, Agliotti SM (2003) Rehabilitation of somatic sensation and related deficit of motor control in patients with pure sensory stroke. Arch Phys Med Rehabil 84: 1692-1702

Thonnard JL, Saels P, Vandenbergh P, Lejeune T (1999) Effects of chronic median nerve compression at the wrist on sensation and manual skills. Exp Brain Res 128: 61-64

Westling G, Johansson RS (1984) Factors influencing the force control during precision grip. Exp Brain Res 53: 277-284

Westling G, Johansson RS (1987) Responses in glabrous skin mechanoreceptors during precision grip in humans. Exp Brain Res 66: 128-140

4.4 Die dystone Hand

E. Altenmüller

Handdystonien sind Erkrankungen, die zu schweren Einbußen der Lebensqualität führen können und oft die berufliche Existenz bedrohen. Sie sind durch den **Verlust der feinmotorischen Kontrolle** bei hoch differenzierten Handbewegungen gekennzeichnet. Die Erkrankung ist in der Allgemeinbevölkerung mit einer geschätzten Lebenszeitprävalenz von 1:3.000 selten, tritt bei **Berufsmusikern** jedoch in 1% der Fälle auf.

Die **Ursachen** der Handdystonie sind heterogen. Neben symptomatischen Dystonien sind genetische Faktoren, aber auch tätigkeitsspezifische Triggerfaktoren – z.B. langes Üben am Instrument – von großer Bedeutung. **Hirnphysiologisch** ist die Handdystonie durch eine Störung inhibitorischer Funktionen auf kortikaler, subkortikaler und spinaler Ebene bedingt. Dies führt im somatosensorischen Kortex zu einer Fusion rezeptiver Felder benachbarter Finger, kann aber auch in den Basalganglien zu einer Störung der somatotopen Anordnung sensomotorischer neuronaler Netzwerke führen. Auf spinaler Ebene wird eine Verminderung der reziproken Inhibition antagonistischer Muskelgruppen gefunden.

Die **Diagnose** einer Handdystonie erfolgt klinisch durch Ausschluss von symptomatischen Ursachen in der Anamnese und durch sorgfältige Erhebung eines neurologischen, psychiatrischen und biomechanischen Status. **Differenzialdiagnostisch** müssen periphere Ursachen, z. B. eine Tendovaginitis stenosans, aber auch neurodegenerative Erkrankungen ausgeschlossen werden.

4.4.1 Definition und Symptomatik der Handdystonien

Handdystonien gehören zu den **fokalen Dystonien**. Sie sind i.d.R. tätigkeitsspezifisch und durch den Verlust der feinmotorischen Kontrolle lang geübter und stark überlernter Bewegungen, z. B. beim Schreiben gekennzeichnet.

■ Symptomatik

Sichtbare **Leitsymptome** sind
- unwillkürliches Einrollen oder Abstrecken einzelner Finger und/oder
- abnorme Handgelenkhaltungen.

Gelegentlich können auch kurz andauernde Muskelkontraktionen (**myoklonische Dystonien**) oder unwillkürlicher Tremor (**dystoner Tremor**) die Symptomatik dominieren. Die Betroffenen berichten häufig über ein starkes Spannungsgefühl im Unterarm während der Tätigkeit, was durch die zeitgleiche Aktivierung der antagonistischen Handgelenkbeuger und -strecker bedingt ist. Diese muskuläre Kokontraktion ist bei den stärker ausgeprägten Handdystonien, insbesondere beim **Schreibkrampf** typisch und lässt sich gut palpieren.

Nur in unter 5% der Fälle berichten die Patienten ein Gefühl der **Schwäche**. Hier kommt es zu einem unwillkürlichen Verlust der muskulären Spannung. Diese Form der Handdystonie könnte man als **inhibitorische Handdystonie** bezeichnen.

Als besondere Variante der Handdystonie wird der fokale oder **dystone Tremor** aufgefasst. Dabei kommt es bei Durchführung der betroffenen feinmotorischen Aufgaben zu einem auf wenige Muskelgruppen beschränkten mittelfrequenten Aktionstremor, gelegentlich auch zu Haltetremor um 6–7 Hz, der häufig irreguläre Amplituden aufweist. In Ruhe ist kein Tremor nachweisbar (Deuschl u. Bain 2002).

Im Gegensatz zu diesem dystonen Tremor, bei dem zusätzlich auch tonische Verkrampfungen der Handmuskulatur beobachtet werden, kommt es beim **primären Schreibtremor** (Primary Writing Tremor, PWT) zu einem aufgabenspezifischen Tremor beim Schreiben ohne zusätzliche Kokontraktion der Unterarmmuskulatur.

Auch **elektrophysiologisch** lassen sich daher beide Krankheitsbilder unterscheiden. Im Gegensatz zum Schreibkrampf und zum dystonen Tremor besteht beim **primären** **Schreibtremor** eine intakte reziproke Hemmung auf spinaler Ebene (Bain et al. 1995).

■ Klassifikation der Handdystonien

Handdystonien werden nach dem Erkrankungsbeginn, dem Schweregrad und der Ätiologie klassifiziert (modifiziert nach Fahn 1998; Bressman 2004; Altenmüller 2004) (▶ Übersicht 4.5).

Übersicht 4.5.
Klassifikation der Handdystonien
Alter bei Erkrankungsbeginn
- Früh (<26 Jahre)
- Spät (>26 Jahre)

Schweregrad
- **Einfache Handdystonien**, wenn die Bewegungen nur bei einer spezifischen Aufgabe gestört sind
- **Dystone Krämpfe**, wenn die Bewegungsstörung auch spontan auftritt, oder wenn mehr als eine Tätigkeit betroffen ist (z. B. Schreiben und Spielen eines Musikinstruments)
- **Progrediente Krämpfe**, wenn sich die Bewegungsstörung nach und nach von einer Aufgabe auf andere ausweitet

Ätiologie
- **Primäre Handdystonien** (keine äußere Einwirkung oder degenerative Erkrankung)
  - Sporadische Formen (z. B. idiopathische Torsionsdystonie)
  - Erbliche Formen (DYT1-, Dyt6-, Dyt7-, Dyt13-Gene)
- **Sekundäre Handdystonien**
  - Assoziation mit sporadisch oder hereditär auftretenden neurodegenerativen Erkrankungen (z. B. Morbus Wilson, Dopa-responsive Segawa-Dystonie)
  - Assoziation mit metabolischen Störungen (z. B. Homozystinurie)
  - Erworben (z. B. medikamenteninduziert, traumatisch, durch Überbelastung und maladaptive Plastizität, Overuse-Syndrom)
  - Psychogene Ursachen

Die **aufgabenspezifischen Handdystonien** können auch entsprechend der auslösenden Betätigung eingeteilt werden. Zahlreiche Berufe sind beschrieben worden, in denen derartige Fehlbewegungen bei Handfertigkeiten auftreten (▶ Übersicht 4.6).

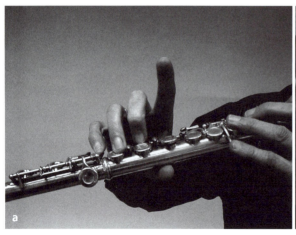 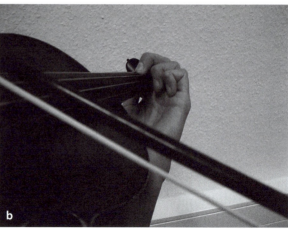

Abb. 4.10 a, b Typische dystone Handhaltungen **a** bei einem Flötisten und **b** einer Geigerin. Bei dem Flötisten sind die kompensierenden Bewegungen auffällig. Es zieht sich unwillkürlich der Mittelfinger, aber der Zeigefinger versucht »zu helfen«, um den unwillkürlichen Zug des Mittelfingers zu antagonisieren. Über 90% der Handdystonien sind Flexionsdystonien. Bei Geigern sind häufiger die linke Hand und Ring- und Kleinfinger betroffen

---

Übersicht 4.6
Tätigkeiten, bei denen Handdystonien beobachtet werden

Historisch
- Kalligraphen- oder Kopistenkrampf
- Telegraphistenkrampf
- Telephonistenkrampf
- Geldzählerkrampf
- Setzerkrampf

Schreibtätigkeiten
- Schreibkrampf
- Tastaturkrampf
- Mauskrampf

Musikinstrumente
- Gitarristenkrampf (betrifft meist die rechte Schlaghand, seltener die linke Greifhand)
- Pianistenkrampf (betrifft etwas häufiger die rechte Hand)
- Geigerkrampf (betrifft häufiger die linke Greifhand. Bratscher, Cellisten und Bassisten sind seltener betroffen)
- Holzbläser (betrifft etwa gleich häufig die linke oder die rechte Hand)
- Andere Instrumente (z. B. Schlagzeuger mit Verkrampfung des Handgelenks)

Sport
- Golferkrampf, Yips (Verkrampfung des Handgelenks beim Putten)
- Dartism (Verkrampfung der Hand und des Arms beim Dartspiel, mit der Erschwernis, den Pfeil im richtigen Augenblick loszulassen)
- Tennisspielerkrampf (Verkrampfung meist des Handgelenks und des dominanten Oberarms beim Aufschlag)

Andere Tätigkeiten
- Flamencotänzerinnen (Castagnettenkrampf)
- Croupierkrampf (Verkrampfung der Hand beim Auslegen oder Einsammeln der Chips)
- Friseure, Chirurgen, Zahnärzte, Uhrmacher, Graveure (in Einzeldarstellungen werden zahlreiche andere die Feinmotorik beanspruchende Berufe genannt)
- Selten auch beim Essen (Halten des Löffels, der Chop-Sticks)

In Abb. 4.10 sind einige typische Haltungen von Handdystonien bei Musikern abgebildet. Auffällig ist bei den aufgabenspezifischen Handdystonien, dass immer **Tätigkeiten** betroffen sind, die lange Übung und hohe zeitlich-räumliche Präzision erfordern. Darüber hinaus sind es i.d.R. Tätigkeiten, die stark affektiv besetzt sind, und deren präzise Ausführung für den Ausführenden (z. B. beim Golfturnier, Konzert) oder für dessen Gegenüber (z. B. Bankkunde beim Geldzählerkrampf, Spielbankbesucher) von großer Bedeutung ist. Möglicherweise aus diesen Gründen wurden den aufgabenspezifischen Handdystonien lange Zeit überwiegend psychogene Ursachen zugeschrieben.

4.4.2 Pathophysiologie der Handdystonien

Wie die Ätiologie ist auch die Pathophysiologie der Handdystonien heterogen.

Genetische Faktoren scheinen bei etwa 35% der Patienten mit fokalen Dystonien eine Rolle zu spielen (Schmidt et al. 2009).

Bei **hereditären Handdystonien** wird ein autosomal-dominanter Erbgang mit niedriger Penetranz angenommen (Schmidt et al. 2006).

Auch bei Trägern des **DYT1-Gens** können sich je nach Penetranz des Gens fokale Dystonien einstellen. Während die am stärksten Betroffenen eine frühe generalisierte primäre Torsionsdystonie entwickeln, erkranken andere Genträger erst im hohen Alter an einer mild verlaufenden fokalen Dystonie, die Hand-, aber auch Hals- oder Gesichtsmuskulatur betreffen kann (Übersicht bei Bressmann 2004).

Auf der anderen Seite spielen vor allem bei den aufgabenspezifischen Handdystonien auch **exogene Faktoren** eine Rolle. So ist bekannt, dass
- Präzision und Komplexität des Bewegungsablaufs (Altenmüller u. Jabusch 2010; Baur et al. 2011) sowie
- chronische Überbelastung (Byl et al. 2000)

als **Risikofaktoren** für die Entwicklung einer fokalen Dystonie angesehen werden müssen.

Die **sporadische Entwicklung** symptomatischer fokaler Dystonien nach peripheren Nervenläsionen und muskulären Traumata ist ebenfalls gut belegt (Fletcher et al. 1991).

Bis zu welchem Grad exogene Faktoren den Krankheitsbeginn bei zuvor asymptomatischen Genträgern auslösen, ist unbekannt.

Neurophysiologische Grundlagen

Die neurophysiologischen Grundlagen der Handdystonien sind recht gut untersucht. Es wird angenommen, dass fokale Dystonien im zentralen Nervensystem auf einer **defekten lateralen** (»center-surround«) **Inhibition** zentral-nervöser motorischer Efferenzen beruhen. Es kommt dann zur mangelhaften Unterdrückung unerwünschter motorischer Steuerprogramme und in der Konsequenz zu überschießenden Bewegungen und Antagonistenaktivierung (Lin u. Hallett 2010). Als Orte der mangelhaften Hemmung werden vor allem die **Basalganglien** favorisiert (Mink 1996), allerdings konnte defiziente laterale Inhibition auch **kortikal** (Rosenkranz et al. 2000; Sommer et al. 2002) und **spinal** (Nakashima et al. 1989) nachgewiesen werden.

> Fokale Dystonien sind **keine rein motorischen Störungen**, sondern betreffen auch das **somatosensorische System** und insbesondere die somatosensorisch-motorische Integration.

Dies wird durch den **Handschuheffekt** verdeutlicht. Etwa ein Drittel der Patienten berichten eine deutliche Verbesserung der dystonen Symptomatik durch eine Veränderung des sensorischen Inputs (Altenmüller 2003). Pianisten mit Dystonie empfinden häufig einen Latex-Handschuh als hilfreich, andere Betroffene entwickeln oft eigene Lösungen, die man-

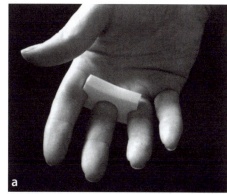
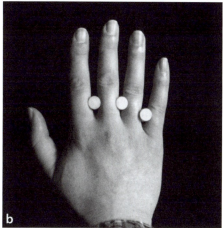

Abb. 4.11 a, b Sensory-Trick-Phänomen bei einem Gitarristen. Dieser Konzertgitarrist entwickelte verschiedene »Sensory Tricks« und konnte so weiter auf hohem Niveau konzertieren; dem Erfindungsreichtum der Musiker sind dabei keine Grenzen gesetzt. Die Vorrichtungen werden beim Spielen an die Finger geklebt und führen durch einen veränderten afferenten Input und die erzwungene leichte Spreizung der Finger zur Verbesserung

chen Musikern sogar das Konzertieren wieder ermöglichen (Abb. 4.11).

Subtile psychophysiologische Tests decken **Defizite der zeitlichen** und **räumlichen Wahrnehmungsschwellen** auf (Bara-Jimenez et al. 2000; Lim et al. 2003). Mit bildgebenden Verfahren konnte bei einem Teil der Patienten eine Dedifferenzierung und Fusion rezeptiver Felder der einzelnen Finger in den primären und sekundären somatosensorischen Arealen der Parietalregion nachgewiesen werden (Elbert et al. 1998). Da im Tierversuch analoge Phänomene nach exzessiver simultaner Stimulation von Hautregionen benachbarter Finger nachgewiesen wurden (Byl et al. 1996), geht man heute auch beim Menschen von **maladaptiver Neuroplastizität** auf dem Boden einer **Überstimulation** (Overuse) aus. Befunde mit kombinierter sensorischer und motorischer Stimulation bei **Schreibkrampfpatienten** zeigen, daß afferente Reize aus der Hand zu einer abnormen und schlecht fokussierten Erregbarkeitssteigerung der motorischen Handregionen führen. Die Ursache wird in einer **übermäßigen Langzeitpotenzierung** auf synaptischer Ebene gesehen (Quartarone et al. 2003). Einige der in den letzten Jahren eingeführten Rehabilitationsverfahren stützen sich auf das Prinzip der Reorganisation der gestörten Repräsentation im sensorischen und motorischen Kortex (▶ Kap. 8.4.3).

4.4.3 Epidemiologie und Verlauf der Handdystonien

- **Epidemiologie**

Die **Lebenszeitprävalenz** der Handdystonien liegt in der Allgemeinbevölkerung bei etwa 1:3.000 (Nutt et al. 1998), wobei von einer hohen Dunkelziffer auszugehen ist. In der Gruppe der Berufsmusiker ist die Erkrankung deutlich häufiger. So gehen wir in Deutschland von einer **Prävalenz** von 1/100 Musikern aus (Altenmüller 2003). Diese im Vergleich zu anderen Dystonien deutlich höhere Prävalenz mag auf einem **Schwellenphänomen** beruhen. Berufsmusiker stehen unter besonders hohem Leidensdruck und suchen bei subtilen Störungen der Handfunktionen wahrscheinlich früher ärztliche Hilfe auf als Betroffene in anderen Berufen.

Auffällig ist die **asymmetrische Geschlechterverteilung** bei den Handdystonien. **Männer** sind deutlich häufiger als Frauen vom Schreibkrampf (1,3:1) und von anderen Handdystonien (1,8:1) betroffen (ESDE-Study 1999). Bei den deutschen **Berufsmusikern** mit fokaler Dystonie sind Männer mit 83% deutlich überrepräsentiert (Lim u. Altenmüller 2003). Offensichtlich sind auch Handdystonien keine homogene Krankheitsentität, vielmehr scheinen x-chromosal gebundene genetische und/oder hormonelle Faktoren eine Rolle zu spielen.

- **Erkrankungsverlauf**

Die **Symptome** von Handdystonien entstehen zwar meist **innerhalb von Tagen** oder **wenigen Wochen**, allerdings berichten viele Patienten, dass sie schon seit Langem ein Gefühl des »Festwerdens« z. B. beim **Schreiben** verspüren. Im weiteren Verlauf kommt es häufig zu einer **Ausweitung** von Handdystonien **auf andere Fertigkeiten**. So beobachteten Rossett-Llobet et al. (2007) in einer Langzeitstudie über 12 Jahre immerhin bei über 50% der Patienten mit Musikerdystonie eine Ausweitung auf andere Handfertigkeiten. Eine sekundäre Ausweitung hin zu einer **segmentalen** (den ganzen Arm betreffenden) **Dystonie** bleibt aber die Ausnahme und wurde bei unseren 592 Patienten nur in einem Fall beobachtet. Die **Ausprägung der Symptome** kann stark wechseln; nach Literaturangaben werden bei bis zu 20% der Betroffenen temporäre Teilremissionen beobachtet (Jankovic 2004). Spontan auftretende persistierende Totalremissionen sind allerdings sehr selten.

4.4.4 Diagnostik der Handdystonien

- **Diagnosestellung**

Die Diagnose einer Handdystonie wird **klinisch** gestellt. Dabei sind die sorgfältige Anamnese und die Untersuchung der auslösenden Tätigkeit entscheidend.

- **Anamnese**

Durch die Anamnese erhält man Hinweise auf eine **symptomatische Dystonie**:
- Fragen nach dem Geburtsverlauf, Schädel-Hirn-Traumen, peripheren Nervenverletzungen und psychiatrischen Erkrankungen mit längerer Einnahme von Benzodiazepinen oder von Antipsychotika sind unerlässlich.
- Da längere Episoden mit **chronischen Schmerzen** der Unterarme oder der Hand maladaptive neuroplastische Veränderungen und Symptome einer Dystonie auslösen können (Altenmüller u. Jabusch 2010), müssen diese auch erfragt werden.

- **Neurologischer Befund**

Ein vollständiger neurologischer Befund muss immer mit erhoben werden, um eine dystone Störung als **Frühsymptom anderer neurologischer Erkrankungen** auszuschließen.

- **Psychiatrischer Status**

Auch ein psychiatrischer Status ist notwendig, um **psychogene Dystonien** zu erkennen.

- **Biomechanischer Befund**

Des Weiteren sollten bei Handdystonien immer auch die **biomechanischen Handfunktionen** untersucht werden, um biomechanische Hemmnisse und Risikofaktoren zu erfassen (Rosset-Llobet 2009).

- **Neurophysiologische Diagnostik**

Die neurophysiologische Diagnostik mit Messung von Nervenleitwerten und Elektromyogramm ist bei der **aufgabenspezifischen Dystonie** nicht ergiebig.

- **Apparative Diagnostik**

Eine weiterführende apparative Diagnostik ist nicht notwendig, wenn folgende **Kriterien** erfüllt sind:
- Die Handdystonie tritt ausschließlich aufgabenspezifisch bei sonst ungestörten Handfunktionen auf (z. B. nur beim Klavierspiel).
- Der neurologische, psychiatrische und biomechanische Befund ist unauffällig.
- In der Anamnese ergeben sich weder Hinweise auf eine familiäre Häufung noch auf eine symptomatische Ursache (z. B. komplexes regionales Schmerzsyndrom [CRPS], Einnahme bestimmter Medikamente etc.).

- **Kinische Tests**

Die klinische Untersuchung subtiler Handfunktion, z. B. mit Griffkraftanalyse und Schreibbrett (▶ Kap. 3.4) oder mit Bestimmung der richtungssensitiven Zwei-Punkte-Unterscheidungsschwelle ist für **wissenschaftliche Zwecke** sinnvoll. Die Sensitivität und Spezifität dieser Verfahren ist allerdings noch nicht ausreichend untersucht, so dass die diagnostische Wertigkeit für den Einzelfall noch offen ist.

- **Bewertung des Schweregrads einer Dystonie**

Die Ausprägung der Handdystonien sollte mit einer Skala erfasst werden. Dies ist vor allem wichtig, um Therapieeffekte möglichst objektiv zu beschreiben. Die Dystonia Study Group hat mehrere solcher Skalen veröffentlicht (2004) wobei sich die **Dystonia Severity-Skala** (Fahn 1989) weithin durchgesetzt hat. Vor allem bei den weniger stark ausgeprägten Handdystonien ist die Sensitivität dieser Skalen jedoch nicht ausreichend. Hier sind **Videodokumentationen** nützlich, um den Schweregrad der Dystonie zu objektivieren.

Spezielle Messverfahren ermöglichen es, den relevanten **Bewegungsablauf** – beispielsweise das Tonleiterspiel bei Pianisten oder die Präzision der Fingerbewegungen bei Flötisten – quantitativ genau zu erfassen (Jabusch et al. 2003; Jabusch u. Altenmüller 2004). Grundsätzlich sollten vor allem die **Auswirkungen der Bewegungsstörung** auf Alltag und Berufsleben erfragt werden, da davon die Wahl der Therapie abhängt (▶ Kap. 8.4).

Elektrophysiologische Zusatzuntersuchungen dienen überwiegend wissenschaftlichen Zwecken. So kann beim Schreibkrampf die Untersuchung der reziproken Inhibition durch **Messung des H-Reflexes** nach Radialisstimulation zwar objektive Hinweise auf das Ausmaß der Kokontraktion von Unterarmmuskeln geben, die diagnostische Wertigkeit dieses Verfahrens ist jedoch nie untersucht worden. Auch die sehr aufwändige Bestimmung der kortikalen somatosensorischen **Topographie der Handregion** mit funktioneller Kernspintomographie oder Magentoenzephalographie ist nicht ausreichend sensitiv für die Diagnostik. Der Nachweis einer Fusion rezeptiver Areale benachbarter Finger ist im Einzelfall oft schwer zu führen und letztlich auch in seiner klinischen Bedeutung nicht vollständig verstanden (Altenmüller u. Jabusch 2008).

4.4.5 Differenzialdiagnosen der Handdystonien

Die biomechanische Untersuchung der Hand sollte vor allem die differenzialdiagnostisch bedeutende und häufige **Tendovaginitis stenosans** (Springfinger) ausschließen. Für diese Erkrankung ist charakteristisch, dass die Symptome eines unwillkürlich gehemmten oder schnappenden Fingers **nicht aufgabenspezifisch** sind, sondern durch biomechanische Triggerfaktoren, z. B. Beugung des Fingers gegen Widerstand oder Bewegung eines Fingers in extremer Supinations- und Pronationshaltung der Hand ausgelöst werden.

Neurodegenerative Erkrankungen können in seltenen Fällen mit einer Handdystonie beginnen. **Morbus Parkinson** und **atypische Parkinsonsyndrome** sind hier die häufigsten Ursachen. Auch hier führen Anamnese und sorgfältige klinische Untersuchung meist zur richtigen Diagnose. Hinweise auf Reduktion des Riechvermögens, diskrete Hypomimie, aber auch der Nachweis der dystonen Bewegungsstörung außerhalb einer spezifischen Aufgabe sind wegweisend. Im Zweifel können bildgebende Verfahren mit Radiotracer-Untersuchungen weiterführen.

Speziell bei den **Musikern** mit ihren hoch differenzierten Bewegungsabläufen können zahlreiche andere neurologische Erkrankungen Dystonie-ähnliche Symptome hervorrufen. Wir haben einmalig ein **Thalamusgliom** als Ursache einer Cellistendystonie beobachtet. Aber auch **demyelinisierende Erkrankungen** oder **periphere Nervenkompressionssyndrome** treten gelegentlich als aufgabenspezifische Dystonie auf. Die genaue Untersuchung ergibt jedoch auch i.d.R. den Befund einer generalisierten **abnormen Ermüdbarkeit** neuromuskulärer Funktionen in der betroffenen Hand.

Angemerkt sei, dass die klassische Differenzialdiagnose des **Morbus Wilson**, eine Störung des Kupferstoffwechsels, für isolierte aufgabenspezifische Handdystonien keine Bedeutung hat. Bislang ist in der Weltliteratur kein einziger Fall mit dieser Symptomkonstellation beschrieben worden. Wir haben daher in den letzten Jahren auf die Bestimmung der Kupfer- und Coeruloplasminwerte bei typischen Handdystonien verzichtet.

Literatur

Altenmüller E (2003) Focal Dystonia: Advances in Brain Imaging and Understanding of Fine Motor Control in Musicians. Hand Clinics 19: 1-16

Altenmüller E, Jabusch HC (2008) Focal Dystonia: Diagnostic, Therapy, Rehabilitation. In: Grunwald M, Srinivasan MA (Hrsg) Human Haptic Perception: Basics and Application. Birkhäuser, Heidelberg. S 303-311

Altenmüller E, Jabusch HC (2010) Focal dystonia in musicians phenomenology and triggering factors. Eur J Neurol 17(Suppl 1): 31-66

Bain PG, Findley LJ, Britton TC, Rothwell JC, Gresty MA, Thompson PD, Marsden CD (1995) Primary writing tremor. Brain 118: 1461-1472

Bara-Jimenez W, Shelton P, Sanger TD, Hallett M (2000) Sensory discrimination abilities in patients with focal hand dystonia. Annals of Neurology 47: 377-380

Baur V, Jabusch HC, Altenmüller E (2011) Behavioral factors influence the phenotype of musician's dystonia. Mov Disord 2011 doi: 10.1002/mds.23654. Epub ahead of print

Bressman SB (2004) Dystonia Genotypes, Phenotypes and Classification. Advances in Neurology 94: 101-107

Byl NN, Merzenich MM, Jenkins WM (1996) A primate genesis model of focal dystonia and repetitive strain injury: Learning-induced dedifferentiation of the representation of the hand in the primary somatosensory cortex in adult monkeys. Neurology 47: 508-520

Byl NN, McKenzie A (2000) Treatment effectiveness for patients with a history of repetitive hand use and focal hand dystonia: A planned, prospective follow-up study. Journal of Hand Therapy 13: 289-301

Deuschl G, Bain P (2002) Klassifikation des Tremors. Akt Neurol 29: 273-281

Dystonia study group (2004) Rating scales for Dystonia: Assessment of Reliability of Three Scales. Advances in Neurology 94: 329-336

Epidemiologic Study of Dystonia in Europe (ESDE) Collaborative Group (1999) Sex-related influences on the frequency and age of onset of primary dystonia. Neurology 53:1871-3

Elbert T, Candia V, Altenmüller E, Rau H, Rockstroh B, Pantev C, Taub E (1998) Alteration of digital representations in somatosensory cortex in focal hand dystonia. NeuroReport 16: 3571-3575

Fahn S (1989) Assessment of primary dystonias. In: Munsat TL (Hrsg) Quantification of neurologic deficit. Butterworths, Boston. pp 241-270

Fahn S (1998) Concept and classification of dystonia. Clinical Neuropharmacology 9: 37-48

Fletcher NA, Harding AE, Marsden CD (1991) The relationship between trauma and idiopathic torsion dystonia. J Neurol Neurosurg Psychiatry 54: 713-717

Hallett M (2004) Dystonia: Abnormal Movements result from loss of inhibition. Advances in Neurology 94: 1-9

Jabusch HC, Altenmüller E (2004) Three-dimensional movement analysis as a promising tool for treatment evaluation of musician's dystonia. Advances in Neurology 94: 239-245

Jabusch HC, Vauth H, Altenmüller E (2004) Quantification of Focal Dystonia in Pianists using Scale Analysis. Mov Disord 19: 171-180

Jankovic J (2004) Dystonia: Medical Therapy and Botulinum Toxin. Advances in Neurology 94: 275-286

Lim V, Altenmüller E (2003) Musicians' Cramp: Instrumental and Gender Differences. Med Probl Perf Artists 18: 21-27

Lim VK, Bradshaw JL, Nicholls M, Altenmüller E (2003) Perceptual differences in sequential stimuli across patients with musicians and writer's cramp. Mov Disord 11: 1286-93

Lin PT, Hallett M (2009) The pathophysiology of focal hand dystonia. J Hand Therapy 22: 109-113

Mink JW (1996) The basal ganglia: focussed selection and inhibition of competing motor programs. Prog Neurobiol 50: 381-425

Nakashima K, Rothwell JC, Day B, Thompson PD, Shannon K, Marsden CD (1989) Reciprocal inhibition between forearm muscles in patients with writer's cramp and other occupational cramps, symptomatic hemidystonia and hemiparesis due to stroke. Brain 112: 681-697

Nutt JG, Muenter MD, Melton LJ, Aronson A, Kurland LT (1998) Epidemiology of dystonia in Rochester, Minnesota. Adv Neurol 50: 361-365

Quartarone A, Bagnato S, Rizzo V, Siebner HR, Dattola V, Scalfari A, Morgante F, Battaglia F, Romano M, Girlanda P (2003) Abnormal associative plasticity in the human motor cortex in writer's cramp. Brain 126: 2586-2596

Rosenkranz K, Altenmüller E, Siggelkow S, Dengler R (2000) Alteration of sensorimotor integration in musician's cramp: Impaired focussing of proprioception. Electroenc Clin Neurophysiol 111: 2036-2041

Rosset-Llobet J, Candia V, Fàbregas S, Ray W, Pascual-Leone A (2007) Secondary motor disturbances in 101 patients with musician`s dystonia. J Neurol Neurosurg Psychiatry 78: 949-53

Rosset-Llobet J, Garcia-Elias M, Montero J, Valis-Solé J, Pascual-Leone A (2009) Linburg`s syndrome, can`t it cause focal dystonia? Mov Disord 15: 1704-6

Schmid A, Jabusch HC, Altenmüller E, Hagenah J, Brüggemann N, Hedrich K, Saunders-Pullman R, Bressman S, Kramer PL, Klein C (2006) Dominantly transmitted focal dystonia in families of patients with musician's cramp. Neurology 67: 691-693

Schmidt A, Jabusch HC, Altenmüller E, Hagenah J, Brüggemann N, Lohmann K, Enders L, Kramer PL, Saunders-Pullman R, Bressman SB, Münchau A, Klein C (2009) Etiology of musician`s dystonia: familial or environmental? Clinical genetics of musician's dystonia: Familial aggregation of dystonia and other movement disorders. Neurology: 1248-54

Sommer M, Ruge D, Tergau F, Beuche W, Altenmüller E, Paulus W (2002). Spatial distribution of intracortical inhibition and facilitation in focal dystonia. Mov Disord 17: 1017-1025

4.5 Rigor und Bradykinese

M. Dafotakis, D.A. Nowak

Rigor und Bradykinese gehören zu den **Kardinalsymptomen des idiopathischen Parkinsonsyndroms** (Morbus Parkinson), treten aber auch bei atypischen Parkinsonsyndromen auf. Als **Rigor** bezeichnet man in der Regel eine dauerhafte und wenig modulierte Muskeltonuserhöhung, die man vor allem beim passiven Durchbewegen der Extremität klinisch als konstanten Widerstand wahrnehmen kann (Broussolle et al. 2007). Im Gegensatz zur spastischen Tonuserhöhung ist der Rigor **unabhängig** von der Geschwindigkeit der passiven Bewegung. Die Pathophysiologie des Rigors ist bis heute schlecht verstanden. **Bradykinese** bedeutet, dass die Bewegungsmuster langsam und träge ausgeführt werden. In ihrer Maximalvariante kommt die Bradykinese als **Akinese** vor, der völligen Bewegungsunfähigkeit (Freezing). Die pathophysiologischen Entstehungsmechanismen sind in den letzten zwei Jahrzehnten durch die Möglichkeit der direkten **In vivo-Nervenzellableitungen** im Rahmen der Tiefenhirnstimulation bei Parkinsonpatienten besser verstanden worden, obwohl noch immer viele Fragen offen sind.

4.5.1 Definition und Pathophysiologie

- **Rigor**

> **Definition**
>
> Als **Rigor** bezeichnet man eine dauerhafte und wenig modulierte Muskeltonuserhöhung, die man vor allem beim passiven Durchbewegen der Extremität klinisch als konstanten Widerstand wahrnehmen kann (Broussolle et al. 2007).

> Im Gegensatz zur spastischen Tonuserhöhung ist der **Rigor** unabhängig von der Geschwindigkeit der passiven Bewegung.

Die **Pathophysiologie** des Rigors ist bis heute schlecht verstanden. Da sowohl die Tiefenhirnstimulation des Globus pallidus als auch des Nucleus subthalamicus zu einer Reduktion des Rigors führen, könnte man annehmen, dass Rigor durch einen **gestörten Basalganglienoutput via thalamokortikale Projektionen** induziert wird (Wichmann et al. 2008). Andere Untersuchungen sehen wiederum den **gestörten Basalganglienoutput in Richtung der pedunculo-pontinen Kerne** und deren Projektionen zum Nucleus gigantocellularis und zum retikulospinalen System als ursächlich für die Entstehung des Rigors. Dabei wird postuliert, dass eine erhöhte Inhibition von Ib-Interneuronen zu einer Disinhibition der α-Motoneurone und letztlich zum Rigor führt (Delwaide et al. 1991, 1993).

- **Bradykinese**

> **Definition**
>
> **Bradykinese** bedeutet, dass die Bewegungsmuster langsam und träge ausgeführt werden. in ihrer Maximalvariante kommt die Bradykinese als **Akinese** vor, der völligen Bewegungsunfähigkeit (Freezing).

Die **pathophysiologischen Entstehungsmechanismen** sind in den letzten zwei Jahrzehnten durch die Möglichkeit der direkten In vivo-Nervenzellableitungen im Rahmen der Tiefenhirnstimulation bei Parkinsonpatienten besser verstanden worden, obwohl noch immer viele Fragen offen sind. Letztlich zeigen sämtliche Untersuchungen der letzten Jahre, dass Akinese und Bradykinese – generell gesprochen – ihre Ursache in einem **gestörten Basalganglienoutput zu motorischen kortikalen Arealen** haben.

Störung der Bewegungsinitiation

Die **Akinese** als Maximalvariante der Bradykinese kann als eine **Störung der Bewegungsinitiation** beschrieben werden. PET-Studien bei Parkinsonpatienten konnten eine **Minderaktivierung** in den supplementär-motorischen Arealen (SMA) und im dorsalen präfrontalen Kortex nachweisen (Brooks 1997). Auch Untersuchungen zum **Bereitschaftspotenzial**, welches kurz vor selbst initiierten Bewegungen im Bereich der SMA entsteht, wiesen geringer ausgeprägte frühe Anteile bei Parkinsonpatienten nach, so dass man schlussfolgerte, dass bei Parkinsonpatienten die **frühe Phase der Bewegungsinitiierung** gestört sein muss (Dick et al. 1989). Wie diese kortikalen Veränderungen durch die Basalganglien hervorgerufen werden, bleibt jedoch weiterhin spekulativ. Alexander und Crutcher (1990) schlugen vor, dass diese kortikalen Veränderungen durch eine **erhöhte tonische Inhibition von thalamo-kortikalen Nervenzellen** zustande kommen. Interessanterweise führen jedoch Läsionen des Thalamus nicht zu Brady- oder Akinese, so dass die **thalamo-kortikale Inhibition** nur ein Teil der Wahrheit darzustellen scheint (Wichmann et al. 2008). In den letzten Jahren konnten Oszillationsstudien zeigen, dass **gestörte Entladungsmuster** in den Basalganglien zu pathologischer Synchronisierung von Nervenzellgruppen in kortikalen Arealen führen (Timmermann et al. 2004).

Verlangsamung der Bewegungsabfolge

Im Gegensatz zur Bewegungsinitiierung stellt die **Bradykinese** in Form der Verlangsamung der Bewegungsabfolge eine mehr fokussierte Störung im Bereich der präfrontalen kortikalen Areale dar. PET-Studien an Normalprobanden konnten zeigen, dass Geschwindigkeit und Amplitude von Bewegungen zu einem **erhöhten Blutfluss in den präfrontalen Arealen** führen, der bei Patienten mit idiopathischem Parkinsonsyndrom nicht in demselben Maße nachweisbar war, und sich durch **Globus pallidus internus-Stimulation** normalisierte (Wichmann et al. 2008).

> **Unter der Lupe**
>
> **Bradykinese proximaler vs. distaler Muskelgruppen**
> Aus klinischer und physiologischer Sicht kann man die Bradykinese der **proximalen** und **distalen Muskelgruppen** (Dafotakis et al. 2008; Timmermann et al. 2008; Pötter-Nerger 2009) unterscheiden, da direkte neuronale Ableitungen beim Affen und funktionelle Bildgebungsdaten beim Menschen zeigen, dass die **Feinmotorik (distale Muskulatur)** andere neuronale Verschaltungen und Verbindungen nutzt als die **Haltemuskulatur (proximale Muskulatur)** (Wichmann et al. 2008). Wie bereits oben erwähnt, ist die Beteiligung der Basalganglien bei beiden Arten der Bewegung nicht komplett verstanden.
> Klinisch ist zu beobachten, dass die Hochfrequenzstimulation des Nucleus subthalamicus (**STN-DBS**) bei Patienten mit **idiopathischem Parkinsonsyndrom** einen guten Einfluss auf die **proximalen Bewegungen** hat, wohingegen einfache Bewegungen der distalen Muskulatur sich nicht in demselben Maße verbessern (Timmermann et al. 2008; Wenzelburger et al. 2003). Andere Arbeiten zeigen, dass der Einfluss der **STN-DBS** bei differenzierteren Bewegungen der **distalen Muskulatur**, z. B. beim alltagsrelevanten Greifen von Gegenständen, ähnlich groß ist wie bei proximalen Bewegungen, so dass die Komplexität der zu bewältigenden (Greif-)Aufgabe eine Rolle zu spielen scheint (Dafotakis et al. 2008).

4.5.2 Klinische Relevanz und Diagnostik des Rigors

Klinische Tests

Die klinische Untersuchung des Rigors kann beim **Parkinsonsyndrom** anhand verschiedener klinischer Tests vorgenommen werden, die alle das Ziel verfolgen, eine bleierne Biegsamkeit in den entsprechenden Körperpartien nachzuweisen.

- **Test: Tonuserhöhung der distalen Muskulatur**

Die distalen Muskelgruppen sind z. B. am einfachsten im **Bereich des Handgelenks** zu untersuchen, indem der Untersucher die Hand des Patienten greift und auf und ab bewegt. Charakteristischerweise wird es zu einem **Zahnradphänomen** kommen, also einem kurzfristigen Sistieren des in Agonisten und Antagonisten vorherrschenden Muskeltonus.

Beim **idiopathischen Parkinsonsyndrom** wird diese Untersuchung asymmetrisch für die linke und rechte Körperseite ausfallen, da die **Asymmetrie** ein wesentliches Kriterium für die Diagnose darstellt. Mitunter kann in der **frühen Phase** der Erkrankung nur eine Seite betroffen sein. In diesem Fall kann durch die **kontralaterale Aktivierung** (Froment-Manöver), z. B. indem man den Patienten auffordert, die freie Hand zu öffnen und zu schließen, häufig auch auf der vermeintlichen (noch) nicht betroffenen Seite ein Zahnradphänomen nachgewiesen werden. Interessanterweise gelingt dies auch bei **passiver Aktivierung der kontralateralen Seite**.

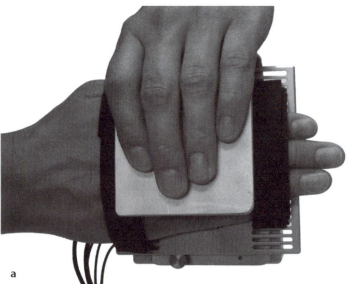
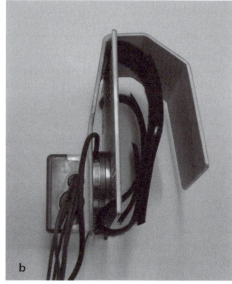

☐ **Abb. 4.12 a, b** **a** Seitliche Ansicht des Rigorimeters: Die zu untersuchende Hand befindet sich eingespannt in die Apparatur, während der Untersucher eine Extensions-/Flexionsbewegung im Handgelenk vollzieht. **b** Rigorimeteransicht von oben

> **Praxistipp**
>
> Es empfiehlt sich, die Untersuchung der oberen Extremität in **stehender Position** durchzuführen, da durch Aktivierung der **Stellreflexe** der Rigor gebahnt wird.

- **Test: Tonuserhöhung der proximalen Muskulatur**

Die Tonuserhöhung der proximalen Muskulatur bei Patienten mit Parkinsonsyndrom kann man mittels **Armpendeltest** durchführen. Dabei umschließt der Untersucher die Schultern des Patienten und dreht den Oberkörper langsam hin und her. Die mehr betroffene Seite zeigt dann ein Minderschwingen. Ähnliches gilt für den **Unterschenkelpendeltest**.

- **Test: Axiale Tonuserhöhung**

Die axiale Tonuserhöhung ist vor allem im Bereich der **Nackenmuskulatur** nachweisbar.
- Legt man den Patienten auf die Untersuchungsliege, kommt es bei **fortgeschritteneren Fällen** zum Bild eines sog. »**coussin psychique**«, also einem imaginären Kopfkissen. Der Patient verharrt mit dem Kopf in der Luft, so als ob ein unsichtbares Kopfkissen unter seinem Nacken läge.
- In **früheren Stadien der Erkrankung** bedient man sich des **Wartenberg-Kopffalltests**, bei dem man den Kopf des Patienten anhebt und auf die Liege zurücksinken lässt: Bei Gesunden kommt es zu einem mehr oder weniger (schmerzlosen) »Zurückfallen« des Kopfes, wohingegen bei Parkinsonpatienten der Rigor den Kopf zu einem stotternden Zurückdriften zwingt.

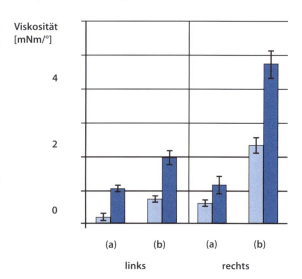

☐ **Abb. 4.13** Darstellung der Viskosität, gemessen mit dem Rigorimeter im Handgelenkbereich eines Patienten mit idiopathischem Parkinsonsyndrom, der mit einer tiefen Hirnstimulation (DBS) behandelt wurde. Die dunkelgrauen Balken zeigen jeweils die Rigorschwere ohne DBS, die hellgrauen Balken mit DBS; (**a**) ohne und (**b**) mit kontralateraler Aktivierung (Froment-Manöver)

Ist auch dieser Test unergiebig, so bittet man den Patienten, sich hinzustellen und die Arme hinter dem Kopf zu verschränken. Anschließend re- und antekliniert man den Kopf und kann mitunter das Zahnradphänomen ertasten.

- **Passives Bewegen**

Ein weiteres interessantes Phänomen stellt das durch Westphal (1880) erstmals beschriebene **paradoxe Kontraktionsverhalten** von Muskeln dar, die passiv durchbewegt werden, d.h., entgegen dem Dehnungsreflexverhalten kommt es bei der passiven Bewegung (z. B. bei der passiven Streckbewegung des Ellenbogens) zu einer Kontraktion des »verkürzten« Muskels. Obwohl intensiv untersucht (z. B. Andrews et al. 1972), konnte bisher noch keine befriedigende Erklärung gefunden werden. Auf jeden Fall stellt dieses Phänomen eine weitere klinisch wertvolle Hilfe in der Differenzierung der Tonuserhöhung dar.

Bewertung der Testergebnisse

Bei allen beschriebenen Untersuchungen handelt es sich um qualitative Tests. Die **Quantifizierung** ist schwierig, wenn nicht sogar unmöglich.

- Skalen

Die **Unified Parkinson´s Disease Rating Scale** – motorischer Teil (UPDRS, Part III) sieht für den Rigor erreichbare 20 Schweregradpunkte vor (von 108), indem jede Extremität und die Nackenmuskulatur mit jeweils 4 Punkten belegt werden können. Die **Abstufungen** lauten
- »leicht« oder nur »erkennbar« bei Aktivierung durch spiegelbildliche oder andere Bewegungen (1 Punkt),
- »leicht-mäßig« (2 Punkte),
- »ausgeprägt«, jedoch voller Bewegungsumfang bleibt erreicht (3 Punkte), und
- »stark«, Schwierigkeit beim Ausführen aller Bewegungen (4 Punkte).

Daneben gibt es noch andere Skalen (z. B. Simpson u. Angus 1970), die z. B. beim Rigor von Neuroleptika-induzierten Parkinsonsyndromen Anwendung finden.

- Objektivierbare Messmethoden

Objektivierbare Messmethoden des Rigors, die neben dem bloßen Vorhandensein (Ja/Nein-Dichotomie) auch eine **Schweregradeinteilung** bzw. eine **Subdifferenzierung** (z. B. Unterscheidung von Neuroleptika-induziert, idiopathisch, kortikobasale Degeneration) erlauben, konnten sich bisher in der klinischen Routine nicht durchsetzen bzw. existieren nicht (Caligiuri 1994). Eine Vielzahl von verschiedenen Apparaturen zur Quantifzierung des Rigors scheiterte an dem doch zu hohen organisatorischen und/oder apparativen Aufwand, der zum Einsatz notwendig war.

- Rigorimeter

Doemer und Schiek (2006) haben ein von der Arbeitsgruppe um Prochazka (Patrick et al. 2001) entwickeltes Gerät zur Messung des Rigors im Ellenbogengelenk zu einem handlichen Untersuchungsgerät zur **Messung des Rigors im Handgelenkbereich** weiterentwickelt. Dieses **Rigorimeter** beruht auf einem Feder-Masse-Modell und setzt viskose und elastische Widerstände zueinander in Beziehung (Abb. 4.12, Abb. 4.13). Erste Ergebnisse konnten eine gute **Re-Test-Reliabilität** nachweisen, und derzeit laufen Untersuchungen, die den Einsatz zur Differenzierung von Spastik, Rigor und willkürlicher Muskelanspannung untersuchen sollen.

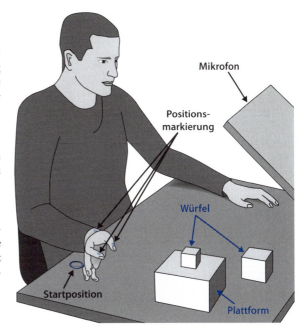

Abb. 4.14 Untersuchung des Einflusses der elektrischen Stimulation des Nucleus subthalamicus auf alltagsrelevante Greifbewegungen beim idiopathischen Parkinsonsyndrom. Kleine und große Würfel wurden zwischen Daumen und Zeigefinger gegriffen. Ultraschall emittierende Sender wurden auf Zeigefinger, Daumen und Handgelenk angebracht, um Handtransport und Greifbewegung zu erfassen. Ein Mikrophonsystem registriert die Ultraschalldaten und generiert ein exaktes Positionssignal für jeden Sender im dreidimensionalen Raum, das Grundlage für Ortsbestimmung, Geschwindigkeits- und Beschleunigungsberechungen liefert (Dafotakis et al. 2008)

4.5.3 Klinische Relevanz und Diagnostik der Bradykinese

Die klinische Untersuchung der Bradykinese beim **Parkinsonsyndrom** beruht vor allem auf der Detektion der Bewegungsverlangsamung.

> Die Bradykinese kann man in **drei Kategorien** unterteilen:
> - die eigentliche **Bradykinese**, die sich durch Trägheit und Verlangsamung der aktiven Bewegungen auszeichnet,
> - die **Hypokinese**, die sich durch die (v.a. bei repetitiven Bewegungen manifest werdende) Bewegungsamplitudenreduktion nachweisen lässt, und
> - die **Akinese**, die durch die Starthemmung der Bewegung charakterisiert ist.

Letztere Störung tritt meist erst nach längerem Verlauf der Erkrankung auf.

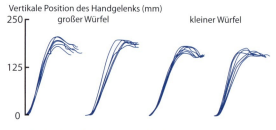
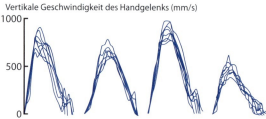
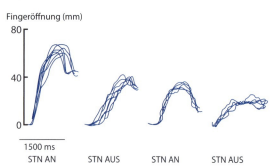

Abb. 4.15 Darstellung der kinematischen (qualitativen) Parameter eines Greifparadigmas, bei dem ein tiefenhirnstimulierter Parkinsonpatient im Off- und On-Stadium aufgefordert war, nach einem kleinen (»small cube«) und großen Würfel (»large cube«) zu greifen. Jeweils 8 Greifbewegungsabläufe wurden übereinanderprojiziert; untersucht wurde die am stärksten betroffene Seite. Man erkennt in der **oberen Reihe** die »simple« Wegstrecke des Handgelenks, die zurückgelegt wurde, und aufgrund des vorgebenen Ziels keine signifikanten Unterschiede im On- und Off-Stadium erkennen lässt. In der **mittleren Reihe** ist das Geschwindigkeitsprofil des Handtransports zum Objekt aufgezeigt, welches bereits einen Unterschied in der Off- und On-Bedingung zeigt, am deutlichsten beim Greifen nach dem kleinen Würfel. Die **dritte Reihe** zeigt das kinematische Profil der Öffnung von Daumen und Zeigefinger. Die Bewegungsmuster sind in der Off-Bedingung deutlich verlangsamt und unregelmäßiger, mit einer zusätzlichen Akzentuierung für das Greifen nach dem kleinen Würfel

- **Anamnese**

Man wird dem Patienten folgende **Fragen** stellen:
- Ist in Ihrem sozialen Umfeld der Eindruck entstanden, dass Sie teilnahmsloser wirken als früher (**Hypomimie**)?
- Ist Ihre Schrift kleiner geworden (**Mikrographie**)?

- **Klinische Untersuchung**
- **Tapping-Test**

In der klinischen Untersuchung hat sich der **Tapping-Test** als sehr valide herausgestellt, um auch eine sehr gering ausgeprägte Bradykinese zu detektieren. Dabei wird der Patient aufgefordert, rasch den Zeigefinger gegen den Daumen zu bewegen. Man **achtet** auf:
- Geschwindigkeit,
- Amplitudenabfall im Bewegungsverlauf und
- Irregularitäten im Sinne einer gestörten Rhythmizität, d.h., dass die Bewegung nicht gleichmäßig, sondern immer wieder durch kleine »Bremser« unterbrochen wird.

Praxistipp

Diesen Test kann man auch in **proximalen Muskeln** z. B. anhand von Pronations-/Supinationsbewegungen des Unterarms anwenden.

Unter der Lupe
Untersuchung: Kinematische und/oder EMG-gestützte Verfahren
In der Vergangenheit untersuchte eine Reihe von Autoren die **Bradykinese** bei Parkinsonpatienten mittels kinematischen und/oder EMG-gestützten Verfahren (z. B. Fellows et al. 1998; Wenzelburger et al. 2003; Nowak et al. 2006; Nowak u. Hermsdörfer 2002; Timmermann et al. 2008; Dafotakis et al. 2008). Wesentliche Aspekte dieser Untersuchungen waren das **Verteilungsmuster** (proximal vs. distale Muskelgruppen) und der **Einfluss von Medikation** und **Tiefenhirnstimulation** (DBS) auf die Bradykinese. Insbesondere der Einfluss moderner Therapieverfahren auf alltagsrelevante Greifbewegungen, z. B. der elektrischen Stimulation des Nucleus subthalamicus, kann kinematisch objektiviert werden (Dafotakis et al. 2008) (Abb. 4.14).
Das **Greifen von Gegenständen** beinhaltet zwei motorische Teilaspekte des Bewegungsablaufs:
- den Handtransport zum Objekt (Würfel), welcher von **proximalen** Muskeln geleistet wird, und
- das Greifen zwischen Daumen und Zeigefinger (Pinzettengriff), der von **distalen** Muskelgruppen vollzogen wird (Abb. 4.15).

Durch die detaillierte kinematische Diagnostik von **Eingelenkbewegungen** von Hand und Fingern sowie **Zeigebewegungen** konnte gezeigt werden, dass – entgegen der bis dato geltenden Auffassung – die Verbesserung der Bradykinese von Hand- und Armbewegungen durch die elektrische Stimulation des Nucleus subthalamicus beim idiopathischen Parkinsonsyndrom abhängig war von der **Komplexität der gestellten Aufgabe**:
- Die Bradykinese der distalen und proximalen Muskulatur verbesserte sich bei **einfachen, repetitiven Bewegungen** in etwa demselben Ausmaß.
- Bei der komplexeren, aber alltagsrelevanten **Greifaufgabe** erwies sich die Verbesserung der Bradykinese unter der tiefen Hirnstimulation in distalen Muskelgruppen als effizienter (Dafotakis et al. 2008).

Literatur

Alexander GE, Crutcher MD (1990) Functional architecture of basal ganglia circuits: neural substrates of parallel processing. Trends Neurosci 13: 266 -71

Andrews CJ, Burke D, Lance JW (1972) The response to muscle stretch and shortening in Parkinsonian rigidity. Brain 95: 795-812

Brooks DJ (1997) PET and SPECT studies in Parkinson's disease. Baillieres Clin Neurol 6: 69-87
Broussolle E, Krack P, Thobois S, Xie-Brustolin J, Pollak P, Goetz CG (2007) Contribution of Jules Froment to the study of parkinsonian rigidity. Mov Disord 15: 909-14
Caligiuri MP (1994) Portable device for quantifying parkinsonian wrist rigidity. Mov Disord 9: 57-63
Dafotakis M, Fink GR, Allert N, Nowak DA (2008) The impact of subthalamic deep brain stimulation on bradykinesia of proximal and distal upper limb muscles in Parkinson's disease. J Neurol 255: 429-37
Delwaide PJ, Pepin JL, Maertens de Noordhout A (1991) Short-latency autogenic inhibition in patients with Parkinsonian rigidity. Ann Neurol 30: 83-9
Delwaide PJ, Pepin JL, Maertens de Noordhout A (1993) Contribution of reticular nuclei to the pathophysiology of parkinsonian rigidity. Adv Neurol 60: 381-5
Dick JP, Rothwell JC, Day BL, Cantello R, Buruma O, Gioux M, Benecke R, Berardelli A, Thompson PD, Marsden CD (1989) The Bereitschaftspotential is abnormal in Parkinson's disease. Brain 112: 233-44
Fellows SJ, Noth J, Schwarz M (1998) Precision grip and Parkinson's disease. Brain 121: 1771-84
Nowak DA, Hermsdörfer J (2002) Coordination of grip and load forces during vertical point-to-point movements with a grasped object in Parkinson's disease. Behav Neurosci 116: 837-50
Nowak DA, Tisch S, Hariz M, Limousin P, Topka H, Rothwell JC (2006) Sensory timing cues improve akinesia of grasping movements in Parkinson's disease: a comparison to the effects of subthalamic nucleus stimulation. Mov Disord 21: 166-72
Patrick SK, Denington AA, Gauthier MJ, Gillard DM, Prochazka A (2001) Quantification of the UPDRS Rigidity Scale. IEEE Trans Neural Syst Rehabil Eng 9: 31-41
Potter-Nerger M, Wenzelburger R, Deuschl G, Volkmann J (2009) Impact of subthalamic stimulation and medication on proximal and distal bradykinesia in Parkinson's disease. Eur Neurol 62: 114-9
Prochazka A, Bennett DJ, Stephens MJ, Patrick SK, Sears-Duru R, Roberts T, Jhamandas JH (1997) Measurement of rigidity in Parkinson's disease. Mov Disord 12: 24-32
Doemer B, Schiek M (2006) Handy System for the Quantification of Parkinsonian Rigidity during Depth Electrode Implantation. Gemeinsame Jahrestagung der Schweizerischen, Deutschen und Österreichischen Gesellschaft für Biomedizinische Technik
Simpson GM, Angus JWS (1972) A rating scale for extrapyramidal side-effects. Acta Psychiatrica Scandanavica Suppl 12: 11-19
Timmermann L, Wojtecki L, Gross J, Lehrke R, Voges J, Maarouf M, Treuer H, Sturm V, Schnitzler A (2004) Ten-Hertz stimulation of subthalamic nucleus deteriorates motor symptoms in Parkinson's disease. Mov Disord 19(11): 1328-33
Timmermann L, Braun M, Groiss S, Wojtecki L, Ostrowski S, Krause H, Pollok B, Südmeyer M, Ploner M, Gross J, Maarouf M, Voges J, Sturm V, Schnitzler A (2008) Differential effects of levodopa and subthalamic nucleus deep brain stimulation on bradykinesia in Parkinson's disease. Mov Disord 30: 218-27
Wenzelburger R, Kopper F, Zhang BR, Witt K, Hamel W, Weinert D, Kuhtz-Buschbeck J, Gölge M, Illert M, Deuschl G, Krack P (2003) Subthalamic nucleus stimulation for Parkinson's disease preferentially improves akinesia of proximal arm movements compared to finger movements. Mov Disord 18: 1162-9
Westphal C (1880) Über eine Art paradoxer Muskel-contraction. Arch Psychiat NervKrankh 10: 243-248
Wichmann T, Smith Y, Vitek JL (2008) Basal Ganglia: Anatomy and Physiology. In: Factor SA, Weiner WJ (eds) Parkinson's disease: diagnosis and clinical management, 2nd ed. Demos Medical Publishing, New York

4.6 Tremor

J. Raethjen, G. Deuschl

Tremor ist als rhythmische, unwillkürliche Bewegung einer oder mehrerer Extremitäten definiert und ist die **häufigste Bewegungsstörung** in der Neurologie. Tremor kann auftreten
— als eigenständige neurologische Erkrankung,
— im Rahmen anderer neurologischer oder internistischer Erkrankungen sowie
— als Nebenwirkung von Medikamenten.

Insbesondere die **primär neurologischen Tremorformen** können differenzialdiagnostische Probleme bereiten, die auch erhebliche Konsequenzen für therapeutische Entscheidungen haben können. Neben der typischen klinischen Ausprägung des Tremors können apparative Untersuchungsverfahren wie die quantitative Tremoranalyse oder auch bildgebende Methoden entscheidende Hinweise liefern.

4.6.1 Klinische Untersuchung

- **Klinisches Erscheinungsbild**

Die Basis für alle klinisch-differenzialdiagnostischen Erwägungen ist das **klinische Erscheinungsbild des Tremors** (Deuschl et al. 1998). Um ein möglichst aussagekräftiges klinisches Bild zu erhalten, sollte jeder Tremor immer unter **verschiedenen definierten Bedingungen** inspiziert und untersucht werden (◘ Tab. 4.9).

- **Verteilung des Tremors**

Zunächst ist sowohl anamnestisch als auch inspektorisch die **topographische Verteilung des Tremors** zu ermitteln:
— Welche Körperteile sind vom Tremor betroffen?
— Ist der Tremor überwiegend einseitig oder eher bilateral symmetrisch?

◘ **Tab. 4.9** Klinischer Untersuchungsgang beim Tremor

Tremorform	Testmanöver
Ruhetremor	Hände liegen entspannt im Schoß, Patient zählt rückwärts. Arme anheben führt zur Reduktion der Tremoramplitude
Haltetremor	Arme und Hände werden auf Schulterhöhe vorgehalten (evt. auch mit maximaler Beugung in Ellenbogengelenken und Händen unter dem Kinn (»bat wing position«)
Einfacher kinetischer Tremor	Tremor, der bei nicht zielgerichteten Bewegungen auftritt (z.B. Flexions-/Extensionsbewegungen im Handgelenk)
Intentionstremor	Tremorzunahme in der Terminalphase einer Zielbewegung (Finger-Nase-Versuch, Finger-Finger-Versuch, Barany-Zeigeversuch)

In der überwiegenden Mehrzahl der Fälle sind eine oder beide Hände des Patienten betroffen.

- **Tremor bei verschiedenen Innervationsbedingungen**

Der Untersuchungsgang des Handtremors sollte dann unter verschiedenen **Innervationsbedingungen** durchgeführt werden:
- in Ruhe,
- mit vorgehaltenen Händen und
- bei Bewegungen mit den Händen.

Der Übergang von entspannter Ruheposition in Halteposition sollte immer **dynamisch** untersucht und verfolgt werden:
- Charakteristisch für den **klassischen Ruhetremor** ist die Suppression unmittelbar nach der Bewegungsinitiierung.
- Tremores, die sowohl bei Halteinnervation als auch bei Bewegungen auftreten, werden als **Aktionstremor** bezeichnet.
- Ein Tremor, der isoliert bei Halteinnervation, z. B. bei Vorhalten der Arme und Hände, vorliegt, wird als **Haltetremor** bezeichnet.
- Als **kinetischer Tremor** wird jede Art des Tremors bei Bewegung verstanden. Dazu zählen der **einfache kinetische Tremor**, der bei nicht zielgerichteten Bewegungen auftritt, und der **Intentionstremor**, der am Ende einer Zielbewegung unmittelbar vor dem Erreichen des Ziels auftritt.

In **Tab. 4.9** ist der klinische Untersuchungsgang beim Tremor übersichtlich dargestellt.

4.6.2 Apparative Untersuchungen

Sowohl die **neurophysiologische Untersuchung** mit gleichzeitiger Ableitung mittels Oberflächen-EMG von den Unterarmen und akzelerometrischer Registrierung der rhythmischen Handbewegungen als auch **bildgebende Verfahren** können bei der Diagnose des zugrunde liegenden Tremorsyndroms hilfreich sein.

- **Neurophysiologische Untersuchung**

Die neurophysiologische Untersuchung bringt folgende Erkenntnisse:
- Zum einen kann die **Tremorfrequenz** mittels Spektralanalyse der aufgenommenen Signale genau bestimmt werden;
- zum anderen kann durch Gewichtsauflage auf die Hand ein **peripherer**, mechanisch-resonant getriebener **Tremor** mit gewichtsabhängiger Frequenz von einem **zentralen Tremor** mit gewichtsunabhängiger Frequenz unterschieden werden (Raethjen et al. 2000b).

Der **zentrale Tremor** ist im Gegensatz zum resonant-getriebenen der **Prototyp des pathologischen Tremors**, so dass mithilfe dieser Untersuchungsmethode subklinische pathologische Tremores detektiert werden können (Homberg et al. 1987).

Neue analytische Ansätze werden derzeit entwickelt und versprechen bessere differenzialdiagnostische Möglichkeiten beim psychogenen und essentiellen Tremor sowie beim Parkinsontremor (McAuley et al. 1998; Raethjen et al. 2004).

- **Bildgebende Verfahren**

Die **Bildgebung des Hirns** dient ebenfalls der Differenzierung von Tremorarten:
- Einerseits ist ein Ausschluss bzw. Nachweis einer strukturellen Läsion, als Hinweis auf einen **symptomatischen Tremor**, möglich;
- andererseits ermöglicht die nuklearmedizinische Darstellung des zentralen Dopamintransporters eine sichere **Differenzierung zwischen essentiellem Tremor** und **Parkinsontremor** (Antonini et al. 2008).

4.6.3 Spezielle differenzialdiagnostische Probleme

Auf der Basis des oben beschriebenen klinischen Untersuchungsgangs und dem gezielten Einsatz apparativer Zusatzuntersuchungen lässt sich der Tremor i.d.R. einer Diagnose zuordnen. Die wichtigsten **diffenzialdiagnostischen Überlegungen** beim Tremor sind in **Tab. 4.10** zusammengefasst und im Folgenden beschrieben.

Essentieller Tremor (ET) vs. Parkinsontremor

Die **Differenzialdiagnose** zwischen den beiden häufigsten primär neurologischen Tremorformen lässt sich am besten anhand der klinischen Ausprägung stellen (**Tab. 4.9**).

Während der klassische Parkinsontremor (**Typ I**) ein typischer **Ruhetremor** ist, tritt der ET fast ausschließlich unter Halteinnervation und bei Bewegungen auf (**Aktionstremor**). Lediglich im Spätstadium eines hochamplitudigen ET kann sich der Tremor auch unter Ruhebedingungen fortsetzen.

Beim ET sind meist Kopf und Arme **beidseitig** betroffen, während der Parkinsontremor **einseitig** beginnt und neben den Händen bevorzugt Beine und Gesicht betrifft (Bain et al. 2000).

Der klassische Ruhetremor beim Morbus Parkinson wird typischerweise bei der Initiierung von Willkürbewegungen inhibiert und tritt dann erst nach längerer statischer Halteinnervation wieder auf (»reemergent tremor«) (Jankovic et al. 1999). Diese **Tremorinhibition** ist ein wichtiges differenzialdiagnostisches Kriterium.

Auch beim Morbus Parkinson können **reine Aktionstremores** auftreten (**Typ II/III**) auftreten, die zwar i.d.R. erheblich niedrigere Amplituden haben, aber im Anfangsstadium der Erkrankung größere Schwierigkeiten bzgl. der Abgrenzung vom ET bereiten können.

Neuere Untersuchungen zur Pathophysiologie der beiden Tremores zeigen, dass die im **fortgeschrittenen Stadium** in der Spektralanalyse oft sichtbaren, **zusätzlichen Frequenz-**

Tab. 4.10 Differenzialdiagnosen bei Tremor

Diagnose	Klinische Hinweise	Klinische Neurophysiologie	Bildgebung
Essentieller Tremor (ET) vs. Orthostatischer Tremor (OT)	– Tremor nur im Stehen (OT), – Standunsicherheit ist Hauptbeschwerde (OT)	– Polygraphie (pathognomonisch) – Hohe Frequenz (13–18 Hz) – Kohärent in allen Extremitäten	–
Essentieller Tremor (ET) vs. Parkinsontremor (Typ I) (PD)	– Ruhetremor (PD) – Unilateraler Beginn (PD) – Andere PD-Symptome (PD) – Besserung unter Alkohol (ET) – Kinetischer Tremor (ET) – Positive Familienanamnese (ET) – Beintremor (PD>ET) – Gesichtstremor (PD>ET) – Kopftremor (ET>PD) – Stimmtremor (ET>PD)	– Subklinischer niederfrequenter Ruhetremor (PD) in Akzelerometer und EMG-Spektrum – Inhibition (PD) vs. Aktivierung (ET) der Tremoramplitude bei Bewegung	DAT-Scan (PD)
Essentieller Tremor (ET) vs. Dystoner Tremor (DT)	– Positive Familienanamnese (ET) – Besserung unter Alkohol (ET) – »geste antagonistique« (DT) – fokal (DT) – Andere dystone Symptome (DT)	– Frequenz (DT≤ET) – Quantitativer Effekt einer »geste antagonistique« (DT)	Selten Läsionen im MRT
Essentieller Tremor (ET) vs. Zerebellärer Tremor (CT)	– Besserung unter Alkohol (ET) – Intentionstremor (CT>ET) – Ataxie (CT>ET) – Augenbewegungsstörung (CT)	– Frequenz (CT<ET)	CT/MRT: Zerebelläre Läsionen oder Degeneration (CT)
Zerebellärer Tremor (CT) vs. Holmes-Tremor (HAT)	– Ruhetremor (HT) – Sehr niedrige Frequenz (HT) – Irregulär (HT) – Parkinsonsymptome (HT) – Ataxie (CT>HT)	– Frequenz (HT<CT)	– MRT: Läsion/Degeneration (CT), – DAT-Scan: positiv (HT)
Organischer Tremor (OrT) vs. Psychogener Tremor (PsyT)	– Ablenkbarkeit (PsyT) – Variabilität (PsyT>OrT) – Selektive Behinderung (PsyT) – Entrainment (PsyT) – Koaktivierung (PsyT>OrT) – Andere Somatis (PsyT>OrT)	– Entrainment (Links-Rechts-Kohärenz) (PsyT) – Quantitative Ablenkbarkeit (PsyT) – Variable Frequenz (PsyT)	–
Tremor (Tr) vs. Myoklonus (Mkl)	– Rhythmisch (Tr) – Eher irregulär (Mkl)	– Burst-Dauer (Mkl<Tr) – Breite des Peaks (Spektrum) (Tr<Mkl) – Synchrone Bursts in verschiedenen Muskeln (Mkl>Tr)	MRT abhängig von Ursache

gipfel an ganzzahligem Vielfachen der Tremorfrequenz bei den beiden Tremorformen unterschiedlich entstehen, und dass die **Amplitude** dieser höheren Frequenzen wichtige differenzialdiagnostische Hinweise liefert.

> Der **nuklearmedizinische Nachweis** oder Ausschluss eines nigrostriatalen, dopaminergen Defizits mittels FP-CIT-SPECT (DAT-Scan) ist der derzeitige apparative **Goldstandard** in klinisch unklaren Fällen (Antonini et al. 2008).

Essentieller Tremor (ET) vs. orthostatischer Tremor (OT)

Die klassische Klinik des OT, der nur im Stehen auftritt, auf die Beine zentriert ist und als Hauptsymptom mit einer **schweren Standunsicherheit** einhergeht, führt nur in den seltensten Fällen zu einer Verwechslung mit einem ET (Britton u. Thompson 1995).

Der OT ist die **einzige Tremorform**, die mit pathognomonischen elektrophysiologischen Befunden einhergeht. Schon die Betrachtung des **im Stehen** von den Beinmuskeln abgeleiteten **Oberflächen-EMGs** zeigt das typische hochfrequente Burstmuster.

In der **Spektralanalyse** finden sich Frequenzen zwischen 14 und 18 Hz, und im Gegensatz zu allen anderen pathologischen organischen Tremorformen sind diese rhythmischen Entladungen streng gekoppelt (kohärent) zwischen verschiedenen Extremitäten (z. B. linkes und rechtes Bein) (◘ Abb. 4.16).

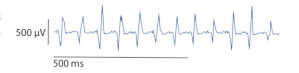
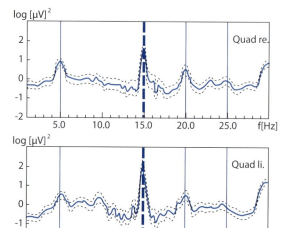

◘ **Abb. 4.16** Typische (pathognomonische) Befunde beim OT. Ganz oben ist ein Ausschnitt aus den EMG-Rohdaten des rechten M. quadriceps zu sehen, in denen bereits das typische hochfrequente, rhythmische Aktivierungsmuster zu sehen ist. In den Powerspektren des EMGs von beiden Mm. quadriceps darunter zeigt sich ein entsprechend deutlicher Peak bei 15 Hz beidseits

Essentieller Tremor vs. dystoner Tremor (DT)

Der wichtigste klinische Hinweis auf einen DT besteht in der begleitenden **dystonen Symptomatik**, die i.d.R. auf eine anatomische Region beschränkt ist, in der auch der Tremor fokal auftritt.

Der DT ist i.d.R. deutlich **niederfrequenter** als der ET, die Überlappung der Frequenzbereiche ist aber groß.

Typisch für den DT ist eine sog. »**geste antagonistique**« (Handbewegung, Berührung der betroffenen Region), mit der der Patient die dystone Muskelaktivität und auch den Tremor deutlich supprimieren kann.

In einzelnen Fällen kann die dystone Fehlstellung so gering ausgeprägt sein, dass lediglich der **Effekt der Geste** einen Hinweis auf die dystone Natur der Symptomatik gibt (Deuschl 2003). Je nach Effektdauer und -stärke dieses Manövers kann die klinische Einschätzung schwierig sein. In diesen Fällen hilft die Quantifizierung des Effekts mittels **Oberflächen- oder Nadel-EMG-Ableitungen** von den betroffenen Muskeln vor und während der Geste.

Eine andere Form des Aktionstremors, die bei Patienten mit Dystonie auftreten kann (**Tremor bei Dystonie**) ist nicht nur auf die betroffene Region beschränkt und betrifft besonders die Hände.

Essentieller Tremor vs. zerebellärer Tremor (CT)

Ein zerebelläres Syndrom geht typischerweise mit einem **Intentionstremor** einher. Dabei handelt es sich um einen Bewegungstremor, der sich in der Terminalphase einer Zielbewegung deutlich verstärkt. Auch beim fortgeschrittenen ET kann allerdings ein Intentionstremor und sogar eine leichte bis mäßige ataktische Gangstörung vorkommen, so dass die **Differenzierung** Schwierigkeiten bereiten kann.

Ein wichtiges Kriterium ist die **Störung der Okulomotorik**, die beim ET klinisch i.d.R. nicht sichtbar ist.

Ein weiterer wichtiger Hinweis ist das **Ansprechen des Tremors auf Alkohol**. Während sich der ET in 60-70% der Fälle unter geringen Mengen Alkohols (z. B. 1–2 Gläser Wein) bessert, wird der zerebelläre Tremor unter Alkoholeinfluss eher verstärkt.

Charakteristisch für eine zerebelläre Mittellinienläsion ist ein **niederfrequenter Standtremor** um 3 Hz in sagittaler Richtung, der häufig auch im Sitzen als **Rumpf-** und **Kopftremor** imponiert und in seiner Extremform als **Titubation** bezeichnet wird.

Im **Anfangsstadium** lässt sich die typische **Rhythmizität** dieser zerebellären Standstörung sehr einfach **akzelerometrisch** nachweisen (Ableitung im Stand, Akzelerometer auf dem Sternum aufgeklebt). Insgesamt sind alle zerebellären Tremorformen eher niederfrequenter als der ET (Deuschl 1999).

Zerebellärer Tremor vs. Holmes-Tremor (HT)

Während der CT bei verschiedenen zerebellären Läsionen oder Degenerationen auftreten kann, tritt der **HT** typischerweise nach **Hirnstammschädigungen** mit variabler zeitlicher Verzögerung auf, wenn die Läsionen sowohl zerebelläre Ausflussbahnen als auch nigrostriatale Bahnen betreffen.

Entsprechend findet sich beim HT eine pathognomonische **Kombination aus Ruhe-**, **Halte-** und **Intentionstremor**, der i.d.R. noch niederfrequenter und irregulärer imponiert als der CT.

Darüber hinaus kann beim HT neben einer **Ataxie** auch ein **Parkinsonsyndrom** auftreten.

Aufgrund der typischen Läsionsmuster ist eine **MRT-Bildgebung** des Hirns bei diesen Tremores immer hilfreich und gehört obligat zur differenzialdiagnostischen Abklärung (Paviour et al. 2006).

Organischer Tremor vs. psychogener Tremor (PsyT)

Ein psychogener Tremor kann sehr **unterschiedliche Formen** annehmen, stark variieren und dabei verschiedenen organischen Tremorformen sehr ähnlich sein.

Klinisch zeichnet sich ein PsyT durch **Ablenkbarkeit** (Verminderung des Tremors bei Konzentration auf andere komplexe Aufgaben), eine selektive Behinderung nur bei bestimmten Tätigkeiten und häufig Somatisierungen in der Vorgeschichte aus.

Bei vielen Patienten findet sich ein sog. **Koaktivierungszeichen**, eine dauerhafte leichte Kokontraktion antagonistischer Muskeln in der betroffenen Extremität. Es wird postuliert, dass es über diese Vorspannung zu einer Bahnung von physiologischen oszillatorischen Mechanismen (z.B. Klonus oder physiologischer Tremor) kommt.

Bei einer Reihe von Patienten findet sich jedoch auch ein sog. **Entrainment** zwischen den Tremorrhythmen in verschiedenen Extremitäten, d.h., der Tremorrhythmus der einen Extremität koppelt sich an den Rhythmus der anderen Extremität an; beiden Rhythmen nehmen dieselbe Frequenz an und werden kohärent.

Mit Ausnahme des orthostatischen Tremors produzieren organische Tremores immer in verscheidenen Extremitäten unabhängige Oszillationen (Raethjen et al. 2000a), so dass das **Entrainmentphänomen** ein relativ spezifischer, wenn auch nicht sehr sensitiver differenzialdiagnostischer Hinweis ist.

Tremor vs. Myoklonus/Asterixis

»Positive« oder »negative« Myoklonien (=Asterixis) sind typischerweise weniger rhythmisch als Tremores, können klinisch aber häufig als leicht irreguläre rhythmische Bewegungen imponieren. Deshalb können sie schwierig vom Tremor zu unterscheiden sein. Zur **Differenzierung** hilft in den meisten Fällen schon die Betrachtung des **Oberflächen-EMGs**.

Myoklonien gehen typischerweise mit **irregulär auftretenden Bursts** einher, die i.d.R. sehr viel kürzer (oft nur 100–200 ms) sind als typische Tremorbursts (Abb. 4.17 A) und häufig in verschiedenen Muskeln einer Extremität synchron

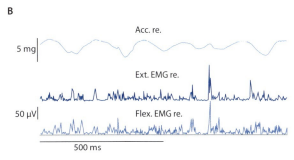

Abb. 4.17 Oberflächen-EMG bei Myoklonien und Asterixis. (**A**) Typisches Bild bei Myoklonien mit kurzen, hochamplitudigen Bursts, die in nicht rhythmischer Folge auftreten. (**B**) Typisches Bild bei Asterixis mit synchron in verschiedenen Muskeln auftretenden Innervationspausen und parallel auftretenden positiven Myoklonien

sind (Abb. 4.17 B). Wenn solche Myklonien in rhythmischer Folge auftreten, sind sie nur sehr schwer von einem Tremor zu unterscheiden und könnten definitionsgemäß auch als Tremor bezeichnet werden (Gerschlager u. Brown 2009).

Die **Asterixis** geht mit **plötzlichen Innervationspausen** einher, die dann zu einem plötzlichen Absinken einer gehaltenen Extremität (z.B. der Hand) führt und klinisch als irregulärer Tremor imponieren kann.

Die am häufigsten beschriebene Asterixis ist der sog. »**flapping tremor**« bei Leberinsuffizienz.

Die Innervationspausen bei der Asterixis treten typischerweise **synchron** in verschiedenen Muskeln auf und können häufig auch mit positiven Myoklonien einhergehen (Abb. 4.17 B).

Eine Asterixis lässt sich i.d.R. problemlos anhand des typischen **Oberflächen-EMGs** diagnostizieren.

Internistisch bedingter/medikamentöstoxischer Tremor

Die meisten sekundären Tremorformen zeigen sich als **Halte-** und **Aktionstremor** und entstehen wahrscheinlich im Rahmen einer Verstärkung des physiologischen Tremors:
- Der häufigste ist der bekannte **Temor bei starker Aufregung**.
- Die **Hyperthyreose** ist eine der internistischen Erkrankungen, bei der Tremor ein häufiges Symptom ist.

Bezüglch der weiteren internistischen Erkrankungen und Medikamente bzw. Toxine, bei denen Tremor auftreten kann, sei auf die weiterführende Literatur verwiesen. **Differenzialdiagnostisch** ist der **zeitliche Zusammenhang** zwischen Beginn der Erkrankung bzw. der Medikamenteneinnahme und Besserung des Tremors nach Behandlung der Grunderkrankung bzw. Absetzen des Medikaments wegweisend.

Literatur

Antonini A, Berto P, Lopatriello S, Tamma F, Annemans L, Chambers M (2008) Cost-effectiveness of 123I-FP-CIT SPECT in the differential diagnosis of essential tremor and Parkinson's disease in Italy. Mov Disord 23: 2202-9
Bain P, Brin M, Deuschl G, Elble R, Jankovic J, Findley L (2000) Criteria for the diagnosis of essential tremor. Neurology 54: S7
Britton TC, Thompson PD (1995) Primary orthostatic tremor. BMJ 310: 143-4
Deuschl G (1999) Differential diagnosis of tremor. J Neural Transm Suppl 56: 211-20
Deuschl G (2003) Dystonic tremor. Rev Neurol (Paris) 159: 900-5
Deuschl G, Bain P, Brin M (1998) Consensus statement of the Movement Disorder Society on Tremor. Ad Hoc Scientific Committee. Mov Disord 13 (Suppl 3): 2-23
Gerschlager W, Brown P (2009) Myoclonus. Curr Opin Neurol 22: 414-8
Homberg V, Hefter H, Reiners K, Freund HJ (1987) Differential effects of changes in mechanical limb properties on physiological and pathological tremor. J Neurol Neurosurg Psychiatry 50: 568-79
Jankovic J, Schwartz KS, Ondo W (1999) Re-emergent tremor of Parkinson's disease. J Neurol Neurosurg Psychiatry 67: 646-50
McAuley JH, Rothwell JC, Marsden CD, Findley LJ (1998) Electrophysiological aids in distinguishing organic from psychogenic tremor. Neurology 50: 1882-4
Paviour DC, Jager HR, Wilkinson L, Jahanshahi M, Lees AJ (2006) Holmes tremor: Application of modern neuroimaging techniques. Mov Disord 21: 2260-2
Raethjen J, Kopper F, Govindan RB, Volkmann J, Deuschl G (2004) Two different pathogenetic mechanisms in psychogenic tremor. Neurology 63: 812-5
Raethjen J, Lindemann M, Schmaljohann H, Wenzelburger R, Pfister G, Deuschl G (2000a) Multiple oscillators are causing parkinsonian and essential tremor. Mov Disord 15: 84-94
Raethjen J, Pawlas F, Lindemann M, Wenzelburger R, Deuschl G (2000b) Determinants of physiologic tremor in a large normal population. Clin Neurophysiol 111: 1825-37

4.7 Ataxie

B. Brandauer, J. Hermsdörfer, F. Müller, D. Timmann

Erkrankungen des Kleinhirns manifestieren sich bevorzugt durch eine **gestörte Koordination** von Bewegungen. Neben einer Stand- und Gangataxie, einer gestörten Okulo- und Sprechmotorik sind insbesondere **Zielbewegungen** betroffen. Die **Extremitätenataxie** zeigt sich in Dysmetrie, kinetischem Tremor, Dysdiadochokinese und Asynergie oder Dekomposition der Bewegung. In diesem Kapitel werden zerebelläre Störungen der Handfunktion am Beispiel von **Greifbewegungen** näher beschrieben. Neben der Frage, **wie** das Kleinhirn Greifbewegungen kontrolliert, wird auf die Frage eingegangen, **wo** diese im Kleinhirn kontrolliert werden.

4.7.1 Definition

Der Begriff der **Ataxie** wird unterschiedlich gebraucht.
- Zum einen ist Ataxie ein **Überbegriff** für verschiedene klinische Symptome, die Ausdruck einer **Koordinationsstörung** sind (Timmann u. Diener 2007) (Tab. 4.11).

Tab. 4.11 Ataxie als Überbegriff für die klinischen Zeichen einer Koordinationsstörung

Formen der Ataxie	Läsionsort
Zerebelläre Ataxie	Koordinationsstörung im Rahmen einer Erkrankung des Kleinhirns oder seiner Verbindungsbahnen
Sensible Ataxie	Bevorzugt Stand- und Gangstörung durch eine gestörte Tiefensensibilität, bei Polyneuropathie, Hinterstrangaffektion (spinale Ataxie), auch bei Läsionen der Dorsalganglien, der medialen Schleife, des Thalamus und des Gyrus postcentralis; visuelle Kompensation
Frontale Ataxie	Bevorzugt Gangstörung durch Affektion kortiko-pontiner Bahnen
Optische Ataxie	Gestörte visuelle Kontrolle von Greifbewegungen (visuomotorische Ataxie), bei Läsionen des superioren Parietallappens (Area 5 und 7)
Vestibuläre Ataxie	Stand- und Gangstörung durch Schädigung des vestibulären Systems; keine visuelle Kompensation

- Zum anderen wird Ataxie als **Sammelbegriff** für eine Reihe von Erkrankungen benutzt, die mit einer **chronisch-progredienten Ataxie** einhergehen (Ataxie-Leitlinien der DGN 2008; Klockgether u. Timmann 2007) (▶ Übersicht 4.7).

Fokale Erkrankungen des Kleinhirns, z. B. Schlaganfälle, Tumoren oder Entmarkungsherde bei der Multiplen Sklerose, werden nicht dazu gezählt. Ataxie wird oft gleichgesetzt mit einer zerebellären Ataxie. **Ataktische Symptome** sind jedoch nicht spezifisch für Erkrankungen des Kleinhirns und seiner Verbindungsbahnen, sondern kommen insbesondere auch bei einer **gestörten Tiefensensibilität** vor (sensible Ataxie). Tatsächlich sind die Erkrankungen, die unter dem Übergriff der Ataxie zusammengefasst werden, in der Mehrzahl nicht auf das Kleinhirn und seine Verbindungsbahnen beschränkt. Eine **sensible Ataxie**, z. B. im Rahmen einer Hinterstrangaffektion oder einer begleitenden Polyneuropathie, kann in unterschiedlichem Maße zum Kardinalsymptom der chronischen Ataxie beitragen.

> In diesem Kapitel wird der Begriff der zerebellären Ataxie als **Überbegriff für Symptome** verstanden, die bei Erkrankungen auftreten, die das Kleinhirn betreffen, d.h. neben den Ataxien im engeren Sinne auch bei fokalen Erkrankungen des Kleinhirns.

In Tab. 4.11 ist die Ataxie als Überbegriff für die **klinischen Zeichen einer Koordinationsstörung** dargestellt. Es gibt verschiedene Formen der Ataxie, abhängig vom Läsionsort. Für die Ataxie als Sammelbegriff für Erkrankungen des Kleinhirns und seiner Verbindungsbahnen, die mit einer **chronisch-progressiven** (selten episodischen) **Ataxie** einhergehen, ist in ▶ Übersicht 4.7 eine Klassifikation der Ataxien gegeben (nach Klockgether u. Timmann 2007)

Übersicht 4.7
Klassifikation der Ataxien
(nach Klockgether u. Timmann 2007)

Ataxie ist definiert als Sammelbegriff für Erkrankungen des Kleinhirns und seiner Verbindungsbahnen, die mit einer **chronisch-progressiven** (selten episodischen) **Ataxie** einhergehen.

Erbliche Ataxien
- **Autosomal-rezessive Ataxien**
  - Mit bekannter Genmutation
    - Friedreich-Ataxie (FRDA)
    - Ataxie-Teleangiektasie (AT)
    - Autosomal-rezessive Ataxie mit okulomotorischer Apraxie Typ 1 (AOA1)
    - Autosomal-rezessive Ataxie mit okulomotorischer Apraxie Typ 2 (AOA2)
    - Abetalipoproteinämie
    - Ataxie mit isoliertem Vitamin-E-Defizit (AVED)
    - Refsum-Krankheit
    - Autosomal rezessive spastische Ataxie Charlevoix-Saguenay (ARSACS)
    - Zerebrotendinöse Xanthomatose (CTX)
    - Spinozerebelläre Ataxie mit Neuropathie Typ 1 (SCAN1)
  - Mit bekanntem Genlokus
    - Autosomal rezessive spinozerebelläre Ataxie mit Erblindung und Taubheit (SCABD)
    - Infantil beginnende spinozerebelläre Ataxie (IOSCA)
    - Marinesco-Sjögren-Syndrom (MSS)
  - Ohne bekannten Genlokus oder Genmutation
    - Früh beginnende zerebelläre Ataxie (EOCA)
- **Autosomal-dominante Ataxien**
  - Spinozerebelläre Ataxien (SCA; am häufigsten SCA1, 2, 3 und 6)
  - Episodische Ataxien (EA; am häufigsten EA1 und EA2)
- **X-chromosomale Ataxien**
  - Fragiles X-Tremor-Ataxie-Syndrom (FXTAS)

Nicht erbliche Ataxien
- **Degenerative zerebelläre Ataxien**
  - Multisystematrophie, zerebellärer Typ (MSA-C)
  - Sporadische Ataxie unklarer Genese (SAOA, Sporadic Adult Onset Ataxia)

▼

- **Symptomatische Ataxien**
  - Alkoholische Kleinhirndegeneration
  - Ataxien mit sonstiger toxischer Genese
  - Paraneoplastische Kleinhirndegeneration
  - Sonstige immunvermittelte Ataxien
  - Ataxie bei erworbenem Vitaminmangel oder metabolischen Störungen
  - Leptomeningeale Siderose

4.7.2 Klinische Befunde

Eine Schädigung des Kleinhirns führt zu verschiedenen motorischen Symptomen (◘ Tab. 4.12). Dabei ist es in der Literatur nicht ganz einheitlich, **welche Symptome** dem Überbegriff der zerebellären Ataxie zugeordnet werden, und **welche nicht**.

Die meisten Autoren werten **Dysmetrie**, **Asynergie** und **Dekomposition der Bewegung** als Ausdruck einer Extremitätenataxie (Campbell 2005; Timmann u. Diener 2007).

Dagegen wird die **Dysdiadochokinese** von vielen, aber nicht von allen Autoren zur Extremitätenataxie gezählt (nicht von Holmes 1917; Poeck u. Hacke 2001).

Beim **zerebellären Tremor** handelt es sich um einen Aktionstremor, der zumeist als kinetischer Tremor (oft noch als Intentionstremor bezeichnet) und seltener als posturaler Tremor auftritt. Tremor wird von einem Teil der Autoren als **Folge der Dysmetrie** gesehen und damit unter den Begriff der Ataxie gefasst (Holmes 1917; Adams et al. 1997; Campbell 2005), von anderen Autoren aber als **separates Symptom** gewertet (Ghez u. Thach 2000).

Die zerebelläre **Dysarthrie** und die meisten zerebellären **Okulomotorikstörungen** werden einheitlich als Ausdruck der Ataxie gesehen.

Die meisten Autoren sprechen neben einer Extremitätenataxie von einer **Rumpf**-, **Stand**- und **Gangataxie** (Goldstein 1927; Timmann u. Diener 2007).

Einige Autoren grenzen die beim Stehen und Gehen zu beobachtende **Gleichgewichtsstörung** von der Ataxie ab (Adams et al. 1997; Campbell 2005).

Hypotonie, **Hyporeflexie**, **Asthenie** und vermehrte **Ermüdbarkeit** werden von allen Autoren getrennt von der Ataxie genannt (Holmes 1917). Hypotonie, Hyporeflexie und eine leichte Kraftminderung (Asthenie) treten primär bei akuten Läsionen auf. Dagegen geben auch viele Patienten mit chronischen Läsionen eine vermehrte Ermüdbarkeit an.

An dieser Stelle sei kurz darauf hingewiesen, dass Erkrankungen des Kleinhirns nicht nur mit motorischen, sondern wahrscheinlich auch mit bestimmten **kognitiven Symptomen** einhergehen können. Dazu gehören ein **vermindertes Arbeitsgedächtnis** und **Wortfindungsstörungen**. Die motorischen Probleme sind im Regelfall führend, und die klinische Relevanz der kognitiven Symptome ist nicht abschließend geklärt (Schmahmann 2004; Timmann u. Daum 2007).

◘ Tab. 4.12 gibt einen Überblick über die Symptome der Extremitätenataxie, die im neurologischen Untersuchungsbefund erfasst werden.

Tab. 4.12 Symptome der Extremitätenataxie, die im neurologischen Untersuchungsbefund erfasst werden

Symptom	Klinischer Test	Befund
Dysmetrie	– Finger-Nase-Versuch – Finger-Folge-Versuch (schnell)	Vorbeizeigen, oft zu weit (überschießend; Hypermetrie), selten zu kurz (Hypometrie)
Tremor	– Finger-Nase-Versuch – Nase-Finger-Versuch (alternierende Bewegung zwischen Patientennase und Untersucherfinger; langsam und genau)	Aktionstremor, oft kinetischer Tremor (Intentionstremor), auch posturaler Tremor
Dysdiadochokinese	Schnelle alternierende Handbewegungen (z.B. abwechselndes Beklopfen des Oberschenkels mit Ober- und Unterseite der Hand)	Langsame, unregelmäßige Wechselbewegungen
Asynergie	Finger-Nase-Versuch (schnell)	Fehlerhaftes Zusammenspiel der Bewegungen an mehreren Gelenken
Dekomposition der Bewegung	Finger-Nase-Versuch (langsam)	Zerlegen einer Mehrgelenkbewegung in Bewegungen an einzelnen Gelenken; z.B. erst Schulter- dann Ellenbogenbewegung
Fehlendes Rebound-(Rückstoß-)Phänomen	Stewart-Holmes-Rebound-Versuch	Patient kann bei starker Aktivierung eines Muskels gegen Widerstand das plötzliche Nachlassen des Widerstands nicht ausgleichen
Hypotonie	Passive Bewegung des Armes	Verminderter Tonus, besonders bei akuten Läsionen

4.7.3 Handfunktionsstörungen

Betroffene mit Erkrankungen des Kleinhirns haben Probleme zu schreiben, ein Glas zu ergreifen und daraus zu trinken sowie einfache Werkzeuge zu benutzen. Knöpfen und das Benutzen von Besteck sind erschwert. Patienten lassen Dinge häufiger fallen. Das Schreiben ist langsam und mühsam. Die Buchstaben sind zu groß und unregelmäßig (**Megalographie**). Patienten haben Probleme, den Stift richtig zu halten und pressen den Stift zu stark auf das Papier. Beim Greifen schießt der Arm über das Glas hinaus (**Dysmetrie**), Tremor tritt auf. Beim Greifen des Glases werden die Finger übermäßig stark geöffnet, und sie greifen zu kräftig zu. Wenn das Glas zum Mund geführt wird, ist die Armbewegung wiederum dysmetrisch, und Tremor tritt auf.

- **Neurologische Untersuchung**

Der **neurologische Untersuchungsbefund** konzentriert sich auf
– Zeigebewegungen und
– Diadochokinese (◘ Tab. 4.12).

Funktionsstörungen der Hand oder Finger werden seltener oder gar nicht erfasst. Sie sind z. B. nicht Teil der **Scale for the Assessment and Rating of Ataxia** (**SARA**; Schmitz-Hübsch et al. 2006), der am besten validierten klinischen Skala zum Erfassen des Schweregrads einer Ataxie. In einer anderen häufig angewandten Ataxie-Skala (**International Cooperative Ataxia Rating Scale, ICARS**; Trouillas 1997) ist das Nachfahren einer Archimedes Spirale (als Analog zur Schriftprobe) enthalten (◘ Abb. 4.18).

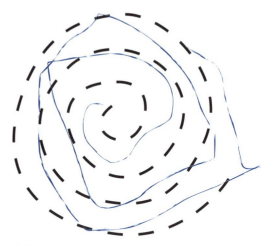

◘ Abb. 4.18 Nachzeichnen der Archimedes Spirale. Die Patientin mit einer degenerativen Kleinhirnerkrankung zeichnet die Spirale nicht als mehr oder weniger kreisrunde, glatt verlaufende Linie, sondern setzt wiederholt ab, so dass etwa ein Polygon mit mehr oder weniger Ecken herauskommt

- **Fingerfertigkeit**

Eine neurologische Standarduntersuchung zur Fingerfertigkeit ist der **Finger-Daumen-Test**: Der Patient wird aufgefordert, mit den Fingern einer Hand nacheinander den Daumen zu berühren. Patienten mit zerebellärer Ataxie beugen statt-

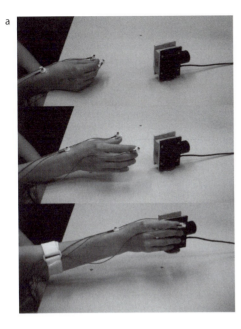
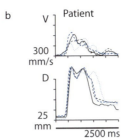
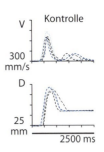
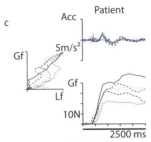
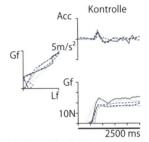

◘ **Abb. 4.19** Typischer kinematischer Befund und Griffkraftverlauf beim einfachen Greifen eines Patienten mit einer degenerativen Kleinhirnerkrankung. (**a**) Ablauf der Greifbewegung. Der Marker auf dem Handgelenk ermöglicht es, die Transportphase zu quantifizieren. Mithilfe der zwei Marker auf dem Daumen- und Zeigefingerendglied wird die Handformationsphase aufgezeichnet. Das autonome Messobjekt ermöglicht die Aufzeichnung der Griffkräfte (▶ Kap. 3.4). (**b**) Kinematische Darstellung des normalen Greifens eines Patienten und einer Kontrolle. Gezeigt ist die Geschwindigkeit des Handgelenks (**V**) und die Handöffnung (**D**, Abstand zwischen Daumen und Zeigefinger) von fünf aufeinanderfolgenden Bewegungen. Der Patient ist langsamer. Die Finger werden zu weit geöffnet. Die Fingeröffnung zeigt mehrere Maxima. (**c**) Griffkraftparameter desselben Patienten und Kontrolle wie in (A). Dargestellt sind vertikale Beschleunigung (**Acc**), Griffkraft (**Gf**) und die Griffkraft-Last-Koppelung vor dem Abheben des Objekts von fünf aufeinanderfolgenden Bewegungen. Der Patient zeigt zu hohe Griffkräfte; die Griff- und Hebekräfte sind schlecht aufeinander abgestimmt (nach Brandauer et al. 2008)

dessen häufig alle Finger gleichzeitig und haben Probleme, die Ausgangsposition des Daumens stabil zu halten (Holmes 1939; Glickstein et al. 2005).

■■ **Greifbewegungen**

Die Untersuchung von Greifbewegungen gehört nicht zur neurologischen Standarduntersuchung und ist auch kein Teil der beiden genannten Ataxie-Skalen. Im Rehabilitationsbereich sollte während der klinischen Untersuchung **zusätzlich** das Ergreifen und Benutzen von alltäglichen Gegenständen beobachtet werden (z. B. Trinken aus einem Glas, Ergreifen einer Münze).

4.7.4 Pathophysiologie

Gordon Holmes (1939) hat »**irregularities in rate, force and range** of each component« als **Kardinalsymptome** der Extremitätenataxie beschrieben. Das heißt,
- die Bewegungen beginnen später und sind verlangsamt,
- Patienten haben Probleme, die adäquate Muskelkraft zu generieren, und
- die Bewegungen sind überschießend.

Diese Kardinalsymptome finden sich bei der Untersuchung von **Greifbewegungen** wieder:
- Die **Transportbewegung** (»reach«) ist überschießend (dysmetrisch) und verlangsamt. Ein kinetischer Armtremor kann beobachtet werden.
- Bei der **Handformation** (»preshaping«) werden die Finger zu früh und zu weit geöffnet. Häufig treten mehrere Maxima der Fingeröffnung auf (◘ Abb. 4.19).
- Die Hand wird **näher an das Objekt** gebracht als bei Gesunden (Rand et al. 2000).
- Sowohl die **zeitliche** als auch die **räumliche Abstimmung** der Transport- und Handformationskomponente sind verändert (Haggard et al. 1994; Rand et al. 2000; Zackowski et al. 2002).
- Beim **Präzisionsgriff** berühren Zeigefinger und Daumen nicht simultan das Objekt, sondern zuerst der Zeigefinger und danach der Daumen (Bastian u. Thach 1995; Zackowski et al. 2002; Brandauer et al. 2008).
- Die **Griffkräfte** sind zu hoch (Fellows et al. 2001; Nowak et al. 2005).
- Beim Bewegen des Objekts sind die **Griff-** und **Hebekräfte** (»load and grip force coupling") schlecht aufeinander abgestimmt (Nowak et al. 2002; Rost et al. 2005).

Primäres Defizit vs. sekundäre Anpassung und Kompensation
■ Gestörte Greifphase

Die genannten Befunde sind typisch für Patienten mit **chronischen Erkrankungen** des Kleinhirns. Es ist ein grundsätzliches Problem, primäre Folgen der Kleinhirnläsion von sekundären Anpassungen und Kompensationsversuchen abzugrenzen. Die erhöhte Griffkraft, aber auch das zu frühe und zu weite Öffnen der Finger sind nicht spezifisch für Patienten mit Erkrankungen des Kleinhirns (Jeannerod 1989; Haggard et al. 1994). Es könnte eine **Reaktion auf die gestörte Transportphase** sein. Das heißt,
- die Finger werden eher und weiter geöffnet, um das Objekt sicher zu greifen, und
- die Finger fassen fester zu, um es nicht fallen zu lassen, trotz Dysmetrie und Tremor der Armbewegung.

Zackowski et al. (2002) weisen das Argument für den Grad der Fingeröffnung zurück. Sie fanden keine Korrelation zwischen der maximalen Fingeramplitude und dem Maß der Armdysmetrie in einer Gruppe von Patienten mit verschiedenen Kleinhirnerkrankungen. Die zu weite Fingeröffnung wäre danach als primäres Defizit zu werten. Multiple Fingeröffnungen auf dem Weg zum Objekt treten insbesondere bei langsam durchgeführten Greifbewegungen auf und werden als Korrekturbewegungen gewertet (Zackowski et al. 2002).

■ Gestörte Transportphase

Die Dysmetrie der Transportphase und die schlechte Abstimmung zwischen Transport- und Handformationsphase sowie zwischen Griff- und Hebekräften werden von den meisten Autoren als **primäre Folge** der Kleinhirndysfunktion angesehen.

> **Unter der Lupe**
> **Hypothesen zur Erklärung der beobachteten Defizite bei Greifbewegungen**
> Es gibt bisher keine **einheitliche Theorie** über die Funktionsweise des Kleinhirns, aber eine Reihe von Hypothesen, die zur Erklärung der beobachteten Defizite bei Greifbewegungen herangezogen werden können.
> Zur Erklärung der gestörten Transportphase helfen analoge Befunde bei **Zeigebewegungen** (Haggard et al. 1994). Hore et al. (1991) fanden, dass nach Kleinhirnläsionen die Agonistenaktivität verspätet beginnt und länger anhält, und dass die Antagonistenaktivität noch weiter verspätet ist. Die unzureichende Abbremsung der Bewegung durch die verspätete Antagonistenaktivität ist danach eine wesentliche Ursache der zerebellären Hypermetrie.
> ▼

> Diese Befunde sind für Bewegungen an einzelnen Gelenken erhoben worden. Die zerebelläre Bewegungsstörung zeigt sich bei **Mehrgelenkbewegungen** deutlicher als bei Eingelenkbewegungen und ist wahrscheinlich mehr als die Summe der an Einzelgelenken zu beobachtenden Störungen (Symptom der Asynergie). Nach Thach zerlegen Patienten Mehrgelenkbewegungen kompensatorisch in Eingelenkbewegungen, weil diese relativ viel weniger gestört sind (Dekomposition von Bewegungen) (Bastian et al. 1996). Bei **Zeigebewegungen** wird z. B. zuerst die Schulter gebeugt und dann das Ellenbogengelenk gestreckt. Analog ist eine Dekomposition der Transport- und Handformationskomponente bei langsamen Greifbewegung beschrieben (Zackowski et al. 2002).

Interne Modelle vs. Timing
■ Interne Modelle

> Bei **Mehrgelenkbewegungen** werden Bewegung und Dynamik eines Gelenks nicht nur durch die Aktivität der am jeweiligen Gelenk ansetzenden Muskeln, sondern auch indirekt durch die Bewegungen verbundener Gelenke bestimmt (**Interaktionsdrehmomente**), und das um so mehr, je schneller die Bewegung ist.

Bastian et al. (1996) und Topka et al. (1998) fanden bei Kleinhirnkranken für schnelle Zeigebewegungen eine gestörte Kontrolle der an den beteiligten Gelenken auftretenden Drehmomente. Bastian et al. (1996, 2000) postulieren, dass die Kontrolle von komplexen Armbewegungen bei zerebellärer Dysfunktion gestört ist, weil **Interaktionsdrehmomente** nicht mehr korrekt vorausberechnet und durch entsprechende muskuläre Drehmomente kompensiert werden können. Das lässt sich sehr gut in die **Theorie von internen Modellen** als Grundlage der sensomotorischen Bewegungskontrolle einbinden.

> **Interne Modelle** ermöglichen die Voraussage der Konsequenzen von eigenen Bewegungen auf der Basis von Vorerfahrung. Diese Voraussagen können genutzt werden, um Teile des Bewegungsprogramms prädiktiv anzupassen.

Aufgrund des besonderen mikroskopischen Aufbaus des Kleinhirns und seiner afferenten und efferenten Verbindungen wird angenommen, dass das Kleinhirn ein wichtiger Ort ist, wo interne Modelle gebildet und gespeichert werden (Wolpert u. Kawato 1998; Übersicht in Nowak et al. 2007). Häufig werden **interne Vorwärts-Modelle** im Kleinhirn angenommen. Danach würden aus dem motorischen Kommando für eine zielgerichtete Armbewegung (**Effererenzkopie**) die resultierenden Interaktionsdrehmomente vorausgesagt und das aktuelle Bewegungsprogramm entsprechend angepasst werden, um die Interaktionsdrehmomente, wo notwendig, zu kompensieren (Flanagan u. Wing 1997; Kawato et al. 2003). Neben internen Forward-Modellen gibt es Hinweise auf **inverse Modelle**, welche aus den intendierten Bewegungen die erforderlichen motorischen Kommandos berechnen (Wolpert 1997). Interne Modelle müssen beständig an Änderungen des eigenen motorischen Apparats (z. B. beim Altern) und der Umwelt angepasst werden. Auch das lässt sich mit dem mikroskopischen Aufbau des Kleinhirns und daraus angeleiteten Lerntheorien sehr gut in Einklang bringen (Nowak et al. 2007).

- **Timing**

Eine andere Vorstellung über die Arbeitsweise des Kleinhirns ist, dass das Kleinhirn für **zeitliche Aspekte** bei motorischen Prozessen eine wichtige Rolle spielt (**Timing**; Ivry u. Spencer 2004):
- Bei **Gesunden** ist die zeitliche Abstimmung zwischen dem Zeitpunkt der maximalen Geschwindigkeit bzw. der maximalen Dezeleration des Handgelenks und dem Zeitpunkt der maximalen Fingeröffnung sehr konsistent,
- bei Patienten mit **Kleinhirnstörungen** dagegen sehr variabel (Rand et al. 2000; Zackowski et al. 2002).

Hieraus könnte man ableiten, dass das Kleinhirn für die genaue zeitliche Abstimmung zwischen der Transport- und Handformationsphase wichtig ist. Ganz ähnlich hat man gefunden, dass der **Zeitpunkt der Fingeröffnung** beim zielgenauen Werfen bei Patienten mit Kleinhirnläsionen im Gegensatz zu gesunden Werfern sehr variabel ist – und erklärt, warum das Ziel von den Patienten so schlecht getroffen wird: Bälle fliegen
- falsch zu hoch, wenn die Hand zu früh und
- falsch zu niedrig, wenn die Hand zu spät geöffnet wird (Timmann et al. 1999).

- **Zusammenspiel: Interne Modelle und Timing**

Ohne unbedingt in Widerspruch zur Timingtheorie des Kleinhirns zu stehen, lassen sich die genannten Befunde ähnlich gut mit der Vorstellung von internen Modellen erklären. Das Kleinhirn könnte z. B. den Bewegungsweg der Hand voraussagen und dadurch die Voraussetzung schaffen, die Fingeröffnung in Raum und Zeit korrekt zu planen (Zackowski et al. 2002; Hore u. Watts 2005). Insbesondere die Wurfbewegung ist so schnell, dass der Zeitpunkt der Fingeröffnung nur **prädiktiv** festgelegt werden kann; es bleibt keine Zeit für eine reaktive Kontrolle.

- **Rolle des Kleinhirns bei prädiktiver Kontrolle und Timing von Bewegungen**

Die gestörte Abstimmung der Hebe- und Griffkräfte beim Halten und Bewegen eines Objekts bei zerebellären Patienten ist ein weiteres Beispiel dafür, dass das Kleinhirn für die **prädiktive Kontrolle** von Bewegungen wichtig ist. Beim Beschleunigen und Bremsen eines in der Hand gehaltenen Objekts entstehen temporäre Trägheitskräfte, die von der Griffkraft kompensiert werden müssen, da ansonsten das Objekt aus der Hand rutschen könnte. Messungen der Trägheits- (Lasten) und Griffkräfte haben gezeigt, dass die Lasten durch eine parallele, zeitsynchrone Modulation der Griffkraft mit dem Verlauf der Last kompensiert werden (Johansson u. Cole

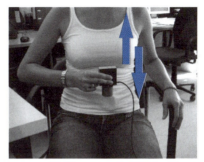
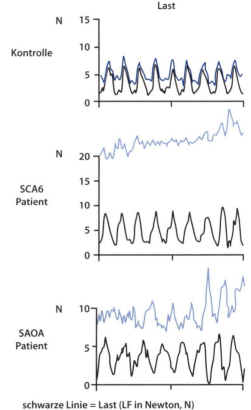

schwarze Linie = Last (LF in Newton, N)
blaue/hellblaue Linie = Griffkraft (GF in Newton, N)

Abb. 4.20 Darstellung der Griffkraft- und Lastprofile für einen Kontrollprobanden und zwei zerebelläre Patienten bei zyklischen Bewegungen. Die Pfeile kennzeichnen die Richtung der auftretenden Last. Gezeigt werden Griffkraftkurven (**blaue/hellblaue Linie**, in Newton, N) und Lastkurven (**schwarze Linie**, in Newton, N) für einen Versuch über 10 Sekunden. Während bei der Kontrolle das Griffkraft- und Lastprofil präzise aufeinander abgestimmt ist, ist diese bei den Patienten deutlich schlechter (SAOA-Patient) oder komplett aufgehoben (SCA6-Patient). Zu beachten ist das erhöhte Griffkraftniveau bei beiden Patienten (**SCA6** Spinozerebelläre Ataxie Typ 6; **SAOA** Sporadische Ataxie des Erwachsenenalters [Sporadic Adult Onset Ataxia]) (nach Brandauer et al. 2010)

1992). Da die Anpassung zeitsynchron ist, muss die Anpassung der Griffkraft in Antizipation der gerade auftretenden Laständerung erfolgen.

Bei Patienten mit **degenerativen Kleinhirnerkrankungen** ist der Verlauf der Griffkraft beim Ergreifen und Anheben von Objekten wenig präzise an die isometrische Hebekraft angepasst (Müller u. Dichgans 1994; Schoppe 1974; Fellows et al. 2001; ◘ Abb. 4.20). Auffälligkeiten zeigen sich besonders gut beim kontinuierlichen Hinauf- und Hinunterbewegen eines in der Hand gehaltenen Objekts (Nowak et al. 2002; Hermsdörfer et al. 2005; Rost et al. 2005; Brandauer et al. 2008). Maxima der Griffkraft sind häufig nicht mit den Maxima der Last synchronisiert, und die Verläufe von Griffkraft und Last weichen teilweise erheblich voneinander ab.

Auch hier ist eine **gestörte Timingkontrolle** als Ursache diskutiert worden (Fellows et al. 2001). Nimmt man als Erklärungsmodell interne Forward-Modelle an, die die dynamischen Eigenschaften des eigenen motorischen Apparats sowie des Objekts und der Umgebung repräsentieren, könnte das gesunde Kleinhirn aus dem motorischen Kommando für die Armbewegung (Efferenzkopie) die resultierende Beschleunigung des Objekts und damit die Last vorhersagen – eine Information, die benutzt werden kann, um prädiktiv die Griffkraft anzupassen (Flanagan u. Wing 1997; Kawato et al. 2003).

> **Unter der Lupe**
> **Studie: Beteiligung des Kleinhirns an der prädiktiven Kontrolle von Bewegungen**
> Eine neuere Studie zeigt, dass die Störung der prädiktiven Kontrolle der Griffkräfte **unabhängig** von der Art der erzeugten Lasten ist (Brandauer et al. 2010). Das heißt, es finden sich vergleichbare Störungen bei selbst generierten Lasten, unabhängig davon, ob das Testobjekt durch eine Bewegung des Schulter- und Ellenbogengelenks (mit entsprechenden Interaktionsdrehmomenten) vor dem Körper auf und ab bewegt wurde, oder ob die Lasten durch weitgehend isometrische Schulter- und Ellenbogenaktivität erzeugt wurden. Damit konnte ausgeschlossen werden, dass eine begleitende Ataxie der **Schulter-** und **Ellenbogenbewegung** indirekt Ursache der gestörten Griffkraftkontrolle ist. Die beobachteten Defizite waren auch **unabhängig** davon, ob die Last intern oder extern generiert wurde, d.h., extern generierte Lasten hatten keinen geringeren Effekt.
> **Fazit:** Insgesamt passen die Befunde sehr gut zu der Annahme, dass das Kleinhirn ganz wesentlich zur **antizipatorischen Kontrolle** der Griffkräfte an veränderte Lasten im Sinne eines internen Vorwärts-Modells beiträgt.

Prädiktive vs. reaktive Kontrolle

In letzter Zeit wird dem Kleinhirn insbesondere eine Aufgabe für prädiktive und weniger für reaktive Mechanismen zugeordnet (Bastian 2006). Dafür sprechen auch vergleichende Untersuchungen der **prädiktiven** und **reaktiven Griffkraftkontrolle** bei Patienten mit zerebellären Erkrankungen.

> **Unter der Lupe**
> **Studien: Reaktion der Griffkraft auf unerwartete Lasterhöhungen**
> — In einer Studie wurde die Anpassung der Griffkraft verglichen, wenn sich die Last eines Objekts **erwartet** (ausgelöst durch eine Handlung der Versuchsperson) oder **unerwartet** (ausgelöst durch den Versuchsleiter) erhöhte (Nowak et al. 2004).
> — Im ersten Fall zeigten **gesunde Probanden** eine, den Erwartungen entsprechende, Prädiktion des Zeitpunkts der Lasterhöhung, erkennbar an einer zeitgleichen Erhöhung der Griffkraft.
> — Wurde die Lasterhöhung durch den Versuchsleiter initiiert, war die Antwort erwartungsgemäß verzögert.
> Abgesehen von einer generellen Erhöhung der Griffkraft, fand sich in der Patientengruppe eine Störung der Prädiktion bei den selbst initiierten Versuchen, aber eine normale Leistung, wenn der Ball unerwartet losgelassen wurde.
> — In mehreren Studien wurde die Reaktion der Griffkraft auf unerwartete Erhöhungen der Last untersucht (Hermsdörfer et al. 1994; Serrien u. Wiesendanger 1999b; Fellows et al. 2001). In allen Fällen war eine **eindeutige Reaktion** in Form einer abrupten Erhöhung der Griffkraft klar erkennbar. Die Patienten zeigten im Vergleich zu gesunden Kontrollpersonen eher moderate Defizite.
> — In einer neueren Arbeit wurde die Anpassung der Griffkraft an voraussagbare und nicht voraussagbare sinusförmig sich ändernde Lasten untersucht, die entweder isometrisch vom Probanden selbst oder extern von einem Motor erzeugt wurden (Brandauer et al. 2010). In der Untersuchung fand sich eine **Störung der Anpassungsfähigkeit bei allen Lastarten**, d.h., auch die Reaktion auf nicht vorhersehbare Änderungen war in der Präzision im Vergleich zu gesunden Kontrollen vermindert. Allerdings erfolgten die Reaktionen mit normalen Latenzen, und bei veränderten, sprungartigen Lasten ließ sich keine Störung mehr feststellen. Die **reaktive Bewegungskontrolle** ist damit bei Patienten nicht fehlerlos; die Bewegungen erscheinen aber insgesamt weniger gestört als unter prädiktiven Bedingungen. Patienten **verlangsamen** möglicherweise ihre Bewegungen, um eine reaktive Kontrolle zu ermöglichen.

4.7.5 Lokalisation von Handfunktionen im Kleinhirn

- **Handareale im Kleinhirn**

Es gibt **zwei Handareale** im Kleinhirn (Manni u. Petrosini 2004; ◘ Abb. 4.21).
— Das **obere Handareal** liegt im Lobus anterior (L. [Lobuli] IV und V und angrenzenden oberen Anteilen des Lobus posterior (L.VI)).
— Das **untere Handareal** liegt im unteren Lobus posterior (L.VIII).

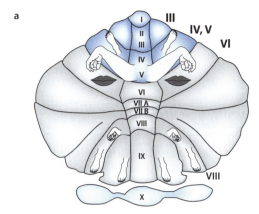

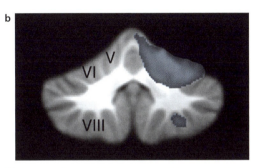

Abb. 4.21 Handareale im Kleinhirn. (**a**) Schematische Darstellung der bekannten Somatotopie im Kleinhirn des Menschen (Manni u. Petrosini 2004). (**b**) Funktionelle Kernspintomographie einer Fingertapping-Aufgabe zeigt signifikante Aktivierungen im oberen und unteren Handareal des ipsilateralen Kleinhirns (überlagert auf eine koronare Schicht eines Kleinhirntemplates entwickelt von Diedrichsen 2006)

Warum es zwei Handrepräsentationen im Kleinhirn gibt, und ob sie unterschiedliche Aufgaben haben, ist schlecht verstanden.

Oberes Handareal

Durch einfache **Fingertapping-Aufgaben** sieht man entsprechende Aktivierungen in der funktionellen Kernspintomographie (fMRT) bei gesunden Probanden (Grodd et al. 2001). Ganz ähnliche Areale werden durch **Greifbewegungen** aktiviert (Kuhtz-Buschbeck et al. 2008; Abb. 4.21 b). Die Aktivierungen finden sich überwiegend auf der ipsilateralen Seite des Kleinhirns. Eine Schädigung in den entsprechenden Arealen führt zu einer Ataxie der oberen Extremität (Schoch et al. 2006; Stoodley u. Schmahmann 2009). Dieser Zusammenhang besteht insbesondere für die obere Handrepräsentation.

Unteres Handareal

Umschriebene Schädigungen des unteren Handareals sind sehr viel seltener von einer Ataxie der oberen Extremität gefolgt, können z. B. in den ersten Tagen nach einem **Infarkt der A. cerebelli posterior inferior (PICA)** auftreten. Damit in Übereinstimmung wird die Kontrolle der Griffkraft bei Patienten mit chronischen PICA-Läsionen als unauffällig beschrieben (Fellows et al. 2001; Rost et al. 2005).

Greifbewegungen: Aktivierung im Kleinhirn

Untersuchungen mit Positronen-Emissions-Tomographie (PET) und fMRT von Greifbewegungen zeigen sowohl
- Aktivierung in mehr mittelliniennahen und intermediären Anteilen des Kleinhirns als auch
- Aktivierung in den lateralen Hemisphären (Grafton et al. 1996; Takasawa et al. 2003).

Je nachdem, wie die Greifbewegungen durchgeführt wurden, spielt posturale Kontrolle und damit das **mediale Kleinhirn** (mit seinen Projektionen zu den Ncll. fastigii) eine Rolle (Thach et al. 1992; Goodkin u. Thach 2003). Tierexperimentelle Daten zeigen, dass Greifbewegungen auch nach Läsionen der Ncl. fastigii gestört sein können (Milak et al. 1997; Monzée et al. 2004). Die relative Bedeutung des **intermediären** und **lateralen Kleinhirns** für Greifbewegungen ist nicht geklärt.

Im **neurologischen Alltag** wird im Regelfall nicht zwischen dem intermediären und lateralen Kleinhirn differenziert. Eine Armataxie wird mit einer ipsilateralen Hemisphärenschädigung gleichgesetzt.

Tierexperimentelle Studien

> **Unter der Lupe**
>
> **Tierexperimentelle Studien: Bedeutung des Kleinhirns für Greifbewegungen**
>
> **Bedeutung des intermediären Kleinhirns**
> In der tierexperimentellen Literatur wird die Bedeutung des **intermediären Kleinhirns** für Greifbewegungen betont. Tierexperimentell ist die Rolle des Kleinhirns für Greifbewegungen insbesondere beim **Affen** und bei der **Katze** gut untersucht. Übereinstimmung besteht darüber, dass sich die stärksten Defizite nach **Läsionen des Ncl. interpositus** und damit des intermediären Kleinhirns finden (Mason et al. 1998; Martin et al. 2000; Monzée et al. 2004). Ableitungen aus dem Ncl. interpositus zeigen kaum Aktivierung bei einer reinen Zeigebewegung, aber eine sehr starke Aktivierung beim Greifen (Gibson et al. 1998).
>
> **Bedeutung des lateralen Kleinhirns**
> Tierexperimentell ist umstritten, ob nur das intermediäre Kleinhirn oder auch das **laterale Kleinhirn** bei Greifbewegungen beteiligt ist. Milak et al. (1997) und Thach et al. (1992; Goodkin u. Thach 2003) beschreiben **ataktische Greifbewegungen** sowohl nach Läsionen des Ncl. interpositus als auch des **Ncl. dentatus**. Monzée und Smith (2004) fanden dagegen bei Ableitungen aus den Kleinhirnkernen beim Affen, dass sowohl die **reaktive** als auch die **prädiktive** Kontrolle von Griffkräften mit einer Aktivitätsänderung im Ncl. interpositus, aber nicht im Ncl. dentatus einhergeht. Ataktische Greifbewegungen fanden Monzée et al. (2004) nur nach Läsionen des Ncl. interpositus, aber nicht des Ncl. dentatus.
> Für den **Ncl. dentatus** nehmen Monzée et al. (2004) die zunehmend diskutierte Rolle für nicht motorische (**kognitive**) **Prozesse** an (Schmahmann 2004).

Humanexperimentelle Läsionsstudien

Es gibt nur wenige humanexperimentelle Läsionsstudien, die untersuchen, welche Kleinhirnanteile an der Kontrolle von Greifbewegungen beteiligt sind. In den meisten Studien wurden keine detaillierten Analysen der betroffenen Kleinhirnanteile und Korrelation zu beobachteten Verhaltensdefiziten unternommen (Haggard et al. 1994; Rand et al. 2000; Zackowski et al. 2002).

> **Unter der Lupe**
> **Humanexperimentelle Studien: Bedeutung des Kleinhirns für Greifbewegungen**
> **Bedeutung des intermediären Kleinhirns**
> Brandauer et al. (2008) fanden in einer Studie bei Patienten mit **degenerativen Läsionen** nur schwache Korrelationen zwischen dem Grad der Atrophie in relevanten Kleinhirnkompartimenten und kinematischen und Griffkraftparametern. Für die Güte der Griffkraft-Last-Koppelung zeigte sich eine Korrelation mit dem Grad der Atrophie des rechten (ipsilateral zur Bewegung) intermediären Kleinhirns. Damit in Übereinstimmung fand sich in einer Untersuchung bei Kindern und Jugendlichen mit **chronisch-fokalen Kleinhirnläsionen** eine Korrelation zwischen ataktischen Zeigebewegungen und einer Schädigungen des Ncl. interpositus (Konczak 2005).
> **Bedeutung des lateralen Kleinhirns**
> Zwei andere Studien stellen dagegen die Bedeutung des lateralen Kleinhirns heraus. Bastian und Thach (1995) beschreiben bei zwei Patienten mit einem ischämischen Infarkt der oberen Kleinhirnarterie (A. cerebelli superior, **SCA-Infarkt**) gestörte Zeige- und Greifbewegungen. Die Autoren diskutieren eine Rolle des Ncl. dentatus, da der Kern im Regelfall von der SCA versorgt wird. Zu einem ähnlichen Schluss kommen Fellows et al. (2001), die Veränderungen in der Griffkraftkontrolle bei Patienten mit **SCA-Infarkten**, aber nicht nach PICA-Infarkten fanden. Eine mögliche Bedeutung des Ncl. interpositus wurde in beiden Studien nicht diskutiert, obwohl dieser, wie alle Kleinhirnkerne, ebenfalls von der SCA versorgt wird (Amarenco 1991).
> Es ist unklar, inwieweit das intermediäre und laterale Kleinhirn bei Greifbewegungen einen unterschiedlichen Beitrag leisten könnten. Nach dem **älteren Modell** von Allen und Tsukahara (1974) spielt das
> — **intermediäre** Kleinhirn eine Rolle bei der Durchführung von Zielbewegungen und
> — das **laterale** Kleinhirn bei deren Planung.
> Tierexperimentelle, aber auch **neuere Läsionsstudien beim Menschen** zeigen jedoch auch für das intermediäre Kleinhirn prädiktive Funktionen (Rabe et al. 2009; Ilg et al. 2008). In einer PET-Untersuchung konnte eine Korrelation zwischen prädiktiver Griffkraftkontrolle und einer Aktivierung des ipsilateralen intermediären Kleinhirns gefunden werden, allerdings in **Crus II im posterioren Kleinhirn**, und damit nicht im Bereich der bekannten Handrepräsentationen (Boecker et al. 2005). Für das **posterolaterale Kleinhirn** sind Efferenzen zur Area 7b des posterioren parietalen Kortex (und damit zum dorsalen visuellen Pfad) beschrieben (Clower et al. 2001), der an der Kontrolle von visuell geführten Bewegungen beteiligt ist.
> ▼

> Da die Verarbeitung von visueller Information sowohl für die Kontrolle der Transport- als auch der Handformationsphase wichtig ist, ist es gut vorstellbar, dass Anteile des lateralen Kleinhirns involviert sind (Glickstein 2003).

4.7.6 Zusatzuntersuchungen

- **Steckbrett-Tests**

Steckbrett-Tests sind eine einfach durchzuführende Ergänzung zum neurologischen Untersuchungsbefund.

Steckbrett-Tests sind **sensitiv** zum Nachweis von zerebellären Handfunktionsstörungen und eignen sich für Verlaufsuntersuchungen. So ist der Nine-Hole-Peg Test Teil eines Funktionstests, der für Patienten mit spinozerebellären Ataxien (SCA) entwickelt worden ist (**SCA Functional Index**, zusammen mit PATA-Wiederholungsrate und 8-m-Gehtest; Schmitz-Hübsch et al. 2008). Streckbrett-Tests sind aber **wenig spezifisch**, d.h., weder kann eine zerebelläre Störung von anderen motorischen Störungen unterschieden werden, noch bekommt man Aufschluss darüber, welche Komponenten der Greifbewegung insbesondere gestört sind.

- **Nine-Hole-Peg Test**

Beim Nine-Hole-Peg Test wird vom Untersucher die Zeit gestoppt, die ein Patient braucht, um mit einer Hand 9 Stifte in 9 Löcher zu stecken und wieder herauszuholen (Mathiowetz et al. 1985) (▶ Kap. 3.2). Die **motorische Leistungsserie** bietet eine automatisierte Version des Steckbrett-Tests an, mit zwei Schwierigkeitsstufen (zwei Stiftlängen; Schoppe 1974).

- **Apparative Untersuchungen**

Abhängig von der Fragestellung können weiterführende apparative Untersuchungen sinnvoll sein.

3D-Bewegungsanalysesysteme ermöglichen die Aufzeichnung der Transport- und Handtransformationsphase der Greifbewegung. Im Regelfall wird man den **Bewegungsweg** von 3 Markern erfassen:

- Ein Marker auf dem Handgelenk ermöglicht es, den Schweregrad der Dysmetrie (und Tremor) der Transportphase zu quantifizieren.
- Mit zwei Markern auf dem Daumen- und Zeigefingerendglied lassen sich mögliche Veränderungen der Handformationsphase aufzeichnen.

Der **Vergleich verschiedener Geschwindigkeiten** ist sinnvoll. Um die Kontrolle der Griffkräfte zu untersuchen, bietet sich die Anwendung von in ▶ Kap. 3.4 beschriebenen **autonomen Messobjekten** an (Nowak u. Hermsdörfer 2004). Neben dem Nachweis der mehr unspezifischen Griffkrafterhöhung ist insbesondere die verschlechterte Griffkraft-Last-Koppelung ein sensitiver Parameter für zerebelläre Störungen. Das lässt sich einfach durch mehrere Auf- und Abbewegungen des Messobjekts testen.

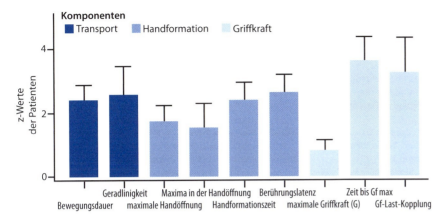

Abb. 4.22 Typische Veränderungen der Greifkomponenten bei zerebellären Patienten. Abweichung kinematischer Parameter der Transport- und Handformationsphase sowie der Griffkräfte bei einer einfachen Greifbewegung (Abb. 4.19) in einer Gruppe von Patienten mit degenerativen Erkrankungen des Kleinhirns im Vergleich zu einem gesunden Kollektiv. Die Abweichungen vom gesunden Kollektiv sind als Z-Werte (Mittelwert und Standardfehler) dargestellt. Die deutlichsten Abweichungen finden sich für die Zeit bis zur maximalen Griffkraft und in der Griffkraft-Last-Koppelung (nach Brandauer et al. 2008)

Unter der Lupe

Studie: Zeitgleiche Erfassung von Greifbewegung und Griffkräften

Es gibt bisher erst eine Studie bei Patienten mit **degenerativen Kleinhirnerkrankungen**, die kinematische Parameter der Greifbewegung und Griffkräfte zeitgleich erfasst hat (Brandauer et al. 2008). In dieser Studie war die Untersuchung der Griffkräfte sensitiver zum Nachweis einer zerebellären Dysfunktion als die kinematische Untersuchung von Transport- und Handformationsphase (Abb. 4.22). Des Weiteren korrelierten klinisch-neurologische Ataxie-Scores (SARA und ICARS; Schmitz-Hübsch et al. 2006; Trouillas et al. 1997) mit kinematischen Parametern (z. B. der Transportphase), aber nicht mit den Griffkraftkomponenten. Das kann für die Planung von Verlaufsstudien z. B. nach therapeutischen Interventionen von Bedeutung sein.
Fazit: Da die **Griffkraftkomponente** am sensitivsten zum Nachweis einer zerebellären Dysfunktion war, ist es möglicherweise sinnvoll, klinische Funktionsscores der Ataxie um ein einfaches Paradigma zur Erfassung der Griffkraft zu ergänzen.

Literatur

Adams RD, Victor M, Ropper AH (1997) Principles of Neurology, 6th ed. McGraw-Hill, New York, USA

Allen GI, Tsukahara N (1974) Cerebrocerebellar communication systems. Physiol Rev 54: 957-1006

Alusi SH, Worthington J, Glickman S, Bain PG (2001) A study of tremor in multiple sclerosis. Brain 124: 720-730

Amarenco P (1991) The spectrum of cerebellar infarctions. Neurology 41: 973-979

Ataxien. Leitlinien der DGN 2008 (Federführend Prof. Dr. Th. Klockgether). http://www.dgn.org/images/stories/dgn/leitlinien/LL2008/ll08kap_020.pdf

Bastian AJ, Thach WT (1995) Cerebellar outflow lesions: a comparison of movement deficits resulting from lesions at the levels of the cerebellum and thalamus. Ann Neurol 38: 881-892

Bastian AJ, Martin TA, Keating JG, Thach WT (1996) Cerebellar ataxia: abnormal control of interaction torques across multiple joints. J Neurophysiol 76: 492-509

Bastian AJ, Zackowski KM, Thach WT (2000) Cerebellar ataxia: torque deficiency or torque mismatch between joints? J Neurophysiol 83: 3019-3030

Bastian AJ (2006) Learning to predict the future: the cerebellum adapts feedforward movement control. Curr Opin Neurobiol 16: 645-649

Boecker H, Lee A, Mühlau M, Ceballos-Baumann AO, Ritzl A, Spilker M, Marquardt C, Hermsdörfer J (2005) Force level independent representations of predictive grip force - load force coupling: A PET activation study. NeuroImage 25: 243-252

Brandauer B, Hermsdörfer J, Beck A, Aurich V, Gizewski ER, Marquardt C, Timmann D (2008) Impairments of prehension kinematics and grasping forces in patients with cerebellar degeneration and the relationship to cerebellar atrophy. Clin Neurophysiol 119: 2528-2537

Brandauer B, Timmann D, Häusler A, Hermsdörfer J (2010) Influences of load characteristics on impaired control of grip forces in patients with cerebellar damage. J Neurophysiol 103: 698-708

Campbell WW (2005) DeJong's The Neurological Examination, 6th ed. Lippincott Williams & Wilkins, Philadelphia, USA

Clower DM, West RA, Lynch JC, Strick PL (2001) The inferior parietal lobule is the target of output from the superior colliculus, hippocampus, and cerebellum. J Neurosci 21:6283-6291

Diedrichsen J (2006) A spatially unbiased atlas template of the human cerebellum. Neuroimage 33:127-138

Fellows SJ, Ernst J, Schwarz M, Töpper R, Noth J (2001) Precision grip deficits in cerebellar disorders in man. Clin Neurophysiol 112:1793-1802

Flanagan JR, Wing AM (1997) The role of internal models in motion planning and control - evidence from grip force adjustments during movements of hand- held loads. J Neurosci 17: 1519-1528

Ghez C, Thach T (2000) The cerebellum. In: Kandel ER, Schwartz JH, Jessell TM (eds) Principles of neural science, 4th ed. McGraw-Hill, New York, USA. 832-852

Gibson AR, Horn KM, Pong M, van Kan PL (1998) Construction of a reach-to-grasp. Novartis Found Symp 218: 233-245

Glickstein M (2003) Subcortical projections of the parietal lobes. Adv Neurol 93: 43-55

Glickstein M, Waller J, Baizer JS, Brown B, Timmann D (2005) Cerebellum lesions and finger use. Cerebellum 4: 189-197

Goodkin HP, Thach WT (2003) Cerebellar control of constrained and unconstrained movements. I. Nuclear inactivation. J Neurophysiol 89: 884-895

Grafton ST, Arbib MA, Fadiga L, Rizzolatti G (1996) Localization of grasp representations in humans by positron emission tomography. 2. Observation compared with imagination. Exp Brain Res 112: 103-111

Grodd W, Hülsmann E, Lotze M, Wildgruber D, Erb M (2001) Sensorimotor mapping of the human cerebellum: fMRI evidence of somatotopic organization. Hum Brain Mapp 13: 55-73

Goldstein K (1927) Das Kleinhirn. In: Bethe A, Bergmann v G, Embden G, Ellinger A (Hrsg) Handbuch der normalen und pathologischen Physiologie. Springer, Berlin. 222-317

Haggard P, Jenner J, Wing AM (1994) Coordination of aimed movements in a case of unilateral cerebellar damage. Neuropsychologia 32: 827-846

Hermsdörfer J, Wessel K, Mai N, Marquardt C (1994) Perturbation of precision grip in Friedreich's ataxia and late onset cerebellar ataxia. Mov Disord 9: 650-654

Hermsdörfer J, Nowak DA, Lee A, Rost K, Timmann D, Boecker H (2005) The representation of predictive force control and internal forward models: evidence from lesion studies and brain imaging. Cogn Process 6: 48-58

Holmes G (1917) The symptoms of acute cerebellar injuries due to gunshot injuries. Brain 40: 461-535

Holmes G (1939) The cerebellum of man. Brain 62: 1-30

Hore J, Watts S (2005) Timing finger opening in overarm throwing based on a spatial representation of hand path. J Neurophysiol 93: 3189-3189

Hore J, Wild B, Diener HC (1991) Cerebellar dysmetria at the elbow, wrist, and fingers. J Neurophysiol 65: 563-571

Ilg W, Giese MA, Gizewski ER, Schoch B, Timmann D (2008) The influence of focal cerebellar lesions on the control and adaptation of gait. Brain 131: 2913-2927

Ivry RB, Spencer RM (2004) The neural representation of time. Curr Opin Neurobiol 14: 225-232

Jeannerod M (1989) The Neural and Behavioural Organisation of Goal-directed Movement. Oxford University Press, Oxford

Johansson RS, Cole KJ (1992) Sensory-motor coordination during grasping and manipulative actions. Curr Opin Neurobiol 2: 815-823

Kawato M, Kuroda T, Imamizu H, Nakano E, Miyauchi S, Yoshioka T (2003) Internal forward models in the cerebellum: fMRI study on grip force and load force coupling. Prog Brain Res 142: 171-188

Klockgether T, Timmann D (2007) Erbliche und nicht erbliche Ataxien. In: Brandt T, Dichgans J, Diener HC (Hrsg) Therapie und Verlauf neurologischer Erkrankungen, 5. Aufl. Kohlhammer, Stuttgart. 1076-1088

Konczak J, Schoch B, Dimitrova A, Gizewski E, Timmann D (2005) Functional recovery of children and adolescents after cerebellar tumour resection. Brain 128: 1428-1441

Kuhtz-Buschbeck JP, Gilster R, Wolff S, Ulmer S, Siebner H, Jansen O (2008) Brain activity is similar during precision and power gripping with light force: an fMRI study. Neuroimage 40: 1469-1481

Manni E, Petrosini L (2004) A century of cerebellar somatotopy: a debated representation. Nat Rev Neurosci 5: 241-249

Martin JH, Cooper SE, Hacking A, Ghez C (2000) Differential effects of deep cerebellar nuclei inactivation on reaching and adaptive control. J Neurophysiol 83: 1886-1899

Mason CR, Miller LE, Baker JF, Houk JC (1998) Organization of reaching and grasping movements in the primate cerebellar nuclei as revealed by focal muscimol inactivations. J Neurophysiol 79: 537-554

Mathiowetz V, Weber K, Kashman N, Volland G (1985) Adult norms for Nine Hole Peg test of finger dexterity. Occup Ther J Res 5: 25-38

Milak MS, Shimansky Y, Bracha V, Bloedel JR (1997) Effects of inactivating individual cerebellar nuclei on the performance and retention of an operantly conditioned forelimb movement. J Neurophysiol 78: 939-959

Monzée J, Smith AM (2004) Responses of cerebellar interpositus neurons to predictable perturbations applied to an object held in a precision grip. J Neurophysiol 91: 1230-1239

Monzée J, Drew T, Smith AM (2004) Effects of muscimol inactivation of the cerebellar nuclei on precision grip. J Neurophysiol 91: 1240-1249

Müller F, Dichgans J (1994) Dyscoordination of pinch and lift forces during grasp in patients with cerebellar lesions. Exp Brain Res 101: 485-492

Nowak DA, Hermsdörfer J, Marquardt C, Fuchs HH (2002) Grip and load force coupling during discrete vertical arm movements with a grasped object in cerebella atrophy. Exp Brain Res 145: 28-39

Nowak DA, Hermsdörfer J (2004) Die Analyse der Griffkraft bei der Manipulation von Objekten. Methode zur objektiven Bewertung einer physiologischen und gestörten Handfunktion. Nervenarzt 75: 725-733

Nowak DA, Hermsdörfer J, Rost K, Timmann D, Topka H (2004) Predictive and reactive finger force control during catching in cerebellar degeneration. Cerebellum 3: 227-235

Nowak DA, Hermsdörfer J, Timmann D, Rost K, Topka H (2005) Impaired generalization of weight-related information during grasping in cerebellar degeneration. Neuropsychologia 43: 20-27

Nowak DA, Topka H, Timmann D, Boecker H, Hermsdörfer J (2007) The role of the cerebellum for predictive control of grasping. Cerebellum 6: 7-17

Poeck K, Hacke W (2001) Neurologie, 11. Aufl. Springer, Berlin Heidelberg New York

Rabe K, Livne O, Gizewski ER, Aurich V, Beck A, Timmann D, Donchin O (2009) Adaptation to visuomotor rotation and force field perturbation is correlated to different brain areas in patients with cerebellar degeneration. J Neurophysiol 101: 1961-1971

Rand MK, Shimansky Y, Stelmach GE, Bracha V, Bloedel JR (2000) Effects of accuracy constraints on reach-to-grasp movements in cerebellar patients. Exp Brain Res 135: 179-188

Rost K, Nowak DA, Timmann D, Hermsdörfer J (2005) Preserved and impaired aspects of predictive grip force control in cerebellar patients. Clin Neurophysiol 116: 1405-1414

Schmahmann JD (2004) Disorders of the cerebellum: ataxia, dysmetria of thought, and the cerebellar cognitive affective syndrome. J Neuropsychiatry Clin Neurosci 16: 367-378

Schmitz-Hübsch T, du Montcel ST, Baliko L, Berciano J, Boesch S, Depondt C, Giunti P, Globas C, Infante J, Kang JS, Kremer B, Mariotti C, Melegh B, Pandolfo M, Rakowicz M, Ribai P, Rola R, Schöls L, Szymanski S, van de Warrenburg BP, Dürr A, Fancellu R, Klockgether T (2006) Scale for the assessment and rating of ataxia: development of a new clinical scale. Neurology 66: 1717-1720

Schmitz-Hübsch T, Giunti P, Stephenson DA, Globas C, Baliko L, Saccà F, Mariotti C, Rakowicz M, Szymanski S, Infante J, van de Warrenburg BP, Timmann D, Fancellu R, Rola R, Depondt C, Schöls L, Zdzienicka E, Kang JS, Döhlinger S, Kremer B, Melegh B, Filla A, Klockgether T (2008) SCA Functional Index: a useful compound performance measure for spinocerebellar ataxia. Neurology 71: 486-492

Schoch B, Dimitrova A, Gizewski ER, Timmann D (2006) Functional localization in the human cerebellum based on voxelwise statistical analysis: a study of 90 patients. Neuroimage 30: 36-51

Schoppe KJ (1974) Das MLS-Gerät: Ein neuer Testapparat zur Messung feinmotorischer Leistungen. Diagnostica 20: 43-46

Serrien DJ, Wiesendanger M (1999a) Grip-load force coordination in cerebellar patients. Exp Brain Res 128: 76-80

Serrien DJ, Wiesendanger M (1999b) Role of the cerebellum in tuning anticipatory and reactive grip force responses. J Cogn Neurosci 11: 672-681

Stoodley CJ, Schmahmann JD (2009) Functional topography in the human cerebellum: a meta-analysis of neuroimaging studies. Neuroimage 44: 489-501

Takasawa M, Oku N, Osaki Y, Kinoshita H, Imaizumi M, Yoshikawa T, Kimura Y, Kajimoto K, Sasagaki M, Kitagawa K, Hori M, Hatazawa J (2003) Cerebral and cerebellar activation in power and precision grip movements: an H_2 ^{15}O positron emission tomography study. J Cereb Blood Flow Metab 23: 1378-1382

Thach WT, Goodkin HP, Keating JG (1992) The cerebellum and the adaptive coordination of movement. Annu Rev Neurosci 15: 403-442

Timmann D, Daum I (2007) Cerebellar contributions to cognitive functions: a progress report after two decades of research. Cerebellum 6: 159-162

Timmann D, Diener HC (2007) Coordination and ataxia, 3rd ed. In: Goetz CG (ed) Textbook of Clinical Neurology. Saunders, Orlando (FL). pp 307-325

Timmann D, Watts S, Hore J (1999) Failure of cerebellar patients to time finger opening precisely causes ball high-low inaccuracy in overarm throws. J Neurophysiol 82: 103-114

Topka H, Konczak J, Schneider K, Boose A, Dichgans J (1998) Multijoint arm movements in cerebellar ataxia: abnormal control of movement dynamics. Exp Brain Res 119: 493-503

Trouillas P, Takayanagi T, Hallett M, Currier RD, Subramony SH, Wessel K, Bryer A, Diener HC, Massaquoi S, Gomez CM, Coutinho P, Ben Hamida M, Campanella G, Filla A, Schut L, Timmann D, Honnorat J, Nighoghossian N, Manyam B (1997) International Cooperative Ataxia Rating Scale for pharmacological assessment of the cerebellar syndrome. The Ataxia Neuropharmacology Committee of the World Federation of Neurology. J Neurol Sci 145: 205-211

Wolpert DM (1997) Computational approaches to motor control. Trends Cogn Sci 1: 209-216

Wolpert DM, Kawato M (1998) Multiple paired forward and inverse models for motor control. Neural Networks 11: 1317-1329

Zackowski KM, Thach WT, Bastian AJ (2002) Cerebellar subjects show impaired coupling of reach and grasp movements. Exp Brain Res 146: 511-522

4.8 Neuropsychologische Störungen der Handfunktion

G. Goldenberg

Neuropsychologische Diagnostik von Störungen der Handfunktion befasst sich mit der **höheren kognitiven Ebene der Handlungssteuerung**. Die Unterscheidung zu elementaren motorischen Störungen ist oft unsicher, aber nützlich, um Ordnung in die Vielfalt möglicher motorischer Fehlhandlungen der Hände zu bringen. **Höhere Störungen des Handelns** unterscheiden sich von elementaren darin, dass Aktionen, die in einer Bedingung klaglos funktionieren, in anderen Bedingungen misslingen, und dass der Erfolg nicht von der motorischen Komplexität der Handlung abhängt. Ausschlaggebende Bedingungen können die kinästhetische und visuelle Rückmeldung der Handposition, aber auch die kommunikative Bedeutung der Handbewegung oder ihre Beziehung zu Werkzeugen und Objekten sein.

- **Klassifikation neuropsycholologischer Störungen der Handmotorik**

Man kann zwei Möglichkeiten solcher selektiver Störungen der motorischen Kontrolle unterscheiden:
- Eine Möglichkeit ist, dass motorische Handlungen das Handlungsziel gar nicht oder nur auf Umwegen und mit Korrekturen erreichen, aber außer Zweifel steht, dass die Erreichung des Ziels **angestrebt** wird.
- Eine andere Möglichkeit sind korrekt ausgeführte und zielsichere motorische Handlungen, deren Ziel aber nicht mit den Intentionen der ausführenden Person übereinstimmt, und die daher als **willensfremd** erlebt werden.

Tab. 4.13 gibt einen Überblick über Störungen, die diesen beiden Möglichkeiten entsprechen, wobei als weiteres klassifikatorisches Merkmal die Ein- oder Beidseitigkeit der Störung berücksichtigt wird.

4.8.1 Fehlerhafte und ungeschickte Bewegungen

> - Die **kinästhetische** und die **optische Ataxie** betreffen die zur Läsion kontralaterale Hand.
> - Die **Gliedmaßenapraxie** ist durch die Beidseitigkeit der Symptome bei einseitiger Hirnschädigung charakterisiert.
> - Bei der **Balkenapraxie** treten Symptome der Gliedmaßenapraxie nur an der linken Hand auf.

Tab. 4.13 Klassifikation neuropsychologischer Störungen der Handmotorik

Fehlerhafte und ungeschickte Bewegungen		Willensfremde Bewegungen	
Einseitig	Beidseitig	Einseitig	Beidseitig
– Kinästhetische Ataxie – Optische Ataxie – Balkenapraxie	– Apraxie für – Imitation – Kommunikative Gesten – Werkzeug- und Objektgebrauch	– Motorische Vernachlässigung – Zwangsgreifen – Anarchische Hand	– Motorische Perseverationen – Imitationsverhalten – Utilisationsverhalten

Kinästhetische Ataxie – »parietale Hand«

Die kinästhetische Ataxie ist eine Folge des **Ausfalls kinästhetischer Rückmeldungen** über die aktuelle Position der zur Läsion kontralateralen Hand (Assal et al. 2007; Freund 1987). Sie wurde auch als **afferente Apraxie** bezeichnet (Luria 1980).

Die Anpassung der Hand an ergriffene Objekte und die aktive taktile Exploration von Gegenständen sind vergröbert und ungeschickt. Gegenstände fallen aus der Hand, wenn die visuelle Aufmerksamkeit abgelenkt ist, und es kommt auch vor, dass sich die Hand unwillkürlich und vom Patienten unbemerkt bewegt. Die Patienten müssen ihre Hand sehen, um den Ausfall der kinästhetischen Rückmeldung zu kompensieren. Die ständige **Notwendigkeit der visuellen Kontrolle** schränkt die funktionelle Brauchbarkeit der Hand massiv ein. Darüber hinaus erhöhen die unkontrollierten Bewegungen die Gefahr von Verletzungen der Hand.

- **Klinische Diagnose**

Über die Beobachtung der spontanen Bewegungen hinaus kann die **Abhängigkeit der Kontrolle von visueller Rückmeldung** nachgewiesen werden, indem man ruhiges Halten einer Position oder Zielbewegungen zu eigenen Körperteilen bei geschlossenen Augen prüft. Das **Fehlen kinästhetischer Afferenzen** kann nachgewiesen werden, indem man den Patienten bittet, bei geschlossenen Augen mit der gesunden Hand vom Untersucher passiv eingestellte Positionen der betroffenen Hand nachzustellen.

- **Anatomie**

Der kinästhetischen Ataxie liegen Läsionen des anterioren Parietallappens, des lateralen Thalamus, oder deren Faserverbindungen zugrunde. Es ist immer die **Hand kontralateral zur Läsion** betroffen, egal, ob es die rechte oder die linke ist.

Optische (visuomotorische) Ataxie

Die optische Ataxie ist in gewisser Weise das Gegenstück zur kinästhetischen Ataxie. Bei dieser Ataxieform ist die **motorische Kontrolle von visuellen Informationen** über die Position und Größe von Objekten **abgeschnitten** (Perenin u. Vighetto 1988; Pisella et al. 2008). Eine ausführlichere Diskussion der Pathophysiologie findet sich in ► Kap. 4.9; dieser Abschnitt beschränkt sich auf die klinische Diagnose.

Das **Leitsymptom** ist eine Störung des optisch gelenkten Zeigens und Ergreifens von Objekten. Die Störung kann sowohl das Zielen der Bewegung zur Position das Objekts als auch die Anpassung der Hand an die Größe und Form des Objekts betreffen (Jeannerod et al. 1995). Bei **einseitigen Läsionen** kann die Störung das gegenüberliegende Gesichtsfeld oder die gegenüberliegende Hand betreffen. Diese beiden Asymmetrien können sich summieren. Am **deutlichsten ist die Störung** für das Greifen der zur Läsion kontralateralen Hand in der kontralateralen Hälfte des Gesichtsfelds nachweisbar, aber in geringerem Ausmaß lässt sich diese auch für das Greifen der ipsilateralen Hand im kontralateralen Gesichtsfeld und der kontralateralen Hand im ipsilateralen Gesichtsfeld nachweisen.

Die optische Ataxie kann auf **Greifen im peripheren Gesichtsfeld** beschränkt sein. Auch kann die Zuwendung des Blicks zu peripheren Objekten erhalten sein. Dann können die Patienten die mangelhafte Zielsicherheit der Hand kompensieren, indem sie peripher lokalisierten Objekten zunächst den Blick zuwenden und dann im Zentrum des Gesichtsfelds sicher nach dem Objekt greifen. Manche Patienten beklagen selbst, dass sie danebengreifen, wenn sie Objekte in der Peripherie des Gesichtsfelds ohne Zuwendung des Blicks ergreifen wollen, wie z. B. die Kaffeetasse neben dem Computer.

- **Klinische Diagnose**

Voraussetzung der Diagnose ist eine sorgfältige **Bestimmung der Gesichtsfeldgrenzen** und eventueller Skotome. **Die Prüfung des Greifens** macht selbstverständlich nur in intakten Abschnitten des Gesichtsfelds einen Sinn. Des Weiteren muss bei der Untersuchung kontrolliert werden, dass die Patienten den Blick nicht den in der Peripherie auftauchenden Objekten zuwenden. Wenn dies gewährleistet ist, kann man systematisch das Greifen nach nicht zu großen Gegenständen (z. B. einem Stift) mit beiden Händen und in beiden Gesichtsfeldhälften prüfen, wobei man sowohl die Zielsicherheit der Transportbewegung als auch die Anpassung des Griffs an die Form des Gegenstands beurteilt.

- **Anatomie**

Die Lokalisation verantwortlicher Läsionen wurde zunächst im oberen Parietallappen vermutet (Perenin et al. 1988), doch deuten neuere Studien mit verbesserten Bildgebungstechniken auf den **parieto-okzipitalen Übergang** als kritische Lokalisation hin (Karnath u. Perenin 2005).

Apraxie

Der Begriff »Apraxie« wurde für eine **Vielfalt von Störungen** vorgeschlagen. ◘ Tab. 4.14 gibt einen Überblick über einige Syndrome, die in diesem Kapitel gar nicht oder unter anderen Klassifikationen behandelt werden.

> In diesem Kapitel wird der Begriff »Apraxie« auf eine Familie von Störungen beschränkt, denen gemeinsam ist, dass einseitige, meist **linksseitige Läsionen** zu motorischen Fehlhandlungen **beider Hände** führen. Diese **Fehlhandlungen** betreffen drei Domänen des menschlichen Handelns:
> – die Imitation von Gesten,
> – die Ausführung kommunikativer Gesten und
> – den Werkzeug- und Objektgebrauch.

Für diese Störungen steht die Bezeichnung als Apraxie seit den klassischen Arbeiten Liepmanns (1900) außer Zweifel. Sie sind auch Gegenstand der Unterteilung in »ideomotorische« und »ideatorische« Apraxie. In diesem Kapitel wird diese Klassifizierung jedoch nicht verwendet, sondern die Apraxien werden nach den **betroffenen Domänen des Handelns** unterteilt (Diskussion der Klassifizierung von Apraxien s. Goldenberg 2006a, 2006b, 2008).

> Die **prinzipielle Beidseitigkeit** der apraktischen Handlungsstörung bedeutet, dass sie auch an der **zur Läsion ipsilateralen Hand** nachweisbar ist.

4.8 · Neuropsychologische Störungen der Handfunktion

Tab. 4.14 Störungen, die als Apraxie bezeichnet wurden

Bezeichnung	Leitsymptome und alternative Bezeichnungen
Gliedkinetische Apraxie (Kleist 1906; Liepmann 1908)	Ungeschickte und schlecht gezielte Bewegungen der zur Läsion kontralateralen Extremität bei normaler grober Kraft. Mögliche Ursachen sind eine kinästhetische Ataxie oder leichte Schädigungen der pyramidalen oder extrapyramidalen Motorik
Unimodale Apraxie (Freund 1987)	Fehlerhafte Zielbewegungen in Abhängigkeit von der Modalität, in der das Ziel wahrgenommen wird. Entspricht je nach betroffener Modalität der kinästhetischen oder der optischen Ataxie
Magnetische Apraxie (Denny Brown 1958)	Zwangsgreifen und darüber hinausgehende Abhängigkeit motorischer Aktionen von Umweltreizen wie z.B. beim Utilisationsverhalten
Gangapraxie (Della Sala et al. 2004; Gerstmann u. Schilder 1926)	Gangstörung von Patienten mit ausgedehnten bilateralen frontalen Läsionen oder kommunizierenden Hydrozephalus. Die Patienten »kleben« am Boden und können die Schritte nicht an Hindernisse anpassen, weshalb sie oft stürzen
Konstruktive Apraxie (Kleist 1934)	Störungen des Abzeichnens und dreidimensionaler Konstruktionen. Sie werden heute meist als »visuokonstruktive Störung« klassifiziert und nicht den Apraxien im engeren Sinne zugezählt
Ankleideapraxie (Hécaen u. De Ajuriaguerra 1945)	Schwierigkeiten und Fehler beim Anziehen, die nicht unmittelbare Folge einer elementaren motorischen Behinderung sind. Sie können durch halbseitige Vernachlässigung, visuokonstruktive Störungen oder auch durch eine Apraxie im engeren Sinne bedingt sein

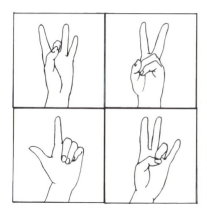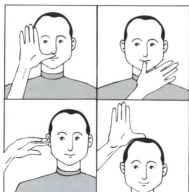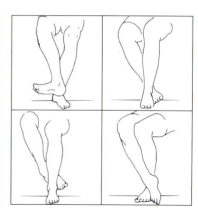

Abb. 4.23 Beispiele von bedeutungslosen Finger-, Hand- und Fußstellungen zur Prüfung des Imitierens (Karnath, Thier 2006)

> **Praxistipp**
>
> Um die **Abgrenzung gegen Paresen** und andere **kontralaterale Bewegungsstörungen** zu sichern, sollten die Patienten bei der Untersuchung ihre gesunde, zur Läsion ipsilaterale Hand verwenden. Wenn allerdings Patienten mit **linkshirnigen Läsionen**, die **keine Paresen** haben, auf der Ausführung mit der dominanten rechten Hand bestehen, kann man dies tolerieren, da die Apraxie ja beide Hände betrifft.

▪ Apraxie für Imitation von Gesten

Störungen des Imitierens fallen den Patienten selbst oder ihren Angehörigen selten auf, sind aber in der Untersuchung leicht nachzuweisen. Selbst Patienten mit schweren Aphasien verstehen meist die Instruktion, Bewegungen des Untersuchers nachzumachen. Das **Verständnis der Instruktion** zeigt sich darin, dass die Patienten in Anschluss an die Demonstration der Geste durch den Untersucher selbst eine Handbewegung machen, die im gleichen Bereich des Körpers endet wie die demonstrierte Geste. Die räumlichen Beziehungen zwischen der Endstellung der Hand und dem Körper sind jedoch falsch (Petreska et al. 2010); z.B. wird statt der Handfläche der Handrücken dem Gesicht zugewandt oder die Hand berührt die Wange statt dem Ohr (◘ Abb. 4.23). Oft sind auch die Bewegungen zögerlich und suchend. Es gibt jedoch Patienten, die mit sicherer und rascher Bewegung auf eine falsche Endstellung zusteuern (Hermsdörfer et al. 1996).

▪▪ Klinische Diagnose

Die Prüfung des Imitierens soll zeigen, ob die Patienten die Form einer Geste nachahmen können. Sie sollte daher mit

bedeutungslosen Gesten durchgeführt werden. Korrektes Imitieren bedeutungsvoller Gesten kann dadurch erreicht werden, dass die Bedeutung der Geste erkannt und reproduziert wird. Es kann daher auch bei Patienten erhalten sein, die unfähig sind, die Form der Gesten zu replizieren (Goldenberg u. Hagmann 1997). Zur **Demonstration der Geste** soll der Untersucher die Hand benutzen, die der ausführenden Hand des Patienten gegenüberliegt, und auch in der Instruktion anmerken, dass die Imitation »wie im Spiegel« erfolgen soll. Patienten mit **linkshirnigen Läsionen** imitieren also mit der zur Läsion ipsilateralen linken Hand Gesten, die der Untersucher mit seiner rechten Hand vorzeigt. Wenn Patienten **ohne Parese** auf Ausführung mit der rechten Hand bestehen, kann dies akzeptiert werden (s.o.), doch sollte der Untersucher die Geste dann mit seiner linken Hand zeigen. Die meisten Normalpersonen tendieren spontan dazu, »wie im Spiegel« zu imitieren, und können dies auch besser und schneller als die Imitation mit der anatomisch äquivalenten Hand (Bertenthal et al. 2006).

Das **Ausmaß der Störung** des Imitierens kann davon abhängen, welche Art von bedeutungslosen Gesten geprüft wird. ◘ Abb. 4.23 zeigt eine Auswahl von geeigneten Finger-, Hand- und Fußstellungen. (Ein Untersuchungsbogen mit je 10 solcher Gesten und Normwerten findet sich in Goldenberg 2011.) Insbesondere bei den Handstellungen, die von Normalpersonen so gut wie fehlerfrei ausgeführt werden, sind die Abweichungen auch schon bei der Prüfung einiger weniger Gesten eindeutig und eindrucksvoll.

Anatomie

Gestörtes Imitieren von **Handstellungen** ist, besonders wenn es einige Wochen nach der akuten Handschädigung persistiert, ein ziemlich sicheres Zeichen einer linksparietalen Läsion. Das Imitieren von **Finger-** und **Fußstellungen** kann auch bei rechtshirnigen und linksfrontalen Läsionen beeinträchtigt sein (Goldenberg u. Karnath 2006; Goldenberg u. Strauss 2002).

Apraxie für kommunikative Gesten

Die klinische Untersuchung der Apraxie beschränkt sich traditionell auf einen kleinen Ausschnitt aus der Vielfalt kommunikativer Gesten. Es werden **Embleme** und **Pantomimen** geprüft. Sie haben gemeinsam, dass sie sprachersetzend eigene Inhalte übermitteln können, aber – im Gegensatz zu den Zeichensprachen der Taubstummen – nicht syntaktisch zu Texten kombiniert werden:

- Embleme werden auch als **intransitive Gesten** bezeichnet. Sie haben eine konventionell festgelegte Bedeutung wie z. B. das Zeichen für »okay« oder das militärische Salutieren.
- Pantomimen des Objektgebrauchs werden auch als **transitive Gesten** bezeichnet. Sie stellen ein Objekt und seinen Gebrauch durch Handbewegungen dar, die auch beim realen Gebrauch vorkommen.

Sowohl Normalpersonen als auch Patienten machen bei der Darstellung von Emblemen weniger Fehler als bei den Pantomimen (Goodglass u. Kaplan 1963; Hanna-Pladdy et al. 2001; Rapcsak et al. 1989; Roy et al. 1991). Dieses Kapitel konzentriert sich auf die Pantomime des Objektgebrauchs.

> Die Apraxie kommunikativer Gesten ist bei **Rechtshändern** so gut wie immer mit **Aphasie** vergesellschaftet.

Im **Alltag** außerhalb der klinischen Untersuchung fällt Angehörigen und Gesprächspartnern eventuell auf, dass die Patienten nicht fähig sind, Inhalte, die sie sprachlich nicht formulieren können, gestisch auszudrücken. Die klinische Untersuchung prüft allerdings nicht den Einsatz von Gesten in der Kommunikation, sondern deren Ausführung nach expliziter Aufforderung. Es gibt jedoch Hinweise, dass der Erfolg in dieser Prüfung mit der Diversität und Ausdruckskraft spontaner kommunikativer Gesten korreliert (Hogrefe et al., in press).

Klinische Diagnose

Die Darstellung kommunikativer Gesten auf verbale Aufforderung stellt hohe Ansprüche an das Sprachverständnis. Für die **Pantomime** können sie reduziert werden: Das Prinzip der pantomimischen Darstellung des Gebrauchs wird zuerst an einigen Beispielen demonstriert. Dann werden die Objekte, deren Gebrauch demonstriert werden soll, nicht nur verbal genannt, sondern auch Bilder davon oder die Gegenstände selbst gezeigt. Dennoch gibt es Patienten mit schweren Aphasien, die den Gebrauch nicht pantomimisch darstellen, sondern stattdessen versuchen, den gezeigten Gegenstand in die Hand zu nehmen oder ihn verbal zu kommentieren. Die Bevorzugung verbaler Kommentare über gestischen Ausdruck wurde als »**verbal overflow**« bezeichnet und selbst als ein Symptom der Apraxie gewertet (Goodglass et al. 1963). Nach unserer Meinung sollte man aber eine Apraxie für kommunikative Gesten nur diagnostizieren, wenn die Patienten auf die Demonstration und Nennung des Gegenstands mit einer von spontanen sprachbegleitenden Gesten abgesetzten Handbewegung reagieren. Wenn zusätzlich verbale Kommentare produziert werden, hindert das die Diagnose nicht. Werden aber nur Kommentare und keine davon abgesetzten Gesten produziert, sollte man registrieren, dass die Testung nicht möglich war.

Die **Bewertung der Richtigkeit** von Pantomimen des Objektgebrauchs wird dadurch erschwert, dass Handhaltung und Bewegungen des Objektgebrauchs auch in Pantomimen von Normalpersonen oft ungenau wiedergegeben werden. Daher rechtfertigen einzelne Abweichungen von einer perfekten pantomimischen Darstellung noch nicht die Diagnose einer Apraxie. Es gibt aber **Fehler**, die Normalpersonen nicht machen, und die daher auch ohne standardisierte Messinstrumente die Diagnose einer Apraxie erlauben.

> Zu den Fehlern, die die Diagnosestellung **Apraxie** erlauben, gehören:
> - Perseverationen einer mehr oder minder amorphen Bewegung (z. B. Kreisen der Hand über dem Tisch oder Schwenken der Faust vor der Brust),

4.8 · Neuropsychologische Störungen der Handfunktion

Tab. 4.15 Merkmale von Pantomimen

Aus einem Glas trinken	Sich die Zähne putzen	Mit dem Bügeleisen bügeln	Mit der Schere Papier schneiden
Weiter Zylindergriff	Lateralgriff oder enger Zylindergriff	Enger Zylindergriff, proniert	Finger gebeugt, Opposition des Daumens
Bewegung bis kurz vor den Mund	Repetitive Bewegung	Großamplitudige Bewegung parallel zum Tisch	Öffnen und Schließen des Winkels zwischen den Fingern
Kippbewegung	Abstand der Hand vom Mund	Abstand der Hand vom Tisch	Hand senkrecht zum Tisch. Bewegung der ganzen Hand parallel zum Tisch

— Zeigen auf den Ort, wo das Objekt angewandt wird (z. B. den Mund für die Zahnbürste, die Augen für ein Fernglas),
— Suchbewegungen der Hand, die zu einer annähernd korrekten Geste führen.

Hingegen sind »**body part as object**«-Fehler (Goodglass et al. 1963), bei denen die Hand als Objekt gezeigt wird (z.B. Zähneputzen mit dem Zeigefinger, Spreizen und Schließen von Zeige- und Mittelfinger für die Schere) **nicht spezifisch** für Apraxie. Auch Normalpersonen verwenden solche Darstellungen, teilweise sind sie sogar gebräuchlicher und auch besser verständlich als die korrekte Handstellung des Gebrauchs. Für eine Apraxie spricht allerdings, wenn die »body part as object«-Strategie durchgängig, trotz Wiederholung der Instruktion und auch für Werkzeuge, wo sie wenig aussagekräftig und unüblich ist (z. B. Hämmern mit der Faust, Saugen am Finger für Zigarettenrauchen), angewandt wird (Duffy u. Duffy 1989).

Kriterien für verständliche Pantomime
Während diese Regeln und einige Erfahrung in der Untersuchung von Normalpersonen und Patienten für die klinische Diagnose einer Apraxie ausreichen, bedarf es für deren Quantifizierung und für wissenschaftliche Studien festgelegter **Kriterien der Merkmale**, die eine verständliche Pantomime aufweisen sollte. In **Tab. 4.15** sind einige Merkmalsbeispiele aufgeführt. (Ein Untersuchungsbogen mit den Kriterien für 20 Pantomimen und Normwerten für die Zahl der dargestellten Merkmale findet sich in Goldenberg 2011.)

Anatomie
Gestörte Ausführung kommunikativer Gesten ist, zumindest bei **rechtshändigen** Patienten, ein Symptom linkshirniger Schädigung und immer mit **Aphasie** verbunden. Innerhalb der linken Hemisphäre ist die Lokalisation weniger sicher. Entgegen einem weit verbreiteten Glauben gibt es keine besondere Bindung an parietale Läsionen. Rein parietale Läsionen können sogar eine **visuo-imitative Apraxie** verursachen, bei der eine Störung des Imitierens mit völlig erhaltener Ausführung kommunikativer Gesten kontrastiert (Goldenberg et al. 1997, 2003; Goldenberg 2009; Mehler 1987; Peigneux et al. 2000). Eine Subtraktionsstudie der Läsionen von 44 aphasischen Patienten deutete auf inferior-frontale und präzentrale Läsionen als wichtigste Ursache einer Störung der Pantomime des Objektgebrauchs (Goldenberg et al. 2007b).

Apraxie des Werkzeug- und Objektgebrauchs
Während Störungen des Imitierens von Gesten und der Ausführung kommunikativer Gesten auf Aufforderung oft erst in der gezielten Prüfung auffallen, behindern Störungen des Werkzeug- und Objektgebrauchs die Selbständigkeit der Patienten im **Alltag**. Beobachtungen von **Fehlhandlungen**, wie etwa den Versuch, mit der Gabel Brot zu schneiden oder sich mit trockenem Waschlappen zu waschen, sind eindrucksvoll, und es bedarf keiner fein graduierten Messinstrumente, um die Abweichung von der Normalität zu erkennen. Patienten, deren Aphasie nicht so schwer ist, dass sie differenzierte Berichte verhindert, berichten manchmal selbst von dem verstörenden Erlebnis, nicht mehr zu wissen, wie man mit Löffel, Gabel und Messer umgeht oder ein Schloss öffnet.

Probleme im Umgang mit Werkzeugen und Objekten können aber auch subtiler sein und den **Flüchtigkeitsfehlern** ähneln, die auch Normalpersonen machen, wenn sie abgelenkt oder zerstreut sind. Diese Art von Problemen tritt typischerweise erst auf, wenn die Bedienung der einzelnen Werkzeuge in **Handlungsfolgen** mit mehreren Werkzeugen und Objekten eingebettet ist, wie z. B. beim Zubereiten von Mahlzeiten.

Klinische Diagnose
Die klinische Untersuchung des Gebrauchs **einfacher**, vertrauter **Werkzeuge** besteht darin, den Patienten ein Werkzeug und das dazugehörige Objekt (z. B. Hammer und Nagel, Schlüssel und Schloss) oder, wenn das Werkzeug am Körper verwendet wird (z. B. Kamm), nur das Werkzeug zu geben, und sie zu bitten, den Gebrauch zu demonstrieren. Da Normalpersonen beim Gebrauch solcher einfachen und vertrauten Werkzeuge keine Fehler machen, ist die Abgrenzung normaler von gestörter Leistung problemlos.

> **Praxistipp**
>
> Für die Untersuchung **hemiplegischer Patienten** sollten die Objekte des Werkzeuggebrauchs so ausgerüstet sein, dass **kein Einsatz der zweiten Hand** zum Halten nötig ist (z. B. der Nagel schon in einem Holzblock steckend, die Rückseite des Schlosses mit rutschfester Folie beklebt). Eventuell kann auch der Untersucher das Objekt halten (z. B. ein Blatt Papier für das Schneiden mit der Schere).

Die Untersuchung von mehrstufigen Handlungen mit **mehreren Werkzeugen** und Objekten übersteigt meist die Möglichkeiten einer klinischen Untersuchung am Schreibtisch oder am Bett. Bei **Patienten in Rehabilitationszentren** werden Fehler von der Pflege (z. B. Duschen, Hygiene, Anziehen) oder Ergotherapie (z. B. Zubereiten von Mahlzeiten, handwerkliche Tätigkeiten) beobachtet. Während das Feststellen von Fehlern erfahrenen Pflegepersonen und Therapeuten nicht schwer fällt, erweist sich eine darüber hinausgehende Klassifikation der Fehler als schwieriger, und die dabei erzielbare Übereinstimmung zwischen mehreren Beurteilern (»Inter Rater Reliability«) ist niedrig (Goldenberg et al. 2001a; Mayer et al. 1990; Schwartz et al. 1995, 2002).

Um einen Einblick in die Bewältigung mehrschrittiger Handlungen auch in der **Untersuchung am Schreibtisch** zu gewinnen, bewährt sich die Aufgabe, ein Blatt Papier zu lochen und in einen Ordner zu heften. Man sollte dazu einen Büroordner mit arretierbarer Spange geschlossen vorlegen. Die **Koordination der Teilhandlungen** – Lochen des Papiers, Öffnen des Ordners und der Spange, Einheften des Papiers und Schließen der Spange und des Ordners – bringt auch Patienten durcheinander, die beim isolierten Gebrauch von Werkzeugen keine schweren Fehler machen.

Anatomie

Fehler beim Gebrauch einzelner, vertrauter **Werkzeuge** sind ein Symptom linkshirniger Schädigungen und meist mit Aphasie vergesellschaftet (De Renzi et al. 1968; Goldenberg u. Hagmann 1998). Es handelt sich meist um große Läsionen, die den Parietallappen einschließen, aber nicht auf ihn beschränkt sind (De Renzi u. Lucchelli 1988; Goldenberg u. Spatt 2009). **Fehler** und Versagen **bei mehrschrittigen Aktionen mit mehreren Werkzeugen** und Objekten treten hingegen sowohl bei Patienten mit linkshirnigen Läsionen und Aphasie als auch bei Patienten mit rechtshirnigen, frontalen und diffusen Hirnschädigungen auf (Giovannetti et al. 2002; Goldenberg et al. 2007a; Hartmann et al. 2005; Humphreys u. Forde 1998; Schwartz et al. 1998, 1999).

Balkenapraxie

Läsionen des Corpus callosum können die Verbindung linkshirniger Regionen zur motorischen Rinde der rechten Hemisphäre unterbrechen. Die **Steuerung der linken Hand** ist dann ausschließlich auf die eigenen Fähigkeiten der rechten Hemisphäre beschränkt. Die linke Hand verhält sich daher so, als wäre die linke Hemisphäre schwer geschädigt und ist apraktisch. Die Apraxie der linken Hand kontrastiert mit den normalen Leistungen der direkt von der linken Hemisphäre gesteuerten rechten Hand.

> **Unter der Lupe**
> **Motorische Dominanz der linken Hemisphäre**
> In der Frühzeit der Apraxieforschung war die **Balkenapraxie** ein zentrales Argument für die motorische Dominanz der linken Hemisphäre (Goldstein 1908; Liepmann u. Maas 1907). In der Mitte des 20. Jahrhunderts, als holistische Ansätze die Neuropsychologie beherrschten, wurde ihre Realität bezweifelt (Akelaitis et al. 1942; Hecaen u. Gimeno-Alava 1960). Die erste moderne Beschreibung eines Falls durch Geschwind und Kaplan (1962) trug wesentlich zur Renaissance des Lokalisierens von Hirnfunktionen bei.

Klinische Diagnose

Der Untersuchungsgang ist demjenigen zum Nachweis der beidseitigen Apraxie des Imitierens, kommunikativer Gesten und des Werkzeug- und Objektgebrauchs gleich, jedoch werden **beide Hände einzeln untersucht**. Dabei stellt sich meist heraus, dass die Apraxie weniger ausgeprägt ist als bei großen linkshirnigen Läsionen und nicht alle drei Domänen des Handelns gleichmäßig betrifft:

- Zentral ist eine Störung der Ausführung **kommunikativer Gesten**.
- Störungen des **Imitierens** dürften im Frühstadium nach der Läsion des Corpus callosum obligat sein, bilden sich aber möglicherweise im Laufe der Zeit zurück.
- Störungen des **Werkzeug- und Objektgebrauchs** sparen Handlungen aus, die routinemäßig mit der linken Hand ausgeführt werden wie z. B. die Handhabung der Gabel (Goldenberg et al. 1985, 2001b; Lausberg et al. 2003).

Wenn die Läsion auch das **Splenium des Corpus callosum** betrifft und damit den Zugang von der Sehrinde der rechten Hemisphäre zur linken Hemisphäre unterbricht, kann durch linksseitige tachistokopische Darbietung von Gesten die Apraxie der linken Hand für das Imitieren auch in Fällen nachgewiesen werden, die bei normaler Darbietung der Gesten keine Apraxie mehr zeigen (Goldenberg et al. 2001b; Lausberg u. Cruz 2004; Petreska et al. 2010).

Der **Verdacht auf Balkenapraxie** wird erhärtet, wenn es gelingt, auch **andere Symptome der Diskonnektion** nachzuweisen. Das für die Apraxie kritische mittlere Drittel des Balkens verbindet die motorische und sensorische Rinde der rechten Hemisphäre mit ihren linksseitigen Äquivalenten und weiter mit den sprachlichen Fähigkeiten der linken Hemisphäre:

- Die Diskonnektion zwischen den sensorimotorischen Abschnitten beider Hemisphären beeinträchtigt die **Genauigkeit des Kreuzlokalisierens**. Berührt man bei geschlossenen Augen Punkte an den Fingern 2–5 einer Hand, können die Patienten mit dem Daumen derselben Hand die berührte Stelle anzeigen, aber tippen daneben,

wenn sie die Lokalisation mit einem Finger der anderen Hand anzeigen sollen.
- Die Absperrung der Sensomotorik der linken Hand von der sprachlichen Kompetenz der linken Hemisphäre führt zu **Agraphie**, **taktiler Anomie** und **verbalmotorischer Diskonnektion** der linken Hand. Zum **Nachweis der taktilen Anomie** gibt man den Patienten bei geschlossenen Augen Gegenstände in die linke Hand. Die Patienten produzieren Fehlbenennungen, obwohl die taktile Exploration des Gegenstands geschickt und gründlich ist. Zum **Nachweis der verbalmotorischen Diskonnektion** fordert man die Patienten auf, verbal benannte Finger der linken und der rechten Hand zu bewegen. Während die rechte Hand die Kommandos prompt ausführt, reagiert die linke zögerlich und hebt andere Finger als die benannten.

- **Anatomie**

Entscheidend für das Auftreten der Apraxie dürften **Läsionen des mittleren Drittels des Corpus callosum** sein (Kazui et al. 1992). Meist erfassen die Läsionen auch angrenzende Teile des medialen Frontallappens, doch gibt es einzelne Beschreibungen von Patienten mit Balkenapraxie, bei denen die Läsion strikt auf das Corpus callosum beschränkt war (Graff-Radford et al. 1987).

4.8.2 Willensfremde Bewegungen

Willensfremde Aktionen einer oder beider Hände sind dramatische Symptome der Hirnschädigung. Die **Diagnosestellung** beruht mehr auf Beobachtung des spontanen Verhaltens und eigenen Berichten der Patienten als auf gezielter Testung. Daher wird in den folgenden Abschnitten die Beschreibung nicht mehr von der klinischen Diagnose getrennt.

Motorische Vernachlässigung

Motorische Vernachlässigung der Gliedmaßen einer Seite ist eine häufige Begleiterscheinung der halbseitigen Vernachlässigung des Außenraums, kann aber auch unabhängig davon auftreten (Laplane u. Degos 1983). Das Überwiegen der **linksseitigen Vernachlässigung** dürfte für die motorische Vernachlässigung weniger deutlich sein als für die Vernachlässigung des Außenraums (Laplane et al. 1983; Siekierka-Kleiser et al. 2006).

Arm und Hand der betroffenen Seite werden spontan nicht eingesetzt. Auf den ersten Blick hat es den Anschein, als seien sie gelähmt. Wenn sich aber **Untersucher** nicht mit dieser Blickdiagnose zufrieden geben, sondern die Patienten ausdrücklich auffordern, die Hand zu bewegen, stellt sich heraus, dass Kraft und Koordination erhalten sind. Auch die **Patienten** selbst können die Vernachlässigung mit bewusster Zuwendung von Aufmerksamkeit überwinden. Daher macht sie sich am stärksten bemerkbar, wenn die Aufmerksamkeit abgelenkt ist, oder wenn gleichzeitig die nicht betroffene Hand eingesetzt wird (Coulthard et al. 2008).

- **Anatomie**

Während bei ausgedehnten Läsionen einer Hemisphäre **motorische Vernachlässigung** gemeinsam mit Vernachlässigung des Außenraums auftritt, wurde isolierte motorische Vernachlässigung nach Läsionen der Medialseite des oberen Frontallappens beobachtet (Nakagawa et al. 1998).

Zwangsgreifen

Zwangsgreifen ist ein Symptom, das klinischen Neurologen vertraut ist. Berührungen der Handfläche lösen ein **festes Ergreifen** des berührenden Objekts aus. Darüber hinaus kann es sein, dass die betroffene Hand nach nahe gelegenen Gegenständen langt und diese ebenfalls ergreift. Manchen Patienten gelingt es, den Griff durch Willensanstrengung zu lösen. Meist müssen sie aber die Hand mit der anderen Hand öffnen, wenn sie das Objekt wieder loslassen wollen. Es kommt auch vor, dass Patienten einen Gegenstand permanent in die betroffene Hand nehmen oder sich auf die Hand setzen, um sie am Ergreifen umliegender Gegenstände zu hindern.

- **Anatomie**

Zwangsgreifen ist ein Symptom von Läsionen des Gyrus cinguli und der supplementär-motorischen Area an der medialen Seite des Frontallappens. Es betrifft immer **die der Läsion gegenüberliegende Hand**, doch können einseitige Läsionen im Akutstadium vorübergehend bilaterales Greifen verursachen (De Renzi u. Barbieri 1992). Aufgrund der anatomischen Nachbarschaft des medialen Frontallappens und des Corpus callosum ist die Wahrscheinlichkeit einer **Kombination mit Balkenapraxie** relativ groß. Bei linksseitiger Hemisphärenläsion kann dann rechtsseitiges Zwangsgreifen mit einer Apraxie der linken Hand kombiniert sein (Della Sala et al. 1991).

Anarchische (fremde) Hand

Es gibt seltene, aber eindrucksvolle Beobachtungen von Patienten, bei denen **willensfremde Handlung einer Hand** über das bloße Zwangsgreifen hinausgehen und den Eindruck erwecken, dass die Hand aktiv Ziele verfolgt, die nicht mit den Zielen des Patienten übereinstimmen, und dass sie gewollte Handlungen der anderen Hand absichtlich behindert. Nicht selten bestehen die unerwünschten Handlungen der anarchischen Hand aus dem Ergreifen und Wegziehen von Objekten, mit denen sich die »folgsame« andere Hand gerade beschäftigt (Brainin et al. 2008; Goldenberg et al. 1985; Tanaka et al. 1996). Es kommt auch vor, dass die anarchische Hand unaufgefordert versucht, Aufträge auszuführen, die von der anderen Hand ausgeführt werden sollten; z. B. versucht sie in der Apraxieprüfung gleichzeitig mit der anderen Hand Gesten zu imitieren, oder sie ergreift die Blöcke des Mosaiktests und ordnet sie gemäß der Vorlage, obwohl der Patient aufgefordert wurde, die Aufgaben mit der anderen Hand durchzuführen.

Ein weiterer, mehrfach beobachteter **Typ von willensfremden Handlungen** besteht darin, Gegenstände zum Mund zu führen, anstatt sie ihrer regulären Funktion zuzuführen; z. B. wird ein Krug, aus dem Wasser in ein Glas geschüttet werden soll, stattdessen direkt zum Mund geführt

(Bonhoeffer 1914; Goldenberg et al. 1985; Liepmann 1900). Ein historischer Patient setzte den Kneifer auf die herausgestreckte Zunge statt auf die Nase (Liepmann et al. 1907).

> **Unter der Lupe**
> **Der Ausdruck »fremde Hand«**
> In der Literatur wird die anarchische Hand auch als **fremde Hand** bezeichnet (Goldberg et al. 1981). Dieser Ausdruck ist missverständlich, weil die betroffenen Patienten zwar beklagen, dass die Hand »unfolgsam« sei, aber nicht bezweifeln, dass sie Teil ihres eigenen Körpers ist. Der Ausdruck »fremde Hand« wurde hingegen ursprünglich in der französischen Literatur vorgeschlagen (»main étrangère«, Brion u. Jedynak 1972), um das Phänomen zu beschreiben, dass Patienten mit **Läsionen des hinteren Corpus callosum** ihre linke Hand nicht als die eigene erkennen, wenn sie hinter ihrem Rücken oder bei geschlossenen Augen in die rechte gelegt wird.

- **Anatomie**

Ebenso wie das Zwangsgreifen ist die anarchische Hand oft von einer **Balkenapraxie** begleitet, doch kann sie auch die nicht apraktische rechte Hand betreffen. Ausschlaggebend sind vermutlich auch hier Läsionen des medialen Frontallappens (Brainin et al. 2008; Della Sala et al. 1991; Goldstein 1908; Kischka et al. 1996; Ventura et al. 1995).

Motorische Perseverationen

Perseverationen sind ein ubiquitäres Symptom von Hirnschädigungen (Sandson u. Albert 1984). Die Grenze zu im engeren Sinne motorischen Perseverationen ist nicht immer leicht zu ziehen. Immerhin macht man aber in der klinischen Untersuchung nicht selten die Beobachtung, dass Patienten mit einer motorischen Aktion fortfahren, obwohl das Handlungsziel schon erreicht ist. Ein typischer Anlass für solche motorischen Perseverationen sind **graphische Aufgaben** wie Ausstreichen, Abzeichnen und auch Schreiben:
- Bei Ausstreichtests werden schon ausgestrichene Figuren immer wieder ausgestrichen.
- Beim Abzeichnen werden schon wiedergegebene Linien immer wieder nachgezeichnet.

Ein **spezifischer Test** für motorische Perseverationen besteht in der Aufforderung, eine vorgezeichnete Sequenz von 3 Schlingen eine ganze Zeile lang zu wiederholen. Es gelingt den Patienten vielleicht noch bei den ersten Zeichnungen, nach 3 Schlingen abzusetzen und eine neue Sequenz zu beginnen. Aber dann werden die Schlingen immer mehr, auch wenn der Untersucher wiederholt auf die vorgegebene Begrenzung hinweist (Luria 1980). Eine **Variante** der 3 Schlingen besteht darin, die Patienten aufzufordern, genau 3-mal hintereinander zu klatschen. Die Überschreitung dieser Zahl wird als motorische Perseveration gewertet (Dubois et al. 2005).

Beim **Schreiben** betreffen motorische Perseverationen Passagen bei denen mehrere Auf- und Abstriche gleicher Höhe hintereinander folgen (z. B. »nimmer«). Genaue Inspektion des Geschriebenen zeigt dann eine Vermehrung der Auf- und Abstriche.

Motorische Perseverationen können auch **Selbstversorgung** und **Hygiene** behindern. Es kommt vor, dass Patienten endlos in Badezimmer oder Toilette bleiben, weil sie die motorischen Aktionen des Waschens oder Abtrocknens nicht beenden können. Allerdings ist es bei solchen Phänomenen fragwürdig, ob man noch von motorischen Perseverationen sprechen soll, oder ob man sie besser als Symptome einer über die motorische Kontrolle hinausgehenden Verhaltensstörung klassifiziert.

- **Anatomie**

Zumindest für das **perseverative Ausstreichen** schon markierter Stimuli bei Ausstreichtests dürften die kritischen Läsionen in den Basalganglien und besonders im Nucleus caudatus liegen (Nys et al. 2006). Außerdem wurde behauptet, dass die Perseveration des **Händeklatschens** ein besonders charakteristisches und häufiges Symptom der progressiven supranukleären Blickparese ist (Dubois et al. 2005).

Imitations- und Utilisationsverhalten

Beim **Imitationsverhalten** machen Patienten Handlungen des Untersuchers oder anderer Kommunikationspartner nach, ohne dass sie dazu aufgefordert wurden. Sie nehmen z. B. die Brille ab oder kratzen sich am Kopf, wenn der Untersucher dies auch macht. Beim **Utilisationsverhalten** ergreifen sie umliegende Gegenstände und benutzen sie wohl adäquat, aber ohne Bezug zur gegenwärtigen Situation oder sogar in Widerspruch zu sozialen Konventionen; z. B. nehmen sie eine auf dem Tisch liegende Brille und setzen sie auf, oder sie ergreifen einen in Reichweite befindlichen Stempel und stempeln damit ein Blatt Papier voll (De Renzi et al. 1996; Lhermitte 1983; Shallice et al. 1989).

Die **Handlungen** der Patienten sind in sich korrekt und zielstrebig, aber **sozial unpassend**, wobei aber dieses Kriterium insofern heikel ist, als die gleichen Handlungen – Imitieren und Objektgebrauch – in der Apraxieprüfung, die womöglich in der gleichen Sitzung erfolgt, von den Patienten verlangt werden und damit sozial erwünscht sind.

Wenn man in der **Untersuchung** gezielt nach Imitations- und Utilisationsverhalten sucht, ist es daher wichtig, **situative** und **nonverbale Signale** zu **vermeiden**, die vom Patienten als Aufforderung zu Imitation oder Utilisation verstanden werden könnten. So wird vorgeschlagen, nach dem ersten unpassenden Imitieren einer Geste des Untersuchers die Patienten zu fragen, warum sie imitiert haben, und sie ausdrücklich darauf hinzuweisen, dass dies nicht verlangt wird. Die **Gegenstände** zur Prüfung des Utilisationsverhaltens sollten nicht erst während der Untersuchung vor den Patienten platziert werden, sondern schon am Tischrand bereitstehen. Auch hier erhöht sich die Sicherheit der Diagnose, wenn die Patienten nach dem ersten Auftreten von Utilisation darauf hingewiesen werden, dass dies nicht von ihnen verlangt wird, sie aber trotzdem weitere Gegenstände gebrauchen (De Renzi et al. 1996).

- **Anatomie**

Sowohl Imitations- als auch Utilisationsverhalten sind Folgen **frontaler Läsionen**, die entweder sehr ausgedehnt oder mit diffuser Hirnschädigung assoziiert sind (De Renzi et al. 1996; Lhermitte 1983).

Literatur

Akelaitis AJ, Risteem WA, Herren RY, van Wagenen WP (1942) Studies on the corpus callosum III: A contribution to the study of dyspraxia and apraxia following partial and complete section of the corpus callosum. Archives of Neurology and Psychiatry 47: 971-1008

Assal F, Schwartz S, Vuilleumier P (2007) Moving with or without will: Functional neural correlates of alien hand syndrome. Annals of Neurology 62: 301-306

Bertenthal BI, Longo MR, Kosobud A (2006) Imitative response tendencies following observation of intransitive actions. Journal of Experimental Psychology: Human Perception and Performance 32: 210-225

Bonhoeffer K (1914) Klinischer und anatomischer Befund zur Lehre von der Apraxie und der «motorischen Sprachbahn". Monatschrift für Psychiatrie und Neurologie 35: 113-128

Brainin M, Seiser A, Matz K (2008) The mirror world of motor inhibition: The alien hand syndrome in chronic stroke. Journal of Neurology, Neurosurgery and Psychiatry 79: 246-252

Brion S, Jedynak CP (1972) Troubles de transfert interhémisphérique (callosal disconnection). A propos de trois observations de tumeurs du corps calleux. Le signe de la main étrangère. Revue Neurologique 126: 257-266

Coulthard E, Rudd A, Husain M (2008) Motor neglect associated with loss of action inhibition. Journal of Neurology, Neurosurgery and Psychiatry 79: 1401-1404

De Renzi E, Barbieri C (1992) The incidence of the grasp reflex following hemispheric lesions and its relation to frontal damage. Brain 115: 293-313

De Renzi E, Cavalleri F, Facchini S (1996) Imitation and utilisation behaviour. Journal of Neurology, Neurosurgery and Psychiatry 61: 396-400

De Renzi E, Lucchelli F (1988) Ideational apraxia. Brain 111: 1173-1185

De Renzi E, Pieczuro A, Vignolo LA (1968) Ideational apraxia: a quantitative study. Neuropsychologia 6: 41-55

Della Sala S, Marchetti C, Spinnler H (1991) Right-sided anarchic (alien) hand: a longitudinal study. Neuropsychologia 29: 1113-1128

Della Sala S, Spinnler H, Venneri A (2004) Walking difficulties in patients with Alzheimer's disease might originate from gait apraxia. Journal of Neurology, Neurosurgery and Psychiatry 75: 196-201

Denny Brown D (1958) The nature of apraxia. Journal of Nervous and Mental Disease 126: 9-32

Dubois B, Slachevsky A, Pillon B, Beato R, Villalponda JM, Litvan I (2005) «Applause sign" helps to discriminate PSP from FTD and PD. Neurology 64: 2132-2133

Duffy RJ, Duffy JR (1989) An investigation of body part as object (BPO) responses in normal and brain-damaged people. Brain and Cognition 10: 220-236

Freund HJ (1987) Abnormalities of motor behavior after cortical lesions in humans. In: Mountcastle VB, Plum F, Geiger SR (eds) Handbook of Physiology Section 1: The Nervous System, Vol 5: Higher Functions of the Brain, Part 2. American Physiological Society, Bethesda/Maryland. pp 763-810

Gerstmann J, Schilder P (1926) Ueber eine besondere Gangstoerung bei Stirnhirnserkrankungen. Wiener Medizinische Wochenschrift 76: 97-102

Geschwind N, Kaplan E (1962) A human cerebral deconnection syndrome. Neurology 12: 675-685

Giovannetti T, Libon DJ, Buxbaum LJ, Schwartz MF (2002) Naturalistic action impairment in dementia. Neuropsychologia 40: 1220-1232

Goldberg G, Mayer NH, Toglia JU (1981) Medial frontal cortex infarction and the alien hand sign. Archives of Neurology 38: 683-686

Goldenberg G (2006a) Apraxie. In: Karnath HO, Hartje W, Ziegler W (Hrsg) Kognitive Neurologie. Thieme, Stuttgart New York. pp 34-47

Goldenberg G (2006b) Apraxie. In: Karnath HO, Thier P (Hrsg) Neuropsychologie, 2. Aufl. Springer, Heidelberg. pp 30-322, 320-329

Goldenberg G (2008) Apraxia. In: Goldenberg G, Miller B (eds) Handbook of Clinical Neurology, 3rd Series, Vol 88: Neuropsychology and Behavioral Neurology. Elsevier, Edinburgh. pp 323-338

Goldenberg G (2009) Apraxia and the parietal lobes. Neuropsychologia 47: 1449-1459

Goldenberg G (2011) Apraxie. In: Flor H, Gauggel S, Lautenbacher S, Niemann H, Thöne-Otto A (Hrsg) Fortschritte der Neuropsychologie. Hogrefe, Göttingen

Goldenberg G, Daumüller M, Hagmann S (2001a) Assessment and therapy of complex ADL in apraxia. Neuropsychological Rehabilitation 11: 147-168

Goldenberg G, Hagmann S (1997) The meaning of meaningless gestures: A study of visuo-imitative apraxia. Neuropsychologia 35: 333-341

Goldenberg G, Hagmann S (1998) Tool use and mechanical problem solving in apraxia. Neuropsychologia 36: 581-589

Goldenberg G, Hartmann K, Schlott I (2003) Defective pantomime of object use in left brain damage: apraxia or asymbolia? Neuropsychologia 41: 1565-1573

Goldenberg G, Hartmann-Schmid K, Sürer F, Daumüller M, Hermsdörfer J (2007a) The impact of dysexecutive syndrome on use of tools and technical equipment. Cortex 43: 424-435

Goldenberg G, Hermsdörfer J, Glindemann R, Rorden C, Karnath HO (2007b) Pantomime of tool use depends on integrity of left inferior frontal cortex. Cerebral Cortex 17: 2769-2776

Goldenberg G, Hermsdörfer J, Laimgruber K (2001b) Imitation of gestures by disconnected hemispheres. Neuropsychologia 39: 1432-1443

Goldenberg G, Karnath HO (2006) The neural basis of imitation is body-part specific. Journal of Neuroscience 26: 6282-6287

Goldenberg G, Spatt J (2009) The neural basis of tool use. Brain 132: 1645-1655

Goldenberg G, Strauss S (2002) Hemisphere asymmetries for imitation of novel gestures. Neurology 59: 893-897

Goldenberg G, Wimmer A, Holzner F, Wessely P (1985) Apraxia of the left limbs in a case of callosal disconnection: The contribution of medial frontal lobe damage. Cortex 21: 135-148

Goldstein K (1908) Zur Lehre von der motorischen Apraxie. Journal of Psychology and Neurology 11: 169-187, 270-283

Goodglass H, Kaplan E (1963) Disturbance of gesture and pantomime in aphasia. Brain 86: 703-720

Graff-Radford NR, Welsh K, Godersky J (1987) Callosal apraxia. Neurology 37: 100-105

Hanna-Pladdy B, Daniels SK, Fieselman MA, Thompson K, Vasterling JJ, Heilman KM et al. (2001) Praxis lateralization: errors in right and left hemisphere stroke. Cortex 37: 219-230

Hartmann K, Goldenberg G, Daumüller M, Hermsdörfer J (2005) It takes the whole brain to make a cup of coffee: The neuropsychology of naturalistic actions involving technical devices. Neuropsychologia 43: 625-637

Hécaen H, De Ajuriaguerra J (1945) L'apraxie de l'habillage: ses rapports avec la planotopolinésie et les troubles de la somatognosie. Encéphale 35: 113-143

Hecaen H, Gimeno-Alava A (1960) L'apraxie unilaterale gauche. Revue Neurologique 102: 648-653

Hermsdörfer J, Mai N, Spatt J, Marquardt C, Veltkamp R, Goldenberg G (1996) Kinematic analysis of movement imitation in apraxia. Brain 119: 1575-1586

Hogrefe K, Ziegler W, Weidinger N, Goldenberg G (in press) Influence of aphasia, apraxia, and semantic competency on gestural communication in severe aphasia. Cortex

Humphreys GW, Forde EME (1998) Disordered action schema and action disorganisation syndrome. Cognitive Neuropsychology 15: 771-812

Jeannerod M, Arbib MA, Rizzolatti G, Sakata H (1995) Grasping objects: the cortical mechanisms of visuomotor transformation. Trends in Neuroscience 18: 314-320

Karnath HO, Perenin MT (2005) Cortical control of visually guided reaching: Evidence from patients with optic ataxia. Cerebral Cortex 15: 1561-1569

Karnath HO, Thier P (2006) Neuropsychologie Goldenberg 30: 322

Kazui S, Sawada T, Naritomi H, Kuriyama Y, Yamaguchi T (1992) Left unilateral ideomotor apraxia in ischemic stroke within the territory of the anterior cerebral artery. Cerebrovascular. Diseases 2: 35-39

Kischka U, Ettlin TM, Lichtenstern L, Riedo C (1996) Alien hand syndrome of the dominant hand and ideomotor apraxia of the nondominant hand. European Neurology 36: 39-42

Kleist K (1906) Ueber Apraxie. Monatschrift für Psychiatrie und Neurologie 19: 269-290

Kleist K (1934) Gehirnpathologie. Johann Ambrosius Barth, Leipzig

Laplane D, Degos JD (1983) Motor neglect. Journal of Neurology, Neurosurgery and Psychiatry 46: 152-158

Lausberg H, Cruz RF (2004) Hemispheric specialisation for imitation of hand-head positions and finger configurations: a controlled study in patients with complete callosotomy. Neuropsychologia 42: 320-334

Lausberg H, Cruz RF, Kita S, Zaidel E, Ptito A (2003) Pantomime to visual presentation of objects: left hand dyspraxia in patients with complete callosotomy. Brain 126: 343-360

Lhermitte F (1983) «Utilization behaviour" and its relation to lesions of the frontal lobes. Brain 106: 237-255

Liepmann H (1900) Das Krankheitsbild der Apraxie (motorische Asymbolie) auf Grund eines Falles von einseitiger Apraxie. Monatschrift für Psychiatrie und Neurologie 8: 15-44, 102-132, 182-197

Liepmann H (1908) Drei Aufsätze aus dem Apraxiegebiet. Karger, Berlin

Liepmann H, Maas O (1907) Fall von linksseitiger Agraphie und Apraxie bei rechtsseitiger Laehmung. Journal für Psychologie und Neurology 10: 214-227

Luria AR (1980) Higher Cortical Functions in Man. Translation by Basil Haigh, Second Edition revised and expanded. Basic Books, New York

Mayer NH, Reed E, Schwartz MF, Montgomery M, Palmer C (1990) Buttering a hot cup of coffee: An approach to the study of errors of action in patients with brain damage. In: Tupper DE, Cicerone KD (eds) The Neuropsychology of Everyday Life: Assessment and Basic Competencies. Kluwer Academic Publishers, Boston Dordrecht London. pp 259-284

Mehler MF (1987) Visuo-imitative apraxia. Neurology 37(Suppl 1): 129

Nakagawa Y, Tanabe H, Kazui H, Kato A, Yoshimine T, Yamada K et al. (1998) Motor neglect following damage to the supplementary motor areas. Neurocase 4: 55-64

Nys GMS, van Zandvoort MJE, van der Worp HB, Kappelle LJ, de Haan EHF (2006) Neuropsychological and neuroanatomical correlates of perseverative responses in subacute stroke. Brain 129: 2148-2157

Peigneux P, van der Linden M, Andres-Benito P, Sadzot B, Franck G, Salmon E (2000) Exploration neuropsychologique et par imagerie fonctionelle cérébrale d'une apraxie visuo-imitative. Revue Neurologique 156: 459-472

Perenin MT, Vighetto A (1988) Optic ataxia: A specific disruption in viuomotor mechanisms I Different aspects of the deficit in reaching for objects. Brain 111: 643-674

Petreska B, Billard AG, Hermsdörfer J, Goldenberg G (2010) Revisiting a study of callosal apraxia: The right hemisphere can imitate the orientation but not the position of the hand. Neuropsychologia 48: 2509-2516

Pisella L, Ota H, Vighetto A, Rossetti Y (2008) Optic ataxia and the Balint's syndrome: Neuropsychological and neurophysiological prospects. In: Goldenberg G, Miller B (eds) Handbook of Clinical Neurology - Neuropsychology and Behavioral Neurology. Elsevier, Edinburgh. pp 393-416

Rapcsak SZ, Croswell SC, Rubens AB (1989) Apraxia in Alzheimer's disease. Neurology 39: 664-668

Roy EA, Square-Storer P, Hogg S, Adams S (1991) Analysis of task demands in apraxia. International Journal of Neuroscience 56: 177-186

Sandson J, Albert ML (1984) Varieties of perseveration. Neuropsychologia 22: 715-732

Schwartz MF, Buxbaum LJ, Montgomery MW, Fitzpatrick-DeSalme EJ, Hart T, Ferraro M et al. (1999) Naturalistic action production following right hemisphere stroke. Neuropsychologia, 37: 51-66

Schwartz MF, Lee S, Coslett HB, Montgomery MW, Buxbaum LJ, Carew TG et al. (1998) Naturalistic action impairment in closed head injury. Neuropsychology 12: 13-28

Schwartz MF, Montgomery MW, Fitzpatrick-DeSalme EJ, Ochipa C, Coslett HB, Mayer NH (1995) Analysis of a disorder of everyday action. Cognitive Neuropsychology 12: 863-892

Schwartz MF, Segal M, Veramonti T, Ferraro M, Buxbaum LJ (2002) The naturalistic action test: a standardised assessment for everyday action impairment. Neuropsychological Rehabilitation 12: 311-339

Shallice T, Burgess PW, Schon F, Baxter DM (1989) The origins of utilization behaviour. Brain 112: 1587-1598

Siekierka-Kleiser EM, Kleiser R, Wohlschläger AM, Freund HJ, Seitz RJ (2006) Quantitative assessment of recovery from motor hemineglect in acute stroke patients. Cerebrovascular Diseases 21: 307-314

Tanaka Y, Yoshida A, Kawahata N, Hashimoto R, Obayashi T (1996) Diagionistic dyspraxia: Clinical characteristics, responsible lesion and possible underlying mechanism. Brain 119: 859-873

Ventura MG, Goldman S, Hildebrand J (1995) Alien hand syndrome without a corpus callosum lesion. Journal of Neurology, Neurosurgery and Psychiatry 58: 735-737

4.9 Optische Ataxie

M. Himmelbach

Die optische Ataxie bezeichnet eine spezifische **visuomotorische Koordinationsstörung**, die nicht auf primäre motorische oder sensorische Defizite zurückgeführt werden kann. Bei der Ausführung von Zeige- oder Greifbewegungen auf visuelle Ziele und Objekte kommt es zu einer erheblichen Abweichung vom anvisierten Ziel. Neben dieser Beeinträchtigung der poximalen Bewegungskomponente kann eine Störung der distalen Kontrolle von Handöffnung und Handorientierung auftreten. Die jeweilige Handkonfiguration ist dann dem zu ergreifenden Objekt nicht mehr korrekt angepasst.

Diese Störungen sowohl der proximalen wie der distalen Bewegungssteuerung treten vor allem bei Bewegungen auf Ziele im **peripheren, extra-fovealen Gesichtsfeld** auf. Blickt der Patient direkt auf das Ziel, kommt es zu einer deutlichen Leistungsverbesserung bis hin zu einer völlig normalen Bewegungsausführung. Bei **unilateralen Hirnschädigungen** betrifft die optische Ataxie vor allem die kontraläsionale Hand und/oder das kontraläsionale Gesichtsfeld. Die Differenzierung der Beeinträchtigung nach der retinalen Position des jeweiligen Ziels im Gesichtsfeld und die unterschiedlich ausgeprägte Beeinträchtigung von ipsi- und kontraläsionaler Hand können wesentlich zur Abgrenzung von primärmotorischen und visuell-sensorischen Defiziten beitragen.

4.9.1 Definition und klinisches Bild

> **Definition**
>
> Als **optische Ataxie** wird eine Störung der Koordination zwischen visueller Information über die räumlichen Eigenschaften eines Zielobjekts (Größe, Position, Orientierung) und der motorischen Steuerung und Kontrolle der Handbewegung bezeichnet.

Zeichen einer optischen Ataxie sind:
- Zum einen zeigt sich eine Beeinträchtigung der **Kontrolle der Bewegungsrichtung** (proximale Bewegungskomponente); die Bewegung weicht vom anvisierten Ziel sichtbar ab.
- Zum anderen kann es zu einer Störung der **Handorientierung** und **Handöffnung** beim Ergreifen von Gegenständen kommen (distale Bewegungskomponente). Die Hand wird nicht mehr der jeweiligen Objektgröße angepasst, sondern unabhängig von der Objektgröße übermäßig weit geöffnet.

Primäre motorische und sensorische Störungen können gleichzeitig auftreten und die Ausprägung des Störungsbilds beeinflussen, sind jedoch nicht ursächlich.

> Ebenfalls verwendete **synonyme Bezeichnungen** sind:
> - optische Apraxie,
> - visuomotorische Apraxie und
> - visuomotorische Ataxie.

■ **Ursachen**

Die optische Ataxie tritt vor allem nach **uni-** oder **bilateralen Schädigungen der okzipito-parietalen Übergangsregion** auf (◘ Abb. 4.24). Eine inferenzstatistische Absicherung dieser anatomischen Lokalisation ist jedoch aufgrund der geringen Zahl systematisch untersuchter Patienten bisher nicht möglich. Das Störungsbild wurde bisher vor allem **nach Schlaganfällen** beobachtet, kann aber auch im Verlauf einer neurodegenerativen Erkrankung (posteriore kortikale Atrophie; Graff-Radford et al. 1993) auftreten oder durch Neoplasmen ausgelöst werden (Ando u. Moritake 1990).

■ **Prävalenz/Inzidenz**

Die optische Ataxie ist ein eher seltener Befund. Verlässliche Zahlen zur Prävalenz und Inzidenz sind nicht verfügbar. Das Störungsbild wird jedoch vom Patienten **selten spontan berichtet** und vom üblichen neurologischen Untersuchungsgang nicht erfasst. Daher wird die tatsächliche Häufigkeit vermutlich deutlich unterschätzt.

■ **Klinisches Bild**
■■ **Abweichung der Bewegung vom Ziel**

> Das Problem der Patienten mit optischer Ataxie besteht in einem deutlichen **Abweichen visuell geführter Bewegungen**, wenn die Ziele nicht direkt angeschaut werden (◘ Abb. 4.25).

Meist ist die Bewegung vom Ziel weg zur Blickposition hin gerichtet (Blangero et al. 2010). Oft gelingt das erfolgreiche Ergreifen erst durch suchende Bewegungen oder zufälliges Anstoßen an das Zielobjekt. Wird der Blick **direkt auf das Zielobjekt** gerichtet, kommt es bei den Patienten zu einer deutlichen Verbesserung bis hin zu einem völlig normalen Bewegungsverlauf.

Der ganz überwiegende Teil unserer Bewegungen wird im Alltag unter direkter visueller Kontrolle des Ziels ausgeführt; der Blick wird i.d.R. auf das Zielobjekt gerichtet. Probleme treten für Patienten mit optischer Ataxie daher nur in **Situationen** auf, in denen Blickrichtung und Handbewegung durch situative Anforderungen entkoppelt sind. Versuchen die Patienten z. B., den Augenkontakt zu einem Gegenüber zu halten und gleichzeitig einen Gegenstand zu ergreifen, verfehlen sie diesen häufig. Kontrolliert der Patient die Bewegung daraufhin bewusst, wird er seinen Blick wieder auf Hand und Objekt richten und so die gleiche Bewegung erfolgreich ausführen. Daher beschränken sich spontane Berichte der Patienten häufig auf Beschwerden über »seltsame Fehler beim Greifen«, die zwar regelmäßig, jedoch »nicht immer« auftreten.

> Die optische Ataxie betrifft ausschließlich **visuell** kontrollierte Bewegungen. Bewegungen auf **propriozeptive Ziele am eigenen Körper** und Bewegungen auf **auditorische Ziele** zeigen einen normalen Verlauf. Defizite in diesen Modalitäten können gleichzeitig auftreten, scheinen jedoch nicht ursächlich mit der optischen Ataxie verknüpft zu sein.

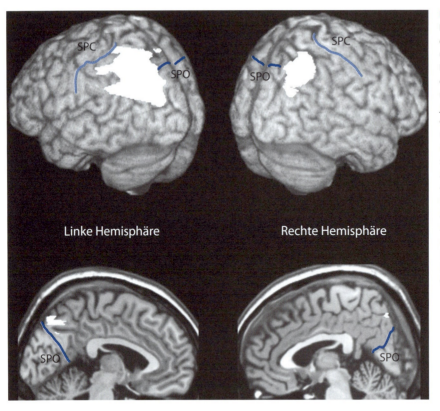

Abb. 4.24 Laterale und mediale Darstellung der typischen Schädigungsregion bei Patienten mit unilateraler optischer Ataxie (**weiß**). Die Läsionen von Patienten mit optischer Ataxie nach links- und rechtsseitiger Schädigung wurden jeweils übereinandergelegt. Von dieser Überlagerung wird die regionale Häufigkeit von Läsionen in einer Kontrollgruppe mit Hirnschädigung jedoch ohne optische Ataxie abgezogen. Die Differenz der Läsionshäufigkeiten zwischen beiden Gruppen zeigt die für das Auftreten der Störung kritischen Areale. **SPO** Sulcus parietooccipitalis. **SPC** Sulcus postcentralis (bearbeitet aus Karnath u. Perenin 2005, mit frdl. Genehmigung von Oxford University Press)

Schädigungen können **uni-** oder **bilateral** auftreten:
- Bei **Schädigung einer Hemisphäre** betrifft die optische Ataxie vor allem die kontraläsionale Hand und/oder das kontraläsionale Gesichtsfeld. Bewegungen der nicht betroffenen ipsiläsionalen Hand und/oder Bewegungen im ipsiläsionalen Gesichtsfeld sind deutlich geringer beeinträchtigt oder sogar normal erhalten (Abb. 4.25).
- Bei **bilateralen Schädigungen** betrifft die optische Ataxie häufig beide Hände und beide Gesichtsfeldhälften und ist insbesondere im akuten Stadium oft begleitet von den weiteren Symptomen eines **Bálint-Holmes-Syndroms** (Karnath 2006):
  - Einengung des visuellen Aufmerksamkeitsfelds,
  - Störungen der räumlichen Orientierung und
  - Blickbewegungsstörungen.

Fehler bei Handorientierung und Handöffnung

Zusätzlich zur direktionalen Abweichung der Bewegung vom Ziel können Fehler bei der Handorientierung und Handöffnung auftreten. Die Handöffnung wird nicht mehr verschiedenen Objektgrößen angepasst, sondern unabhängig von der jeweiligen Objektgröße **übermäßig weit** eingestellt (Jeannerod et al. 1994). Im Extremfall wird das Objekt immer erst bei nahezu vollständig gestreckten Fingern mit der palmaren Fläche der Hand berührt, bevor es zum Handschluss kommt. Muss die Hand im Verlauf der Bewegung umorientiert werden, um z. B. einen Stift oder Stab zu ergreifen, kommt es zu deutlichen Abweichungen von der notwendigen Orientierung (Perenin u. Vighetto 1988).

4.9.2 Diagnostik und Abgrenzung von motorischen und sensorischen Störungen

> Wesentliche **Merkmale** der optischen Ataxie sind:
> - auffällige Bewegungsfehler bei Präsentation der Ziele im **peripheren** Gesichtsfeld und
> - deutliche Reduktion der Fehler bei Präsentation der Ziele im **zentralen** Gesichtsfeld.

Klinische Prüfung: Visuell kontrollierte Greifbewegungen

In der klinischen Prüfung werden Greifbewegungen unter **beiden Präsentationsbedingungen** verglichen. Als Zielobjekt eignet sich ein kurzer Stab, der dem Patienten einen Kraftgriff mit der ganzen Hand erlaubt:
- Der Patient sitzt dem Untersucher gegenüber und fixiert die Nase des Untersuchers. Der Stab wird nun mehrfach im **peripheren Gesichtsfeld** präsentiert und soll zunächst mit der rechten, dann mit der linken Hand in einer flüssigen Bewegung ergriffen werden ohne den Blick von der Nase des Untersuchers abzuwenden. Durch Variation der untersuchten Hand und der Seite der Präsentation wird die Ausprägung der Störung in den beiden Gesichtsfeldern und für die jeweilige Hand festgestellt.
- Die gleiche Untersuchung wird dann mit freien Augenbewegungen und damit bei Präsentation im **zentralen Gesichtsfeld** wiederholt. Der Patient wird explizit aufge-

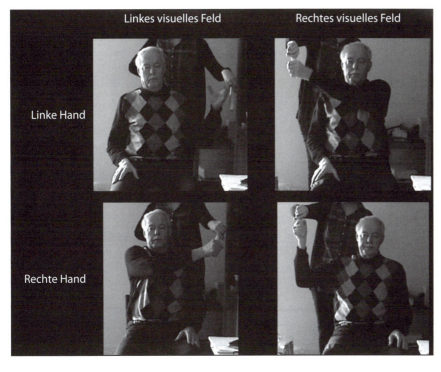

Abb. 4.25 Greifbewegungen auf ein peripheres visuelles Ziel bei einem Patienten mit optischer Ataxie nach rechtsseitiger parietaler Läsion. Der Patient zeigt einen kombinierten Hand- und Feldeffekt. Deutliche Fehler treten nahezu ausschließlich mit der kontraläsionalen Hand im kontraläsionalen Gesichtsfeld auf. Blickt der Patient direkt auf den zu ergreifenden Stab, sind die Bewegungen stets fehlerfrei

Tab. 4.16 Zu prüfende Bedingungen und Beispiel für die Häufigkeit von Greiffehlern (Patient mit optischer Ataxie, 11 Monate nach Schlaganfall)

	Linke Hand		Rechte Hand	
	Linkes Halbfeld	Rechtes Halbfeld	Linkes Halbfeld	Rechtes Halbfeld
Mit Fixation	5 (10)	0 (10)	1 (10)	0 (10)
Ohne Fixation	0 (10)	0 (10)	0 (10)	0 (10)

fordert, das Zielobjekt zunächst direkt anzuschauen und erst dann zu ergreifen.

In **Tab. 4.16** sind die zu prüfenden Bedingungen und ein Beispiel für die Häufigkeit von Greiffehlern (Gesamtzahl ausgeführter Bewegungen) mit rechter/linker Hand in beiden visuellen Halbfeldern zusammengefasst. Es handelt sich um den in **Abb. 4.25** dargestellten Patienten mit optischer Ataxie, 11 Monate nach Schlaganfall. Der Patient zeigt einen deutlichen kombinierten Hand- und Feldeffekt bei extrafovealer Zielpräsentation.

- Abgrenzung von motorischen und sensorischen Störungen
- Differenzierung zwischen peripherer und zentraler Präsentation des Ziels

Die Differenzierung zwischen peripherer und zentraler Präsentation des Ziels erlaubt die Abgrenzung der optischen Ataxie von umfassenderen **Beeinträchtigungen des Bewegungsablaufs**, z. B. durch
- Paresen (▶ Kap. 4.1.2 bis Kap. 4.3),
- extrapyramidale Bewegungsstörungen und
- modalitätsunspezifische Koordinationsstörungen wie die zerebelläre Ataxie (▶ Kap. 4.7).

Der zur Feststellung von koordinativen Störungen übliche **Finger-Nase-Versuch** erbringt beim Patienten mit optischer Ataxie ein unauffälliges Ergebnis.

- Differenzierung zwischen visuellen Halbfeldern und Händen

Bei Patienten mit **unilateralen Schädigungen** kann die Differenzierung zwischen dem linken/rechten visuellen Halbfeld und zwischen der linken/rechten Hand weitere Informationen zum Ausschluss rein motorischer oder sensorischer Defizite liefern:
- Eine bessere Leistung im **ipsiläsionalen Gesichtsfeld** im Vergleich zum kontraläsionalen spricht gegen eine rein motorische Verursachung oder propriozeptive Defizite der Lage- und Bewegungsempfindung als Ursache des Fehlverhaltens.

– Eine bessere Leistung mit der **ipsiläsionalen Hand** im Vergleich zur kontraläsionalen Hand spricht gegen eine Verursachung durch rein visuell sensorische Defizite. Feld- und Handeffekte bei unilateralen Schädigungen erlauben zudem die Abgrenzung von apraktischen Symptomen (▶ Kap. 4.8).

> **Praxistipp**
>
> Bei Vorliegen einer **Hemiplegie** oder **homonymen Hemianopsie** kann die Prüfung auf eine optische Ataxie natürlich nur für die intakte Gesichtsfeldhälfte bzw. die nicht betroffene Hand erfolgen.
> Da die Bewegungsfehler bei **unilateralen Läsionen** jedoch – i.d.R. in geringerer Ausprägung – häufig auch mit der kontraläsionalen Hand im ipsiläsionalen Gesichtsfeld (bei **Hemianopsie**) und mit der ipsiläsionalen Hand im kontraläsionalen Gesichtsfeld (bei **Hemiplegie**) auftreten können, ist eine Untersuchung dennoch möglich und sinnvoll.

■ **Klinische Prüfung: Handöffnung und Handorientierung**

Während direktionale Fehler auch in geringer Ausprägung durch die oben dargestellte Untersuchung meist gut zu erkennen sind, können geringfügige Beeinträchtigungen der distalen Bewegungskontrolle (Handöffnung, Handorientierung) oft nur in einer **kinematischen Bewegungsanalyse** aufgedeckt werden (▶ Kap. 3.4):
– **Gesunde** zeigen einen sehr stabilen Zusammenhang zwischen verschiedenen Objektgrößen und der jeweiligen maximalen Handöffnungsweite während der Transportphase.
– Diese Korrelation ist bei Patienten mit **optischer Ataxie** oft signifikant reduziert.

Gleiches gilt für die Handorientierung. Wie auch die direktionalen Fehler, sind die Beeinträchtigungen der Kontrolle der Handkonfiguration bei Zielen im peripheren Gesichtsfeld stärker ausgeprägt und weisen bei Patienten mit **unilateraler Schädigung** sichtbare Hand-/Feldeffekte auf. Wenn vorhanden, erlauben diese Differenzierungen wiederum die Abgrenzung von z. B. feinmotorischen Störungen infolge zentraler oder peripherer Paresen.

Literatur

Ando S, Moritake K (1990) Pure optic ataxia associated with a right parieto-occipital tumour. J Neurol Neurosurg Psychiatry 53: 805-806

Blangero A, Ota H, Rossetti Y, Fujii T, Ohtake H, Tabuchi M, Vighetto A, Yamadori A, Vindras P, Pisella L (2010) Systematic retinotopic reaching error vectors in unilateral optic ataxia. Cortex 46: 77-93

Graff-Radford NR, Bolling JP, Earnest F, Shuster EA, Caselli RJ, Brazis PW (1993) Simultanagnosia as the initial sign of degenerative dementia. Mayo Clin Proc 68: 955-964

Himmelbach M, Karnath HO (2006) Optische Ataxie. In: Karnath HO, Hartje W, Ziegler W (Hrsg) Kognitive Neurologie. Thieme, Stuttgart. S 144-147

Jeannerod M, Decety J, Michel F (1994) Impairment of grasping movements following a bilateral posterior parietal lesion. Neuropsychologia 32: 369-380

Karnath HO (2006) Bálint-Holmes-Syndrom. In: Karnath HO, Thier P (Hrsg) Neuropsychologie, 2. Aufl. Springer, Berlin Heidelberg New York. S 225-236

Karnath HO, Perenin MT (2005) Cortical control of visually guided reaching: Evidence from patients with optic ataxia. Cereb Cortex 15: 1561-1569

Perenin MT, Vighetto A (1988) Optic ataxia: A specific disruption in visuomotor mechanisms. I. Different aspects of the deficit in reaching for objects. Brain 111: 643-674

4.10 Das Schulter-Hand-Syndrom

A. Conrad, C. Herrmann

Zusammenfassend bleiben die **Ursachen** des schmerzhaften Schulter-Arm-Syndroms nach Schlaganfall vieldeutig und auch in ihrer Gewichtung umstritten. Ein **einheitliches pathophysiologisches Konzept** lässt sich schon aufgrund unterschiedlicher Syndrome und Ursachenkomplexe nicht aufstellen, so dass die genaue diagnostische Abklärung des Einzelfalls Grundlage jeder differenziellen Therapie ist. Zweifellos stellt die **glenohumerale Subluxation** bei einer initial schlaffen höhergradigen und lang anhaltenden Parese insbesondere der Außenrotatoren und des M. deltoideus eine der möglichen Ursachen dar, wenn weitere Faktoren wie traumatisierende passive Bewegungen durch mangelnde Lagerung und falsche Behandlung oder v.a. im höheren Alter vorbestehende degenerative Veränderungen der Kapsel-Band-Strukturen hinzutreten. Nicht wenige der Untersuchungen und Literaturauswertungen bestreiten einen Zusammenhang zwischen der Subluxation im Schultergelenk und Ausmaß und Häufigkeit der Beschwerden.

Assessmentverfahren, klinische und apparative Untersuchungsmethoden unterstützen die **diagnostische** und **prognostische Einschätzung**, wobei die Benutzung von Schmerzskalen zur Selbsteinschätzung der Schmerzintensität bei Schlaganfallpatienten mit kognitiven und sensorischen Störungen besondere Probleme mit sich bringen kann.

Die **Diagnose** eines CRPS kann schwierig sein, hier sind die Konsensuskriterien der IASP entscheidend. In der bildgebenden Diagnostik gilt nach wie vor bei den meisten Autoren die Technetium-3-Phasen-Knochenszintigraphie als aussagefähigste Untersuchung in der Differenzialdiagnostik von Schulterschmerzen hinsichtlich eines komplexen regionalen Schmerzsyndroms (CRPS). Der Einsatz von Ultraschall und MRT erleichtert heute die Abgrenzung vorbestehender degenerativer Veränderungen.

4.10.1 Definition, Vorkommen und Relevanz des Schulter-Hand-Syndroms

Definition

Die »schmerzhafte Schulter« nach Schlaganfall« ist ein Sammelbegriff für ein oft aus verschiedenen Ursachen entstehendes Syndrom und wird in der Literatur auch bezeichnet als
- Shoulder Pain,
- Hemiplegic Shoulder Pain (HSP, HPSP),
- Post-stroke Shoulder Pain (P(S)SP),
- Glenohumeral Subluxation (GHS),
- Schulter-Hand-Syndrom bzw. Shoulder Hand Syndrome (SHS),
- Sudecksyndrom,
- Sympathische Reflexdystrophie bzw. Reflex Sympathetic Dystrophy (RSD, SDR) oder
- Komplexes regionales Schmerzsyndrom bzw. Complex Regional Pain Syndrome (CRPS Typ I).

Die **Schultersubluxation** wird ebenfalls häufig in diesem Zusammenhang genannt, ohne dass jedoch eine feste Beziehung zum Schulterschmerz besteht.

Klinisches Bild

Das klinische Bild der schmerzhaften Schulter nach Schlaganfall kann sehr **unterschiedlich ausgeprägt** sein und variiert vom mäßigen Schulterschmerz und einer Beeinträchtigung der Beweglichkeit, besonders der Abduktion und Außenrotation, bis zum Vollbild des Schulter-Hand-Syndroms mit unerträglichen Schmerzen und gestörter autonomer Regulation mit überwärmter, geschwollener, livide verfärbter Hand. Im Wesentlichen versucht man zwischen folgenden **Symptombildern** zu unterscheiden:
- der in Ruhe oder bei Bewegung schmerzhaften und eingeschränkten, einerseits **schlaffen subluxierten**, andererseits **spastischen bewegungseingeschränkten** Schulter,
- dem bis zum komplexen regionalen Schmerzsyndrom gehenden Schulter-Arm-Hand-Syndrom und
- dem zentralen neuropathischen Schmerz.

Vorkommen

Die **Prävalenz** bei Schlaganfallpatienten wird in der Literatur mit 16–72% (Walsh 2001) und 5–84% (Turner-Stokes u. Jackson 2002) angegeben. In einer weiteren prospektiven Studie (Gamble et al. 2002) mit einer **Inzidenz** von 40% besserte sich jedoch der Schulterschmerz unter einer Standardtherapie innerhalb von 6 Monaten oder bildete sich bei 80% der Fälle weitgehend zurück. Die Vielfalt der verwandten Begriffe und Definitionen in der Literatur erklärt die unterschiedlichen Prävalenzen.

> Eine **schmerzhafte Schulter** manifestiert sich überwiegend im **1. bis 2. Monat** nach einem hemiparetischen Schlaganfall und geht einem auftretenden Schulter-Hand-Syndrom häufig **1–4 Wochen** voraus (Braus et al. 1994; Poduri 1993).

Relevanz des Schulter-Hand-Syndroms

Die schmerzhafte Schulter stellt in der Rehabilitation vieler Patienten eine erhebliche **Beeinträchtigung** dar, nicht nur infolge der dadurch **verzögerten motorischen Erholung** der oberen Extremität, sondern auch infolge der **Belastung** durch die oft stark ausgeprägten Schmerzbeschwerden und die damit einhergehende verstärkende Wechselwirkung mit der als zusätzlichem Risikofaktor angesehenen **Depression** nach Schlaganfall.

4.10.2 Biomechanische Grundlagen der schmerzhaften Schulter nach Schlaganfall

Biomechanik des Schultergelenks

Das Schultergelenk ist bereits von seinem anatomischen Grundaufbau durch die überwiegend muskuläre und damit dynamische Bewegungsführung und Stabilisierung anfälliger für traumatisierende Fehlbelastungen und chronifizierende Verschleißerscheinungen. Die unmittelbare Führung des Humeruskopfs in der Gelenkpfanne erfolgt durch die Muskeln der sog. **Rotatorenmanschette** (Mm. supra- und infraspinatus, subscapularis), die den Kopf in Richtung des Zentrums der Gelenkpfanne ziehen und bei EMG-Messungen eine gleichzeitige Innervation bei allen Bewegungen des Oberarms zeigen (Brinckmann et al. 2000; Kronberg et al. 1995). Einer **Luxation des Oberarmkopfs** wird durch die obere Gelenkkapsel und durch das Lig. coracohumerale (und den M. coracobrachialis) entgegengewirkt, an dessen Straffung der M. supraspinatus beteiligt ist. Bei einer Oberarmabduktion bzw. einem gelenkmechanisch bedingten Tiefertreten des vom Schulterblatt gebildeten oberen Schultergelenkwinkels werden die obere Gelenkkapsel und das Lig. coracohumerale entspannt, was eine Subluxation des Oberarms prinzipiell begünstigt (Hummelsheim 1994).

Veränderte Biomechanik nach Schlaganfall
Phase der schlaffen Parese

Die in bis zu 90% nach einem Schlaganfall zunächst auftretende **schlaffe Parese der Schultermuskeln** begünstigt die subglenoidale Subluxation und kann zu einer irreversiblen Überdehnung und Schädigung der Rotatorenmanschette und der angrenzenden Kapsel-Band-Strukturen führen, oft auch unter Beteiligung der Armplexusfasern (Turner-Stokes u. Jackson 2002).

Phase der spastischen Parese

Die sich im Anschluss daran meist entwickelnde **spastische Hemiparese** mit dem typischen Beugemuster der Schulter-Arm-Hand-Muskulatur hebt die muskuläre Führung im Schultergelenk unter Abschwächung der Außenrotatoren teilweise auf; der zusätzliche Ausfall des M. deltoideus begünstigt das **Abgleiten des Humeruskopfs** nach kaudal im Sinne der subglenoidalen Luxation oder glenohumeralen Subluxation. Die Dezentrierung wird nun jedoch zunehmend verstärkt durch den spastisch erhöhten Zug der Adduktoren und

Innenrotatoren (Mm. teres major, subscapularis, latissimus dorsi, pectoralis major), was eine Subluxation oder Luxation zusätzlich auch durch den **Abwärtszug** dieser Muskeln begünstigt. Auf dieser Hypothese beruhen auch Behandlungskonzepte mit gezielter Schwächung dieser Muskeln durch **Botulinumtoxin-Injektionen**. Die Subluxation wird ebenfalls verstärkt durch die zusätzliche Parese des M. serratus anterior und gleichzeitige Spastizität der Mm. rhomboidei infolge des Tieferstands der Schulter und erschwerter Abduktion und Rotation im Schultergelenk nach oben, mit Begünstigung der Kompression von subakromialen Bandstrukturen. Die mit dem Alter ebenfalls zunehmenden degenerativen Veränderungen im Schultergelenk können diese destabilisierenden Prozesse nach zerebrovaskulären Ereignissen verstärken.

4.10.3 Pathophysiologische Konzepte

Schädigung der schultergelenkübergreifenden myofaszialen Strukturen

- Literaturübersicht

In einer umfangreichen Übersicht (Turner-Stokes u. Jackson 2002) verwiesen die Autoren auf die **divergenten Ergebnisse** in der Literatur über die Inzidenz der schmerzhaften Schulter nach Schlaganfall und den Zusammenhang mit Spastizität, Veränderungen der myofaszialen Strukturen und der Schultersubluxation.

Aus einer Übersicht von 16 Autoren anhand von 1.419 Fällen ergaben sich **Inzidenzen** zwischen 5% und 84%, mit einem Mittel von 54% für ein HSP (Hemiplegic Shoulder Pain); in 10 Untersuchungen mit 1.005 Patienten hatten 17–81% eine Subluxation, für 67 Patienten wurde keine Beziehung, für 229 Patienten ein Zusammenhang zum Schulterschmerz angegeben.

Die Literaturübersicht legte auch eine Beziehung zwischen **Dauer** der Hemiparese und **Häufigkeit** von Schulterschmerz nahe.

Die Autoren unterschieden im Hinblick auf das **therapeutische Vorgehen**
- die schlaff-paretische Form mit vor allem präventiven Maßnahmen, Lagerungs- und Schlingentechniken und
- die spastische Parese mit mehr spastiksenkenden, mobilisierenden und medikamentösen Methoden.

Als **Risikofaktoren** wurden angesehen:
- Pareseschweregrad,
- halbseitige Gesichtsfeld- und Aufmerksamkeitsstörungen,
- ausgeprägter Sensibilitätsverlust des betroffenen Arms und
- Depressivität.

Unter der Lupe

Studien: Ursachen für den Schulterschmerz nach Schlaganfall
Eine neuere, arthrographisch untermauerte Studie (Lo et al. 2003) an 32 Patienten mit Schulterschmerz nach Schlaganfall (davon 16% mit Schulter-Hand-Syndrom) konnte als **Ursachen** aufzeigen:
- Bei 50% der Patienten war eine adhäsive Kapselentzündung die Ursache,
- bei 44% bestand eine Subluxation,
- bei 22% eine Rotatorenmanschettenruptur.

Die **Kapselentzündung** ging mit einer längeren Beschwerdedauer und einer eingeschränkten passiven Beweglichkeit einher, die **Subluxation** mit vergrößerter passiver Beweglichkeit und gemindertem Muskeltonus, die ihrerseits zusammen mit einem größeren Gelenkvolumen das Risiko einer Kapselentzündung verminderten.
In einer aktuellen Studie wurde bei 89 Patienten mit einem Schulterschmerz nach Schlaganfall ein **MRT** der betroffenen Schulter durchgeführt (Shah et al. 2008):
- 35% zeigten Einrisse der Rotatorenmanschette oder der Mm. biceps und deltoideus,
- 53% eine Tendopathie im Bereich dieser Strukturen.

Die **Inzidenz einer Rotatorenmanschettenruptur** stieg mit dem Alter; es bestand jedoch keine gesicherte Beziehung dieser Veränderungen zur Schwere des Schulterschmerzes. Bei 20% der Patienten zeigte sich eine Atrophie der Muskulatur der Rotatorenmanschette und des M. deltoideus, die sowohl mit verminderter Muskelkraft als auch geringer ausgeprägtem Schulterschmerz einherging.

Peripher-nerval und autonom vermittelte Prozesse

Die Läsion kapsulärer oder subakromialer Strukturen scheint zwar eine häufige Voraussetzung für den zunächst überwiegend lokalen Schulterschmerz zu sein, darf aber nicht bloß aufgrund einer häufig am plegischen Arm auftretenden **Handschwellung** mit einer reflexdystrophischen Ausweitung des Krankheitsbilds verwechselt werden.

- Isoliertes Handödem

Die Prävalenz einer **isolierten Handschwellung** und eines **Handödems** in der Rehabilitation von Patienten nach einem Schlaganfall wird mit 73% resp. 33% beschrieben (Boomkamp-Koppen et al. 2005). Das Auftreten korreliert dabei mit der Schwere der Beeinträchtigung der motorischen Armfunktion. Bei einem Schulter-Hand-Syndrom treten wie auch bei komplexen regionalen Schmerzsyndromen anderer Ätiologie in Abhängigkeit von der Schwere und Dauer **Demineralisationen** der distalen Extremitätenknochen auf, messbar anhand von Knochendichtemessungen (BMD, Dual energy X-ray absorptiometry) (Kumar et al. 2001).

> Ein **Handödem** entwickelt sich beim hemiparetischen Arm als **isoliertes Symptom** oder als **Teil eines komplexen regionalen Schmerzsyndroms**.

Der **Lymphtransport** beim **Handödem** des hemiplegischen Arms ist in der dynamischen Lymphszintigraphie im Gegensatz zu Lymphödemen, bei denen sich eher eine Verlangsamung der Lymphströmung findet, in der Mehrzahl der Fälle proportional zum Ödem der gelähmten Gliedmaße **beschleunigt**. Diskutiert werden

- **veränderte Filtrationsmechanismen** durch vermehrten arteriellen Blutfluss und Schädigung der Kapillarpermeabilität,
- eine beeinträchtigte Rückresorption i.S. einer sog. **dynamischen Insuffizienz** des Lymphgefäßsystems bei überschrittener Transportkapazität (Werner et al. 1999), und auch
- ein **sympathisch vermitteltes Missverhältnis** zwischen der Gefäßweitenregulation von Arteriolen und Venolen, das bei relativ zum Einstrom zu hoher Venolenkonstriktion zum Ödem und zu einer Zunahme des interstitiellen Drucks führt. Die dadurch ausgelöste Sensibilisierung der Nozizeptoren, mit einem typischerweise bei Orthostase zunehmenden Schmerz, und die vermutete spinalreflektorische Zunahme des Venolenkonstriktorentonus sollen das Krankheitsbild in einem Circulus vitiosus unterhalten und verstärken (Hummelsheim 1994).

- **CRPS Typ I**

> Ein anfängliches Schulter-Hand-Syndrom entwickelt sich erst mit der **charakteristischen Trias** zu einem klinisch sicher diagnostizierbaren **CRPS Typ I**, bei
> - autonomen Störungen der Hauttemperatur, der Hautfärbung und des Schwitzens,
> - sensorischen Störungen mit Schmerz und Hyperalgesie und
> - motorischen Störungen mit Paresen, Tremor und Dystonie.

Diese Symptomtrias wird heute auch als **Sonderform eines neuropathischen Schmerzsyndroms** diskutiert, möglicherweise infolge
- einer gesteigerten neurogenen Entzündung,
- einer pathologischen sympathikoafferenten Koppelung und
- zentral-nervöser neuroplastischer Veränderungen (Stanton-Hicks et al. 1998, Jänig u. Baron 2003; Maihöfner u. Birklein 2007),

wobei auch Mechanismen der neurogenen Entzündung (Baron 2004) und eine gestörte Endothelfunktion mit verminderter Vasodilatation unter Einfluss von Azetylcholin (Schattschneider 2006) eine Rolle zu spielen scheinen.

> **Praxistipp**
>
> Die **größte diagnostische Validität** scheinen derzeit die operationalisierten klinischen Kriterien der Internationalen Gesellschaft zum Studium des Schmerzes (IASP) zu bieten.

> **Unter der Lupe**
> **Studienergebnisse: CRPS Typ I**
> Bei 12,5% bis nahezu 35% der Schlaganfallpatienten entwickelt sich ein **entzündlich-ödematöser** und auch **dystrophischer Prozess** bis zum Vollbild des CRPS Typ I (auch Sudecksyndrom, Algodystrophie, Reflexdystrophie) mit distaler Ausprägung (Daviet 2002; Davis 1977; van Ouwenaller 1986).
> Daviet (2002) sah in seiner prospektiven Studie mit 71 Patienten jedoch Subluxation, Hemineglect und Depression **nicht als Prädiktoren** für die Schwere des CRPS I an.
> Turner-Stokes und Jackson (2002) verweisen auf Unschärfen in den jeweiligen Studiendefinitionen der CRPS-Kriterien und vermuten bei strikter Voraussetzung **vasomotorischer Veränderungen** und einer **Druckschmerzhaftigkeit** der Metakarpalphalangen geringere Inzidenzen.
> Petchkrua (2000) untersuchte 13 von 64 klinisch verdächtigen Probanden mit einem **3-Phasen-Szintigramm** und sah nur bei einem Patienten die Kriterien des CRPS I. Die 3-Phasen-Knochenszintigraphie zeigte in mehreren Studien (Weiss et al. 1993; Wang et al. 1998) eine signifikante diagnostische und prädiktorische Validität für die zukünftige Auftretenswahrscheinlichkeit oder das Vorhandensein eines RSDS (CRPS).
> In einer prospektiven EMG-Studie (Cheng 1995) an 70 Patienten hatten 30 von 31 Patienten (97%) mit späterem klinischem RSDS (CRPS) in den **EMG-Voruntersuchungen** Fibrillationen oder positive scharfe Wellen, verglichen mit 16 von 39 Patienten ohne CRPS (41%). Es bestand
> - eine Korrelation zwischen Auftreten eines RSDS und sensiblem Defizit bzw. Schultersubluxation,
> - keine Korrelation zu Alter, Geschlecht, Schwere der Spastizität oder Ursache des Schlaganfalls.
>
> Es wurde die Hypothese einer Verursachung des RSDS durch **Dehnung** und **Teilläsion des Plexus brachialis** im Rahmen der Hemiplegie aufgestellt, die die Spontanaktivität im EMG als einen guten Prädiktor für ein späteres RSDS begründet. Turner-Stokes und Jackson (2002) verweisen in ihrer ausführlichen Übersicht
> - auf Arbeiten, in denen schon früh der Verdacht auf eine zusätzliche Schädigung des N. axillaris, des N. suprascapularis und des Armplexus durch den passiven Zug durch das Eigengewicht des Arms bei intialer schlaffer Parese geäußert wurde, und zugleich
> - auf andere Arbeiten mit gegenteiligem Ergebnis oder der Hypothese einer transsynaptischen Läsion des unteren, infolge primärer Schädigung des oberen Motoneurons.

Zentral-nervös vermittelte Prozesse

Hinsichtlich der pathophysiologischen Enstehungsbedingungen eines CRPS I haben sich in den letzten Jahren insbesondere in den bildgebenden Aktivierungsstudien des Kortex neue Erkenntnisse ergeben, die Zusammenhänge mit **fehlgelaufenen neuroplastischen Prozessen** erkennen lassen. Dementsprechend haben sich **mental begründete Therapieverfahren** wie mentales Training oder Spiegeltherapie, wie sie seit Längerem zur Förderung der sensomotorischen Reorganisation zur Anwendung kommen, auch in der Behandlung des chronischen CRPS I als wirksam erwiesen (Moseley 2004). Parallel zur Rückbildung des Syndroms zeigten Aktivierungsstudien eine Reorganisation betroffener Kortexareale insbesondere in der Parietalregion (Maihöfner u. Birklein 2007). Hinsichtlich weiterer Einzelheiten und dem aktuellen Stand der Pathophysiologie des CRPS über seine Bezüge zum Schlaganfall hinaus wird auf ▶ Kap. 4.11 verwiesen.

In 8% bis über 11% der Fälle (Bowsher 2001; van Schayck 2004) kommt es zur Ausprägung eines **zentralen neuropathischen Schmerzes**, der die anderen Formen von Schulter-Arm-Schmerz auch zusätzlich überlagern kann und oft therapeutisch nur unzureichend beherrschbar ist.

4.10.4 Assessmentverfahren und spezifische Diagnostik der schmerzhaften Schulter und des Schulter-Hand-Syndroms

Generelle Parameter

Assementverfahren für die zu evaluierenden generellen Parameter bei der schmerzhaften Schulter und Schulter-Hand-Syndrom sind in ▶ **Übersicht 4.8** zusammengefasst.

> **Übersicht 4.8**
> **Assessmentverfahren bei schmerzhafter Schulter und Schulter-Hand-Syndrom**
> - **Armfunktion**
>   – Medical Research Council (MRC)
>   – Motricity Index (MI)
>   – Bobath Motor Assessment Scale (MAS)
>   – Fugl-Meyer Test (FM)
>   – Rivermead Motor Assessment (RMA)
> - **Armaktivitäten**
>   – TEMPA (Test Évaluant la Performance des Membres supérieurs des Personnes Âgées)
>   – Action Research Arm Test (ARAT)
>   – Box-and-Block Test (BBT)
>   – Nine-Hole-Peg Test (NHPT)
> - **Aktive Beweglichkeit** im Schultergelenk (active Range of Motion, aROM)
> - **Muskeltonus** (schlaff/spastisch)
>   – Modifizierte Ashworth Scale (mAS)
>   – REPAS (REsistance to PASsive movement scale)
> - **ADL-Selbstversorgungsgrad**
>   – Barthel-Index (BI)
>   – Functional Independance Measure (FIM)

Spezifische Parameter bei schmerzhafter Schulter

Die spezifischen Messparameter bei der schmerzhaften Schulter sind in ▶ **Übersicht 4.9** zusammengefasst.

> **Übersicht 4.9**
> **Spezifische Parameter bei der schmerzhaften Schulter**
> - **Schmerzen** in Ruhe (am Tag, in der Nacht), Schmerzen bei Bewegung, insbesondere durch Abduktion und Außenrotation
> - **Allodynie** bei zentral verursachtem neuropathischen Schmerz
> - **Subluxationsgrad** (klinisch, Röntgen, Ultraschall)
> - Schmerzfreies **passives Bewegungsausmaß** (pROM, spROM) der Schulter, begleitendes Impingementsyndrom (Painful Arc): Winkelmessung/-graduierung
> - **Schulterblattruhestellung** (Downward Tilt, ScDT) und dynamische Schulterblatt-Lateralrotation (ScLR) (Price et al. 2001)
> - **Ödemvolumen** bei einem Handödem
> - **Neurophysiologische Diagnostik** (Elektromyographie und Elektroneurographie) kann einen Beitrag zur Differenzialdiagnostk leisten. Vom **CRPS Typ I** sind abzugrenzen:
>   – Armplexusschädigung,
>   – zervikales radikuläres Kompressionssyndrom,
>   – Karpaltunnelsyndrom (KTS),
>   – N. suprascapularis-Kompressionssyndrom oder
>   – Kausalgie (CRPS II)

Besonderheiten der Schmerzmessung bei Schlaganfallpatienten

Schmerz ist ein **subjektives Symptom**, das auch bei Patienten mit intakten sensomotorischen, kognitiven und kommunikativen Fähigkeiten schwierig zu messen ist. Derzeit existieren keine gut validierten, spezifisch für Schlaganfall entwickelten Schmerzassessmentinstrumente (Turner-Stokes u. Jackson 2002): Standardassessments für Schmerz wie eine **Visuelle Analogskala** (**VAS**) können für Patienten mit räumlich-konstruktiven Störungen oder visuellem Neglect ungeeignet sein, selbst zu beantwortende Fragebögen wie der **McGill Pain Score** für Patienten mit aphasischen Störungen unangemessen, und auf der **Schulterfunktion** basierende Assessments sind ungeeignet für den funktionslosen plegischen Arm.

Bei verschiedenen Arten visueller und numerischer Analogskalen (mechanisch, horizontal, vertikal) fand sich eine Korrelation der Eignung der Skalen zum Schlaganfall-Subtyp (am schlechtesten bei Infarkten der vorderen Strombahn) und zu kognitiven Faktoren sowie visuellem und taktilem Hemineglect (Price et al. 1999). Als **Messinstrumente** in verschiedenen Studien zum hemiplegischen Schulterschmerz wurden u.a. eingesetzt:

– das Brief Pain Inventory (BPI 12 und BPI 23) mit einem daraus abgeleiteten Gesamtscore (Chae 2005; Cleeland et al. 1994),
– der Ritchie Articular Index (Bohannon 1986),
– das Assessmentinstrument Shoulder-Q (Turner-Stokes 2006),

- der Ability-Q (Turner-Stokes 2003) als Prä-Assessment nach Schlaganfall zur Ermittlung von Patienten mit Schwierigkeiten bei kategorialen oder numerischen Ratingskalen und
- die Faces Pain Scale (Benaim 2007), eine non-verbale vertikale Schmerz-Ratingskala mit 7 Gesichtsausdrücken für linkshemisphäriell geschädigte Schlaganfallpatienten.

Skalen zur Messung des Subluxationsgrads

Generell lassen sich klinische und apparative Messmethoden diffenzieren.

- **Klinische Messmethoden**

Als klinische Methoden zur **Bestimmung des akromio-humeralen Abstands** werden genutzt:
- Palpation und Vergleich mit der Gegenseite (Cailliet 1980),
- Palpation und qualitatives Grading in 3–6 Kategorien (Bohannon u. Andrews 1990; Hall et al. 1995),
- Messung mit Messschiebern oder thermoplastischem Material (Hayes u. Sullivan 1989; Prévost et al. 1987) und
- Messung der Armlängendifferenz (Boyd et al. 1993).

Goniometrische Messungen für Abduktion, Flexion und Außenrotation der Schulter erfolgen standardisiert in Rückenlage. Für die Messung der Außenrotation empfiehlt sich eine Ausgangsposition in 20–30° Abduktion. Mögliche **Endpunkte** der Messung für das **passive Bewegungsausmaß** sind
- maximal mögliches pROM,
- pROM bis zum Beginn eines passiven Widerstands und
- schmerzfreies (»painfree«) Bewegungsausmaß (spROM oder ppROM).

Die Kenntnis der Messungenauigkeit der Methoden ist sowohl für klinische als auch wissenschaftliche Anwendung relevant (Conrad und Herrmann 2009).

- **Apparative Messmethoden**

Apparative Messmethoden lassen sich **differenzieren** in:
- qualitative Methoden (Grad der Subluxation in 3–4 definierten Kategorien anhand visueller Inspektion der einzelnen a.p.-Röntgenaufnahmen (Shai et al. 1984; Smith et al. 1982; Snels et al. 2001; Ring et al. 1985; van Langenberghe u. Hogan 1988),
- quantitative radiologische Methoden (Boyd et al. 1993; Brooke et al. 1991; Carpenter u. Millard 1982; Poppen u. Walker 1976; Prévost et al. 1987) und
- sonographische Methoden (Kausch 1998; Park et al. 2007; Jerosch 1991[1 und 2]).

Stadien eines Schulter-Arm-Hand-Syndroms und das Komplexe regionale Schmerzsyndrom (CRPS Typ I)

Nach schon früher entwickelten Skalen, z. B. dem 3-stufigen Phasenmodell von Steinbrocker und Argyros (1958) und dem Schulter-Hand-Syndrom Score nach Braus et al. (1994) sind heute die erstmals 1994 in einem Konsensusverfahren erarbeiteten **diagnostischen Kriterien** der International Association for the Study of Pain (IASP) maßgeblich (Stanton-Hicks et al. 1998; Harden et al. 2007; ▶ Kap. 4.11).

Bildgebende Diagnostik

Eine Röntgen-Nativdiagnostik der Schulter in zwei Ebenen kann vorbestehende Schädigungen im Bereich des Schultergelenks belegen (z. B. Verkalkungen bei Periarthritis humeroscapularis, abgelaufene Humeruskopffraktur).

Mit einer **Ultraschalluntersuchung** der Schulter lassen sich **komplette** und **inkomplette Risse der Rotatorenmanschette** mit mindestens vergleichbarer Effektivität wie mit einer MRT diagnostizieren (Dinnes et al. 2003).

Mittels **MRT** der Schulter mit T1- und T2-gewichteten Sequenzen lassen sich bei 35% der Patienten mit schmerzhafter paretischer Schulter nach Schlaganfall im subakuten Stadium ≥3 Monate **Einrisse** in der Rotatorenmanschette, im Bizeps oder Deltoideus nachweisen (Shah et al. 2008). In 53% finden sich **Tendopathien** im Bereich der Rotatorenmanschette, Bizeps oder Deltoideus. Die Prävalenz der Läsionen war alterskorreliert; die Studienpopulation wurde aber nicht mit einer Kontrollgruppe vergleichbarer Armlähmung ohne Schulterschmerzen verglichen. Trotz der hohen Prävalenz war damit der Zusammenhang mit Schulterschmerzen unklar.

Eine **Technetium-3-Phasen-Knochenszintigraphie** (Three-Phase Technetium Bone Scan, TPBS) gilt nach wie vor bei den meisten Autoren als aussagefähigste bildgebende Untersuchung in der Differenzialdiagnostik von Schulterschmerzen hinsichtlich eines **komplexen regionalen Schmerzsyndroms** (CRPS). Insbesondere in dessen Frühphase kann dieses gegenüber **heterotopen Ossifikationen** (HO) oder anderen Ätiologien abgegrenzt werden. Dabei wird das Auftreten einer diffusen Anreicherung mit periartikulärer Betonung in der betroffenen Gliedmaße im »späten« Knochenbild als charakteristisches Zeichen einer sympathischen Reflexdystrophie gewertet. Dieser Befund im TPBS fand sich in einer Stichprobe hospitalisierter Schlaganfallpatienten in 25% innerhalb 48–72 Stunden nach Aufnahme (Greyson u. Tepperman 1984). Die 3-Phasen-Knochenszintigraphie zeigte in mehreren Studien (Weiss et al. 1993) eine signifikante **diagnostische** und **prädiktorische Validität** für die zukünftige Auftretenswahrscheinlichkeit oder das Vorhandensein eines sympathischen Reflexdystrophie-Syndroms (RSDS, CRPS), mit einer/m
- Sensitivität von 92% (Wang et al. 1998),
- Spezifität von nur 56%,
- positiven Vorhersagewert von 58% und negativen von 91%,
- Kappa von 0,43 (70%, n=30).

Andere Faktoren (Geschlecht, Alter, Seite, Ursache, motorischer Status) zeigten keinen Einfluss.

Bei schmerzhafter Schulter nach Schlaganfall lassen sich anhand einer **Arthrographie** mit einem wasserlöslichen, positiven Kontrastmittel ein reduziertes Schultergelenkvolumen (<5 ml) und irreguläre Kapselränder als Ausdruck einer **ad-**

häsiven Kapsulitis erfassen (Lo et al. 2003; Rizk et al. 1984). Des Weiteren kann die Methode Hinweise auf eine **Schultersubluxation** und **Verletzungen der Gelenkkapsel** oder der **Rotatorenmanschette** geben.

Literatur

Baron R, Wasner G (2001) Complex regional pain syndromes. Curr Pain Headache Rep 5(2): 114-123

Baron R (2004) Mechanistic and clinical aspects of complex regional pain syndrome (CRPS). 9. Novartis Found Symp 261: 220-233

Benaim C, Froger J, Cazottes C et al. (2007) Use of the Faces Pain Scale by left and right hemispheric stroke patients. Pain 128(1-2): 52-58

Bohannon RW, Larkin PA, Smith MB, Horton MG (1986) Shoulder pain in hemiplegia: statistical relationship with five variables. Arch Phys Med Rehabil 67(8): 514-516

Bohannon RW, Andrews AW (1990) Shoulder subluxation and pain in stroke patients. Am J Occup Ther 44(6): 507-509

Boomkamp-Koppen HG, Visser-Meily JM, Post MW, Prevo AJ (2005) Poststroke hand swelling and oedema: prevalence and relationship with impairment and disability. Clin Rehabil 19(5): 552-559

Bowsher D (2001) Stroke and central poststroke pain in an elderly population. J Pain 2(5): 258-261

Boyd EA, Goudreau L, O'Riain MD, Grinnell DM, Torrance GM, Gaylard A (1993) A radiological measure of shoulder subluxation in hemiplegia: its reliability and validity. Arch Phys Med Rehabil 74(2): 188-193

Braus DF, Krauss JK, Strobel J (1994) The shoulder-hand syndrome after stroke: a prospective clinical trial 40. Ann Neurol 36(5): 728-733

Brinckmann P, Frobin W, Leivsch G (2000) Orthopädische Biomechanik. Thieme, Stuttgart. S 134-140

Brooke MM, de Lateur BJ, Ana-Rigby GC, Questad KA (1991) Shoulder subluxation in hemiplegia: effects of three different supports. Arch Phys Med Rehabil 72(8): 582-586

Cailliet R (1980) The shoulder in hemiplegia. Davis FA, Philadelphia

Carpenter GI, Millard PH (1982) Shoulder subluxation in elderly inpatients. J Am Ger Soc 30: 441-446

Chae J, Yu DT, Walker ME et al. (2005) Intramuscular electrical stimulation for hemiplegic shoulder pain: a 12-month follow-up of a multiple-center, randomized clinical trial 58. Am J Phys Med Rehabil 84(11): 832-842

Cheng PT, Hong CZ (1995) Prediction of reflex sympathetic dystrophy in hemiplegic patients by electromyographic study. Stroke 26(12): 2277-2280

Conrad A, Herrmann C (2009) Schmerzhafte Schulter nach Schlaganfall. Leitlinien DGNR zur motorischen Rehabilitation des Schlaganfalls. Neuro Rehabil 15

Cleeland CS, Ryan KM (1994) Pain assessment: global use of the Brief Pain Inventory. Ann Acad Med Singapore 23(2): 129-138

Daviet JC, Preux PM, Salle JY et al. (2002) Clinical factors in the prognosis of complex regional pain syndrome type I after stroke: a prospective study. Am J Phys Med Rehabil 81(1): 34-39

Davis SW, Petrillo CR, Eichberg RD, Chu DS (1977) Shoulder-hand syndrome in a hemiplegic population: a 5-year retrospective study. Arch Phys Med Rehabil 58(8): 353-356

Dinnes J, Loveman E, McIntyre L, Waugh N (2003) The effectiveness of diagnostic tests for the assessment of shoulder pain due to soft tissue disorders: a systematic review. Health Technol Assess 7: iii1-166

Gamble GE, Barberan E, Laasch HU, Bowsher D, Tyrrell PJ, Jones AK (2002) Poststroke shoulder pain: a prospective study of the association and risk factors in 152 patients from a consecutive cohort of 205 patients presenting with stroke. Eur J Pain 6(6): 467-474

Greyson ND, Tepperman, PS (1984) Three-phase bone studies in hemiplegia with reflex sympathetic dystrophy and the effect of disuse. J Nucl Med 25: 423-429

Harden RN, Bruehl S, Stanton-Hicks M, Wilson PR (2007) Proposed new diagnostic criteria for complex regional pain syndrome 2. Pain Med 8(4): 326-331

Hayes KW, Sullivan JE (1989) Reliability of a new device used to measure shoulder subluxation. Phys Ther 69(9): 762-767

Hummelsheim H (1994) Der zentral paretische Arm. In: Mauritz KH (Hrsg) Rehabilitation nach Schlaganfall. Kohlhammer, Stuttgart. S 99-114

Janig W, Baron R (2003) Complex regional pain syndrome: mystery explained? Lancet Neurol 2(11): 687-697

Jerosch J, Marquardt M, Winkelmann W (1991) Ultrasound documentation of translational movement of the shoulder joint. Normal values and pathologic findings. Ultraschall Med 12(1): 31-35

Jerosch J, Goertzen M, Marquardt M (1991) Possibilities of diagnostic sonography in assessment of instability of the shoulder joint 42. Unfallchirurg 94(2): 88-94

Kausch T (1998) Die schmerzhafte Schulter des Hemiparese-Patienten – eine klinisch-sonographische Studie. Orthopädische Praxis 34: 173-175

Kronberg M, Brostrom LA (1995) Electromyographic recordings in shoulder muscles during eccentric movements. Clin Orthop Relat Res (314): 143-151

Kumar V, Kalita J, Gujral RB, Sharma VP, Misra UK (2001) A study of bone densitometry in patients with complex regional pain syndrome after stroke 113. Postgrad Med J 77(910): 519-522

Lo SF, Chen SY, Lin HC, Jim YF, Meng NH, Kao MJ (2003) Arthrographic and clinical findings in patients with hemiplegic shoulder pain. Arch Phys Med Rehabil 84(12): 1786-1791

Maihöfner C, Baron R, DeCol R et al. (2007)The motor system shows adaptive changes in complex regional pain syndrome. Brain 130(Pt 10): 2671-2687

Maihöfner C, Birklein F (2007) Complex regional pain syndromes: new aspects on pathophysiology and therapy. Fortschr Neurol Psychiat 75: 331-342

Moseley GL (2004) Graded motor imagery is effective for long-standing complex regional pain syndrome: a randomised controlled trial. Pain 108(1-2): 192-198

Park GY et al. (2007) Ultrasonographic measurement of shoulder subluxation in patients with post-stroke hemiplegia. J Rehabil Med 526- 530

Petchkrua W, Weiss DJ, Patel RR (2000) Reassessment of the incidence of complex regional pain syndrome type 1 following stroke. Neurorehabil Neural Repair 14(1): 59-63

Poduri KR (1993) Shoulder pain in stroke patients and its effects on rehabilitation. J Stroke Cerebrovasc Dis 3: 261-266

Poppen NK, Walker PS (1976) Normal and abnormal motion of the shoulder. J Bone Joint Surg 58-A: 195-207

Prevost R, Arsenault AB, Dutil E, Drouin G (1987) Shoulder subluxation in hemiplegia: a radiologic correlational study. Arch Phys Med Rehabil 68(11): 782-785

Prevost R, Arsenault AB, Dutil E, Drouin G (1987) Rotation of the scapula and shoulder subluxation in hemiplegia. Arch Phys Med Rehabil 68(11): 786-790

Price CI, Franklin P, Rodgers H, Curless RH, Johnson GR (1999) Noninvasive evaluation of shoulder problems after stroke 144. Lancet 353(9149): 298

Price CI, Rodgers H, Franklin P, Curless RH, Johnson GR (2001) Glenohumeral subluxation, scapula resting position, and scapula rotation after stroke: a noninvasive evaluation. Arch Phys Med Rehabil 82(7): 955-960

Ring H, Leillen B, Server S, Luz Y, Solzi P (1985) Temporal changes in electrophysiological, clinical and radiological parameters in the hemiplegic's shoulder. Scand J Rehabil Med Suppl 12: 124-127

Rizk TE et al. (1984) Arthrographic studies in painful hemiplegic shoulders. Arch Phys Med Rehabil 65: 254-256

Schattschneider J, Hartung K, Stengel M et al. (2006) Endothelial dysfunction in cold type complex regional pain syndrome. Neurology 67(4): 673-675

Shah RR, Haghpanah S, Elovic EP et al. (2008) MRI findings in the painful poststroke shoulder 9. Stroke 39(6): 1808-1813

Shai G, Ring H, Costeff H, Solzi P (1984) Glenohumeral malalignment in the hemiplegic shoulder. An early radiologic sign. Scand J Rehabil Med 16(3): 133-136

Smith RG et al. (1982) Malalignment of the shoulder after stroke. Br Med J 284: 1224-1226

Snels IA, Beckerman H, ten Kate JJ, Lankhorst GJ, Bouter LM (2001) Measuring subluxation of the hemiplegic shoulder: reliability of a method. Neurorehabil Neural Repair 15(3): 249-254

Stanton-Hicks M, Baron R, Boas R et al. (1998) Complex Regional Pain Syndromes: guidelines for therapy 1. Clin J Pain 14(2): 155-166

Steinbrocker O, Argyros TG (1958) The shoulder-hand syndrome: present status as a diagnostic and therapeutic entity. Med Clin North Am 42(6): 1533-1553

Turner-Stokes L, Jackson D (2002) Shoulder pain after stroke: a review of the evidence base to inform the development of an integrated care pathway. Clin Rehabil 16(3): 276-298

Turner-Stokes L, Rusconi S (2003) Screening for ability to complete a questionnaire: a preliminary evaluation of the AbilityQ and ShoulderQ for assessing shoulder pain in stroke patients 95. Clin Rehabil 17(2): 150-157

Turner-Stokes L, Jackson D (2006) Assessment of shoulder pain in hemiplegia: sensitivity of the ShoulderQ 51. Disabil Rehabil 28(6): 389-395

Van Langenberghe HV, Hogan BM (1988) Degree of pain and grade of subluxation in the painful hemiplegic shoulder 167. Scand J Rehabil Med 20(4): 161-166

Van OC, Laplace PM, Chantraine A (1986) Painful shoulder in hemiplegia. Arch Phys Med Rehabil 67(1): 23-26

Van Schayck R (2004) Behandlung von Schmerzen. In: Nelles G (Hrsg) Neurologische Rehabilitation. Thieme, Stuttgart. S 189-203

Veldman PH, Reynen HM, Arntz IE, Goris RJ (1993) Signs and symptoms of reflex sympathetic dystrophy: prospective study of 829 patients. Lancet 342: 1012–1016

Walsh K (2001) Management of shoulder pain in patients with stroke 1. Postgrad Med J 77(912): 645-649

Wang YL, Tsau JC, Huang MH, Lee BF, Li CH (1998) Reflex sympathetic dystrophy syndrome in stroke patients with hemiplegia-three phase bone scintigraphy and clinical characteristics. Kaohsiung J Med Sci 14(1): 40-47

Weiss L, Alfano A, Bardfeld P, Weiss J, Friedmann LW (1993) Prognostic value of triple phase bone scanning for reflex sympathetic dystrophy in hemiplegia. Arch Phys Med Rehabil 74(7): 716-719

Werner GT, Schütte B, Gerhards W (1999) Zur Ursache von Ödemen in gelähmten Extremitäten – eine lymphszintigraphische Untersuchung. Physikalische Therapie 6: 346-347

4.11 Komplex regionale Schmerzsyndrome

C. Maihöfner

Die komplex regionalen Schmerzsyndrome (Complex Regional Pain Syndrome, CRPS) wurden früher als Morbus Sudeck oder Kausalgie bezeichnet. Sie sind Sonderformen neuropathischer Schmerzsyndrome.

Ein CRPS kann sich als **Komplikation** nach Frakturen und Verletzungen der Extremitäten, aber auch nach Nerven- oder ZNS-Läsionen entwickeln. Selten tritt ein CRPS spontan auf. Als **klinisches Bild** findet sich eine relativ **charakteristische Trias**, die autonome (u.a. Hauttemperaturstörungen, Hautverfärbungen, Schwitzstörungen), sensorische (Schmerz und Hyperalgesie) und motorische (Paresen, Tremor, Dystonie) Störungen umfasst. Die **Diagnose** wird in erster Linie anhand klinischer Merkmale gestellt, apparative Zusatzuntersuchungen können die Diagnose aber unterstützen. **Pathophysiologisch** werden eine gesteigerte neurogene Entzündung, eine pathologische sympathiko-afferente Koppelung und in jüngster Zeit auch neuroplastische Veränderungen im ZNS diskutiert. Daneben mehren sich Anhaltspunkte für eine genetische Disposition.

4.11.1 Epidemiologie und auslösende Faktoren

- **Epidemiologie**

Die exakte Inzidenz des CRPS in der Gesamtbevölkerung ist unbekannt. Basierend auf epidemiologischen Daten einer regionalen amerikanischen Population (Olmsted County, Minnesota) wurde in einer kürzlich publizierten Studie eine **Inzidenz** von 5,46/100.000 Einwohner/Jahr und eine **Prävalenz** von 20,57/100.000 Einwohner errechnet (Sandroni et al. 2003). In retrospektiven Follow-up-Studien wurde die Häufigkeit sehr unterschiedlich zwischen 0,03 und 30% nach Frakturen geschätzt (Atkins et al. 1989; Sarangi et al. 1993; Bickerstaff u. Kanis 1994; Field u. Atkins 1997; Raja u. Grabow 2002; Dijkstra et al. 2003), so dass die Ergebnisse der oben zitierten Populationsstudie durchaus realistisch erscheinen. Die **Altersverteilung** folgt annähernd einer Normalverteilung mit einem Maximum zwischen dem **40. und 50. Lebensjahr** (Veldman et al. 1993; Allen et al. 1999; Birklein et al. 2000a). Aber auch Kinder und ältere Menschen können ein CRPS entwickeln. **Frauen** sind doppelt so häufig betroffen wie Männer (Verhältnis 2–3:1), und die **obere Extremität** ist doppelt so häufig betroffen wie die untere (Veldman et al. 1993; Allen et al. 1999; Birklein et al. 2000a; Sandroni et al. 2003).

- **Auslösende Faktoren**

Meist lässt sich ein **Trauma** in der Anamnese eruieren:
- Bei rund 40% der Patienten ist eine Fraktur oder eine Operation vorausgegangen,
- 30% der Patienten hatten vorher eine operative Dekompression des N. medianus,
- bei 9 bzw. 6% der Patienten waren Nervenwurzel- oder traumatische Myelonläsionen ein Auslöser.

In rund 10% der Fälle findet sich lediglich ein **Bagatelltrauma** wie Distorsion in der Vorgeschichte, und in 5–10% der Fälle entwickelt sich das CRPS **spontan** (Veldman et al. 1993; Allen et al. 1999; Birklein et al. 2000a; Sandroni et al. 2003).

> Normalerweise existiert **keine eindeutige Korrelation** zwischen der Schwere des Traumas und der Ausprägung des CRPS (Stanton-Hicks et al. 1995).

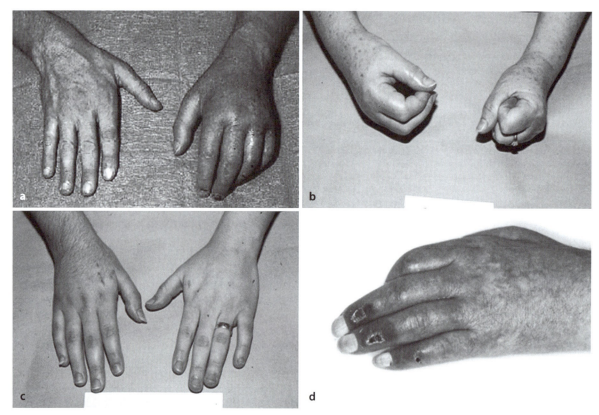

◘ Abb. 4.26 a-d Klinische Symptome bei komplex regionalen Schmerzsyndromen (CRPS). a CRPS I im akuten Stadium mit Schwellung, Verfärbung und Funktionseinschränkung der linken Hand. Ursache war eine distale Radiusfraktur. b Schwellung und eingeschränkte Beweglichkeit bei dem Versuch, die Faust zu schließen. CRPS Typ II nach operativer Therapie eines Karpaltunnelsyndroms. c Hypertrichose an der rechten Hand (CRPS I). d Kontrakturbildung, bläulich-livide Verfärbung und trophische Hautstörungen bei einem chronischen CRPS I

Ob **psychologische Faktoren** wie kritische Lebensereignisse oder inadäquate Copingstrategien, d.h., Schwierigkeiten mit den Traumafolgen umzugehen, **Risikofaktoren** darstellen, die eine Entstehung oder den Schweregrad eines CRPS mitbeeinflussen können, wird äußerst kontrovers diskutiert. In einer Studie hatten ca. 80% der Patienten mit CRPS an der oberen Extremität 2 Monate vor bzw. 1 Monat nach Entwicklung des CRPS sog. »**stressful life events**«, im Vergleich zu 20% einer Kontrollgruppe (Geertzen et al. 1998a). Ähnliche Befunde finden sich allerdings auch bei anderen Krankheitsbildern wie Malignomen oder kardiovaskulären Erkrankungen. Bislang wurde auch kein eindeutiger Persönlichkeitszug oder psychologischer Faktor identifiziert, der für die Entwicklung eines CRPS prädisponiert (Lynch 1992; Geertzen et al. 1998a; van de Beek et al. 1999). Einzige Ausnahme könnten ängstliche Persönlichkeitsmerkmale darstellen (Harden et al. 2003). Wie bei vielen chronischen Erkrankungen und insbesondere Schmerzsyndromen können auch sekundäre psychische Veränderungen vorkommen, die dann sicherlich nicht als kausal anzusehen sind.

4.11.2 Klinisches Bild

Die **Symptomatik** des CRPS ist bunt. Bei genauem Hinsehen findet sich aber eine relativ charakteristische **klinische Trias**, die autonome, sensorische und motorische Störungen umfasst. Diese kann individuell aber ganz unterschiedlich ausgeprägt sein, und auch im Verlauf bei einem einzelnen Patienten ist der Wechsel der Symptomkonstellationen eher die Regel, denn die Ausnahme.

Im Folgenden sollen die einzelnen Störungen näher charakterisiert werden. Die statistischen Angaben beziehen sich dabei hauptsächlich auf eine Auswertung von Daten unserer CRPS-Sprechstunde an der Neurologischen Universitätsklinik in Erlangen, die mittlerweile ein Kollektiv von über 700 Patienten umfasst.

Autonome und trophische Störungen

Ein beeindruckendes Symptom bei CRPS-Patienten ist das Auftreten eines **distal gelegenen Ödems** (◘ Abb. 4.26 a). Man findet es in ca. 80% der Fälle (Veldman et al. 1993; Birklein et al. 2000a). Das Ödem kann durch Orthostase oder eine körperliche Beanspruchung (auch zu intensive Physiotherapie) erheblich verstärkt werden.

Hauttemperaturunterschiede zwischen der betroffenen und der nicht betroffenen Seite kommen bei ca. 80% der Patienten vor (Birklein et al. 1998a, 2000a; Wasner et al. 2001, 2002). Da die Hauttemperatur sehr stark von der Umgebungstemperatur abhängt, sollte sich der Patient vor Messung der Temperatur akklimatisiert haben. In den meisten Studien wird eine Temperaturdifferenz von **1°C** als typisch angenommen. Initial ist die betroffene Extremität meist überwärmt. Bei ca. 40% der Patienten wird sie mit längerem Verlauf immer kälter (Birklein et al. 1998a, 2000a).

Die **Hautfarbe** ist anfangs oft rötlich, im chronischen Stadium weißlich-blass oder bläulich-livide (Abb. 4.26 d).

Bei 55% der Patienten kommt es zu einer **Schwitzstörung**, wobei eine Hyperhidrose (60%) häufiger ist als eine Hypohidrose (20%) (Birklein et al. 1997).

In ca. 30–40% der Fälle existieren ausgeprägte **trophische Störungen** von Haut und Hautanhangsgebilden. Bereits sehr früh kann das Haar- oder Nagelwachstum gesteigert sein (Abb. 4.26 c).

In fortgeschrittenen Stadien können **Atrophien** von Haut und Muskulatur sowie stark bewegungseinschränkende **Kontrakturen** vorkommen (Abb. 4.26 d) (Veldman et al. 1993; Geertzen et al. 1998b; Birklein et al. 2000a).

Sensorische Störungen

Bei sorgfältiger klinisch-neurologischer Untersuchung finden sich bei fast 90% aller CRPS-Patienten **Sensibilitätsstörungen** (Veldman et al. 1993; Birklein et al. 2000a).

Sensibilitätsstörungen lassen sich nicht auf das Innervationsterritorium einer einzelnen Nervenwurzel oder eines einzelnen peripheren Nerven beziehen. Sie sind typischerweise **handschuh-** oder **strumpfförmig**.

Schmerz und **Hyperalgesie** sind Kardinalsymptome eines CRPS. Rund 75% der Patienten berichten über **spontane Schmerzen**. Die Qualität dieser Schmerzen wird meist als brennend, ziehend oder stechend angegeben. Eine **Schmerzlokalisation in der Tiefe** (Muskulatur und Knochen; 68%) ist häufiger als an der Oberfläche (Haut; 32%). Der **Ruheschmerz** ist oft ein Dauerschmerz mit Intensitätsänderung (77%); seltener treten auch einschießende Schmerzen auf (23%). Die Schmerzen können in 93% der Fälle durch Orthostase, Aufregung, Anstrengung oder Temperaturänderung (kalt/warm) verstärkt werden. In vielen Fällen sind die Schmerzen **nachts** akzentuiert. Regelmäßig findet man **evozierbare Schmerzen**, z. B. eine starke Überempfindlichkeit auf leichte schmerzhafte Reize (Hyperalgesie) oder Schmerzen bei Berührung (Allodynie) (Sieweke et al. 1999; Maihöfner et al. 2003, 2005a).

Sensible Ausfallserscheinungen können in Form von Hypästhesie und Hypalgesie auftreten.

Motorische Störungen

Die meisten Patienten haben eine **motorische Schwäche** (Veldman et al. 1993; Birklein et al. 2000a). Diese ist i.d.R. im Rahmen einer schmerzbedingten Minderinnervation zu erklären.

Insbesondere **komplexe Bewegungen** wie Pinzettengriff oder Faustschluss sind deutlich eingeschränkt (Abb. 4.26 b).

Initial kann die **Beweglichkeit** durch das begleitende Ödem zusätzlich eingeschränkt sein, später dann durch Kontrakturen und Fibrosen.

Bei manchen Patienten zeigt sich auch eine **Neglect-ähnliche Symptomatik** (Galer et al. 1995; Galer u. Jensen 1999). Dabei gelingt das Greifen von Gegenständen nur unter visueller Kontrolle. In einer kürzlich zu diesem Thema publizierten Studie konnte gezeigt werden, dass bei CRPS-Patienten allerdings kein klassisches Neglect-Syndrom vorliegt (Forderreuther et al. 2004). Vielmehr berichten ca. 54% der Patienten ein Gefühl der »Fremdheit« gegenüber der eigenen Hand.

Des Weiteren ist die Fähigkeit, nach **taktiler Stimulation** einen entsprechenden Finger zu identifizieren, deutlich eingeschränkt (Forderreuther et al. 2004).

Rund die Hälfte der Patienten entwickelt einen feinschlägigen **Tremor** (verstärkter physiologischer Tremor) (Deuschl et al. 1991).

Insbesondere bei **CRPS II** kommen **Myoklonien** oder **Dystonien** (ca. 30% der Patienten) vor (Schwartzman u. Kerrigan 1990; van Hilten et al. 2000a, 2000b).

4.11.3 Pathophysiologische Konzepte

> Im Wesentlichen existieren **drei pathophysiologische Konzepte** für die Entstehung eines CRPS:
> – eine überschießende neurogene Entzündung,
> – eine pathologische sympathiko-afferente Koppelung und
> – neuroplastische Veränderungen des ZNS.
> Diese Konzepte schließen sich nicht gegenseitig aus, sie sind vielmehr komplementär.

Das CRPS – eine entzündliche Erkrankung?

Bereits Paul Sudeck (1900, 1942) fiel auf, dass die klinische Symptomatik durch **klassische Entzündungszeichen** charakterisiert ist:
– Schmerz,
– Schwellung,
– Rötung,
– Überwärmung und
– eingeschränkte Funktion.

Deshalb bezeichnete er diese Erkrankung als **akute entzündliche Knochendystrophie** (Sudeck 1900). Untersucht man aber klassische zelluläre oder humorale Entzündungsparameter in einer laborchemischen Untersuchung, so findet sich keine Veränderung (Ribbers et al. 1998; van de Beek et al. 2001). Dies legt nahe, dass eine **neurogene Entzündung** vorliegen könnte.

Neurogene Entzündung?

Das Konzept der neurogenen Entzündung geht davon aus, dass bestimmte C-Faserklassen nicht nur eine afferente Funktion für die Vermittlung von Schmerz (und Jucken) erfüllen, sondern auch eine efferente neurosekretorische Funktion ausüben (Herbert u. Holzer 2002). Wichtig sind hier vor allem die **Mechano-Hitze-insensitiven C-Fasern (C-M$_i$H$_i$)** (Schmidt et al. 1995; Weidner et al. 1999), die zu den Chemorezeptoren gehören. Vor allem diese Nozizeptoren setzen im Rahmen von Axonreflexen Neuropeptide frei (Schmelz et al. 2000). Aufgrund ihrer Unerregbarkeit durch physiologische Hitzereize oder mechanische Stimulation haben C-MiHi-Fasern auch die Bezeichnung »**silent nociceptors**«. C-MiHi-Fasern werden erst durch die Einwirkung von Entzündungsmediatoren aktiviert und sensibilisiert (Schmidt et al. 1995; Schmelz et al. 2003).

Auch **sekundäre Sensibilisierungsvorgänge im ZNS**, z. B. die Entstehung einer mechanischen Hyperalgesie, werden ganz entscheidend durch C-MiHi-Fasern angestoßen (Ziegler et al. 1999; Klede et al. 2003). Bei der neurogenen Entzündung werden nach Aktivierung der Nozizeptoren im distalen Axonbaum Aktionspotenziale retrograd über Axonkollateralen in die Terminalen zurückgeleitet. Dort werden konsekutiv **Neuropeptide** ausgeschüttet, v.a. Substanz P und das Calcitonin-Gene-Related Peptide (CGRP):
- **Substanz P** vermittelt eine Plasmaextravasation (Ödembildung),
- **CGRP** eine Vasodilatation (Überwärmung und Rötung der Haut) (Herbert u. Holzer 2002).

> **Unter der Lupe**
> **Untersuchungen: Hinweise für eine neurogene Entzündung bei CRPS**
> In Mikrodialyseexperimenten konnte gezeigt werden, dass eine **elektrisch induzierte Plasmaextravasation** (ein Maß für die Substanz-P-Freisetzung) nur bei CRPS-Patienten, nicht aber bei Gesunden auftritt (Weber et al. 2001). Auch die **elektrisch induzierte Axonreflex-Vasodilatation** (ein Maß für die CGRP-Freisetzung) war auf der CRPS-erkrankten Seite signifikant erhöht (Weber et al. 2001; Leis et al. 2004). Eine weitere Untersuchung wies schließlich eine signifikante **Erhöhung der Serumkonzentrationen** von CGRP bei CRPS nach (Birklein et al. 2001). Dieser Befund normalisierte sich wieder unter suffizienter Therapie. Erhöhte CGRP-Spiegel waren auch assoziiert mit autonomen Symptomen, vor allem dem vermehrten Schwitzen (Hyperhidrose) (Birklein et al. 2001).
> **Fazit:** Es gibt überzeugende Hinweise für eine gesteigerte **neurogene Entzündung** bei CRPS. Über die Neuropeptidwirkungen könnten insbesondere Symptome wie Schwellung, Überwärmung, Rötung und Hyperhidrose erklärt werden.
> **Untersuchungen: Ursache der neurogenen Entzündung**
> Neueste Untersuchungen legen nahe, dass die Ursache der gesteigerten neurogenen Entzündung möglicherweise in der **traumabedingten Freisetzung von inflammatorischen Zytokinen** zu suchen sein könnte (Huygen et al. 2002). Zytokine wie die Interleukine oder der Tumor-Nekrose-Faktor steigern die Synthese und die Freisetzung von Neuropeptiden aus C-Fasern (Opree u. Kress 2000).
>
> ▼

> Ergebnisse der eigenen Arbeitsgruppe zeigten, dass in der CRPS-Extremität vor allem das **TNF-alpha** in erhöhten Konzentrationen vorliegt (Maihöfner et al. 2005b). Der lösliche TNF-alpha-Rezeptor I erwies sich als Prädiktor für das Vorliegen von Hyperalgesie. Ob sich daraus neue Therapieprinzipien ergeben könnten, ist derzeit Gegenstand von laufenden Studien (Huygen et al. 2004).

Die Rolle des Sympathikus?

Die ausgeprägten autonomen Störungen bei CRPS deuten auf eine Beteiligung des sympathischen Nervensystems hin. Mehrere Untersuchungen konnten zeigen, dass diese Störungen **stadienabhängig** sind (Birklein et al. 1998a; Wasner et al. 1999, 2001).

▪ Akutstadium

Die **initiale Überwärmung** der Extremität im Akutstadium ist – neben den Mechanismen der neurogenen Entzündung – auch Folge einer funktionellen **Inhibition der sympathischen Vasokonstriktorneurone** mit entsprechender Vasodilatation. Entsprechend finden sich erniedrigte Noradrenalinspiegel im venösen Blut der betroffenen Extremität (Wasner et al. 1999, 2001). Ebenfalls sind sympathische **Vasokonstriktorreflexe** (induziert z. B. durch forciertes Atmen, mentale Belastung oder Ganzkörperkühlung) im Akutstadium des CRPS gehemmt (Birklein et al. 1998b; Baron et al. 2002). Die Kombination der Vasodilatation (d.h. Sympathikusunterfunktion) mit exzessiv gesteigerter Schweißproduktion (d.h. Sympathikusüberfunktion; diese ist auch unabhängig von der Entzündung nachweisbar [Birklein et al. 1998a]) deutet darauf hin, dass eine **zentrale Regulationsstörung** im sympathischen System vorliegen sollte (Janig u. Baron 2002). Ein weiterer Beleg für eine zentrale Störung ist auch die Tatsache, dass die sympathischen Funktionsstörungen **unilateral halbseitig** am ganzen Körper auftreten können.

▪ Chronifiziertes Stadium

Mit zunehmender Chronifizierung der Erkrankung kommt es dann aber zu einer **Abkühlung** der Extremität mit **gesteigerter Vasokonstriktion**. Möglicherweise ist hier eine Supersensitivität der innervierten vaskulären Strukturen in der betroffenen Extremität relevant, bedingt durch die initial erniedrigte sympathische Aktivität. In autoradiographischen Untersuchungen an Hautbiopsaten von CRPS-Patienten ergaben sich jedenfalls Hinweise für eine vermehrte Dichte von α-Adrenorezeptoren auf Gefäßen der Haut (Drummond et al. 1996).

▪ Sympathiko-afferente Koppelung?

Dennoch wird nach wie vor kontrovers diskutiert, wie das efferente sympathische Nervensystem Anschluss an das afferente nozizeptive System bekommen könnte. Eine derartige **pathologische sympathiko-afferente Koppelung** wäre eine wichtige Voraussetzung für einen sympathisch unterhaltenen Schmerz (Sympathetically Maintained Pain; SMP).

> **Unter der Lupe**
>
> **Studien: Pathologische sympathiko-afferente Koppelung**
> **Tierexperimentelle Studien** belegten die Existenz einer Koppelung zwischen sympathischen Efferenzen und nozizeptiven Afferenzen, aber nur unter bestimmten pathophysiologischen Bedingungen. Nach **Nervenläsionen** kommt es zur Expression von α-Adrenorezeptoren (v.a. alpha 2b) auf primär-nozizeptiven Afferenzen, die damit durch Katecholamine direkt erregbar werden (Sato u. Perl 1991).
> Auch beim **Menschen** gibt es Hinweise für das Vorliegen einer sympathisch-afferenten Koppelung bei CRPS. Bei Patienten, die erfolgreich mit einer Sympathikusblockade therapiert wurden, kann die **subkutane Injektion von Noradrenalin** die gleiche Schmerzsensation auslösen, die vor der Intervention vorhanden war (Torebjork et al. 1995). In einer weiteren Studie führte die **elektrische Stimulation des Grenzstrangs** bei sympathektomierten Patienten zu einem Wiederauftreten von Schmerz und Hyperalgesie (Walker u. Nulsen 1948). Schließlich führte eine massive Aktivierung von Vasokonstriktorneuronen zur Haut durch **Ganzkörperkühlung** bei CRPS zu einem deutlichen Anstieg von Schmerz und Hyperalgesie (Baron et al. 2002).
> **Fazit:** Diese Befunde zeigen, dass eine **Erhöhung der sympathischen Aktivität** zu einer Erregung von nozizeptiven Fasern und damit direkt zur Entstehung von Schmerzen beitragen könnte. Neben direkten, über Adrenorezeptoren vermittelte Koppelungen sind auch indirekte sympathiko-afferente Koppelungen möglich. So führt die **länger andauernde Sympathikusstörung** bei CRPS zu einer Umverteilung des Blutflusses in den Arteriolen und auf diesem Weg zu einer Reduktion der nutritiv-kapillären Versorgung (Kurvers et al. 1995). Es resultiert eine Gewebehypoxie mit Azidose (Koban et al. 2003). Die Protonen, die dabei entstehen, sind wiederum potente algetische Substanzen, die **Schmerz** und **Hyperalgesie** in Haut und Muskulatur verursachen (Birklein et al. 2000b).
> Auch **Entzündungsvorgänge** werden vom Sympathikus beeinflusst (Miao et al. 1996). Allein das Vorhandensein von sympathischen Neuronen reicht aus, um die Plasmaextravasation im Beisein von Entzündungsmediatoren zu verstärken, möglicherweise über Prostaglandin-abhängige Mechanismen. Und dabei wäre der Funktionszustand des Sympathikus (über- oder unteraktiv) nicht einmal relevant. Kolokalisiert mit Noradrenalin ist **Neuropeptid Y** (NPY) in sympathischen Nervenendigungen. Bei CRPS ist dies im Plasma verringert (Drummond et al. 1994).
> **Fazit:** Da NPY ein wichtiger Vermittler der **Opioid-unabhängigen Schmerzhemmung** ist, könnte dies ein weiterer Mechanismus der indirekten sympathiko-afferenten Koppelung sein.

Das CRPS – eine zentral-nervöse Erkrankung?

Jüngste Untersuchungen deuten darauf hin, dass auch das zentrale Nervensystem entscheidend in der Pathophysiologie des CRPS sein muss. Wie im vorangegangenen Abschnitt bereits erläutert, lassen sich die komplexen Muster der autonomen Symptome nur durch eine **zentrale Funktionsstörung** erklären. Daneben gibt es aber auch **motorische** und **sensorische Befunde**, die ZNS-Veränderungen implizieren.

Fast alle Patienten haben **Paresen**, die nahezu alle Muskeln der betroffenen Extremität betreffen (Schwartzman u. Kerrigan 1990). Diese Paresen sind nicht durch Ödem oder Kontrakturbildungen zu erklären.

Typischerweise ist die **aktive Bewegung** eingeschränkt, ein passives Nachführen ist oft möglich.

Es können **Dystonien** oder **Myoklonien** vorkommen (Schwartzman u. Kerrigan 1990; van Hilten et al. 2000a, 2000b).

Rund 50% der Patienten haben einen verstärkten physiologischen **Tremor** zentraler Genese (Deuschl et al. 1991).

Das Muster der sensorischen Störungen (**handschuh-** oder **strumpfförmig** ausgeprägt) lässt sich nicht auf das Innervationsterritorium eines einzelnen peripheren Nerven limitieren (Stanton-Hicks et al. 1995). Auch **halbseitige** sensorische Störungen wurden beschrieben (Rommel et al. 1999, 2001).

Diese Befunde waren Ausgangspunkt von mehreren Untersuchungen unserer Arbeitsgruppe mittels Methoden der funktionellen Bildgebung.

> **Unter der Lupe**
>
> **Studien: Kortikale Veränderungen bei CRPS**
> In einer ersten Studie untersuchten wir die **Ausdehnung der Handrepräsentation** im primären somatosensorischen Kortex auf der gesunden und der CRPS-betroffenen Seite (Maihöfner et al. 2003, 2004). Überraschenderweise zeigte sich eine drastische **Verkleinerung der Region der CRPS-Hand** im kontralateralen S1-Kortex (◘ Abb. 4.27 a). Das Ausmaß der Reorganisation korrelierte positiv mit der Ausdehnung der mechanischen Hyperalgesie und der Schmerzhaftigkeit des CRPS.
> In einer zweiten Studie gelang es uns, darzustellen, dass die plastischen **kortikalen Veränderungen** prinzipiell **reversibel** sind und unter suffizienter Therapie rückgängig gemacht werden können (◘ Abb. 4.27 b) (Maihöfner et al. 2004). Ähnliche Befunde wurden mittlerweile auch von anderen Arbeitsgruppen publiziert (Pleger et al. 2004, 2005). Die zentralen **Reorganisationsbefunde** erinnern an die Veränderungen der Somatotopie bei Patienten mit Phantomschmerzen (Flor et al. 1995). Plastische ZNS-Veränderungen könnten die **komplexen sensorischen Symptome** (z. B. handschuhförmige Sensibilitätsstörungen, Gefühl einer »fremden« Hand, Mislokalisationen nach taktiler Stimulation) erklären. Eine **fehlende Reorganisation** könnte ein wichtiger Faktor für Schmerzchronifizierung sein.
> In einer weiteren Studie mit funktioneller Kernspintomographie konnte nachgewiesen werden, dass sich die **kortikale Verarbeitung mechanischer Reize** auf der hyperalgetischen CRPS-Seite substanziell von Aktivierungen während identischer Stimulation auf der gesunden Seite unterscheidet (Maihöfner et al. 2005a). Es zeigte sich vor allem eine **Mehraktivierung** in Hirnarealen, die gemeinhin mit der affektiv-motivationalen Schmerzverarbeitung in Verbindung gebracht werden, d.h. insbesondere in Cingulum und frontalen Kortexarealen.
> ▼

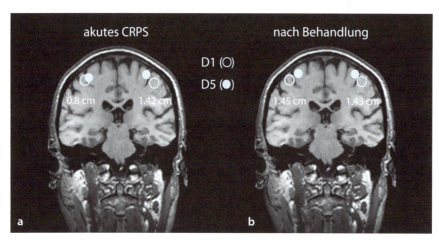

Abb. 4.27 a, b Kortikale Reorganisation beim komplex regionalen Schmerzsyndrom (CRPS). Betroffen war in dem dargestellten Fall die linke Hand. **a** Die kortikale Extension der Hand (Abstand 1. und 5. Finger, D1 und D5) nahm von 1,42 cm an der gesunden Seite auf 0,8 cm an der erkrankten Seite ab. Die plastischen Veränderungen waren mit der Schmerzhaftigkeit der Erkrankung korreliert. **b** Ein Jahr nach erfolgreicher Therapie kam es wieder zu einer Normalisierung der Somatotopie im Gyrus postcentralis (modifiziert nach Maihöfner et al. 2004)

Die funktionellen Bildgebungsstudien werden ergänzt durch **psychophysische Untersuchungen**, die belegen, dass viele CRPS-Patienten unter einer **Neglect-ähnlichen Symptomatik** mit deutlicher Vernachlässigung der betroffenen Extremität leiden (Galer et al. 1995; Galer u. Jensen 1999; Forderreuther et al. 2004).
Fazit: Zusammenfassend verdichten sich damit die Hinweise, dass **ZNS-Veränderungen** bei CRPS eine wichtige Rolle spielen. Inwieweit es sich dabei um sekundäre Vorgänge handelt, die für eine Chronifizierung der Erkrankung relevant sind, wird derzeit in laufenden Studien untersucht.

Gibt es eine Prädisposition für ein CRPS?

Die Tatsache, dass die **distale Radiusfraktur** eine der häufigsten Frakturen des Menschen darstellt, aber nur eine begrenzte Zahl von Patienten ein CRPS entwickelt, wirft die Frage auf, ob es Faktoren gibt, die für ein CRPS prädisponieren.

> **Unter der Lupe**
> **Untersuchungen: Genetische Prädisposition für ein CRPS**
> **Mikrodialyse-Versuche** ergaben:
> – Die Substanz P-induzierte Plasmaextravasation gegenüber Kontrollpersonen ist bilateral, d. h. sowohl an der betroffenen als auch an der gesunden Extremität erhöht (Leis et al. 2003).
> – Auch die neurogene Vasodilatation bei CRPS-Patienten ist generell intensiver als bei Gesunden – unabhängig von Erkrankung und Körperseite (Leis et al. 2004).
> **Fazit:** Davon kann man ableiten, dass die **Prädisposition** für eine gesteigerte neurogene Entzündung bei CRPS-Patienten vorliegt. Allerdings gelang bisher **kein Nachweis** eines Zusammenhangs zwischen Polymorphismen in Genen von Neuropeptid-abbauenden Enzymen (z. B. dem Angiotensin Converting Enzyme) und der Manifestation eines CRPS (Huhne et al. 2004).
> ▼

Andere genetische Untersuchungen legen eine Assoziation mit den **HLA II Loci DR 15** und **DQ 1** nahe (van de Beek et al. 2003). Eine überzufällige Häufung von HLA DR 13 konnte auch bei Patienten mit generalisierter oder multifokaler Dystonie nachgewiesen werden (van Hilten et al. 2000b).
Fazit: Obwohl die exakten Zusammenhänge zwischen HLA-Ausstattung und CRPS bislang nicht klar sind, deuten alle diese Ergebnisse zunehmend auf mögliche **genetische Faktoren** für die Manifestation eines CRPS.

4.11.4 Diagnose

Diagnosekriterien

Die Diagnose »Komplex regionales Schmerzsyndrom« ist eine klinische Diagnose. Deshalb ist die **klinisch-neurologische Untersuchung** nach wie vor der entscheidende Schritt in der Diagnosefindung. Von der Internationalen Gesellschaft zum Studium des Schmerzes (IASP) wurden **operationale Kriterien** für die Diagnosefindung erarbeitet und publiziert (Stanton-Hicks et al. 1995), bei deren Anwendung man mit ausreichender Sensitivität und Spezifität ein CRPS diagnostizieren kann (▶ Übersicht 4.10).

> **Übersicht 4.10**
> **Diagnosekriterien des komplex regionalen Schmerzsyndroms**
> – **Andauernder Schmerz**, der durch das Anfangstrauma nicht mehr erklärt wird
> – **Anamnestisch** muss bei den Patienten mindestens **1 Symptom** aus 3 der 4 folgenden Kategorien vorliegen:
>   – Hyperalgesie, Hyperästhesie
>   – Asymmetrie der Hauttemperatur, Veränderung der Hautfarbe
>   – Asymmetrie im Schwitzen, Ödem
> ▼

- Reduzierte Beweglichkeit, Dystonie, Tremor, Paresen, Veränderungen von Haar oder Nagelwachstum
- **Zum Zeitpunkt der Untersuchung** muss bei den Patienten mindestens **1 Symptom** aus 2 der 4 folgenden Kategorien vorliegen:
  - Pinprick-Hyperalgesie, Allodynie, Schmerz bei Druck auf Gelenke/Knochen/Muskeln
  - Asymmetrie der Hauttemperatur, Veränderung der Hautfarbe
  - Asymmetrie im Schwitzen, Ödem
  - Reduzierte Beweglichkeit, Dystonie, Tremor, Paresen, Veränderungen von Haar oder Nagelwachstum
- Keine andere Diagnose darf diese Symptome besser erklären

Differenzialdiagnosen

Zu den **Differenzialdiagnosen** und damit auszuschließenden Ursachen zählen insbesondere
- Erkrankungen des rheumatischen Formenkreises,
- Entzündungen (erregerbedingte Arthritiden, Infektionen nach Knochenchirurgie, Neuritiden),
- thrombembolische Erkrankungen,
- Kompartmentsyndrome und
- Nervenkompressionssyndrome (insbesondere beim CRPS II).

Zusatzuntersuchungen

Die Wertigkeit von apparativen Zusatzuntersuchungen ist gerade in der Initialphase der Erkrankung begrenzt. Ein **Normalbefund** in der folgenden Zusatzdiagnostik schließt daher ein CRPS keineswegs aus und sollte die Einleitung einer Therapie nicht verzögern. Dennoch kann aber die Diagnose des CRPS durch diese Untersuchungen gestützt werden.

In der konventionellen **Röntgenaufnahme** zeigen sich bei ca. 50% der Patienten nach 4–8 Wochen relativ charakteristische generalisierte, kleinfleckige, **osteoporotische Veränderungen**, vor allem in den Metaphysen (Veldman et al. 1993).

Ähnliche Befunde lassen sich auch durch **kernspintomographische Untersuchungen** nachweisen (Graif et al. 1998). Hier gelingt oft noch zusätzlich die Darstellung eines **Ödems tieferer Strukturen** (Muskeln, Bindegewebe) und periartikulärer Anteile. Nach Gadoliniumgabe kann eine Signalanhebung eine **gestörte Gefäßpermeabilität** darstellen. Diese ist aber geringer ausgeprägt als z. B. bei einer Arthritis.

Die Kernspintomographie wird oft aus **differenzialdiagnostischen Gründen** durchgeführt: Ausschluss anderer Erkrankungen, Darstellung auslösender Faktoren, z. B. von Frakturen, die mit konventionellen Röntgenaufnahmen nicht hinreichend diagnostiziert werden konnten.

Das **3-Phasen-Knochenszintigramm** mit Technetium-99m-Diphosphonat hat im **Initialstadium** eine recht hohe Sensitivität und Spezifität (Zyluk 1999). Typischerweise zeigt sich in den späten Aufnahmen (Mineralisationsphase) eine Mehranreicherung als Zeichen für einen gesteigerten Knochenstoffwechsel. Typische Veränderungen finden sich allerdings meist nur in der **akuten** und **subakuten Phase** der Erkrankung, d.h. innerhalb des ersten Jahres (Kozin et al. 1981; Zyluk 1999).

Des Weiteren spielen konventionelle **neurophysiologische Verfahren** (Elektroneurographie, Elektromyographie und evozierte Potenziale) eine Rolle, um Nervenläsionen zu verifizieren und damit CRPS I und CRPS II zu differenzieren.

Die gestörte Sudomotorik kann mithilfe der **quantitativen Sudomotorie** genauer untersucht werden als durch die rein klinische Prüfung (Chelimsky et al. 1995).

Die **Infrarotthermographie** ermöglicht die flächenhafte Erfassung von Hauttemperaturunterschieden (Bruehl et al. 1996).

Literatur

Allen G, Galer BS, Schwartz L (1999) Epidemiology of complex regional pain syndrome: a retrospective chart review of 134 patients. Pain 80: 539-544

Atkins RM, Duckworth T, Kanis JA (1989) Algodystrophy following Colles' fracture. J Hand Surg (Br) 14:161-164

Baron R, Schattschneider J, Binder A, Siebrecht D, Wasner G (2002) Relation between sympathetic vasoconstrictor activity and pain and hyperalgesia in complex regional pain syndromes: a case-control study. Lancet 359: 1655-1660

Bickerstaff DR, Kanis JA (1994) Algodystrophy: an under-recognized complication of minor trauma. Br J Rheumatol 33: 240-248

Birklein F, Riedl B, Claus D, Neundorfer B (1998a) Pattern of autonomic dysfunction in time course of complex regional pain syndrome. Clin Auton Res 8: 79-85

Birklein F, Riedl B, Neundorfer B, Handwerker HO (1998b) Sympathetic vasoconstrictor reflex pattern in patients with complex regional pain syndrome. Pain 75: 93-100

Birklein F, Riedl B, Sieweke N, Weber M, Neundorfer B (2000a) Neurological findings in complex regional pain syndromes – analysis of 145 cases. Acta Neurol Scand 101: 262-269

Birklein F, Schmelz M, Schifter S, Weber M (2001) The important role of neuropeptides in complex regional pain syndrome. Neurology 57: 2179-2184

Birklein F, Sittl R, Spitzer A, Claus D, Neundorfer B, Handwerker HO (1997) Sudomotor function in sympathetic reflex dystrophy. Pain 69: 49-54

Birklein F, Weber M, Ernst M, Riedl B, Neundorfer B, Handwerker HO (2000b) Experimental tissue acidosis leads to increased pain in complex regional pain syndrome (CRPS). Pain 87: 227-234

Bruehl S, Lubenow TR, Nath H, Ivankovich O (1996) Validation of thermography in the diagnosis of reflex sympathetic dystrophy. Clin J Pain 12: 316-325

Chelimsky TC, Low PA, Naessens JM, Wilson PR, Amadio PC, O'Brien PC (1995) Value of autonomic testing in reflex sympathetic dystrophy. Mayo Clin Proc 70: 1029-1040

Deuschl G, Blumberg H, Lucking CH (1991) Tremor in reflex sympathetic dystrophy. Arch Neurol 48: 1247-1252

Dijkstra PU, Groothoff JW, ten Duis HJ, Geertzen JH (2003) Incidence of complex regional pain syndrome type I after fractures of the distal radius. Eur J Pain 7: 457-462

Drummond PD, Finch PM, Edvinsson L, Goadsby PJ (1994) Plasma neuropeptide Y in the symptomatic limb of patients with causalgic pain. Clin Auton Res 4: 113-116

Drummond PD, Skipworth S, Finch PM (1996) alpha 1-adrenoceptors in normal and hyperalgesic human skin. Clin Sci (Lond) 91: 73-77

Field J, Atkins RM (1997) Algodystrophy is an early complication of Colles' fracture. What are the implications? J Hand Surg (Br) 22: 178-182

Flor H, Elbert T, Knecht S, Wienbruch C, Pantev C, Birbaumer N, Larbig W, Taub E (1995) Phantom-limb pain as a perceptual correlate of cortical reorganization following arm amputation. Nature 375: 482-484

Forderreuther S, Sailer U, Straube A (2004) Impaired self-perception of the hand in complex regional pain syndrome (CRPS). Pain 110: 756-761

Galer BS, Butler S, Jensen MP (1995) Case reports and hypothesis: a neglect-like syndrome may be responsible for the motor disturbance in reflex sympathetic dystrophy (Complex Regional Pain Syndrome-1). J Pain Symptom Manage 10: 385-391

Galer BS, Jensen M (1999) Neglect-like symptoms in complex regional pain syndrome: results of a self-administered survey. J Pain Symptom Manage 18: 213-217

Geertzen JH, Bruijn-Kofman AT, de Bruijn HP, van de Wiel HB, Dijkstra PU (1998a) Stressful life events and psychological dysfunction in Complex Regional Pain Syndrome type I. Clin J Pain 14: 143-147

Geertzen JH, Dijkstra PU, Groothoff JW, ten Duis HJ, Eisma WH (1998b) Reflex sympathetic dystrophy of the upper extremity – a 5.5-year follow-up. Part I. Impairments and perceived disability. Acta Orthop Scand Suppl 279: 12-18

Graif M, Schweitzer ME, Marks B, Matteucci T, Mandel S (1998) Synovial effusion in reflex sympathetic dystrophy: an additional sign for diagnosis and staging. Skeletal Radiol 27: 262-265

Harden RN, Bruehl S, Stanos S, Brander V, Chung OY, Saltz S, Adams A, Stulberg SD (2003) Prospective examination of pain-related and psychological predictors of CRPS-like phenomena following total knee arthroplasty: a preliminary study. Pain 106: 393-400

Herbert MK, Holzer P (2002) Neurogenic inflammation, I. Basic mechanisms, physiology and pharmacology. Anasthesiol Intensivmed Notfallmed Schmerzther 37: 314-325

Huhne K, Leis S, Schmelz M, Rautenstrauss B, Birklein F (2004) A polymorphic locus in the intron 16 of the human angiotensin-converting enzyme (ACE) gene is not correlated with complex regional pain syndrome I (CRPS I). Eur J Pain 8: 221-225

Huygen FJ, de Bruijn AG, de Bruin MT, Groeneweg JG, Klein J, Zijlstra FJ (2002) Evidence for local inflammation in complex regional pain syndrome type 1. Mediators Inflamm 11: 47-51

Huygen FJ, Niehof S, Zijlstra FJ, van Hagen PM, van Daele PL (2004) Successful treatment of CRPS 1 with anti-TNF. J Pain Symptom Manage 27: 101-103

Janig W, Baron R (2002) Complex regional pain syndrome is a disease of the central nervous system. Clin Auton Res 12: 150-164

Klede M, Handwerker HO, Schmelz M (2003) Central origin of secondary mechanical hyperalgesia. J Neurophysiol 90: 353-359

Koban M, Leis S, Schultze-Mosgau S, Birklein F (2003) Tissue hypoxia in complex regional pain syndrome. Pain 104: 149-157

Kozin F, Soin JS, Ryan LM, Carrera GF, Wortmann RL (1981) Bone scintigraphy in the reflex sympathetic dystrophy syndrome. Radiology 138: 437-443

Kurvers HA, Jacobs MJ, Beuk RJ, van den Wildenberg FA, Kitslaar PJ, Slaaf DW, Reneman RS (1995) Reflex sympathetic dystrophy: evolution of microcirculatory disturbances in time. Pain 60: 333-340

Leis S, Weber M, Isselmann A, Schmelz M, Birklein F (2003) Substance-P-induced protein extravasation is bilaterally increased in complex regional pain syndrome. Exp Neurol 183: 197-204

Leis S, Weber M, Schmelz M, Birklein F (2004) Facilitated neurogenic inflammation in unaffected limbs of patients with complex regional pain syndrome. Neurosci Lett 359: 163-166

Lynch ME (1992) Psychological aspects of reflex sympathetic dystrophy: a review of the adult and paediatric literature. Pain 49: 337-347

Maihöfner C, Handwerker HO, Neundorfer B, Birklein F (2003) Patterns of cortical reorganization in Complex Regional Pain Syndrome. Neurology 61: 1707-1715

Maihöfner C, Forster C, Birklein F, Neundorfer B, Handwerker HO (2005a) Brain processing during mechanical hyperalgesia in complex regional pain syndrome: a functional MRI study. Pain 114: 93-103

Maihöfner C, Handwerker HO, Neundorfer B, Birklein F (2004) Cortical reorganization during recovery from complex regional pain syndrome. Neurology 63: 693-701

Maihöfner C, Handwerker HO, Neundorfer B, Birklein F (2005b) Mechanical hyperalgesia in complex regional pain syndrome: a role for TNF-alpha? Neurology 65: 311-313

Miao FJ, Janig W, Levine J (1996) Role of sympathetic postganglionic neurons in synovial plasma extravasation induced by bradykinin. J Neurophysiol 75: 715-724

Opree A, Kress M (2000) Involvement of the proinflammatory cytokines tumor necrosis factor-alpha, IL-1 beta, and IL-6 but not IL-8 in the development of heat hyperalgesia: effects on heat-evoked calcitonin gene-related peptide release from rat skin. J Neurosci 20: 6289-6293

Pleger B, Tegenthoff M, Ragert P, Forster AF, Dinse HR, Schwenkreis P, Nicolas V, Maier C (2005) Sensorimotor retuning [corrected] in complex regional pain syndrome parallels pain reduction. Ann Neurol 57: 425-429

Pleger B, Tegenthoff M, Schwenkreis P, Janssen F, Ragert P, Dinse HR, Volker B, Zenz M, Maier C (2004) Mean sustained pain levels are linked to hemispherical side-to-side differences of primary somatosensory cortex in the complex regional pain syndrome I. Exp Brain Res 155: 115-119

Raja SN, Grabow TS (2002) Complex regional pain syndrome I (reflex sympathetic dystrophy). Anesthesiology 96: 1254-1260

Ribbers GM, Oosterhuis WP, van Limbeek J, de Metz M (1998) Reflex sympathetic dystrophy: is the immune system involved? Arch Phys Med Rehabil 79: 1549-1552

Rommel O, Gehling M, Dertwinkel R, Witscher K, Zenz M, Malin JP, Janig W (1999) Hemisensory impairment in patients with complex regional pain syndrome. Pain 80: 95-101

Rommel O, Malin JP, Zenz M, Janig W (2001) Quantitative sensory testing, neurophysiological and psychological examination in patients with complex regional pain syndrome and hemisensory deficits. Pain 93: 279-293

Sandroni P, Benrud-Larson LM, McClelland RL, Low PA (2003) Complex regional pain syndrome type I: incidence and prevalence in Olmsted county, a population-based study. Pain 103: 199-207

Sarangi PP, Ward AJ, Smith EJ, Staddon GE, Atkins RM (1993) Algodystrophy and osteoporosis after tibial fractures. J Bone Joint Surg Br 75: 450-452

Sato J, Perl ER (1991) Adrenergic excitation of cutaneous pain receptors induced by peripheral nerve injury. Science 251: 1608-1610

Schmelz M, Michael K, Weidner C, Schmidt R, Torebjork HE, Handwerker HO (2000) Which nerve fibers mediate the axon reflex flare in human skin? Neuroreport 11: 645-648

Schmelz M, Schmidt R, Weidner C, Hilliges M, Torebjork HE, Handwerker HO (2003) Chemical response pattern of different classes of C-nociceptors to pruritogens and algogens. J Neurophysiol 89: 2441-2448

Schmidt R, Schmelz M, Forster C, Ringkamp M, Torebjork E, Handwerker H (1995) Novel classes of responsive and unresponsive C nociceptors in human skin. J Neurosci 15: 333-341

Schwartzman RJ, Kerrigan J (1990) The movement disorder of reflex sympathetic dystrophy. Neurology 40: 57-61

Sieweke N, Birklein F, Riedl B, Neundorfer B, Handwerker HO (1999) Patterns of hyperalgesia in complex regional pain syndrome. Pain 80: 171-177

Stanton-Hicks M, Janig W, Hassenbusch S, Haddox JD, Boas R, Wilson P (1995) Reflex sympathetic dystrophy: changing concepts and taxonomy. Pain 63: 127-133

Sudeck P (1900) Über die akute entzündliche Knochenatrophie. Arch Klin Chir 62: 147-156

Sudeck P (1942) Die sogenannte akute Knochenatrophie als Entzündungsvorgang. Der Chirurg 15: 449-457

Torebjork E, Wahren L, Wallin G, Hallin R, Koltzenburg M (1995) Noradrenaline-evoked pain in neuralgia. Pain 63: 11-20

Van de Beek WJ, Remarque EJ, Westendorp RG, van Hilten JJ (2001) Innate cytokine profile in patients with complex regional pain syndrome is normal. Pain 91: 259-261

Van de Beek WJ, Roep BO, van der Slik AR, Giphart MJ, van Hilten BJ (2003) Susceptibility loci for complex regional pain syndrome. Pain 103: 93-97

Van der Laan L, van Spaendonck K, Horstink MW, Goris RJ (1999) The Symptom Checklist-90 Revised questionnaire: no psychological profiles in complex regional pain syndrome-dystonia. J Pain Symptom Manage 17: 357-362

Van Hilten BJ, van de Beek WJ, Hoff JI, Voormolen JH, Delhaas EM (2000a) Intrathecal baclofen for the treatment of dystonia in patients with reflex sympathetic dystrophy. N Engl J Med 343: 625-630

Van Hilten JJ, van de Beek WJ, Roep BO (2000b) Multifocal or generalized tonic dystonia of complex regional pain syndrome: a distinct clinical entity associated with HLA-DR13. Ann Neurol 48: 113-116

Veldman PH, Reynen HM, Arntz IE, Goris RJ (1993) Signs and symptoms of reflex sympathetic dystrophy: prospective study of 829 patients. Lancet 342: 1012-1016

Walker AE, Nulsen F (1948) Electrical stimulation of the upper thoracic portion of the sympathetic chain in man. Arch Neurol Psychiatr 59: 559-560

Wasner G, Heckmann K, Maier C, Baron R (1999) Vascular abnormalities in acute reflex sympathetic dystrophy (CRPS I): complete inhibition of sympathetic nerve activity with recovery. Arch Neurol 56: 613-620

Wasner G, Schattschneider J, Baron R (2002) Skin temperature side differences--a diagnostic tool for CRPS? Pain 98: 19-26

Wasner G, Schattschneider J, Heckmann K, Maier C, Baron R (2001) Vascular abnormalities in reflex sympathetic dystrophy (CRPS I): mechanisms and diagnostic value. Brain 124: 587-599

Weber M, Birklein F, Neundorfer B, Schmelz M (2001) Facilitated neurogenic inflammation in complex regional pain syndrome. Pain 91: 251-257

Weidner C, Schmelz M, Schmidt R, Hansson B, Handwerker HO, Torebjork HE (1999) Functional attributes discriminating mechano-insensitive and mechano-responsive C nociceptors in human skin. J Neurosci 19: 10184-10190

Ziegler EA, Magerl W, Meyer RA, Treede RD (1999) Secondary hyperalgesia to punctate mechanical stimuli. Central sensitization to A fibre nociceptor input. Brain 122: 2245-2257

Zyluk A (1999) The usefulness of quantitative evaluation of three-phase scintigraphy in the diagnosis of post-traumatic reflex sympathetic dystrophy. J Hand Surg (Br) 24: 16-21

Rehabilitation

Kapitel 5 **Evidenzbasierte Rehabilitation**
T. Platz

Kapitel 6 **Plastizität**
U. Ziemann

Kapitel 7 **Therapeutische Methoden und Interventionen**
F. Binkofski, M. Dafotakis, C. Dohle, C. Eickhof, D. Ertelt, C. Grefkes, F. Hamzei, B. Hauptmann, S. Hesse, R. Horst, R. Horst, H. Hummelsheim, J. Liepert, D.A. Nowak, C. Müller, T. Platz, C.I.E. Renner, V. Urquizo, M.S. Vry, C. Werner, H. Woldag

Kapitel 8 **Störungsspezifische Therapie der Handfunktion**
N. Allert, E. Altenmüller, R. Blank, J.M. Burgunder, A. Conrad, G. Deuschl, O. Eberhardt, M. Felgentreu, G. Goldenberg, C. Herrmann, M. Himmelbach, J. Keil, C. Maihöfner, F. Müller, J. Raethjen, F. Roelandt, M. Scheele, Y. Schubert, D. Timmann, D.A. Nowak,

Evidenzbasierte Rehabilitation

T. Platz

5.1	**Studiendesigns** – 174	
5.1.1	Beobachtungsstudien – 174	
5.1.2	Experimentelle Studien – 175	
5.1.3	Systematische Reviews und Metaanalysen – 175	
5.2	**Leitlinie »Armrehabilitation«** – 175	
5.2.1	Methodik der Leitlinienerstellung – 175	
5.2.2	Ergebnisse und Empfehlungen der Leitlinie »Armrehabilitation« im Überblick – 176	
5.2.3	Tipps für die praktische Umsetzung – 179	
5.2.4	Zusammenfassung – 181	
	Literatur – 181	

Evidenzbasierte Medizin, kurz **EBM**, ist der bewusste, explizite und angemessene Einsatz der gegenwärtig besten Evidenz bei Entscheidungen über die medizinische Versorgung einzelner Patienten (Sackett et al. 1996).

In der **klinischen Praxis** stellt sich regelmäßig die Frage, welche der vielen möglichen Therapieoptionen für einen bestimmten Patienten jeweils am ehesten geeignet ist. Diese Entscheidung wird unter anderem von den persönlichen Präferenzen des Patienten, den ärztlichen und therapeutischen Erfahrungen und von den jeweils vorhandenen strukturellen Gegebenheiten geprägt. Es ist wünschenswert, dass die gegenwärtig beste Evidenz über die Wirksamkeit der verschiedenen therapeutischen Optionen in die Entscheidung miteinfließt.

Das vorliegende Kapitel möchte ohne Anspruch auf Vollständigkeit darauf hinweisen, dass es in der motorischen Rehabilitation – wie in anderen Bereichen der Medizin – erforderlich ist, den aktuellen Stand der Wissenschaft kritisch zu reflektieren. Dabei sind die kritischen Würdigungen einzelner Studien, ein Überblick über die Studienlage sowie die Kenntnis von systematischen Literaturbewertungen (Reviews) gleichermaßen wichtig, um das notwendige Rüstzeug für die im Alltag notwendigen therapeutischen Entscheidungen zu haben. Zunächst sollen verschiedene mögliche **Designs von Studien** vorgestellt werden (▶ Kap. 5.1). Dem Leser soll dadurch eine Orientierung gegeben werden, welche Studientypen häufiger berichtet werden, und welche Interpretationsrahmen sich durch die einzelnen Studientypen ergeben.

Die Leitlinienkommission der Deutschen Gesellschaft für Neurorehabilitation (DGNR) hat sich das Ziel gesetzt, **evidenzbasierte Leitlinien für die Neurorehabilitation** zu entwickeln. Damit soll die für therapeutische Entscheidungen relevante Evidenz transparent gemacht werden. Für die **Rehabilitation bei Armparese nach Schlaganfall** wurde in 2009 eine Leitlinie veröffentlicht (Platz u. Roschka 2009). Deren Ergebnisse sollen – da sie unmittelbar relevant sind – dargestellt werden (▶ Kap. 5.2).

5.1 Studiendesigns

Es gibt mehrere Formen der wissenschaftlichen Evidenz. Die unterschiedlichen Arten von Studien können dabei grundsätzlich in zwei Hauptgruppen unterteilt werden.

> Die beiden **Hauptgruppen** von Studien sind:
> — Beobachtungsstudien und
> — experimentelle Studien.

5.1.1 Beobachtungsstudien

Als Beobachtungsstudien bezeichnet man Forschungsarbeiten, in denen **Untersuchungen**, aber keine Interventionen an einem Kollektiv durchgeführt werden.

> Zu den **Beobachtungsstudien** zählen:
> — Kohortenstudien und
> — Fall-Kontroll-Studien.

- **Kohortenstudien**

Die Kohortenstudie ist eine »vorausschauende«, sog. **prospektive Beobachtungsstudie**, in der eine Kohorte, also eine Gruppe von Personen mit bestimmten **gemeinsamen Merkmalen**, wie
— gleiches Lebensalter,
— gleiche Krankheit oder
— dieselben neurologischen Defizite,
über einen bestimmten Zeitraum hinweg beobachtet wird. Man erforscht die Gruppe z. B. hinsichtlich des Auftretens von neuen Erkrankungen oder der Genesung nach einer Hirnschädigung.

Würden **Schlaganfallpatienten** mit einer Armlähmung ab dem Tag ihres Schlaganfalls für eine längere Zeit systematisch beobachtet und standardisiert dahingehend untersucht werden, ob und wie stark sich eine Spastik entwickelt, so wäre das eine Kohortenstudie.

- **Kontrollierte Kohortenstudien**

Kontrollierte Kohortenstudien zeichnen sich dadurch aus, dass zumindest **zwei Gruppen** (Kohorten) im Verlauf untersucht werden. Damit können **Vergleiche** bezüglich ihrer Entwicklung beobachtet werden. Da die beiden Gruppen aber zu Beginn der Beobachtung nicht leicht vergleichbar gemacht werden können, müssen die unterschiedlichen Entwicklungen nicht auf unterschiedliche Behandlungen zurückzuführen sein, sondern können auch in Unterschieden zwischen den Gruppen am Anfang begründet sein.

- **Fall-Kontroll-Studien**

Die Fall-Kontroll-Studie ist eine **retrospektive Studie**, bei der man dem Namen nach »zurückblickend« eine Gruppe von Merkmalsträgern, beispielsweise Frauen mit osteoporotischen Wirbelbrüchen, mit einer möglichst analogen Kontrollgruppe vergleicht, die das untersuchte Merkmal nicht trägt. Man sucht Unterschiede in der Vorgeschichte, bei diesem Beispiel etwa im Konsum von Käse oder dem Ausmaß an körperlicher Aktivität und Sport, die das Auftreten des untersuchten Merkmals und damit den Unterschied zur Vergleichsgruppe erklären könnten.

- **Zusammenfassung**

Da der Studienleiter bei den **Beobachtungsstudien** lediglich beobachtet, z. B., was aus der Vergangenheit vor dem Auftreten einer Erkrankung erinnerlich ist (Fall-Kontroll-Studie), bzw. was sich – ohne sein Zutun – ab einem bestimmten Zeitpunkt entwickelt (Kohortenstudie), lassen sich **nur bedingt Aussagen über Ursache** und **Wirkung** (etwa der Wirksamkeit einer Therapie) aus solchen Studien ableiten. Dennoch sind sie wertvoll, um z. B. bei seltenen Ereignissen Hinweise auf Ursachen zu finden (Fall-Kontroll-Studie) oder Entwicklungen bei Patientenkollektiven (ggf. auch vergleichend) zu beschreiben.

5.1.2 Experimentelle Studien

Im Gegensatz zur Beobachtungsstudie werden die Probanden bei den experimentellen Studien nicht nur beobachtet, sondern man führt an ihnen eine experimentelle Intervention, also eine **Behandlung**, durch. Dadurch kann man viel eher auf **Zusammenhänge zwischen Ursache** und **Wirkung** schließen als bei Beobachtungsstudien, wie das z. B. für Therapieforschung wichtig ist.

- **Randomisierte kontrollierte Studien (RKS)**

Eine randomisierte kontrollierte Studie (RKS) ist eine **prospektive**, **experimentelle Studie**, bei der die Probanden per Zufall der experimentellen Interventions- oder der/den Kontrollgruppe(n) zugeteilt werden. Dieser Studientyp eignet sich besonders, um verschiedene Therapien wie neue Medikamente oder auch verschiedene Interventionen untereinander oder mit einem Placebo zu vergleichen. Die besondere Bedeutung der **Randomisierung** (zufälligen Verteilung der Studienteilnehmer auf die Studiengruppen) liegt darin, dass – zumindest bei einer ausreichenden Fallzahl – die Eigenschaften der Personen in den Studiengruppen zu Beginn der Studie wahrscheinlich vergleichbarer sind als bei einer nicht zufälligen Verteilung. Die **Vergleichbarkeit der Studiengruppen** am Anfang der Studie wiederum erleichtert die Beurteilung der Wirksamkeit der untersuchten Therapie(n) und unterstützt die Eindeutigkeit und Sicherheit der Interpretation der Studienergebnisse. Damit können die in der Studie gestellten Fragen über die Wirksamkeit von Therapien klarer beantwortet werden. Bedeutsam ist dabei auch die **Verblindung der Personen**, die die Messergebnisse der Studie (z. B. Assessment) erheben, da die Ergebnisse sonst in die ein oder andere Richtung »verzerrt« werden könnten.

- **Zusammenfassung**

Für die Therapieforschung ist die randomisierte kontrollierte Studie (RKS) ein **Goldstandard**. Zwar können auch RKS systematische Fehler enthalten und daher eine fehlerhafte Schlussfolgerung nahelegen, im Vergleich zu anderen Studienformen sind sie jedoch – bei auch ausreichender Anzahl an Probanden – weniger anfällig für sog. systematische Verzerrungen der Studienergebnisse. Dadurch erlauben sie, den therapeutischen Nutzen von Therapieformen sicherer abzuschätzen.

5.1.3 Systematische Reviews und Metaanalysen

- **Metaanalysen**

Werden die Ergebnisse von mehreren randomisierten kontrollierten Studien gemeinsam statistisch analysiert, spricht man von einer **Metaanalyse**. Durch die größere Zahl der dabei untersuchten Personen können die Therapieeffekte oftmals präziser angegeben werden als bei einzelnen Studien.

- **Reviews**

Doch auch wenn die Ergebnisse nicht gemeinsam analysiert werden, gibt es eine Möglichkeit, alle Studien zu einer bestimmten Fragestellung gemeinsam zu betrachten und so das Gesamtbild der Evidenz zu beurteilen. Das machen Literaturübersichten, auch als **Reviews** bezeichnet. Ein Review ist dann ein **systematischer Review** – und damit besonders aussagekräftig – wenn er mit dargelegter systematischer Methodik alle relevanten Publikationen für eine Fragestellung einbezieht. Eine solche systematische Methodik schließt i.d.R. eine Datenbankrecherche und eine Handsuche ein. Durch den umfassenden Überblick können systematische Literaturübersichten helfen, Fragestellungen sicherer zu beantworten, als das mit einzelnen Studien möglich ist.

- **Zusammenfassung**

In der evidenzbasierten Medizin wird systematischen Reviews und Metaanalysen die **stärkste Evidenz** beigemessen, gefolgt von den randomisierten kontrollierten Studien und den kontrollierten Kohortenstudien (Guyatt et al. 1995). Systematische Reviews werden u.a. von der **Cochrane Collaboration**, einem weltweit arbeitenden Zusammenschluss von Wissenschaftlern erarbeitet. Die Wissenschaftler der Cochrane Collaboration führen mit einer systematischen Methodik zu bestimmten medizinischen Fragestellungen verschiedene Literaturübersichten in Fachgruppen durch. Diese werden dann in der **Cochrane Library** veröffentlicht.

5.2 Leitlinie »Armrehabilitation«

5.2.1 Methodik der Leitlinienerstellung

Für die Erstellung der Leitlinie wurden aus dem internationalen Schrifttum zunächst systematisch alle die Studien und Metaanalysen gesucht, die der **Frage** nachgingen, ob bei Patienten mit Armlähmungen nach Schlaganfall eine rehabilitative Therapie (z. B. Physiotherapie, Ergotherapie, Akupunktur, Elektrostimulation, Medikation u.a.) entweder in unterschiedlicher Dosierung oder bei unterschiedlichen Inhalten wirksam war. Dabei wurde **beurteilt**, ob eine Therapie
- den Grad der Lähmung reduzierte,
- die aktive Bewegungsfähigkeit und Kraft verbesserte oder
- die Armfunktion im Alltag förderte.

Insgesamt wurden 109 Veröffentlichungen von klinischen Studien zusammengetragen sowie 12 systematische Übersichtsarbeiten und Metaanalysen. Die bei der Leitlinienentwicklung genutzte umfangreiche Methodik ist in einer gesonderten Publikation ausführlicher dargestellt (Platz u. Quintern 2009). Wichtige Aspekte werden hier zusammenfassend dargestellt.

Bewertung einzelner Publikationen

Jede dieser Publikationen wurde nach einer zuvor festgelegten Methodik, d.h. **standardisiert** bezüglich ihrer methodischen Qualität bewertet. Nachfolgend werden **Fragen** skizziert, die systematisch beurteilt wurden:
- Welche Intervention wurde untersucht?
- Wurden die Zielkriterien der Studie eindeutig definiert und adäquat erhoben?
- Wie viele Studienteilnehmer gab es insgesamt und in der jeweiligen Gruppe?
- Wie waren die Ein- und Ausschlusskriterien definiert?
- Wie waren die Charakteristika der Studienpopulation, z. B. deren Basisvariablen und Risiken?
- Wo fand die Untersuchung statt? In einer Praxis oder einer Klinik?
- Wie viele der Teilnehmer beendeten die Studie?
- Wurden die Probanden den Gruppen randomisiert – also per Zufall – zugeordnet?
- Waren die Probanden und Untersucher verblindet gegenüber der Intervention bzw. der Interventionsgruppe?
- Wurde die Randomisierung geheim gehalten?
- Wurde ein prospektives Design verwendet?
- Waren Interventions- und Kontrollgruppe zu Beginn der Studie vergleichbar?
- Stellte die zu prüfende Intervention wirklich den einzigen Unterschied in der Behandlung zwischen beiden Gruppen dar?
- Wurden Nebenwirkungen dokumentiert?
- Wurden alle Probanden in der Gruppe ausgewertet, der sie ursprünglich zugeordnet waren?
- Welche Ergebnisse wurden berichtet und statistisch abgesichert?
- Rechtfertigen die Ergebnisse die Schlussfolgerungen?
- Welche Empfehlungen sind ableitbar?

Bewertung mehrerer Publikationen für eine Therapieform

In einem weiteren Schritt wurden dann die Studien **thematisch** gruppiert. Alle Studien, die zu einem bestimmten Aspekt (z. B. zu einer bestimmten Therapie) Aussagen machten, wurden genutzt, um für diese Aspekte die **ableitbaren Empfehlungen** zu formulieren. Die Formulierungen der therapeutischen Empfehlungen erfolgten gemeinschaftlich in der Leitlinienkommission der Deutschen Gesellschaft für Neurorehabilitation (DGNR). Bei der **Konsensfindung** wurde ebenfalls eine international empfohlene Methodik genutzt, die sich an der Qualität der wissenschaftlichen Untersuchungen und einem standardisierten Bewertungsverfahren ausrichtete. Dabei wurde den ausgesprochenen Empfehlungen eine **Stärke** zugeordnet (▶ Übersicht 5.1).

> **Übersicht 5.1**
> **Stärke der Empfehlungen**
> - Eine »**starke Empfehlung**« (Empfehlungsgrad A: Therapie »soll« durchgeführt werden) wurde gegeben, wenn weitere Forschungen diese Abschätzungen und somit auch die Empfehlung wahrscheinlich nicht wesentlich beeinflussen werden.
> - Eine »**Empfehlung**« (Empfehlungsgrad B: Therapie »sollte« durchgeführt werden) wurde vergeben, wenn zwar klare Hinweise für die Effekte einer Therapie in klinischen Studien belegt sind, wenn aber andererseits davon ausgegangen wird, dass weitere Forschungen die Abschätzungen (der Stärke) des Therapieeffekts noch beeinflussen werden.
> - Ein Empfehlungsgrad »**offen**« (Empfehlungsgrad 0: Therapie »kann« durchgeführt werden) wurde dann vergeben, wenn es wissenschaftliche Hinweise gibt, dass eine Therapie wirksam ist bzw. sein könnte, aber gleichzeitig die Datenlage bezüglich der Abschätzung des Therapieeffekts noch unsicher ist.
> - »**Keine Empfehlung**« wird gegeben, wenn es hierfür keine Datenlage in klinischen Studien gibt.

5.2.2 Ergebnisse und Empfehlungen der Leitlinie »Armrehabilitation« im Überblick

Die Ergebnisse der Leitlinie und ihre Empfehlungen zur Therapie sind wegen ihrer umfassenden Systematik umfangreich und komplex. Dem interessierten Leser sei empfohlen, die Langversion der Leitlinie zu studieren (Platz u. Roschka 2009; http://www.dgnr.de/Leitlinien – Evidenztabellen.29858.html), da sich dort aus dem Zusammenhang der Ergebnisdarstellungen die abgeleiteten Empfehlungen besser erschließen als aus einer kurzgefassten Auflistung. Dennoch kann und soll die hier gegebene Kurzzusammenfassung eine Orientierung und einen Überblick über die Empfehlungen geben.

Assessment

Armlähmungen nach Schlaganfall sind ein häufiger und relevanter Anteil der Behinderung nach Schlaganfall (▶ Kap. 3.1 und 3.2). Für die **Dokumentation des Ausmaßes der funktionellen Beeinträchtigungen** stehen verschiedene klinische Tests zur Verfügung, mit denen einerseits die Schwere der Beeinträchtigungen und andererseits auch Therapieerfolge dokumentiert werden können (◘ Tab. 5.1). Einige relevante Tests sollen daher kurz Erwähnung finden.

- **Fugl-Meyer Test (FM)**

Der Fugl-Meyer Test (FM; Fugl-Meyer et al. 1975) misst die gezielte **Bewegungsfähigkeit** in den einzelnen Abschnitten des Arms. Er besteht aus **drei Untertests** für den Arm:
- Motorik der oberen Extremität,

- Sensibilität und
- passives Bewegungsausmaß/Schmerz bei passivem Bewegen des Arms.

■ **TEMPA**

TEMPA heißt übersetzt: Evaluationstest für die Leistungen des Arms bei älteren Personen (Desrosiers et al. 1991). Der TEMPA untersucht **alltagsrelevante Arm- und Handaktivitäten**. Es werden einerseits einhändige, andererseits auch beidhändige Aufgaben ausgeführt.

Aufgaben des TEMPA sind z. B.:
- sich aus einer Thermoskanne ein Glas Wasser eingießen,
- mit einem Schlüssel eine Tür in einem Regal öffnen, dort eine Pillendose herausholen und aus der Pillendose Medikamente entnehmen,
- sich einen Schal umbinden oder
- eine Adresse auf einen Briefumschlag schreiben.

■ **Action Research Arm Test (ARAT)**

Action Research Arm Test (ARAT; Lyle 1981) heißt übersetzt: Armtest für die Erforschung von Armaktivitäten. Der ARAT enthält 19 Aufgaben in **4 Untertests**:
- Greifen,
- Festhalten,
- Präzisionsgriff,
- grobe Bewegung.

Fast alle Aufgaben erfordern das Greifen, Transportieren und Loslassen von Objekten.

■ **Box-and-Block Test (BBT)**

Box-and-Block Test (BBT; Mathiowetz et al. 1985a) heißt übersetzt: Würfel- und Kisten-Test. Der BBT untersucht die **manuelle Geschicklichkeit** des betroffenen Arms. Der Box-and-Block Test besteht aus einem rechteckigen Kasten aus Holz, in dessen Mitte eine Trennwand eingebracht ist. Auf einer Seite der Trennwand liegen 150 Holzwürfel mit einer Kantenlänge von 2,5 cm. Der Rehabilitand erhält die **Aufgabe**, innerhalb einer Minute so viele Würfel wie möglich von der einen Hälfte des Kastens in die andere Hälfte zu transportieren.

■ **Nine-Hole-Peg Test (NHPT)**

Der Nine-Hole-Peg Test (NHPT; Mathiowetz et al. 1985b), (übersetzt Stifte-Test mit 9 Löchern), misst die **Fingergeschicklichkeit**. Der Test besteht aus einer Platte, in der auf der einen Seite eine Schale eingearbeitet ist, in der 9 kurze Stifte liegen, und in der neben der Schale eine Lochplatte mit 9 Löchern angebracht ist, in die die kurzen Stifte gesteckt werden können. **Aufgabe** des Rehabilitanden ist es, in möglichst kurzer Zeit alle 9 Stifte in die Löcher zu stecken und anschließend wieder herauszunehmen.

■ **Ashworth-Skala**

Bei Spastik entsteht ein fühlbarer Widerstand gegenüber passiver Bewegung. Diesen **Widerstand** kann man klinisch messen bzw. beurteilen. Eine häufige Beurteilungsmethode ist die sog. Ashworth-Skala (Ashworth 1964). Ein Armabschnitt wird passiv bewegt, und der gefühlte Widerstand wird dabei bewertet. Die niedrigste Bewertung ist 0 (kein erhöhter Muskeltonus), die maximale Bewertung 4, wenn die Gliedmaße in diesem Gelenk entweder in Beugung oder Streckung fixiert ist und nicht oder kaum bewegt werden kann.

■ **Resistance to passive Movement Scale (REPAS)**

REPAS (Resistance to passive Movement Scale; Platz et al. 2008) heißt übersetzt: Skala für Widerstand gegenüber passiver Bewegung. Basierend auf der Ashworth-Skala wurde eine sog. **Summenskala** entwickelt, die über verschiedene Arm- (und Bein-)Bewegungen hinweg den **Widerstand** gegenüber passiver Bewegung misst und damit die Spastik u.a. im Arm insgesamt dokumentieren kann.

Therapie

■ **Dauer und Intensität der Therapie**

Die Rehabilitation der Armmotorik sollte **früh** nach einem Schlaganfall beginnen.

In der **späten Krankheitsphase** (z. B. ein Jahr und später nach Schlaganfall) werden spezifische Maßnahmen der Armrehabilitation empfohlen, wenn
- einerseits noch funktionelle Defizite vorliegen und
- andererseits unter Therapie auch funktionelle Verbesserungen dokumentiert werden (oder eine Verschlechterung nach deren Absetzen).

Bezüglich der **Intensität der Therapie** wird empfohlen, dass eine 30 Minuten werktägliche zusätzliche spezifische Armrehabilitation insbesondere in der **frühen Phase** nach Schlaganfall erfolgen soll, wenn eine zusätzliche Funktionsverbesserung oder zumindest eine Beschleunigung der Wiederherstellung der Armmotorik erreicht werden soll.

■ **Klassische Therapieverfahren**

Bezüglich der verschiedenen **klassischen Physiotherapieschulen** (z. B. Bobath oder PNF) kann eine Empfehlung für oder gegen eine spezielle Behandlung nicht gegeben werden, da eine therapeutische Überlegenheit einer der Schulen aus der Literatur nicht ableitbar ist (► Kap. 7.1).

Gerade auch in späteren Krankheitsphasen kann als Organisation der Behandlung ein **Zirkeltraining** bedacht werden, bei dem an verschiedenen Trainingsstationen verschiedene Aspekte der Armmotorik beübt werden.

Auch eine Kombination aus einem täglichen Eigentraining, das z. B. auch zu Hause durchgeführt werden kann, mit einem zusätzlichen Training mit Therapeuten (**Eigentraining mit intermittierender Supervision**) (90 Minuten/Woche Therapie) sollte bedacht werden, wenn eine funktionelle Verbesserung erreicht werden soll.

■ **Neuere Therapieverfahren**

Die neueren Therapieverfahren (► Kap. 7.2 bis 7.11), die empfohlen werden, sind in ► Übersicht 5.2 aufgelistet.

> **Übersicht 5.2**
> **Neuere Therapieverfahren**
> - Schädigungs-orientiertes Training (Impairment-oriented Training, IOT®), das **zwei Therapieverfahren** beinhaltet:
>   – Arm-Fähigkeits-Training (AFT®)
>   – Systematisches repetitives BASIS-Training® (ABT)
> - Aufgabenorientiertes Training
> - Bewegungsinduktionstherapie (Constraint-induced Movement Therapy, CIMT)
> - Spiegeltherapie
> - Mentales Training
>
> **Zusätzlich:**
> - Geräteunterstützte Therapien:
>   – Neuromuskuläre Elektrostimulation
>   – Robottherapie

Arm-BASIS-Training

Das Arm-BASIS-Training beübt systematisch repetitiv alle einzelnen Bewegungsmöglichkeiten im Arm und sollte bei Patienten insbesondere früh nach dem Schlaganfall durchgeführt werden, wenn bei schwerer Lähmung eine **Verbesserung der aktiven Beweglichkeit** erreicht werden soll (▶ Kap. 7.6).

Arm-Fähigkeits-Training

Das Arm-Fähigkeits-Training, bei dem verschiedene sensomotorische Fähigkeiten verbessert werden, sollte zusätzlich durchgeführt werden, wenn bei leichten Paresen eine **Verbesserung der Feinmotorik** erreicht werden soll (▶ Kap. 7.6).

Aufgabenorientiertes Training

Aufgabenorientiertes Training, bei dem in der Therapie mit **Objekt-** und **Alltagsbezug** therapiert wird, stellt eine Therapieoption dar. Eine differenzielle Empfehlung kann nicht gegeben werden.

Bewegungsinduktionstherapie (CIMT)

Die sog. **Bewegungsinduktionstherapie** (Constraint-induced Movement Therapy oder auch Forced use-Therapie genannt) ist möglich:
- entweder in ihrer **ursprünglichen Form** mit
  - 6 Stunden Therapie pro Tag und
  - Restriktion der weniger betroffenen Hand für 90% der Wachstunden über 2 Wochen
- oder auch als eine abgeänderte, **weniger intensive Form** mit z. B.
  - 2 Stunden Therapie pro Tag und
  - 5- bis 6-stündiger Immobilisation der nicht betroffenen Hand über einen Zeitraum von bis zu 10 Wochen (▶ Kap. 7.5).

Diese Behandlungsformen sind sehr zeitintensiv, aber auch wirksam. Sie fördern die **Einsetzbarkeit des betroffenen Arms im Alltag**. Wenn ein Patient die notwendigen Voraussetzungen erfüllt (u.a. zum Teil erhaltene Handfunktion und gelernter Nichtgebrauch des Arms im Alltag) und eine solche Therapie organisatorisch angeboten werden kann, dann soll sie angewendet werden.

Spiegeltherapie

Bei der Spiegeltherapie betrachtet der Patient im Spiegel die Bewegung seiner nicht gelähmten Hand. Durch den Blick in den Spiegel sieht diese Bewegung so aus, als würde seine gelähmte Hand sich (ganz normal) bewegen (▶ Kap. 7.8). Dadurch soll das Gehirn in der betroffenen Region angeregt werden, die Funktion von Hand und Arm wiederherzustellen. Eine zusätzliche Spiegeltherapie sollte durchgeführt werden, wenn eine **Verbesserung der motorischen Funktion** angestrebt wird.

Mentales Training

Auch das Sich-Vorstellen (mentales Training) der Nutzung des betroffenen Arms bei Alltagsverrichtungen oder bei Bewegungen sollte bei Patienten mit vorhandener Restfunktion der gelähmten Hand erwogen werden, wenn eine **Verbesserung der Armfunktion** angestrebt wird (▶ Kap. 7.9).

Technische Verfahren

An technischen Verfahren werden insbesondere die neuromuskuläre Elektrostimulation und die Armrobot-Therapie thematisiert (▶ Kap. 7.10).

Neuromuskuläre Elektrostimulation

Die verschiedenen Verfahren der neuromuskulären Elektrostimulation basieren auf der Induktion von Bewegungen in gelähmten Gliedmaßenabschnitten durch eine fokale Elektrostimulation von Nerv und Muskel (▶ Kap. 7.12.1, 7.12.2). Wenn für den Patienten bereits eine geringe Innervation möglich ist, kann die Stimulation an diese Innervation als Auslöser gekoppelt werden (EMG-getriggerte Elekrostimulation). Die Verfahren der neuromuskulären Elektrostimulation können durchgeführt werden, wenn eine **Verbesserung der Armfunktion** und **Aktivitäten bei einer schweren Armparese** angestrebt werden sollen.

Armrobot-Therapie

Ähnlich erlauben Armrobots die Beübung von Bewegungen, auch wenn diese seitens der Patienten lähmungsbedingt noch nicht durchgeführt werden können (▶ Kap. 7.10). Dabei können hohe Wiederholungsraten für Bewegungen erreicht werden. Wenn eine Armrobot-Therapie angeboten werden kann, sollte sie zum Einsatz kommen, wenn die **selektive Beweglichkeit** der einzelnen Gelenke **bei der schweren Armlähmung** verbessert werden soll.

Stimulationsverfahren
Sensible Stimulation

Verschiedene **Formen** der sensiblen Stimulation, wie
- elektrische sensible Stimulation (▶ Kap. 7.12.1),
- pneumatisch-kompressive Stimulation und
- thermische sensible Stimulation,

scheinen einen positiven Effekt auf die Motorik bei zentralen Lähmungen zu haben. Sie können durchgeführt werden; eine spezifische Empfehlung ist aktuell noch nicht gerechtfertigt.

Repetitive transkranielle Magnetstimulation (rTMS)
Bei der repetitiven transkraniellen Magnetstimulation (rTMS) wird das **motorische Handareal**, d.h. das Gebiet im Gehirn, das für Bewegungen der Hand zuständig ist, **direkt behandelt**. Aus kleineren Studien liegen ermutigende Ergebnisse vor (▶ Kap. 7.12.3). Die Stimulation kann durchgeführt werden, es wird jedoch keine Empfehlung ausgesprochen.

Direkte elektrische Stimulation des Gehirns
Die **operative Implantation von Elektroden** über dem Gehirn für eine direkte elektrische Stimulation des Gehirns ist als Behandlungsmethode noch wenig untersucht und sollte unter der Berücksichtigung möglicher Risiken nur innerhalb eines Studienprotokolls erfolgen.

Pharmakologie
Zum Thema »Medikamentöse Unterstützung der Armrehabilitation« wurden **zwei Medikamente** thematisiert,
- einerseits L-Dopa und
- andererseits D-Amphetamin (▶ Kap. 7.12.4).

L-Dopa kann bei Schlaganfallpatienten mit schwerer Armparese insbesondere im frühen Stadium eingesetzt werden, um die Armrehabilitation zu unterstützen; eine Zulassung für diese Indikation gibt es jedoch nicht. Das Medikament **Amphetamin** sollte nicht außerhalb eines Studienprotokolls eingesetzt werden.

Transplantation menschlicher neuraler Zellen
Die Transplantation menschlicher neuraler Zellen ist noch nicht hinreichend untersucht und sollte ebenfalls nicht außerhalb eines Studienprotokolls durchgeführt werden. Diese Ablehnung ist auch durch die potenziellen Risiken begründet.

5.2.3 Tipps für die praktische Umsetzung

Viele der o.g. Empfehlungen für einzelne Behandlungen haben eine parallele Berechtigung. Verschiedene Therapieformen können ggf. **alternativ** sinnvoll sein, z. B. wenn in einer Klinik oder Praxis bestimmte Therapieformen vorgehalten werden und andere nicht. Entscheidungen würden sich **inhaltlich** auch danach richten, ob eine schwere, mittelschwere oder leichte Lähmung vorliegt. Andererseits hängt die Therapiewahl auch von den übergeordneten **individuellen Therapiezielen** ab, z. B. hat ein Feinmechaniker, der wieder in seinen Beruf zurückkehren möchte, andere Bedürfnisse und Ziele für die Therapie als eine ältere Person, die ihren Alltag zuhause wieder bestreiten können möchte. Entsprechend können für die Behandlung der Armlähmung nach Schlaganfall keine »starren« Empfehlungen ausgesprochen werden. Wichtiger ist es, zu informieren, was therapeutisch möglich wäre, damit dann individuell – unter Berücksichtigung der Therapieziele – die **Therapieentscheidungen** getroffen werden können.

Anhaltspunkte für Therapieentscheidungen

Motorisches Lernen – wie in der Situation einer Armlähmung nach Schlaganfall – setzt häufiges Wiederholen von einzelnen Übungen voraus. Oftmals wird ein (werk)tägliches Trainieren erforderlich sein, wenn funktionelle Verbesserungen erreicht werden sollen. Bei leichter betroffenen Patienten kann dies in Teilen auch als **Eigentraining** durchgeführt werden.

Schwere und schwerste Armlähmungen
Bei den schweren und schwersten Armlähmungen ist es nicht leicht, therapeutische Fortschritte zu erreichen. Oftmals ist eine monatelange Therapie notwendig. Da Patienten ihren Arm nicht oder nur begrenzt selbst bewegen können, ist **Unterstützung** notwendig:
- Beim **Arm-BASIS-Training** nimmt der Therapeut das Gewicht des Arms des Patienten ab und hilft ggf., Bewegungen, die aktiv noch nicht ganz ausgeführt werden können, zu ergänzen.
- Eine ähnliche Hilfestellung – allerdings nur für wenige Bewegungen – ermöglichen die **neuromuskuläre Elektrostimulation** und **Armrobot-Therapieverfahren**.
- Auch die **Imagination** (mentales Training) oder die **Spiegeltherapie** können helfen, dem Gehirn Bewegungsgedanken und Bewegungssehen zu ermöglichen und damit die für die Bewegung zuständigen Netzwerke zu aktivieren.
- Eine Aktivierung dieser Netzwerke kann auch durch eine **sensible Stimulation** des Arms oder die repetitive Magnetstimulation des Gehirns erreicht werden.

> **Ziel** bei schweren und schwersten Armlähmungen ist es, die **basale Bewegungsfähigkeit** im Arm wiederherzustellen.

Mittelschwere Armlähmungen
Der mittelschwer gelähmte Arm wird sich schneller erholen können als der schwer gelähmte Arm, aber auch bei der mittelschweren Lähmung ist oft über einen längeren Zeitraum Therapie notwendig. Die möglichen **Therapieansätze** sind hier ähnlich:
- Arm-BASIS-Training,
- aufgabenorientiertes Training,
- Bewegungsinduktionstherapie (CIMT),
- Spiegeltherapie und
- mentales Training,

zusätzlich geräteunterstützte Therapien wie die neuromuskuläre Elektrostimulation und die Robottherapie, unterstützend ggf. die sensible Elektrostimulation oder die repetitive Magnetstimulation des Gehirns.

Tab. 5.1 Therapeutische Entscheidungshilfen bei der Therapie von Armlähmungen nach Schlaganfall

Schwere Armlähmung	
Tests	– Aktive Beweglichkeit und Gefühl – Spastik – Aktivitäten – Fugl-Meyer Test – Ashworth-Skala oder REPAS – Action Research Arm Test
Empfohlene Therapiealternativen	– Arm-BASIS-Training (B) – Armrobot-Training (B) – Spiegeltherapie (B) – Bilaterales Training (B) – Aufgabenorientiertes Training (0) – Neuromuskuläre Elektrostimulation (0)
Zusätzliche Therapieoptionen	– Lagerung des Arms (B) – Sensible Stimulation (0) – Repetitive transkranielle Magnetstimulation (0) – L-Dopa-Medikation (0) (Off-Label-Gebrauch)
Mittelschwere Armlähmung	
Tests	– Aktive Beweglichkeit und Gefühl – Spastik – Alltagskompetenz – Fugl-Meyer Test – Ashworth-Skala oder REPAS – Action Research Arm Test – TEMPA – Box-and-Block Test – Nine-Hole-Peg Test
Empfohlene Therapiealternativen	– Evt. Bewegungsinduktionstherapie (A) – Zirkeltraining (B) – Arm-BASIS-Training (B) – Spiegeltherapie (B) – Bilaterales Training (B) – Armrobot-Therapie (B) – Aufgabenorientiertes Training (0) – Neuromuskuläre Elektrostimulation (0)
Zusätzliche Therapieoptionen	– Mentales Training (B) – Sensible Stimulation (0) – Repetitive transkranielle Magnetstimulation (0)
Leichte Armlähmung	
Tests	– Aktive Beweglichkeit und Gefühl – Spastik – Alltagskompetenz – Fugl-Meyer Test – Ashworth-Skala oder REPAS – Action Research Arm Test – TEMPA – Box-and-Block Test – Nine-Hole-Peg Test
Empfohlene Therapiealternativen	– Bewegungsinduktionstherapie (A) – Supervidiertes Eigentraining (B) – Zirkeltraining (B) – Arm-Fähigkeits-Training (B) – Aufgabenorientiertes Training (0)
Zusätzliche Therapieoptionen	– Mentales Training (B) – Sensible Stimulation (0) – Repetitive Magnetstimulation (0)

Empfehlungsgrade A, B, 0 siehe ▶ **Übersicht 5.1**. Off-Label-Gebrauch: Medikament ist für diesen Einsatz in D nicht (amtlich) zugelassen

> **Ziel** bei mittelschweren Armlähmungen ist es, die **Einsetzbarkeit des Arms im Alltag** wiederherzustellen.

- **Leichte Armlähmungen**
- Gerade bei der leichten Lähmung des Arms kann neben der Therapie mit dem Therapeuten auch ein tägliches **Eigentraining** sehr sinnvoll sein.
- In Klinik und Praxis kann (auch schon bei mittelschwerer Lähmung) ein **Zirkeltraining** mit mehreren Stationen zur Förderung verschiedener Aspekte der Armmotorik nützlich sein. Meist kann ein Armfunktionstraining auch in der **Kleingruppe** organisiert werden.
- Wenn eine weitgehende Wiederherstellung bzw. ein hohes Maß an Feinmotorik erreicht werden soll, ist ein i.d.R. 3-wöchiges **Arm-Fähigkeits-Training** indiziert.

> **Ziel** bei leichten Armlähmungen ist es, die **Geschicklichkeit**, **Präzision** und **Geschwindigkeit** der Armmotorik wiederherzustellen.

5.2.4 Zusammenfassung

In Tab. 5.1 sind je nach Schwere der Lähmung anwendbare Tests und alternative Therapiemöglichkeiten im Überblick aufgeführt.

Literatur

Desrosiers J, Hébert R, Dutil E (1991) TEMPA. Administration manual. National Library of Canada. ISBN 2-921470-08-X

Fugl-Meyer A, Jääskö L, Leyman I, Olsson S, Steglind S (1975) The post-stroke hemiplegic patient. Scandinavian Journal of Rehabilitation Medicine 7: 13-31

Guyatt GH, Sackett DL, Sinclair JC, Hayward R, Cook DJ, Cook RJ (1995) Users' guides to the medical literature, IX, A method for grading health care recommendations. JAMA 274: 1800-1804

Lyle RC (1981) A performance test for assessment of upper limb function in physical rehabilitation treatment and research. International J of Rehabilitation Research 4: 483-492

Mathiowetz V, Volland G, Kashman N, Weber K (1985a) Adult norms for the Box and Block test of manual dexterity. American Journal of Occupational Therapy 39: 386-391

Mathiowetz V, Weber K, Kashman N, Volland G (1985b) Adult norms for Nine Hole Peg test of finger dexterity. Occupational Therapy Journal of Research 5: 25-38

Platz T, Vuadens P, Eickhof C, Arnold P, van Kaick S, Heise K (2008) RE-PAS, a summary rating scale for resistance to passive movement: item selection, reliability and validity. Disabil Rehabil 30: 44-53

Platz T, Quintern J (2009) Methodik der Leitlinien-Entwicklung der Leitlinien-Kommission der Deutschen Gesellschaft für Neurorehabilitation (DGNR). Neurol Rehabil 15: 75-80

Platz T, Roschka S (2009) Rehabilitative Therapie bei Armparese nach Schlaganfall. S2e-Leitlinie der DGNR- Langversion. Neurol Rehabil 15: 81-106

Sackett DL, Rosenberg WMC, Gray JAM, Haynes RB, Richardson WS (1996) Evidence based medicine: what it is and what it isn't. BMJ 312: 71-72

Plastizität

U. Ziemann

6.1 Funktionelle Organisation des primär-motorischen Kortex – 184

6.2 Dynamisches Netzwerk im primär-motorischen Kortex – 184

6.3 Mechanismen von Plastizität im primären Motorkortex – 185

6.4 Faktoren und Modulation von Plastizität – 186

6.5 Zusammenfassung – 187

Literatur – 188

Der **primär-motorische Kortex** (M1) hat die Rolle einer exekutiven Kommandozentrale bei der Durchführung und Kontrolle willkürmotorischer Bewegungen. **Motorik** wird durch neuronale Aktivität in räumlich verteilten und überlappenden neuronalen Netzwerken von Bewegungsrepräsentationen realisiert und nicht durch fest somatotop geordnete Repräsentationen von Muskeln. Diese neuronalen Netzwerke sind flexibel und durch Schädigung (z. B. nach einem Schlaganfall oder Schädel-Hirn-Trauma), Lernprozesse oder durch externe Stimulation modifizierbar. Der Begriff **Plastizität** definiert in diesem Zusammenhang die anhaltende funktionelle oder strukturelle Änderung eines Netzwerks, z. B. durch Veränderung der Stärke von Synapsen oder Spino-, Synapto- oder Neurogenese. Horizontale Faserverbindungen im M1 verbinden weitreichend motorische Repräsentationen, und sie sind die wichtigste Kandidatenstruktur, über die übungsabhängige oder stimulationsinduzierte repräsentationale Plastizität vermittelt wird.

Zusammenfassend liegt mittlerweile vielfältige und konsistente **Evidenz** vor, dass der motorische Kortex ein hoch dynamisch adaptives und plastisches Netzwerk ist. Diese Erkenntnis ist eine wesentliche Grundlage für neurorehabilitative Therapien. Das folgende Kapitel fasst **Prinzipien zum Thema »Plastizität«** zusammen, wobei der Fokus auf Plastizität im primär-motorischen Kortex liegt, entsprechend dem Schwerpunkt und Titel dieses Buches: »Gehirn und Hand. Klinik und Rehabilitation von Handfunktionsstörungen in der Neurologie«.

6.1 Funktionelle Organisation des primär-motorischen Kortex

- Konzept des Homunkulus

Intraoperative epidurale und epikortikale elektrische Stimulation (Penfield u. Boldrey 1937) führte zum **Konzept des Homunkulus**, d.h. der somatotopen Anordnung von Körperrepräsentationen im primären somatosensorischen und motorischen Kortex. Dieses Konzept ist auch durch moderne **bildgebende** und **nicht-invasive Hirnstimulationsstudien** immer wieder bestätigt worden, wobei
– die Repräsentation für die **untere Extremität** am weitesten medial im Bereich der Mantelkante,
– die Repräsentation für das **Gesicht** am weitesten lateral und
– die **Hand-Arm-Repräsentation** dazwischen lokalisiert ist (Kleinschmidt et al. 1997; Classen et al. 1998a).

> Nach dem Konzept des Homunkulus ist die primär-motorische Hand-Arm-Repräsentation im Bereich des sog. Knaufs des Gyrus praecentralis lokalisiert (Yousry et al. 1997).

- Netzwerkkonzept

Von entscheidender **Bedeutung** ist, dass
– intrakortikale Mikrostimulationsstudien am Affen zeigen konnten, dass innerhalb der Hand-Arm-Repräsentation **kortikospinale Neurone** mit Projektion zum spinalen Motoneuronen-Pool eines Zielmuskels topographisch multipel verteilt nachweisbar sind,
– ein hohes Maß an **Divergenz** besteht, d.h., ein gegebenes kortikospinales Neuron projiziert auf mehrere Motoneuronen-Pools, oft gleichzeitig auf solche, die proximale und distale Muskeln des Arms innervieren (Graziano 2006),
– ein gegebener Motoneuronen-Pool deszendierende kortikomotoneuronale Eingänge von Neuronen im Motorkortex aus unterschiedlichen Bewegungsrepräsentationen erhält, so dass ein hohes Maß an **Konvergenz** vorliegt (Porter u. Lemon 1993).

Extrazelluläre Einzelzellableitungen im M1 des Affen zeigten schließlich, dass ein individuelles **kortikospinales Neuron** i.d.R. bei der willkürlichen Durchführung zahlreicher Bewegungen mit Aktivierung unterschiedlicher Muskelgruppen Aktionspotenziale feuert (Schieber u. Hibbard 1993).

- Zusammenfassung

Diese Daten lassen sich zu dem aktuellen **Konzept von motorischen Repräsentationen im Motorkortex** im Sinne eines räumlich distribuierten, multipel repräsentierten, in hohem Maß durch konvergente und divergente Projektionen charakterisierten neuronalen Netzwerk zusammenfassen. Dieses **Netzwerkkonzept** bildet die Grundlage für unser heutiges Verständnis von Plastizitätsprozessen im motorischen System.

6.2 Dynamisches Netzwerk im primär-motorischen Kortex

Bewegungsrepräsentationen im M1 sind veränderlich. Durch eine extensive tierexperimentelle Forschung wurde gezeigt, dass folgende Faktoren **repräsentationale Plastizität** hervorrufen können (Nudo 2006):
– periphere Nervenverletzungen,
– zentrale Läsionen im M1,
– repetitive intrakortikale Mikrostimulation und
– motorische Beübung.

- Repräsentationale Plastizität
-- Repetitive intrakortikale Mikrostimulation

Durch repetitive intrakortikale Mikrostimulation kommt es zu einer **raschen Expansion** der stimulierten Repräsentation (Nudo et al. 1990).

-- Partielle Läsion der Hand-Arm-Repräsentation

Eine partielle Läsion der Hand-Arm-Repräsentation in M1 führt zu einer Schrumpfung des verbleibenden Hand-Arm-Areals. Diese **Rückbildung** kann durch intensives Training des paretischen Arms verhindert werden, und sogar zu einer Expansion der trainierten Hand-Arm-Repräsentation in benachbarte intakte Repräsentationen führen, assoziiert mit einer Funktionsverbesserung des paretischen Arms (Nudo et al. 1996). Mittlerweile haben zahlreiche Untersuchungen an gesunden menschlichen Probanden die außerordentliche Fähigkeit des motorischen Kortex zu repräsentationaler Plastizität bestätigen können, z. B. führt das wiederholte Trainieren eines einhändigen Klavierstücks zu einer raschen Größenzunahme der M1-Hand-Repräsentation im trainierenden M1 (Pascual-Leone et al. 1995).

Repetitives Üben einfacher Fingerbewegungen
Das repetitive Üben einfacher Fingerbewegungen führt zu einer raschen **Erregbarkeitssteigerung** der beübten Bewegungsrepräsentation (Classen et al. 1998b; Muellbacher et al. 2001). Nach einem **Schlaganfall** kann durch rehabilitatives Training eine Wiederherstellung der initial verminderten Aktivierbarkeit des M1 in der betroffenen Hemisphäre erreicht werden (Traversa et al. 1997; Liepert et al. 1998; Sawaki et al. 2008).

Nicht-invasive Hirnstimulation
Auch durch nicht-invasive Hirnstimulation mittels repetitiver transkranieller Magnetstimulation (rTMS) oder Gleichstromstimulation können rasche **Änderungen der Erregbarkeit** des stimulierten Netzwerks hervorgerufen werden (Ziemann et al. 2008). Diese nicht-invasiven Hirnstimulationsverfahren werden zunehmend bei **Schlaganfallpatienten** genutzt, um adaptive Netzwerkreorganisation zu induzieren und die therapeutische Effizienz neurologischer Rehabilitation zu verstärken (Hummel u. Cohen 2006).

6.3 Mechanismen von Plastizität im primären Motorkortex

> **Formen der Plastizität:**
> - Rasche **repräsentationale Plastizität**, die sich innerhalb von Minuten bis wenigen Stunden ausbildet, kann in erster Linie durch präexistente, aber inhibierte Netzwerke (**Demaskierung**) oder Änderung der Stärke von Synapsen (**synaptische Plastizität**, z. B. Langzeitpotenzierung [LTP] und Langzeitdepression [LTD]) erklärt werden.
> - **Strukturelle Plastizität** (z. B. Spino- oder Synaptogenese) kommt erst im Zeitbereich von Stunden bis Tagen nach einem Induktionsereignis zum Tragen.

Demaskierung
Demaskierung konnte tierexperimentell nachgewiesen werden. Hierzu wurde durch iontophoretische lokale Applikation des Gamma-Aminobuttersäure- (GABA-)Rezeptor-Antagonisten **Bicucullin** in den primären Motorkortex eine lokale Reduktion kortikaler Hemmung (Disinhibition) in einer Repräsentation erzeugt. Diese **lokale Disinhibition** führte dazu, dass elektrische intrakortikale Mikrostimulation einer benachbarten, nicht disinhibierten Bewegungsrepräsentation nicht nur motorische Antworten dieser Repräsentation, sondern plötzlich auch solche der disinhibierten Repräsentation auslöste (Jacobs u. Donoghue 1991). Das Ergebnis ist also eine **Expansion der Karte der disinhibierten Repräsentation**. Diese rasche repräsentationale Plastizität kann nur durch bereits vorbestehende horizontale Faserverbindungen zwischen den Repräsentationen erklärt werden, die normalerweise durch GABAerge Hemmung »abgeschaltet« sind, im Falle einer pharmakologisch oder läsionsbedingten Disinhibition aber demaskiert werden.

> Disinhibition tritt auch im **periläsionellen Gewebe** z. B. nach einem Schlaganfall auf (Hagemann et al. 1998) und kann zu repräsentationaler Plastizität beitragen.

Langzeitpotenzierung (LTP) und Langzeitdepression (LTD)
Der andere grundlegende Mechanismus rascher repräsentationaler Plastizität ist die lang anhaltende Änderung der **Stärke synaptischer Informationsübertragung**. LTP und LTD wurden zunächst an Gewebeschnitten extensiv untersucht; mittlerweile existiert aber gute Evidenz, dass LTP-/LTD-ähnliche Plastizität durch Hirnstimulation und Lernprozesse auch auf der Systemebene des menschlichen Kortex induziert und untersucht werden kann (Cooke u. Bliss 2006; Ziemann et al. 2008; Müller-Dahlhaus et al. 2010). Dabei zeigten durch nicht-invasive Hirnstimulation induzierte Änderungen der M1-Erregbarkeit für LTP/LTD am Gewebeschnitt definierte, **typische Eigenschaften**:
- Dauer >30 min,
- Schwellenabhängigkeit (Kooperativität) oder
- Unterdrückbarkeit durch pharmakologische Blockade des N-Methyl-D-Aspartat- (NMDA-)Rezeptors (Thickbroom 2007; Ziemann et al. 2008).

Konnektivität
Demaskierung und synaptische Plastizität haben einen **veränderten Informationsfluss** im neuronalen Netzwerk zur Folge, der gleichfalls auf der Systemebene mittels moderner systemphysiologischer (z. B. EEG, MEG, Doppelspulen-TMS) und bildgebender Verfahren (funktionelle MRT) als Änderungen der sog. **funktionellen** und **effektiven Konnektivität** gemessen werden kann (Friston et al. 1993a, 1993b). Vereinfacht bedeutet dies, dass sich die zeitlich-räumliche Kopplung neuronaler Aktivität in einem distribuierten Netzwerk ändert (funktionelle Konnektivität), und somit auch der Einfluss, den ein Netzwerkpunkt auf andere Knoten im Netzwerk ausübt (effektive Konnektivität).

Veränderte Konnektivität nach Schlaganfall
Nach einem Schlaganfall kann es zu erheblichen **Verschiebungen funktioneller** und **effektiver Konnektivität** kommen, z. B.
- nimmt der hemmende Einfluss des M1 in der nicht läsionellen Hemisphäre auf den M1 der läsionellen Hemisphäre zu, und

– das Ausmaß dieser Hemmung korreliert mit dem motorischen Defizit der paretischen Hand (Murase et al. 2004; Grefkes et al. 2008; Nowak et al. 2009).

> Diese **gesteigerte interhemisphärische Hemmung** kann durch erregbarkeitssenkende rTMS des M1 der nicht läsionellen Hemisphäre normalisiert werden, und diese Korrektur unterstützt direkt die Verbesserung motorischer Fähigkeiten der paretischen Hand (Grefkes et al. 2010).

Diese Befunde stehen in engem Zusammenhang mit dem **Konzept einer interhemisphärischen Rivalität** der läsionellen und nicht läsionellen Hemisphäre, das in der **Akutphase** nach einem Schlaganfall durch
– eine Untererregbarkeit der läsionellen Hemisphäre,
– einer gesteigerten Erregbarkeit der nicht läsionellen Hemisphäre und
– einer gesteigerten Hemmung der läsionellen Hemisphäre durch die nicht läsionelle Hemisphäre

zum Ausdruck kommt und zu rehabilitativen Strategien in Richtung auf eine Normalisierung dieser interhemisphärischen Dysbalance durch **nicht-invasive Hirnstimulation** (Senkung der Erregbarkeit der nicht läsionellen Hemisphäre und/oder Steigerung der Erregbarkeit der läsionellen Hemisphäre), **periphere Nervenstimulation** und **aktiv beübendes Training** der paretischen Hand bei zeitgleicher Immobilisation der gesunden Hand geführt hat (Ward u. Cohen 2004; Hummel u. Cohen 2006; Nowak et al. 2009).

6.4 Faktoren und Modulation von Plastizität

> **Ausmaß** und **Richtung** stimulationsinduzierter oder übungsabhängiger Plastizität hängen von zahlreichen Faktoren ab (Ridding u. Ziemann 2010):
> – Einige Faktoren können experimentell, z. B. im Rahmen klinischer Studien **manipuliert** werden und so zu einer Verstärkung eines gewünschten Plastizitätseffekts beitragen.
> – Andere Faktoren sind **nicht beeinflussbar**.

■ Nicht beeinflussbare Faktoren für Plastizität
■■ Alter

Ein wichtiger Faktor ist das Alter. Mehrere Untersuchungen an Gesunden konnten zeigen, dass **Plastizität**
– einerseits im primär-motorischen Kortex mit dem Alter abnimmt,
– andererseits aber auch im höheren Lebensalter noch auslösbar ist (Müller-Dahlhaus et al. 2008; Fathi et al. 2010; Todd et al. 2010).

■■ Genetische Einflüsse

Ein anderer wichtiger nicht beeinflussbarer Faktor sind genetische Einflüsse. Zwillingsstudien konnten nachweisen, dass genetische Faktoren eine relevante Rolle für das Ausmaß stimulationsinduzierter Plastizität haben (Missitzi et al. 2010); in einer Studie konnte ein signifikanter Einfluss von in der Bevölkerung häufigen Polymorphismen des »**brain derived neurotrophic factor**«- (BDNF-)**Gens** auf stimulationsinduzierte und übungsabhängige Plastizität gezeigt werden (Kleim et al. 2006; Cheeran et al. 2008).

■ Beeinflussbare Faktoren für Plastizität
■■ Tageszeit/Diurnale Rhythmen

Stimulationsinduzierte Plastizität ist am besten in den **Nachmittagsstunden** auslösbar (Sale et al. 2007, 2008). Dies hängt wahrscheinlich damit zusammen, dass endogenes Kortisol nachmittags das diurnale Minimum erreicht und Kortisol aufgrund seiner GABAergen Wirkungen Plastizität im Motorkortex reduziert (Sale et al. 2008).

■■ Sensorimotorische Aufmerksamkeit

Stimulationsinduzierte Plastizität kann gesteigert werden, wenn die **Aufmerksamkeit auf die Hand** gerichtet wird, deren M1-Repräsentation stimuliert wird (Stefan et al. 2004; Conte et al. 2007); umgekehrt kann Distraktion zu einer Verminderung stimulationsinduzierter Plastizität führen (Antal et al. 2007).

■■ Priming

Die Induktion von Plastizität hängt signifikant von der **vorangehenden Aktivität** des motorischen Kortex ab. **Willkürmotorische Aktivität** kurz vor einem transkraniellen Stimulationsprotokoll kann stimulationsinduzierte Plastizität vollständig unterdrücken oder sogar zu einer Richtungsänderung z. B. von LTP-ähnlicher zu LTD-ähnlicher Plastizität führen (Gentner et al. 2008).

Priming durch **nicht-invasive Hirnstimulation** hat ebenfalls einen ausgeprägten Einfluss auf Effekte eines nachfolgenden Induktionsprotokolls zur Auslösung von Plastizität. Hierbei zeigen sich häufig **homöostatische Interaktionen** (Abraham 2008):
– Wird die Erregbarkeit des motorischen Kortex **gesenkt**, nimmt die Wahrscheinlichkeit, LTP-ähnliche Plastizität zu induzieren, zu, und gleichzeitig nimmt die Wahrscheinlichkeit für LTD-ähnliche Plastizität ab.
– Wird die Erregbarkeit des motorischen Kortex **gesteigert**, entstehen umgekehrte Effekte (Iyer et al. 2003; Lang et al. 2004; Siebner et al. 2004; Müller et al. 2007; Hamada et al. 2008).

> Die sog. **homöostatische Metaplastizität** gilt als wichtiges Regulationsprinzip des zentralen Nervensystems, um das mittlere synaptische Gewicht aller Synapsen eines neuronalen Netzwerks in einem physiologischen Bereich zu halten, das jederzeit Anpassungen nach oben oder unten erlaubt (Abraham 2008).

Homöostatische Metaplastizität wurde auch für **Interaktionen von stimulations-** und **übungsabhängiger Plastizität** beschrieben:

- **Vorangehendes motorisches Lernen** führt zu einer Verhinderung von nachfolgender stimulationsinduzierter LTP-ähnlicher Plastizität, aber einer Verstärkung von LTD-ähnlicher Plastizität (Ziemann et al. 2004; Stefan et al. 2006; Rosenkranz et al. 2007; Iezzi et al. 2008). Umgekehrt kann **vorangehende stimulationsinduzierte LTD-ähnliche Plastizität** nachfolgendes motorisches Lernen steigern, stimulationsinduzierte LTP-ähnliche Plastizität aber vermindern (Jung u. Ziemann 2009; Kang et al. 2010).

Pharmakologie

Mittlerweile existiert eine breite Basis von pharmakologischen Studien bei Gesunden, die einen erheblichen Einfluss von **ZNS-aktiven Medikamenten** auf stimulationsinduzierte Plastizität des motorischen Kortex nachweisen konnten (Ziemann et al. 2006; Ridding u. Ziemann 2010).

> **Unter der Lupe**
>
> **Studien: Einfluss von ZNS-aktiven Medikamenten auf das Rehabilitationsergebnis**
>
> Diese Untersuchungen wurden zum einen durch **tierexperimentelle Befunde** motiviert, die z. B. einen permissiven Effekt von Disinhibition durch GABA-A-Rezeptor-Antagonisten auf LTP nachweisen konnten (Hess et al. 1996), zum anderen durch mehrere **retro- und prospektive klinische Studien**, die einen Einfluss von ZNS-aktiven Medikamenten auf das Rehabilitationsergebnis nach **Schlaganfall** gezeigt haben.
>
> **Negative Auswirkungen auf das Rehabilitationsergebnis nach Schlaganfall:**
> - GABAerge Medikamente (z. B. Benzodiazepine),
> - antidopaminerge Medikamente (z. B. Neuroleptika),
> - antinoradrenerge Medikamente (z. B. die Antihypertensiva Prazosin und Clonidin),
> - anticholinerge Medikamente (z. B. trizyklische Antidepressiva) sowie
> - bestimmte Antikonvulsiva (z. B. Phenobarbital, Phenytoin).
>
> **Verbesserung des Rehabilitationsergebnisses in Verbindung mit aktiver Beübung der paretischen Hand:**
> - dopaminerge Medikamente,
> - noradrenerge Medikamente,
> - cholinerge Medikamente und
> - serotonerge Medikamente
>   (Crisostomo et al. 1988; Goldstein 1998; Pariente et al. 2001; Scheidtmann et al. 2001; Flöel et al. 2005; Chollet et al. 2011).
>
> Weitgehend parallele Befunde wurden in nicht-invasiven Stimulationsstudien und Untersuchungen zu übungsabhängiger Plastizität bei Gesunden erhoben.
>
> **Verminderung (bzw. Verhinderung) dieser Formen von Plastizität bei Gesunden:**
> - antiglutamaterge Medikamente (NMDA-Rezeptor-Antagonisten, z. B. das Antitussivum Dextromethorphan) (Ziemann et al. 1998b; Stefan et al. 2002; Nitsche et al. 2003; Wolters et al. 2003; Huang et al. 2007),
> - GABA-A-erge und GABA-B-erge Medikamente (Baclofen) (Ziemann et al. 1998b; Bütefisch et al. 2000; McDonnell et al. 2007; Heidegger et al. 2010),
> - antidopaminerge Medikamente (Nitsche et al. 2006),
> - antinoradrenerge Medikamente (Sawaki et al. 2003) und
> - anticholinerge Medikamente (Sawaki et al. 2002).
>
> **Steigerung der Plastizität bei Gesunden:**
> - Disinhibition mittels peripherer Deafferenzierung (Ziemann et al. 1998a),
> - glutamaterge Medikamente (Nitsche et al. 2004b),
> - dopaminerge Medikamente (Meintzschel u. Ziemann 2006; Kuo et al. 2008; Lang et al. 2008),
> - noradrenerge Medikamente (Bütefisch et al. 2002; Nitsche et al. 2004a; Plewnia et al. 2004; Foster et al. 2006),
> - cholinerge Medikamente (Kuo et al. 2007; Swayne et al. 2009) und
> - serotonerge Medikamente (Loubinoux et al. 2002; Nitsche et al. 2009).

6.5 Zusammenfassung

Der primär-motorische Kortex bildet ein **Netzwerk** räumlich verteilter, multipel angelegter motorischer Repräsentationen. Diese Repräsentationen sind flexibel und können sich durch Ereignisse wie Schädigung oder im Rahmen von Lernvorgängen adaptiv verändern. Dieser **Flexibilität** liegt Plastizität, also anhaltende funktionelle oder strukturelle Änderung eines Netzwerks zugrunde:
- **Funktionelle** Plastizität umfasst als wichtige Prozesse Demaskierung und synaptische Plastizität,
- **strukturelle** Plastizität dagegen die Neubildung von Dornen, Dendriten, Synapsen oder Neuronen.

Von besonderer Bedeutung ist, dass **Ausmaß** und **Richtung von Plastizität** von zahlreichen Faktoren abhängen, die z.T. gezielt modifiziert werden können. Wichtige Erkenntnisse zur **Modulation von Plastizität** lieferten nicht-invasive Hirnstimulationsstudien und motorische Lernexperimente bei Gesunden. Es ist zu erwarten, dass diese Erkenntnisse zur Modellbildung und Strategieentwicklung bei neurorehabilitativen Therapien zukünftig wesentlich beitragen werden. Es existiert sehr wahrscheinlich ein signifikantes Potenzial, übungsabhängige Plastizität und damit gekoppelte Verbesserung sensorimotorischer Funktionen nach zentraler Läsion (z. B. Patienten nach Schlaganfall oder Schädel-Hirn-Trauma) durch den gezielten Einsatz von **nicht-invasiver Hirnstimulation** und **Neuropharmakologie** zu steigern und hierdurch das Outcome dieser Patienten zu verbessern.

Literatur

Abraham WC (2008) Metaplasticity: tuning synapses and networks for plasticity. Nat Rev Neurosci 9: 387-399

Antal A, Terney D, Poreisz C, Paulus W (2007) Towards unravelling task-related modulations of neuroplastic changes induced in the human motor cortex. Eur J Neurosci 26: 2687-2691

Bütefisch CM, Davis BC, Sawaki L, Waldvogel D, Classen J, Kopylev L, Cohen LG (2002) Modulation of use-dependent plasticity by d-amphetamine. Ann Neurol 51: 59-68

Bütefisch CM, Davis BC, Wise SP, Sawaki L, Kopylev L, Classen J, Cohen LG (2000) Mechanisms of use-dependent plasticity in the human motor cortex. Proc Natl Acad Sci USA 97: 3661-3665

Cheeran B, Talelli P, Mori F, Koch G, Suppa A, Edwards M, Houlden H, Bhatia K, Greenwood R, Rothwell JC (2008) A common polymorphism in the brain derived neurotrophic factor gene (BDNF) modulates human cortical plasticity and the response to rTMS. J Physiol 586: 5717-5725

Chollet F, Tardy J, Albucher JF, Thalamas C, Berard E, Lamy C, et al (2011). Fluoxetine for motor recovery after acute ischaemic stroke (FLAME): a randomised placebo-controlled trial. Lancet Neurol 10: 123-130

Classen J, Knorr U, Werhahn KJ, Schlaug G, Kunesch E, Cohen LG, Seitz RJ, Benecke R (1998a) Multimodal output mapping of human central motor representation on different spatial scales. J Physiol (Lond) 512: 163-179

Classen J, Liepert J, Wise SP, Hallett M, Cohen LG (1998b) Rapid plasticity of human cortical movement representation induced by practice. J Neurophysiol 79: 1117-1123

Conte A, Gilio F, Iezzi E, Frasca V, Inghilleri M, Berardelli A (2007) Attention influences the excitability of cortical motor areas in healthy humans. Exp Brain Res 182: 109-117

Cooke SF, Bliss TV (2006) Plasticity in the human central nervous system. Brain 129: 1659-1673

Crisostomo EA, Duncan PW, Propst M, Dawson DV, Davis JN (1988). Evidence that amphetamine with physical therapy promotes recovery of motor function in stroke patients. Ann Neurol 23: 94-97

Fathi D, Ueki Y, Mima T, Koganemaru S, Nagamine T, Tawfik A, Fukuyama H (2010) Effects of aging on the human motor cortical plasticity studied by paired associative stimulation. Clin Neurophysiol 121: 90-93

Flöel A., Hummel F, Breitenstein C, Knecht S, Cohen LG (2005) Dopaminergic effects on encoding of a motor memory in chronic stroke. Neurology 65: 472-474

Foster DJ, Good DC, Fowlkes A, Sawaki L (2006) Atomoxetine enhances a short-term model of plasticity in humans. Arch Phys Med Rehabil 87: 216-221

Friston KJ, Frith CD, Frackowiak RS (1993a) Time-dependent changes in effective connectivity measured with PET. Hum Brain Map 1: 69-80

Friston KJ, Frith CD, Liddle PF, Frackowiak RS (1993b) Functional connectivity: the principal-component analysis of large (PET) data sets. J Cereb Blood Flow Metab 13: 5-14

Gentner R, Wankerl K, Reinsberger C, Zeller D, Classen J (2008) Depression of Human Corticospinal Excitability Induced by Magnetic Theta-burst Stimulation: Evidence of Rapid Polarity-Reversing Metaplasticity. Cereb Cortex 18: 2046-2053

Goldstein LB (1998) Restorative neurology. Advances in pharmacotherapy for recovery after stroke. Futura Publishing Company Inc., Armonk (NY)

Graziano M (2006) The organization of behavioral repertoire in motor cortex. Annu Rev Neurosci 29: 105-134

Grefkes C, Nowak DA, Eickhoff SB, Dafotakis M, Kust J, Karbe H, Fink GR (2008) Cortical connectivity after subcortical stroke assessed with functional magnetic resonance imaging. Ann Neurol 63: 236-246

Grefkes C, Nowak DA, Wang LE, Dafotakis M, Eickhoff SB, Fink GR (2010) Modulating cortical connectivity in stroke patients by rTMS assessed with fMRI and dynamic causal modelling. Neuroimage 50: 234-243

Hagemann G, Redecker C, Neumann-Haefelin T, Freund HJ, Witte O (1998) Increased long-term potentiation in the surround of experimentally induced focal cortical infarction. Ann Neurol 44: 255-258

Hamada M, Terao Y, Hanajima R, Shirota Y, Nakatani-Enomoto S, Furubayashi T, Matsumoto H, Ugawa Y (2008) Bidirectional long-term motor cortical plasticity and metaplasticity induced by quadripulse transcranial magnetic stimulation. J Physiol 586: 3927-3947

Heidegger T, Krakow K, Ziemann U (2010) Effects of antiepileptic drugs on associative LTP-like plasticity in human motor cortex. Eur J Neurosci 32: 1215-1222

Hess G, Aizenman CD, Donoghue JP (1996) Conditions for the induction of long-term potentiation in layer II/III horizontal connections of the rat motor cortex. J Neurophysiol 75: 1765-1778

Huang YZ, Chen RS, Rothwell JC, Wen HY (2007) The after-effect of human theta burst stimulation is NMDA receptor dependent. Clin Neurophysiol 118: 1028-1032

Hummel FC, Cohen LG (2006) Non-invasive brain stimulation: a new strategy to improve neurorehabilitation after stroke? Lancet Neurol 5: 708-712

Iezzi E, Conte A, Suppa A, Agostino R, Dinapoli L, Scontrini A, Berardelli A (2008) Phasic voluntary movements reverse the aftereffects of subsequent theta-burst stimulation in humans. J Neurophysiol 100: 2070-2076

Iyer MB, Schleper N, Wassermann EM (2003) Priming Stimulation Enhances the Depressant Effect of Low-Frequency Repetitive Transcranial Magnetic Stimulation. J Neurosci 23: 10867-10872

Jacobs KM, Donoghue JP (1991) Reshaping the cortical motor map by unmasking latent intracortical connections. Science 251: 944-947

Jung P, Ziemann U (2009) Homeostatic and non-homeostatic modulation of learning in human motor cortex. J Neurosci 29: 5597-5604

Kang JS, Terranova C, Hilker R, Quartarone A, Ziemann U (2010) Deficient homeostatic regulation of practice-dependent plasticity in writer's cramp. Cereb Cortex, in press

Kleim JA, Chan S, Pringle E, Schallert K, Procaccio V, Jimenez R, Cramer SC (2006) BDNF val66met polymorphism is associated with modified experience-dependent plasticity in human motor cortex. Nat Neurosci 9: 735-737

Kleinschmidt A, Nitschke MF, Frahm J (1997) Somototopy in the human motor cortex hand area. A high-resolution functional MRI study. Eur J Neurosci 9: 2178-2186

Kuo MF, Grosch J, Fregni F, Paulus W, Nitsche MA (2007) Focusing Effect of Acetylcholine on Neuroplasticity in the Human Motor Cortex. J Neurosci 27: 14442–14447

Kuo MF, Paulus W, Nitsche MA (2008) Boosting Focally-Induced Brain Plasticity by Dopamine. Cereb Cortex 18: 648-651

Lang N, Siebner HR, Ernst D, Nitsche MA, Paulus W, Lemon RN, Rothwell JC (2004) Preconditioning with transcranial direct current stimulation sensitizes the motor cortex to rapid-rate transcranial magnetic stimulation and controls the direction of after-effects. Biol Psychiatry 56: 634-639

Lang N, Speck S, Harms J, Rothkegel H, Paulus W, Sommer M (2008) Dopaminergic potentiation of rTMS-induced motor cortex inhibition. Biol Psychiatry 63: 231-233

Liepert J, Miltner WHR, Bauder H, Sommer M, Dettmers C, Weiller C (1998) Motor cortex plasticity during constraint-induced movement therapy in stroke patients. Neurosci Lett 250: 5-8

Loubinoux I, Pariente J, Rascol O, Celsis P, Chollet F (2002) Selective serotonin reuptake inhibitor paroxetine modulates motor behavior through practice. A double-blind, placebo-controlled, multi-dose study in healthy subjects. Neuropsychologia 40: 1815-1821

McDonnell MN, Orekhov Y, Ziemann U (2007) Suppression of LTP-like plasticity in human motor cortex by the GABA(B) receptor agonist baclofen. Exp Brain Res 180: 181-186

Meintzschel F, Ziemann U (2006) Modification of Practice-dependent Plasticity in Human Motor Cortex by Neuromodulators. Cereb Cortex 16: 1106-1115

Missitzi J, Gentner R, Geladas N, Politis P, Karandreas N, Classen J, Klissouras V (2010) Plasticity in human motor cortex is in part genetically determined. J Physiol

Muellbacher W, Ziemann U, Boroojerdi B, Cohen LG, Hallett M (2001) Role of the human motor cortex in rapid motor learning. Exp Brain Res 136: 431-438

Müller-Dahlhaus F, Ziemann U, Classen J (2010) Plasticity resembling spike-timing dependent synaptic plasticity: the evidence in human cortex. Front Syn Neurosci 2: 1-11

Müller-Dahlhaus JF, Orekhov Y, Liu Y, Ziemann U (2008) Interindividual variability and age-dependency of motor cortical plasticity induced by paired associative stimulation. Exp Brain Res 187: 467-475

Müller JFM, Orekhov Y, Liu Y, Ziemann U (2007) Homeostatic plasticity in human motor cortex demonstrated by two consecutive sessions of paired associative stimulation. Eur J Neurosci 25: 3461-3468

Murase N, Duque J, Mazzocchio R, Cohen LG (2004) Influence of interhemispheric interactions on motor function in chronic stroke. Ann Neurol 55: 400-409

Nitsche MA, Fricke K, Henschke U, Schlitterlau A, Liebetanz D, Lang N, Henning S, Tergau F, Paulus W (2003) Pharmacological modulation of cortical excitability shifts induced by transcranial direct current stimulation in humans. J Physiol 553: 293-301

Nitsche MA, Grundey J, Liebetanz D, Lang N, Tergau F, Paulus W (2004a) Catecholaminergic Consolidation of Motor Cortical Neuroplasticity in Humans. Cereb Cortex 14: 1240-1245

Nitsche MA, Jaussi W, Liebetanz D, Lang N, Tergau F, Paulus W (2004b) Consolidation of Human Motor Cortical Neuroplasticity by D-Cycloserine. Neuropsychopharmacology 29: 1573-1578

Nitsche MA, Kuo MF, Karrasch R, Wachter B, Liebetanz D, Paulus W (2009) Serotonin Affects Transcranial Direct Current-Induced Neuroplasticity in Humans. Biol Psychiatry 66: 503-508

Nitsche MA, Lampe C, Antal A, Liebetanz D, Lang N, Tergau F, Paulus W (2006) Dopaminergic modulation of long-lasting direct current-induced cortical excitability changes in the human motor cortex. Eur J Neurosci 23: 1651-1657

Nowak DA, Grefkes C, Ameli M, Fink GR (2009) Interhemispheric competition after stroke: brain stimulation to enhance recovery of function of the affected hand. Neurorehabil Neural Repair 23: 641-656

Nudo RJ (2006) Plasticity. NeuroRx 3: 420-427

Nudo RJ, Jenkins WM, Merzenich MM (1990) Repetitive microstimulation alters the cortical representation of movements in adult rats. Somatosens Mot Res 7: 463-483

Nudo RJ, Wise BM, SiFuentes F, Milliken GW (1996) Neural substrates for the effects of rehabilitative training on motor recovery after ischemic infarct. Science 272: 1791-1794

Pariente J, Loubinoux I, Carel C, Albucher JF, Leger A, Manelfe C, Rascol O, Chollet F (2001) Fluoxetine modulates motor performance and cerebral activation of patients recovering from stroke. Ann Neurol 50: 718-729

Pascual-Leone A, Nguyet D, Cohen LG, Brasil-Neto JP, Cammarota A, Hallett M (1995) Modulation of muscle responses evoked by transcranial magnetic stimulation during the acquisition of new fine motor skills. J Neurophysiol 74: 1037-1045

Penfield W, Boldrey E (1937) Somatic motor and sensory representation in the cerebral cortex of man as studied by electrical stimulation. Brain 60: 389-443

Plewnia C, Hoppe J, Cohen LG, Gerloff C (2004) Improved motor skill acquisition after selective stimulation of central norepinephrine. Neurology 62: 2124-2126

Porter R, Lemon R (1993) Corticospinal function & voluntary movement, vol. 45. Clarendon Press, Oxford

Ridding MC, Ziemann U (2010) Determinants of the induction of cortical plasticity by non-invasive brain stimulation inn healthy subjects. J Physiol 588: 2291-2304

Rosenkranz K, Kacar A, Rothwell JC (2007) Differential modulation of motor cortical plasticity and excitability in early and late phases of human motor learning. J Neurosci 27: 12058-12066

Sale MV, Ridding MC, Nordstrom MA (2007) Factors influencing the magnitude and reproducibility of corticomotor excitability changes induced by paired associative stimulation. Exp Brain Res 181: 615-626

Sale MV, Ridding MC, Nordstrom MA (2008) Cortisol inhibits neuroplasticity induction in human motor cortex. J Neurosci 28: 8285-8293

Sawaki L, Boroojerdi B, Kaelin-Lang A, Burstein AH, Bütefisch CM, Kopylev L, Davis B, Cohen LG (2002) Cholinergic influences on use-dependent plasticity. J Neurophysiol 87: 166-171

Sawaki L, Butler AJ, Leng X, Wassenaar PA, Mohammad YM, Blanton S, Sathian K, Nichols-Larsen DS, Wolf SL, Good DC, Wittenberg GF (2008) Constraint-induced movement therapy results in increased motor map area in subjects 3 to 9 months after stroke. Neurorehabil Neural Repair 22: 505-513

Sawaki L, Werhahn KJ, Barco R, Kopylev L, Cohen LG (2003) Effect of an alpha(1)-adrenergic blocker on plasticity elicited by motor training. Exp Brain Res 148: 504-508

Scheidtmann K, Fries W, Muller F, Koenig E (2001) Effect of levodopa in combination with physiotherapy on functional motor recovery after stroke: a prospective, randomised, double-blind study. Lancet 358: 787-790

Schieber MH, Hibbard LS (1993) How somatotopic is the motor cortex hand area? Science 261: 489-492

Siebner HR, Lang N, Rizzo V, Nitsche MA, Paulus W, Lemon RN, Rothwell JC (2004) Preconditioning of Low-Frequency Repetitive Transcranial Magnetic Stimulation with Transcranial Direct Current Stimulation: Evidence for Homeostatic Plasticity in the Human Motor Cortex. J Neurosci 24: 3379-3385

Stefan K, Kunesch E, Benecke R, Cohen LG, Classen J (2002) Mechanisms of enhancement of human motor cortex excitability induced by interventional paired associative stimulation. J Physiol 543: 699-708

Stefan K, Wycislo M, Classen J (2004) Modulation of associative human motor cortical plasticity by attention. J Neurophysiol 92: 66-72

Stefan K, Wycislo M, Gentner R, Schramm A, Naumann M, Reiners K, Classen J (2006) Temporary Occlusion of Associative Motor Cortical Plasticity by Prior Dynamic Motor Training. Cereb Cortex 16: 376-385

Swayne OB, Teo JT, Greenwood RJ, Rothwell JC (2009) The facilitatory effects of intermittent theta burst stimulation on corticospinal excitability are enhanced by nicotine. Clin Neurophysiol 120: 1610-1615

Thickbroom GW (2007) Transcranial magnetic stimulation and synaptic plasticity: experimental framework and human models. Exp Brain Res 180: 583-593

Todd G, Kimber TE, Ridding MC, Semmler JG (2010) Reduced motor cortex plasticity following inhibitory rTMS in older adults. Clin Neurophysiol

Traversa R, Cicinelli P, Bassi A, Rossini PM, Bernardi G (1997) Mapping of motor cortical reorganization after stroke. A brain stimulation study with focal magnetic pulses. Stroke 28: 110-117

Ward NS, Cohen LG (2004) Mechanisms underlying recovery of motor function after stroke. Arch Neurol 61: 1844-1848

Wolters A, Sandbrink F, Schlottmann A, Kunesch E, Stefan K, Cohen LG, Benecke R, Classen J (2003) A temporally asymmetric Hebbian rule governing plasticity in the human motor cortex. J Neurophysiol 89: 2339-2345

Yousry T, Schmid U, Alkadhi H, Schmidt D, Peraud A, Buettner A, Winkler P (1997) Localization of the motor hand area to a knob on the precentral gyrus. Brain 120: 141-157

Ziemann U, Corwell B, Cohen LG (1998a) Modulation of plasticity in human motor cortex after forearm ischemic nerve block. J Neurosci 18: 1115-1123

Ziemann U, Hallett M, Cohen LG (1998b) Mechanisms of deafferentation-induced plasticity in human motor cortex. J Neurosci 18: 7000-7007

Ziemann U, Ilic TV, Pauli C, Meintzschel F, Ruge D (2004) Learning modifies subsequent induction of LTP like and LTD-like plasticity in human motor cortex. J Neurosci 24: 1666-1672

Ziemann U, Meintzschel F, Korchounov A, Ilic TV (2006) Pharmacological modulation of plasticity in the human motor cortex. Neurorehabil Neural Repair 20: 243-251

Ziemann U, Paulus W, Nitsche MA, Pascual-Leone A, Byblow WD, Berardelli A, Siebner HR, Classen J, Cohen LG, Rothwell JC (2008) Consensus: Motor cortex plasticity protocols. Brain Stimulation 1: 164-182

Therapeutische Methoden und Interventionen

7.1 Klassische Neurofazilitationskonzepte – 194
7.1.1 Das Bobath-Konzept – 194
V. Urquizo
7.1.2 Propriozeptive Neuromuskuläre Fazilitation (PNF) – 198
R. Horst

7.2 Neuromuskuläre Arthroossäre Plastizität (N.A.P.) – 205
R. Horst

7.3 Motorisches Lernen und repetitives Training – 214
B. Hauptmann, C. Müller
7.3.1 Gedächtnissysteme – 214
7.3.2 Prozedurales Lernen und motorisches Lernen – 214
7.3.3 Theorie und Praxis: Anmerkungen zur Therapieorganisation – 217

7.4 Shaping – 223
H. Woldag
7.4.1 Operantes Konditionieren im Tierversuch – 223
7.4.2 Shaping in der Rehabilitation von Schlaganfallpatienten – 224
7.4.3 Zusammenfassung – 224

7.5 Constraint-induced Movement Therapy – 225
F. Hamzei, M.S. Vry
7.5.1 Definitionen und technische Aspekte – 225
7.5.2 Einfluss der CIMT auf die Hirnorganisation – 227

7.6 Schädigungs-orientiertes Training (Impairment-oriented Training, IOT®) – 229
T. Platz, C. Eickhof
7.6.1 Der therapeutische Blick – 229
7.6.2 Die Entwicklung des Schädigungs-orientierten Trainings – 230
7.6.3 Die IOT-Verfahren – 230
7.6.4 Wirksamkeitsnachweise – ein Markenzeichen der IOT-Verfahren – 235
7.6.5 Hinweise für die klinische Anwendung – 237
7.6.6 Schulung für IOT-Anwender – 237

7.8	**Spiegeltherapie – 244**	
	C. Dohle	
7.8.1	Klinische Daten – 244	
7.8.2	Neurophysiologische Grundlagen – 245	
7.8.3	Praktische Umsetzung – 245	
7.8.4	Zusammenfassung – 246	
7.9	**Bewegungsvorstellung und Bewegungsbeobachtung bei der Therapie von zerebral gestörten Handfunktionen – 247**	
	D. Ertelt, F. Binkofski	
7.9.1	Neurophysiologische Grundlagen neurologischer Rehabilitation – 247	
7.9.2	Konventionelle Rehabilitationsmaßnahmen – 248	
7.9.3	Neue Rehabilitationsmaßnahmen – 249	
7.9.4	Bewegungsvorstellung und Bewegungsbeobachtung – 250	
7.9.5	Zusammenfassung – 252	
7.10	**Roboter- und gerätegestützte Rehabilitation – 256**	
	S. Hesse, C. Werner	
7.10.1	Behandlungstheorien – 256	
7.10.2	Behandlungsparadigmen und Evidenzen – 257	
7.10.3	Zusammenfassung – 262	
7.11	**Sensomotorisches Diskriminationstraining – 263**	
	C.I.E. Renner, H. Hummelsheim	
7.11.1	Definition und klinische Grundlagen – 263	
7.11.2	Therapeutische Prinzipien – 265	
7.11.3	Sensomotorisches Diskriminationstraining nach peripherer Nervenläsion – 266	
7.11.4	Sensomotorisches Diskriminationstraining nach Schlaganfall – 266	
7.11.5	Zusammenfassung – 269	
7.12	**Funktionelle Neuromodulation – 271**	
7.12.1	Repetitive elektrische und magnetische periphere Stimulation – 271	
	M. Dafotakis, D.A. Nowak	
7.12.2	Funktionelle Muskelstimulation – 274	
	C. Dohle	
7.12.3	Hirnstimulation: tDCS und rTMS – 277	
	J. Liepert	
7.12.4	Neuropharmakologie und Handmotorik – 286	
	C. Grefkes	

7.13	Spasmolytische Therapie – 293	
	G. Ochs	
7.13.1	Behandlungsziele und Behandlungsprinzipien – 293	
7.13.2	Medikamente und ihre Eigenschaften – 294	
7.14	Botulinumtoxin in der Behandlung der Beugespastik der oberen Extremität nach Schlaganfall – 296	
	S. Hesse, C. Werner	
7.14.1	Die Beugespastik der oberen Extremität – 296	
7.14.2	Therapie der Beugespastik – 297	

7.1 Klassische Neurofazilitationskonzepte

7.1.1 Das Bobath-Konzept

V. Urquizo

Das Bobath-Konzept ist eine **lösungsorientierte Vorgehensweise** bei der Befundaufnahme und Behandlung von Individuen mit funktionellen Störungen, Bewegungsstörungen und Störungen der posturalen Kontrolle aufgrund einer Läsion des zentralen Nervensystems (IBITA 1996; Panturin 2001; Brock et al. 2002; Raine 2006).

Dieser Ansatz zur Rehabilitation Erwachsener mit Störungen des zentralen Nervensystems entstand ursprünglich aus der Arbeit von Berta und Karel Bobath und wird nun bereits seit über 50 Jahren weiterentwickelt. Als **Grundlage für die praktische Anwendung** heute dient der aktuelle Wissensstand über
- motorische Kontrolle,
- motorisches Lernen,
- neurale und muskuläre Plastizität sowie
- über Biomechanik.

Darüber hinaus fließen sowohl die Ergebnisse spezialisierter Behandlungserfahrung als auch die Bedürfnisse und Erwartungen der zu Behandelnden in diesen therapeutischen Denkansatz mit ein (Sackett 2000).

■ Einleitung

Mayston (2000) betrachtet das Konzept primär als eine Möglichkeit, die Ausführung einer Handlung/Aktivität zu beobachten, zu analysieren und zu interpretieren. Diese Definition setzt voraus, dass das Bobath-Konzept als **Prozess des Clinical Reasoning** (des klinischen Denkprozesses) betrachtet wird und nicht lediglich als eine Serie von Behandlungen oder Techniken.

Die Vorgehensweise nach dem Bobath-Konzept ist **integrativ** und **umfassend** und wird bei **Patienten jeden Alters** angewandt, die eine Verletzung des ZNS erlitten haben – unabhängig von der Schwere der Schädigung (Raine 2006).

1986 erklärte Karel Bobath:

> Das Bobath-Konzept ist unvollendet. Wir hoffen, dass es in den nächsten Jahren weiterhin wächst und sich entwickelt. «
> (K. Bobath 1986)

Behandlungscharakteristika und Philosophie

Das Ziel der Behandlung ist die **Optimierung der Funktion**. Der fortlaufende Prozess von Befund und Behandlung (**Clinical Reasoning**) richtet sich nach den vorrangigen Schädigungen. In der Behandlung wird versucht, die Haltungs- und Bewegungsmuster zu optimieren und deren Effizienz zu verbessern.

Die Behandlung ist charakterisiert durch die Suche nach Lösungen hinsichtlich des motorischen Verhaltens, welche die erfolgreiche Durchführung einer Aktivität stören (**Problem Solving**). Dies schließt die **aktive Teilnahme des Individuums** sowie eine spezifische therapeutische Handhabung

Tab. 7.1 Bobath-Konzept: Funktionalität der oberen Extremität

Posturale Kontrolle	Transport- und Reichbewegungen	Greifen und Manipulation
Stabilität der oberen Extremitäten für Rumpfbewegungen	Antizipatorische automatische Stabilität in Schultergürtel und Rumpf	Integration mehrerer sensorischer Systeme
Orientierung im Raum für Positionswechsel und Fortbewegung	Willkürliche Bewegung des Arms	Visuelle Lokalisation, Stereognosie

ein. Zudem werden die verbesserte Kontrolle in funktionellen Aktivitäten und die Partizipation am täglichen Leben mitberücksichtigt.

Diese Handhabung ist modifizierbar und soll allmählich, abhängig von der Reaktion des Individuums, mit dem **Ziel der Unabhängigkeit**, abgebaut werden. Motorische Aufgaben und Umgebung werden je nach Bedürfnissen strukturiert und angepasst (**Decision-making Process**).

Funktionen der oberen Extremitäten und therapeutische Prinzipien

Auf der Grundlage der Bewegungsanalyse der oberen Extremitäten können verschiedene Funktionen definiert werden. Nicht immer sind es die **motorischen Fähigkeiten** der oberen Extremitäten, die im Vordergrund stehen. Obwohl sich die vollständige Funktion der oberen Extremität durch den spezifischen Gebrauch der Hand bei allen manipulativen Tätigkeiten auszeichnet, kann und darf diese Funktion nicht der einzige Indikator für eine gelungene Rehabilitation sein.

In **Tab. 7.1** wird die Funktionalität der oberen Extremitäten aus Sicht des Bobath-Konzepts betrachtet.

■ Posturale Kontrolle

Für die Aufrechterhaltung der posturalen Kontrolle im Sinne der **posturalen antizipatorischen Strategien** und der reaktiven Anpassungen geben die oberen Extremitäten eine spezifische Stabilisierung für die Bewegungen des Rumpfes in alle Richtungen (Kibler 1998). Ferner bieten sie eine räumliche Orientierung bzw. Referenz des Körpers während einer Bewegung des Körpers im Raum. Die Arme sind ein wichtiger Teil der **Gleichgewichtsregulation** bei allen Bewegungen des Körpers.

■■ Patienten mit neurologischen Störungen

Bei vielen neurologischen Patienten kann man beobachten, dass die betroffene obere Extremität nicht in die Gesamtheit der Bewegung integriert wird und von den Betroffenen als **Störung** empfunden wird (**Abb. 7.1**). Aus diesem motorischen Verhalten heraus kann man gut erkennen, dass Schul-

7.1 · Klassische Neurofazilitationskonzepte

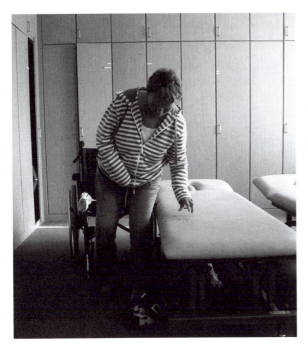

Abb. 7.1 Starke assoziierte Reaktionen bei der Durchführung des Tranfers Sitz–Sitz

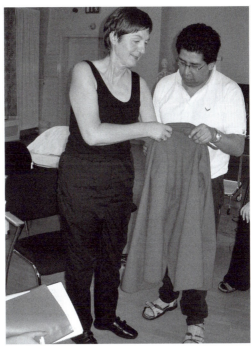

Abb. 7.2 Reaching beim Anziehen eines Pullovers

tergürtel, Arm und Hand nicht mehr Teil des Körperschemas bilden, womit die Wiederherstellung dieser wichtigen Funktion nochmals erschwert wird (Raine 2007). Man kann dieses Verhalten als **sensorische Desintegration** bezeichnen.

▪▪ Therapeutisches Vorgehen

Generell beruht die Basis der Funktion »**posturale Kontrolle**« auf einer adäquaten afferenten Information der gesamten oberen Extremität.

> Nach dem Bobath-Konzept wird die **Integration der oberen Extremität** ermöglicht, indem diese spezifisch stimuliert wird, mit dem Ziel, deren Repräsentation sowohl im somatosensorischen Kortex als auch im Zerebellum wieder entstehen zu lassen.

Posturale Kontrolle ist bei der Mehrzahl der neurologischen Patienten möglich, da die posturalen Mechanismen nicht vollständig geschädigt werden und vom ZNS als Ganzes gesteuert werden (Nudo 1999) (▶ Kap. 6). Um posturale Kontrolle funktionell zu integrieren, ist eine spezifische **Fazilitation** der oberen Extremität als stabile Referenz notwendig, vor allem beim **Positionswechsel**, z. B. vom Liegen zum Sitzen, vom Sitzen zum Stehen, während des Gehens usw. Das Erlernen der Funktion geschieht meist **implizit**, d.h., dass die Patienten eine Funktion indirekt erwerben, indem sie Bewegungen als Ganzes erfahren!

> Therapeutisches Prinzip ist die funktionelle Stabilität der gesamten oberen Extremität, während der Rest des Körpers (mobiler Teil) bewegen kann, d.h.: **Distale Stabilität für proximale Mobilität**.

Transport- und Reichbewegungen (Reaching)

Kernaspekte der Transport- und Reichbewegung sind
- zum einen die Fähigkeit, **Rumpf** und **Schultergürtel antizipatorisch zu stabilisieren**, während der Arm vom Körper wegbewegt wird (Dark et al. 2007),
- zum anderen die Notwendigkeit, dass die Hand als **Bewegungsinitiator** diese extensorische Bewegung ermöglicht, indem sie als Teil des Musters agiert und nicht eine überwiegende pathologische Flexionsaktivität durch Spastizität der Unterarmflexoren aufweist.

Diese Bewegung sollte gut analysiert werden, um sie im Alltag funktionell und sinnvoll zu integrieren.

> Das **Reaching** benötigt sowohl antizipatorische, automatische, postural stabilisierende Komponenten von Rumpf und Schultergürtel als auch die Intention, den Arm zu bewegen, d.h. eine **willkürliche Bewegung** setzt automatisch ablaufende antizipatorische und postural stabilisierende Komponenten voraus.

▪▪ Therapeutisches Vorgehen

Die Alltagsbrauchbarkeit und funktionelle Integration des Reachings wird beim Deuten und Zeigen auf Gegenstände oder Personen deutlich (**Reaching for Pointing**). Noch sichtbarer allerdings wird sie bei der sehr wichtigen alltäglichen Aktivität wie dem An- und Ausziehen (**Functional Reaching**).

> Nicht die spezifischen Funktionen der Hand für Greifen oder Manipulieren stehen im Vordergrund, sondern die **Fähigkeit, die Hand zu extendieren** (◻ Abb. 7.2).

Da die Kontrolle für das Reaching eine Mischung aus automatischer und willkürlicher Bewegung ist, ist das **Erlernen dieser Fähigkeit** etwas schwieriger als das Erlernen, den Arm postural zu integrieren, das bereits Aspekte der Intention einer Bewegung beinhaltet.

> - Die **motorischen Kernelemente** beruhen auf einer guten posturalen Stabilität des Schultergürtels durch die entsprechende Muskulatur (M. subscapularis, M. serratus anterior und Rotatorenmanschette) und einer ausreichenden Kraft der bewegenden Muskulatur, v.a. des M. triceps brachii und des hinteren Anteils des M. deltoideus.
> - Die **sensorischen Kernelemente** beruhen auf einer ausreichenden Integration der Hand als Extensor des Arms und Initiator der Bewegung.

- **Greifbewegungen und Manipulation**
- **Greifbewegung**

» Anzumerken ist, dass die Handkontrolle zum ersten Mal in der Evolution die Vereinigung visueller, taktiler und propriozeptiver Rückmeldungen in einem Handlungssystem bedeutet. « (Donald 1991)

» Die Hand hat mehr Vorteile als das Auge, sie kann im Dunkeln sehen; sie kann um die Ecke schauen; aber vor allem kann sie mit der Umgebung interagieren und nicht nur beobachten. « (Napier 1980)

Mit diesen Zitaten wird verdeutlicht, dass die **Stereognosie** (die Fähigkeit, Gegenstände ohne visuelle Kontrolle zu erkennen) eine der Hauptfunktionen der Hand ist. Für den funktionellen Gebrauch der Hände sind nicht nur motorische Fertigkeiten notwendig, sondern auch die Fähigkeit, sie mit vielen anderen sensorischen Systemen zu integrieren und zu koordinieren.

Die **Hand-Auge-Koordination** ist eine wesentliche Komponente für eine effiziente Greifbewegung nach Gegenständen. Die spezifische **Stabilisierung der intrinsischen Handmuskeln** ermöglicht den selektiven und isolierten Gebrauch der Finger, um die Handform anpassen zu können. Das **visuelle Lokalisieren** ist die Grundlage für das Greifen eines Gegenstands. Die Erkundung des Raums mit den Augen erfordert eine sehr spezifische antizipatorische **posturale HWS-Stabilität**, damit der Kopf den Augenbewegungen folgen kann.

- **Manipulation von Gegenständen**

Für die Manipulation von Gegenständen, also den **instrumentalen Einsatz der Hand** zur Objektuntersuchung und -nutzung, ist die visuelle Kontrolle allerdings nicht mehr wichtig. Benötigt werden
- einerseits ausreichende **Tiefen- und Oberflächensensibilität** bzw. spezifische propriozeptive Kontrolle durch die afferente Information der Muskelspindeln und Golgi-Sehnenorgane,
- andererseits spezifische sensorische afferente Information der vier Rezeptoren der Haut (▶ Kap. 2).

- **Therapeutisches Vorgehen**

Therapeutisch ist zwischen den beiden Funktionen **Greifen** und **Manipulieren** zu unterscheiden: Beide Funktionen fordern sowohl kortikospinale Kontrolle (Sensibilität und Motorik) als auch die Fähigkeit, den Arm zu den Gegenständen transportieren zu können.

In ▶ Übersicht 7.1 sind die therapeutischen Inhalte bei gestörter Hand-/Armfunktion zusammengefasst.

Übersicht 7.1
Therapeutische Inhalte bei gestörter Hand-/Armfunktion
- **Integration des Körperschemas**
  - Sichere Mobilität
  - Besseres Gleichgewicht (antizipatorisch und reaktiv)
- **Bewegungen des Arms im Raum**
  - Deuten, zeigen
  - An- und Ausziehen
  - Werfen
- **Greifen und Manipulieren**
  - Halten, Loslassen
  - Fühlen
  - Gegenstände benutzen

Behandlungsaspekte

Ausgehend von den o.g. therapeutischen Prinzipien, den Bewegungsanalysen, der Beurteilung des vorhandenen Potenzials eines Patienten und der kritischen Betrachtung der gesamten Kontextfaktoren des Patienten, ergeben sich die **individuellen Ziele** des Patienten, die gemeinsam verfolgt werden.

Der **klinische Entscheidungsprozess** hängt sehr davon ab, ob der Patient über sämtliche Kontrollsysteme verfügt, die wichtig sind, um eine effiziente Bewegungskontrolle zu ermöglichen. Diese Systeme betreffen nicht nur die Motorik, auch die Sensorik, Biomechanik, kognitive Perzeption und Emotionalität. Nach dem Bobath-Konzept wird daher die Rehabilitation der oberen Extremitäten nicht nur rein motorisch betrachtet; die **Integration aller Kontrollsysteme** in die Behandlung ist wesentlich und von größter Bedeutung.

- **Aufbau einer Behandlung**

Der Aufbau einer Behandlung ist sehr **systematisch** strukturiert:
- Zum einen sind Aspekte der **spezifischen Handhabung** (**Hands-on**) beinhaltet:
  - Berücksichtigen und Verändern von Alignments und biomechanischen Veränderungen,
  - differenziertes Betrachten und Behandeln der Minus- und Plussymptomatik des UMNS,

- Führen und Begleiten einer Bewegung im Sinne der Fazilitation und Regulierung der Aktivität des Patienten.
- Zum anderen sind Aspekte des **motorischen Lernens** beinhaltet:
  - verbale und visuelle Cues,
  - Umgebungsgestaltung und -anpassung,
  - Repetition,
  - Arbeiten an der Leistungsgrenze,
  - Shaping-Elemente und
  - Alltagsorientierung (**Hands off**).

Die Rolle des Schultergürtels

Die **muskuläre Kontrolle des Schultergürtels** ist sowohl aus biomechanischen und willkürmotorischen als auch aus posturalen automatischen Gesichtspunkten sehr komplex. Funktionell verbindet der Schultergürtel als dynamischer Stabilisator den Rumpf mit dem Arm (Gjelsvik 2007). Die **Aufgabe** des Schultergürtels kann man folgendermaßen betrachten:

- Für **Bewegungen des Rumpfes im Raum** hat der Schultergürtel zusammen mit den oberen Extremitäten stabilisierende Funktion. Die Koordination zwischen Skapula und Thorax kann als **skapulo-thorakaler Rhythmus** gesehen werden: Der Schultergürtel ist Punktum fixum, während sich der Rumpf als Punktum mobile in alle Richtungen bewegen kann. Die Kontrolle des Rumpfes wird über die oberen Extremitäten gewährleistet.
- Für **Bewegungen des Arms**, entweder als reine Reichbewegungen oder als Reichbewegungen zum Greifen (Reaching for Grasping), hat der Schultergürtel ebenfalls stabilisierende Funktion, allerdings auf der Grundlage der Stabilität des oberen Rumpfes. Die Bewegungskoordination kann als **thorako-skapulo-humeraler Rhythmus** gesehen werden (McQuade et al. 1998). Die Kontrolle ändert sich: Der Arm wird Punktum mobile, Thorax und Skapula werden Punktum fixum.

Patienten mit neurologischen Störungen

In der Bewegungsanalyse von Patienten mit neurologischen Störungen lässt sich ein wiederkehrendes **Muster** beobachten:

- Die **posturalen Muskeln des Schultergürtels** sind häufig paretisch, und dadurch verändert sich das Alignment des gesamten Schultergürtels. Dies hat zur Konsequenz, dass sich **Subluxationen** (in allen direkt oder indirekt in Verbindung stehenden) Gelenken entwickeln.
- Ferner entwickelt sich eine **kompensatorische muskuläre Aktivität** von primär nicht posturalen Muskeln wie Lattisimus dorsi und Pectoralis major. Diese Muskeln fixieren den Schultergürtel, und als Konsequenz geht die dynamische Stabilität verloren. Dadurch werden sowohl Bewegungen des Rumpfes um den Schultergürtel als auch Bewegengen des Arms im Raum erschwert bzw. unmöglich.

Therapeutisches Vorgehen

> Nach dem Bobath-Konzept wird die bestmögliche **Stabilitat des Schultergürtels** erarbeitet, als **Basis** für
> - die Verbesserung des Gleichgewichts und
> - die Transport- und Reichbewegungen des Arms.

Die Rolle der Hand

Wie bereits erwähnt kann die Hand als ein **Sensorium** betrachtet werden. Durch dic Hand sind wir in Verbindung mit der Umgebung und können diese erfahren, ertasten, begreifen (»**bei**de Hände **greif**en«). Die Hand ist geschickt und kräftig, und sie kann sich jedem Gegenstand anpassen, um ihn zu manipulieren (Wilson 2000).

Patienten mit neurologischen Störungen

Eine Läsion des kortikospinalen Systems wird eine **Schwäche der intrinsischen Handmuskeln** (M. abductor digiti minimi, M. interosseus dorsalis, Mm. lumbricales und Daumenmuskulatur) verursachen. Als Folge ergibt sich eine Ungeschicklichkeit der Hand. Der Verlust der Stabilität der Hand erschwert selektive und isolierte Bewegungen der Finger erheblich, ebenso wie die Fähigkeit, die Kraft zu dosieren.

Therapeutisches Vorgehen

> Nach dem Bobath-Konzept wird von Beginn an versucht die Fähigkeit der Hand zu erhalten, sich verschiedenen Flächen anzupassen und Kontakt mit diesen zu halten.

Das **Erhalten des Kontakts** (Contactual Hand-orientating Response, CHOR) ist eine Kernkomponente, um folgende **Funktionen** zu fazilitieren:
- Orientierung zur Mittellinie,
- Tragen und Halten des Arms,
- posturale Stabilität für selektive Handgelenk-, Ellenbogen- und Schulterbewegungen,
- »light touch contact« als Balancehilfe (Jeka 1997),
- Bewegungen über die Mittellinie des anderen Arms.

> Nach dem Bobath-Konzept sind **spezifische Kräftigung** und **sensorische Stimulation der intrinsischen Handmuskeln** Kernkomponenten in der Rehabilitation der spastisch-paretischen Hand.

Die verschiedenen Greifformen (Faustschluss bis Pinzetten- bzw. Zangengriff) werden durch spezifische Führung mit entsprechenden Gegenständen alltagsnah und möglichst »fehlerfrei« trainiert (Winstein et al. 2003) (▶ Kap. 3.1).

Zusammenfassung

Die Rehabilitation der oberen Extremitäten nach dem Bobath-Konzept ist nicht standardisiert, sondern richtet sich nach dem **individuellen Potenzial** jedes einzelnen Patienten. Die Wünsche und Ziele der Betroffenen sind nicht immer realistisch, und es bedarf daher sowohl eines breiten Wissens als auch analytischer Fähigkeiten des Bobath-Therapeuten, um das Behandlungsziel zu definieren.

Manuelle Geschicklichkeit (Hands-on) wie auch Kreativität in der Gestaltung der Umgebung und Wahl der Aufgaben (Hands-off) sind Eigenschaften eines Bobath-Therapeuten, die helfen, den Prozess der Behandlung ständig zu verändern und sich den Fortschritten des Patienten anzupassen.

Literatur

Brock K, Jennings K, Stevens J, Picard S (2002) The Bobath concept has changed. Australian Journal of Physiotherapy 48: 156-157
Castiello U (2005) The neuroscience of grasping. Nature Review Neuroscience 6: 726-736
Dark A, Ginn K, Halaki M (2007) Shoulder muscles recruitment patterns during commonly used rotator cuff exercises: An electromyographic study. Physical Therapy 87(8): 1039-1046
Donald M (1991) Origins of the Modern Mind, Three Stages in the Evolution of Culture and Cognition. Harvard University Press
Gjelsvik B (2007) Die Bobath-Therapie in der Erwachsenenneurologie. Thieme, Stuttgart. S 112-113
Jeka JJ (1997) Light touch contact as a balance aid. Physical Therapy 77(5): 476-487
Jeannerod M (1999) Visuomotor channels: Their integration in goal directed prehension. Human Movement Science 18: 201-218
Kibler WB (1998) The role of the scapula in athletic shoulder function. The American Journal of Sports Medicine 26(2): 325-337
Mayston M (2000) Motor learning now needs meaningful goals. Letter to the editor. Physiotherapy 86: 492-493
McQuade K, Schmidt G (1998) Dynamic scapulohumeral rhythm. Journal of Sports Physical Therapy 27(2): 125.133
Napier J (1980) Hands. George Allen and Unwin, London
Nudo R (1998) The role of cortical plasticity in motor recovery after stroke. Neurology Report 22(2): 61-67
Panturin E (2001) The Bobath concept. Letter to the editor. Clinical Rehabilitation 15: 111
Raine S (2006) Defining the Bobath concept using the Delphi technique. Physiotherapy Research International 11: 4-13
Raine S (2007) Current theoretical assumptions of the Bobath Concept as determined by the members ob BBTA. Physiotherapy Theory and Practice 23(3): 137-152
Sacket DL et al (2000) Evidence-based medicine. How to practice and teach EBM. Churchill Livingstone/Harcourt Publishers, Edinburgh
Wilson FR (2000) Die Hand - Geniestreich der Evolution, 2. Aufl. Klett-Cotta, Stuttgart. S 197-228
Winstein C, Wing AM, Withall J (2003) Motor control and learning principles for rehabilitation of upper limb movements after brain injury. In: Grafmann J, Robertson LH (eds) Handbook of Neuropsychology, Vol 9, 2nd ed. Elsevier Science, Edinburgh. pp 77-137

7.1.2 Propriozeptive Neuromuskuläre Fazilitation (PNF)

R. Horst

Die Propriozeptive Neuromuskuläre Fazilitation (PNF) gehört zu den sog. **klassischen Neurofazilitationskonzepten**, die Mitte des vorigen Jahrhunderts entwickelt wurden. Traditionell wurden die Therapeutenhände genutzt, um einen taktilen und propriozeptiven Reiz zu setzen, damit eine koordinierte Bewegung folgt.

Grundlagen und Paradigmen
- **Grundlagen**

Die theoretische Grundlage für die methodische Vorgehensweise **PNF** basierte auf dem Wissensstand im vorigen Jahrhundert.

> **Zwei grundlegende Prinzipien** prägten die physiotherapeutische Vorgehensweise:
> — Koordinierte Bewegungen sind reflexgesteuert (Sherrington 1906, 1947).
> — Die motorische Entwicklung erfolgt hierarchisch und ist reflexgesteuert (Gesell 1946).

Ein weiteres Prinzip, die Idee der **Plastizität**, war umstritten: Die Hypothese, dass das Nervensytem Plastizität zeigt, wurde bereits 1890 von William James, einem amerikanischen Psychologen und Mediziner, erläutert: »… especially nervous tissue, seems endowed with a very extraordinary degree of plasticity …«

Ramon y Cájal (1913), ein spanischer Neurophysiologe, vertrat hingegen die Meinung, dass Verletzungen des Nervensystems zu irreversiblen Schäden führen (DeFilipi u. Jones 1988). Donald Hebb (1949), ein kanadischer Psychologe, prägte in den 40er Jahren den Begriff der **Hebb'schen Plastizität**. Anhand von Konditionierungsexperimenten konnten Verhaltensforscher zeigen, dass es infolge von Reizverknüpfungen zu Verhaltensänderungen bei Tieren kommt, die zuvor auf einen einzeln Reiz nicht reagiert hatten. Vermutet wurden strukturelle Veränderungen an den synaptischen Übertragungsstellen. Erst 1973 gelang es Bliss und Lomø (1973), diese Hypothese nachzuweisen, und in diesem Zusammenhang wurde der Begriff der **Langzeitpotenzierung** geprägt.

Einer der Kernpunkte der PNF-Philosophie war der Gedanke, dass jeder Mensch über **funktionelle Reserven** verfügt, die durch gezielten Input mobilisiert werden können. Diesem Gedanken folgend griff das PNF-Konzept, das von dem Neurophysiologen Dr. Herman Kabat und der Physiotherapeutin Margaret Knott in den 40er und 50er Jahren entwickelt wurde, die Idee der Plastizität auf.

- **Paradigmen**
- **Koordinierte Bewegungen sind reflexgesteuert**

Die Experimente von Sir Charles Sherrington (1857–1952) sind die Basis für das Prinzip der **Irradiation** im PNF-Konzept. Für Sherrington besaß das Nervensystem die entscheidende Eigenschaft, Stimuli weiterzuleiten. Er sprach in diesem Zusammenhang von »**conduction**« oder **Weiterleitung**.

> **Unter der Lupe**
> Deafferenzierungsexperimente
> Sherrington hatte 1895 bei Deafferenzierungsexperimenten (Blockierung der afferenten Bahnen einer Extremität) an **Rhesusaffen** festgestellt, dass sie die Extremität mit der blockierten Informationsweiterleitung vernachlässigten und nur noch ihre intakte Extremität nutzten.
>

> Interessanterweise hatte ein deutscher Wissenschaftler namens Munk 1909 ebenfalls Affen deafferiert und das Gegenteil festgestellt. Seine Affen konnten ihre deafferentierte Extremität bewegen, jedoch nur unter **zwei Bedingungen:**
> - Die intakte Extremität der Tiere wurde festgebunden.
> - Die Affen wurden für ihre unkoordinierten Bewegungsversuche belohnt (Schwartz und Begley 2002).
>
> Trotz dieser kontroversen Ergebnisse dominierte Sherringtons Reflextheorie.
> Die Tatsache, dass Menschen während der Bewegung Korrekturen vornehmen können, wird von Sherringtons Reflextheorie jedoch nicht erklärt. In den 60er Jahren wurden diese Experimente von dem Wissenschaftler Edward Taub wieder aufgegriffen. Er konnte nachweisen, dass **sensorischer Input** für die Initiierung von Bewegungen nicht benötigt wird (Taub u. Bermann 1968).

Reflexe können nicht als rein motorische Reaktion auf einen Stimulus gesehen werden, sondern sie sind auch **Folge von sensomotorischen Integrationsprozessen**. Sie sind adaptiv und von der Situation abhängig (Kandel et al. 1996; Pearson und Gordon 2000).

Aktivitäten der Hand benötigen ein hohes Maß an Flexibilität der Bewegungsausführungen und Bewegungsmöglichkeiten für die Bewältigung ein- und derselben motorischen Aufgabe. Gerade in der Betrachtung der Bewegungsvielfalt der Hand ist es nicht verwunderlich, dass spinale Reflexmechanismen alleine die Voraussetzungen hierfür nicht erfüllen können. α-Motoneurone der Handmuskulatur können von übergeordneten Nervenzellen aus Rückenmark oder Gehirn direkt erregt werden und sind nicht auf einen peripheren sensorischen Stimulus angewiesen (Weinmann 1999).

■■ Motorische Entwicklung erfolgt hierarchisch

Das zweite Prinzip, dass die motorische Entwicklung des Kindes hierarchisch erfolgt, hatte die Grundlage für Behandlungsplanung und -aufbau im PNF-Konzept gelegt. Susan Hedin-Andén schreibt in ihrem 1994 veröffentlichen Buch »PNF-Grundverfahren und funktionelles Training«:

> Die Bewegungssequenzen aus der Bauchlage bzw. Rückenlage in den Stand werden stufenweise, in Anlehnung an die normale motorische Entwicklung, angewandt und geübt. « (Hedin-Andén 1994)

Buck et al. (1996) schreiben in der 3. Auflage ihres Buches »PNF in der Praxis«:

> Die motorische Entwicklung eines Menschen verläuft entsprechend dem feststehenden Maturationsprozess. Der Therapeut sollte stets die von ihm gewählte Mattenaktivität an das motorische Entwicklungsstadium des Patienten anpassen. « (Buck et al. 1996)

Erst in den letzten 10 Jahren wurde diese hierarchische Vorgehensweise etwas relativiert. In der 4. Auflage schreiben Buck et al. (2001):

> bei der Behandlung von Erwachsenen (kann) durchaus mit Übungen begonnen werden, die eine höhere motorische Aktivität erfordern, und danach eine Übung angeschlossen werden, die einfacher durchzuführen ist. « (Buck et al. 2001)

Es wird jedoch nach wie vor von einer **Hierarchie in der Entwicklung des Kindes** von kranial nach kaudal und von proximal nach distal ausgegangen. Bei Bewegungen des Erwachsenen beschreiben sie, dass das **Timing** distal beginnt (Buck et al. 2001).

■ Heutige Sicht

Moderne Untersuchungen lassen vermuten, dass die motorische Entwicklung eher das Resultat biomechanischer Bedingungen und funktioneller Anforderungen ist. Die Idee eines Maturationsprogramms ist abgelöst worden (Adolph et al. 1998; Freedland und Bertenthal 1994; Goldfield 1989). Die **zeitliche Abfolge von Bewegungen** hängt von vielen verschiedenen Faktoren ab. Die **Bewegungsabfolge** wird von der jeweiligen Aufgabe und den Umweltbedingungen bestimmt, noch bevor die Bewegung beginnt (Horst 2009).

Aus diesem Grund ist es aus heutiger Sicht vorrangig, die Behandlung mit **funktionellen Aktivitäten** zu beginnen, die gelernt bzw. optimiert werden sollen. Nur wenn diese Aktivität zu schwer für den Patienten ist bzw. er sie wegen Schmerzen, Angst, unkontrollierbaren Kompensationen oder unerlaubter Belastung nicht ausführen kann, sollte eine Aktivität gewählt werden, die einfach genug ist, um die gewünschten strukturellen Voraussetzungen zu schaffen (Horst 2005).

Motorische Kontrolle enthält verschiedene Merkmale, die eng miteinander verbunden sind und ineinanderfließen. Für die **Befunderhebung** muss der Therapeut analysieren, welche **Aspekte** der Patient benötigt, um die gewünschte Aktivität ausführen zu können:
- Die Mobilität der oberen Extremität erfordert einen stabilen Haltungshintergrund des Rumpfes.
- Rumpfstabilität und gleichzeitige Mobilität der oberen Extremität ermöglichen die Geschicklichkeit der Hände (Horst u. Fischer 2008).

PNF-Grundprinzipien
■ PNF-Muster

Knott und Voss (1956) haben die PNF-Muster als **spiralförmige, diagonal verlaufende Fazilitationsmuster** beschrieben, die eine optimale Kontraktion der Hauptbewegungskomponenten ermöglichen:
- Die Extremitätenmuster wurden traditionell in Rückenlage erläutert,
- Skapula- und Beckenmuster in Seitenlage.

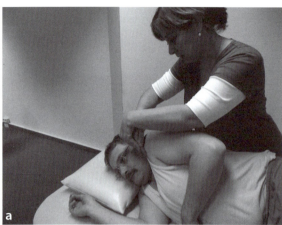

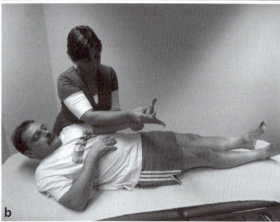

Abb. 7.3 a, b **a** Skapulamuster: anteriore Elevation. **b** Armmuster: Flexion/Abduktion/Außenrotation

▪▪ Kraftentfaltung

Die Kraftentfaltung innerhalb der Synergie soll am größten sein, wenn im PNF-Muster **Widerstand** appliziert wird (Knott u. Voss 1956; Buck et al. 1988, 1993, 1996, 2001, 2005).

- Nach dem Paradigma, dass die motorische Entwicklung des Kindes von proximal nach distal verläuft, wird die **Aktivierung der Dorsalextensoren der Hand** zuerst proximal geübt (Hedin-Anden 2002; Buck et al. 2001).
- Die Bewegung der Skapula in **anteriore Elevation** gegen Widerstand des Therapeuten wird angewandt, um die Elevation der Schulter und Handfunktionen vorzubereiten (Buck et al. 2001) (◘ Abb. 7.3 a). Nach dem Prinzip der **Irradiation** werden die kräftigeren proximalen Schulterkomponenten (Flexion/Abduktion/Außenrotation) vom Therapeuten »blockiert«: Der Patient erhält soviel Widerstand, dass es zu einer statischen Kontraktion der kräftigeren Synergisten kommt (Buck et al. 2001) (◘ Abb. 7.3 b). Diese Vorgehensweise wird im PNF-Konzept **Timing for Emphasis** genannt.

▪▪ Ausgangsstellung

Die **Rückenlage** ist für einen bettlägerigen Patient oft die einzige Möglichkeit zu üben. Um die automatisierte Haltungskontrolle – wie sie für Greiffunktionen benötigt wird, zu fazilitieren, muss jedoch eine **vertikale Körperposition** gewählt werden. Nach heutigen Erkenntnissen kommt es bei Funktionsverlust der Hand zu aktivitätsabhängigen Repräsentationsverschiebungen im Kortex. Funktionell assoziierte Bereiche (Oberarm und Gesicht) übernehmen die Bereiche der Hand (Merzenich 1982, 1984; Pons et al. 1991; Ramachandran 1999). Nach dieser Evidenz muss man für die Rehabilitation der Hand geeignete Methoden wählen, um die Repräsentation der Hand wiederherzustellen.

▪▪ Bewegungsintention

Der Widerstand für die Schultermuskulatur setzt Potenzial dieser Muskulatur voraus. Durch den Widerstand wird die Intention, die Schulter zu bewegen, abgerufen.

▪▪ Extero-/Propriozeption

Erst in der neueren Zeit wird die Bedeutung der **Extero-** und **Propriozepsis** für die Therapieplanung berücksichtigt. Sherrington (1857–1952) definierte erstmalig die Begriffe »Interozepsis« und »Exterozepsis«:

- Unter **Exterozepsis** versteht man die Wahrnehmung von äußeren Reizen. Hierzu zählen visuelle, auditive, olfaktorische, gustatorische und taktile Reize. Diese Reize ermöglichen dem Individuum, sich mit der Umwelt auseinanderzusetzen und Bewegungsstrategien zu planen.
- Die **Interozepsis**, oder wie man heute sagt, **Propriozepsis**, beschreibt die innere Wahrnehmung. Propriozeptoren erteilen Information über die Stellung des Körpers im Raum, die Stellung der einzelnen Gelenke und die Spannungszustände in Sehnen und Muskulatur. Sie erteilen dem Gehirn Rückmeldung, ob die geplante Bewegungsstrategie erfolgt ist, und wie sie erfolgt ist.

Um die Hand als Greiforgan nutzen zu können, muss die Schultermuskulatur die Haltungskontrolle gewährleisten. Diese wird unwillkürlich gesteuert (Wilson 2002). Folglich ist Widerstand nicht geeignet, um die proaktive proximale Stabilität zu fazilitieren. Aus heutiger Sicht werden proximale und distale Körperteile **gleichzeitig** beübt:

- Der Patient nutzt externe Stimuli, die er in Bezug zu seiner Hand bringt, und
- durch Approximation an der Schulter kann er implizit erfahren, wie die proximale Stabilität organisiert werden kann.

Für die Hand wird eine sinnvolle und realistische Aufgabe gestellt, bei welcher der Patient primär **visuelle Informationen** nutzt. Hierbei kann ihn die Therapeutin – je nach Bedarf – in der korrekten zeitlichen Abfolge manuell unterstützen (◘ Abb. 7.4 a). Davon ausgehend, dass ein Patient mit Verlust der Handfunktion für grobmotorische Aktivitäten Reserven mobilisieren kann, können **Stütz-** und **Halteaktivitäten** mit der betroffenen Extremität geübt werden. Durch die

7.1 · Klassische Neurofazilitationskonzepte

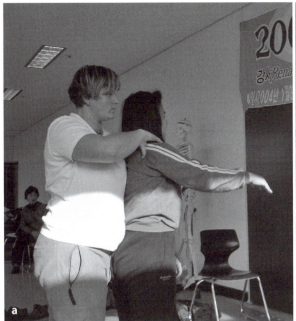 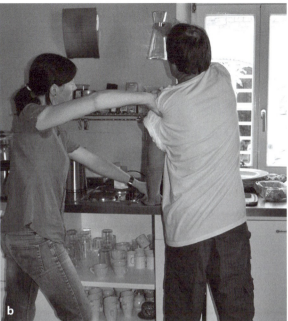

Abb. 7.4 a, b **a** Patient nach SHT: Beim Ballwerfen im PNF-Muster Ext/Add/IR approximiert die Therapeutin die Schulter des Patienten, um die außenrotatorische Stabilität, die zur Entschleunigung benötigt wird, zu gewährleisten, aus: Horst (2005) Motorisches Strategietraining und PNF. Georg Thieme Verlag. **b** Patient nach Schlaganfall mit Neglect-Symptomatik: Der Patient greift mit seiner nicht betroffenen Hand zum Krug. Die Therapeutin approximiert Schulter und Handwurzelknochen des Patienten im PNF-Muster Ext/Abd/IR, um Stützaktivität zu fazilitieren, aus: Horst u.a. (2011) N.A.P Georg Thieme Verlag.

Auswärtsdrehung des Gewebes wird Spannung auf die ventralen Kapselstrukturen gebracht (Abb. 7.5). Das betroffene Handgelenk wird stabilisiert, indem die Therapeutin mit ihrer linken Hand die Handwurzelknochen auf der Küchentheke approximiert (Abb. 7.4 b).

- **Taktiler Stimulus**

Basierend auf der Reflextheorie von Sherrington wird im PNF-Konzept der taktile Stimulus in Form eines **Stretchs** zur Fazilitation des Bewegungsanfangs verwendet (Buck et al. 2001; Hedin-Andén 1996). Wie bereits oben beschrieben wurde, wird nach heutigen Kenntnissen sensorischer Input nicht benötigt, um Bewegungsprogramme zu aktivieren. Für die **unbewusst gesteuerte Haltungskontrolle** können die Therapeutenhände ein nützliches Werkzeug sein. Integriert in eine zielmotorische Handlung können sie Feedback erteilen. Diese Vorgehensweise entspricht der Rolle der **Propriozeptoren** (Horst 2005). Wehr und Weinmann (1999) bezeichnen die Hand als »Werkzeug des Geistes«. Um dieses Werkzeug sinnvoll zu nutzen, muss der Therapeut reflektieren, **wo**, **wie**, und vor allem **wann** er seine Hände als »Nahrung« für das Gehirn einsetzen kann.

- **Widerstand**

Manuel erteilter Widerstand gegen eine Bewegungsrichtung fördert die Willkürmotorik. Buck et al. (2001) schreiben:

» Die propriozeptiven Reflexe der kontrahierenden Muskeln verstärken die Anspannung der Synergisten desselben Gelenks und der assoziierten Synergisten in benachbarten Gelenken. « (Buck et al. 2001)

Da proximale Stabilität des Schultergürtels während zielmotorischer Aktivitäten von Hand und oberer Extremität proaktiv und unbewusst kontrolliert wird, kann es sinnvoll sein, den distalen Körperteilen durch **Führungswiderstand** Information für die Bewegungsrichtung zu erteilen. Vorher sollte die Schulterstabilität gewährleistet sein. Hierfür nutzt der Mensch sein propriozeptives System, das durch **Approximation** und/oder **Traktion** (Zug) angesprochen werden kann.

- **Approximation/Traktion**

– Die unbewusst kontrollierte proximale Stabilität wird durch die Wahrnehmung von Gelenkstellung, Muskel-, Sehnen- und Kapselspannung ermöglicht. Durch die Applikation von **Druck** auf die Gelenkflächen wird Stabilität im Sinne der **posturalen Reflexe** erzielt. Für die Schulterstabilität bedeutet dies, dass der **Druck in Richtung Gelenkpfanne** appliziert werden muss. So kann der Haltungshintergrund, der für Geschicklichkeit benötigt wird, erzielt werden.

– Die Applikation von **Zug** stimuliert Sehnenrezeptoren und Gelenkkapsel. Die Wahrnehmung der Zunahme der Kapselspannung führt zu einer reflektorischen Aktivierung der gelenkstabilisierenden Muskulatur (Guanche 1995) (Abb. 7.5).

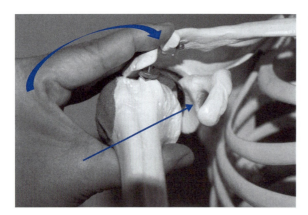

Abb. 7.5 Die Gewebestrukturen werden nach außen rotiert, um die ventrale Kapsel zu spannen. Gleichzeitig wird der Humeruskopf in die Gelenkpfanne approximiert. Mit freundlicher Genehmigung von Georg Thieme Verlag KG. Aus: Horst u.a. (2011) N.A.P.

- **Verbaler Stimulus**

Im PNF-Konzept werden Anweisungen traditionell **explizit** erteilt, d.h., dem Patienten wird genau erklärt, wie er bewegen soll.

Zum Ausführen des oben beschriebenen PNF-Armmusters **Flexion/Abduktion/Außenrotation** erhält der Patient folgenden Auftrag: »Finger und Handgelenk strecken! Bringen Sie Ihren Arm nach außen oben!« (Buck et al. 2005).

Verbale Stimuli sollen dem Patienten verdeutlichen, **was** er tun soll, und **wann** er dies tun soll (Buck et al. 2001). Verbale Kommandos sollen dem Patienten Rhythmus und Stärke der Muskelaktivität oder der Bewegung, die erreicht werden soll, vermitteln (Hedin-Andén 1996).

> **Unter der Lupe**
> **Moderne Anwendungen von verbalem Input**
> – In der neueren Zeit haben Kenntnisse darüber, wie das Gehirn Bewegungen organisiert, zu moderneren Anwendungen bzgl. des verbalen Inputs geführt. Zahlreiche **Untersuchungen** haben gezeigt:
> – Instruktionen, die die Aufmerksamkeit einer Person auf ihre **eigenen Körperbewegungen** lenken, sind wenig effektiv und wirken sich sogar negativ auf die Bewegungsqualität aus (Wulf et al. 2001).
> Ist die Aufmerksamkeit jedoch auf die Umwelt gerichtet, auf eine sog. **externe Referenz**, sind die Lernerfolge deutlich besser (Wulf 2007; Wulf u. Shea 2002).
> Elektromyographische Untersuchungen haben gezeigt, dass der **externe Fokus** zu ökonomischeren Bewegungsstrategien führt (Vance u. Wulf 2004; Zachry u. Wulf 2005). Folglich sollte, den heutigen Kenntnissen folgend, der verbale Stimulus das Ziel verdeutlichen. **Wie** man bewegt, um das Ziel zu erlangen, muss erfahren werden. Dies fördert die Automatisierung der Bewegung.

> Durch einen **externen Fokus** können Aktivitäten, die unter gesunden Umständen unbewusst gesteuert werden, **implizit** gelernt werden.

Nach dieser Evidenz sollte das Ziel – wohin bewegt werden soll – primär **visuell**, ggf. **verbal** vermittelt werden. Für die Haltungsstabilität des Rumpfes und die Art, wie man bewegt, können **Approximation** und **Traktion** eine hilfreiche Information für die Organisation von Aktivitäten sein. Greift ein Patient z.B. nach einem Gegenstand, sollte seine Aufmerksamkeit darauf gelenkt werden, **wo** das Objekt sich befindet. Diese Information erhält er primär visuell, und sie kann verbal unterstützt werden. Taktile Information ermöglicht es ihm, zu erfahren, **wie** er seine Bewegung ökonomisch ausführen kann.

- **Visueller Stimulus**

Traditionell wurde der visuelle Stimulus in Form von Blickfolgebewegungen verstanden. Der Patient sollte beim Ausführen der Armmuster seinen Handbewegungen mit den Augen folgen (Hedin-Andén 1996). Das **visuelle Feedback** sollte die muskuläre Aktivität stimulieren (Buck et al. 2001). Das visuelle System ist vor allem für die Bewegungsplanung von großer Bedeutung, d.h. für das **Feedforward** (Lee et al. 1976, 1985, 1974, 1975, 1981). Demzufolge sollte die visuelle Aufmerksamkeit des Patienten auf das zu erreichende Ziel gerichtet sein, bevor die Bewegung losgeht. Diese Vorgehensweise fördert die Planung des zeitlichen Ablaufs der Bewegung (Horst 2005).

- **Interessante und sinnvolle Aufgaben fördern das motorische Lernen**

Knott und Voss (1956) schrieben in ihrem ersten Buch:

> Meaningful movements are basic for a successful life and are directed towards ultimate goals. « (Knott u. Voss 1956) Übersetzt: Bedeutungsvolle Bewegungen sind für ein erfolgreiches Leben entscheidend und sind auf ultimative Ziele ausgerichtet.

Auf Grundlage dieser Philosophie ist der Therapeut gefordert, **interessante** und **sinnvolle Aufgaben** für das Training zu suchen, v.a. sollten diese auf die individuellen Potenziale des Patienten ausgerichtet sein.

- **Reserven mobilisieren**

Es ist meist davon auszugehen, dass die Armhebung verbessert werden kann, um das Anziehen zu erleichtern.

Ein 32-jähriger Patient nach Schädel-Hirn-Trauma kann sein **T-Shirt selbständig an-** und **ausziehen**, jedoch, ohne seine rechte betroffene Extremität zu benutzen (Abb. 7.6 a). Die Therapeutin fordert ihn zunächst dazu auf, sein T-Shirt mit seiner linken Hand zu greifen. Dabei verwendet sie das PNF-Muster **Flexon/Abduktion/Außenrotation mit Ellenbogenflexion** (Abb. 7.6 b). Der Patient soll eine visuelle Vorstellung von der Bewegung bekommen, um sein T-Shirt beidhändig über den Kopf ziehen zu können. Im Anschluss unterstützt die Therapeutin die Elevation der schwachen Extremität bei der Aktivität des Patienten, sein T-Shirt

7.1 · Klassische Neurofazilitationskonzepte

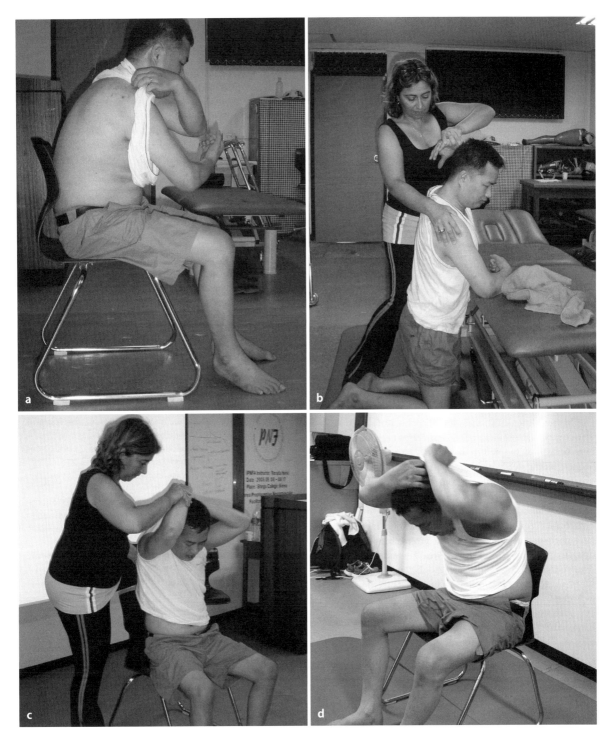

◘ **Abb. 7.6 a-d** **a** Patient nach Schädel-Hirn-Trauma kann seinen rechten Arm beim Ausziehen nicht einsetzen. Betonung der Ellenbogenflexion des rechten betroffenen Arms. **b** Die Therapeutin führt den linken Arm im PNF-Muster Flex/Abd/AR, um die Stützaktivität zu fazilitieren. **c** Der rechte betroffene Arm wird im PNF-Muster Flex/Abd/AR mit Ellenbogenflexion geführt. **d** Der Patient ist nach 3 Tagen in der Lage, sein T-Shirt beidhändig über den Kopf auszuziehen

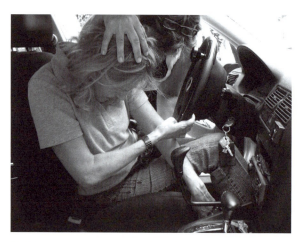

Abb. 7.7 Eine Patientin mit Multipler Sklerose stabilisiert sich mit ihrer rechten Hand am Lenkrad (PNF-Muster: ulnares Zugmuster), um ihren linken Arm ausstrecken und ihren Sitz verstellen zu können. Die Therapeutin stabilisiert ihren Kopf in Flexion, um die ventrale Rumpfmuskulatur zu fazilitieren, und begleitet ihre Armbewegung in Ellenbogenextension (PNF-Muster: radiales Stoßmuster)

beidhändig über den Kopf auszuziehen. Gleichzeitig unterstützt sie seine Rumpfstabilität mit ihrem Bein (Abb. 7.6 c). Am Ende konnte der Patient die Aktivität beidhändig alleine bewältigen (Abb. 7.6 d).

Die heutige Erkenntis, dass die **zeitliche Abfolge der Bewegung** vorher organisiert wird, untermauert diese Vorgehensweise. Im supplementär-motorischen Areal wird die Sequenzierung der Synergie festgelegt. Sogar bei der **bloßen Vorstellung der Bewegung** kommt es zu erhöhter Aktivität in diesem Areal. Die Bewegung wird im Anschluss vom primär-motorischen Kortex aus gesteuert. Von hier projizieren Bahnen zur gegenseitigen Körperhälfte. Im Gegensatz zum primär-motorischen Kortex projizieren Bahnen aus dem supplementär-motorischen Areal zu beiden Körperhälften (Weinmann 1999). So kann möglicherweise das **Bereitschaftspotenzial für die kontralaterale Extremität** erhöht werden.

Auch die Streck- und Beugefunktion des Ellenbogengelenks kann für **Stützaktivitäten** und/oder für die Aktivität, eine Tür aufzustoßen, gefördert werden (Abb. 7.7).

Zusammenfassung

Medizinisch-technischer Fortschritt hat den Weg für neue Therapiemöglichkeiten gebahnt. Die **Methoden des PNF-Konzepts** haben sich seit den Anfängen in den 40er Jahren des vorigen Jahrhunderts weiterentwickelt. In den Zeiten der Polioepidemie in den USA war es revolutionär, als Schwester Kenny – aus Australien stammend – in ihrem Institut im Bundesstaat Minnesota ihre Patienten in Bewegungsmustern aktiv üben ließ. Die im ersten PNF-Buch von 1956 vorwiegend im Liegen beschriebenen Übungen waren für bettlägerige Patienten eine gute Trainingsmöglichkeit. Seitdem haben sich die Anwendungsbereiche ausgeweitet.

Die Behandlung von zentral bedingten Paresen der oberen Extremität ist eine große Herausforderung für alle Therapeuten und verlangt moderne Vorgehensweisen, die sich nach den heutigen wissenschaftlichen Kenntnissen richten. Nur so kann man dem Anspruch einer **evidenzbasierten Praxis** gerecht werden:

> Die Praxis der evidenzbasierten Medizin beinhaltet die Integration individueller klinischer Expertise mit der bestmöglichen externen klinischen Evidenz aus der systematischen Forschung. « (Sackett et al. 1996)

PNF-Therapeuten sind klinische Experten. Einige der methodischen Vorgehensweisen, die in der früheren Zeit entwickelt wurden, haben sich klinisch bewährt. Erklärungsmodelle hierfür haben sich zum Teil verändert. Ebenso stellen neue wissenschaftliche Erkenntnisse einige dieser Methoden in Frage. Auch wenn evidenzbasierte Praxis nicht auf randomisierte, kontrollierte Studien beschränkt ist (Sackett 1996), wäre es wünschenswert, wenn zukünftig **Studien** die Wirksamkeit der klinischen Methoden des PNF-Konzepts belegen könnten. Ramachandran hat in seinem 2005 veröffentlichten Buch »Eine kurze Reise durch Gehirn und Geist« beteuert, dass Einzelfallstudien der Anfang sein können.

Literatur

Altenmüller E (1999) Vom Spitzgriff zur Liszt-Sonate. In: Wehr M, Weinmann M (Hrsg) Die Hand – Werkzeug des Geistes. Spektrum Akademischer Verlag, Heidelberg. S 100

Berger E, Schuh B (1981) Entwicklungsneurologische Grundlagen des Ich-Bewußtseins. Acta Paedopsych. 47: 253-59

Berger E (1995) Entwicklungsneurologie, 2. Aufl. Wiener Universitätsverlag, Wien

Bliss TVP, Lomo T (1973) Long-lasting potentiation of synaptic transmission in   the denate area of the anaesthesized rabbit following stimulation of the perforant path. J Physiol (London) 232: 331-356

Brooks VB (1986) The neural basis of motor control. Oxford University Press, New York

Buck M, Beckers D, Adler S (2005) PNF in der Praxis. Springer, Heidelberg

De Felipe J, Jones EG (eds) (1988) Ramón y Cajal Santiago: Cajal on the cerebral cortex: An annotated translation of the complete writings. University Press, New York

Hebb D (1949) The organization of behavior: A neuropsychological theory. John Wiley, New York

Hedin-Andén S (2002) PNF-Grundverfahren und funktionelles Training. Urban und Fischer, München Jena

Horst R (2005) Motorisches Strategietraining und PNF. Thieme, Stuttgart

Horst R (Hrsg) (2008) PNF: Konzepte in der Physiotherapie. Thieme, Stuttgart

Kandel ER, Schwartz JH, Jessell TM (1996) Einführung in den Neurowissenschaften. Akademischer Verlag Spektrum, Heidelberg

Knott M, Voss DE (1956) Proprioceptive Neuromuskuläre Fazilitation. Hoeber-Harper, New York

Lee DN (1976) A theory of visual control of braking based on information about time-to collision. Perception 5: 437-459

Lee DN, Young DS (1985) Visual timing in interseptive actions In: Ingle DJ et al. (eds) Brain Mechanisms and Spatial Vision. Martinus Nijhoff, Dordrecht

Lee DN, Aronson E (1974) Visual proprioceptive control of stance in human infants. Perception and Psycophysics 15: 527-532

Lee DN, Lishman R (1975) Visual proprioceptive control of stance. J Human Mov Studies 1: 87-95

Lee DN, Reddish PE (1981) Plummeting gannets : a paradigm for ecological optics. Nature 5830: 293-294

Merzenich MM, Kaas JH (1982) Reorganisation of the mammalian somatosensory cortex following peripheral nerve injury. Trends in Neurosciences. pp 434-436

Merzenich MM, Nelson RJ, Stryker MP, Shoppmann A, Zook JM (1984) Somatosensory cortical map changes following digital amputation in adult monkey. Jounal comp. Neurology 224: 591-605

Pearson K, Gordon J (2000) Spinal Reflexes. In: Kandel ER, Jessell JH, Schwartz TM (eds) Principles of NeuralSscience. McGrawHill, New York

Pons TP, Garraghty PE, Ommaya AK, Kaas JH, Taub E, Mischkin M (1991) Massive cortical reorganization after sensory deafferentaton in adult macaques. Science 252(5014): 1857-60

Ramachandran VL (2005) Eine kurze Reise durch Gehirn und Geist: 135. Rowohlt, Reinbeck

Sackett DL, Straus SE, Richardson WS et al. (1996) Evidence-Based Medicine:what it is and what it isn´t. BMJ 312: 71-72

Schwartz JM, Begley S (2002) The Mind and the Brain. HarperCollins, New York. pp 132-162

Shea JB, Morgan R (1979) Contexual interference effects on the aquisition, retention, and transfer of a motor skill. Journal of Experimental Psychology: Human Learning and memory 5: 179-187

Spitz R (1972) Eine genetische Feldtheorie der Ichbildung. Fischer, Frankfurt/M

Sullivan PE, Markos PD, Minor MD (1985) PNF. Ein Weg zum therapeutischen Üben. Fischer, Stuttgart

Vance J, Wulf G et al. (2004) EMG activity as a function of the performer´s focus of attention. J Motor Behav 36: 450-459

Vygotski L (1987) Ausgewählte Schriften, Bd 2/Arbeiten zur psychischen Entwicklung der Persönlichkeit. Pahl-Rugenstein, Köln

Weinmann M (1999) Hand und Hirn. In: Wehr M, Weinmann M (Hrsg) Die Hand – Werkzeug des Geistes. Akademischer Verlag Spektrum, Heidelberg. S 44

Wilson FR (2002) Die Hand – Geniestreich der Evolution. Rororo, Hamburg. S 86

Wulf G (1994) Zur Optimierung motorischer Lernprozesse. Hofmann, Schorndorf

Wulf G (2007) Attentional focus and motor learning: A review of 10 years of research (Target srticle). In: Hossner EJ, Wenderoth N (Hrsg) Gabriele Wulf on attentional focus and motor learning (special issue)

Wulf G, McNevin NH, Shea CH (2001) The automaticity of complex motor skill learning as a function of attentional focus. QJ Ex Psychol A 54: 1143-1154

Wulf G, Shea CH (2002) Principles derived from the study of simple motor skills do not generalize to complex skill learning. Psychon Bull Rev 9: 185-211

Zachry T, Wulf G et al. (2005) Increased movement accuracy and reduced EMG activity as the result of adopting an external focus of attention. Brain Res Bull 67: 304-309

7.2 Neuromuskuläre Arthroossäre Plastizität (N.A.P.)

R. Horst

Die neuromuskuläre arthroossäre Plastizität (N.A.P.) ist ein zeitgemäßer, evidenzbasierter neuroorthopädischer Therapieprozess zur **Förderung von motorischen Strategien** im Alltag. Unter Berücksichtigung der individuellen Potenziale ist es das primäre Ziel, die bestmögliche Lebensqualität wiederherzustellen, auch wenn der Zustand, wie er vor Eintritt der Schädigung war, nicht immer erreicht werden kann. Die Methoden der N.A.P.-Therapie orientieren sich an den aktuellen Kenntnissen der Biomechanik, der funktionellen Anatomie, der Neurophysiologie und kognitiven Neurowissenschaften.

▪ Die Bedeutung der Hand

Die Hand ist ein einzigartiges Instrument, mit welchem der Mensch mit sich und seiner Umwelt in **Interaktion** tritt. Ein neugeborenes Kind verbringt ca. 50% seiner Wachzeit mit der Entdeckung seiner Hand. Unterschiedliche Sinneserfahrungen wie Schmecken, Riechen, Spüren, Hören und Sehen unterstützen die Persönlichkeitsentwicklung des Kindes. Die Verknüpfung der visuellen Perzeption und der bewegenden Hand mit den taktil-kinästhetischen Erfahrungen der Handbewegungen ist die erste Erfahrung des Kindes mit seiner »Ich-Identität« (Spitz 1972; Berger 1981, 1995; Vygotski 1987).

Im Verlauf der Evolution, als der Mensch anfing, aufrecht zu gehen, öffnete dies Möglichkeiten für Funktionen der oberen Extremität vom Lauforgan zum Greiforgan.

Es ist ein evolutionsgeschichtlich junges Phänomen, dem Grundsatz folgend: **Funktionen (Aktivitäten) bestimmen die Strukturen**, dass sich eine so hohe Dichte an Tastkörperchen an den Händen und Fingerkuppen befinden. Deshalb ist es gar nicht verwunderlich, dass es trotz modernster technischer Entwicklung bis heute nicht gelungen ist, das vielfältige Bewegungsgeschick unserer Hände technisch nachzubauen (Ritter 1999).

Der hochempfindliche Tastsinn der Finger ermöglicht es dem Menschen, Information über sich selbst und die Umwelt zu gewinnen. Die Fähigkeit, den Arm im Raum zu bewegen, macht es möglich, die Hände als **taktile Werkzeuge** zu nutzen. Die Hand und die Finger sind im Vergleich zu anderen Körperteilen, aber auch im Vergleich zu anderen Tieren, überdimensional in den sensorischen Arealen des Kortex repräsentiert. Nur das Gesicht (Augen, Mund und Zunge) hat eine ähnlich große Repräsentation. Dies ist auch nicht verwunderlich, wenn man die lebenswichtige Funktion der Nahrungsaufnahme betrachtet.

Die Hand wird nicht nur für die Exploration des Selbst und der Umwelt benutzt, sondern sie wird auch für die **Gestik** – für das **eigene Ausdrücken** – benutzt. Das Spielen eines Musikinstruments, das Malen von Bildern oder das Niederschreiben von Gedanken ist der Ausdruck von kreativen Aktionen. Verständlicherweise hat man die Hand als Werkzeug des Geistes bezeichnet (Wehr u. Weinmann 1999). Da neuromuskulär und biomechanisch betrachtet Schulter-, Arm- und

Handfunktionen vollkommen aufeinander abgestimmt sind, kann diese gesamte Einheit als »Werkzeug des Geistes« verstanden werden.

Eine Hand zu verlieren oder nicht mehr gebrauchen zu können, bedeutet mehr als nicht mehr damit greifen zu können. Durch den **Verlust der Hand** verändert sich nicht nur die Beziehung zur Umwelt, sondern auch zu sich selbst.

Wissenschaftlicher Hintergrund

Hintergrund der N.A.P.-Therapie ist das Individuum oder Konzept »Mensch«. Das gesunde Gehirn greift auf seine entsprechenden motorischen Programme zurück, um Handlungen zu planen. Zuvor werden Informationen, die für die jeweiligen Aufgaben relevant sind, bewertet und selektiert. Dabei helfen vergangene Erfahrungen und Erinnerungen. Über spezifische Nervenverbindungen kommt es letztendlich zur erforderlichen Bewegungsausführung. Wenn es irgendwo im System zu einer **Störung** kommt, reorganisiert sich dieses, um die bestmöglichen motorischen Strategien zu entwickeln. Der Mensch greift auf unbewusst gesteuerte Schutzprogramme zurück und entwickelt möglicherweise neue adaptive Strategien. Unter Berücksichtigung der individuellen Potenziale des Klienten ist das **primäre Ziel** der N.A.P. Therapie, die bestmögliche Lebensqualität wiederherzustellen, auch wenn der Zustand, wie er vor Eintritt der Schädigung war, nicht immer erreicht werden kann. Die Therapiemethoden orientieren sich an den aktuellen Kenntnissen der Biomechanik, der funktionellen Anatomie, der Neurophysiologie und kognitiven Wissenschaften und sind evidenzbasiert.

Bei der **Ausführung von Alltagsaktivitäten** unterliegen proximale Kontrolle der Schulter sowie geschickte Finger- und Handbewegungen nicht der bewussten Kontrolle. Bewusst ist nur, **wohin** die Hand bewegt wird, und wozu. **Wie** man bewegt, ist unbewusst (Brooks 1986; Altenmüller 1999; Wilson 2002). **Nach zentralen Läsionen** mit Verlust der Arm- und Handfunktion übernimmt die gesunde Seite diese Funktionen.

Versucht der Betroffene seine Hand auf einem Tisch abzulegen, initiiert er diese Bewegung oftmals mit seiner Schulter. Bei Greifaktivitäten, die zwei Hände erfordern, z. B. beim Anziehen der Kleider, hilft man sich möglicherweise mit dem Mund.

Diese Bewältigungsstrategien ermöglichen es dem Betroffenen, seine Alltagsaktivitäten auszurichten, verhindern jedoch möglicherweise, dass Potenziale der betroffenen Extremität genutzt werden können. Diese Adaptationsfähigkeit ist der **Reorganisationsfähigkeit des Gehirns** zu verdanken.

Unter der Lupe
Studien: Reorganisationsfähigkeit des Gehirns
Merzenich et al. (1982, 1984) haben in ihren Experimenten an **Rhesusaffen** zeigen können, dass sich nach dem Trainieren von zielorientierten Handlungen die Repräsentationsfelder der Finger ausweiten, die während den Handlungen aktiv waren. Die Repräsentationsfelder der Finger, die nicht genutzt werden konnten, um die Aufgabe zu lösen, wurden verdrängt. Er prägte in diesem Zusammenhang den Begriff »activity dependent representation« (**aktivitätsabhängige Repräsentation**).
In den 60er Jahren führte ein Wissenschaftler namens Taub Deafferenzierungsstudien an **Rhesusaffen** durch. Er wiederholte die Experimente von Sherrington und Mott (1895), bei der die Affen – nach Durchtrennung der sensorischen Eingänge zum Rückenmark – ihre betroffene Extremität nicht mehr benutzten. Als Verhaltensforscher interessierte er sich für dieses Thema und stieß bei seinen Recherchen auf eine Untersuchung aus dem Jahr 1909 von einem deutschen Wissenschaftler namens Munk. Im Gegensatz zu Sherrington konnten seine Affen ihre deafferenzierte Extremität benutzen, unter **zwei Bedingungen**:

— Die Affen wurden daran gehindert, ihre intakte Extremität zu nutzen, und
— sie wurden für ihre ungeschickten Bewegungsversuche belohnt (▶ Kap. 7.1.2).

Taub griff die Idee der klassischen Konditionierung auf, und im Sinne der **negativen Konditionierung** bestrafte er seine Affen mit elektrischen Impulsen, wenn sie ihre initialen Bewegungsversuche mit ihrer deafferentierten Extremität nicht fortsetzten.
Das Schicksal seiner 17 Silver Springs-Affen war allerdings alles andere als schön und beschäftigte amerikanische Tierschützer, denen es gelang, zu dokumentieren, dass sie ihre nicht spürbaren Gliedmaßen abbissen und unter erbärmlichen Bedingungen litten (Schwartz u. Begley 2002).
Aus diesen Experimenten kann keineswegs geschlussfolgert werden, dass **sensorische Information** unwichtig sei für Aktivitäten. Die Untersuchungen zeigen jedoch, dass **Willkürbewegungen** nicht reflexinduziert sind. Somit muss heute das Paradigma, dass koordinierte Bewegungen reflexgesteuert sind, relativiert werden (▶ Kap. 7.1.2). Die **Rolle der Therapeutenhände** muss folglich ebenfalls reflektiert werden. Die Frage ist nicht, ob die Hände des Therapeuten benutzt werden oder nicht, sondern **wofür**, und vor allem, **wann** sie eingesetzt werden. Einer der noch überlebenden Silver Springs-Affen wurde von Pons et al. (1991) vor seiner Einschläferung unter Vollnarkose untersucht. Die Autoren haben erstmalig das Gehirn eines Lebewesens, das **12 Jahre lang ohne sensorischen Input einer Extremität** gelebt hat, untersuchen können. In Erwartung, in dem Areal, wo Hand und obere Extremität repräsentiert waren, eine sog. »**silent zone**« zu finden, stellten sie stattdessen beim Berühren der Gesichtshaare des Affen eine hohe Aktivität in diesem Areal fest (Schwartz u. Begley 2002).
Ramachandran (1999) konnte anhand seiner klinischen Experimente Ähnliches feststellen. Er hatte bei einem **Unterarm-amputierten Patienten** die klinische Beobachtung gemacht, dass die Berührungen von Gesicht und Oberarm in einzelnen Phantomfingern gespürt wurde.
Diesen Experimenten zufolge verschwindet bei **Nichtgebrauch der Hand** nicht nur deren Repräsentation, sondern Bereiche, die funktionell assoziiert sind, nehmen diesen Raum ein.

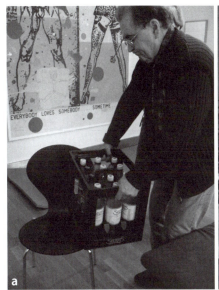 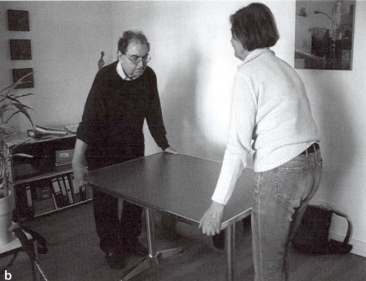

Abb. 7.8 a, b **a** Ein Patient nach Schlaganfall lernt, mit seiner rechten betroffenen Hand eine Wasserkiste zu umfassen und beidhändig zu tragen. **b** Zusammen mit seiner Frau trägt er einen Tisch

Die N.A.P.-Therapie

Bei N.A.P. spielt der Therapeut für den Lernenden eine unterstützende Rolle, indem er sein Handeln fördert. Der Betroffene soll lernen, die **situativen Inputs** zu nutzen, um ökonomische und sichere Strategien zu entwickeln. Der Therapeut kann seine Hände als spezifisches Werkzeug nutzen, um Körperstrukturen innerhalb der Willküraktivität so zu bewegen bzw. zu stabilisieren, wie es im gesunden neuromuskulären System erfolgt. Für diese Unterstützung werden fundierte biomechanische und neurophysiologische Kenntnisse benötigt; vor allem der Zeitpunkt, **wann** die Hände angelegt werden, ist entscheidend. Erst nachdem der Patient bereit ist, in Aktion zu treten, werden, falls nötig, die Therapeutenhände **spezifisch** eingesetzt (Horst 2007).

- Philosophie

Die Philosophie der N.A.P.-Therapie beinhaltet die **Grundidee**, dass funktionelle Aktivitäten, Körperstrukturen und Körperfunktionen beeinflussen.

- Alleinstellungsmerkmale
- - Nur das Üben von Aktivitäten, nicht von Bewegungen, führt zu Veränderungen der Repräsentation

Nur das **Üben von sinnvollen Handlungen** führt zu langfristigen Veränderungen. Plastische Veränderungen des Gehirns und der synaptischen Übertragungsstellen sind die Basis für das motorische Lernen (Kandel 2000). Üben von Aktivitäten führt nicht nur zu zentralen Veränderungen, sondern auch zu peripheren Veränderungen. Die Tatsache, dass die Form der Funktion folgt, konnte auch bei Berufsgeigern festgestellt werden. Die Supinationsbeweglichkeit ihres linken Unterarms ist größer als die des rechten Unterarms. Nicht nur Gehör und Somatosensorik verfeinern sich, sondern das Bindegewebe, die Muskulatur und Sehnen passen sich den funktionellen Anforderungen an (Wagner 1988).

Eine Person, die nach einem Hirninsult eine **linke paretische Hand** hat, empfindet die eingeschränkte Nutzung dieser Hand wahrscheinlich weniger störend, wenn sie Rechtshänder ist. Wäre sie Linkshänder, sähe dies anders aus. Als Rechtshänder hat die linke, nicht dominante Hand immer schon stabilisierende Aufgaben übernehmen müssen, damit die rechte feinmotorische Greifaktivitäten ausführen kann. In diesem Fall empfindet die betroffene Person es sicherlich nicht sinnvoll, feinmotorische Greifaktivitäten mit ihrer linken, nicht dominanten Hand zu üben, **bimanuelle Aktivitäten**, bei denen die linke Hand stabilisierende Aufgaben übernehmen muss, hingegen schon.
Stabilisierende Funktionen der Schulter- und Unterarmmuskulatur können möglicherweise für das beidhändige Tragen von großen bzw. schweren Gegenständen gelernt werden (Abb. 7.8).

- - Nutzung des situativen Inputs und Rolle der Therapeutenhände zur Förderung der Handlungsorganisation

Der Patient soll lernen, Informationen aus der Umwelt zu nutzen, um zentrale Veränderungen zu bewirken, die ihrerseits in der Peripherie zu Veränderungen führen. Der Patient wird ermutigt, seine **Aufmerksamkeit** zu fokussieren auf
- die Eigenschaften der Aufgabe selbst sowie
- Umweltfaktoren, die für den Moment relevant sind.

Seine **Suche nach geeigneten Strategien** wird vom Therapeuten unterstützt, möglicherweise auch taktil begleitet. So kann die Entwicklung der motorischen Strategie, die für die jeweilige Handlung benötigt wird, gefördert werden.

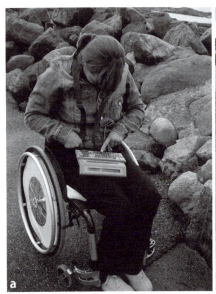
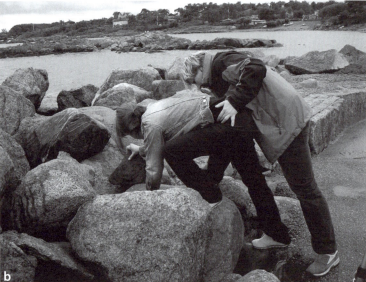

Abb. 7.9 a, b **a** Eine Patientin nach Schädel-Hirn-Trauma nutzt ihre rechte Hand beim Gebrauch ihres Sprachcomputers nicht, obwohl sie Rechtshänderin ist. Sie kann auf Aufforderung ihre rechte Hand nicht öffnen. **b** Vor ihrem Unfall kletterte sie gerne. Diese Situation wird im Klinikgelände umgesetzt, und sie öffnet ihre rechte Hand automatisch, aus: Horst (2005) Motorisches Strategietraining und PNF. Georg Thieme Verlag

Tab. 7.2 Grundprinzipien der N.A.P.-Therapie

Grundprinzipien	Methoden
Aktivitätsanalyse zum Erstellen der klinischen Hypothese	– Videodokumentation der aktiven Bewegungen – Spezifische Tests
Kognitives Aktivitäts-, Schmerz- und Angstmanagement: – Habituationstraining – Aerobes Training	– Kommunikation – Wiederholung von Aktivitäten innerhalb der Angst- und Schmerztoleranz – Mechanorezeptorenstimulation
Nutzen der positiven Ressourcen: – Strukturen werden durch funktionelle Aktivitäten bestimmt – Assoziation und Summation – Plastizität der Strukturen durch Anpassungsvorgänge	– Aktivitäten so einfach wie möglich wählen, damit die Strukturen entsprechend belastet werden können – Sinnvolle Aktivitäten wählen – Applikation von Längszug auf der Struktur, die während der distal gesteuerten Willkürmotorik verlängert werden muss
Spezifische Anwendung der Inputsysteme	– Verbale und visuelle Information in Bezug zum Ziel und den distalen Körperteilen – Propriozeptive und taktile Information für die Strukturen, die unwillkürlich gesteuert werden; unter korrekten biomechanischen Bedingungen – Inputs zeitlich abstimmen
Gezielte Gestaltung der Therapiesituation	– Vertikale Körperpositionen zur Förderung der posturalen Reflexe – Angereicherte Umwelt zur Förderung des motorischen Lernens – Berücksichtigen der spezifischen Bedürfnisse des Patienten und seiner Angehörigen

> Die Methodik der N.A.P. wird von der grundlegenden **Hypothese** bestimmt, dass langfristige Veränderungen erzielt werden können, wenn Körperstrukturen während der Ausführung oder der mentalen Vorstellung von realistischen Aktivitäten geübt werden (Horst 2009) (Abb. 7.9).

- **Therapieprinzipien**

Die Therapieprinzipien von N.A.P. sind in Tab. 7.2 zusammengefasst.

- **Fallbeispiel**

Im folgenden klinischen Beispiel wird veranschaulicht, wie N.A.P. die **Prinzipien** nutzt:

Fallbeispiel: 50-jährige Patientin nach Hirninsult links

Eine Mitte 50-jährige Patienten nach Hirninsult der linken Hemisphäre kann 3 Jahre nach dem Insult ihre rechte Hand nicht benutzen. Da die strukturellen Voraussetzungen für feinmotorische manipulative Fähigkeiten ungenügend sind, ist es zunächst das **strukturelle Ziel**, ihre Schulter-, Ellenbogen- und Unterarmbeweglichkeit zu erhalten.

Auf **Aktivitätsebene** soll die Patientin lernen, mit ihrer rechten Hand **grobmotorische Halteaktivitäten** auszuführen, damit ihre linke Hand lernen kann, **feinmotorische Handlungen** zu übernehmen. Dadurch sollen Alltagsaktivitäten, z.B. eine Tür aufzustoßen, während sie ihren Enkel auf dem Arm trägt, oder ihren Arm beim An- und Ausziehen anzuheben, ermöglicht werden. Es sind ausreichende Voraussetzungen in Schulter und Ellenbogen vorhanden, die gefördert werden müssen.

Behandlung: Schultergürtelfunktion
Da die Schultergürtelmuskulatur ausreichende Stabilität während der Ausführung von distalen willkürmotorischen Aktivitäten gewährleisten muss, nimmt die Patientin eine **sitzende Position** ein, bei der sie ihren Ellenbogen auf dem Tisch aufstützen kann. Die vertikal auf ihren Rumpf einwirkende Schwerkraft begünstigt die **Organisation der posturalen Kontrolle** (Methode »gezielte Gestaltung der Therapiesituation«). Die Therapeutin klärt die Patientin auf, dass das Üben mit der rechten Hand der Elastizitätsförderung und Kontrakturprophylaxe dienen soll. Da sie beim Gehen ihre Hand unwillkürlich schließt und ihre Unterarmbeuger anspannt, um Stabilität zu gewinnen, besteht die Gefahr der Steifigkeitszunahme (Abb. 7.10).
Um die Notwendigkeit zu verstehen, die Struktur beeinflussen zu müssen, wird die Methode »**gezielte Kommunikation**« angewandt. Der Patientin soll vermittelt werden, dass es nicht das Ziel ist, ihre Nahrung mit der rechten betroffenen Hand zum Mund zu führen. Auf Aktivitätsebene darf sie weiterhin ihre effektive Bewältigungsstrategie, Nahrung mit ihrer geschickteren Hand aufzunehmen, nutzen.

Die strukturellen Ziele sollen allerdings nach dem Prinzip »**Funktionelle Aktivitäten formen die Strukturen**« innerhalb von funktionellen Aktivitäten geübt werden. Dafür werden Aktivitäten gewählt, bei der diese entsprechend beeinflusst werden können. Die Patientin wird aufgefordert, **eine Flasche zu greifen**. Da sie die Flasche nicht selbständig greifen kann, unterstützt die Therapeutin die Bewegungen, die nicht automatisch angesteuert werden, mit mentaler Vorstellung. Dabei werden die korrekten biomechanischen Bedingungen berücksichtigt. Die automatische Ansteuerung der Mm. lumbricales gewährleistet das notwendige Punktum fixum für die Fingerextensoren. Da diese unwillkürlich gesteuerte Bewegung nicht organisiert werden kann, stabilisiert die Therapeutin die Grundgelenke und unterstützt die Extensionsbewegung der Fingerextensoren in den Mittel- und Endgelenken, während die Patientin versucht, die Flasche zu umfassen (Abb. 7.11 a). Anschließend soll die Patientin **die Flasche mit ihrer linken Hand aufschrauben** (Abb. 7.11 b). Hier wird eine sinnvolle Assoziation, die eine örtliche Summation zur Förderung der synaptischen Plastizität ermöglicht, hergestellt. Die Therapeutin stabilisiert dabei die Handwurzelknochen des rechten betroffenen Handgelenks der Patientin, damit das Punktum fixum für die Daumenopposition aufrechterhalten bleibt. Da es durchaus im Rahmen der funktionellen Ressourcen der Patientin liegt, ist es das Ziel, auf Aktivitätsebene stabilisierende Haltefunktionen mit der rechten betroffenen Hand zu erlernen, um Manipulationsaufgaben mit der geschickteren linken Hand übernehmen zu können.

Nun soll die Patientin den **Saft beidhändig in eine Tasse einschenken**. Das ist das Ziel der Patientin, es liegt auf Aktivitätsebene. Das dem entsprechende therapeutische Ziel liegt auf Ebene der Körperstrukturen/-funktionen: die Elastizität der Pronatoren fördern und die Außenrotatoren der Schulter aktivieren (Abb. 7.12). Hierfür muss die Therapiesituation so gestaltet werden dass die Patientin ihren Unterarm zur Bewältigung der Aufgabe supinieren muss. Deshalb wird die Tasse auf ihre rechte Seite platziert.

Behandlung: Ellenbogenfunktion
Die **Ellenbogenfunktion** wird gefördert, indem die Patientin versucht, **an einer Orange zu schnuppern**. Zunächst wird die Daumenopposition eingestellt. Hierfür soll die Patientin versuchen, ihre Daumenkuppe an den Aufkleber an der Orange zu bringen. Dabei wird das Daumensattelgelenk mobilisiert und die Handwurzelknochen ihrer linken Hand stabilisiert. Die Therapeutin hilft, die Orange zu stabilisieren und begleitet die Oppositionsbewegung des 1. Metakarpalknochens (Abb. 7.13).
Beim aktiven Versuch, **die Orange zur Nase zu führen**, stabilisiert die Patientin ihr eigenes Handgelenk. Während dieser Aktivität nähert die Therapeutin die Fasern des M. biceps brachii an (Abb. 7.14 a). Beim Ablegen der Orange wird ihr Bizeps durch die Schwerkrafteinwirkung exzentrisch aktiviert. Die Therapeutin kann währenddessen Längszug auf dem Muskelbauch applizieren, nach der N.A.P.-Methode **Aktionsmassage** (Abb. 7.14 b). Dadurch werden die Anpassungsvorgänge bzw. die Plastizität der Strukturen gefördert. Schlussendlich wird die Patientin angewiesen, diese Aktivität mehrmals am Tag selbständig zu üben (Abb. 7.15).

- kognitives Aktivitätsmanagement,
- Nutzen der positiven Ressourcen,
- spezifische Anwendung der Inputsysteme und
- gezielte Gestaltung der Therapiesituation.

N.A.P. in der Rehabilitation

Entscheidend für die N.A.P.-Therapie ist es, dass Aktivitäten geübt werden, die für den Patienten eine Relevanz bzw. eine emotionale Bedeutung haben. Aktuelle Kenntnisse untermauern die **grundlegende Hypothese** von N.A.P.: Das **Üben von realistischen** und **sinnvollen Aktivitäten** führt zu einer Verstärkung der synaptischen Effizienz und Veränderung der neuronalen Repräsentationen (Black et al. 1990, Briones et al. 2004, Bruel-Jungermann et al. 2007, Kleim et al. 1996, Kleim et al. 1998, Kleim et al. 2007, Markham und Greenough 2004, Merzenich et al. 1996, Navarette und Vrová 1993, Plautz et al. 2000, Remple et al. 2001). Die Basis der Behandlungsmethodik ist die **Idee der Plastizität**. Diese kann verstanden werden

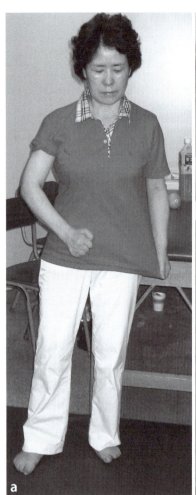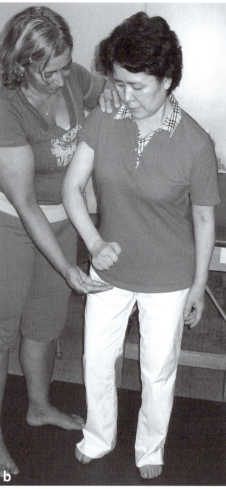

Abb. 7.10 a, b **a** Die distale Muskulatur zeigt mehr Spannung, um Gleichgewicht herzustellen. **b** Die Therapeutin überprüft die aktive Ellenbogenextensionsfähigkeit der Patientin

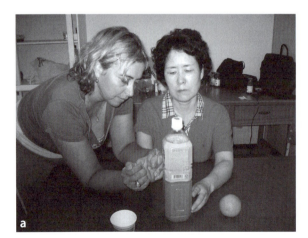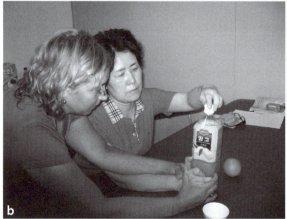

Abb. 7.11 a, b **a** Während der Greiffunktion stellt die Therapeutin die korrekte biomechanische Situation für Hand- und Grundgelenke her. **b** Die Stabilisierung von rechtem Arm und Handgelenk wird unterstützt, damit die Patientin die Flasche aufschrauben kann

7.2 · Neuromuskuläre Arthroossäre Plastizität (N.A.P.)

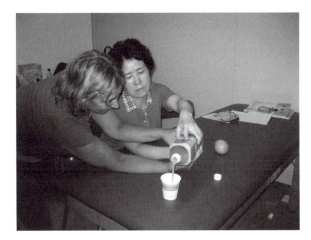

Abb. 7.12 Bei der Aktion »Saft einschenken« werden die Pronatoren verlängert

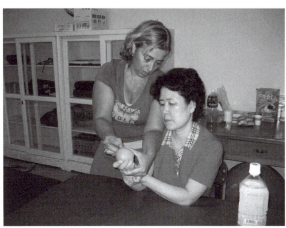

Abb. 7.13 Die Patientin versucht, einen Aufkleber mit ihrer Daumenkuppe zu berühren. Die Therapeutin stellt die korrekte Biomechanik für das Daumensattelgelenk her

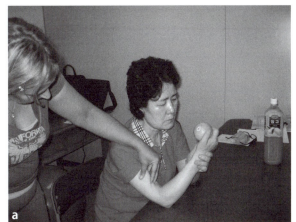

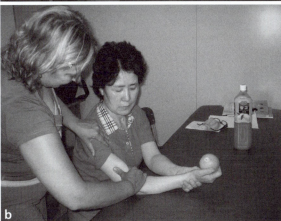

Abb. 7.14 a, b a Während der Aktivität »an der Orange schnuppern« nähert die Therapeutin die Fasern des M. biceps brachii an. b Beim Ablegen der Orange auf den Tisch stabilisert die Therapeutin mit ihrer linken Hand die Schulter der Patientin, mit ihrer rechten Hand appliziert sie Längszug am Muskelbauch

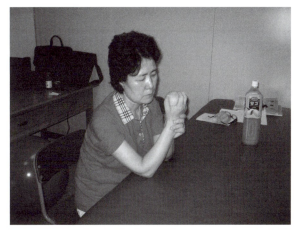

Abb. 7.15 Während der Aktivität »an der Orange schnuppern« stabilisiert die Patienten ihr betroffenes Handgelenk und unterstützt die Bewegung ihres Unterarms

als die Fähigkeit, an funktionelle Anforderungen adaptieren zu können.

Für den **Rehabilitationserfolg** spielt die Motivation des Klienten eine entscheidende Rolle. Der Therapeut muss Kenntnisse über seine Bedürfnisse gewinnen und entsprechende Kontexte für das Lernen gestalten. Je nach Therapieumfeld ist dies mehr oder weniger umsetzbar. Bei Patienten mit kognitiven Defiziten muss der Therapeut versuchen, Kontexte herzustellen, in der Handlungen begleitet werden können. In Situationen, in denen die tatsächliche Handlung nicht ausgeführt werden kann, soll das Visualisieren von Handlungen gefördert werden.

Das **oberste Ziel der Rehabilitation** ist es, den Patienten auf sein »normales« Leben vorzubereiten und seine soziale Interaktion zu fördern (Fries et al. 2007). Dies kann erreicht werden durch Kommunikation zwischen Patient, Therapeuten, Hilfskräften, behandelnden Ärzte und – nicht zuletzt – mit Angehörigen, indem gemeinsame Behandlungsziele er-

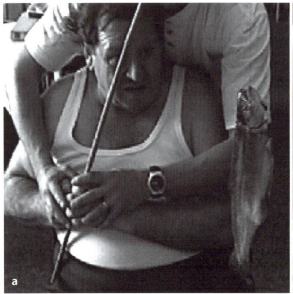
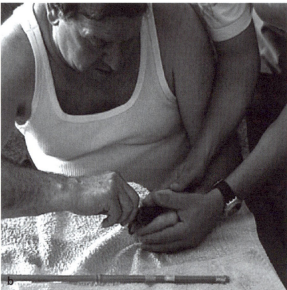
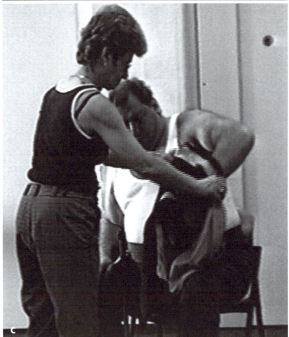

Abb. 7.16 a-c a Ein Patient nach Schlaganfall mit einer links paretischen Hand möchte gerne wieder angeln gehen,) aus: Horst u. a. (2011) N.A.P. Georg Thieme Verlag. **b** Hierfür benötigt er beide Hände, um den Fisch vom Haken zu nehmen. **c** Aktivitäten, wofür nach Ansicht des Patienten keine Notwendigkeit besteht, werden nicht gelernt

arbeitet werden. Insbesondere auf der **Partizipationsebene** können oftmals Ziele des Patienten gefunden werden. Auch wenn ein Patient keine Notwendigkeit sieht, seine paretische Hand für Alltagsaktivitäten einzusetzen, gibt es möglicherweise doch etwas, was er gerne mit der Hand machen möchte.

Ein Mitte 60-jähriger Patient wollte mit seiner **linken betroffenen Hand** nur eine Sache wieder können – einen Fisch vom Angelhaken entfernen. Sein größter Wunsch war es, mit seinem Freund wieder angeln gehen zu können. Dies gelang ihm auch, obwohl er nie wieder gelernt hat, sich selbst anzuziehen. Für diese Aufgabe war seine Frau zuständig (Abb. 7.16).

Diese Grenzen gibt es für alle Therapeuten. **Interessante Kontexte** zu gestalten, bleibt eine große Herausforderung, nicht nur für Therapeuten, sondern auch für Politiker. Sinnvolle Handlungen und realistische, angereicherte Umweltbedingungen findet man meist dort, wo der Mensch zu Hause ist, oder auch an seinem Arbeitsplatz. Einzelne Fallbeispiele verdeutlichen die Notwendigkeit, eine strukturelle Behandlung durchzuführen: innerhalb der Aktivität selbst und vor allem innerhalb interessanter Kontexte.

> **Unter der Lupe**
> **Studie: Wirksamkeit der N.A.P.-Therapie**
> In einer noch nicht veröffentlichten, randomisierten, kontrollierten doppelblind Studie mit follow-up nach 3 Monaten wurden 66 Patienten mit eingeschränkter Beweglichkeit und Schmerzen in der Schulter in zwei Gruppen aufgeteilt. Eine Gruppe wurde mit N.A.P. und die Kontrollgruppe mit manueller Therapie und PNF behandelt. Beide Gruppen zeigten nach 2 Wochen Therapie Verbesserungen der Kraft und Beweglichkeit, sowie der Schmerzreduktion und in der Ausführung von Alltagsaktivitäten. Die Ergebnisse der N.A.P. Gruppe waren hierbei signifikant besser. Vor allem nach 3 Monaten therapiefreier Zeit zeigte die N.A.P. Gruppe weitere und deutlich signifikantere Fortschritte bei allen Parametern gegenüber der Kontrollgruppe, die erst nach 3 Monaten die Ergebnisse erzielen konnten die mit N.A.P. nach 2 Wochen erzielt wurden.

Es bleibt wünschenswert, in Zukunft soziale Strukturen zu schaffen und zu fördern, die das **Üben in der vertrauten Umgebung** des Menschen ermöglichen. Zielorientiertes Problemlösen in der neurologischen Rehabilitation bleibt eine große Herausforderung, nicht nur für Therapeuten und Patienten, sondern auch für Kostenträger und Politiker.

Literatur

Altenmüller E (1999) Vom Spitzgriff zur Liszt-Sonate. In: Wehr M, Weinmann M (Hrsg) Die Hand – Werkzeug des Geistes. Spektrum Akademischer Verlag, Heidelberg. S 100
Berger E, Schuh B (1981) Entwicklungsneurologische Grundlagen des Ich-Bewußtseins. Acta Paedopsych. 47: 253-59
Berger E (1995) Entwicklungsneurologie, 2.Aufl. Wiener Universitätsverlag, Wien
Briones TL, Klintsova AY, Greenough WT (2004) Stability of synaptic plasticity in the adult rat visual cortex induced by complex environment exposure. Brain Res 1018(1):130-5
Brooks VB (1986) The neural basis of motor control. Oxford University Press, New York
Bruel-Jungermann E, Davis S, Laroche S (2007) Brain plasticity mechanisms and memory: a party of four. Neuroscientist 13(5): 492-505
Fries W, Lössl H, Wagenhäuser S (2007) Teilhaben! Thieme, Stuttgart
Horst R (2007) Neuromuskuläre Arthroossäre Plastizität (N.A.P.= als Grundlage für das Erlernen von motorischen Strategien im Alltag nach totaler traumatischer Armamputation anhand einer Fallstudie. Masterthese im Rahmen des Lehrgangs Neurorehabilitation, MSc II (2005–2007) eingereicht am Zentrum für Klinische Neurowissenschaften der Donau-Universität Krems
Horst R (2009) Neuromuskuläre Arthroossäre Plastizität. Weiterentwicklung der traditionellen physiotherapeutischen Konzepte. pt_Zeitschrift für Physiotherapeuten 61(5): 471-476
Kandel ER, Schwartz JH, Jessell TM (2000) Principles of Neual Science. McGrawHill, New York
Kleim JA, Lussnig E, Schwarz ER, Comery TA, Greenough WT (1996) Synaptogenesis and Fos expression in the motor cortex of the adult rat after motor skill learning. Journal of Neuroscience 16: 4529-4535
Kleim JA, Swain RA, Armstrong KA, Napper RM, Jones TA, Greenough WT (1998) Selective synaptic plasticity within the cerebellar cortex following complex 2001)motor skill learning. Neurobiology of learning and memory 69: 274-289
Kleim JA, Markham JA, Vij K, Freese JL, Ballard DH, Greenough WT (2007) Motor learning induces astrocytic hypertrophy in the cerebellar cortex. Behav Brain Res 178(2): 244-9
Markham JA, Greenough WT (2004) Experience-driven brain plasticity: beyond the synapse. Neuron Glia Biol Nov 1(4): 351-363
Merzenich MM, Kaas JH (1982) Reorganisation of the mammalian somatosensory cortex following peripheral nerve injury. Trends in Neurosciences. pp 434-436
Merzenich MM, Nelson RJ, Stryker MP, Shoppmann A, Zook JM (1984) Somatosensory cortical map changes following digital amputation in adult monkey. Jounal comp. Neurology 224: 591-605
Merzenich MM, Byl N, Wang, Jenkins W (1996) Representational plasticity underlying learning: Contributions to the origins and expressions of neurobehavioral disabilities. In: Ono T et al. (eds) Perception, Memory and Emotion: Frontiers in Neuroscience. Pergamon, Oxford Tarrytown (NY). pp 45-61
Navarette R, Vrová G (1993) Activity-dependent interactions between motoneurones and muscles: their role in the development of the motor unit. Prog Neurobiol 41(1): 93-124
Plautz EJ, Milliken GW, Nudo RJ (2000) Effects of repetetive motor training on movement representations in adult squirrel monkeys: role of use vs. Learning. Neurobiol Learn Mem 74(1): 27-55
Pearson K, Gordon J (2000) Spinal Reflexes. In: Kandel ER, Jessell JH, Schwartz TM (eds) Principles of NeuralSscience. McGrawHill, New York
Ramachandran VL (1999) Zum zweiten Mal amputiert. Geo 4: 192-194
Remple MS, Bruneau RM, van den Berg PM, Goertzen C, Kleim JA (2001) Sensitivity of cortical movement representations to motor experience: evidence that skill learning but not strength training induces cortical reorganization. Behav Brain Res 123: 133-141
Ritter H (1999) Götz von B und der Datenhandschuh. In: Wehr M, Weinmann M (Hrsg) Die Hand – Werkzeug des Geistes. Akademischer Verlag Spektrum, Heidelberg. S 44
Schwartz JM, Begley S (2002) The Mind and the Brain. HarperCollins, New York. pp 132-162
Spitz R (1972) Eine genetische Feldtheorie der Ichbildung. Fischer, Frankfurt/M
Vygotski L (1987) Ausgewählte Schriften, Bd 2/Arbeiten zur psychischen Entwicklung der Persönlichkeit. Pahl-Rugenstein, Köln
Wagner C (1988) The Pianists Hand: Anthropometry and Biomechanics. Ergonomics 31: 97-131
Weinmann M (1999) Hand und Hirn. In: Wehr M, Weinmann M (Hrsg) Die Hand – Werkzeug des Geistes. Akademischer Verlag Spektrum, Heidelberg. S 44
Wilson FR (2002) Die Hand – Geniestreich der Evolution. Rororo, Hamburg. S 86

7.3 Motorisches Lernen und repetitives Training

B. Hauptmann, C. Müller

In unserem täglichen Leben entwickeln wir durch die kontinuierliche Interaktion mit unserer Umwelt und zum größten Teil unbewusst eine große Bandbreite von Fertigkeiten, die unsere Gewohnheiten und unser Verhalten bestimmen. Grundlage hierfür ist das **prozedurale Gedächtnis**. Es dient als Substrat sowohl für das Erlernen kognitiver und perzeptueller Fertigkeiten als auch für das komplexe und aus unterschiedlichen Aspekten bestehende Phänomen des **Erlernens** oder **Wiedererlernens motorischer Fertigkeiten** wie z. B.

- die flüssige Koartikulation von Fingerbewegungen innerhalb einer gegebenen Sequenz (z. B. beim Klavierspielen),
- die Ausführung von Muskelsynergien im Rahmen von Mehrgelenkbewegungen (z. B. beim Greifen nach Objekten) sowie
- flüssig und hoch präzise ausgeführte visuomotorische Fertigkeiten (z. B. Golfspielen).

Das motorische Lernen ist der Schwerpunkt des vorliegenden Kapitels. Es definiert sich hierüber die prozesshafte Fähigkeit die Durchführung von Einzelbewegungen oder Bewegungssequenzen durch Wiederholung und Interaktion mit der Umwelt dahingehend zu optimieren, dass sie zunehmend »mühelos« ausgeführt werden können (Doyon et al. 2005). Motorisches Lernen beinhaltet somit, zeitliche, räumliche, perzeptuelle und motorische Eigenschaften von Bewegungsmustern soweit zu erlernen, dass diese durch vorprogrammierte Prozesse übernommen werden, was im Verlauf mit einer Abnahme attentionaler und sensorischer Anforderungen einhergeht (Halsband u. Freund 1993).

Gemäß dem Konzept, dass einfache Hand- und Armbewegungen die Basis für komplexere motorische Bewegungsmuster bilden, werden einige Grundlagen aus der Bewegungslehre (»motor control«) erläutert (▶ Exkurs). Aufbauend auf dem Modell der **elementaren Bewegungseinheiten** werden die theoretischen Grundlagen und Charakteristika der prozeduralen Gedächtnisbildung dargestellt, die unabhängig von spezifischen Therapieinhalten bzw. Therapietechniken sind, und vielmehr Auswirkungen auf die generelle Trainingsorganisation haben.

7.3.1 Gedächtnissysteme

Ein wesentlicher Grundsatz in der Einteilung des menschlichen Gedächtnisses ist die **Unterscheidung zweier Systeme** für den Erwerb und das Behalten von langfristigen Gedächtnisinhalten – das **deklarative** und das **nicht deklarative Gedächtnis** (Squire 1994):

- Das **deklarative Gedächtnissystem** ist anatomisch wie funktionell relativ klar definiert. Es umfasst die Bereiche, die auch umgangssprachlich unter »Gedächtnis« verstanden werden, nämlich die bewusste Verarbeitung von Fakten und Ereignissen. Das deklarative Gedächtnis ist flexibel und relational, d.h., es kann Beziehungen zwischen einzelnen Ereignissen herstellen, die dann als »richtig« oder »falsch« bewertet werden können. Anatomisch ist das deklarative Gedächtnis im Wesentlichen an die Integrität medialer Temporallappenstrukturen gebunden (Squire 2004).
- Das **nicht deklarative Gedächtnis** ist strukturell und funktionell weniger klar umrissen – es umfasst **Prozesse** wie
  - klassische Konditionierung,
  - nicht assoziatives Lernen,
  - Priming (Bahnung),
  - perzeptuelles Lernen und
  - prozedurales Lernen von Fertigkeiten (»skills«) und Gewohnheiten (»habits«).

Das **Gemeinsame der nicht deklarativen Gedächtnisphänomene** liegt in den zumeist unbewussten Leistungsverbesserungen und der Notwendigkeit mehrerer Übungswiederholungen für einen ausreichenden Lernerfolg – wie z. B. durch wiederholte Übung lernen, in »Spiegelschrift« zu schreiben. Die strukturelle Zuordnung dieser einzelnen nicht deklarativen Gedächtnisformen ist jedoch weniger scharf definiert als im Bereich des deklarativen Gedächtnisses. So muss beachtet werden, dass der Vorgang der Gedächtnisbildung ein zeitkritischer Prozess ist, in dem die interne Repräsentation des Gelernten zu unterschiedlichen Zeitpunkten jeweils unterschiedlichen Hirnregionen zugeordnet werden kann (Doyon et al. 2005).

7.3.2 Prozedurales Lernen und motorisches Lernen

Prozedurales Lernen als phasenhafter Prozess

Die wichtigste Erkenntnis aus den Experimenten der letzten Jahre ist, prozedurales (motorisches) Lernen als **phasenhaft verlaufenden Prozess** zu begreifen. Dieser ist nicht nur wiederholungsabhängig, sondern in hohem Maße auch zeitabhängig.

▪ Immer wieder neu: Die frühe Lernphase

Die anfängliche Phase im Erwerb prozeduraler Fertigkeiten ist durch **frühe** und **schnelle Leistungszugewinne** gekennzeichnet (»within-session improvements«, »fast learning«) (Karni u. Sagi 1993; Hauptmann u. Karni 2002; Kormann et al. 2003).

Diese frühe Lernphase wird konzeptionell als der **behaviorale Ausdruck eines Prozesses** eingeordnet, in dem bestehende (motorische) Routinen an die Erfordernisse einer neuen Aufgabe angepasst werden. Dabei ist die Geschwindigkeit der erzielten Leistungszugewinne bzw. die Steilheit der Lernkurve unabhängig von dem allgemeinen Leistungsniveau, stattdessen vielmehr spezifisch für die »Neuheit« des verarbeiteten Stimulus oder der Bewegung(ssequenz) – »**novelty effect**« (Korman et al. 2003). In dieser Phase ist ein **Transfer** bzw. eine **Generalisierung** der erworbenen Leistungsverbes-

> **Unter der Lupe**
>
> **Das Modell elementarer Bewegungseinheiten**
> Obwohl eine **einfache Zielbewegung des Arms** für einen gesunden Menschen im Alltag keine Herausforderung darstellt, ist das Wissen über das Zustandekommen dieser experimentell häufig untersuchten motorischen Anforderung immer noch unvollständig.
> **Stereotype kinematische Muster der Ziel- und Greifbewegungen**
> Die ersten Untersuchungen zur Planung und Ausführung von Hand- und Armbewegungen beschränkten sich auf die **horizontale Ebene**. Sie zeigten, dass einfache Hand- und Armbewegungen gerade, glatt und mit einem eingipfeligen, glockenförmigen Geschwindigkeitsprofil erfolgen. Darüber hinaus sind diese Bewegungen robust gegenüber Rotation, Translation sowie räumlicher und zeitlicher Skalierung (Abend et al. 1982; Flash u. Hogan 1985). Diese **morphologische Beständigkeit einfacher Handbewegungen** führte dazu, dass die Handtrajektorie als die primäre Variable innerhalb der Bewegungsplanung angesehen wird.
> Die **stereotypen kinematischen Muster** planarer Ziel- und Greifbewegungen (eingipfeliges, glockenförmiges Geschwindigkeitsprofil) werden keinesfalls als Resultat eines angeborenen motorischen Verhaltensmusters, sondern als **Ergebnis motorischen Lernens** während der Ontogenese angesehen (Berthier 1996; von Hofsten 1991).
> **Motorische Entwicklung**
> Die Armbewegungen von **Kleinkindern**, die greifen lernen, sind anfangs durch viele Beschleunigungs- und Abremsbewegungen, im Sinne von mehrgipfeligen Geschwindigkeitsprofilen gekennzeichnet. Diese mehrgipfeligen Geschwindigkeitsprofile der »ungelenken« Ziel- und Greifbewegungen des Kleinkindes lassen sich mathematisch in eine **Sequenz von einzelnen Bewegungskomponenten** zerlegen. Die Geschwindigkeitsprofile dieser einzelnen Bewegungskomponenten wiederum ähneln denen einfacher, gerader Armbewegungen des Erwachsenen (Berthier 1996). Erst mit **zunehmender motorischer Erfahrung** bzw. Übung werden kindliche Arm- und Handbewegungen gerade und glatt, bis sie schließlich aus einer einzigen zusammenhängenden Beschleunigungs- und Abbremsbewegung im Sinne eines eingipfeligen, glockenförmigen Geschwindigkeitsprofils bestehen (Berthier et al. 2005).
> **Elementare Bewegungseinheiten als Grundlage motorischen Verhaltens**
> Inzwischen gibt es viele Hinweise, dass diese Bewegungskomponenten als **elementare Bewegungseinheiten**, sog. »motion primitives« (syn. »movement primitives«, »motor primitives«) die Grundlage motorischen Verhaltens bilden, indem sie fließend, den jeweiligen motorischen Anforderungen entsprechend, miteinander zu Gruppen kombiniert werden (sog. »chunks«), um komplexere Bewegungen ausführen zu können. Ein typischer Mechanismus hierfür ist das als **Koartikulation** bezeichnete Phänomen, welches darauf beruht, dass sich innerhalb einer hoch beübten Bewegungssequenz die zugrunde liegenden Bewegungskomponenten gegenseitig beeinflussen. Wird ein **Training hochgradig intensiviert**, so können aus einzelnen elementaren Bewegungseinheiten durch Koartikulation neue »movement primitives« entstehen (Sakai et al. 2003; Sosnik et al. 2004). Durch **räumliche und zeitliche Überlappung** der Bewegungskomponenten entstehen spezifische (Rozanov et al. 2010), qualitativ neue Entitäten, die kinematisch unterschiedlich von der Summe der ihr zugrunde liegenden Bewegungseinheiten sind (Sosnik et al. 2004).
> **Motorischer Lernprozess bei Schlaganfallpatienten**
> Weitere Unterstützung für das Modell elementarer Bewegungseinheiten als Grundlage komplexer Bewegungen erfolgt durch **Untersuchungen an Schlaganfallpatienten**. Zielbewegungen des zentral paretischen Arms sind anfangs segmentiert und irregulär. Mit ihren mehrgipfeligen Geschwindigkeitsprofilen ähneln sie den kinematischen Profilen von Kleinkindern. Erst im Verlauf einer trainingsunterstützten Rückbildung der zentralen Parese nimmt die Anzahl der einzelnen Bewegungssegmente (-komponenten) ab (Rohrer et al. 2004), so dass die anfangs segmentierten Armbewegungen wieder flüssig und gerade werden (Krebs et al. 1999). Somit ist es durch die schlaganfallbedingte Läsion gleichsam zu einer Dekomposition einer hochgradig überlernten Bewegung in ihre einzelnen Komponenten gekommen. Diese entsprechen einer Sequenz von elementaren Bewegungseinheiten, die in einem motorischen Lernprozess zu einer neuen Bewegung »verkettet« werden (müssen).

serungen auf andere Bereiche oder ähnliche Bewegungen möglich, jedoch eher Ausdruck der Generalisierbarkeit allgemeiner Wissensattribute (Wie wird gelernt?) der erlernten Fertigkeit als der spezifischen Stimulusattribute (Was wird gelernt?) (Karni u. Bertini 1997).

- **Verhältnis von Übung und Pause: Verteiltes Üben vs. massives Üben**

Im Wesentlichen geht es hierbei um die Problematik der **Gestaltung des Verhältnisses von aktivem Training** und **Pause**. Dabei hat sich gezeigt, dass, ungeachtet von Ermüdungsprozessen, die Trainingsleistungen durchgängig von Pausen zwischen den Übungen profitieren (Bourne u. Archer 1956). Das heißt, dass ein aufgelockertes, **verteiltes Üben** (»distributed practice«) hinsichtlich der Leistungsverbesserungen und des Lernerfolgs einem komprimierten, **massiven Üben** (»massed practice«) vorzuziehen ist. Hervorzuheben ist, dass in allen Untersuchungen zu diesem Thema die **Anzahl der Wiederholungen** konstant gehalten wurde, so dass ein verteilter Übungsansatz (»distributed practice«) immer mit einer längeren Trainingsdauer verbunden ist. Dies scheint im Übrigen nicht nur für den kurzen zeitlichen Maßstab einer Trainingssitzung, sondern auch im längeren zeitlichen Maßstab eines Trainings über mehrere Tage oder Wochen zu gelten (Shea et al. 2001).

- **Wie viele Wiederholungen sind genug? Die Sättigung der frühen Phase**

Mit fortschreitender Anzahl von Übungswiederholungen werden die erzielten Leistungszugewinne geringer, und die

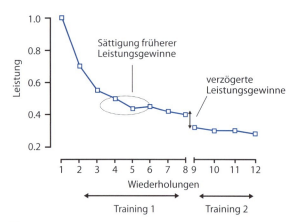

Abb. 7.17 Exemplarische Lernkurve. Initiale schnelle Leistungsverbesserungen wie z.B. Reaktionszeit (RT), gemessen in Sekunden (sec), stellen sich als steiler Abschnitt in der Lernkurve dar (»fast learning«). Mit zunehmender Zahl der Wiederholungen, z.B. gemessen in Blöcken (1–8) von jeweils 10 Wiederholungen, wird die Lernkurve flacher bzw. asymptotisch. Dieser Übergang muss erreicht werden, um Konsolidierungsprozesse anzustoßen (Sättigung der initialen schnellen Leistungsverbesserungen). Verzögerte Leistungsverbesserungen (»delayed performance gains«, »off-line learning«) entstehen im trainingsfreien Intervall und benötigen u.U. Schlaf. Mit weiterem Training zeigen sich nur noch langsame Leistungsverbesserungen (»slow learning«), die zunehmend spezifischer für die trainierte Aufgabe werden (Blöcke 9–12)

Lernkurve wird flacher. Die Lernkurve nähert sich nach zunächst steilem Verlauf einer Asymptote (Abb. 7.17). Die **Anzahl der Wiederholungen** bis zum Abflachen der Lernkurve ist individuell unterschiedlich und aufgabenspezifisch. Von einem Training über diesen Zeitpunkt hinaus sind keine zusätzlichen Leistungsverbesserungen zu erwarten (z.B. Ofen-Noy et al. 2003; Wright u. Sabin 2007).

Kürzlich wurde postuliert, dass der Übergang von der Phase der initialen schnellen Leistungsverbesserungen in die asymptotische Phase erreicht werden muss (Sättigung der frühen Leistungsverbesserungen), damit sich in einer Zwischenphase **verzögert auftretende Leistungsverbesserungen** (»between-session improvements«, »delayed performance gains«, »off-line learning«) entwickeln, die als behavioraler Ausdruck von **Konsolidierungsprozessen** angesehen werden (Hauptmann u. Karni 2002). Dies bedeutet, dass die Entwicklung von Konsolidierungsprozessen nicht von der absoluten Zahl der Wiederholungen einer Aufgabe abhängt, sondern von der individuell unterschiedlichen Sättigung der frühen Leistungsverbesserungen (Hauptmann u. Karni 2002; Korman et al. 2003; Hauptmann et al. 2005).

- **Lernen ohne Übung: Verzögerte Leistungsverbesserungen als Ausdruck von Konsolidierung**

Die **Konsolidierungshypothese** besagt (Müller u. Pilzecker 1900), dass neue Gedächtnisspuren Zeit benötigen, um von einem anfangs fragilen Zustand in einen robusten, stabilen Zustand überführt zu werden. Konsolidierung kann im Sinne einer Verhaltensbeobachtung als Verbesserung einer gelernten Aufgabe zwischen zwei Trainingseinheiten beschrieben werden. Solche **verzögerten Leistungsverbesserungen** entwickeln sich ohne weitere physische Praxis (»between-session improvements«, »delayed performance gains«, »off-line learning«). Abhängig von der zu lernenden Bewegung liegt die **minimale Zeit für den Nachweis verzögerter Leistungsverbesserungen** bei mindestens 4–5 Stunden; nach 12 Stunden treten diese noch deutlicher hervor (Press et al. 2005). Die Tatsache, dass in unterschiedlichen Studien 15 min (Robertson et al. 2004) bzw. eine Stunde (Press et al. 2005) nach der ersten Trainingssitzung keine verzögerten Leistungsverbesserungen nachzuweisen waren, spricht für die Annahme eines zeit- und proteinsyntheseabhängigen Prozesses zur Konsolidierung von prozeduralen Gedächtnisphänomenen.

- **Zeit im Wachen, Zeit im Schlaf: Schlafabhängigkeit der Gedächtniskonsolidierung?**

Nicht nur Zeit **per se** ist wichtig für die Formierung des prozeduralen Gedächtnisses, sondern es muss zusätzlich **differenziert** werden zwischen
- Zeit im wachen Zustand und
- Zeit im Schlaf (Karni et al. 1994; Peigneus et al. 2001; Walker et al. 2002; Maquet et al. 2003).

So scheint der Konsolidierungsprozess in der Phase zwischen zwei Trainingseinheiten für bestimmte Trainingsformen **schlafsensitiv** zu sein. Dabei ist es für das Auftreten verzögerter Leistungsverbesserungen unerheblich, ob der Schlaf nachts oder unmittelbar nach dem Training am Tage erfolgt. Die Schlafsensitivität scheint aber wesentlich von der Form der Aufgabendarbietung abzuhängen. So ist das Auftreten verzögerter Leistungsverbesserungen davon abhängig, ob die **Aufgabe**, z.B. das Erlernen einer Bewegungssequenz, bewusst (**explizit**) oder unbewusst (**implizit**) gelernt wird:
- Lediglich bei **expliziter** Darbietung scheint das Auftreten von verzögerten Leistungsverbesserungen schlafabhängig zu sein.
- Erfolgt das Erlernen der motorischen Sequenz **implizit**, so ist das Auftreten von verzögerten Leistungsverbesserungen lediglich zeitabhängig (Robertson et al. 2004).

Das vulnerable Zeitfenster ist wiederum **aufgabenspezifisch**, beträgt aber mindestens 4–5 Stunden.

- **Robustheit gegenüber retrograder Interferenz als behavioraler Ausdruck von Konsolidierung**

Neben der Entwicklung von verzögerten Leistungsverbesserungen nach einer Trainingseinheit (Karni u. Sagi 1993; McGaugh 1966; Shadmehr u. Holcomb 1997) ist die **zeitabhängige Transformation der Trainingseffekte** in eine stabile Form, die nicht mit nachfolgenden Trainingserfahrungen interferiert, ein weiteres Phänomen ablaufender Konsolidierungsprozesse auf der motorischen Verhaltensebene.

> **Unter der Lupe**
> **Test: Entwicklung einer stabilen Gedächtnisspur**
> Im **Bereich des prozeduralen Lernens** wird die Stabilität einer Gedächtnisspur üblicherweise getestet, indem eine andere, aber inhaltlich ähnliche prozedurale (motorische) Aufgabe zeitlich versetzt als **Interferenz** eingesetzt wird. In jüngerer Zeit werden auch durch die **repetitive Magnetstimulation (rTMS) applizierte Störreize** zur Anwendung (Müllbacher et al. 2002). Abhängig vom Aufgabentypus liegt auch hier das zeitliche Fenster bis zur Entwicklung einer ausreichenden Stabilität bzw. Robustheit gegenüber interferierenden Einflüssen bei ca. 4–5 Stunden. Bislang ist unklar, weshalb es bei einigen trainierten Bewegungen zu Interferenzphänomenen kommt und bei anderen nicht. Eine kürzlich veröffentlichte Studie lässt vermuten, dass das Auftreten einer retrograden Interferenz zweier Bewegungen vom Ausmaß ihrer Überlappung der kortikalen Repräsentation abhängt (Balas et al. 2007a,b).

- **Kontextinterferenz**

Darüber hinaus kann die Vulnerabilität gegenüber Interferenzen auch von der **inhaltlichen Trainingsorganisation** (»blocked practice« vs. »random practice«) abhängen. Dass es nicht bei allen motorischen Aufgaben zu einem Interferenzphänomen kommt, ergibt sich schon aus dem Umstand, dass es möglich ist, mehr als eine Bewegung gleichzeitig zu lernen. So können z. B. zwei unterschiedliche Sequenzen von Fingerbewegungen (Willingham et al. 2002; Hin u. Ivry 2002; Wright et al. 2004) gelernt werden, sofern sie nicht in zusammenhängenden Trainingsblöcken (»blocked practice«), sondern randomisiert (»random practice«) trainiert werden. Dies könnte darauf hinweisen, dass **Interferenzphänomene** nur zum Tragen kommen, wenn die Anzahl von Wiederholungen einer Aufgabe hoch genug ist, um eine Sättigung der initialen schnellen Leistungsverbesserungen herbeizuführen und die Entwicklung verzögerter Leistungsgewinne bzw. von Konsolidierungsprozessen anzustoßen (Hauptmann u. Karni 2002).

Das **randomisierte Training** unterschiedlicher Bewegungen kann zu dem von William Battig beschriebenen **Kontextinterferenz-Effekt** führen. Dieser besagt, dass bei höherer Interferenz im Übungskontext, z. B. durch ein Training unterschiedlicher Bewegungen, die Leistung während des unmittelbaren Trainings zwar schlechter ist gegenüber einem monotonen Training (‚blocked practice'), in einem anschließenden Retentions- und Transfertest aber besser ist als bei Übungsbedingungen mit geringerer Kontextinterferenz (Shea u. Morgan 1979).

- **Die späte Lernphase: Entwicklung von Effektor- und Aufgabenspezifität**

Die sich innerhalb der Zwischenphase entwickelnden verzögerten Leistungsverbesserungen sind zwar in hohem Maße **aufgabenspezifisch**, jedoch noch mit Einschränkungen generalisierbar, z. B. auf die kontralaterale Seite der trainierten Hand. Mit **fortlaufendem Training** werden die zunehmenden Leistungsverbesserungen jedoch immer spezifischer für die trainierte Aufgabe und den Effektor, d.h. die übende Extremität (Anderson 1982; Karni u. Bertinin 1997). Ein **Transfer des Gelernten** auf ähnliche (motorische) Aufgaben oder die andere Extremität wird zunehmend weniger möglich. Lassen sich die initialen und verzögerten Leistungsverbesserungen zunächst noch auf die kontralaterale, nicht trainierte Hand übertragen (Korman et al. 2003), so führen zusätzliche Trainingssitzungen zu einer weiteren Spezifizierung. Das bedeutet, dass durch zusätzliches Training z. B. eine erhöhte Geschicklichkeit der trainierten Hand erreicht werden kann – dies jedoch nur auf Kosten der Flexibilität der Leistung (s.a. Sosnik et al. 2004).

7.3.3 Theorie und Praxis: Anmerkungen zur Therapieorganisation

Übertrag der Prinzipien prozeduralen Lernens auf die Konzeption übender Verfahren

Die genannten Charakteristika prozeduralen Lernens sind ausreichend durch grundlagenwissenschaftliche Studien belegt. Dies gilt jedoch bedauerlicherweise nicht für den **Transfer dieser Erkenntnisse** in den Bereich der Praxis der übenden Therapieverfahren. Zwar wurden schon Mitte des letzten Jahrhunderts, vorwiegend von psychologischer Seite, Studien zur effektiven (Arbeits- und) Trainingsorganisation des Erlernens von motorischen Fertigkeiten durchgeführt, aber auch diese erfolgten zumeist an gesunden Probanden. Die folgenden Überlegungen zum Übertrag der Prinzipien prozeduralen Lernens auf die Konzeption übender Verfahren folgen somit einem **induktiven Ansatz** und haben teilweise noch spekulativen Charakter.

Da die bis hier ausgeführten lerntheoretischen Grundlagen vorwiegend **Fragen der zeitlichen** und **konzeptionellen Therapieorganisation** behandeln und weniger spezifische Techniken betreffen, sollen die angeführten Übungen und Empfehlungen lediglich beispielhaften Charakter haben. Als **kritische Größen** sind anzusehen:
- die notwendige Anzahl von Wiederholungen einer Übung zum Erreichen eines Lernerfolgs,
- der zeitliche und inhaltliche Kontext, in dem sich eine Übungseinheit abspielt.

Dies **betrifft**
- die Organisation einer einzelnen Trainingseinheit bzw. Therapiesitzung,
- die Organisation unterschiedlicher Trainingseinheiten/ Therapiesitzungen innerhalb eines Tages und
- den längerfristigen Therapieablauf über Tage oder Wochen.

Gestaltung übender Therapieverfahren

Im Hinblick auf die Gestaltung übender Therapieverfahren scheint der **frühen Lernphase**, respektive der Therapiephase, in der eine spezifische Bewegung(ssequenz) zum ersten Mal (»novelty effect«) geübt wird, eine richtungsweisende Bedeutung zuzukommen. Dabei sollte frühzeitig entschieden werden, ob die **frühe Konsolidierung** einer Bewegung angestrebt wird oder nicht. Diese wird sicherlich in jenen Fällen angestrebt, in denen grundlegende, basale Parameter der Bewegungskontrolle (z. B. bei höhergradigen zentralen Paresen) wieder aufgebaut werden müssen. Hier sollte einem **hoch repetitiven Ansatz der gleichen Bewegung** (»blocked repetition«), wie er teilweise im **Arm-BASIS-Training** (Eickhof 2001) zur Anwendung kommt, der Vorzug gegeben werden. Die hoch repetitive Durchführung ein- und derselben Bewegung führt dazu, dass die Leistungsverbesserungen bald geringer werden, was theoretisch gleichbedeutend mit einem Abflachen der Lernkurve und einem Anstoßen von Konsolidierungsprozessen ist. Ist ein hoch repetitives Training unterschiedlicher, funktionell ähnlicher Bewegungen gewünscht oder notwendig, sollten die einzelnen Bewegungen in über den Tag verteilten Therapieeinheiten erfolgen. So ist ein ausreichend langes **Zeitfenster (4–5 Stunden)** gewährleistet, um die Möglichkeit der retrograden Interferenz zu minimieren, die insbesondere bei der Durchführung funktionell ähnlicher Bewegungen bzw. bei Bewegungen mit ähnlicher funktioneller kortikaler Repräsentation anzunehmen ist (Balas et al. 2007a,b).

Im Hinblick auf eine Ökonomisierung der Therapiestrategien wäre somit eine **Definition der Mindestanzahl an Bewegungswiederholungen** wünschenswert, die z. B. im Rahmen des Arm-BASIS-Trainings (Eickhof 2001) notwendig ist, um Konsolidierungsprozesse anzustoßen. Da die tatsächlich notwendige Zahl an Übungswiederholungen natürlich im Einzelfall variiert und kinematische Messungen in der Praxis kaum durchführbar sind, ist der **individuelle Zeitpunkt**, an dem die theoretische Lernkurve abflacht, sicherlich schwer exakt zu bestimmen. In diesem Zusammenhang sollte jedoch die subjektive Einschätzung des Therapeuten über die innerhalb einer Therapiesitzung noch zu erwartenden Leistungsverbesserungen nicht unterschätzt werden.

- **Beispiel: Repetitives Training der Pro- und Supination**

Ein **hoch repetitives Vorgehen** über viele Trainingssitzungen sollte ungeachtet des Paresegrads in allen Fällen angestrebt werden, in denen ein **sehr spezifisches Therapieziel**, wie z. B. die im Therapieverlauf lange Zeit defizitäre Pro- und Supination im Unterarm, erreicht werden soll.

> ❗ Bei **allen geblockten Trainingsformen** ist zu beachten, dass durch ein übermäßiges Training über den Sättigungspunkt hinaus keine zusätzlichen Leistungsgewinne zu erwarten sind.

- **Beispiel: Erweiterung des Bewegungsspektrums**

Eine andere Situation liegt vor, wenn das Therapieziel in einer Erweiterung bzw. Flexibilisierung des Spektrums der Bewegungen liegt, was in erster Linie bei **geringgradigen Paresen** der Fall sein wird. In diesem Fall sollte ein frühzeitiges Anstoßen von Konsolidierungsprozessen und das konsekutive Auftreten von Interferenzphänomenen sowie eine sich im Verlauf entwickelnde Aufgaben- und/oder Effektorspezifität vermieden werden. Dies kann durch ein **verteiltes** und **randomisiertes Training** ähnlicher Bewegungen erreicht werden, wobei eine Einzelbewegung nach 2–3 Wiederholungen (Al-Amer u. Toole 1993) jeweils vor dem Erreichen des asymptotischen Abschnitts der Lernkurve beendet werden sollte. Die kritische **Mindestanzahl an Wiederholungen** stellt gleichzeitig sicher, dass das Gehirn die einzelne Aufgabe oder Bewegung auch als Wiederholung erkennt (Ofen-Noy et al.

Praktische Umsetzung: Repetitives Training der Pro- und Supination im Ellenbogengelenk

Bewegen in Pro- und Supination (◘ Abb. 7.18)
- Halten eines Gegenstands in 0-Stellung: Erfordert Kontrolle des Arms auf einer Unterlage.
- Bewegung in Richtung Pronation: Erfordert exzentrisches Nachgeben der Supinatoren sowie Konzentrik der Pronatoren.
- Bewegung in Richtung Supination: Erfordert exzentrische Haltearbeit der Pronatoren und Konzentrik der Supinatoren.
- Placing in unterschiedlichen Graden: Erfordert eine ausgewogene Kon- und Exzentrik in antagonistischer Art und Weise. Bei zunehmender Gradzahl erhöht sich die Schwerkrafteinwirkung und damit die Kraftproduktion.

Cave: Auf kompensatorische Innenrotation im Schultergürtel achten, da u.a. damit die Supinationsbewegung blockiert wird!

Anbahnung der Supination
- Gegenstand wird, wenn notwendig mithilfe des Therapeuten, **in 45° Pronation** gebracht. Der Patient übt eine stabilisierende Kontrolle aus (Placing).
- Aktives Zurückführen durch Supination in **Neutral-0-Stellung**, noch vereinfacht durch maximale Schwerkrafteinwirkung auf den Gegenstand in Richtung Neutral-0-Stellung.
- Durch **Steigerung des Winkels auf ca. 70°** erhöht sich die stabilisierende Kontrolle und Gleichgewichtsarbeit der Pronatoren. Gleichzeitig wird eine verstärkte Kontraktion der Supinatoren erforderlich, den Gegenstand entgegen der Schwerkraft wieder aufzurichten.
- Die Überwindung der Neutral-0-Stellung in Richtung **Supination bis ca. 45°** erfordert die maximale Kraftproduktion bei der einleitenden Bewegung. Über 45° hinaus überwiegt wieder ein kontrolliertes Halten gegen die Eigenschwere des Gegenstands.
- Der Gegenstand wird selbständig **aktiv in Pronation** gebracht, Halten bei 45° und 70°, dann **aktiv** über die Neutral-0-Stellung endgradig **in Supination** mit Anhalten der Bewegung bei 45° bzw. 70°.

In der **Dokumentation** können die Ziffern 1–5 als Äquivalent für das trainierte Bewegungsausmaß angegeben werden sowie die Anzahl der Wiederholungen bis zum Auftreten von kompensatorischen Ausweichbewegungen.

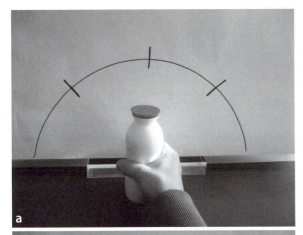
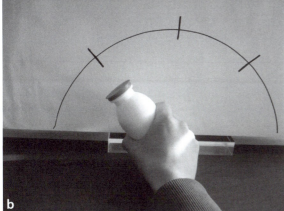

Abb. 7.18 a, b Repetitives Training der Pro- und Supination

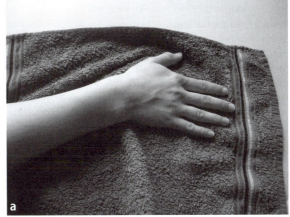
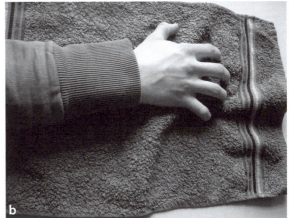

Abb. 7.19 a, b Bewegungserweiterung. **a** Die Hand liegt auf einem Handtuch. **b** Durch Flexion der Finger wird das Handtuch zusammengezogen

2003). Qualitativ, d.h. im Sinne eines Trainings unterschiedlicher Aufgaben, findet sich dieser **Ansatz**
- im Arm-Fähigkeits-Training (Platz et al. 2001),
- in Teilen der CIMT (Constraint-induced Movement Therapy) (Taub et al. 1999; Dettmers et al. 2005),
- in der Videotherapie (Ertelt et al. 2007) sowie
- in den hier genannten Beispielen.

Praxistipp

Ist der **Grundtonus der Hand** zu niedrig, fehlt die physiologische Haltung der Hohlhand. Die Hand liegt dann flach auf der Unterlage, und ein funktionelles Greifen ist nicht möglich.

Praktische Umsetzung: Erweiterung des Bewegungsspektrums

Mittel- bis leichtgradige zentrale Parese der Hand, Bewegung gegen die Schwerkraft, nicht gegen leichten Widerstand möglich (MRC-Kraftgrad 3–4).

Ziel
Vermehrte Kraftproduktion in den Fingern sowie Flexibilisierung des Spektrums der Bewegungen durch ein verteiltes Training.

Übung (Abb. 7.19)
Die Hand liegt auf einem Handtuch (Abb. 7.19 a). Der Patient wird aufgefordert, die Kraftproduktion auf die Fingerspitzen zu verlagern und das Handtuch durch Flexion der Finger zusammenzuziehen (Abb. 7.19 b). Anschließend wird das Handtuch durch Extension wieder glatt gestrichen. Der Vorgang wird 3-mal wiederholt. Dann wird die Fingerextension mit gleichzeitiger Abduktion und das Flektieren der Finger mit einer Bewegung in Richtung Adduktion verbunden (3 Wiederholungen).

Beispiel: Impliziter Trainingsansatz

Solange der **Einfluss von Schlaf** bzw. **Schlafstörungen** auf prozedurales Lernen in dem hier dargestellten Kontext neurologischer Rehabilitation nicht geklärt ist, sollten sich übende Verfahren auf die Trainingsform beschränken, die nach bisheriger Studienlage wahrscheinlich **weniger** oder **nicht schlafabhängig** ist, nämlich einen **impliziten Trainingsansatz**. Dies umso mehr, als das implizite Lernen (Pohl u. McDowd 2006) über einen zielorientierten externen Fokus (Erklärung des Ziels der Bewegung und nicht der Bewegung per se) erreicht werden kann. Dieser Ansatz wird bestätigt durch neuere Studien, die bei gesunden Probanden (Mazzoni u. Krakauer 2006) und Schlaganfallpatienten (Boyd u. Winstein 2006) einen negativen Einfluss expliziter Information auf implizites Lernen zeigen.

> **Praktische Umsetzung: Variationen repetitiver Greifübungen mit zunehmender Komplexität im Sinne einer Kombination von Einzelbewegungen zu alltagsrelevanten Bewegungsabläufen**
> Siehe ▶ Exkurs »Das Modell elementarer Bewegungseinheiten«.
> **Ziel**
> Mund abwischen.
> **Übung (Abb. 7.20)**
> – Nach erfolgreicher Flexion der Finger das Handtuch durch Dorsalflexion des Handgelenks anheben und wieder ablegen.
> – Die Greifbewegung nach dem Glätten des Handtuchs mit einer Wischbewegung über Ulnar- und Radialabduktion verbinden.
> – Das Handtuch greifen und eine Pro- und Supinationsbewegung anschließen.
> – Das Handtuch greifen und mit Ellenbogenauflage zum Mund führen (Abb. 7.20).
> Die Einzelbewegungen werden zu **Bewegungsketten** kombiniert, die schließlich eine zielgerichtete Alltagshandlung ergeben.

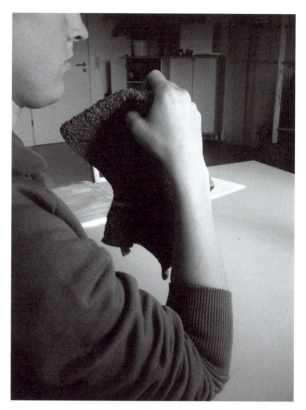

Abb. 7.20 Teilbewegung der Übung »Mund abwischen«: Handtuch greifen und mit Ellenbogenauflage zum Mund führen

> Das **Setzen von externen Zielpunkten** ermöglicht einen im Rahmen des praktischen Übungsalltags relativ definierten Bewegungsraum, mit der Möglichkeit, Geschwindigkeit und Zielgenauigkeit ohne technische Hilfsmittel zu beurteilen, zu kontrollieren und ggf. zu steigern (Shaping) (Abb. 7.21).

> **Praxistipp**
>
> Die **Zielpunkte** können variiert werden:
> – Zielpunkte auf dem Tisch z. B. mit bunten Stäbchen markieren oder
> – Zielpunkte im Gesicht wie Nase, Auge, Ohr etc.

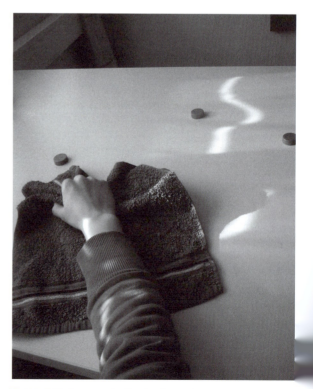

Abb. 7.21 Bewegen des Handtuchs mit Setzen von externen Zielpunkten

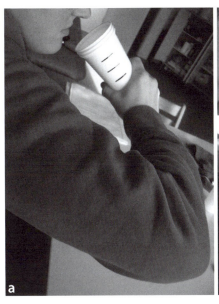
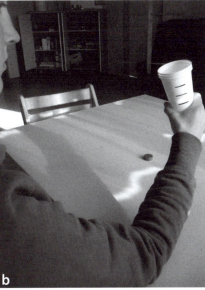

Abb. 7.22 a, b Anpassung der Griffkraft. **a** Ein Plastikbecher wird zum Mund geführt. **b** Mehrere Plastikbecher werden ineinandergesteckt, um ein Zusammendrücken zu verhindern

- Beispiel: Shaping

Praktische Umsetzung: Repetitive Greifübungen in alltagsrelevanten Bewegungsabläufen mit Variation der Kraftproduktion durch Shaping
Ziel
Verminderung der angewendeten Kraft.
Übung (Abb. 7.22)
Ein Plastikbecher wird vom Tisch gegriffen und zum Mund geführt (Abb. 7.22 a). Die dünne Wand des Plastikbechers gibt bei zu hoher Kraftproduktion ein akustisches und visuelles Feedback. Ist die Kraftproduktion zu hoch, können mehrere ineinandergesteckte Becher ein Zusammendrücken verhindern und darüber hinaus ein einfaches Maß für den erreichten Therapiefortschritt darstellen (Abb. 7.22 b).
Ziel
Steigerung der angewendeten Kraft.
Übung
Wird der Becher jeweils mit unterschiedlichen Mengen Wasser gefüllt, erreicht man ein aufgabenorientiertes Krafttraining.
Cave: Kommt es beim Abheben des Bechers zu pathologischen **Kompensationsbewegungen** in der Schulter, sollte dies durch Ellenbogenauflage verhindert werden.

Motorisches Lernen bei Schlaganfallpatienten

Leider gibt es bislang kaum Studien, die sich mit motorischem Lernen bei Schlaganfallpatienten unter lerntheoretischen Gesichtspunkten befassen. Abgeleitet von den Grundlagen prozeduralen Lernens bei Gesunden ergeben sich jedoch für die Behandlung von Schlaganfallpatienten **relevante Prinzipien**, die sich zum Teil in den neueren Therapieverfahren wiederfinden. Diese Prinzipien zeigen die Notwendigkeit eines hinsichtlich aller Aspekte der Behandlung zentraler Paresen sehr spezifischen und **a priori** geplanten Vorgehens auf. Die Notwendigkeit eines individuellen Vorgehens wird akzentuiert durch den hier nicht dargelegten und bislang unter rehabilitativen Aspekten kaum untersuchten Zusammenhang zwischen Lokalisation der Hirnschädigung und der dadurch resultierenden Auswirkung auf die prozeduralen Lernprozesse (Dettmers et al. 2006).

In ► **Übersicht 7.2** sind die Behandlungsprinzipien bei Schlaganfallpatienten zusammengefasst.

Übersicht 7.2
Behandlungsprinzipien bei Schlaganfallpatienten
- Die Übungen sollten soweit wie möglich **aktiv** und der individuellen Leistungsgrenze angepasst erfolgen (Shaping).
- Unabhängig von eventuellen Ermüdungsvorgängen sind von einem **verteilten Üben** im Vergleich zu einem **massiven Üben** höhere Leistungszugewinne zu erwarten.
- Das Üben von ähnlichen Varianten einer Bewegung ist innerhalb einer Therapiesitzung hinsichtlich der erzielbaren Leistungsgewinne dem **monotonen Üben** der gleichen Bewegung unterlegen, da mehr Übungswiederholungen/Zeiteinheiten benötigt werden.
- Das **Üben von ähnlichen Varianten** einer Bewegung ist innerhalb einer Therapiesitzung hinsichtlich des erzielbaren Bewegungsrepertoires dem monotonen Üben der gleichen Bewegung überlegen.
- Beim Üben ähnlicher Varianten einer Bewegung oder unterschiedlicher Bewegungen sollte einem **randomisierten Üben** (von jeweils 2–3 Wiederholungen der gleichen Bewegung) im Sinne der Kontextinterferenz der Vorzug gegenüber einem geblockten Therapieansatz gegeben werden.

▼

- Das wiederholte **monotone Üben** ein- und derselben Bewegung führt zu einer schnellen Sättigung der frühen Leistungsgewinne und triggert Konsolidierungsprozesse.
- Damit angestoßene Konsolidierungsvorgänge ablaufen können, muss das vulnerable Zeitfenster von mindestens **4–5 Stunden** beachtet werden.
- Innerhalb des vulnerablen Zeitfensters sollten nur **qualitativ** sehr unterschiedliche Bewegungen in geblockter Weise hintereinander trainiert werden.
- Ein **Üben über das Abflachen der Lernkurve hinaus** bringt keine weiteren Vorteile hinsichtlich des Lernerfolgs.
- Der **Transfer** von Leistungsgewinnen von einer Extremität zur anderen ist nur in der frühen Lernphase möglich. Mit fortlaufender Trainingsdauer werden die Leistungsgewinne immer spezifischer und das Gelernte weniger flexibel.
- Eine implizite, zielorientierte Übungsanleitung scheint in geringerem Maße **schlafabhängig** und somit robuster gegenüber Störeffekten zu sein.

Literatur

Abend W, Bizzi E, Morasso P (1982) Human arm trajectory formation. Brain. pp 331-348

Al-Amer H, Toole T (1993) Combinations of blocked and random practice orders: Benefits to acquisition and retention. J Hum Mov Studies 25:177-191

Anderson JR (1982) Acquisition of cognitive skills. Psychol Rev 89: 369-406

Balas M, Netser S, Giladi N, Karni A (2007a) Interference to consolidation phase gains in learning a novel movement sequence by handwriting: dependence on laterality and the level of experience with the written sequence. Exp Brain 180(2): 237-246

Balas M, Roitenberg N, Giladi N, Karni A (2007b) When practice does not make perfect: well-practiced handwriting interferes with the consolidation phase gains in learning a movement sequence. Exp Brain Res 178(4): 499-508

Berthier N (1996) Learning to reach: A mathematical model. Dev Psych 32: 811-823

Berthier N, Rosenstein MT, Barto AG (2005) Approximate optimal control as a model for motor learning the kinematics of eraching by a dynamical arm. Psychol Rev 112: 329-346

Bourne LE, Archer EJ (1956) Time continously on target as a function of distribution of practice. J Exp Psychol General 51:25-33

Boyd L, Winstein C (2006) Explicit information interferes with implicit motor learning of both continous and discrete movement tasks after stroke. J Neurol Phys Ther 30: 46-57

Dettmers C, Teske U, Hamzei F, Uswatte G, Taub E, Weiller C (2005) Distributed form of constraint-induced movement therapy improves functional outcome and quality of life after stroke. Arch Phys Med Rehabil 86: 204-209

Dettmers C, Hamzei F, Rijntes M, Weiller C (2006) Was können wir aus bildgebenden Verfahren für die motorische Rehabilitation lernen? Nervenheilkunde 25:123-128

Doyon J, Benali H (2005) Reorganization and plasticity in the adult brain during learning of motor skills. Curr Opin Neurobiol 15: 161-167

Eickhof C (2001) Wiederherstellung der Innervationsfähigkeit für Zielmotorik durch ein systematisches repetitives Basistraining. In: Eickhof C (Hrsg) Grundlagen der Therapie bei erworbenen Lähmungen. Pflaum, München. S 160-213

Ertelt D, Small S, Solodkin A et al. (2007)Action observation has a positive impact on rehabilitation of motor deficits after stroke. Neuroimage 36:164-173

Flash T, Hogan N (1985) The coordination of arm movements: an experimentally confirmed mathmatical model. J Neurosci 5: 1688-1703

Halsband U, Freund HJ (1993) Motor learning. Curr Opin Neurobiol 3: 940-949

Hauptmann B, Karni A (2002) From primed to learn: the saturation of repetition priming and the induction of long-term memory. Brain Res Cogn Brain Res 13(3): 313-322

Hauptmann B, Reinhart E, Brandt SA, Karni A (2005) The predictive value of the leveling off of within session performance for procedural memory consolidation. Brain Res Cogn Brain Res 24: 181-189

Hikosaka O, Rand MK, Miyachi S, Miyashita K (1995) Learning of sequential movements in the monkey: process of learning and retention of memory. J Neurophysiol 74(4): 1652-1661

Hofsten v C (1991) Structuring of early reaching movements: a longitudinal study. J Mot Behav 23: 280-292

Karni A, Sagi D (1993) The time course of learning a visual skill. Nature 365(6443): 250-252

Karni A, Tanne D, Rubenstein BS, Askenasy JJ, Sagi D (1994) Dependence on REM sleep of overnight improvement of a perceptual skill. Science 265(5172): 679-682

Karni A, Bertini G (1997) Learning perceptual skills: behavioral probes into adult cortical plasticity. Curr Opin Neurobiol 7(4): 530-535

Korman M, Raz N, Flash T, Karni A (2003) Multiple shifts in the representation of a motor sequence during the acquisition of skilled perfromance. Proc Natl Acad Sci USA 100(21): 12492-12497

Krebs HI, Aisen ML, Volpe BT, Hogan N (1999) Quantization of continous arm movements in humans with brain injury. Proc Natl Acad Sci USA 96: 4645-4649

Maquet P, Laureys S, Perrin F et al. (2003) Festina lente: evidences for fast and slow learning processes and a role for sleep in human motor skill learning. Learn Mem 10: 237-239

Mazzoni P, Krakauer JW (2006) An implicit plan overrides an explicit strategy during visuomotor adaptation. J Neurosci 26: 3642-3645

McGaugh JL (1966) Time-dependent processes in memory storage. Science 153(742): 1351-1358

Müllbacher W, Ziemann U, Wissel J et al. (2002) Early consolidation in human primary motor cortex. Nature 415(6872): 640-644

Müller GE, Pilzecker A (1900) Zeitschrift für Psychologie 1: 1-288

Ofen-Noy N, Dudai Y, Karni A (2003) Skill learning in mirror reading: how repetition determines acquisition. Brain Res Cogn Brain Res 17(2): 507-521

Peigneux P, Laureys S, Delbeuck X, Maquet P (2001) Sleeping brain, learning brain. The role of sleep for memory systems. Neuroreport 12(18): A111-A124

Platz T, Winter T, Muller N, Pinkowski C, Eickhof C, Mauritz KH (2001) Arm ability training for stroke and traumatic brain injury patients with mild arm paresis: a single-blind, randomized, controlled trial. Arch Phys Med Rehabil 82(961): 968

Pohl PS, McDowd JM (2006) Implicit learning of a motor skil after mild and moderate stroke. Clin Rehabil 20:246-253

Press DZ, Casement MD, Pascual-Leone A, Robertson EM (2005) The Time Course of Off-line Motor Sequnece Learning. Brain Res Cogn Brain Res 25(1): 375-378

Robertson EM, Pascual-Leone A, Press DZ (2004) Awareness modifies the skill-learning benefits of sleep. Curr Biol 14(3): 208-212

Rohrer B, Fasoli S, Krebs HI, Volpe BT, Frontera WR, Stein J et al. (2004) Submovements grow larger, fewer, and more blended during stroke recovery. Motor Control 8: 472-483

Rozanov S, Keren O, Karni A (2010) The specificity of memory for a highly trained finger movement sequence: Change the ending, change all. Brain Res, in Druck

Sakai K, Kitaguchi K, Hikosaka O (2003) Chunking during visuomotor sequence learning. Exp. Brain Res 152: 229-242

Shadmehr R, Holcomb HH (1997) Neural correlates of motor memory consolidation. Science 277(5327): 821-825

Shea CH, Morgan RL (1979) Contextual interference effects on the acquisition, retention, and transfer of a motor skill. J Exp Psychol Learn Mem Cogn 5: 179-187

Shea CH, Lai Q, Black C, Park JH (2001) Spacing practice sessions across days benefits the learning of motor skills. Hum Mov Sci 19: 737-760

Shin J, Ivry R (2002) Concurrent learning of temporal and spatial sequences. J Exp Psychol Learn Mem Cogn 28: 445-457

Sosnik R, Hauptmann B, Karni A, Flash T (2004) When practice leads to co-articulation: the evolution of geometrically defined movement primitives. Exp Brain Res 156(4): 422-438

Squire LR (2004) Memory systems of the brain: a brief history and current perspective. Neurobiol Learn Mem 82: 171-177

Squire LR (1994) Declarative and nondeclarative memory: Multiple brain systems supporting learning and memory? In: Schacter DL, Tulving E (eds) Memory systems. MIT Press, Cambridge, MA. pp 203-231

Taub E, Uswatte G, Pidikiti R (1999) Constraint-Induced Movement Therapy: a new family of techniques with broad application to physical rehabilitation – a clinical review. J Rehabil Res Dev 36(3): 237-251

Walker MP, Brakefield T, Morgan A, Hobson JA, Stickgold R (2002) Practice with sleep makes perfect: sleep-dependent motor skill learning. Neuron 35(1): 205-211

Willingham DB, Salidis J, Gabrieli JD (2002) Direct comparison of neural systems mediating conscious and unconscious skill learning. J Neurophysiol 88: 1451-1460

Wright DL, Black CB, Immink MA, Brueckner S, Magnuson C (2004) Long-term motor programming improvements occur via concatenation of movement sequences during random but not during blocked practice. J Mot Behav 36: 39-50

7.4 Shaping

H. Woldag

Die Trainingsmethode des Shapings ist eine **behavioristische Lernmethode**, die eine schrittweise Anpassung von Komplexität und Schweregrad der gestellten Aufgaben an den funktionellen Erholungsfortschritt des Patienten sowie positives Feedback beinhaltet. Sie hat sich in der Therapie zentraler Paresen als effektiv erwiesen und sollte Bestandteil jeder therapeutischen Strategie sein.

7.4.1 Operantes Konditionieren im Tierversuch

Die **Deafferenzierung einer Extremität** (Vorderpfote) durch Durchtrennung der entsprechenden Hinterwurzeln führt bei Affen zum **sofortigen Nichtgebrauch**, obwohl die motorischen Funktionen der Extremität natürlich prinzipiell erhalten bleiben.

- **Maßnahmen zur Verhinderung des Nichtgebrauchs**
- **Immobilisierung der kontralateralen gesunden Extremität**

Eine mögliche Maßnahme zur Verhinderung dieses Verhaltens besteht in der Immobilisierung der kontralateralen gesunden Extremität. Dies führt bereits **innerhalb der ersten Stunde** nach Anlegen der Immobilisierung zur beginnenden willkürlichen Nutzung der betroffenen Extremität:

- Belässt man die Immobilisierung lediglich für **1–2 Tage**, so führt das Freigeben der intakten Extremität wiederum zum sofortigen Nichtgebrauch der deafferentierten Extremität, obwohl diese vorher bereits funktionell genutzt worden war.
- Belässt man die Immobilisierung jedoch länger (**>3 Tage**), so bleibt der funktionelle Einsatz der betroffenen Extremität erhalten.

Diese Beobachtungen führten zu der Schlussfolgerung, dass es sich bei diesem Phänomen um ein **Verhalten im Sinne eines gelernten Nichtgebrauchs** (»learned non-use«) handelt. Daher lag es nahe, behavioristische Lernmethoden zu deren Therapie einzusetzen.

- **Behavioristische Lernmethoden**

Zunächst wurde versucht, die Tiere durch **Erlernen von konditionierten Reizantworten** zum Gebrauch der deafferentierten Extremität zu veranlassen. Dabei werden die Tiere nur dann mit Futter belohnt, wenn sie auf einen bestimmten Reiz mit der betroffenen Extremität reagieren. Der **Nachteil** dieser Methode besteht darin, dass die erlernten Funktionen außerhalb der Versuchsanordnung von den Tieren nicht genutzt werden. Es findet also keine Generalisierung im Sinne eines Transfers der erlernten Bewegungen in die natürliche Umgebung statt.

Im Gegensatz dazu hat sich die **Trainingsmethode des Shapings** als wesentlich effektiver erwiesen. Beim Shaping handelt es sich ebenfalls um eine **Form des operanten Konditionierens**. Allerdings wird dabei nicht erst die komplette Handlung, sondern bereits jede einzelne Annäherung (Approximation) an die gewünschte Handlung positiv verstärkt (Mazur 2006). Durch die Annäherung an das gewünschte Zielverhalten in kleinen Schritten war es den Tieren möglich, Bewegungen und Bewegungsabfolgen rasch zu erlernen und das Erlernte im Sinne einer Generalisation in der realen Umwelt einzusetzen (Taub et al. 1994). Diese **Vorteile** des Shapings gegenüber anderen Lernmethoden basieren am ehesten auf dem langsamen, schrittweisen Vorgehen, das die Entwicklung von einfachen basalen motorischen Reaktionen bis hin zu komplexen Bewegungsabläufen ermöglicht. Dabei ist es auch besser als in einer einfachen konditionierten Reiz-Reaktions-Aufgabe möglich, realitätsnahe Reaktionen und Bewegungsabläufe zu trainieren.

7.4.2 Shaping in der Rehabilitation von Schlaganfallpatienten

Shaping im Rahmen von Constraint-induced Movement Therapy (CIMT)

Auch bei Schlaganfallpatienten ist es eine alltägliche klinische Beobachtung, dass sie den zentral gelähmten Arm **spontan weniger funktionell einsetzen** als es ihnen eigentlich aufgrund der verbliebenen motorischen Fähigkeiten möglich wäre (Sterr et al. 2002). Es lag daher nahe, dieses Verhalten mit vergleichbaren Techniken, wie sie im Tierversuch erfolgreich waren, zu behandeln. Die Anpassung an die Therapiesituation beim Menschen erfolgte vor allem im Rahmen der Entwicklung der **Constraint-induced Movement Therapy (CIMT) für Schlaganfallpatienten**. Während im Tierversuch Immobilisation der gesunden kontralateralen Extremität und Shaping unabhängig voneinander eingesetzt wurden, ging man bei der Entwicklung der CIMT von vornherein davon aus, dass es sich bei diesen beiden Herangehensweisen um synergistische Techniken zur Überwindung des gelernten Nichtgebrauchs handelt (Taub et al. 1994). Inzwischen ist die CIMT eine in der neurologischen Rehabilitation fest verankerte Therapieform, deren hohe Effektivität durch eine ganze Reihe von Studien mit hohem Evidenzgrad untermauert wurde (Sterr et al. 2002; Taub et al. 1994, 1999, 2006; Wolf et al. 2006).

> Am Patienten angewendetes **Shaping** setzt sich aus **zwei Komponenten** zusammen:
> - der **aktiven motorischen Übung** einzelner, auf den individuellen Patienten und seine funktionellen Defizite zugeschnittene Aufgaben, deren Komplexität und Schweregrad in kleinen Schritten erhöht wird (abhängig von der Verbesserung der motorischen Fähigkeiten des Patienten), um sich dem gewünschten Ziel schrittweise zu nähern;
> - dem **positiven Feedback** jeder auch noch so kleinen Verbesserung sowohl in quantitativer als auch qualitativer Hinsicht; jegliches negative Feedback wird strikt vermieden.

Anforderungen an die zu trainierenden Aufgaben

Aus diesen beiden Bedingungen ergeben sich bestimmte Anforderungen an die zu trainierenden Aufgaben. (Ausführlich ist Taub im Appendix I zu Taub et al. 2006 auf diese Bedingungen eingegangen.) In ▶ **Übersicht 7.3** sind die wesentlichen Aspekte für die Auswahl der zu trainierenden Aufgaben zusammengefasst.

Übersicht 7.3
Aspekte für die Auswahl der Aufgaben
- Gelenke einbeziehen, deren Bewegungsfähigkeit besonders defizitär ist.
- Bewegungen mit dem größten Verbesserungspotenzial nutzen.
- Bei verschiedenen Aufgaben, die den gleichen therapeutischen Effekt aufweisen, die Vorlieben des Patienten berücksichtigen.

Die gestellten Aufgaben sollten **quantifizierbar** sein, um dem Patienten eine sofortige objektive Rückmeldung über die Performance bzw. Verbesserungen geben zu können. Hierfür bietet es sich an, die Ergebnisse in einer Tabelle oder auch graphisch festzuhalten.

Der **Schwierigkeitsgrad** sollte so gewählt sein, dass er immer knapp unterhalb der Fähigkeiten des Patienten liegt. Das Erreichen des gestellten Ziels sollte für den Patienten noch hinreichend einfach sein. Dies lässt die Möglichkeit offen, den Patienten zu motivieren, das gesteckte Ziel zu überbieten.

Die Auswahl der **Parameter** zur Steigerung der Anforderungen sollte das hauptsächliche funktionelle Problem des Patienten berücksichtigen, wobei immer nur ein Parameter angepasst wird. **Mögliche Varianten** sind
- die Erhöhung der Ausführungsgeschwindigkeit,
- die für die Ausführung notwendige Kraft oder
- bei Schwierigkeiten mit dem Spitzgriff die Verkleinerung der zu greifenden Objekte.

Der **Zeitpunkt** der Anforderungssteigerung kann daran festgemacht werden, dass der Patient hinreichend sicher seine bisherigen Leistungen unter konstanten Bedingungen gesteigert hat oder aber über längere Zeit auf einem Leistungsniveau verharrt. In letzterem Fall kann eine Erhöhung der Anforderung für den Patienten motivierend wirken, so dass weitere Leistungszuwächse möglich sind.

7.4.3 Zusammenfassung

Auch wenn man davon ausgehen kann, dass der Einsatz des Prinzips des Shapings in der Rehabilitation von Schlaganfallpatienten erfolgreich und effektiv ist, so muss doch darauf hingewiesen werden, dass der **wissenschaftliche Beleg** hierfür noch aussteht. Shaping wurde bisher immer nur im Rahmen der Evaluation der CIMT und damit im Zusammenhang mit anderen, ebenfalls wirksamen therapeutischen Komponenten wie dem intensiven repetitiven motorischen Training untersucht. Shaping selbst besteht wiederum aus zwei Komponenten, deren Wirksamkeit einzeln noch nicht geprüft worden ist. So darf infrage gestellt werden, ob das ständige positive Feedback beim Patienten den gleichen Stellenwert hat wie die Futtergabe im Tierversuch.

Literatur

Mazur JE (2006) Lernen und Verhalten 6. Verlag Pearson Studium, München

Sterr A, Elbert T, Berthold I, Kolbel S, Rockstroh B, Taub E (2002) Longer versus shorter daily constraint-induced movement therapy of chronic hemiparesis: an exploratory study. Arch Phys Med Rehabil 83: 1374-1377

Sterr A, Freivogel S, Schmalohr D (2002) Neurobehavioral aspects of recovery: assessment of the learned nonuse phenomenon in hemiparetic adolescents. Arch Phys Med Rehabil 83: 1726-1731

Taub E, Crago JE, Burgio LD, Groomes TE, Cook EW III, DeLuca SC, Miller NE (1994) An operant approach to rehabilitation medicine: overcoming learned nonuse by shaping. J Exp Anal Behav 61: 281-293

Taub E, Uswatte G, Pidikiti R (1999) Constraint-Induced Movement Therapy: a new family of techniques with broad application to physical rehabilitation – a clinical review. J Rehabil Res Dev 36: 237-251

Taub E, Uswatte G, King DK, Morris D, Crago JE, Chatterjee A (2006) A placebo-controlled trial of constraint-induced movement therapy for upper extremity after stroke. Stroke 37: 1045-1049

Wolf SL, Winstein CJ, Miller JP, Taub E, Uswatte G, Morris D, Giuliani C, Light KE, Nichols-Larsen D (2006) Effect of constraint-induced movement therapy on upper extremity function 3 to 9 months after stroke: the EXCITE randomized clinical trial. JAMA 296: 2095-2104

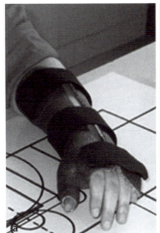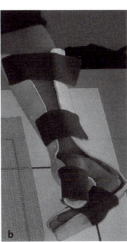

Abb. 7.23 a, b Die weniger betroffene Hand wird in eine abnehmbare Schiene gelegt. Die meisten Schienen sind individuell angepasst

7.5 Constraint-induced Movement Therapy

F. Hamzei, M.S. Vry

Constraint-induced Movement Therapy (»der gezwungene Gebrauch«, **CIMT**), in Deutschland auch als **Taub'sches Training** oder **Forced Use Therapy** (forcierter Gebrauch) bekannt, ist eine der effizientesten Therapieformen zur Funktionsverbesserung einer Arm-Hand-Parese nach einer zentralen Läsion wie dem Schlaganfall. In einer multizentrischen Studie konnten Wolf et al. (2006) in einer randomisierten, kontrollierten Studie den Effekt der Therapie sowie dessen lang anhaltende Wirkung (Wolf et al. 2008) nachweisen.

7.5.1 Definitionen und technische Aspekte

- **Erfolg der CIMT**

Wodurch ist der Erfolg der CIMT begründet? Was ist **entscheidend**,
- die **Immobilisation** der weniger betroffenen Hand,
- die **Shaping-Technik** oder allein
- das **intensive individuelle Training** (bis zu 6 h täglich in 2 aufeinanderfolgenden Wochen)?

- **Immobilisation**

Die Immobilisation erfolgt über eine abnehmbare Schiene, die in ca. **90% der Wachzeit** getragen werden soll (Abb. 7.23).

> **Unter der Lupe**
> **Studie: Effekt der Immobilisation**
> In einer kürzlich veröffentlichten Studie untersuchten Brogardh et al. (2009) bei zwei Patientengruppen 7 Wochen nach dem akuten Ereignis, ob CIMT von täglich 3 h über 2 Wochen durch das Tragen eines **Handschuhs** an der gesunden Hand (n=12) im Vergleich zu der Gruppe, die keine Handschuhe trug (n=12), beeinflusst wird. Sie konnten **keinen Unterschied** nachweisen, so dass möglicherweise das Tragen einer Schiene zwar die Fokussierung auf die betroffene Hand während und außerhalb des Trainings verstärkt, jedoch nicht den Haupteffekt der CIMT erklärt.

- **Shaping-Technik**

Eine wichtige Rolle spielt die viel zitierte Shaping-Technik (▶ Kap. 7.4). Dabei gibt der Therapeut nach jeder Übung **positives Feedback** über die qualitative und zeitliche Verbesserung. Die einzelnen Übungen sind an den individuellen Fähigkeiten des Patienten orientiert und werden stetig an die verbesserte funktionelle Ausführung angepasst und entsprechend erschwert.

> **Unter der Lupe**
> **Studie: Effekt der Shaping-Technik**
> Sterr und Freivogel (2003) wiesen den **Effekt** der Shaping-Technik in einer Studie nach. Zunächst erhielten die Patienten eine Woche lang 90 Minuten täglich **konventionelle Rehabilitationstherapie**. Darauf folgte die Anwendung der **Shaping-Technik** mit der gleichen Trainingsintensität. Es zeigte sich, dass die Qualität der Armbewegung und der Gebrauch im Alltag erst durch die Shaping-Technik signifikant verbessert werden konnten.

Intensives individuelles Training

Kritische Stimmen argumentieren, dass die Strukturen des deutschen Rehabilitationswesens es nicht erlauben, mit einer **1:1-Betreuung** (ein Therapeut mit einem Patienten) intensiv über eine so lange Zeit zu trainieren. In diesem Zusammenhang sind Studien zum Einfluss der Dauer und Intensität des Trainings relevant.

> **Unter der Lupe**
> **Studien: Einfluss von Dauer und Intensität des Trainings**
> Es konnte gezeigt werden, dass ein tägliches **3-stündiges Training** über 2 Wochen gegenüber einem 6-stündigen Training zwar zu einer funktionellen Besserung führt, aber **weniger effektiv** ist (Sterr et al. 2002). Eine Verlängerung der Therapiezeit auf **4 Wochen** mit 3-stündigem täglichen Training zeigte ebenfalls einen **positiven Effekt** (Dettmers et al. 2005).
> **Fazit:** Die Wirkung des CIMT wird sowohl von der **Intensität** als auch von der **Dauer** bestimmt. Ob ein verkürztes CIMT einem anderen Rehabilitationskonzept vergleichbar ist, muss daher noch untersucht werden.

Weitere Faktoren

Edward Taub (Taub et al. 2006b) beschreibt, dass der **Erfolg von CIMT** neben den Hauptsäulen (intensives individuelles Training mit Shaping-Technik und Immobilisation der weniger betroffenen Hand) auf **weiteren Faktoren** beruht. Hierzu zählen

- die schriftliche Fixierung der Behandlungsziele im Sinne eines »Vertrags« sowie
- die Repetition des Bewegungsablaufs in 10er-Serien,

begleitet von einer für den Patienten transparenten quantitativen und qualitativen Evaluation der Bewegungsausführung. Hierdurch lernt der Patient, Verantwortung für das Rehabilitationsergebnis zu übernehmen, und der **Trainingserfolg** wird für den Patienten **objektiv** fassbar, was der häufig zu beobachtenden Tendenz einer negativ gefärbten Eigenbewertung entgegenwirkt. Zusätzlich sollen ambulante Vorstellung und telefonische Kontakte in der post-Rehabilitationsphase helfen, die gelernten Funktionsverbesserungen im Alltag umzusetzen und die Eigenverantwortlichkeit des Patienten zu stärken. In der Summe bedeutet dies, dass der Erfolg von CIMT auch damit begründet ist, dass die **persönliche Zuwendung** im Gesamtkonzept eine zentrale Rolle einnimmt.

> Modelltheoretisch begründet Edward Taub (Taub et al. 2006b) den Effekt der CIMT durch die Auswirkung auf einen erworbenen Lernprozess, den **gelernten Nichtgebrauch** (»learned non-use«): Fehlgeschlagene Bewegungsversuche der betroffenen Hand nach einem Schlaganfall führen danach zu einer vermehrten Nichtbenutzung, was im Weiteren durch den vermehrten Einsatz der weniger betroffenen Hand verstärkt wird. Das **Konzept der CIMT** beruht also auf einer Umkehrung dieses Lernverhaltens.

Frühzeitiger Einsatz gerechtfertigt?

Wenn sich tatsächlich ein »learned non-use« durch den akuten Schlaganfall einstellt und der Therapieerfolg auf einer Umkehr dieses Verhalten begründet ist, dann müsste ein **frühzeitiger Einsatz** der Therapie (bevor sich ein »learned non-use« einstellt) zu einer erheblichen Funktionsverbesserung führen.

> **Unter der Lupe**
> **Studien: Frühzeitiger Therapieeinsatz**
> Die **Daten** zu einer frühzeitigen Therapie sind derzeit noch widersprüchlich:
> - In der **subakuten Phase** (im Schnitt 38 Tage nach Schlaganfall) zeigten 20 CIMT-Patienten im Vergleich zu 20 Patienten mit bilateralem Armtraining, Krafttraining und Mobilitätstraining (jeweils täglich 4 h über 2 Wochen) einen **signifikanten Unterschied** im Action Research Arm Test und im Amount of Use der Motor Activity Log (Myint et al. 2008).
> - In der **Akutphase** (9,7±4,6 Tage nach Ereignis) zeigte sich in den drei Kontrollgruppen **kein signifikanter Unterschied**:
>   - Die erste Gruppe hatte ein 3-stündiges tägliches CIMT-Training über 2 Wochen (mit Immobilisation über 90% der Wachzeit),
>   - die zweite Gruppe hatte ein 2-stündiges tägliches CIMT-Training über 2 Wochen (mit 6 h Immobilisation am Tag),
>   - die dritte Gruppe hatte ein 2-stündiges Training von Aktivitäten des täglichen Lebens (ohne Immobilisation) (Dromerick et al. 2009).
>
> Auch in einer weiteren, kleineren Studie mit Therapiebeginn 2 Wochen nach Schlaganfall konnte kein Unterschied zwischen der CIMT-Gruppe (3-stündiges tägliches Training) im Vergleich zu einem konventionellen Training mit gleicher Intensität gefunden werden (Boake et al. 2007).
> **Fazit:** Eine mögliche Schlussfolgerung ist die, dass gerade, weil sich in der **subakuten Phase** noch kein »learned non-use« eingestellt hat, CIMT in dieser Phase einer konventionellen Therapie nicht überlegen ist. Erst im **chronischen Stadium**, in dem ein »learned non-use« vorliegt, führt das Konzept von CIMT zum Erfolg.
> **Studie: CIMT im chronischen Stadium**
> Ob ein ebenso zeitaufwändiges **konventionelles Training** im chronischen Stadium eine Umkehr des gelernten Nichtgebrauchs zu einem Therapieerfolg führt, ist unklar. Eine kürzlich vorgestellte Studie verglich CIMT mit einer konventionellen Therapie bei 16 chronischen Patienten. CIMT wurde 2 h täglich über 3 Wochen durchgeführt. Nur in den **Subtests** der erhobenen Skalen waren **deutliche Effekte** zugunsten von CIMT nachweisbar, nicht jedoch im Motor Activity Log (Selbsteinschätzungsskala zur Verifizierung der Qualität [Quality of Movement]) und im Amount of Use (Benutzungshäufigkeit des Arms im Alltag) (Lin et al. 2009).

- **Zusammenfassung**
  Welche Patienten profitieren von CIMT?
- CIMT ist nur bei einer **selektierten Patientengruppe** anwendbar.
- Patienten müssen ein **Mindestmaß an Finger- und Handfunktion** (mehr als 20° Handgelenkstreckung, mehr als 10° Fingerstreckung) aufweisen.

Es gibt jedoch Hinweise, dass Patienten mit einer **schwer eingeschränkten Handfunktion**, die nicht die formalen Kriterien von CIMT erfüllen, ebenfalls vom CIMT-Konzept profitieren.

> **Unter der Lupe**
> **Studie: CIMT bei Patienten mit minimaler Handfunktion**
> Bei 20 chronischen Schlaganfallpatienten (das Ereignis lag länger als ein Jahr zurück) mit lediglich minimaler Handfunktion wurde nach dem CIMT-Konzept behandelt. Bei den für CIMT üblichen Tests konnte eine **signifikante Besserung** nachgewiesen werden, und dies, obwohl die Tests nicht darauf ausgelegt sind, das Ausmaß einer so deutlichen Einschränkung abzubilden (Bonifer et al. 2005).

Dennoch muss man zum jetzigen Zeitpunkt feststellen, dass **weitere Studien** klären müssen, ob der hohe personelle Aufwand von CIMT gerade bei diesen Patienten trotz signifikanter funktioneller Besserung gerechtfertigt ist.

7.5.2 Einfluss der CIMT auf die Hirnorganisation

- **Prädiktor: Grad der Pyramidenbahnschädigung**

Liepert et al. (1998) konnten mithilfe der transkraniellen Magnetstimulation (TMS) eine **Ausdehnung** des Handareals des kontralateralen **primär-motorischen Kortex** unter CIMT nachweisen – ein Phänomen, das auch bei gesunden Probanden beim Trainieren motorischer Fertigkeiten beschrieben ist. Dieser Effekt zeigt, dass sich das Gehirn plastisch an neue Anforderungen anpasst. Diese Art **Neuroplastizität** stellt die neuronale Basis für eine Funktionsverbesserung nach einem Schlaganfall dar.

Mithilfe der funktionellen Magnetresonanztomographie (fMRT) konnten wir (Hamzei et al. 2006, 2008) zeigen, dass sich die Aktivierung im kontralateralen **primär-sensomotorischen Kortex** (SMC) nach der CIMT verkleinert. Anders als bei der Untersuchung mit TMS, die eine Vergrößerung des Handareals zeigte, war eine **Aktivitätsverkleinerung** nachzuweisen; ein Verhalten, das auch bei gesunden Probanden im Rahmen eines Trainings motorischer Aufgaben beobachtet wird.

Ob sich das Handareal wie bei der TMS ausdehnt und die Verkleinerung der funktionellen Aktivierung im fMRT-Resultat eine **effizientere Kommunikation der Neuronenverbände** darstellt, ist noch unklar.

Wir (Hamzei et al. 2006, 2008) konnten aber auch Patienten identifizieren, die im Bereich des betroffenen SMC eine **Ausweitung der Aktivierung** zeigten. Beim Versuch herauszufinden, wie sich die beiden Gruppen unterscheiden, zeigte sich, dass der **Grad der Pyramidenbahnschädigung**, ausgehend vom primär-motorischen Kortex, einen **Prädiktor** darstellt, obwohl beide Patientengruppen eine ähnliche klinische Verbesserung zeigten:
- Bei **größerer** Pyramidenbahnschädigung kam es zu einer Zunahme der Aktivierung,
- eine **geringe** Pyramidenbahnschädigung war eher mit einer Verkleinerung des Aktivierungsareals assoziiert.

Dies könnte dafür sprechen, dass bei **ausreichenden anatomischen Ressourcen** durch das Training eine bessere Interaktion der Nervenzellen innerhalb des primären sensomotorischen Kortex zu einer Fokussierung der Aktivierung führt, während bei **ausgeprägter Schädigung** der Pyramidenbahn oder des Kortex eine Rekrutierung von weiteren Arealen (Neuronenverbänden) benötigt wird, um einen funktionelle Besserung der Hand zu erzielen.

- **Langzeiteffekt von CIMT**

Es bleibt unklar, ob die Veränderung im Bereich des betroffenen SMC mit Ausweitung bzw. Verkleinerung der Aktivierung ein **Spezifikum von CIMT** ist. In diesem Zusammenhang konnte vor Kurzem nachgewiesen werden, dass Patienten mit einer Ausweitung der Aktivierung, einhergehend mit ausgeprägter Pyramidenbahnschädigung **6 Monate nach Beendigung der CIMT** wieder eine **Verschlechterung** der Handfunktion aufweisen (Rijntjes et al. 2011, eingereicht) (Abb. 7.24).

Nach unserer **Hypothese** bedeutet dies, dass die Ausweitung der Aktivierung durch die fehlende Möglichkeit einer effektiven Kommunikation von neuronalen Verbänden innerhalb des betroffenen SMC aufgrund der ausgeprägten Pyramidenbahnschädigung **keinen anhaltenden Langzeiteffekt** aufweist.

Dies widerspricht der gängigen Meinung des lang anhaltenden Effekts von CIMT bis zu 2 Jahren (Taub et al. 2006a; Wolf et al. 2008). Dieser Widerspruch zeigt jedoch auf, dass man Patienten differenzierter betrachten muss. Werden funktionell-anatomische Ressourcen des Patienten berücksichtigt, so kann eine Langzeitprognose gestellt werden. Möglicherweise benötigt diese Patientengruppe nach der CIMT sehr viel mehr konventionelle Therapie, um den Langzeiteffekt konservieren zu können.

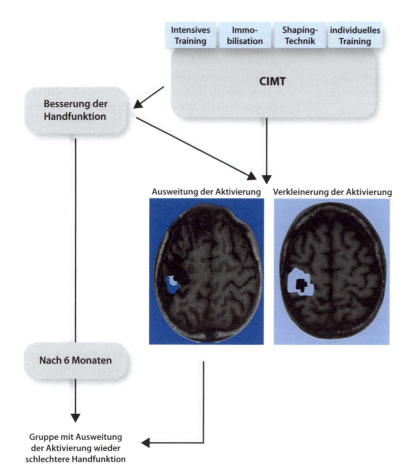

Abb. 7.24 CIMT führt zu einer funktionellen Verbesserung der betroffenen Armparese. Dabei zeigen die Patienten unterschiedliche Reorganisationsstrategien innerhalb des betroffenen primären sensomotorischen Kortex (SMC). Die funktionelle Magnetresonanztomographie (fMRT) zeigt bei einer Gruppe der Patienten eine Verkleinerung der Aktivierung, bei der anderen Gruppe eine Ausweitung. Die Gruppe mit einer Ausweitung der Aktivierung hat eine ausgeprägtere Schädigung der Pyramidenbahn. Gerade diese Gruppe an Patienten zeigte 6 Monate nach CIMT eine erneute Verschlechterung der Handfunktion

Literatur

Boake C, Noser EA, Ro T, Baraniuk S, Gaber M, Johnson R, Salmeron ET, Tran TM, Lai JM, Taub E, Moye LA, Grotta JC, Levin HS (2007) Constraint-induced movement therapy during early stroke rehabilitation. Neurorehabil Neural Repair 21: 14-24

Bonifer NM, Anderson KM, Arciniegas DB (2005) Constraint-induced movement therapy after stroke: efficacy for patients with minimal upper-extremity motor ability. Arch Phys Med Rehabil 86: 1867-1873

Brogardh C, Vestling, M., Sjolund BH (2009) Shortened constraint-induced movement therapy in subacute stroke - no effect of using a restraint: a randomized controlled study with independent observers. J Rehabil Med 41: 231-236

Dettmers C, Teske U, Hamzei F, Uswatte G, Taub E, Weiller C (2005) Distributed form of constraint-induced movement therapy improves functional outcome and quality of life after stroke. Arch Phys Med Rehabil 86: 204-209

Dromerick AW, Lang CE, Birkenmeier RL, Wagner JM, Miller JP, Videen TO, Powers WJ, Wolf SL, Edwards DF (2009) Very Early Constraint-Induced Movement during Stroke Rehabilitation (VECTORS): A single-center RCT. Neurology 73: 195-201

Hamzei F, Liepert J, Dettmers C, Weiller C, Rijntjes M (2006) Two different reorganization patterns after rehabilitative therapy: an exploratory study with fMRI and TMS. Neuroimage 31: 710-720

Hamzei F, Dettmers C, Rijntjes M, Weiller C (2008) The effect of corticospinal tract damage on primary sensorimotor cortex activation after rehabilitation therapy. Exp Brain Res 190: 329-336

Liepert J, Miltner WH, Bauder H, Sommer M, Dettmers C, Taub E, Weiller C (1998) Motor cortex plasticity during constraint-induced movement therapy in stroke patients. Neurosci Lett 250: 5-8

Lin KC, Wu CY, Liu JS, Chen YT, Hsu CJ (2009) Constraint-induced therapy versus dose-matched control intervention to improve motor ability, basic/extended daily functions, and quality of life in stroke. Neurorehabil Neural Repair 23: 160-165

Myint JM, Yuen GF, Yu TK, Kng CP, Wong AM, Chow KK, Li HC, Chun Por W (2008) A study of constraint-induced movement therapy in subacute stroke patients in Hong Kong. Clin Rehabil 22: 112-124

Sterr A, Elbert T, Berthold I, Kolbel S, Rockstroh B, Taub E (2002) Longer versus shorter daily constraint-induced movement therapy of chronic hemiparesis: an exploratory study. Arch Phys Med Rehabil 83: 1374-1377

Sterr A, Freivogel S (2003) Motor-improvement following intensive training in low-functioning chronic hemiparesis. Neurology 61: 842-844

Taub E, Uswatte G, King DK, Morris D, Crago JE, Chatterjee A (2006a) A placebo-controlled trial of constraint-induced movement therapy for upper extremity after stroke. Stroke 37: 1045-1049

Taub E, Uswatte G, Mark VW, Morris DM (2006b) The learned nonuse phenomenon: implications for rehabilitation. Eura Medicophys 42: 241-256

Wolf SL, Winstein CJ, Miller JP, Taub E, Uswatte G, Morris D, Giuliani C, Light KE, Nichols-Larsen D (2006) Effect of constraint-induced movement therapy on upper extremity function 3 to 9 months after stroke: the EXCITE randomized clinical trial. Jama 296: 2095-2104

Wolf SL, Winstein CJ, Miller JP, Thompson PA, Taub E, Uswatte G, Morris D, Blanton S, Nichols-Larsen D, Clark PC (2008) Retention of upper limb function in stroke survivors who have received constraint-induced movement therapy: the EXCITE randomised trial. Lancet Neurol 7: 33-40

7.6 Schädigungs-orientiertes Training (Impairment-oriented Training, IOT®)

T. Platz, C. Eickhof

Die **IOT-Verfahren**
- sind modular aufgebaut,
- behandeln Funktionsstörungen sehr spezifisch-ursächlich,
- unterstützen die Funktionswiederherstellung,
- sind inhaltlich breit angelegt und
- integrieren das therapeutische Wissen in einer systematischen Trainingsstruktur.
- Ferner sind sie nachweislich wirksam.

7.6.1 Der therapeutische Blick

Die **Hemiparese** ist eine der bedeutendsten Prädiktoren für die Langzeitbeeinträchtigungen nach Schlaganfall (Hankey et al. 2002; Meijer et al. 2003). Die motorische Behinderung des betroffenen Arms kann bis zu 50% der Varianz (Variabilität) in der funktionellen Selbständigkeit von Schlaganfallpatienten erklären (Mercier et al. 2001):
- Eine **Armschädigung** (Impairment), d.h., die Fähigkeit, den Arm gezielt zu bewegen, und
- die **Aktivitätslimitierung** des Arms, d.h., seine Fähigkeit im Alltag funktionell eingesetzt zu werden,

sind mit der Behinderungssituation – dem Ausmaß an Schwierigkeiten und dem Hilfebedarf bei den Verrichtungen des täglichen Lebens sowie bei der Wahrnehmung sozialer Rollen – 6 Monate nach dem Schlaganfall vergesellschaftet (Desrosiers et al. 2003).

Für Patienten mit Armmotorikbeeinträchtigungen nach einer Hirnschädigung ist es wegen der hohen Alltagsrelevanz i.d.R. ein **Rehabilitationsziel**, wieder möglichst hohe Alltagskompetenz beim Einsatz des betroffenen Arms zu erreichen. Die Zielsetzung des Patienten ist damit ganz natürlich und sachgerecht primär auf der **Ebene der Aktivitäten** angesiedelt. Hier liegt auch der Kernauftrag an das Rehabilitationsteam: Verbesserung bzw. Wiederherstellung der Alltagskompetenz (auch des betroffenen Arms).

■ **Funktionsanalyse**

Das professionelle Rehabilitationsteam wird aber analysieren, worin die beeinträchtigte Alltagskompetenz des Arms begründet ist. **Faktoren**, die zu einer Alltagsbehinderung führen können, sind u.a.
- Lähmungen,
- Sensibilitätsstörungen,
- Koordinationsstörungen,
- Schmerzsyndrom,
- eingeschränkte passive Beweglichkeit,
- Apraxie oder
- Neglect.

■ **Funktionsuntersuchung**

In der Untersuchung müssen folgende bzw. ähnliche **Fragen** gestellt werden:
- Wenn eine Lähmung besteht, welche Armabschnitte sind stärker, welche weniger betroffen?
- Gelingen selektive Bewegungen? Wenn ja, welche, oder sind nur synergistische Innervationen für viele Muskelgruppen möglich?
- Reicht die Bewegungsfähigkeit schon aus, um den Arm gegen die Schwerkraft zu bewegen?
- Welche Greifbewegungen sind möglich?
- Können schnelle Wechselbewegungen der Finger durchgeführt werden?
- Ist die Muskelspannung hypo-, normo- oder hyperton?

Wichtig ist es, das **Schädigungsmuster** im Detail zu erkennen, denn nur so kann überlegt werden, welche Störungen von Körperfunktionen (Impairment) die im Alltag bestehenden Schwierigkeiten bedingen. Soll dem Patienten therapeutisch geholfen werden, seine Alltagskompetenz wiederzuerreichen, wird das am ehesten gelingen, wenn die für sein Problem relevanten Schädigungen ganz gezielt und wirksam behandelt werden. Nach Möglichkeit sollten dabei die gestörten Körperfunktionen wiederhergestellt werden. Wenn das gelingt – und auf dieses Ziel sollte die Therapie in der Regel ausgerichtet sein – werden die bestehenden Aktivitätslimitierungen wirksam minimiert.

■ **Zielsetzung und therapeutisches Vorgehen**

Basierend auf diesen individuellen Analysen und Überlegungen werden mit dem Patienten gemeinsam **Ziele abgestimmt** und eine **therapeutische Vorgehensweise** vorgeschlagen, von der man annimmt (und im besten Falle weiß), dass sie es ermöglicht, die (Therapie-)Ziele zu erreichen. Aber warum machen Therapeuten **diesen Vorschlag** und nicht einen anderen? Sie machen ihn, weil sie im Falle eines Patienten überzeugt sind, dass diese vorgeschlagene Vorgehensweise von den verschiedenen therapeutischen Optionen am ehesten erlaubt, das Ziel zu erreichen. Dabei nehmen sie an, dass die Therapie etwas bewirkt, d.h., dass sie Ursache für die angestrebte Veränderung sein kann. Doch woher nehmen Therapeuten dieses Wissen und diese Sicherheit? Erfahrung ist dabei ein wertvoller Schatz, der genutzt werden kann. Aber auch Erfahrung ist nicht unbedingt gesichertes

Wissen. Daher ist es gut, wenn methodisch hochwertige klinische Studien therapeutische Erfahrung ergänzen und bestätigen: Ja, mit dieser Therapie kann dieses oder jenes Ziel erreicht werden.

7.6.2 Die Entwicklung des Schädigungsorientierten Trainings

Der angestrebte Effekt der Therapie ist oftmals eine **Funktionsverbesserung**, die für die erwünschte Verbesserung der Alltagsbewältigung entscheidend ist.

Dabei gibt es eine **optimale therapeutische Entscheidung**, aber auch andere potenzielle Entscheidungen, die im Ergebnis weniger günstig und daher nicht optimal sind. Was macht nun eine Entscheidung optimal bzw. andere weniger erfolgsversprechend? Nachhaltiger als eine Kompensation mit Hilfsmitteln wäre z. B. eine echte Wiederherstellung der Funktion. Natürlich sollen nicht nur Effekte im Sinne einer kurzfristigen Fazilitation in der therapeutischen Situation erreicht werden, sondern Effekte, die so anhaltend und grundlegend sind, dass eine **auf Dauer verbesserte Funktion** resultiert. Dazu müsste das Gehirn etwas lernen, was Bestand hat. Das ist eine große therapeutische Herausforderung. Ferner reicht es nicht, einzelne der als relevant erachteten Schädigungen zu therapieren. Vielmehr wird die Alltagskompetenz dann optimiert, wenn alle behindernden Schädigungsaspekte erfolgreich therapiert werden. Die **Therapie** sollte in diesem Sinne **umfassend** sein.

- Wie ist eine umfassende Therapie erreichbar?

Zunächst müsste man verstehen, wie das Gehirn funktioniert, und wie es verschiedene Funktionen realisiert, die für den Alltag benötigt werden. Weiterhin braucht man Wissen darüber, wie die motorische Kontrolle bei Patienten verändert ist. Wenn es um trainingsbedingte Veränderungen geht, ist es hilfreich zu wissen, wie motorisches Lernen unterstützt werden kann. Und man sollte wissen, wie eine Funktionsrestitution bei einem Patienten gefördert werden kann.

- Schädigungs-orientiertes Training

Die Entwicklung des Schädigungs-orientierten Trainings (Impairment-oriented Training, IOT®) berücksichtigt alle diese Fragen, um Therapieformen zu entwickeln, die für Patienten sehr spezifisch wirksam sind und damit das Erreichen von Therapiezielen optimal fördern. Die therapeutischen Entscheidungen werden in einen **Algorithmus der Therapie** implementiert und sind somit nicht mehr freie Wahl des Therapeuten. Das wesentliche Merkmal dieser systematischen standardisierten Therapie ist dafür aber, dass in der Trainingsstruktur systematisch Wissen integriert ist. Dadurch kommt es zu einer strukturellen Verdichtung: In die therapeutischen Algorithmen wird ein **mehrdimensionales Wissensgefüge** eingebettet. Dazu gehören
- Aspekte der normalen sensomotorischen Kontrolle,
- Aspekte der Störungen der sensomotorischen Kontrolle nach Hirnschädigungen,
- Aspekte des motorischen Lernens bei Gesunden und Patienten sowie
- Aspekte der neurobiologischen Grundlagen der funktionellen Erholung der Sensomotorik nach Hirnschädigungen.

Strukturgebend für diese standardisierten Trainingsverfahren sind eine Vielzahl bewusst gewählter Aspekte neurowissenschaftlicher Überlegungen sowie das Wissen aus der klinischen Erfahrung um deren Umsetzbarkeit und Relevanz. Durch die so entwickelten **Therapiealgorithmen** können implementierte Standards in der Therapie gewährleistet werden. Diese Therapieverfahren stellen »Wissen, das ankommt«, dar. Es wird für die neurologische Rehabilitation transparent gemacht und eröffnet Therapeuten die Möglichkeit, Patienten sehr effektiv auf dem Weg der Erholung zu helfen. Damit kann ein hohes Maß an therapeutischer Professionalität und Effektivität für viele Patienten konkret nutzbar gemacht werden.

7.6.3 Die IOT-Verfahren

> Für die zentrale Armparese wurden **zwei spezifische Trainingstechniken** wurden entwickelt,
> - das Arm-Fähigkeits-Training® für klinisch leichte Armfunktionsstörungen wie bei der leichten Armparese und
> - das systematische repetitive Arm-BASIS-Training® für die schwere Armparese (Platz 2004; Eickhof 2001).

Ausführlichere Darstellungen der Therapieverfahren sind publiziert (Platz 2006, 2008a; Eickhof 2001); nachfolgend werden einige wichtige Aspekte erwähnt.

Das Arm-BASIS-Training

Hochgradige Armlähmungen, bei denen es nicht in den ersten Wochen zu Spontanremissionen kommt, bilden sich oft trotz Therapie nicht so weit zurück, dass der Arm funktionell eingesetzt werden kann. Und das, obwohl grundsätzlich nach strukturellen Schädigungen zentralmotorischer Bahnen eine Formation neuer Verbindungen möglich ist, die mit dem Prozess einer Erholung korrelieren können. Solche Veränderungen in neuronalen Netzwerken werden wesentlich von der neuronalen Aktivität gesteuert. Daher kann die **Fähigkeit zur Reorganisation** wahrscheinlich durch präzise Manipulationen der Erregungen bestimmter neuronaler Strukturen beeinflusst und gefördert werden (Clarkson u. Carmichael 2009). Ein solcher **Neuaufbau neuronaler Regelkreise** muss jedoch sehr spezifisch geschehen, da falsche Verbindungen erhebliche Funktionsstörungen nach sich ziehen können oder bestimmte Fähigkeiten sonst nur auf Kosten anderer erreicht werden (Alaverdashvili et al. 2008; Maier et al. 2009; García-Alías et al. 2009).

Die Fähigkeit, neu zu lernen

Die Möglichkeit, Funktionen wieder zurückzugewinnen, beruht im Wesentlichen auf der Fähigkeit zum Neulernen. **Normales motorisches Lernen** baut auf den sensomotorischen Regelkreisen auf, die während der Ontogenese durch den genetisch gesteuerten Reifungsprozess erschaffen wurden.

> Motorisches Lernen findet auf **drei Ebenen** statt:
> — **Neuromotorische Ebene:** Veränderung der synaptischen Verbindungen, höhere Empfindlichkeit der Neurone, zu feuern oder veränderte Rekrutierung motorischer Einheiten.
> — **Bewegungsebene:** Veränderungen in der Kinematik einer Bewegung.
> — **Aktionsebene:** Durchführung von Handlungen in größerer Beständigkeit oder größerer Vielfältigkeit.

Motorisches Lernen auf den **letzten beiden Ebenen** ist daran gebunden, dass der Mensch die grundsätzliche Möglichkeit besitzt, die dazu erforderlichen Muskeln aufgabengerecht anzusteuern (Majsak 1996). Nach **größeren Ausfällen kortikospinaler Bahnen** ist diese Fähigkeit stark eingeschränkt. Erkenntnisse über motorisches Lernen auf der Bewegungs- und Aktionsebene bei Gesunden dürfen deshalb nicht einfach 1:1 auf Patienten übertragen werden; vielmehr müssen solche Abweichungen bedacht werden.

Die Fähigkeit, Haltespannung aufzubauen

Zu berücksichtigen ist auch, dass es während der Ontogenese eine klare zeitliche Differenzierung bei der Reifung verschiedener motorischer Bahnen gibt. Bei der **Geburt** sind Teile der kortikospinalen Verbindungen, die Bewegung vermitteln, schon funktionsfähig. Aufgrund eines inneren Antriebs bewegen sich **Säuglinge** in den Wachphasen sehr häufig und »trainieren« so ständig die Verkürzungsfähigkeit agonistischer Muskelgruppen sowie die gleichzeitige optimale Verlängerung der Antagonisten (reziproke Inhibition). Erst wenn die Fähigkeit zur Hemmung der Muskeln ausreichend groß ist, reifen auch (überwiegend subkortikale) Bahnen, die Impulse für die Halte- und Stützmotorik vermitteln. Damit ist sichergestellt, dass **Haltespannung** erst generiert wird, wenn sie auch adäquat modelliert oder unterbrochen werden kann.

Die Fähigkeit, selektive Bewegungen auszuführen

Der menschliche Arm (inklusive Hand) hält biomechanisch sehr viele Bewegungsmöglichkeiten vor. Deren funktionelle Nutzung erfordert, dass der Arm in den einzelnen Abschnitten gezielt bewegt und stabilisiert werden kann. Ohne die **Fähigkeit der selektiven Bewegungen** kann es keine »Freiheit« bei der Verknüpfung von Bewegungen über Gelenke hinweg geben, die für jede Aufgabe angepasst jeweils andere Kombinationen erfordert. Das widerspricht nicht dem Gedanken, dass das Gehirn bei der Realisierung von Multigelenkbewegungen dann auch Muster koordiniert abgestimmter Bewegungen nutzt.

Bei **stärkeren zentralen Paresen** ist bereits die basale Fähigkeit der selektiven Bewegungskontrolle schwer beeinträchtigt, ebenso die Kontrolle einer angemessen Halteaktivität. Daher setzt das **Arm-BASIS-Training** hier an, die Funktionalität der motorischen Kontrolle systematisch und umfassend aufbauend. In Abhängigkeit von der individuellen Schwere der Parese werden die einzelnen Details des Kontrollvermögens von der selektiven Bewegungsfähigkeit für isolierte Bewegungen in einzelnen Gelenken bis hin zu koordinierten Multigelenkbewegungen systematisch erarbeitet.

Stufen des Arm-BASIS-Trainings

Das Arm-BASIS-Training ist in drei Stufen aufgebaut (▶ Übersicht 7.4).

> **Übersicht 7.4**
> **Stufen des Arm-BASIS-Trainings**
> — **Stufe 1:** Selektives Üben isolierter Bewegungen ohne Halteaktivität
> — **Stufe 2:** Selektives Üben isolierter Bewegungen mit statischen Unterstützungskontraktionen
> — **Stufe 3:** Üben komplexer Bewegungen mit posturaler Widerlagerung

Stufe 1: Selektives Üben isolierter Bewegungen ohne Halteaktivität

Bewegungslernen erfordert Repetition (Song 2009). Die erlernten Bewegungsabläufe sind hoch spezifisch; es wird nur das gelernt, was auch geübt wurde (Grasso et al. 2004; Takahashi et al. 2008). Da unmöglich alle wichtigen Handlungen, für die der Arm benötigt wird, mit ausreichender Wiederholungszahl geübt werden können, wird versucht, zunächst wieder **Bewegungen um jede Achse eines Gelenks** (beim Kugelgelenk Schulter: reduziert auf vier Achsen) zu ermöglichen. Veränderungen in neuronalen Netzen können auch durch solche einfachen Aktivitäten induziert werden (Halder et al. 2005). Damit begrenzt man die zu übenden Bewegungen auf eine überschaubare Anzahl, so dass sie in jeder Therapieeinheit repetitiv trainiert werden können und der Betroffene diese, wenn sie wieder zur Verfügung stehen, zu den unterschiedlichsten Handlungen zusammensetzen kann.

Die **Bewegungen** werden schwunghaft in der Horizontalebene durchgeführt, um die Förderung statischer Unterstützungskontraktionen und Erregungen der Gammaschleife solange geringzuhalten, bis die aktive Verlängerungsfähigkeit (und damit ein Mindestmaß an reziproker Inhibition) der Muskelgruppe gewährleistet ist. Der Therapeut übernimmt das **Gewicht** des zu bewegenden Körperabschnitts und sorgt auch für eine **passive Widerlagerung** des proximalen Hebels, um weitere posturale Aktivitäten überflüssig zu machen (◘ Abb. 7.25).

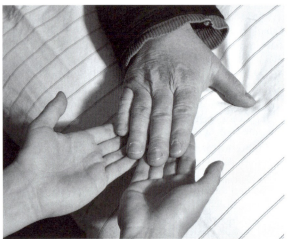

Abb. 7.25 Therapiesituation aus dem Arm-BASIS-Training

In Stufe 1 trainiert man **einachsige Bewegungen mit konzentrischen Kontraktionen**, jedoch nicht gegen die Eigenschwere, dargestellt am Beispiel des Fingerspreizens. Das Ziel ist es, zunächst die schnelle, kraftvolle und nicht segmentierte dynamische Bewegungskontrolle über das gesamte Bewegungsausmaß einzelner Gelenke ohne begleitende Halteaktivität wiederherzustellen

Da Patienten ihre Bewegungsrestriktion unbewusst meist als **Schwere des gelähmten Körperabschnitts** fehlinterpretieren, lassen sie sich bei Bewegungsversuchen mehr von ihrem **Gefühl von Anstrengung** leiten als vom propriozeptiven Feedback. Sie programmieren daher spontan Innervationen mit einem hohen Anteil an Kokontraktion (Simon et al. 2009; Eickhof 2004). Neuronale Verbindungen, die reziproke Inhibition vermitteln, werden dabei kaum aktiviert und damit deren Ausbau wenig gefördert. Die schwachen Agonisten müssen zusätzlich gegen die Spannung der Antagonisten arbeiten. Das resultierende Drehmoment wird noch geringer. Daher wird beim Basistraining sehr viel Wert darauf gelegt, die Patienten von Beginn an zu schulen, nicht ständig viel Kraft aufzubringen. Stattdessen werden sie angeleitet, **Bewegungsentwürfe mit einem hohen Anteil an Antagonistenhemmung** zu planen. So können Kokontraktionsinnervationen, die das Neuerlernen von Bewegungen behindern, reduziert und die Formation funktionellerer Verbindungen gefördert werden.

> Das **Ziel der 1. Stufe** ist es, die schnelle dynamische Verkürzungs- und Verlängerungsfähigkeit der Muskeln für das gesamte Bewegungsausmaß einzelner Gelenke wiederherzustellen, möglichst ohne statische Regelkreise mitzuaktivieren.

Stufe 2: Selektives Üben isolierter Bewegungen mit statischen Unterstützungskontraktionen

Wenn die aktive Verkürzungs- und Verlängerungsfähigkeit einer Muskelgruppe (also Kraftgrad MRC 2) erreicht ist, muss die **Bewegungskraft** weiter gesteigert werden. Dynamische Aktivität alleine ermöglicht aber noch keine Funktionen; hierfür ist auch posturale Aktivität nötig. Da zu diesem Zeitpunkt bereits wieder ein gewisses Maß an Inhibition der spinalen Motoneurone gewährleistet ist, können jetzt **statische Unterstützungskontraktionen** mitgeübt werden. Der Betroffene muss die Bewegung nun **konzentrisch** gegen die Schwerkraft und **exzentrisch** mit der Schwerkraft durchführen. Dabei wird die ausreichende Verlängerung während der exzentrischen Kontraktion besonders kontrolliert. Kann der Patient die Bewegung in beide Richtungen bewältigen (Kraftgrad MRC 3), wird zusätzlich gegen **Gewichte** gearbeitet, um die Kraft weiter zu vergrößern. Auch wird jetzt das **Halten** bestimmter Winkelstellungen geübt.

> Das **Ziel der 2. Stufe** liegt darin, eine für Alltagsaktivitäten ausreichend große dynamische Kraft bei selektiven Bewegungen und eine angemessene Halteaktivität nicht nur für das Eigengewicht des Arms, sondern auch für externe Gewichte zu schaffen.

Stufe 3: Üben komplexer Bewegungen mit posturaler Widerlagerung

Ist die Fähigkeit zur dynamischen und statischen Innervation der Muskeln wieder vorhanden, muss die **Koordination** zwischen den einzelnen Gruppen erarbeitet werden. Die neu aufgebauten neuronalen Netze sind nach strukturellen Läsionen nicht mehr identisch mit den alten. Folglich sind vor der Schädigung erlernte, vorprogrammierte Impulsmuster nicht mehr optimal, da sie diese Veränderungen nicht berücksichtigen. Da in vielen Muskelgruppen die Dehnreflexe enthemmt sind, müssen die Patienten z. B. lernen, bei exzentrischen Kontraktionen oder bei Haltearbeit eine geringere statische Aktivität zu planen als vor der Läsion.

Muskelgruppen, die eher hypoton sind, brauchen jedoch mehr Spannung. Diese **entgegengesetzten Innervationen** müssen exakt fokussiert werden können.

> Bei der **Außenrotation des Arms bei vorgehobenem Oberarm** – ein Muster, das in vielen Alltagsbewegungen enthalten ist – müssen für den meist **hypertonen Pectoralis major** vermehrt inhibitorische Impulse generiert werden, damit er die Außenrotation freigibt und den Arm nicht nach unten zieht. Die in direkter Nachbarschaft liegenden, meist langen **hypotonen Armheber** benötigen dagegen mehr statische Aktivität, um den Oberarm zu stabilisieren.

Aber auch die **Planung der dynamischen Impulsanteile** muss teilweise neu erlernt werden:
- Einerseits müssen die Bewegungsimpulse groß genug sein, um auch bei einem eventuellen Hypertonus der Antagonisten die gewünschte Bewegung zu erzeugen.
- Andererseits ist eine genaue Fokussierung der Innervation auf die benötigten Muskeln erforderlich, um die Widerlagerung der Bewegung nicht zu stören.

Zwar muss diese Abstimmung für alle alltagsrelevanten Handlungen neu erlernt werden; es hat sich aber gezeigt, dass das **Üben bestimmter Basiskomponenten** den Prozess erheblich beschleunigt und erleichtert. Der Therapeut muss die Motorik analysieren und die Aufmerksamkeit des Patienten nach und nach auf diejenigen Komponenten eines Musters lenken, die noch unzureichend sind, so dass der Betroffene sie anpassen kann.

> **Ziel der 3. Stufe** ist es, die Muskelrekrutierungen für häufig gebrauchte Grundelemente von Bewegungen gleich leicht abrufbar zu machen, damit sie als Baustein für Alltagsaktivitäten zur Verfügung stehen.

Generelle Trainingsaspekte

Neben diesen spezifischen gibt es aber auch einige generelle Trainingsaspekte, die für den Erfolg bedeutsam sein können: Zunächst wird die **Komplexität der Bewegungskontrolle reduziert** und dem Patienten damit erlaubt, einzelne motorische Kontrollaspekte wieder neu zu erlernen, ohne gleichzeitig die im Alltagskontext erforderliche Komplexität schon zu Beginn leisten zu müssen. Zwar wird in der therapeutischen Situation immer versucht, etwas mehr Leistung zu erreichen als bislang möglich ist, aber eben nur graduell und in spezifischen Stufen umrissen und definiert. Damit soll eine optimale Förderung (ohne Überforderung) realisiert werden. Da motorisches Lernen »Lernen am Erfolg« ist, wird der Betroffene auch davon profitieren, dass der Therapeut diejenigen Anteile der trainierten Bewegung unterstützt, die dieser noch nicht alleine ausführen kann. Der Patient erhält damit repetitiv und gekoppelt an seine Bewegungsintention **positive visuelle** und **sensomotorische Rückmeldungen** über den Erfolg der geplanten Aktion. Dass ein solcher Aspekt nützlich sein kann, legen auch Ergebnisse zur Spiegeltherapie nahe (Yavuzer et al. 2008).

Ein weiterer Grund für die Effizienz dieses Konzepts kann darin liegen, dass die Wiederherstellung der betroffenen Funktionen nicht nur durch die aktive Bewegung beim Training, sondern auch durch die **Implementierung von internen Modellen für die motorische Kontrolle** gefördert wird. Die Patienten werden in einer sehr standardisierten, oft wiederholenden und sehr strukturierten Art dazu aufgefordert, spezifisch einzelne Bewegungen auszuführen, was die Etablierung interner Modelle für die antizipatorische Kontrolle solcher Bewegungen fördern kann.

Das Arm-Fähigkeits-Training
■■ Kontrolldefizit: Verlangsamte und ungeschickte Bewegungen

Patienten mit **leichter Armparese** haben einen zumindest annähernd vollständigen aktiven Bewegungsradius in den einzelnen Gliedmaßenabschnitten und besitzen die Fähigkeit, dynamische Kontrolle und Halteaktivität bei Multigelenkbewegungen zu koordinieren. Nichtsdestotrotz wirken sie bei vielen motorischen Aufgaben, die den betroffenen Arm involvieren, verlangsamt und ungeschickt, da Geschwindigkeit und Präzision, mit der sie motorische Aufgaben ausführen können, reduziert sind. Häufig handelt es sich um **Patienten, die in ihren vormaligen Alltag und Beruf zurückkehren** können. Dort stellen diese klinisch eher leichten motorischen Defizite jedoch oftmals eine ganz erhebliche Behinderung dar, weil die Betroffenen mit den sehr hohen Anforderungen des täglichen Lebens an die sensomotorischen Fähigkeiten zurechtkommen müssen.

■■ Störungen der Fein- und Zielmotorik

Wie lässt sich dieses Kontrolldefizit verstehen, wenn bereits selektive Bewegungskontrolle für dynamische und posturale Aspekte für isolierte und Multigelenkbewegungen erreicht ist? Nun, die motorische Kontrolle des Arms bedarf der **Integration** mit verschiedenen anderen Determinanten einer aufgabenentsprechenden Kontrolle:
- Einerseits gibt es interne Modelle von Bewegungen und Bewegungsabfolgen, die mit der Ausführungskontrolle von Bewegungen verbunden werden müssen, und
- andererseits müssen in die Bewegungskontrolle spezifische, jeweils variierende Aufgabenbedingungen wie etwa Körper- und Gelenkstellungen, extrakorporale räumliche Gegebenheiten und Eigenschaften manipulierter Objekte integriert werden.

Der Begriff der **Sensomotorik** kann dazu beitragen, die Notwendigkeit dieser Integration zu verdeutlichen. Diese **feinen sensomotorischen Abstimmungen** erfordern sehr unterschiedliche komplexe Netzwerkaktivitäten im Gehirn, deren Effizienz bei einer Schädigung des kortikospinalen Systems (bei Lähmungen) zunächst leidet, selbst wenn die Parese nicht sehr ausgeprägt ist oder sich bereits gut zurückgebildet hat (Platz et al. 1994, 1999, 2001a): Auch bei leichten zentralen Paresen ist die Effizienz der Sensomotorik reduziert, ein durchaus alltagsrelevantes Problem, das sich klinisch mit **Störungen der Fein- und Zielmotorik** und deren Ausdauerleistung äußert.

Transfer des Erlernten in Alltagssituationen

Das **Arm-Fähigkeits-Training** adressiert spezifisch und umfassend die sensomotorischen Kontrolldefizite der Patienten.

> Das **Arm-Fähigkeits-Training** beinhaltet Elemente, die ganz gezielt den **Transfer des Erlernten** von der Therapiesituation in die Alltagssituation fördern, wie
> - das Konzept der Armfähigkeiten (s.u.),
> - das explizite Therapieziel der Steigerung der sensomotorischen Effizienz,
> - die repetitive Struktur des Trainings,
> - die bei der Durchführung immer wieder gegebene Rückmeldung des Therapeuten über das Resultat von Bewegungen sowie
> - die systematische Variation der Schwierigkeit verschiedener Trainingsaufgaben (Platz 2004).

Der Transfer von den in der Therapie geübten Bewegungen in den Alltag ist grundsätzlich schwierig, da wegen der Vielfalt der für die Armmotorik relevanten Aufgaben, die sich auch von Patient zu Patient stark unterscheiden, nie alle Alltagsaufgaben einzeln therapiert werden können. Das Arm-Fähigkeits-Training versucht aus diesem Grund, **Trainingsaufgaben** zu wählen, die verschiedene, voneinander unabhängige sensomotorische Grundkompetenzen des Arms beüben, die wiederum bei jeder spezifischen Armmotorikaufgabe in unterschiedlicher Konstellation benötigt werden. Es betrachtet also eine spezifische Armbewegung als eine **Kombination von Armfähigkeitsanforderungen**.

> **Sensomotorische Grundkompetenzen** (Fähigkeiten) sind
> - grobe manuelle Geschicklichkeit,
> - feine manuelle Fingergeschicklichkeit,
> - Arm-Hand-Ruhe,
> - Zielorientiertheit von Bewegungen,
> - Fähigkeit, den Arm präzise visuomotorisch zu führen und
> - Geschwindigkeit von Finger- und Handbewegungen.

Diese Fähigkeiten wurden zunächst aufgrund von Untersuchungen der motorischen Leistung gesunder Personen postuliert (Fleishman 1964, 1965, 1967). Sowohl die neurophysiologische Kartierung des Gehirns hinsichtlich der funktionellen Spezialisierungen der einzelnen Hirnareale als auch die funktionelle Bildgebung beim Menschen unterstützen die Annahme, dass die **sensomotorische Kontrolle modular organisiert** ist, und dass bezüglich verschiedener sensomotorischer Anforderungen eine Spezialisierung von Hirnnetzwerken beobachtet werden kann (Jeannerod 1997; Passingham 1997; Schieber 1999).

Patienten mit **leichter Armparese** haben noch Limitierungen bei diesen verschiedenen sensomotorischen Fähigkeiten (Platz et al. 1994, 1999, 2001a). Daher adressiert das Arm-Fähigkeits-Training ganz bewusst die verschiedenen motorischen Kompetenzen. So kann die alltagsrelevante Sensomotorik umfassend gefördert werden.

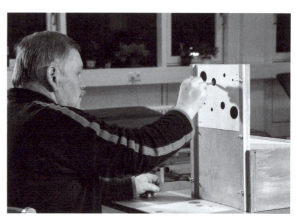

Abb. 7.26 Therapiesituation aus dem Arm-Fähigkeits-Training

Praktisches AFT-Training

Das AFT-Training besteht aus **acht verschiedenen Aufgaben**, bei denen die einzelnen Armfähigkeiten in verschiedenen Kombinationen geübt werden (Abb. 7.26):

- Am **ersten Tag** wird für jeden Übungstyp ermittelt, wieviel der Patient von der gestellten Aufgabe in einer Minute durchführen kann. Es werden vier Durchgänge getestet. Als **Grundlage für das weitere Training** wird anschließend der Durchschnittswert der Leistung während dieser vier Blöcke errechnet. Diese Anzahl von Bewegungen wird stets im Training für einen Übungsblock benutzt.
- Bei den **folgenden Therapien** erhält der Patient die Anweisung, die beim Test ermittelte Anzahl von Bewegungen ganz exakt und so schnell wie möglich durchzuführen; der Therapeut stoppt die dafür benötigte Zeit. Anschließend werden ein zweiter sowie ein dritter und vierter Übungsblock durchgeführt und jedes Mal der Zeitbedarf ermittelt. Diese Dauer erhält der Übende auf dem Computerbildschirm als Balkendiagramm zurückgemeldet, so dass er sehen kann, ob und wie stark sein Zeitbedarf bei jedem Durchgang gesunken ist, d.h., ob und wie stark sich seine Leistungsfähigkeit verbessert hat.
- **Ab dem zweiten Training** gibt es darüber hinaus, wiederum über ein Balkendiagramm, ein **zusätzliches Feedback** darüber, ob und wie sich der Zeitbedarf des Patienten pro Tag (Mittelwert der 4 Blöcke) im bisherigen Therapiezeitraum verändert hat. Auf diese Weise werden alle acht Aufgaben durchgeführt.

Der Therapeut beobachtet den Patienten in seiner Bewegungsausführung und greift korrigierend ein, falls der Übende die Aufgabe mit **kompensatorischen Bewegungen** ausführt. Das Gleiche gilt für eine über die für die Aufgabenbewältigung hinausgehende **Kokontraktion** oder einen **zu starken distalen Tonusaufbau**. Falls die individuellen Möglichkeiten des Patienten für einzelne Übungsteile noch nicht ausreichen, kann der Therapeut die Übungen am ersten Tag an das Vermögen des Patienten anpassen.

Der **Vorteil** des Arm-Fähigkeits-Trainings liegt darin, dass sich eine Verbesserung aller Kompetenzen (Fähigkeiten) als eine verbesserte sensomotorischen Leistung bei vielen verschiedenen motorischen Aufgaben des täglichen Lebens manifestiert.

Beim **Zielen** wird insbesondere die Fähigkeit des zielgerichteten Reichens repetitiv geübt, um eine alltagsrelevante Leistungssteigerung zu erzielen.

> Das Konzept des Arm-Fähigkeits-Trainings legt **Wert** auf
> - Geschwindigkeit,
> - Präzision und
> - eine angepasste Variation der Übungsinhalte, die repetitiv trainiert werden.
>
> Das **übergeordnete Ziel** ist die Verbesserung der Alltagskompetenz von Patienten.

7.6.4 Wirksamkeitsnachweise – ein Markenzeichen der IOT-Verfahren

Wirksamkeit des Arm-BASIS-Trainings

In einer einfach verblindeten, multizentrischen Studie mit einer repräsentativen Population von 60 **Schlaganfallpatienten im subakuten Stadium**, die unter mittelschwerer bis schwerer Armlähmung litten, verbesserten sich die Betroffenen, die über 4 Wochen das Arm-BASIS-Training (ABT) erhielten, bei der Bewertung mit dem **Fugl-Meyer Test** stärker bzgl. der **Bewegungsfähigkeit ihres Arms** als Patienten, die über die gleiche therapeutische Zeit eine Armbehandlung nach Bobath erhielten (Platz et al. 2005a). Die Erholungsfortschritte konnten um 50% gesteigert werden.

Eine Untersuchung des motorischen Kortex mit der fokalen transkraniellen Magnetstimulation, dem sog. **fTMS-Mapping**, fand bei Patienten, die mit dem Arm-BASIS-Training behandelt wurden, nach 4 Wochen Therapie Hinweise auf eine systematische **Verlagerung der Handrepräsentation** im motorischen Kortex (Platz et al. 2005b).

Wirksamkeit des Arm-Fähigkeits-Trainings

Eine ebenfalls einfach verblindete, randomisierte und kontrollierte Studie an einer repräsentativen Population von 45 **subakuten Schlaganfallpatienten** und 15 **Schädel-Hirn-Trauma-Patienten** mit leichter Armparese belegte, dass die Patienten, die das Arm-Fähigkeits-Training (AFT) über 3 Wochen erhielten, alltagsrelevant ihre **sensomotorische Leistungsfähigkeit** – gemessen mit dem **TEMPA-Test** für die Alltagskompetenz der oberen Extremität – steigern konnten (Platz et al. 2001b). Der Trainingserfolg war nicht von kognitiven Hirnleistungen abhängig (Platz et al. 2002a), zeigte aber einen direkten Zusammenhang, wie das Gehirn Bewegungen vorbereitet und ausführt (Platz et al. 2002b).

Der Versuch, die Wirksamkeit des Trainings durch eine begleitende Medikation mit **d-Amphetaminen** zu fördern, blieb ohne Erfolg (Platz et al. 2005c). Dies könnte daran liegen, dass das Arm-Fähigkeits-Training Patienten mit einer leichten Armparese bereits so gezielt fördert, dass diese zusätzliche stimulierende Medikation hier keinen förderlichen Einfluss mehr ausüben konnte.

Die »große« multizentrische IOT-Studie (ABT und AFT)

In einer weiteren, einfach-blinden, multizentrischen, randomisierten, kontrollierten Studie sollte geprüft werden, ob eine individualisierte beste konventionelle Therapie oder die standardisierte systematische IOT-Therapie in der Armrehabilitation nach Schlaganfall gleichwertig sind bzw. welche therapeutische Vorgehensweise ggf. überlegen ist (Platz et al. 2009). In die Studie wurden 148 **subakute Schlaganfallpatienten** eingeschlossen. Sie ist damit eine der größten Therapiestudien in der Armrehabilitation. In dieser Studie, an der 6 Studienzentren teilnahmen, wurde eine repräsentative Gruppe von Schlaganfallpatienten im subakuten Stadium eingeschlossen, die entweder eine leichte oder eine schwere Armlähmung hatten.

- **Studienvorgaben**
- **Patientengruppen**

Die Patienten wurden randomisiert in **drei Gruppen** aufgeteilt:
- Die erste Gruppe erhielt eine (passive) Luftschienentherapie,
- die zweite die beste konventionelle Armrehabilitation und
- die dritte ein schädigungsorientiertes Training, entweder als Arm-Fähigkeits-Training (leichte Parese) oder als Arm-BASIS-Training (schwere Parese).

- **Fragestellung**

Die Studie adressierte **zwei Fragen**:
- Kann eine zusätzliche Armrehabilitationstherapie (5-mal 45 Minuten für 3 oder 4 Wochen), die entweder als passive Stimulation (Luftschienentherapie) oder als aktive motorische Armrehabilitation gestaltet wurde, die motorische Erholung besser fördern (Effekte passiver vs. aktiver motorischer Trainingsintensität)?
- Welche der beiden aktiven motorischen Rehabilitationsverfahren war eher in der Lage, die motorische Erholung zu fördern – die individualisierte beste konventionelle Therapie oder die systematische standardisierte schädigungsorientierte Therapie (differenzielle Effekte der zwei Formen aktiv-motorischer Therapie: individualisierte beste konventionelle vs. systematische standardisierte IOT-Therapie).

- **Unterteilung des Schädigungsgrads**
- — Die Patienten wurden geblockt randomisiert, d.h., entsprechend der Schwere der Armlähmung wurden die Patienten entweder als Patienten mit leichter Armparese rekrutiert oder als Patienten mit schwerer Armparese, die dann jeweils auf die 3 Gruppen verteilt wurden.
- – Für die Patienten mit leichter Armlähmung war die Therapie über 3 Wochen angelegt,
- – Für die Patienten mit schwerer Armlähmung über 4 Wochen.

- **Beurteilungsgrößen**

Als primäre Beurteilungsgröße für die funktionelle Erholung wurde bei Patienten mit schwerer Armlähmung die motorische Sektion des **Fugl-Meyer Tests** gewählt, für Patienten mit leichter Armlähmung der **Zeitbedarf für die TEMPA-Aufgaben**. Um für die Gesamtstudienpopulation die o.g. Studienfrage beantworten zu können, wurden, basierend auf diesen Tests, testunabhängige standardisierte motorische Leistungswerte und deren Veränderungen im Verlauf analysiert. Die genutzten standardisierten Therapieeffektwerte (Cohen's d) stellen in der therapeutischen Literatur bekannte und häufig genutzte Effektgrößen dar (Cohen 1988).

- **Repräsentativität der IOT-Studie**

Bis dato ist die Studie eine der größten Armrehabilitationsstudien; 148 Patienten wurden randomisiert. Auch der relativ **breite Einschluss** von Patienten von leichter bis schwerer Armlähmung erhöht die Repräsentativität des Studienkollektivs für die zu versorgende Grundgesamtheit der Schlaganfallpatienten. 94% der randomisierten Patienten schlossen die Studie (inkl. Follow-up) ab. Das **mittlere Alter** der Studienpatienten betrug 58,1 Jahre (SD 12,0), die **mittlere Zeit nach dem Schlaganfall** bei Studieneinschluss betrug 4,7 Wochen (SD 3,0), 82 Patienten hatten eine **leichte** Armparese, 66 Patienten eine **schwere** Armparese. Die durchgeführten, per Protokoll- (»efficacy«) und Intention to Treat- (»effectiveness«) Analysen waren fast identisch. Insgesamt wurde über die Zeit eine **motorische Verbesserung** in der Studienpopulation dokumentiert.

- **Studienergebnisse**
- — **Globaler Effekt**

Ein globaler Effekt der **aktiven motorischen Trainingsintensität**, d.h. ein globaler differenzieller Effekt zwischen passiver Stimulation/Luftschienentherapie und den zwei Formen des aktiven Trainings konnte **nicht** statistisch abgesichert werden.

- — **Differenzielle Effekte**

Differenzielle Effekte wurden jedoch abgesichert, wenn die **Wirksamkeit der zwei aktiven Trainingsstrategien** verglichen wurde:
- – Die motorischen Erholungsraten waren höher nach dem systematischen standardisierten Training (IOT), verglichen mit der besten konventionellen individualisierten Therapie. Diese Ergebnisse wurden für die Studienpopulation und ihre Subgruppen mit **leichter** und **schwerer Armparese** dargestellt.
- – Für die Patienten mit **leichter Armparese** konnte ein differenzieller Effekt mit **Überlegenheit des schädigungsorientierten Trainings** auch dokumentiert werden, wenn die Erholungsraten von der Ersttestung bis zum Follow-up 4 Wochen nach Beendigung der Studienbehandlung beurteilt wurden. Dies konnte für Patienten mit schwerer Armlähmung nicht abgesichert werden.

- — **Effektgrößen**

In der Studienpopulation erzielte die **standardisierte systematische Therapie (IOT)** eine Effektgröße von 1,51 nach dem Training. Verglichen mit der Effektgröße von 1,01 für die beste konventionelle Therapie ergab sich also eine differenzielle Effektgröße für die standardisierte systematische Vorgehensweise von 0,5, was einen zusätzlichen Effekt von 50% über der Vergleichsgruppe anzeigt.

- — **Fugl-Meyer Test**

Die Studienpatienten mit **schwerer Armparese** hatten im Mittel 24,4 Fugl-Meyer-Punkte zu Beginn der Studie (Werte können zwischen 0 und 66 [normal] variieren). Nach 4 Wochen Therapie hatten die Patienten mit individualisierter bester konventioneller Therapie im Durchschnitt einen Zuwachs von 9,2 Punkten (35% Verbesserung) erreicht, während die Patienten, die das Arm-BASIS-Training erhielten, einen Zuwachs von 12,3 Punkten (52% Verbesserung) erreichten.

- — **Zeitbedarf für TEMPA-Aufgaben**

Die Studienpatienten mit **leichter Armparese** hatten anfänglich im Durchschnitt einen Zeitbedarf für die TEMPA-Aufgaben von 119 Sekunden (die Norm für gesunde Erwachsene liegt bei 52 Sekunden). Patienten, die die individualisierte beste konventionelle Therapie erhielten, erreichten im Schnitt eine Reduktion des Zeitbedarfs um 20,5 Sekunden für die TEMPA-Aufgaben nach 3 Wochen Therapie, während die Patienten, die das Arm-Fähigkeits-Training erhielten, eine mittlere Reduktion von 31,1 Sekunden erzielten, somit eine deutlichere Verbesserung in Richtung der Norm. Diese Effekte können als substanziell und klinisch relevant erachtet werden.

- **Zusammenfassung**

Die Beobachtung, dass der überlegene **Effekt des Arm-Fähigkeits-Trainings** auch nach Beendigung der Studientherapie erhalten werden konnte und nachweisbar blieb, während das für das Arm-BASIS-Training nur unmittelbar nach dem Training galt, mag damit erklärbar sein, dass **Patienten mit leichter Armparese** die erreichten Verbesserungen unmittelbar im Alltag nutzen können – die sich so weiter verstetigen. **Patienten mit schwerer Armparese** konnten zwar Verbesserungen der aktiven Armbeweglichkeit erreichen, diese, wenn sie im Alltag noch nicht einsetzbar waren, jedoch nicht verstetigen. Es besteht die Gefahr, dass funktionelle Fertigkeiten wieder verloren gehen, wenn die spezifische Therapie, wie in der Studiensituation, nicht fortgeführt wird.

7.6.5 Hinweise für die klinische Anwendung

Die IOT-Verfahren sind für die praktische Anwendung entwickelt und daher direkt therapeutisch umsetzbar. Wenn man vor der Entscheidung steht, ob das Arm-BASIS-Training oder das Arm-Fähigkeits-Training zur Anwendung kommen soll, stellt sich wie immer die **Frage nach den Zielen** der Therapie.

- **Arm-BASIS-Training**

Patienten, die eine **schwere Armlähmung** haben, werden vom Arm-BASIS-Training profitieren, wenn sie eine **Verbesserung der aktiven Bewegungsfähigkeit** ihres Arms erreichen möchten. Gerade für diese Patientengruppe ist es bislang oftmals schwer gewesen, eine effektive Therapiemethode anzubieten. Manche Therapieangebote sind von unsicherer Wirksamkeit, andere im Umfang dessen, was sie an Armmotorikerholung bewirken können, eingeschränkt (Platz 2008b). Beim Arm-BASIS-Training können auch bei schwerer Armparese Funktionsverbesserungen erzielt werden, die sich jeweils entsprechend der Inhalte der 3 Therapiestufen (s.o.) charakterisieren lassen. Das heißt, initial können diese Fortschritte nicht immer unmittelbar alltagsrelevant sein, oftmals aber mittelfristig, wenn die Stufen 2 und 3 der Therapie erreicht sind. In Abhängigkeit von der individuellen Rehabilitationsdynamik wird für die Behandlung ein **Zeitraum von Wochen bis Monaten** zu berücksichtigen sein. Die Restitution der Funktion bei schwerer Armparese ist ein Schritt-für-Schritt-Wiedererlangen von aktiver Bewegungskompetenz; jeder Teilaspekt muss das Gehirn neu erlernen und im Sinne einer Repräsentation wieder verfügbar machen. Was uns im Alltag sehr leicht von der Hand geht, beruht auf einer sehr komplexen Bewegungssteuerung, deren einzelne Aspekte bei ihrem Verlust systematisch funktionell wieder aufgebaut werden müssen. Dies ist eine hohe Herausforderung, die, wie alle umfangreichen Lernprozesse, Zeit braucht.

- **Arm-Fähigkeits-Training**

Wenn Patienten entweder von vorneherein nicht so schwer betroffen waren oder nach erfolgreicher Therapie (z. B. mit dem Arm-BASIS-Training) ihren Arm proximal gut gegen die Schwerkraft bewegen können und bereits selektive Fingerbewegungsfähigkeit und Greiffunktion wiedererlangt haben, aber bezüglich ihrer Armmotorik noch **verlangsamt** oder **minderkoordiniert** bzw. »**ungeschickt**« sind, dann können die verbliebenen Defizite gezielt mit dem Arm-Fähigkeits-Training therapiert werden. Auch hier hängt die Indikationsstellung von den individuellen Bedürfnissen und Zielen ab. Eine Stärke des Arm-Fähigkeits-Trainings ist, dass es bei mittelschweren, aber auch bei dezenten Auffälligkeiten **bis zur normalen Sensomotorik** fördern kann. Die obere Grenze des möglichen Therapieeffekts ist die vollständige funktionelle Wiederherstellung der Motorik. Während ältere Menschen primär ihren Alltag zu bewältigen haben, stehen jüngere Menschen, die im Erwerbsleben stehen, oftmals hohen Anforderungen an die Sensomotorik gegenüber. Damit ist nicht nur gemeint, dass es Berufe mit hohen Anforderungen an die feinmotorischen Kompetenzen gibt, vielmehr ist es so, dass bei den allermeisten Berufen leichte (Senso-)Motorikstörungen schon ein relevantes Handicap mit sich bringen können und möglicherweise einen Faktor darstellen, der die berufliche Leistungsfähigkeit beeinträchtigt. So können Indikationen für das Arm-Fähigkeits-Training einerseits darin bestehen, dass **mittelschwere alltagsrelevante Störungen der (Senso-)Motorik** reduziert werden sollen oder aber auch klinisch lediglich leichtgradige oder dezente. Das Training ist zunächst für etwa 3 Wochen angelegt. Modifikationen und Wiederholungen des Therapiezyklus können nach individuellen Gesichtspunkten sinnvoll sein.

7.6.6 Schulung für IOT-Anwender

Wie bei anderen Verfahren bedarf es zur Anwendung der IOT-Verfahren der Kenntnisse über deren theoretischen Hintergrund und die praktische Umsetzung. Für Therapeuten wurde ein komprimiertes modulares **Weiterbildungsprogramm** entwickelt. **Drei Kurse** vermitteln

- theoretische Grundkenntnisse über die IOT-Verfahren (IOT-Einführungsseminar),
- Anwenderkompetenzen für das Arm-BASIS-Training und
- Anwenderkompetenzen für das Arm-Fähigkeits-Training (ABT- und AFT-Anwenderkurse).

> **Praxistipp**
>
> Kursinformationen finden sich auf der **Internetseite** www.iotraining.eu.

Literatur

Alaverdashvili M, Foroud A, Lim DH, Whishaw IQ (2008) «Learned baduse» limits recovery of skilled reaching for food after forelimb motor cortex stroke in rats: a new analysis of the effect of gestures on success. Behav Brain Res 188: 281-290

Clarkson AN, Carmichael ST (2009) Cortical excitability and post-stroke recovery. Biochem Soc Trans 37: 1412-1414

Cohen J (1988) Statistical Power Analysis for the Behavioral Sciences, 2. Aufl. Lawrence Erlbaum Associates, Hillsdale

Desrosiers J, Malouin F, Bourbonnais D, Richards CL, Rochette A, Bravo G (2003) Arm and leg impairments and disabilities after stroke rehabilitation: relation to handicap. Clinical Rehabilitation 17: 666-673

Eickhof C (2001) Wiederherstellung der Innervationsfähigkeit für Zielmotorik durch ein systematisches repetitives Basistraining. In: Eickhof C: Grundlagen der Therapie bei erworbenen Lähmungen. Pflaum, München. S 160-213

Eickhof C (2004) Kann Wahrnehmung die Lähmungen bei Patienten mit dem Locked-in Syndrom konsolidieren? In: Pantke KH, Kühn C,

Mrosack G, Scharbert G (Hrsg) Bewegen und Wahrnehmen. Grundlagen der Rehabilitation. Schulz-Kirchner Verlag, Idstein. S 43-47

Halder P, Sterr A, Brem S, Bucher K, Kollias S, Brandeis D (2005) Electrophysiological evidence for cortical plasticity with movement repetition. Eur J Neurosci 8: 2271-2277

García-Alías G, Barkhuysen S, Buckle M, Fawcett JW (2009) Chondroitinase ABC treatment opens a window of opportunity for task-specific rehabilitation. Nature Neuroscience 12: 1145-1151

Grasso R, Ivanenko YP, Zago M, Molinari M, Scivoletto G, Lacquaniti F (2004) Recovery of forward stepping in spinal cord injured patients does not transfer to untrained backward stepping. Exp. Brain Res 157: 377–382

Hankey GJ, Jamrozik K, Broadhurst RJ, Forbes S, Anderson CS (2002) Long-term disability after first-ever stroke and related prognostic factors in the Perth community stroke study, 1989-1900. Stroke 33: 1034-1040

Jeannerod M (1997) The cognitive neuroscience of action. Blackwell, Oxford

Maier I, Ichiyama R, Courtine G, Schnell L, Lavrov I, Edgerton V, Schwab M (2009) Differential effects of anti-Nogo-A antibody treatment and treadmill training in rats with incomplete spinal cord injury. Brain 132: 1426-1440

Majsak MJ (1996) Application of motor learning principles to the stroke population. Top Stroke Rehabil 3: 27-59

Meijer R, Ihnenfeldt DS, de Groot IJM, van Limbeek J, Vermeulen M, de Haan RJ (2003) Prognostic factors for ambulation and activities of daily living in the subacute phase after stroke. A systematic review. Clinical Rehabilitation 17: 119-129

Mercier L, Audet T, Herbert R, Rochette A, Dubois MF (2001) Impact of motor, cognitive, and perceptual disorders on the ability to perform activities of daily living after stroke. Stroke 32: 2602-2608

Passingham R (1997) Functional organisation of the motor system. In: Frackowiak RSJ, Friston KJ, Frith CD, Dolan RJ, Mazziotta JC (eds) Human brain function. Academic Press, San Diego London. pp 243-274

Platz T, Denzler P, Kaden B, Mauritz KH (1994) Motor learning after recovery from hemiparesis. Neuropsychologia 32: 1209-1223

Platz T, Prass K, Denzler P, Bock S, Mauritz KH (1999) Testing a motor performance series and a kinematic motion analysis as measures of performance in high functioning stroke patients: reliability, validity, and responsiveness to therapeutic intervention. Arch Phys Med Rehabil 80: 270-277

Platz T, Bock S, Prass K (2001a) Reduced skillfulness of arm motor behaviour among motor stroke patients with good clinical recovery: Does it indicate reduced automaticity ? Can it be improved by unilateral or bilateral training ? A kinematic motion analysis study. Neuropsychologia 39: 687-698

Platz T, Winter T, Müller N, Pinkowski C, Eickhof C, Mauritz KH (2001b) Arm Ability Training for Stroke and Traumatic Brain Injury Patients with mild arm paresis. A Single-Blind, Randomized, Controlled Trial. Archives of Physical Medicine and Rehabilitation 82: 961-968

Platz T, Denzler P (2002a) Do psychological variables modify motor recovery among patients with mild arm paresis after stroke or traumatic brain injury who receive the Arm Ability training ? Restorative Neurology and Neuroscience 20: 37-49

Platz T, Kim IH, Engel U, Kieselbach A, Mauritz KH (2002b) Brain activation pattern as assessed with multi-modal EEG analysis predict motor recovery among stroke patients with mild arm paresis who receive the Arm Ability training. Restorative Neurology and Neuroscience 20: 21-35

Platz T (2004) Impairment-oriented Training (IOT) – scientific concept and evidence-based treatment strategies. Restorative Neurology and Neuroscience 22: 301-315

Platz T, Pinkowski C, van Wijck F, Kim IH, di Bella P, Johnson G (2005a) Reliability and validity of arm function assessment with standardised guidelines for the Fugl-Meyer Test, Action Research Arm Test and Box and Block Test: a multi-centre study. Clin Rehabil 19: 404-411

Platz T, Eickhof C, van Kaick S, Engel U, Pinkowski C, Kalok S, Pause M (2005b) Impairment-oriented training or Bobath therapy for arm paresis after stroke: a single blind, multi-centre randomized controlled trial. Clin Rehabil 19: 714-724

Platz T, Kim IH, Engel U, Pinkowski C, Eickhof C, Kutzner M (2005c) Amphetamine fails to facilitate motor performance and to enhance motor recovery among stroke patients with mild arm paresis: interim analysis and termination of a double blind, randomised, placebo-controlled trial. Restorative Neurology and Neuroscience 23: 271-280

Platz T (2006) IOT Impairment-Oriented Training®. Schädigungs-orientiertes Training. Theorie und deutschsprachige Manuale für Therapie und Assessment. Arm-BASIS-Training®, Arm-Fähigkeits-Training®, Fugl-Meyer test (Arm), TEMPA. Deutscher Wissenschafts-Verlag (DWV), Baden-Baden

Platz T (2008a) Schädigungs-orientiertes Training in der Armrehabilitation. In: Hamzei F(Hrsg) Update Physiotherapie – Evidenzbasierte NeuroReha. Thieme, Stuttgart

Platz T (2008b) Evidenzbasierte motorische Rehabilitation. In: Hamzei F (Hrsg) Update Physiotherapie – Evidenzbasierte NeuroReha. Thieme, Stuttgart. S 1-30

Platz T, van Kaick S, Mehrholz J, Leidner O, Eickhof C, Pohl M (2009) Best conventional therapy versus modular Impairment-oriented training (IOT) for arm paresis after stroke: a single blind, multi-centre randomized controlled trial. Neurorehabilitation and Neural Repair 23: 706-716

Schieber MH (1999) Voluntary descending control. In: Zigmond MJ, Bloom FE, Landis SC, Roberts JL, Squire LR (eds) Fundamental Neuroscience. Academic Press, San Diego. pp 931-949

Simon AM, Kelly BM, Ferries DP (2009) Sense of effort determines lower limb force production during dynamic movement in individuals with poststroke hemiparesis. Neurorehabilitation and Neural Repair 23: 811-818

Song S (2009) Consciousness and the consolidation of motor learning. Behav Brain Res 196: 180-186

Takahashi CD, Der-Yeghiaian L, Le V, Motiwala RR, Cramer SC (2008) Robot-based hand motor therapy after stroke Brain 131: 425-437

Yavuzer G, Selles R, Sezer N et al. (2008) Mirror therapy improves hand function in subacute stroke: a randomized controlled trial. Arch Phys Med Rehabil 8 89: 393-398

7.7 Bilaterales Training

A.R. Luft, K. Campen

Bilaterales Training bezeichnet das **Training von symmetrischen Bewegungen mit beiden oberen Extremitäten**. Diese können synchronisiert oder versetzt (gegenläufig) trainiert werden. Bilaterales Training nutzt andere neuronale Mechanismen auf Ebene der motorischen Cortices als unilaterales Training. Wirksam scheint bilaterales Training nur bei einigen Patienten zu sein. Über eine Kombination mit funktioneller elektrischer Stimulation oder Roboter-assistiertem Training könnte die Wirksamkeit verbessert werden. Weitere klinische und Grundlagenforschung ist notwendig, um das mögliche Potenzial bilateraler Therapien auszuschöpfen.

7.7.1 Definition

> **Definition**
>
> **Bilaterales Training** bezeichnet das gleichzeitige aktive, symmetrische oder symmetrisch-reziproke Üben mit beiden Extremitäten.

Die Bewegungen müssen demnach beim Training **nicht synchron** ablaufen, sondern können auch **gegenläufig** durchgeführt werden. Wenn der Patient ausreichend Armfunktion besitzt, so sollten beide Extremitäten nicht mechanisch verbunden sein, sondern unabhängig voneinander bewegt werden.

Bilaterales motorisches Training und Bewegungsanbahnung von bimanuellen Alltagsaktivitäten sind in den verschiedenen Konzepten der Physio- und Ergotherapie für Patienten mit einer Hemiparese fest integriert.

> In den bestehenden therapeutischen Konzepten ist das **Ziel** des bilateralen Trainings der Funktionsgewinn der betroffenen Seite und die Integration der gewonnenen Bewegungsfunktionen in Alltagsbewegungen
> - durch eine **Verstärkung der dreidimensionalen Bewegungsmuster** durch eine Mit- oder Gegenbewegung der kontralateralen Seite (z.B. bei der Propriozeptiven Neuromuskulären Fazilitation, PNF)
> - oder, wie z.B. im Bobath-Konzept, durch eine **Fazilitation und Unterstützung der betroffenen Extremität**, um sie im Rahmen von komplexen bimanuellen Alltagsbewegungen zu trainieren.

Der moderne Ansatz repetitiver bilateraler Übungstherapien ist **bewegungs-** und **neuro-wissenschaftlich** motiviert. Es entstand eine Reihe von Verfahren und Geräten, deren Wirksamkeit in Fallserien oder kleinen randomisierten Studien überprüft wurde. In einer Cochrane Metaanalyse wurden diese Ergebnisse 2010 zusammengefasst (Coupar et al. 2010).

7.7.2 Grundlagen

Bewegungsmöglichkeiten

Während die Beine im täglichen Leben zum Gehen vorwiegend **bilateral-reziprok** bewegt werden, ist die Benutzung der oberen Extremitäten oft einseitig. Greifen, Schreiben, eine Tür öffnen sind **unilaterale** Bewegungen, die vorwiegend mit dem dominanten Arm durchgeführt werden. Daneben gibt es **bilateral-asymmetrische** Bewegungsmuster wie z.B. das Essen mit Messer und Gabel, das Öffnen von Knöpfen und Schraubverschlüssen oder handwerkliche Tätigkeiten. **Symmetrische** Bewegungsmuster zeigen sich z.B. beim Anheben und Bewegen von großen oder schweren Gegenständen, beim Schwimmen oder Schreiben auf einer Tastatur. Die **symmetrisch-reziproke** Mitbewegung der Arme beim Gehen ist eine Ausgleichsbewegung im Gesamtkonzept der Lokomotion (Dietz 2002). **Komplexe Aktivitäten**, wie z.B. Autofahren, umfassen oftmals symmetrische und asymmetrische Armbewegungsmuster.

> Die **Koordination** zwischen den oberen Extremitäten ist nach einem hemiparetischen Schlaganfall gestört und muss **aufgabenspezifisch** trainiert werden. Daher ist es naheliegend, bilaterales Training in ein Gesamttherapiekonzept zu integrieren und die Komponenten des Trainings genauer zu erforschen.

Bilaterales Bewegen

Bilaterale Arm- und Handbewegungen unterliegen einem spezifischen neuronalen Kontrollmechanismus, der sich nicht einfach aus der Addition der Mechanismen unilateraler Bewegungen zusammensetzt. Der supplementär-motorische (SMA) und der primär-motorische Kortex (M1) enthalten **Neurone, die nur während bimanuellen Bewegungen feuern** (Donchin et al. 1998; Kazennikov et al. 1999). Diese spezifische Art der Ansteuerung legt nahe, dass auch spezifisches, d.h. bilaterales Training notwendig ist, um bilaterale Bewegungen zu erlernen und zu rehabilitieren.

Wenn Affen eine neue Fingersequenz mit einer Hand lernen, verbessert sich – zumindest in der Frühphase des Lernens – auch die andere Hand im Ausführen dieser Sequenz (Rand et al. 2000). **Bilaterales Lernen durch unilaterales Üben** könnte auch bei Patienten mit Hemiparese wirksam genutzt werden und ist ein Grund, die weniger betroffene Seite zumindest auch zu trainieren und auf einen Transfer zur kranken Seite zu hoffen. Unilaterales Üben mit der gesunden Seite birgt allerdings die Gefahr des »**learned non-use**« durch vermehrte Benutzung der weniger betroffenen Seite. Deshalb trainiert man besser bilateral.

> **Unter der Lupe**
>
> **Studienaussagen: Hypothese des bilateralen Lernens durch unilaterales Üben**
> Die theoretische **Hypothese** des bilateralen Lernens durch unilaterales Üben wird durch einige physiologische und Verhaltensbefunde gestützt.
> **Bilaterale Bewegungen** führen zu einer Veränderung der aktivitätsbedingten intrakortikalen Erregbarkeit (ICF, »intracortical facilitation«) und einer Abnahme intrakortikaler Inhibition (ICI). Im Gegensatz fazilitieren **unilaterale Bewegungen** nur die kontralaterale Hemisphäre, die ipsilaterale wird gehemmt (erhöhte ICI) (McCombe Waller et al. 2008a). **Bimanuelles Training** verbessert die unimanuelle Funktion. Während des bimanuellen Trainings erhöhte sich die Amplitude der frühen Komponente des »movement related potential« (MRP). Die Vergrößerung korrelierte mit der Verbesserung der unimanuellen Funktion. Diese Komponente reflektiert die Planungsphase einer Bewegung und könnte sich durch bimanuelles Training so verändert haben, dass eine Verbesserung der unimanuellen Armfunktion resultierte (Smith u. Staines 2006).
>
> ▼

Rhythmisches bilaterales Armtraining (**BATRAC**) über 6 Wochen führte bei den meisten Patienten zu einer vermehrten Rekrutierung des Prämotorkortex beider Hemisphären. Patienten, die diese Rekrutierung zeigten, verbesserten die Armfunktion. Die restlichen zeigten keine Besserung (Luft et al. 2004).
Fazit: Diese Arbeiten legen nahe, dass bilaterales Training **plastische Veränderungen** vorwiegend **in bihemisphärischen Netzwerken** induziert. Transkallosale Verbindungen spielen bei diesen Vorgängen vermutlich eine zentrale Rolle, jedoch sind die genauen Abläufe noch nicht verstanden. Aktivierung kontraläsionaler motorischer Cortices findet sich vor allem bei Patienten mit insuffizienter funktioneller Erholung, während Patienten mit guter Erholung den ipsiläsionalen Kortex zur Ansteuerung der paretischen Seite verwenden (Ward et al. 2003a,b). Es ist denkbar, dass kontraläsionale Aktivierung bei Patienten mit sehr ausgeprägten Defiziten eine positive Funktion einnimmt (Serrien et al. 2004; Ward et al. 2006).

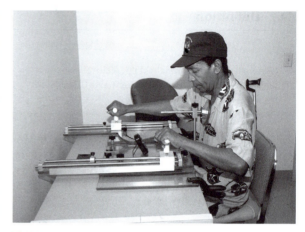

Abb. 7.27 BATRAC-Training (Foto von Sandy McCombe Waller und Jill Whitall, Baltimore, USA)

- **Zusammenfassung**

Zwei Tatsachen sprechen für bilaterales Training in der Rehabilitation:
- Bilaterale Bewegungen sind **neuronal anders kontrolliert/verschaltet als unilaterale** und erfordern deshalb auch ein spezifisches bilaterales Training.
- Neurophysiologische Befunde lassen vermuten, dass bilaterales Training **positive Auswirkungen auf unilaterale Bewegungen** haben kann.

7.7.3 Praktische Anwendung

Bilaterale Elemente finden sich in verschiedenen physiotherapeutischen Verfahren. Im Folgenden werden eigenständige (und als solche publizierte) bilaterale Methoden beschrieben. In ▶ **Übersicht 7.5** sind die drei Arten von bilateralem Training aufgelistet (McCombe Waller u. Whitall 2008).

> **Übersicht 7.5**
> **Arten von bilateralem Training**
> - Armbewegungen mit fixierter Hand
> - Bilaterales Training isolierter Gelenkbewegungen
> - Bilaterales Training von funktionellen Bewegungsabläufen

Armbewegungen mit fixierter Hand
- **Passive Geräte**

Beim bilateralen Armtraining mit rhythmischer Stimulation (**BATRAC**; ■ Abb. 7.27) drückt der Patient zwei sich auf Schienen bewegende Griffe von sich weg und zieht sie wieder zu sich hin (Whitall et al. 2000). Die Griffe sind nicht miteinander verbunden, d.h., die nicht paretische Seite kann die paretische nicht unterstützen. Die Bewegung findet in **Schulter** und **Ellenbogen** statt. Der Rumpf sollte fixiert werden, um einer Unterstützung der paretischen Seite durch Vor- und Zurückneigen des Rumpfes entgegenzuwirken. Die paretische Hand wird, falls notwendig, am Griff mit einer Bandage fixiert. Der Patient bewegt die Griffe zu einem **Metronom**, dessen Frequenz je nach Bewegungsfähigkeit des Patienten eingestellt wird (üblicherweise 0,2–0,4 Hz). Die Bewegung findet **in Phase** oder **in Gegenphase** statt.

- **Trainingsintensität**

Nach dem in Studien veröffentlichten **Protokoll** trainiert der Patient über 6 Wochen, 3-mal pro Woche je eine Stunde. Innerhalb dieser Stunde werden 4-mal 5 min BATRAC, abwechselnd phasisches oder gegenphasisches Training absolviert, mit 10 min Pause.

- **Roboter**

Ähnliche Bewegungen werden im **Mirror Image Movement Enabler** (**MIME**) trainiert (Lum et al. 2002). Hier bewegt jedoch ein **Roboter** den paretischen Arm (Hände fixiert in einer Schiene) spiegelbildlich zur nicht paretischen Seite, die Armstreck- und Retraktionsbewegungen ausführt.

- **Trainingsintensität**

Nach dem veröffentlichten **Trainingsprotokoll** werden die Patienten in 24 Sitzungen über 2 Monate trainiert. Eine Sitzung besteht aus 50 min Training, nach 5-minütiger Einstellung und Positionierung.

> Bilaterale Armbewegungen mit fixierter Hand werden mit **passiven** (BATRAC) oder **motorisierten Geräten** durchgeführt. Geübt wird das Strecken und Beugen des Arms in Schulter und Ellenbogen als erster Schritt zum funktionellen Greifen. Der **Einsatz des Roboters** erlaubt auch ein Training für **Patienten mit schwerem Defizit**. Vor allem ehemals rechtshändige Patienten mit linkshemisphärischen Läsionen profitieren von BATRAC.

Bilaterales Training isolierter Gelenkbewegungen

- **Funktionelle Elektrostimulation kombiniert mit Bewegung**

Ein publiziertes Verfahren dieser Kategorie verwendet **funktionelle Elektrostimulation** der paretischen Hand, ausgelöst durch gleichseitige Muskelaktivität, gemessen im Elektromyogramm (EMG), **in Kombination mit Bewegungen der nicht paretischen Hand** (Cauraugh u. Kim 2002). Geübt werden bilaterale Extensions- und Flexionsbewegungen der Finger und des Handgelenks.

▪▪ Trainingsintensität

Das publizierte **Protokoll** umfasst 6 Stunden Training, aufgeteilt auf 4 Sitzungen innerhalb von 2 Wochen. In einer Sitzung werden 3-mal 30 Bewegungen geübt. Zwischen den Bewegungen werden 25 Sekunden Pause eingehalten.

- **Roboter**

Der **Bi-Manu-Track-Roboter** trainiert Unterarmpronation und -supination sowie Handgelenkflexion und Dorsalextension (Hesse et al. 2005). Beide Hände greifen zylinderförmige Griffe. Falls notwendig, kann die paretische Hand am Griff mit einer Bandage fixiert werden. Roboter oder Patient bewegen beide Seiten synchron in einem von **drei Modi**,
- beide Seiten passiv,
- beide Seiten aktiv oder
- die paretische Seite passiv synchronisiert von der nicht paretischen, die der Patient aktiv bewegt.

Der Patient sitzt dabei vor dem Gerät und hat die Ellenbogen 90° gebeugt.

▪▪ Trainingsintensität

Das publizierte **Trainingsprotokoll** umfasst 30 Sitzungen, verteilt auf 6 Wochen. In einer Sitzung werden 200 Pro-/Supinations- und 200 Handgelenkbewegungen geübt. Die Hälfte der Bewegungen wird im Passiv-Passiv-Modus, die Hälfte im Passiv-Aktiv-Modus ausgeführt. Wenn der Patient die paretische Seite bewegen kann, folgen zusätzlich 25–50 Bewegungen im Aktiv-Aktiv-Modus.

- **Aktiv-passive bilaterale Therapie (APBT)**

Ein weiteres publiziertes Verfahren ist die **aktiv-passive bilaterale Therapie** (**APBT**; Stinear u. Byblow 2004), eine reduzierte Version der Bi-Manu-Track-Methode, die sich auf den Aktiv-Passiv-Modus und die Handgelenkbewegung beschränkt.

▪▪ Trainingsintensität

Nach dem publizierten **Protokoll** trainieren die Patienten 6-mal pro Tag über 4 Wochen. Ein Einzeltraining dauert 10 Minuten und besteht aus repetitiven Bewegungen in selbst gewähltem Rhythmus (ca. 1,2 Hz). Bilaterale Bewegungen sind entweder synchron oder um 200 Millisekunden versetzt.

> Verfahren zum isolierten Training einzelner Gelenkbewegungen kombinieren bilaterales Training mit funktioneller Elektrostimulation oder mit Trainingsrobotern wie dem Bi-Manu-Track. Auch **Patienten mit schwerem Defizit** können trainiert werden.

Bilaterales Training von funktionellen Bewegungsabläufen

- **Bilaterales isokinetisches Training (BIT)**

Mudie und Matyas (2000) berichten über ein Verfahren, genannt **bilaterales isokinetisches Training** (**BIT**). Es werden **drei Bewegungen** geübt:
- einen Holzklotz auf ein Regal in Schulterhöhe legen,
- aus einem Glas trinken (simuliert) und
- einen kleinen Holzzylinder vom Tisch aufheben und von unten in eine vorgesehene Bohrung an einem Regalbrett in Augenhöhe stecken.

Diese Bewegungen werden entweder uni- oder bilateral ausgeführt.

▪▪ Trainingsintensität

Das publizierte **Protokoll** besteht auf 40 Sitzungen über 8 Wochen. In jeder Sitzung werden 10 Repetitionen der Bewegung geübt.

Andere Autoren verwenden aufgabenorientierte Bewegungen, die uni- und bilateral geübt werden (Desrosiers et al. 2005; Lewis u. Byblow 2004; Platz et al. 2001).

> Beim bilateralen Training funktioneller Bewegungsabläufe führt der Patient gleichförmige Bewegungen mit beiden Armen aus. Ein **geringes Ausgangsdefizit** ist Voraussetzung.

7.7.4 Evidenz der Wirksamkeit des bilateralen Trainings

Eine **Cochrane-Analyse** von 14 Studien (421 Teilnehmer) mit unterschiedlichen bilateralen Trainingsverfahren stellt im Vergleich zu »usual care« oder unilateralen spezifischen Trainingsverfahren keine signifikanten Effekte auf Aktivitäten des täglichen Lebens, Arm- oder Handfunktion und Behinderungsmaße fest (Coupar et al. 2010). Die Autoren kommen aber, wie so oft in Cochrane-Analysen über rehabilitative Verfahren, zu dem Schluss, dass die **Evidenz** für oder gegen eine Wirksamkeit **zu ungenügend** ist, um eine abschließende Schlussfolgerung zuzulassen. Im Folgenden werden Studien zu den oben beschriebenen Verfahren zusammengefasst.

Unter der Lupe

Studien: Wirksamkeit der bilateralen Trainingsverfahren

Armbewegungen mit fixierter Hand
BATRAC wurde in zwei randomisierten Studien an Patienten 6 oder mehr Monate nach einem ischämischen Schlaganfall untersucht. Bei 21 Patienten mit leichter bis mittelgradiger Hemiparese wurde BATRAC mit **konventioneller Physiotherapie** verglichen, die aus einem definierten Programm von Übungen nach Bobath-Prinzipien bestand – Trainingsdauer dem BATRAC-Training angepasst (Luft et al. 2004).
Für die Verbesserung der Armbehinderung (**Fugl-Meyer Skala**) als primärem Endpunkt war BATRAC effektiver als die Standardtherapie, wenn die 3 Patienten von der Analyse ausgeschlossen wurden, die keine bilaterale prämotorische Aktivierung nach dem Training in der funktionellen Kernspintomographie zeigten.
In der **Folgestudie** an 111 Patienten (55 BATRAC, 56 Standardtherapie) 6 oder mehr Monate nach einem ersten ischämischen Insult zeigten sich vergleichbare Verbesserungen im **Fugl-Meyer Score** und im **Wolf-Armfunktionstest** zwischen beiden Interventionen. Die Verbesserungen waren in einer Kontrolluntersuchung 3 Monate nach Ende des Trainings noch nachweisbar. Subjektiv waren die Patienten, die nicht wussten, welches die experimentelle und welches die Kontrollintervention war, nach BATRAC zufriedener als nach Standardtherapie.
Beide Studien zeigten, dass bilaterales Training bei manchen, aber **nicht bei allen** Patienten wirkte. McCombe Waller konnte zeigen, dass Patienten mit **linkshemisphärischen Läsionen** (rechtshändige Patienten, motorisch dominante Hemisphäre) **besser auf die Therapie ansprechen** als Patienten mit rechtshemisphärischen Läsionen (McCombe Waller u. Whitall 2005). Zudem muss man berücksichtigen, dass unilaterale Tests als Endpunkt die Effekte des bilateralen Trainings wahrscheinlich ungenügend abbilden. Entsprechend der oben diskutierten Rationale für bilaterales Training – dass bilaterale Bewegungen auch ein spezifisches bilaterales Training benötigen und sich nicht durch unilaterales Üben bessern – sind Tests der bilateralen Koordination bessere Endpunkte. So konnte auch eine deutliche **Verbesserung der Koordination** nach BATRAC gezeigt werden (McCombe Waller et al. 2008b).

MIME Training
MIME-Training wurde bei 27 Patienten mit moderater Parese mit Standardtherapie nach **Bobath-Prinzipien** verglichen (Lum et al. 2002).
MIME-trainierte Patienten zeigten größere Verbesserung im **Fugl-Meyer Score** nach 1 und 2 Monaten Training. Zum Zeitpunkt der Kontrolluntersuchung nach 6 Monaten waren die MIME-Patienten zwar immer noch besser als die Kontrollgruppe, der Unterschied jedoch nicht mehr signifikant. Der Bewegungsradius beim funktionellen Greifen war bei MIME-Patienten nach 2 Monaten Training ebenfalls signifikant besser als in der Kontrollgruppe.

Bilaterales Training isolierter Gelenkbewegungen
Bilaterales Training mit **funktioneller Elektrostimulation (FES)** wurde an 25 Patienten mit leichter Parese und chronischer Behinderung nach Schlaganfall untersucht (Cauraugh u. Kim 2002). Verglichen wurden zwei Patientengruppen, die entweder bilaterales Training (EMG-ausgelöste FES der paretischen Hand, verbunden mit aktiver Bewegung der nicht paretischen Hand) oder unilaterales Training absolvierten, und eine Kontrollgruppe, die **unilaterales Training ohne FES** absolvierte.
Im **Box-and-Block Test**, bei dem die Probanden Holzklötze von einer Box in eine andere transferieren mussten, verbesserten sich die bilateral trainierten Patienten mehr als die unilateral trainierten Probanden. Zudem verbesserten sich Reaktionszeit und Fähigkeit des Aufrechterhaltens einer Kontraktion an der paretischen Seite; diese war nach dem bilateralen Training so gut wie die der nicht paretischen Hand. Auch die unilateral trainierten Patienten besserten sich deutlicher als die Patienten der Kontrollgruppe.

Bi-Manu-Track
Das Bi-Manu-Track-Verfahren wurde an 44 Patienten mit schwerer Parese ca. 5 Wochen nach einem ischämischen oder hämorrhagischen Schlaganfall untersucht (Hesse et al. 2005). Die Autoren verglichen das bimanuelle Verfahren mit **EMG-ausgelöster funktioneller Elektrostimulation**.
Behinderung (**Fugl-Meyer Score**) und Armfunktion (**Medical Research Council Arm Score**) verbesserten sich in beiden Gruppen, jedoch signifikant mehr in der Bi-Manu-Track-Gruppe. Die Ergebnisse könnten Folge der Bilateralität des Verfahrens sein. Allerdings war die Zahl der Repetitionen in der Bi-Manu-Track-Therapie 10-mal höher als in der Kontrollgruppe, was ebenfalls die bessere Wirksamkeit erklären könnte.

Aktiv-passive bilaterale Therapie (APBT)
Zur APBT-Methode existiert keine kontrollierte Studie. In einer Kohortenstudie zeigte sich bei 5 von 9 Patienten eine Verbesserung im **Fugl-Meyer Score**. Zwei dieser Patienten wurden 2 Monate nach dem Schlaganfall trainiert, so dass eine Verbesserung durch spontane Erholung nicht auszuschließen ist (Stinear u. Byblow 2004).

Bilaterales Training von funktionellen Bewegungsabläufen
Bilaterales Training von gezielten **Greifbewegungen** wurde in einer Serie von 12 Patienten mit mildem Defizit 10 Wochen nach dem Schlaganfall untersucht (Mudie u. Matyas 2000).
Nur nach bilateralem, nicht nach unilateralem Training verbesserte sich die Kinematik von Streck- und Greifbewegungen mit dem paretischen Arm.
In einer randomisierten, kontrollierten Studie an 12 chronischen Patienten mit leichtem Defizit war bilaterales Training effizienter als unilaterales (Summers et al. 2007). Die Wirksamkeit wurde anhand des **Modified Motor Assessment Scale (MAS)** und einer **kinematischen Analyse** gemessen.

Bi- und unilaterale Bewegungen
Desrosiers et al. (2005) randomisierten 41 Patienten in der subakuten Phase nach einem Schlaganfall. Zwanzig Patienten wurden zusätzlich zu **konventioneller Physiotherapie** in bi- und unilateralen Bewegungen trainiert. Die Kontrollgruppe erhielt zusätzliche Standardtherapie.
Nach 15–20 zusätzlichen Sitzungen konnte **kein Unterschied** zwischen den Gruppen festgestellt werden.

7.7.5 Zusammenfassung

In Bezug auf die Wirksamkeit hat bilaterales Training die anfänglichen Erwartungen enttäuscht und sich nicht als überlegene Therapiemethode für alle Patienten herausgestellt. Auch wenn einige kleine randomisierte Studien eine höhere Wirksamkeit im Vergleich zu Kontrollgruppen zeigen, so ist die **Mehrzahl der Studien** und **Metaanalysen negativ**. Entscheidend ist immer die Wahl der Kontrolltherapie. Wenn diese, wie in den meisten Rehabilitationszentren, standardisierte aktive Bewegungen umfasst, so ist sie oft gleich effektiv wie bilaterales Training.

Man muss allerdings die Effekte, vor allem die neurophysiologischen Auswirkungen bilateralen Trainings genauer betrachten. Bei einigen Patienten zeigt bilaterale Therapie eine überlegene Wirksamkeit (Luft et al. 2004). Wir wissen noch nicht, über welche genauen Mechanismen bilaterales Training funktioniert. Es ist anzunehmen, dass diese Trainingsform **für bestimmte Patienten** mit bestimmten Läsionsmustern, Defizitprofilen und Rehabilitationszielen **optimal** ist. Bilaterales Training sollte deshalb im Gesamtprogramm der Rehabilitation berücksichtigt werden. Es könnte sich auch herausstellen, dass sich die positiven Wirkungen des bilateralen Trainings erst über eine **Kombination mit anderen Verfahren**, z. B. der funktionellen Elektrostimulation (▶ Kap. 7.12.2; Cauraugh u. Kim 2002) oder dem Roboter-assistierten Training (▶ Kap. 7.10; Hesse et al. 2005) auslösen lassen.

Deshalb ist weitere Forschung sowohl an den klinischen Effekten wie an den grundlegenden Mechanismen notwendig. Nur diese Forschung kann zeigen, ob spezielles bilaterales Training ein Instrument im Repertoire der motorischen Rehabilitation werden kann.

Literatur

Cauraugh JH, Kim S (2002) Two coupled motor recovery protocols are better than one: electromyogram-triggered neuromuscular stimulation and bilateral movements. Stroke 33: 1589-1594

Coupar F, Pollock A, van Wijck F, Morris J, Langhorne P (2010) Simultaneous bilateral training for improving arm function after stroke. Cochrane Database Syst Rev 4, CD006432

Desrosiers J, Bourbonnais D, Corriveau H, Gosselin S, Bravo G (2005) Effectiveness of unilateral and symmetrical bilateral task training for arm during the subacute phase after stroke: a randomized controlled trial. Clin Rehabil 19: 581-593

Dietz V (2002) Do human bipeds use quadrupedal coordination? Trends Neurosci 25: 462-467

Donchin O, Gribova A, Steinberg O, Bergman H, Vaadia E (1998) Primary motor cortex is involved in bimanual coordination. Nature 395: 274-278

Hesse S, Werner C, Pohl M, Rueckriem S, Mehrholz J, Lingnau ML (2005) Computerized arm training improves the motor control of the severely affected arm after stroke: a single-blinded randomized trial in two centers. Stroke 36: 1960-1966

Kazennikov O, Hyland B, Corboz M, Babalian A, Rouiller EM, Wiesendanger M (1999) Neural activity of supplementary and primary motor areas in monkeys and its relation to bimanual and unimanual movement sequences. Neuroscience 89: 661-674

Lewis GN, Byblow WD (2004) Neurophysiological and behavioural adaptations to a bilateral training intervention in individuals following stroke. Clin Rehabil 18: 48-59

Luft AR, McCombe-Waller S, Whitall J, Forrester LW, Macko R, Sorkin JD, Schulz JB, Goldberg AP, Hanley DF (2004) Repetitive bilateral arm training and motor cortex activation in chronic stroke: a randomized controlled trial. Jama 292: 1853-1861

Lum PS, Burgar CG, Shor PC, Majmundar M, van der Loos M (2002) Robot-assisted movement training compared with conventional therapy techniques for the rehabilitation of upper-limb motor function after stroke. Arch Phys Med Rehabil 83: 952-959

McCombe Waller S, Forrester L, Villagra F, Whitall J (2008a). Intracortical inhibition and facilitation with unilateral dominant, unilateral nondominant and bilateral movement tasks in left- and right-handed adults. J Neurol Sci 269: 96-104

McCombe Waller S, Liu W, Whitall J (2008b) Temporal and spatial control following bilateral versus unilateral training. Hum Mov Sci 27: 749-758

McCombe Waller S, Whitall J (2005) Hand dominance and side of stroke affect rehabilitation in chronic stroke. Clin Rehabil 19: 544-551

McCombe Waller S, Whitall J (2008) Bilateral arm training: why and who benefits? NeuroRehabilitation 23: 29-41

Mudie MH, Matyas TA (2000) Can simultaneous bilateral movement involve the undamaged hemisphere in reconstruction of neural networks damaged by stroke? Disabil Rehabil 22: 23-37

Platz T, Bock S, Prass K (2001) Reduced skilfulness of arm motor behaviour among motor stroke patients with good clinical recovery: does it indicate reduced automaticity? Can it be improved by unilateral or bilateral training? A kinematic motion analysis study. Neuropsychologia 39: 687-698

Rand MK, Hikosaka O, Miyachi S, Lu X, Nakamura K, Kitaguchi K, Shimo Y (2000) Characteristics of sequential movements during early learning period in monkeys. Exp Brain Res 131: 293-304

Serrien DJ, Strens LH, Cassidy MJ, Thompson AJ, Brown P (2004) Functional significance of the ipsilateral hemisphere during movement of the affected hand after stroke. Exp Neurol 190: 425-432

Smith AL, Staines WR (2006) Cortical adaptations and motor performance improvements associated with short-term bimanual training. Brain Res 1071: 165-174

Stinear JW, Byblow WD (2004) Rhythmic bilateral movement training modulates corticomotor excitability and enhances upper limb motricity poststroke: a pilot study. J Clin Neurophysiol 21: 124-131

Summers JJ, Kagerer FA, Garry MI, Hiraga CY, Loftus A„ Cauraugh JH (2007) Bilateral and unilateral movement training on upper limb function in chronic stroke patients: A TMS study. J Neurol Sci 252: 76-82

Ward NS, Brown MM, Thompson AJ, Frackowiak RS (2003a). Neural correlates of motor recovery after stroke: a longitudinal fMRI study. Brain 126: 2476-2496

Ward NS, Brown MM, Thompson AJ, Frackowiak RS (2003b) Neural correlates of outcome after stroke: a cross-sectional fMRI study. Brain 126: 1430-1448

Ward NS, Newton JM, Swayne OB, Lee L, Thompson AJ, Greenwood RJ, Rothwell JC, Frackowiak RS (2006) Motor system activation after subcortical stroke depends on corticospinal system integrity. Brain 129: 809-819

Whitall J, McCombe WS, Silver KH, Macko RF (2000) Repetitive bilateral arm training with rhythmic auditory cueing improves motor function in chronic hemiparetic stroke. Stroke 31: 2390-2395

7.8 Spiegeltherapie

C. Dohle

Das **Prinzip der Spiegeltherapie** besteht darin, dass ein Spiegel so in der Körpermitte des Patienten platziert wird, dass das Spiegelbild der nicht betroffenen Extremität so erscheint, als wäre es die betroffene Extremität. Spiegeltherapie wurde zunächst zur Verbesserung von Phantomschmerz, später auch zur Verbesserung von Lähmungen nach Schlaganfall angewendet. Die Spiegeltherapie ist im therapeutischen Alltag unkompliziert einsetzbar. Zwischenzeitlich liegt ein neurophysiologisch fundiertes Erklärungsmodell für die Spiegeltherapie vor.

▪ Einleitung

Bei der Spiegeltherapie wird ein Spiegel so in der Körpermitte des Patienten platziert, dass das Spiegelbild der nicht betroffenen Extremität so erscheint, als wäre es die betroffene Extremität (◘ Abb. 7.28). Die Idee, mit einem Spiegel zu arbeiten, stammt von dem amerikanischen Neurowissenschaftler Ramachandran, der den Spiegel zunächst zu Wahrnehmungsuntersuchungen bei Patienten nach Arm- und Handamputationen einsetzte. Im Rahmen dieser Studien stellte sich heraus, dass bei einigen der Patienten **Phantomschmerzen** durch den Einsatz des Spiegels gelindert wurden (Ramachandran et al. 1995). Schon sehr früh kam dann die Idee auf, dass diese Art der **visuellen Stimulation** nicht nur bei Phantomschmerz, sondern auch zur Verbesserung der **Defizite** (insbesondere Lähmungen) **nach Schlaganfall** genutzt werden könnte (Ramachandran 1994). Im Jahre 1999 gelangen Altschuler und Mitarbeitern (1999) aus der Arbeitsgruppe um Ramachandran der prinzipielle **Wirksamkeitsnachweis** für diese Indikation. Die Spiegeltherapie ist im therapeutischen Alltag einfach umzusetzen und intuitiv verständlich. Es sind vermutlich diese Gründe, die ihr insbesondere in den letzten Jahren einen enormen Zuwachs an Popularität, aber auch an wissenschaftlicher Aufmerksamkeit eingebracht haben. Dabei liegen mittlerweile auch profunde neurophysiologische Befunde vor, die helfen können, die Wirksamkeit zu erklären.

7.8.1 Klinische Daten

Wie bereits oben beschrieben, gelang der erste Wirksamkeitsnachweis der Spiegeltherapie zur Verbesserung einer **Hemiparese nach Schlaganfall** Altschuler und Mitarbeitern (1999). In ihrer Studie im Cross-over-Design an insgesamt 9 Schlaganfallpatienten im chronischen Stadium konnten sie Verbesserungen der Gebrauchsfähigkeit der oberen Extremität im Vergleich zu einer Kontrolltherapie feststellen, jedoch ohne statistische Testung. In den Jahren danach wurden über lange Zeit nur Einzelfallberichte und Beobachtungsstudien publiziert (Miltner et al. 1999; Sathian et al. 2000; Stevens u. Stoykov 2003, 2004). In den letzten Jahren erschienen jedoch insgesamt vier randomisierte klinische Studien, die einen Effekt des Spiegels bei Schlaganfallpatienten auf einem höheren wissenschaftlichen Niveau demonstrieren.

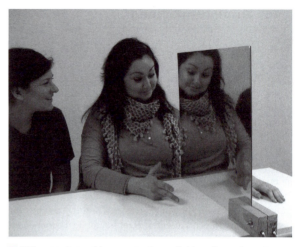

◘ **Abb. 7.28** Spiegeltherapie: Im Spiegelbild erscheint die nicht betroffene Extremität als wäre es die betroffene Extremität

Im Jahre 2007 publizierten Rothgangel et al. (2007) eine Studie an **chronischen Schlaganfallpatienten**, die ambulant oder in einer Pflegeeinrichtung entweder mit Spiegeltherapie oder einer Kontrolltherapie behandelt wurden. Beschrieben wurden Verbesserungen in der Greiffähigkeit (Action Research Arm Test) und der Patienteneinschätzung von ihnen wichtigen Alltagsaktivitäten (Patient-spezifische Problemskala). Leider waren die beiden Patientengruppen bzgl. des Ausgangsniveaus nicht balanciert, so dass die beobachteten Verbesserungen nicht unmittelbar auf die Spiegeltherapie zurückgeführt werden können (Rothgangel et al. 2007).

Im Jahre 2008 beschrieben Yavuzer et al. (2008) die Ergebnisse einer randomisierten, kontrollierten Studie an insgesamt 40 **Patienten im subakuten Stadium** (durchschnittlich 5,5 Monate nach Ereignis). Berichtet wurden dort Verbesserungen in den Brunnström-Stadien der Armerholung sowie der Alltagskompetenz im Bereich der oberen Extremität (FIM). Diese Verbesserungen waren auch in der 6 Monate später durchgeführten Verlaufskontrolle noch nachweisbar (Yavuzer et al. 2008).

Im Jahre 2009 publizierten Dohle et al. (2009) die Ergebnisse einer randomisierten klinischen Studie zum Einsatz der Spiegeltherapie an Patienten mit schwerer Armlähmung in der **Frühphase nach Schlaganfall** (max. 8 Wochen nach Ereignis). Sie beschrieben nicht nur Verbesserungen der Motorik, sondern auch der Oberflächensensibilität und in der entsprechenden Untergruppe auch des Ausprägungsgrads des Hemineglects. Im Bereich der Motorik ließ sich in diesem Kollektiv – anders als in anderen Studien – kein globaler Effekt auf die gesamte Armmotorik establieren, sondern es fand sich eine signifikante Besserung in der Untergruppe der Patienten mit distal vollständiger Plegie zu Studieneinschluss.

Da die Spiegeltherapie neben den beschriebenen Effekten auf Symptome nach Schlaganfall auch positive Effekte bei Schmerzsyndromen wie dem **Phantomschmerz** oder auch dem **komplex regionalen Schmerzsyndrom** (▶ Kap. 4.11) zeigte (Moseley 2004), lag es nahe, dass auch eine Wirksamkeit bei CRPS nach Schlaganfall bestünde (Conrad u. Herrmann 2008). Der Nachweis einer Effektivität für diese Indikation gelang Cacchio et al. (2009). In ihrer Untersuchung fanden sich Effekte nicht nur auf die Schmerzausprägung, sondern auch auf den Grad der Armlähmung (gemessen mit dem Wolf Motor Function Test und dem Motor Activity Log). Auch diese Effekte waren 6 Monate später noch nachweisbar (Cacchio et al. 2009).

Zum gegenwärtigen Zeitpunkt liegen neben verschiedensten anderen Publikationen **drei hoch qualitative Studien** zum Einsatz der Spiegeltherapie zur Minderung einer Armparese nach Schlaganfall vor. Es ist jedoch zu berücksichtigen, dass die Spiegeltherapie jeweils mit einer Kontrolltherapie verglichen wurde, die in dieser Form in der Neurorehabilitation nicht zum Einsatz kommt. Der definitive Wirksamkeitsnachweis der Spiegeltherapie im Vergleich zu einer neurologischen Standardtherapie steht zum gegenwärtigen Zeitpunkt noch aus. Nach Ansicht des Autors ist bei den in ▶ Übersicht 7.6 aufgeführten Indikationen ein Therapieversuch mit der Spiegeltherapie auch unter Vernachlässigung der neurologischen Standardtherapie gerechtfertigt.

> **Übersicht 7.6**
> **Indikationen für den Einsatz der Spiegeltherapie**
> - Schwere Armlähmung, insbesondere bei distaler Plegie
> - Sensorische Defizite, insbesondere der Oberflächensensibilität
> - Armlähmung mit begleitendem schweren Neglect
> - Schmerzhafte Bewegungseinschränkungen der betroffenen Extremität, insbesondere im Rahmen eines komplex regionalen Schmerzsyndroms (CRPS)

7.8.2 Neurophysiologische Grundlagen

Obwohl die Spiegeltherapie ursprünglich rein auf der Basis von klinischen Erfahrungen bei Patienten definiert wurde, gibt es gerade in der letzten Zeit eine Fülle an **neurowissenschaftlichen Grundlagenbefunden**, die helfen können, ihre Wirksamkeit zu verstehen. Aus der funktionellen Bildgebung ist bekannt, dass eine Spiegelung der visuellen Rückkoppelung bei der Ausführung von Bewegung zu einer Aktivierung der jeweils anderen Hemisphäre führt (Dohle et al. 2004, 2011; Matthys et al. 2009). Die präzise Definition der relevanten anatomischen bzw. funktionellen Struktur, die den Spiegeleffekt vermittelt, steht dabei noch aus. Nach Ansicht des Autors ist es der **Präcuneus jeder Hemisphäre**, der entscheidend für die Umsetzung einer visuell wahrgenommenen Extremität in einen Bewegungsauftrag ist (Dohle et al. 2009). Bildgebende Studien mit elektromagnetisch orientierten Verfahren wie der Magnetenzephalographie (Tominaga et al. 2009) oder mit bewegungsassoziierten Potenzialen (Touzalin-Chretien u. Dufour 2008) belegen den **Einfluss auf den primär-motorischen Kortex**. Dies korreliert mit Befunden unter Benutzung der transkraniellen Magnetstimulation, die übereinstimmend eine **Veränderung der kortiko-muskulären Erregbarkeit** (gemessen mit motorisch evozierten Potenzialen) durch die Bewegungsspiegelung zeigen (Garry et al. 2005; Fukumura et al. 2007; Funase et al. 2007).

Die Durchführung **bimanueller Bewegungen** unter gespiegelter visueller Rückkoppelung stellt eine zusätzliche Anforderung dar, da in diesem Fall divergierende propriorezeptive und visuelle Informationen verarbeitet werden müssen (Fink et al. 1999). Entsprechen sich diese beiden Information über die wahrgenommene Stellung der Extremität im Raum nicht, kann es zu unangenehmen Wahrnehmungen bis hin zum Schmerz kommen (McCabe et al. 2005).

7.8.3 Praktische Umsetzung

Bei genauem Studium der Literatur zeigt sich, dass unter dem Oberbegriff »Spiegeltherapie« durchaus verschiedene **Therapievarianten** zusammengefasst werden, die sich in nicht unwesentlichen Aspekten der Therapiedurchführung unterscheiden.

> Für **alle Therapievarianten** gilt, dass eine möglichst große Aufmerksamkeit auf das Spiegelbild der nicht betroffenen Extremität gerichtet werden sollte. Die Spiegeltherapie sollte daher möglichst in einem **reizarmen Raum** ohne visuelle Distraktoren (offene Fenster, Regale etc.) stattfinden (▶ Übersicht 7.7). Hieraus ergibt sich, dass nur Patienten, die in der Lage sind, sich über mindestens ca. **10 Minuten** auf die Spiegelillusion zu konzentrieren, für die Therapie geeignet sind.

■ Therapievarianten

Ein Therapieaspekt ist der **Versuchsaufbau**. In den initialen Studien an amputierten Patienten kam häufig die sog. **Mirror Box** zum Einsatz, ein kastenförmiger Aufbau, in dem die betroffene Extremität bzw. der Extremitätenstumpf positioniert wurde. An der Außenseite befand sich der Spiegel. Auf diese Weise konnten lediglich Hand- und Fingerbewegungen durchgeführt werden, ohne das Blickfeld des Spiegels zu verlassen. Die Wahrnehmung war immer die einer bimanuell perfekt synchronisierten Bewegung beider Hände. In Studien an Schlaganfallpatienten wurde hingegen häufig versucht, auch die proximale Armmotorik miteinzubinden. Daher kamen konventionelle **großflächige Spiegel** zum Einsatz, die in der Körpermitte der Patienten positioniert wurden. Dadurch sind auch proximale Armbewegungen möglich. Je nach Instruktion des Patienten ist die Wahrnehmung die einer strikt unilateralen oder perfekt synchronisierten bilateralen Bewegung.

Darüber hinaus differieren die Studien in **Bewegungsaufträgen**. Die wesentlichen Charakteristika sind in ▶ Übersicht 7.6 dargestellt.

> - Der Bewegungsauftrag für die **nicht betroffene Extremität** definiert das visuelle Perzept bei der Durchführung der Spiegeltherapie,
> - der Bewegungsauftrag für die **betroffene Extremität** das kinästhetische Perzept.

Die verschiedenen Therapievarianten haben unterschiedliche Vor- und Nachteile, die sich anhand neurophysiologischer Grundlagenbefunde definieren lassen (Nakaten et al. 2009). Im Rahmen der klinischen Studie des Autors wurde das sog. **Bonner Therapieprotokoll** entwickelt, bei dem bestimmte Arm- und Handpositionen mit Zahlen bzw. mit Bezeichnungen gekennzeichnet wurden. Im Rahmen dieses Therapieprotokolls wurde die betroffene Extremität nur im Rahmen der Möglichkeiten des Patienten mitbewegt. Für den klinischen Einsatz scheint jedoch auch eine vollständig bewegungsfreie Lagerung der betroffenen Extremität sinnvoll.

Übersicht 7.7
Voraussetzungen zur Durchführung der Spiegeltherapie
Räumliche Voraussetzungen
- Reizarmer Raum
- Einzeltherapie
- Höhenverstellbarer Tisch

Anforderungen an den Patienten
- Ausreichende Kommunikationsfähigkeit zum Verständnis der Bewegungsaufträge
- Ausreichende Konzentrationsfähigkeit zur Teilnahme an einer mindestens 15-minütigen Therapiesitzung
- Sichere Sitzmobilisation
- Möglichkeit der schmerzfreien Lagerung der betroffenen Extremität
- Ausschluss von Bewegungseinschränkungen der nicht betroffenen Extremität

---

Praktische Umsetzung: Therapievarianten der Spiegeltherapie
Aufgaben für die nicht betroffene Extremität (visuelles Perzept)
- Reproduktion von Körperposition
- Objektgebrauch im Spiegel, z. B. Durchführung von Greifbewegungen

Aufgaben für die nicht betroffene Extremität (kinästhetisches Perzept)
- Vollständige Immobilisierung
- Passive Mitbewegung durch den Therapeuten
- Mitbewegung »so gut es geht«

Instruktion
- Ausführung der Bewegung im Spiegel
- Gezielte Vorstellung, bei dem Spiegelbild handele es sich um die jeweils betroffene Extremität

7.8.4 Zusammenfassung

Die Spiegeltherapie ist auch im therapeutischen Alltag ein sehr einfach umzusetzendes Therapieverfahren, für dessen Wirksamkeit insbesondere in den letzten Jahren zahlreiche grundlagenwissenschaftliche klinische Befunde veröffentlicht worden sind. Sie ist jedoch kein »Allheilmittel«, sondern der Einsatz muss **indikationsspezifisch** erfolgen, insbesondere wenn zugunsten der Spiegeltherapie andere Therapieeinheiten entfallen. Die vorliegenden Befunde liefern mittlerweile gute Anhaltspunkte für einen rationalen Einsatz der Spiegeltherapie in der neurorehabilitativen Praxis.

Literatur

Altschuler EL, Wisdom SB, Stone L, Foster C, Galasko D, Llewellyn DM, Ramachandran VS (1999) Rehabilitation of hemiparesis after stroke with a mirror. Lancet 353: 2035-2036
Cacchio A, De Blasis E, De Blasis V, Santilli V, Spacca G (2009) Mirror therapy in complex regional pain syndrome type 1 of the upper limb in stroke patients. Neurorehabil Neural Repair. 23: 792-799
Conrad A, Herrmann C (2008) Leitlinie Schmerzhafte Schulter nach Schlaganfall. Neurol Rehabil 15: 107-138
Dohle C, Kleiser R, Seitz RJ, Freund HJ (2004) Body scheme gates visual processing. J Neurophysiol 91: 2376-2379
Dohle C, Puellen J, Nakaten A, Kuest J, Rietz C, Karbe H (2009) Mirror therapy promotes recovery from severe hemiparesis: A randomized, controlled trial. Neurorehabil Neural Repair 23: 209-217
Dohle C, Stephan KM, Valvoda JT, Hosseiny O, Tellmann L, Kuhlen T, Seitz RJ, Freund HJ (2011) Representation of virtual arm movements in precuneus. Exp Brain Res 208(4):543-55
Fink GR, Marshall JC, Halligan PW, Frith CD, Driver J, Frackowiak RS, Dolan RJ (1999) The neural consequences of conflict between intention and the senses. Brain 122: 497-512
Fukumura K, Sugawara K, Tanabe S, Ushiba J, Tomita Y (2007) Influence of mirror therapy on human motor cortex. Int J Neurosci 1117: 1039-1048
Funase K, Tabira T, Higashi T, Liang N, Kasai T (2007) Increased corticospinal excitability during direct observation of self-movement and indirect observation with a mirror box. Neurosci Lett 419: 108-112
Garry M, Loftus A, Summers J (2005) Mirror, mirror on the wall: viewing a mirror reflection of unilateral hand movements facilitates ipsilateral M1 excitability. Exp Brain Res 163: 118-122
Matthys K, Smits M, van der Geest JN, van der Lugt A, Seurinck R, Stam HJ, Selles RW (2009) Mirror-induced visual illusion of hand movements: a functional magnetic resonance imaging study. Arch Phys Med Rehabil. 90: 675-681
McCabe C, Haigh R, Halligan P, Blake D (2005) Simulating sensory-motor incongruence in healthy volunteers: implications for a cortical model of pain. Rheumatology (Oxford) 44: 509-516
Miltner R, Simon U, Netz J, Hömberg V (1999) Bewegungsvorstellung in der Therapie von Patienten mit Hirninfarkt. Neurol Rehabil 5: 66-72
Moseley GL (2004) Graded motor imagery is effective for long-standing complex regional pain syndrome: a randomised controlled trial. Pain 108: 192-198
Nakaten A, Govers J, Dohle C (2009) Spiegeltherapie in der Neurorehabilitation. Schulz-Kirchner, Idstein
Ramachandran VS (1994) Phantom limbs, neglect syndromes, repressed memories, and Freudian psychology. Int Rev Neurobiol 37: 291-333

Ramachandran VS, Rogers-Ramachandran D, Cobb S (1995) Touching the phantom limb. Nature 377: 489-490

Rothgangel A, Morton A, van der Hout J, Beurskens A (2007) Spiegeltherapie in der Neurologischen Rehabilitation: Effektivität in Bezug auf die Arm- und Handfunktion bei chronischen Schlaganfallpatienten. Neurol Rehabil 13: 271-276

Sathian K, Greenspan AI, Wolf SL (2000) Doing it with mirrors: a case study of a novel approach to neurorehabilitation. Neurorehabil Neural Repair 14: 73-76

Stevens JA, Stoykov ME (2003) Using motor imagery in the rehabilitation of hemiparesis. Arch Phys Med Rehabil 84: 1090-1092

Stevens JA, Stoykov MEP (2004) Simulation of bilateral movement training through mirror reflection: A case report demonstrating an occupational therapy technique for hemiparesis. Top Stroke Rehabil 11: 59-66

Tominaga W, Matsubayashi J, Deguchi Y, Minami C, Kinai T, Nakamura M, Nagamine T, Matsuhashi M, Mima T, Fukuyama H, Mitani A (2009) A mirror reflection of a hand modulates stimulus-induced 20-Hz activity. Neuroimage 46: 500-504

Touzalin-Chretien P, Dufour A (2008) Motor cortex activation induced by a mirror: evidence from lateralized readiness potentials. J Neurophysiol 100: 19-23

Yavuzer G, Selles R, Sezer G, Sütbeyaz S, Bussmann JB, Köseoglu F, Atay MB, Stam HJ (2008) Mirror therapy improves hand function in subacute stroke: A randomized controlled trial. Arch Phys Med Rehab 89: 393-398

7.9 Bewegungsvorstellung und Bewegungsbeobachtung bei der Therapie von zerebral gestörten Handfunktionen

D. Ertelt, F. Binkofski

Handfunktionsstörungen sind ein häufiges Symptom zentraler neurologischer Erkrankungen oder zerebraler Verletzungen. Insbesondere gilt der **Schlaganfall** als diejenige neurologische Erkrankung mit der höchsten Inzidenzrate (Sudlow u. Warlow 1997; Kolominsky-Rabas 2006) als **größter Verursacher motorischer Symptome** (Parker et al. 1986; Olsen 1990; Binkofski et al. 1996; Hesse et al. 2002), die sich überwiegend in der gestörten willkürmotorischen Kontrolle von Hand- und Fingerbewegungen niederschlägt (Kwakkel et al. 2003). Durch die große neurologische Architektur, die für ein funktionsgerechtes Führen der Hand – insbesondere bei der Interaktion mit der Umwelt und den darin befindlichen Objekten – notwendig ist, ist es kaum verwunderlich, dass selbst bei relativ kleinen, strategisch ungünstig platzierten Ausfällen zentralnervösen Gewebes schon entsprechende Symptome manifest werden.

Durch ihre überproportional große Repräsentation in den motorischen Rindenfeldern zählen die **oberen Extremitäten** in 75% der Schlaganfälle zu den betroffenen Gliedmaßen (Hermsdörfer et al. 1994), was sich in vielfältigen Störungsmustern der Motorik und Sensorik zeigt: Es handelt sich insbesondere bei der **Störung der Handfunktionen** um eine sehr heterogene Gruppe von Beeinträchtigungen in der Sensibilität und Beweglichkeit der Finger und ihrer Koordination sowie um funktionelle Beeinträchtigungen des Greifens, Haltens, Manipulierens und Tastens mit den Händen nach Objekten (vgl. Berthold 2001).

Durch die **Tendenz der Chronifizierung** leiden viele Patienten auch oft noch Jahre nach dem Insult unter eingeschränkten Handfunktionen und Langzeitbehinderungen (Rothwell 2004; Lyrer 2004; Hesse et al. 2002), mit einer erschwerten Fähigkeit, den eigenen Alltag zu bestreiten. Aus diesem Grund sind Bemühungen um Verbesserung der Handfunktionen in der Rehabilitation neurologischer Schäden von besonderer Wichtigkeit (Beer 2000; Hesse et al. 2005; Rossetti et al. 2005).

7.9.1 Neurophysiologische Grundlagen neurologischer Rehabilitation

Grundsätzlich beruhen neurologische Rehabilitationsmaßnahmen auf dem Prinzip der funktionellen Restitution des untergegangenen neurologischen Gewebes, um eine möglichst effiziente Wiederherstellung willkürmotorischer Handlungen herzustellen. Dabei sollen neuronale **Plastizitätsvorgänge** ausgelöst und moduliert werden (Aichner et al. 2002). Die genauen Mechanismen der postläsionellen Plastizität beim Menschen sind bisher nicht endgültig verstanden worden.

> **Unter der Lupe**
> **Neurowissenschaftliche Erkenntnisse zu den Mechanismen der postläsionellen Plastizität**
> Ergebnisse von frühen Bildgebungs- und transkraniellen Magnetstimulationsstudien zeigen, dass in vielen Fällen in der geschädigten Hemisphäre eine signifikante **Vergrößerung der nicht läsionierten motorischen Areale** (Weiller et al. 1992; Liepert et al. 2000) erkennbar ist, neben einer Aktivitätserhöhung in den prämotorischen und sekundären somatosensorischen Kortexarealen und im motorischen Zerebellum (Seitz et al. 1998; Johansen-Berg et al. 2002). Neuere Studien zeigen darüber hinaus, dass gute funktionelle Erholung mit **Verkleinerung von Aktivierungsarealen** und **Fokussierung der Aktivierung auf physiologisch relevante Areale** einhergeht (Ward et al. 2003). Ferner konnte eine **Verschiebung der Repräsentation von Effektormuskeln** in den jeweiligen motorischen Arealen im Vergleich zum gesunden Normalprobanden nachgewiesen werden (Liepert et al. 2000), was ebenfalls deutlich auf die Auslösung von Plastizitätsvorgängen als Reaktion auf therapeutische Maßnahmen hinweist. Darüber hinaus wird durch therapeutische Maßnahmen eine Übernahme funktioneller Eigenschaften der geschädigten Hemisphäre durch gesunde, kontraläsionelle Zentren angestrebt. Eine Mitarbeit der nicht betroffenen Hemisphäre bei der Auslösung von willkürmotorischen Handlungen an der paretischen Körperseite konnte bereits demonstriert werden (Nudo u. Friel 1999).

- **Anstoßen von Plastizitätsprozessen**

Das Anstoßen von Plastizitätsprozessen als Basis für das Wiedererlangen von verlorenen Funktionen ist das Ziel verschiedener neurologischer Rehabilitationsverfahren. Unter ihnen sind auch heute noch vor allem **Verfahren der motorischen**

Beübung vorrangig. Bei diesen **Maßnahmen** stehen im Vordergrund:
- vom Patienten selbst ausgelöste, willkürmotorische Aktionen der betroffenen Extremität oder
- von einem Therapeuten oder durch Hilfsmittel unterstützte bzw. gänzlich durchgeführte passive Bewegungen.

Neben diesen Interventionen existieren noch weitere Verfahren, die ihren Schwerpunkt nicht auf motorische Übungen legen wie beispielsweise Pharmakotherapien, elektrische Stimulation und neurochirurgische Interventionen – allerdings sollen diese Therapien in der vorliegenden Betrachtung nicht berücksichtigt werden.

Nach Jahren der Stagnation kam in den letzten Jahren einige Bewegung in das Feld der Neurorehabilitation. Angestoßen durch neue neurowissenschaftliche Erkenntnisse werden derzeit **neue Verfahren** entwickelt und untersucht, die neben den weit verbreiteten traditionell angewandten, konventionellen Standard-Therapiemaßnahmen nach neuen Therapieformen suchen. Hier finden sich mit den sog. **mentalen Techniken**, die die Vorstellungsfähigkeit und/oder Beobachtungsgabe des Patienten nutzen, um Plastizitätsprozesse anzustoßen und/oder die Wirkung motorischer Beübung zu verstärken.

Insgesamt gibt es drei Arten rehabilitativer Ansätze (▶ Übersicht 7.8).

> **Übersicht 7.8**
> **Drei Arten rehabilitativer Ansätze**
> - Konventionelle motorische Beübung der betroffenen Effektoren
> - Bewegungsvorstellung
> - Bewegungsbeobachtung physiologisch gesunder Bewegungsabläufe

7.9.2 Konventionelle Rehabilitationsmaßnahmen

■ **Physiotherapie**

Die physikalische Beübung der Hand ist die älteste und bislang erfolgreichste Form der Neurorehabilitation motorischer Symptome. Ausgehend von unterschiedlichen theoretischen Hintergründen haben sich vor allem **zwei physiotherapeutische Schulen** etabliert, die heute in beinahe sämtlichen Rehabilitationseinrichtungen Verwendung finden,
- Therapie nach Bobath (▶ Kap. 7.1.1) und
- Therapie nach Vojta,

und die ihre Bezeichnungen nach den jeweiligen Schulenbegründern erhalten haben. Beide Schulen umfassen verschiedene manuelle Aufgaben, die mit der Unterstützung eines entsprechend geschulten Physio- und/oder Ergotherapeuten durchgeführt werden und insbesondere wiederkehrende motorische Übungen von Bewegungen und Bewegungsanbahnungen enthalten. Es gibt Unterschiede in den konzeptuellen Grundlagen der Therapien, auch wenn sich an den grundsätzlichen Abläufen mitunter eher wenige Differenzen erkennen lassen. **Gemein ist den Therapien**, dass ihrer Theorie gemäß zunächst eine neurophysiologische Umstrukturierung erzielt werden muss, bevor in der Folge dann eine funktionelle Verbesserung der Motorik möglich wird.

 Rossetti et al. (2005) fassen diese Techniken als **Top down-Ansätze** zusammen.

Diese Verfahren werden in anderen Beiträgen zu diesem Buch detailliert beschrieben (▶ Kap. 7.1).

■ **Ergotherapie**

Neben den beiden erwähnten Physiotherapieverfahren findet sich mit der Ergotherapie (auch: Beschäftigungstherapie) ein weiteres Verfahren, das in der Neurorehabilitation traditionell Verwendung findet und eine große Verbreitung gefunden hat. Die **Zielsetzung** der Vielzahl unterschiedlicher Verfahren liegt darin, dass über Handlungsübungen und -anleitungen die Alltagsfähigkeit der Patienten verbessert bzw. wiederhergestellt werden soll und/oder der Patient durch Übungen an Hilfsmitteln für andere Therapieverfahren vorbereitet wird.

> **Unter der Lupe**
> **Studien: Wirksamkeit der konventionellen Therapieverfahren**
> Bobath- und Vojta-Therapie sowie Ergotherapie sind weit verbreitet und können zu einer symptomatischen Besserung der motorischen Ausfälle führen, allerdings fehlen zum gegenwärtigen Zeitpunkt noch kontrollierte Studien (Kelley u. Borazanci 2009), und Vergleichsuntersuchungen konnten **keine Effektivitätsunterschiede** zwischen den Maßnahmen nachweisen (Hesse et al. 2002; Dickstein et al. 1986; Logigian et al. 1983; Stern et al. 1970; Basmajian et al. 1987; Wagenaar et al. 1990; Sunderland et al. 1994; Ernst 1990). Insgesamt kann geschlossen werden, dass ein **wissenschaftlicher Nachweis** der Wirksamkeit dieser traditionellen Verfahren **noch nicht vorliegt** (Woldag u. Hummelsheim 2002; ▶ Kap. 5). Durch die engmaschige Behandlung des Patienten, die häufige Überprüfung bisheriger Erfolge der therapeutischen Intervention und den Einsatz mitunter vieler verschiedener Therapeuten und Betreuer zur Durchführung des jeweiligen Konzepts sind die Therapien allerdings auch vergleichsweise aufwändig und kostenintensiv. Darüber hinaus besteht die Gefahr, dass die Patienten im Verlauf der Therapie Kompensationstechniken erlernen, die dann eine Entfaltung tatsächlich vorhandener Rehabilitationspotenziale in der Folgezeit verhindern. Damit gelingt dem Patienten zwar eine verbesserte Alltagsbewältigung, aber durch die Vernachlässigung der täglichen Einbindung der betroffenen Gliedmaßen können diese einen weiteren Nachteil durch die fehlende neuronale Anregung erfahren.
>
> ▼

> **Studie: Erfolgsbilanz der traditionellen Therapien**
> Kwakkel et al. (2003) zeigten, dass trotz des weit verbreiteten Einsatzes der konventionellen Therapien nur 38% der Patienten einen teilweisen Rückgewinn der motorischen Kontrolle ihrer Finger erzielen können, und dass nur 12% der Patienten 6 Monate nach dem pathologischen Ereignis eine fast vollständige Rückgewinnung ihrer Hand- und Armmotorik erzielen können.
> **Fazit:** Es bleibt festzustellen, dass die konventionellen Therapien zwar Rehabilitationswirkungen erzielen können, dass jedoch eine tatsächliche wissenschaftliche Untermauerung noch aussteht und die tatsächliche Wirksamkeit nachgewiesen werden müsste.

7.9.3 Neue Rehabilitationsmaßnahmen

Neben den traditionell eingesetzten konventionellen Therapien kommen aktuell immer mehr die oft noch experimentell eingesetzten **jüngeren Verfahren** zum Einsatz. Dabei ersetzen sie zwar keinesfalls die bisherigen Therapiemaßnahmen, versuchen aber als Ergänzung zu diesen zu wirken.

> Gemeinsam ist den modernen Verfahren eine **Einwirkung auf kortikale Plastizitätsprozesse** durch die wiederholte und planvolle Effektorstimulation und -inhibition. Daher werden diese Verfahren als **Bottom up-Techniken** bezeichnet (Rossetti et al. 2005).

Die modernen Verfahren haben ihre Grundlage in neuropsychologischen und lerntheoretischen Erkenntnissen, die durch die moderne Pathophysiologie eine Ergänzung finden. Durch die ihnen gemeinsame **wiederholte Effektorbeanspruchung** bei der aktiven Bewegungsdurchführung mit den beeinträchtigten Gliedmaßen soll über die (Neu-)Beanspruchung der entsprechenden neuronalen Projektionen ein **Plastizitätsvorgang** angestoßen werden, der schließlich in einer kortikalen Reorganisation mündet (▶ Kap. 5, 7.3 und 7.4).

> **Unter der Lupe**
> **Studien: Wirksamkeit der neuen Therapieverfahren**
> Trotz der erst geringen Verbreitung und Neuheit dieser Verfahren ist die Effektivität der repetitiven Beübung empirisch gut belegt (z. B. Sheperd 2001; Aichner 2002; Jang et al. 2003; Byl et al. 2003; Dombovy 2004), und verschiedene Studien bewiesen bereits die **Überlegenheit** dieser Techniken gegenüber den konventionellen Top down-Maßnahmen (Beer 2000; Hesse et al. 2002). So zeigten sich **geringere Lernzeiten** von neuen Hand-/Armbewegungen (Beer 2000) und **kürzere Rehabilitationszeiten** (Kwakkel et al. 1999).

- **Therapien mit Fokus auf aktiver repetitiver Bewegung**

Unter den Maßnahmen finden sich überwiegend Therapien, die das **wiederholte Bewegen** der betroffenen Gliedmaßen aktiv fördern. Bevor die mentalen Ansätze besprochen werden, sollen die wichtigsten **Verfahren repetitiven Trainings** überblickartig zusammengefasst werden.

▪▪ Constraint-induced Movement Therapy

Die Constraint-induced Movement Therapy (CIMT, auch Constraint-induced Therapy; Forced-use Therapy; Bewegungsinduktionstherapie nach Taub oder Taub`sches Training genannt; Taub et al. 1993; Duncan 1997; Elbert et al. 2003) versucht durch Unterbinden des kompensatorischen Gebrauchs des gesunden Arms/der gesunden Hand einen **erlernten Nichtgebrauch** (Taub 1980) des paretischen, aber eingeschränkt funktionsfähigen Effektors aufzulösen (▶ Kap. 7.5).

> **Unter der Lupe**
> **Studien: Wirksamkeit der Constraint-induced Movement Therapy**
> Die Wirksamkeit der Therapie konnte in mehreren Studien sogar für Patienten im **chronischen Stadium nach Schlaganfall** nachgewiesen werden (Taub et al. 1993, 1999; Kunkel et al. 1999; Miltner et al. 1999; Wolf et al. 1989). Bildgebungsuntersuchungen lassen zudem den Schluss zu, dass durch das Training kortikale Reorganisationsvorgänge angestoßen werden (Kopp et al. 1999; Liepert et al. 1998, 2000).

▪▪ Motor Relearning Programme

Das Motor Relearning Programme (Langhammer u. Stanghelle 2003) besteht aus einem funktionellen Training für **motorische Hauptaufgaben im Alltag**. Hierbei werden die motorischen Funktionen vom Therapeuten in bestimmten Aufgaben analysiert und Schwierigkeiten durch ständige Wiederholungen intensiv beübt (▶ Kap. 7.3).

> **Unter der Lupe**
> **Studien: Wirksamkeit des Motor Relearning Programme**
> Verschiedene Studien wiesen empirisch die Effektivität dieses Verfahrens nach (Langhammer u. Stanghelle 2003a,b; Langhammer et al. 2009) und zeigten auch im Vergleich zu konventioneller Physiotherapie eine **höhere Wirksamkeit** (Chan et al. 2006; Langhammer u. Stanghelle 2000).

▪▪ Robotassistierte Armrehabilitation

Die robotassistierte Armrehabilitation (Volpe et al. 2000; Hesse et al. 2005) verwendet ein gerätegestütztes Therapiesetting, das den Patienten in der Ausführung der Armmotorik zu unterstützen sucht. Ist der Patient für eine aktive Beübung willkürmotorisch noch nicht in der Lage, ist eine passive Bewegungsführung, die die vom Patienten kommende Bemühung um eine Bewegung verstärken soll, eine Möglichkeit, Plastizitätsprozesse auszulösen (▶ Kap. 7.10). Dies kann zum einen durch einen Therapeuten geschehen, aber auch durch ein **computergestütztes Robotersystem** (»robotic device«, Robot), d.h. einer programmierbaren mechanischen Bewegungshilfe. Dieses Robotersystem ist in der Lage, minimale Bewegungsimpulse des Patienten zu interpretieren und in eine repetitive Bewegungsführung umzusetzen.

> **Unter der Lupe**
> **Studien: Wirksamkeit der robotassistierten Armrehabilitation**
> Die Wirksamkeit des Trainings wurde empirisch nachgewiesen (Aisen et al. 1997; Lum et al. 2002), und die Effekte konnten auch noch **Monate nach Trainingsende** erfasst werden (Fasoli et al. 2004).

Repetitives Armtraining

Das repetitive Armtraining (auch repetitives sensomotorisches Training; Bütefisch et al. 1995) besteht aus **einfachen Hand-** und **Fingerbewegungen**, die möglichst oft **wiederholt** geübt werden (▶ Kap. 7.3). Das Training wird wie die CIMT mittels Shaping (▶ Kap. 7.4) im Verlauf der Therapie an das Leistungsvermögen des Patienten angepasst, so dass die erforderliche Kraft und Geschwindigkeit für das Durchführen der Aufgaben erhöht werden. Begonnen wird die Therapie mit der wiederholten Übung von bereits willkürlich möglichen Bewegungen (Woldag u. Hummelsheim 2003).

> **Unter der Lupe**
> **Studie: Wirksamkeit des repetitiven Armtrainings**
> Zusätzlich zu konventioneller Physiotherapie angewandt, führt das Training zu einer **schnelleren Erholung** von Hand und Arm als bei alleiniger konventioneller Physiotherapie (Feys et al. 1998).

Arm-Fähigkeits-Training

Das Arm-Fähigkeits-Training nach Platz et al. (1994, 1999, 2001) versucht eine möglichst hohe Alltagsvalidität herzustellen, indem der Patient **Alltagsübungen repetitiv beübt** (▶ Kap. 7.6). In der Therapie ist ein Set von Aufgaben zusammengestellt, bei dem Gegenstände manipuliert werden sollen. Gewicht und Größe der Objekte werden individuell an das Leistungsvermögen des Patienten angepasst.

> **Unter der Lupe**
> **Studie: Wirksamkeit des Arm-Fähigkeits-Trainings**
> Gemäß einer randomisierten Kontrollstudie von Platz (2003) ist das Verfahren empirisch wirksam und weist auch nach einem Jahr nach Therapieende noch **Langzeiteffekte** auf.

Zusammenfassung

Nach den bisherigen empirischen Ergebnissen der vorgestellten Therapien und ihrer nachgewiesenen Wirksamkeit kann geschlossen werden, welche **Grundeigenschaften** moderne motorische Rehabilitationsverfahren aufweisen sollten.

> Nach Hummelsheim (2009) beinhalten die **modernen Rehabilitationsverfahren** folgende Bausteine:
> - repetitive aktive Bewegungsausführung,
> - Shaping,
> - Training nahe der individuellen Leistungsgrenze,
> - gezieltes Training einfacher Bewegungsparameter wie Kraft oder Geschwindigkeit,
> - aufgabenspezifisches Training und
> - alltagsrelevantes Training.

7.9.4 Bewegungsvorstellung und Bewegungsbeobachtung

Neben Therapien, bei denen eine aktive Bewegungsausführung zentral ist, existieren neue Ansätze, die auch **ohne physikalische Beübung** motorische rehabilitative Wirkungen hervorrufen.

> Bei den **mentalen Trainingsmethoden** findet sich die planvolle Vorstellung sensomotorischer Fertigkeiten: Im Rahmen der Therapie stellt sich der Patient die Durchführung einer Eigenbewegung in allen Einzelheiten wiederholt gedanklich vor, ohne eine aktive Bewegung zu zeigen (Woldag u. Hummelsheim 2006).

Die **mentalen Techniken** wurden bereits lange vor ihrer Einführung angewandt, in
- der Rehabilitationspsychologie und -medizin,
- der Sportpsychologie und
- den Kognitionswissenschaften,

und die Rückwirkung von gedanklich aktivierten **internen Modellen** der Bewegungen auf das motorische System waren diesen Fachbereichen bereits bekannt. Professionelle wie auch Amateursportler erreichen damit ungeachtet ihres physischen Trainings sowohl **objektiv** (Yágüez et al. 1998; Nicholls u. Polmann 2005; Gentili et al. 2006) als auch **subjektiv** (Cumming et al. 2004) z. B.
- höhere Geschwindigkeiten,
- größere Muskelkraft oder
- verbesserte Bewegungsausführung (Cumming et al. 2004; Mulder et al. 2004; Dickstein et al. 2004).

Interne Modelle

Der **theoretische Hintergrund** dieser Verfahren findet sich kognitionspsychologisch auf der Ebene einer Erschaffung und Wiederholung der oben erwähnten internen Modelle, die Pläne von Handlungen aus einzelnen Bewegungskomponenten zusammensetzen und bereitstellen. Diese Modelle repräsentieren die bidirektionale Überführung sensorischer Zustände (und damit im weiten Sinne die sensorisch erfassten Ergebnisse von Handlungen) mit **motorischen Aktionen**, die bestimmt werden durch die Umgebungsphysik:
- Skelettmuskeleigenschaften,
- neuronale Verarbeitungseigenschaften und
- Eigenschaften des sensorischen Systems (Wolpert et al. 2002).

Interne Modelle werden durch unterschiedliche Lernarten erworben (Wolpert et al. 2003) und begründen das gesamte Verhaltensrepertoire des Individuums (Brugger et al. 2000; Buccino et al. 2004; Calvo-Merino et al. 2005; Funk et al. 2005).

> Interne Modelle werden auch als die **Inhalte des prozeduralen Gedächtnisses** begriffen, das wiederum als Grundlage der planvollen Ausführung bereits gelernter willkürmotorischer Handlungen gilt (Binkofski et al. 2005).

Vostellbar ist: Je stärker die internen Modelle durch gedankliche, d.h. mentale Wiederholung angesprochen werden, umso höher ist der Trainingserfolg – ähnlich wie bei der aktiven Bewegungsausführung, der ebenfalls eine solche Planung der Bewegungsdurchführung vorangeht. Modelle zum motorischen Lernen bekräftigen diese Vermutung (Decety et al. 1991; Jackson et al. 2001; Dickstein et al. 2004). Dabei sind mentale Techniken tatsächlich in der Lage, Plastizitätsprozesse anzustoßen, die mit denen aus physischer Beübung vergleichbar sind (Jackson et al. 2001; Pascual-Leone et al. 1995).

> **Isoliert angewandt** wirken interne Modelle auf der Verhaltensebene weniger effektiv als die aktive Bewegungsübung (Pascual-Leone et al. 1999; Jackson et al. 2001; Gentili 2006). Eine **Kombination der mentalen Verfahren mit aktiver Übung** führt jedoch zu einem höheren Übungserfolg als alleiniges aktives Training (Meacci u. Price 1985; Yue u. Cole 1992; Pascual-Leone et al. 1995; Herbert et al. 1998; Page et al. 2001); es reicht bereits ein relativ **kleiner Anteil aktiver Übung** in der Höhe von **1:10** aus (Jackson et al. 2001).

Mentale Bewegungsvorstellung

Im Rahmen der Neurorehabilitation finden die mentalen Techniken erst seit kurzer Zeit Eingang. Es können allerdings nur Patienten mit **guter Vorstellungskraft** und unbeeinträchtigter Fähigkeit zur Aufrechterhaltung der **Aufmerksamkeit** und **Konzentration** profitieren (Page et al. 2001). Der **Anwendungsvorteil** hingegen liegt besonders bei dem hohen ökonomischen Effekt des Trainings, das zu beliebiger Zeit an beliebigen Orten ohne Vor- oder Nachbereitung durchgeführt werden kann. Auch **schwer motorisch betroffene Patienten**, die zu einer aktiven Übung noch nicht in der Lage sind, können mental trainieren, d.h., diese Patienten können schon während der Akutphase und der Frührehabilitation trainiert werden, in Vorbereitung auf eine später nach Fertigkeiten erfolgende aktive Therapie (Johnson 2000; Pomeroy et al. 2005). **Nachteilig** beim mentalen Training ist die fehlende Kontrollmöglichkeit der Übungseinheiten durch einen Therapeuten, so dass Korrekturen nicht möglich sind. Ferner sind viele Patienten nicht isoliert motorisch betroffen und können ggf. aufgrund eingeschränkter kognitiver Fähigkeiten das Training nicht durchführen. Zudem ist die Fähigkeit zur Vorstellung eigener Bewegungen interindividuell unterschiedlich, auch bereits abgesehen von noch zusätzlichen neuropathologischen Vorgängen (Pomeroy et al. 2005), so dass auch aus diesem Grunde unterschiedliche und ausbleibende Therapieeffekte erwartet werden können.

Bewegungsbeobachtung

Eine **Fortentwicklung mentalen Trainings** nutzt die Bewegungsbeobachtung als Form motorischer Anregung.

- **Spiegeltherapie**

In der bereits erfolgreich evaluierten Spiegeltherapie (auch: Spiegeltraining oder Bilateral Movement Training; Altschuler et al. 1999; Miltner et al. 1999; Stevens u. Stoykov 2003, 2004; Stewart et al. 2006) wird ein Spiegel eingesetzt, der senkrecht zur mittleren Körperachse des hemiparetischen Patienten angeordnet ist. Der Patient führt mit seiner nicht betroffenen Hand motorische Übungen durch und blickt dabei in den Spiegel, der ihm die Ansicht vermittelt, es würde sich die betroffene Hand bewegen. Parallel dazu soll sich der Patient bemühen, die Bewegung auch mit der betroffenen Hand hinter dem Spiegel parallel durchzuführen, wobei er durch einen Therapeuten je nach erhaltener motorischer Restfunktion zusätzlich geführt wird.

Die **Therapiewirkung** liegt vermutlich in der Ergänzung des sensomotorischen Feedbacks des Bewegungstrainings durch die visuellen Informationen über den Spiegel (Milner u. Goodale 1995). Ferner kann spekuliert werden, dass über die **Bewegungsbeobachtung** auch das Spiegelneuronensystem (▶ Exkurs) des Patienten angeregt wird, das über seine Zugehörigkeit zum motorischen System Plastizitätsprozesse anstoßen könnte.

- **Videotherapie**

Die Videotherapie nutzt ebenfalls die **Beobachtung der zu übenden Bewegungen** als Grundlage zur Anregung ihrer motorischer Repräsentationen (Buccino et al. 2001, 2006; Binkofski et al. 2004, 2005; Ertelt et al. 2005, 2006, 2007a, 2007b, 2008, 2009), mit dem Ziel, neuroplastische Prozesse anzustoßen. Sie nutzt die Erkenntnisse über das menschliche Spiegelneuronensystem.

> **Unter der Lupe**
> **Spiegelneuronensystem**
> Dieses Netzwerk kortikaler Areale beinhaltet die sog. **Spiegelneuronen**, die Reaktionen sowohl bei der eigenen Durchführung motorischer Handlungen wie auch bei der Beobachtung desselben Verhaltens aufweisen. Sie reagieren damit **spiegelbildlich**. Nach der Entdeckung der Spiegelneuronen im prämotorischen Kortex von Schweinsaffen (di Pellegrino et al. 1992; Gallese et al. 1996; Rizzolatti et al. 1996) konnte in der Folgezeit ein ganzes System entdeckt werden, das eine Verbindung zum motorischen System hat und sich indirekt in elektrophysiologischen und Bildgebungsstudien auch beim Menschen nachweisen ließ (Fadiga et al. 1995; Freund 1999; Buccino et al. 2001).

Neben einer Vielzahl unterschiedlicher Funktionen (Gallese et al. 1996; Rizzolatti et al. 1996) wird angenommen, dass eine **funktionelle Hauptaufgabe der Spiegelneurone** darin besteht, motorische Hirnareale spezifisch durch sensorische Reize zu aktivieren (Fadiga et al. 1995; Grafton et al. 1996; Rizzolatti et al. 1996; Hari et al. 1998; Iacoboni et al. 1999; Nishitani u. Hari 2000, 2002). Insbesondere unterstützen die Spiegelneurone vermutlich das **Erlernen neuer motorischer Fertigkeiten durch Beobachtung von Modellen** (Buccino et al. 2004), wobei sich im praktischen Training zeigte, dass eine Kombination von Beobachtung mit anschließender aktiver Bewegungsübung besonders effektiv ist (Celnik et al. 2006). Im **Rahmen der Neurorehabilitation** ist es besonders interessant, dass die neuronalen Aktivierungsmuster bei der aktiven Bewegungsdurchführung denjenigen der Bewegungsvorstellung und -beobachtung entsprechen (Grèzes u. Decety 2001), so dass diese Techniken einander ergänzen können (Binkofski et al. 2004).

Fazit: Es wird angenommen, dass **über das Spiegelneuronensystem** interne Modelle der Bewegungsdurchführung (re-)aktiviert werden, und dass diese wie bei den mentalen Techniken eine Rückwirkung auf den primär-motorischen Kortex ausüben können, mit der Folge induzierter Reorganisation, mit der eine verbesserte Bewegungsausführung schließlich einhergeht (Ertelt 2008). So kann indirekt – **über den Umweg der Bewegungsbeobachtung** – ein motorischer Vorgang trainiert werden, der sich schließlich in verbesserter Handlungsdurchführung oder sogar in neu erlerntem Verhalten niederschlagen kann.

Die Videotherapie nutzt diese Erkenntnisse, indem sie den Patienten über einen Zeitraum von 20 Tagen ein **standardisiertes Set von speziellen Videofilmen** zeigt, die Bewegungen präsentieren. Diese Bewegungen finden sich im Alltag des Patienten und betreffen vor allem Objektmanipulationen wie z. B. das Ergreifen eines Wasserglases oder Zähneputzen. Die Filminhalte werden gemäß des Shapings im Laufe der Therapie immer komplexer. Nach jedem Videofilm wird der Patient aufgefordert, die gezeigten Handlungen mit der betroffenen Hand und identischen Gegenständen zu imitieren (Buccino et al. 2001, 2006; Binkofski et al. 2004, 2005; Ertelt et al. 2005, 2006, 2007a, 2007b, 2008, 2009), wobei im **ambulanten Setting** ein Therapeut den Patienten bei der Handlungsdurchführung positiv verstärkt, aber die aktive Bewegungsausführung nicht physisch unterstützt. Diese Technik erlaubt dem Patienten eine Rückmeldung über seine Fortschritte bei einer ungestörten aktiven Beübung.

Aus Sicht der praktischen Umsetzbarkeit ist es vorteilhaft, dass die **Videotherapie** im Gegensatz zum mentalen Training weniger von den kognitiven Fähigkeiten des Patienten abhängig ist und **keine Ansprüche an die Vorstellungskraft** gestellt werden. So können bereits Patienten in der Frührehabilitation oder noch im Akutstadium auch ohne eigene willkürmotorische Fertigkeiten schon die Bewegungsbeobachtungsanteile der Therapie durchlaufen, in Vorbereitung einer späteren weiterführenden Therapie.

Ein weiterer Vorteil der Therapie liegt in der **starken Betonung auf Alltagsbewegungen**, die der Patient bereits aus der Vergangenheit kennt, und die als bereits überlernt gelten können:
— Zum einen ist eine leichtere Anknüpfung an die bereits vorhandenen internen Modelle möglich,
— zum anderen kann der Patient eine gute Übertragung der Therapieinhalte in den Alltag leisten.

Ein weiterer Vorteil der Videotherapie liegt in ihrer **Ökonomie**: Ein individuelles Set von Übungsvideofilmen kann auch an den entlassenen Patienten ausgehändigt werden; das zugehörige Übungsmaterial findet sich in seinem Haushalt, und er kann eigengesteuert die Therapie bei freier Wahl von Zeitpunkt und Intensität in seinem häuslichen Umfeld durchführen (Tavassoli 2007).

7.9.5 Zusammenfassung

Hand- und Armfunktionen sind in der Mehrzahl der Fälle von neuropathologischen Vorfällen wie Schlaganfall und Hirntraumen betroffen. Auch in der Folgezeit zeigen sich für den Patienten starke Beeinträchtigungen der Alltagsfähigkeit, selbst im chronifizierten Stadium. Aus diesem Grund findet sich eine Vielzahl unterschiedlicher Therapieverfahren, die speziell für die Wiederherstellung der Willkürmotorik der oberen Extremitäten entwickelt wurden. Neben den konventionellen, älteren Verfahren, denen oft eine wissenschaftliche Basis fehlt, existieren heute auch **jüngere Verfahren**, die **größere Erfolge** erzielen können. Diese Maßnahmen lehnen sich dabei an die modernen Erkenntnisse aus Psychologie und Neurophysiologie an und sind evidenzbasiert. Unter diesen Techniken finden sich mit den mentalen Trainingstechniken und der Videotherapie Verfahren, die selbst für den schwer

> **Unter der Lupe**
> **Studie: Wirksamkeit der Bewegungsbeobachtung**
> Eine ambulante Form der Therapie wies für Patienten im **chronischen Stadium nach Schlaganfall** subjektive und objektive Verbesserungen in Handmotorik, Geschwindigkeit und Präzision der Bewegungen nach, selbst wenn die Patienten auch durch teilweise jahrelange wöchentliche Physio- und Ergotherapie keine Verbesserungen mehr erzielen konnten. Eine Kontrollgruppe mit der ausschließlich aktiven Beübung identischer Bewegungen ohne vorherige Bewegungsbeobachtung konnte keine funktionellen Verbesserungen erzielen. Bildgebungsuntersuchungen bestätigten ferner, dass die durch die Therapie trainierten Patienten eine **Mehraktivierung** motorischer, zum Spiegelneuronensystem gehöriger Hirnareale aufwiesen, und das trotz unilateraler aktiver Beübung auf beiden Hemisphären (Ertelt et al. 2007). Ertelt et al. schließen daraus, dass die gezielte Anregung des Spiegelneuronensystems auch bei neurologischen Patienten im chronifizierten Stadium eine Wirkung auf das motorische System auslösen kann.
> ▼

betroffenen und chronifizierten Patienten noch Symptomlinderung versprechen können.

Literatur

Aichner F, Adelwohrer C, Haring HP (2002) Rehabilitation approaches to stroke. J Neural Transm Suppl(63): 59-73

Aisen ML, Krebs HI, Hogan N, McDowell F, Volpe BT (1997) The effect of robot-assisted therapy and rehabilitative training on motor recovery following stroke. Arch Neurol 54: 443-446

Altschuler EL, Wisdom SB, Stone L, Foster C, Galasko D, Llewellyn DM, Ramachandran VS (1999) Rehabilitation of hemiparesis after stroke with a mirror. Lancet 353(9169): 2035-2036

Basmajian JV, Gowland CA, Finlayson MA, Hall AL, Swanson LR, Stratford PW, Trotter JE, Brandstater ME (1987) Stroke treatment: comparison of integrated behavioural-physical therapy vs traditional physical therapy programs. Arch Phys Med Rehabil 68: 267-272

Bassoe Gjelsvik BE (2007) Die Bobath-Therapie in der Erwachsenenneurologie. Thieme, Stuttgart

Bauer H, Appaji G, Mundt D (1992) VOJTA neurophysiologic therapy. Indian J Pediatr 59(1): 37-51

Beer S (2000) Rehabilitation nach Hirnschlag. Schweizerische Ärztezeitung 81; Nr. 22; 1: 188-192

Berthold I (2001) Therapie der Handfunktion bei Patienten mit chronischer Hemiplegie: Verhaltens- und kortikale Plastizität. Dissertation, Universität Konstanz

Binkofski F, Buccino G, Posse S, Seitz RJ, Rizzolatti G, Freund H (1999) A fronto-parietal circuit for object manipulation in man: evidence from an fMRI-study. Eur J Neurosci 11(9): 3276-3286

Binkofski F, Ertelt D, Dettmers C, Buccino G (2004) Das Spiegelneuronensystem und seine Rolle in der neurologischen Rehabilitation. Neurologie und Rehabilitation 3: 113-120

Binkofski F, Ertelt D, Dettmers C, Buccino G (2005) Das Spiegelneuronensystem und seine Rolle in der neurologischen Rehabilitation. In: Dettmers C, Weiller C (Hrsg) Update Neurologische Rehabilitation. Hippocampus, Bad Honnef. S 221-235

Binkofski F, Seitz RJ, Arnold S, Classen J, Benecke R, Freund HJ (1996) Thalamic metabolism and corticospinal tract integrity determine motor recovery in stroke. Ann Neurol 39(4): 460-470

Binkofski F, Seitz RJ (2004) Modulation of the BOLD-response in early recovery from sensorimotor stroke. Neurology 63: 1223-1229

Brugger P, Kollias SS, Muri RM, Crelier G, Hepp-Reymond MC, Regard M (2000) Beyond re-membering: phantom sensations of congenitally absent limbs. Proc Natl Acad Sci USA 97: 6167-6172

Buccino G, Binkofski F, Fink GR, Fadiga L, Fogassi L, Gallese V, Seitz RJ, Zilles K, Rizzolatti G, Freund HJ (2001) Action observation activates premotor and parietal areas in a somatotopic manner: an fMRI study. Eur J Neurosci 13(2): 400-404

Buccino G, Binkofski F, Riggioa L (2004) The mirror neuron system and action recognition. Brain and Language 89: 370–376

Buccino G, Solodkin A, Small SL (2006) Functions of the mirror neuron system: implications for neurorehabilitation. Cogn Behav Neurol 19(1): 55-63

Bütefisch C, Hummelsheim H, Denzler P, Mauritz KH (1995) Repetitive training of isolated movements improves the outcome of motor rehabilitation of the centrally paretic hand. J Neurol Sci 130(1): 59-68

Byl N, Roderick J, Mohamed O, Hanny M, Kotler J, Smith A, Tang M, Abrams G (2003) Effectiveness of sensory and motor rehabilitation of the upper limb following the principles of neuroplasticity: patients stable poststroke. Neurorehabil Neural Repair 17(3): 176-191

Calautti C, Baron JC (2003) Functional neuroimaging studies of motor recovery after stroke in adults: a review. Stroke 34(6): 1553-1566

Calvo-Merino B, Glaser DE, Grezes J, Passingham RE, Haggard P (2005) Action observation and acquired motor skills: an FMRI study with expert dancers. Cereb Cortex 15(8): 1243-1249

Celnik P, Stefan K, Hummel F, Duque J, Classen J, Cohen LG (2006) Encoding a motor memory in the older adult by action observation. Neuroimage 29(2): 677-684

Chan Y, Chan CC, Au DK (2006) Motor relearning programme for stroke patients: a randomized controlled trial. Clin Rehabil 20(3): 191-200

Cumming J, Hall C, Shambrook C (2004) The Influence of an Imagery Workshop on Athletes' Use of Imagery. Journal of Sport Psychology, Volume 6, Issue 1: 33-45

De Souza LH, Hewer RL, Lynn PA, Miller S, Reed GA (1980) Assessment of recovery of arm control in hemiplegic stroke patients. 2. Comparison of arm function tests and pursuit tracking in relation to clinical recovery. Int Rehabil Med 2(1): 10-16

Decety J, Jeannerod M, Germain M, Pastene J (1991) Vegetative response during imagined movement is proportional to mental effort. Behav Brain Res 42(1): 1-5

Di Pellegrino G, Fadiga L, Fogassi L, Gallese V, Rizzolatti G (1992) Understanding motor events: a neurophysiological study. Exp Brain Res 91(1): 176-180

Dickstein R, Dunsky A, Marcovitz E (2004) Motor imagery for gait rehabilitation in post-stroke hemiparesis. Phys Ther 84:1167-1177

Dickstein R, Hocherman S, Pillar T, Shaham R (1986) Stroke rehabilitation: three exercise therapy approaches. Phys Ther 66: 1233-1238

Dombovy ML (2004) Understanding stroke recovery and rehabilitation: current and emerging approaches. Curr Neurol Neurosci Rep 4(1): 31-35

Duncan PW, Wallace D, Lai SM, Johnson D, Embretson S, Laster LJ (1999) The stroke impact scale version 2.0. Evaluation of reliability, validity, and sensitivity to change. Stroke 30(10): 2131-2140

Elbert T, Rockstroh B, Bulach D, Meinzer M, Taub E (2003) New developments in stroke rehabilitation based on behavioral and neuroscientific principles: constraint-induced therapy. Nervenarzt 74(4): 334-342

Ernst E (1990) A review of stroke rehabilitation and physiotherapy. Stroke 21: 1081-1085

Ertelt D (2008) Bewegungsbeobachtung: Eine neue Methode der Neurorehabilitation. Hippocampus, Bad Honnef

Ertelt D, Buccino G, Binkofski F (2008) Von den Spiegelneuronen zur Neurorehabilitation. In: Hamzei F, Binkofski F, Ertelt D et al. (Hrsg) Update Physiotherapie. Thieme, Stuttgart. S 65-81

Ertelt D (2009) Das kortikale System der Objektinteraktion. Hippocampus, Bad Honnef

Ertelt D, Small S, Solodkin A, Dettmers C, McNamara A, Binkofski F, Buccino (2007a) Movement observation has a positive impact on rehabilitation of motor deficits after stroke. Neuroimage 36(2): 164-73

Ertelt D, Buccino G, Dettmers C, McNamara A., Binkofski F (2005) The role of action observation in rehabilitation of motor deficits. Akt Neurol S4, 32

Ertelt D, McNamara A, Dettmers C, Hamzei F, Buccino G, Binkofski F (2006) Bewegungsbeobachtung reaktiviert das sensomotorische Netzwerk bei der Erholung nach Schlaganfall. Akt Neurol S1, 33

Ertelt D, Buccino G, Small S, Solodkin A, McNamara A, Binkofski F (2007a) Movement observation has a positive impact on rehabilitation of motor deficits after stroke. NeuroImage 36(2): 164-73

Ertelt D, Buccino G, Dettmers C, Binkofski F (2007b) Bewegungsbeobachtung im neurorehabilitativen Kontext. Neurol Rehabil 13(5): 260-269

Fadiga L, Fogassi L, Pavesi G, Rizzolatti G (1995) Motor facilitation during action observation: a magnetic stimulation study. J Neurophysiol 73(6): 2608-2611

Fasoli SE, Krebs HI, Stein J, Frontera WR, Highes R, Hogan N (2004) Robotic therapy for chronic motor impairments after stroke: follow-up results. Arch Phys Med Rehabil 85: 1106-1111

Feys HM, De Weerdt WJ, Selz BE, Steck GA, Spichiger R, Vereeck LE (1998) Effect of a therapeutic intervention for the hemiplegic upper limb in the acute phase after stroke. Stroke 29: 785–92

Freund HJ (1999) Struktur-Funktions-Beziehungen im Zentralnervensystem. In: Kunze K (Hrsg) Praxis der Neurologie. Thieme, Stuttgart

Funk M, Shiffrar M, Brugger P (2005) Hand movement observation by individuals born without hands: phantom limb experience constrains visual limb perception. Exp Brain Res 164: 341-346

Gallese V, Fadiga L, Fogassi L, Rizzolatti G (1996) Action recognition in the premotor cortex. Brain 119 (pt2): 593-609

Gentili R, Papaxanthis C, Pozzo T (2006) Improvement and generalization of arm motor performance through motor imagery practice. Neuroscience 137(3): 761-772

Grafton ST, Arbib MA, Fadiga L, Rizzolatti G (1996) Localization of grasp representations in humans by positron emission tomography. 2. Observation compared with imagination. Exp Brain Res 112(1): 103-111

Grèzes J, Decey J (2001) Functional anatomy of execution, mental simulation, observation, and verb generation of actions: a meta analysis. Hum Brain Mapp 12(1): 1-19

Hari R, Forss N, Avikainen S, Kirveskari E, Salenius S, Rizzolatti G (1998) Activation of human primary motor cortex during action observation: a neuromagnetic study. Proc Natl Acad Sci USA 95(25): 15061-15065

Herbert RD, Dean C, Gandevia SC (1998) Effects of real and imagined training on voluntary muscle activation during maximal isometric contractions. Acta Physiol Scand 163(4): 361-368

Hermsdörfer J, Mai N, Rudroff G, Müninger M (1994) Untersuchung zerebraler Handfunktionsstörungen. Ein Vorschlag zur standardisierten Durchführung. EKN Materialien für die Rehabilitation, 1. Aufl. Borgmann, Dortmund

Hesse S, Hummelsheim H, Liepert J, Nelles G (2002) Motorische Rehabilitation nach Schlaganfall. Leitlinien der Deutschen Gesellschaft für Neurologie. Online-Publikation auf http://www.dgn.org/117.0.html

Hesse S, Werner C, Pohl M, Rueckriem S, Mehrholz J, Lingnau ML (2005) Computerized arm training improves the motor control of the severely affected arm after stroke: a single-blinded randomized trial in two centers. Stroke 36(9): 1960-1966

Hummelsheim H (2009) Rehabilitation bei zentralen Paresen. Schweizer Archiv für Neurologie und Psychiatrie; 160(7): 299-301

Iacoboni M, Woods RP, Brass M, Bekkering H, Mazziotta JC, Rizzolatti G (1999) Cortical mechanisms of human imitation. Science 286(5449): 2526-2528

Jackson PL, Lafleur MF, Malouin F, Richards C, Doyon J (2001) Potential role of mental practice using motor imagery in neurologic rehabilitation. Arch Phys Med Rehabil 82(8): 1133-1141

Jacobi G, Riepert T, Kieslich M, Bohl J (2001) Fatal outcome during physiotherapy (Vojta's method) in a 3-month old infant. Case report and comments on manual therapy in children. Klin Padiatr 213(2): 76-85

Jang SH, Kim YH, Cho SH, Lee JH, Park JW, Kwon YH (2003) Cortical reorganization induced by task-oriented training in chronic hemiplegic stroke patients. Neuroreport 14(1): 137-141

Johansen-Berg H, Dawes H, Guy C, Smith SM, Wade DT, Matthews PM (2002) Correlation between motor improvements and altered fMRI activity after rehabilitative therapy. Brain 125(pt12): 2731-2742

Johnson SH (2000) Imagining the impossible: intact motor representations in hemiplegics. Neuroreport 11(4): 729-732

Kelley RE, Borazanci AP (2009) Stroke rehabilitation. Neurol Res 31(8): 832-40

Kolominsky-Rabas P (2005) Schlaganfall in Deutschland. Anhaltszahlen zum Schlaganfall aus dem bevölkerungs-basierten Erlanger Schlaganfall Register im Rahmen der Gesundheitsberichterstattung des Bundes (Stand 01.06. 2005). Online-Publikation auf http://www.kompetenznetz-schlaganfall.de/eingang/pat_ang/frame/inhalte/02-06-2005_KNS_Anhaltszahlen-Schlaganfall2.pdf, 2006

Kopp B, Kunkel A, Muhlnickel W, Villringer K, Taub E, Flor H (1999). Plasticity in the motor system related to therapy-induced improvement of movement after stroke. Neuroreport 10: 807-810

Kunkel A, Kopp B, Müller G, Villringer K, Villringer A, Taub E, Flor H (1999) Constrained-induced movement therapy for motor recovery in chronic stroke patients. Arch Phys Med Rehabil 80: 624-628

Kwakkel G, Kollen BJ, van der Grond J, Prevo AJ (2003) Probability of regaining dexterity in the flaccid upper limb: impact of severity of paresis and time since onset in acute stroke. Stroke 34(9): 2181-2186

Kwakkel G, Wagenaar RC, Twisk JW, Lankhorst GJ, Koetsier JC (1999) Intensity of leg and arm training after primary middle-cerebral-artery stroke: a randomised trial. Lancet 354(9174): 191-196

Langhammer B, Stanghelle JK (2000) Bobath or Motor Relearning Programme? A comparison of two different appoaches of physiotherapy in stroke rehabilitation: a randomized controlled study. Clinical Rehabilitation 14: 361-369

Langhammer B, Lindmark B, Stanghelle JK (2009) An evaluation of two different exercise regimes during the first year following stroke. A randomised controlled trial. Physiother Theory Pract 25(2): 55-68

Langhammer B, Stanghelle JK (2003a) Physiotherapy in the rehabilitation of stroke patients, a follow-up 1 and 4 years post-stroke. Clin Rehabil 17: 731-4

Langhammer B, Stanghelle JK (2003b) Bobath or motor relearning programme? A follow-up one and four years post stroke. Clin Rehabil 17(7): 731-734

Liepert J, Bauder H, Miltner WHR, Taub E, Weiller C (2000) Treatment–induced cortical reorganization after stroke in humans. Stroke 31: 1210-1216

Liepert J, Bauder H, Sommer M, Miltner WHR, Dettmers C, Taub E, Weiller C (1998) Motor cortex plasticity during constraint-induced movement therapy in chronic stroke patients. Neurosci Lett 250: 5-8

Logigian MK, Samuels MA, Falconer J, Zagar R (1983) Clinical exercise trial for stroke patients. Arch Phys Med Rehabil 64: 364-367

Lum PS, Burgar CG, Shor PC, Majmundar M, van der LM (2002) Robot-assisted movement training compared with conventional therapy techniques for the rehabilitation of upper-limb motor function after stroke. Arch Phys Med Rehabil 83: 952-959

Lyrer P (2004) Zerebrovaskuläre Erkrankungen, 1. Teil: Grundlagen und klinisch erkennbare Syndrome. Online-Publikation auf http://pages.unibas.ch/fame/4jk/skripten/4.10.19_p.a. lyrer_diagnose_hirninfarkt_klinisch.pdf 2004

Meacci WG, Price EE (1985) Acquisition and retention of golf putting skill through the relaxation, visualization, and body rehearsal intervention. Research Quarterly for Exercise and Sport 56: 176-179

Miall RC, Weir DJ, Wolpert DM, Stein JF (1993) Is the Cerebellum a Smith Predictor? J Mot Behav 25(3): 203-216

Milner AD, Goodale MA (1995) The Visual Brain in Action, 1. Aufl. Oxford University Press, Oxford

Miltner WHR, Bauder H, Sommer M, Dettmers C, Taub E (1999) Effects of constraint-induced movement therapy on patients with chronic motor deficits after stroke. A replication. Stroke 30: 586-92

Mulder T, Zijlstra S, Zijlstra W, Hochstenbach J (2004) The role of motor imagery in learning a totally novel movement. Exp Brain Res 154(2): 211-217

Nicholls AR, Polmann RCJ (2005) The Effects of Individualized Imagery Interventions on Golf Performance and Flow States. Athletic Insight. The Online Journal of Sport Psychology: 7(1). Online Publikation, aufgerufen am 18.02.2006

Nishitani N, Hari R (2000) Temporal dynamics of cortical representation for action. Proc Natl Acad Sci USA 97(2): 913-918

Nishitani N, Hari R (2002) Viewing lip forms: cortical dynamics. Neuron 36(6): 1211-1220

Nudo RJ, Friel KM (1999) Cortical plasticity after stroke: implications for rehabilitation. Rev Neurol (Paris) 155(9): 713-717

Olsen TS (1990) Arm and leg paresis as outcome predictors in stroke rehabilitation. Stroke 21(2): 247-251

Page SJ, Levine P, Sisto SA, Johnston MV (2001) Mental Practice Combined With Physical Practice for Upper-Limb Motor Deficit in Subacute Stroke. Physical Therapy 81(8): 1455-1462

Parker VM, Wade DT, Langton Hewer R (1986) Loss of arm function after stroke: measurement, frequency, and recovery. Int Rehabil Med 8(2): 69-73

Pascual-Leone A, Nguyet D, Cohen LG, Brasil-Neto JP, Cammarota A, Hallett M (1995) Modulation of muscle responses evoked by transcranial magnetic stimulation during the acquisition of new fine motor skills. J Neurophysiol 74(3): 1037-1045

Pascual-Leone AF, Tarazona F et al. (1999) Applications of transcranial magnetic stimulation in studies on motor learning. Electroencephalogr Clin Neurophysiol Suppl 51: 157-61

Platz T, Denzler P, Kaden B, Mauritz KH (1994) Motor learning after recovery from hemiparesis. Neuropsychologia 32: 1209-1223

Platz T, Prass K, Denzler P, Bock S, Mauritz KH (1999) Testing a motor performance series and a kinematic motion analysis as measures of performance in high functioning stroke patients: reliability, validity, and responsiveness to therapeutic intervention. Arch Phys Med Rehabil 80: 270-277

Platz T, Winter T, Müller N, Pinkowski C, Eickhof C, Mauritz KH (2001) Arm ability training for stroke and traumatic brain injury patients with mild arm paresis: A single-blind, randomized, controlled trial. Arch Phys Med Rehabil 82: 961-8

Platz T (2003) Evidenzbasierte Armrehabilitation – Eine systematische Literaturübersicht. Der Nervenarzt 74: 841-849

Pomeroy VM, Clark CA, Miller JS, Baron JC, Markus HS, Tallis RC (2005) The potential for utilizing the «mirror neurone system" to enhance recovery of the severely affected upper limb early after stroke: a review and hypothesis. Neurorehabil Neural Repair 19(1): 4-13

Rizzolatti G, Fadiga L, Gallese V, Fogassi L (1996) Premotor cortex and the recognition of motor actions. Brain Res Cogn Brain Res 3(2): 131-41

Rizzolatti G, Craighero L (2004) The mirror-neuron system. Annu Rev Neurosci 27: 169-192

Rizzolatti G, Fadiga L, Matelli M, Bettinardi V, Paulesu E, Perani D, Fazio F (1996) Localization of grasp representations in humans by PET: 1. Observation versus execution. Exp Brain Res 111(2): 246-252

Rossetti Y, Rode G, Goldenberg G (2005) Perspectives in higher-order motor deficit rehabilitation: Which approach for which ecological result? In: Freund HJ, Jeannerod M, Hallett M, Leiguarda R (ed) Higher-order Motor Disorders – From neuroanatomy and neurobiology to clinical neurology, 1. Aufl. Oxford University Press, Oxford. pp 475-497

Rothwell PM, Coull AJ, Giles MF, Howard SC, Silver LE, Bull LM, Gutnikov SA, Edwards P, Mant D, Sackley CM, Farmer A, Sandercock PA, Dennis MS, Warlow CP, Bamford JM, Anslow P (2004) Change in stroke incidence, mortality, case-fatality, severity, and risk factors in Oxfordshire, UK from 1981 to 2004 (Oxford Vascular Study). Lancet 363(9425): 1925-1933

Shepherd RB (2001) Exercise and training to optimize functional motor performance in stroke: driving neural reorganization? Neural Plast 8(1-2): 121-129

Skinner BF (1984) The evolution of behavior. J Exp Anal Behav 41(2): 217-21

Stern PH, McDowell F, Miller JM, Robinson M (1970) Effects of facilitation exercise techniques in stroke rehabilitation. Arch Phys Med Rehabil 51: 526-531

Stevens JA, Stoykov ME (2004) Simulation of bilateral movement training through mirror reflection: a case report demonstrating an occupational therapy technique for hemiparesis. Top Stroke Rehabil 11(1): 59-66

Stevens JA, Stoykov ME (2003) Using motor imagery in the rehabilitation of hemiparesis. Arch Phys Med Rehabil 84(7): 1090-1092

Stewart KC, Cauraugh JH, Summers JJ (2006) Bilateral movement training and stroke rehabilitation: A systematic review and meta-analysis. J Neurol Sci 244(1-2): 89-95

Sudlow CL, Warlow CP (1997) Comparable studies of the incidence of stroke and its pathological types: results from an international collaboration. International Stroke Incidence Collaboration. Stroke 28(3): 491-499

Sunderland A, Fletcher D, Bradley L, Tinson D, Langton-Hewer R, Wade DT (1994) Enhanced physical therapy for arm function after stroke: a one-year follow-up study. J Neurol Neurosurg Psych 57: 856-858

Taub E, Miller NE, Novack TA, Cook EW, Fleming WC, Nepomuceno CS, Connell JS, Crago JE (1993) Technique to improve chronic motor deficit after stroke. Arch Phys Med Rehabil 74: 347-354

Taub E, Uswatte G, Pidikiti R (1999) Constraint-induced movement therapy: a new family of techniques with broad application to physical rehabilitation – a clinical review. Journal of Rehabilitation Research and Development 36(3): 237-51

Taub E (1980) Somatosensory deafferentation research with monkeys: implications for rehabilitation medicine. In: Ince LP (ed) Behavioral Psychology in Rehabilitation Medicine: Clinical Applications. Williams & Wilkins, New York. pp 371- 401

Tavassoli T (2007) A video-based therapy for rehabilitation after stroke. Diplomarbeit, Fachbereich Psychologie, Universität Konstanz

Volpe BT, Krebs HI, Hogan N, Edelstein OL, Diels C, Aisen M (2000) A novel approach to stroke rehabilitation: robot-aided sensorimotor stimulation. Neurology 54: 1938-1944

Wagenaar RC, Meijer OG, van Wieringen PC, Kuik DJ, Hazenberg GJ, Lindeboom J, Wichers F, Rijswijk H (1990) The functional recovery of stroke: a comparison between neuro-developmental treatment and the Brunnstrom method. Scand J Rehab Med 22: 1-8

Ward NS, Brown MM, Thompson AJ, Frackowiak RS (2003) Neural correlates of motor recovery after stroke: a longitudinal fMRI study. Brain 126(pt 11): 2476-96

Weiller C, Chollet F, Friston KJ, Wise RJ, Frackowiak RS (1992) Functional reorganization of the brain in recovery from striatocapsular infarction in man. Ann Neurol 31(5): 463-472

Woldag H, Hummelsheim H (2002) Evidence-based physiotherapeutic concepts for improving arm and hand function in stroke patients. J Neurol 249: 518-528

Woldag H, Waldmann G, Heuschkel G, Hummelsheim H (2003) Is the repetitive training of complex hand and arm movements beneficial for motor recovery in stroke patients? Clin Rehabil 17: 723-730

Wolf SL, Lecraw DE, Barton LA, Jann BB (1989) Forced use of hemiplegic upper extremities to reverse the effect of learned nonuse among chronic stroke and head injured patients. Exp Neurol 104: 125-132

Wolf SL, Lecraw DE, Barton LA, Jann BB (1989) Forced use of hemiplegic upper extremities to reverse the effect of learned nonuse among chronic stroke and head-injured patients. Exp Neurol 104(2): 125-132

Wolpert DM, Doya K, Kawato M (2003) A unifying computational framework for motor control and social interaction. Philos Trans R Soc Lond B Biol Sci 358(1431): 593-602

Wolpert DM, Flanagan JR (2002) Sensorimotor Learning. In: Arbib E (ed) The Handbook of Brain Theory and Neural Networks. MIT Press, Cambridge. pp 1020-1023

Yágüez L, Nagel D, Hoffman H, Canavan AG, Wist E, Homberg V (1998) A mental route to motor learning: improving trajectorial kinematics through imagery training. Behav Brain Res 90(1): 95-106

Yue G, Cole KJ (1992) Strength increases from the motor program: comparison of training with maximal voluntary and imagined mescle contractions. J Neurophysiol 67: 1114-1123

7.10 Roboter- und gerätegestützte Rehabilitation

S. Hesse, C. Werner

Das vorliegende Kapitel möchte das junge Gebiet der **roboter- und gerätegestützten Rehabilitation der oberen Extremität nach Schlaganfall** vorstellen. Zielsetzung ist die möglichst effiziente Intensivierung der Rehabilitation der oberen Extremität unter der Annahme einer positiven Korrelation zwischen der Intensität und dem Outcome. Seit der **Einführung des MIT-Manus** für eine ungehinderte Schulter-/Ellenbogenbewegung in der Horizontalen Mitte der 90er Jahre des letzten Jahrhunderts wurde weltweit eine große Anzahl von Geräten vorgestellt. Unterschiedliche Konzepte, wissenschaftliche Studien, kommerzielle Umsetzungen und eine immer breitere Akzeptanz in der Klinik begleiten das junge Thema seitdem.

- **Einleitung**

Jährlich erleiden in Deutschland über 200.000 Menschen einen Schlaganfall (Kolominsky-Rabas et al. 2002). Ca. 80% der Patienten zeigen eine Parese der oberen Extremität, deren Schweregrad bimodal verteilt ist; die Patienten sind somit schwer oder leicht betroffen (Platz 2003). Eine **sichere Einteilung** ist in den ersten **4–6 Wochen post ictum** bereits möglich.

Der **leichtgradig betroffene Patient** beginnt seine Finger selektiv zu bewegen und wird auch bald in der Lage sein, das Handgelenk und die Finger im Ansatz wieder zu strecken. Nach Smania et al. (2007) hat die **Fähigkeit zur Extension** des Handgelenks und der Finger die größte prognostische Aussagekraft hinsichtlich der Wiederherstellung einer Handfunktion 6 Monate später. Als Erklärung diskutieren die Autoren, dass die Extension eine sehr große kortikospinale Kontrolle erfordere.

Die **weitere Rehabilitation** wird sich im Falle der leicht betroffenen Patienten darauf konzentrieren, die beginnenden selektiven Bewegungen weiter zu fördern, die zunehmenden Aktivitäten der Hand in den Alltag einzubeziehen und dem Phänomen des erlernten Nichtgebrauchs zu begegnen.

> **Praxistipp**
>
> Während der **frühen Phase** sollte unbedingt darauf geachtet werden, dass die leicht betroffenen Patienten nicht die Handflexion wiederholt üben (der berühmte Softball), sondern dementgegen die **Extension** unter größter Willensanstrengung repetitiv trainieren, wobei 5er-Serien, mehrfach am Tag, sich anbieten (▶ Kap. 7.3).

Funktionelle Fähigkeiten sind so früh wie möglich in den Alltag der Patienten zu integrieren, sei es beim Anziehen, beim bilateralen Trinken oder Brille auf- und absetzen. Insgesamt ist die Prognose hinsichtlich der Wiedererlangung einer Handfunktion günstig (Kwakkel et al. 2003); dessen ungeachtet wird das **Phänomen des erlernten Nichtgebrauchs** bei jedem Patienten im Verlauf mehr oder weniger auftreten; die nicht betroffene Hand ist eben schneller. Mit der **Constraint-Induced Movement Therapy** (**CIMT**) steht eine effektive Therapietechnik (Wolf et al. 2006) zur Verfügung (▶ Kap. 7.5), die nach Erfahrung des Autors allerdings erst im chronischen Stadium zur Anwendung kommen sollte.

7.10.1 Behandlungstheorien

Ganz anders stellt sich die Situation des **schwer betroffenen Patienten** dar. **4–6 Wochen post ictum** können sie allenfalls die Schulter und das Ellenbogengelenk synergistisch bewegen, die Hand dagegen ist plegisch. Allenfalls können der Daumen und andere Finger minimal gebeugt werden, die Extension dagegen ist unmöglich; die Hand ist funktionslos. Die **Prognose**, eine Handfunktion wiederzuerlangen, gilt als sehr **ungünstig**.

- **Konzeptuelle Ansätze**

Kwakkel et al. (2003) untersuchten mehrere hundert Schlaganfallpatienten im Verlauf. Nach ihren Ergebnissen haben **schwer betroffene Patienten**, u.a. gekennzeichnet durch einen Fugl-Meyer Score von weniger als 22 (FM 0–66) vier Wochen post ictum eine nur 5%-Wahrscheinlichkeit, ihre Hand wieder funktionell einsetzen zu können. Die holländischen Kollegen plädieren entsprechend dafür, sich bei hochgradigen Paresen von Anbeginn der Therapie auf das **kompensatorische Einhändertraining** mit der nicht betroffenen Hand zu konzentrieren. Allenfalls die Prävention von Schulterschmerz und Beugespastik seien in der Therapie zu berücksichtigen (Kwakkel et al. 2003).

Die **Dominanz des kompensatorischen Einhändertrainings** jedoch bedingt eine minimale funktionelle Therapie der schwer betroffenen Extremität im Frühstadium, so dass auch keine wesentliche Verbesserung zu erwarten ist. Des Weiteren scheint die Zeit aber zu drängen, da nach der Untersuchung von Kwakkel et al. (2003) das Ausmaß der Rückbildung in den ersten Wochen nach dem Schlaganfall über das weitere Outcome wesentlich entscheidet.

Entschließt man sich folgerichtig zu einer **intensiven Therapie** der schwer betroffenen oberen Extremität in der Frührehabilitation, so stellt sich die Frage nach den Konzepten und Inhalten. Für das **Bobath-Konzept** (▶ Kap. 7.1.1), das auf tonusinhibierende und proximale Fazilitationstechniken (Halten des Arms im Liegen, Stützen auf den Arm) setzt, konnte im Falle der hochgradigen Parese keine Korrelation zwischen der Intensität und dem Outcome nachgewiesen werden (zur Diskussion des evidenzbasierten Therapieansatzes ▶ Kap. 5). Alternativ könnte man nach der gängigen Lesart dem **aufgabenspezifischen repetitiven Üben** ein Einbinden der paretischen Extremität in funktionelle Aufgaben favorisieren, ein sicherlich sehr sinnvoller Ansatz, nur im Falle der hochgradigen Parese schwer umsetzbar bzw. sich im bilateralen Staubwischen erschöpfend. Ein anderer Ansatz ist das **repetitive Üben isolierter Bewegungen**, das erstmals von Bütefisch et al. (1995) aus der Arbeitsgruppe Hummelsheim für die repetitive Extension des Handgelenks vorgestellt wurde (▶ Kap. 7.3).

> **Unter der Lupe**
> **Studien: Wirksamkeit des repetitiven Übens isolierter Bewegungen**
> In einer Einzelfallstudie erwies sich das repetitive Üben isolierter Bewegungen gegenüber einer Bobath-Therapie als vorteilhaft; interessanterweise beobachteten die Autoren eine **Generalisierung des Therapieeffekts** (Bütefisch et al. 1995).
> Nachfolgend versuchten Woldag et al. (2002) aus derselben Arbeitsgruppe die Ergebnisse mithilfe einer **funktionellen Aufgabe** (repetitives Greifen und Platzieren eines auf dem Tisch stehenden Objekts) zumindest zu replizieren. Dieses gelang jedoch nicht, was für den Wert der repetitiven Übung isolierter Bewegungen sprechen könnte.
> Eine englische Gruppe (Lincoln et al. 1999) fand gar, dass ein funktionelles Üben mit der oberen Extremität **in Kombination mit einer Gangtherapie** einer ausschließlichen Gangtherapie chronischer Patienten hinsichtlich der Funktionsverbesserung der oberen Extremität unterlegen war.

Andere konzeptionelle Fragen betreffen die **Wertigkeit des bilateralen Übens** (▶ Kap. 7.7) bzw. die Frage, ob man die Rehabilitation **distal** oder **proximal** beginnen sollte. Argumente für das bilaterale Üben sind die offensichtlich damit verbundende Fazilitation der betroffenen Seite via interkallosaler Fasern, entsprechend der Idee, dass die nicht betroffene die betroffene Extremität lehrt (▶ Kap. 7.7). Dagegen steht das **Konzept der gestörten interhemisphäralen Balance** nach einem Schlaganfall, in dem Sinne, dass v.a. im Falle einer linkshemisphäralen Läsion die nicht geschädigte Hirn-

hälfte zu stark würde und die Gegenseite inhibieren würde (▶ Kap. 7.12 und 8.2). Ein bilaterales Üben würde dem sogar Vorschub leisten (Kobayashi et al. 2003).

Zur Frage **proximaler vs. distaler Rehabilitationsbeginn** verweisen Proponenten des **proximalen Ansatzes** auf die erforderliche Verankerung der oberen Extremität, und dass die Rückbildung von proximal nach distal schreite. Dementgegen verweist das Lager des **distalen Ansatzes** auf
- die größere kortikale Repräsentation der Finger im Vergleich zur Schulter (s. Homunkulus),
- die Arbeiten von Mühlbacher et al. (2002), wonach die Anästhesie des Schultergürtels die Handrehabilitation förderte (Konzept der Konkurrenz proximaler und distaler Armsegmente um plastisches Hirngewebe), und
- die zentrale Bedeutung der Hand im Erleben der Patienten (Müllbacher et al. 2002).

7.10.2 Behandlungsparadigmen und Evidenzen

Entschließt man sich zum repetitiven Üben isolierter Bewegungen, sei es bilateral oder unilateral bzw. proximal oder distal beginnend, so setzt der damit verbundene Personaleinsatz rasch Grenzen. Entsprechend bieten sich **Geräte** und **Roboter** als ideale Ergänzung an. Technische Merkmale helfen, die Vielzahl der inzwischen vorgestellten Geräte zu unterscheiden.

Merkmale technischer Geräte

Als Erstes sind **Geräte mit externen Antrieben** und **rein mechanische Geräte** zu unterscheiden.

- **Geräte mit externen Antrieben**

Unter den Geräten mit **externen Antrieben** können unterschieden werden:
- einfache Geräte ohne Rückkoppelung zwischen Patient und Maschine zur ausschließlich passiven Bewegung und
- Geräte mit einer Interaktion zwischen Mensch und Maschine.

Geräte mit Interaktion zwischen Mensch und Maschine erlauben eine passive, assistive und resistive Therapie. Damit wird die **Imitation der erfahrenen Therapeutenhand** möglich, die die Extremität führt, je nach Parese unterstützt oder sogar einen Widerstand bietet und auf eine möglichst akkurate Bewegungsausführung achtet. Letzteres kann sich auf die Trajektorie oder die Geschwindigkeit beziehen. Hogan et al. (1995) formulierten dafür das Prinzip der **softwaregestützten Impedanzregelung**, vorzustellen als eine Welt von Federn, die um den Arm angeordnet sind und diesen bewegen, einbremsen und seine Trajektorie respektive die Geschwindigkeit korrigieren können.

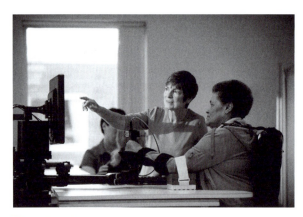

Abb. 7.29 Patientin mit Hemiparese links übt eine unilaterale Schulter-/Ellenbogenbewegung mit dem MIT-Manus

Endeffektorgeräte und Exoskeletongeräte

Des Weiteren können sog. **Endeffektorgeräte** und **Exoskeletongeräte** unterschieden werden:
- Bei den **Endeffektorgeräten** führen die Aktuatoren die Hand, und die proximalen Gelenke folgen entsprechend der Gliederkette.
- Bei **Exoskeletongeräten** trägt der Patient eine Art Ritterrüstung, deren Gelenke mit den anatomischen möglichst übereinstimmen, so dass externe Antriebe diese präzise führen können.

Dem Vorteil der präzisen Gelenkführung der Exoskeletongeräte stehen jedoch **Nachteile** gegenüber:
- Zum einen können die externe und die interne Gelenkachse nicht übereinstimmen, was unweigerlich zu Scherkräften führt,
- zum anderen erfordern mehrdimensionale Gelenke wie die Schulter einen sehr hohen Aufwand, da jeder Freiheitsgrad einen externen Aktuator benötigt.

Bei den **Fingern** (jeder Finger mit Ausnahme des Daumens hat drei Gelenke) wird die technische Herausforderung an eine mögliche Exoskeletonlösung extrem, so dass sich bis dato nur **Endeffektorlösungen**, die die Kuppen bewegen, durchsetzen konnten. Überhaupt ist die Vielzahl der Freiheitsgrade der in Serie geschalteten Gelenke der oberen Extremität eine erhebliche Herausforderung. Auch angesichts der zu erwartenden Kosten für eine solche Supermaschine konzentrieren sich derzeit die meisten Arbeitsgruppen auf ein **Studio mit mehreren Geräten**, die die Patienten wie in einem Zirkeltraining hintereinander absolvieren, um so möglichst viele Freiheitsgrade abzudecken. Gruppendynamik und Effizienz eines solchen Ansatzes sind weitere Argumente (Buschfort et al. 2010).

Endeffektorgeräte

Noch in den Anfängen stecken die gerätegestützten Therapiemöglichkeiten der Sensibilität (z. B. Reha-Digit), denn die Physiologie fordert eine **sensomotorische Rehabilitation** (▶ Kap. 4.3 und 7.11). Die Bedeutung der Sensorik für die Bewegungsausführung des Gesunden bzw. für die Rückbildung der Schlaganfallfolgen (»Die Senosorik als Lehrmeister der Motorik«) ist anerkannt. Im Folgenden werden Geräte, die in klinischen Studien untersucht wurden, bevorzugt RCT, vorgestellt.

Pioneer

Pionier ist ein endeffktor-basiertes System des MIT (Boston/USA), der sog. MIT-Manus, mit dem der Patient einen in der Horizontalebene beweglichen Roboterarm mit seiner Hand umfasst und einseitig **Schulter-/Ellenbogenbewegungen** üben kann (Hogan et al. 1995). Auf einem Bildschirm werden anzusteuernde Ziele vorgegeben. Eine Nachgiebigkeitsregelung dient der Simulation der erfahrenen Therapeutenhand im Sinne des passiven, assistiven und resistiven Modus sowie einer Kontrolle der Geschwindigkeit bzw. der Präzision der Bewegunsausführung (Abb. 7.29).

> **Unter der Lupe**
> **Studien: Wirksamkeit des Pioneer-Roboters**
> Zwei kontrollierte Studien mit insgesamt 76 **schwer betroffenen akuten Schlaganfallpatienten** (Schlaganfallintervall<4 Wochen vor Studienbeginn) verglichen 20 bzw. 25 h **Therapie mit dem Roboter** (eine Stunde pro Werktag, 4 bzw. 5 Tage die Woche) gegen eine **Scheintherapie**, in der die Patienten den Roboter mit dem nicht betroffenen Arm bedienten (Aisen et al. 1997; Volpe et al. 2000). Im Ergebnis ergab sich ein signifikant größerer Kraftzuwachs für die Schulter-/Ellenbogenmuskulatur in der experimentellen Gruppe; die Kraft distaler Segmente und motorische Funktionen unterschied sich dagegen nicht.

Wrist Robot

Ein weiteres Gerät der US-amerikanischen Gruppe ist der sog. **Wrist Robot**, mit dessen Hilfe der Patient eine dreidimensionale **Bewegung des Handgelenks** üben kann. Die Impedanzregelung entspricht dem MIT-Manus.

> **Unter der Lupe**
> **Studie: Anwendungsreihenfolge von Pioneer und Wrist Robot**
> Eine Studie mit 200 Patienten setzte **beide Geräte** sequenziell ein, wobei sich die **Reihenfolge** in den Gruppen unterschied. Diejenigen Patienten, die zunächst mit dem Wrist Robot und nachfolgend mit dem Schulter-Ellenbogen-Roboter übten, erzielten ein signifikant besseres Ergebnis der Armmotorik als die Patienten, bei denen die Reihenfolge umgekehrt war.
> **Fazit:** Dieses Ergebnis stützt die Annahme, die Rehabilitation der schwer betroffenen oberen Extremität **distal** zu beginnen (Krebs et al. 2007).

Bi-Manu-Track

Ein weiteres endeffektor-basiertes Gerät, der sog. **Bi-Manu-Track** (Abb. 7.30) verfolgt einen **bilateralen distalen Ansatz**. Jede Hand umfasst einen Griff, und zwei Antriebe erlauben das bilaterale Üben von Pro-/Supination des Unterarms und Fle-

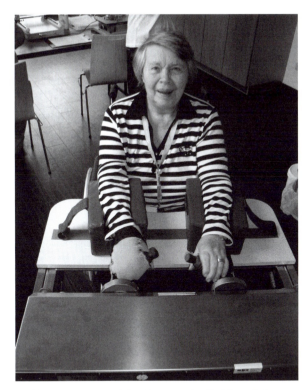

Abb. 7.30 Patientin mit Hemiparese rechts übt bilaterale Pro- und Supination (links) und Handgelenkextension/-flexion mit dem Bi-Manu-Track

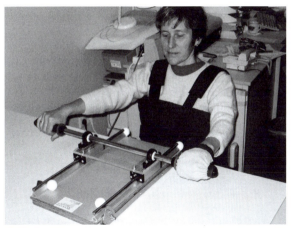

Abb. 7.31 Patientin mit Hemiparese links übt Ellenbogenflexion/-extension bei angestelltem Brett und extendiertem Handgelenk mit dem Reha-Slide

xion/Extension des Handgelenks: zum einen passiv, dass die nicht betroffene die betroffene Hand führt, oder dass die paretische Hand die Bewegung unterstützen muss. Das **beidseitige Üben** zielt auf eine Fazilitation der paretischen Seite. Der distale Ansatz trägt der größeren kortikalen Repräsentation der Hand (s. Homunkulus) Rechnung (Hesse et al. 2003).

> **Unter der Lupe**
> **Studie: Wirksamkeit von Bi-Manu-Track**
> Eine erste Studie schloss 44 **akute Schlaganfallpatienten** mit einer plegischen Hand ein. Die Patienten übten für 6 Wochen an jedem Werktag, entweder mit dem **Bi-Manu-Track** oder mit **Elektrostimulation der Handstrecker** zusätzlich zur sonst üblichen Rehabilitation. Mittels Oberflächenelektroden wurden die Handstrecker 60- bis 80-mal pro Sitzung extern stimuliert, optional war eine EMG-Triggerung. Nach Ende der Intervention und zum Follow-up waren Kraft der proximalen und distalen Segmente sowie Kontrolle der motorischen Funktionen der paretischen oberen Extremität in der Experimentalgruppe signifikant besser (Hesse et al. 2005).

- **Seilkinematikroboter**

Masiero et al. (2007) hatten einen Seilkinematikroboter entwickelt, der dem Patienten nach dem **Marionettenprinzip** das sehr frühe Üben einer dreidimensionalen Schulter-/Ellenbogenbewegung erlaubt.

> **Unter der Lupe**
> **Studie: Wirksamkeit des Seilkinematikroboters**
> Eine kontrollierte Studie schloss 35 Patienten ein, deren **Insult weniger als eine Woche** zurücklag. Verglichen wurde eine 4-stündige Therapie pro Woche über 5 Wochen mit dem **Roboter** gegen eine **Scheintherapie** geringerer Intensität, in der der Patient den Roboter mit dem nicht betroffenen Arm bewegte. Die Robotergruppe erzielte einen signifikant größeren Zugewinn an motorischer Kontrolle und Kraft der oberen Extremität.

- **Reha-Slide**

Der Reha-Slide ist ein mechanisches Gerät mit PC-gestütztem Biofeedback. Das Gerät erlaubt das **bilaterale Üben** einer dreidimensionalen Bewegung, indem der Patient zwei verbundene Griffe nach vorne, hinten und zur Seite bewegen als auch rotieren kann. Mittels einer kabellosen Maus wird die Bewegung der Griffe in der Ebene auf einem Bildschirm visualisiert.

> **Unter der Lupe**
> **Studie: Wirksamkeit des Reha-Slide**
> Hesse et al. (2008) setzen den Reha-Slide (Abb. 7.31) bei 54 **akuten Schlaganfallpatienten** mit einer hochgradigen Armparese ein. Die Patienten übten entweder mit dem **Reha-Slide** oder mittels **EMG-getriggerter Elektrostimulation** der Handstrecker jeden Werktag 6 Wochen lang: Die primäre Variable, der **Fugl-Meyer-Index**, unterschied sich nach Therapieende nicht zwischen beiden Gruppen, im **Box-and-Block Test** erzielte die Experimentalgruppe ein signifikant besseres Ergebnis.
> Keiner der Patienten war zu Studienbeginn in der Lage, einen Holzblock umzusetzen; nach Ende der Therapie waren es 5 Patienten in der Experimentalgruppe und 0 Patienten in der Kontrollgruppe.

Geräte für chronische Schlaganfallpatienten

- **MIME**

Chronische Patienten wurden bis dato mit vier Geräten in randomisierten, kontrollierten Studien untersucht. Eines, der sog. **MIME**, erlaubt eine **bilaterale Schulter-/Ellenbogenbewegung** mithilfe von zwei Roboteramen (Abb. 7.32). Die Bewegung der nicht betroffenen Extremität ist der »master«, dem die Gegenseite als »slave« zwecks Fazilitation folgt.

> **Unter der Lupe**
> **Studie: Wirksamkeit des MIME**
> Die kontrollierte Studie schloss 27 **chronische Patienten** ein, die entweder mit dem **Roboter** oder nach **Bobath-Therapie** jeweils 24-mal à 60 min behandelt worden waren. Die Robotergruppe verbesserte ihre motorische Kontrolle und Kraft während der Intervention signifikant, nachfolgend ergab sich kein Unterschied mehr (Lum et al. 2002).

- **System mit Active Assist-Modus**

Ein weiteres Gerät ist ein eindimensionales System, das den Arm in einer Schiene im sog. **Active Assist-Modus** vor und zurück bewegt, d.h., der Patient muss die Bewegung unterstützen; eine rein passive Ausführung ist ausgeschlossen.

> **Unter der Lupe**
> **Studie: Wirksamkeit des Systems mit Active Assist-Modus**
> 19 moderat betroffene **chronische Patienten** übten 24-mal entweder mit dem **Gerät** oder erhielten eine **Physiotherapie** gleicher Intensität. Am Ende der Intervention unterschied sich die Kraft der oberen Extremität zugunsten der Experimentalgruppe. Motorische Funktionen waren nicht untersucht worden (Kahn et al. 2006).

- **Passives Exoskeleton-System**

Das dritte Gerät ist ein mechanisches und somit **passives** Exoskeleton-System mit 5 Freiheitsgraden. Elastische Bänder sichern den Arm gegen die Schwerkraft.

> **Unter der Lupe**
> **Studie: Wirksamkeit des passiven Exoskeleton-Systems**
> Eine Studie schloss 28 **chronische Schlaganfallpatienten** mit einer moderaten bis schweren Armparese ein. Die Patienten trainierten 24-mal eine Stunde entweder mit dem **Gerät** oder mithilfe einer **Armschlinge**. Beide Gruppen verbesserten sich unter der Therapie; ein Unterschied bestand nicht. Sechs Monate später war die Verbesserung in der Gerätegruppe diskret nachhaltiger (Housman et al. 2009).
> **Studie: MIT-Manus bei chronischen Patienten**
>

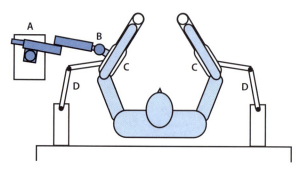

 Abb. 7.32 Patient mit Hemiparese links übt bilaterale Ellenbogenflexion und -extension mit dem MIME

> Den MIT-Manus bei chronischen Patienten setzten Lo et al. (2010) im Rahmen einer multizentrischen Studie ein. 127 Patienten, deren Schlaganfall mindestens **6 Monate** zurücklag, nahmen teil; sie wurden in drei Gruppen eingeteilt. Sie übten entweder mit dem **Roboter** oder **konventionell** intensiv 3-mal eine Stunde über 12 Wochen oder **konventionell niederfrequent**. Nach 12 Wochen schnitt die Robotergruppe in der Tendenz besser ab als die konventionell niederfrequente und schlechter ab als die konventionell intensive Gruppe. Die Unterschiede waren jedoch nicht signifikant. 36 Wochen später war der Zugewinn in der Robotergruppe höher als in der konventionell niederfrequenten Gruppe, jedoch nicht im Vergleich zur konventionell intensiven Gruppe.

Neuere Roboterentwicklungen

In offenen Studien bzw. Kasuistiken wird eine **Vielzahl von Geräten** vorgestellt:

- Der **Gentle** ist ein unilateraler Roboterarm, der den mit einer Schlinge im Unteram gesicherten Arm bewegt. Das Gerät verfügt über haptische Eigenschaften (Coote et al. 2008).
- Der **Armin** ist eine Entwicklung der ETH Zürich. Es ist ein Exoskeletongerät mit bis zu 7 Freiheitsgraden (Staubli et al. 2009).
- Der **Armor** ist eine Exoskeltonlösung mit bis zu 7 Freiheitsgraden, der einen bilateralen Ansatz verfolgt. Die nicht betroffene lehrt die betroffene Seite (Mayr et al. 2008).
- Der **ReoGO** aus Israel ist ein Endeffektorgerät. Der Patient umgreift eine Art Joystick, den man in der Ebene, nach oben und unten frei bewegen kann (Bovolenta et al. 2009).

- **Spezielle Lösungen für die Finger**

Im Sinne des distalen Ansatzes und gemäß der Bedeutung der Finger sind **Lösungen für die Finger** noch sehr interessant.

- Der **Reha-Digit** (Abb. 7.33) besteht aus einer Nockenwelle, die die Finger II–V asynchron bewegt. Zusätzlich erfolgen eine taktil-dynamische Stimulation der Fingerkuppen und eine Vibration der Hand. Das Gerät zielt somit auf eine sensomotorische Therapie, getreu dem

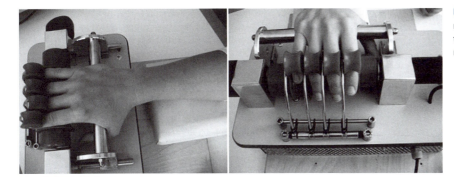

Abb. 7.33 Patientin mit Hemiparese rechts übt Fingerflexion-/extension mit zusätzlicher Vibration mit dem Reha-Digit

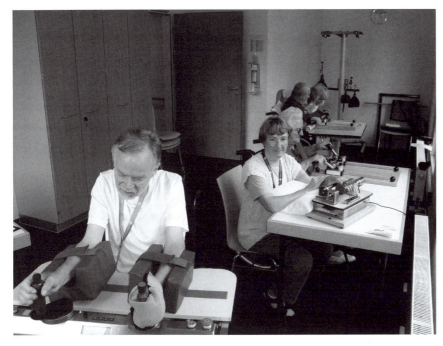

Abb. 7.34 Konzept eines Armstudios

Lehrsatz, dass die Sensorik der Lehrmeister der Motorik ist.
- Der **Amadeo** ist eine Endeffektorlösung. Magnete verbinden die Fingerkuppen mit Schlitten, auf denen die Finger gebeugt und gestreckt werden. Passiv-assistierte und aktive Bewegungen sind ebenso möglich wie Computerspiele.
- Aus den USA kommen **Handschuhlösungen** mit kleinen Zylindern, die entweder in der Hohlhand oder auf der Streckseite angeordnet sind und die Finger selektiv bewegen.

> Unabhängig vom Gerätetyp sind potenzielle **Nebenwirkungen** der Robotertherapie der oberen Extremitäten vor allem eine **Überanstrengung der Gelenke** und **Sehnen**. Die Eingangskriterien und Therapieintensitäten tragen dem Rechnung.

■ **Armstudio**

Eine neue Entwicklung ist die **Einrichtung von Armlabors** mit mehreren Stationen, an denen die Patienten in Gruppen üben können. Dieses Vorgehen ist nicht nur effizient, sondern bietet auch den Vorteil einer positiven Gruppendynamik. Buschfort et al. (2010) kombinierten **vier Geräte**:
- Reha-Digit (RD) sowie die bilateral ansetzenden Geräte,
- Bi-Manu-Track (BMT),
- Reha-Slide (RS) und
- Reha-Slide duo (RSD; ◘ Abb. 7.34).

Der **Therapiealgorithmus** sieht vor:
- Plegische Patienten üben mit RD und BMT.
- Patienten mit einer beginnenden selektiven Beweglichkeit üben mit BMT und RS.
- Patienten der Gruppe C (sind in der Lage, einen sphärischen Gegenstand zu greifen und loszulassen) üben mit RS und RSD.

> **Unter der Lupe**
> **Studie: Wirksamkeit des Armlabors**
> Eine erste offene Studie belegte eine sehr **hohe Akzeptanz** und eine Auslastung von im Schnitt 22,9 Patienten pro Tag (auch unter Berücksichtigung von Patienten anderer Indikationen). Es gab zum Teil deutliche klinisch-relevante Verbesserungen (schwerpunktmäßig natürlich für Patienten der Gruppen B und C); vonseiten der Patienten kam eine positive Einschätzung des Therapieangebots und der Gruppendynamik (Buschfort et al. 2010). Eine kontrollierte Studie ist in Vorbereitung.

7.10.3 Zusammenfassung

Die geräte- und robotergestützte Rehabilitation der oberen Extremität ist ein interessanter Ansatz, um die Therapie zu intensivieren. Die Geräte eignen sich vor allem für die **Therapie der schwer betroffenen oberen Extremität**, wenn die konventionelle Therapie kaum eine ausreichende Intensität erreichen kann. Die Geräte bilden die Basis, auf denen Therapeuten mit ihrem überwiegend funktionellen Ansatz aufbauen können. Metaanalysen zeigen übereinstimmend, dass die Geräte auf der **Impairment-Ebene**, nicht jedoch auf der Disability-Ebene wirksam sind (Kwakkel et al. 2008). Die große Anzahl von Geräten mit unterschiedlichen Konzepten zeigt indirekt an, dass noch eine große Unsicherheit hinsichtlich der Effektivität besteht; zudem erfolgte bis dato noch kein Vergleich der Geräte untereinander. Dessen ungeachtet ist der roboter- und gerätegestützten Rehabilitation der oberen Extremität ein fester Platz in der Rehabilitation zuzutrauen. Immer ausgefeiltere Systeme, noch mehr Freiheitsgrade, eine Softwaresteuerung, die die erfahrene Therapeutenhand simuliert, und virtuelle Realitäten sind die Ausblicke für die Zukunft. Technik ist das eine, aber jedes noch so ausgefeilte Gerät wird niemals den Therapeuten ersetzen können. Interpersoneller Kontakt und Transfer der motorischen Fähigkeiten in den individuellen Alltag des Patienten sind und bleiben personengebunden. Nach dieser Prämisse wird das neue Gebiet zum einen das therapeutische Angebot in der Schlaganfallrehabilitation und zum anderen die Arbeit der Therapeuten weiter bereichern.

Literatur

Aisen ML, Krebs HI, Hogan N, McDowell F, Volpe BT (1997) The effect of robot-assisted therapy and rehabilitative training on motor recovery following stroke. Arch Neurol 54: 443-6

Bovolenta F, Goldoni M, Clerici P, Agosti M, Franceschini M (2009) Robot therapy for functional recovery of the upper limbs: a pilot study on patients after stroke. J Rehabil Med 41: 971-5

Buschfort R, Brocke J, Hess A, Werner C, Waldner A, Hesse S (2010) Arm studio to intensify the upper limb rehabilitation after stroke: concept, acceptance, utilization and preliminary clinical results. J Rehabil Med 42(4): 310-4

Bütefisch C, Hummelsheim H, Denzler P, Mauritz KH (1995) Repetitive training of isolated movements improves the outcome of motor rehabilitation of the centrally paretic hand. J Neurol Sci 130: 59-68

Coote S, Stokes E, Murphy B, Harwin W (2003) The effect of GENTLE robot-mediated terapy on upper extremity dysfunction post stroke. Proccedings ICORR 2003, the 8th International Conference on Rehabilitation Robotics. Daejon, Korea 2003. ISBN 89-88366-09-3 93560. pp 59-62

Hesse S, Werner C, Pohl M, Mehrholz J, Puzich U, Krebs HI (2008) Mechanical arm trainer for the treatment of the severely affected arm after a stroke: a single-blinded randomized trial in two centers. Am J Phys Med Rehabil 87(10): 779-88

Hesse S, Schulte-Tigges G, Konrad M, Bardeleben A, Werner C (2003) Robot-assisted arm trainer for the passive and active practice of bilateral forearm and wrist movement in hemiparetic subjects. Arch Phys Med Rehabil 84: 915-920

Hesse S, Werner C, Pohl M, Rueckriem S, Mehrholz J, Lingnau ML (2005) Computerized arm training improves the motor control of the severely affected arm after stroke. A single-blinded randomized trial in two centres. Stroke 36: 1960-66

Hogan N, Krebs HI, Charnarong J, Sharon A (1995) Interactive robotics therapist. Cambridge, Massachusetts Institute of Technology: US Patent No. 5466213

Housman SJ, Scott KM, Reinkesmeyer DJ (2009) A randomized controlled trial of gravity-supported, computer-enhanced arm exercise for individuals with severe hemiparesis. Neurorehabil Neural Repair 23: 505-14

Kahn LE, Zygman ML, Rymer WZ, Reinkesmeyer DJ (2006) Robot-assisted reaching exercise promotes arm recovery in chronic hemiparetic stroke: a randomized controlled pilot study. J Neuroeng Rehab 3: 12-6

Kobayashi M, Hutchinson S, Schlaug G, Pascual-Leone A (2003) Ipsilateral motor cortex activation on functional magnetic resonance imaging during unilateral hand movements is related to interhemispheric interactions. Neuroimage 20: 2259-70

Kolominsky-Rabas PL, Heuschmann PU (2002) Incidence, etiology and long-term prognosis of stroke. Fortschr Neurol Psychiatr 70: 657-62

Krebs HI, Volpe BT, Williams D, Celestino J, Charles SK, Lynch D, Hogan N (2007) Robot-aided neurorehabilitation: a robot for wrist rehabilitation. IEEE Trnas Neural Syst Rehbail Eng 15: 327-35

Kwakkel G, Kollen BJ, an der Grond J, Prevo AJ (2003) Probability of regaining dexterity in the flaccid upper limb. The impact of severity of paresis and time since onset in acute stroke. Stroke 34: 2181-2186

Kwakkel G, Kollen BJ, Krebs HI (2008) Effects of robot-assisted therapy on upper limb recovery after stroke: a systematic review. Neurorehabil Neural Repair 22: 11-21

Lincoln NB, Parry RH, Vass CD (1999) Randomized, controlled trial to evaluate increased intensity of pyhsiotherapy treatment of arm function after stroke. Stroke 30: 573-79

Lo AC, Guarino PD, Richards LG, Haselkorn JK, Wittenberg GF, Federman DG, Ringer RJ, Wagner TH, Krebs HI, Volpe BT, Bever CT, Bravata DM, Duncan PW, Corn BH, Maffucci AD, Nadeau SE, Conroy SS, Powell JM, Huang GD, Peduzzi P (2010) Robot-assisted therapy for long-term upper limb impairment after stroke. N Eng J Med 362: 1772-83

Lum PS, Burgar CG, Shor PC (2002) Robot-assisted movement training compared with conventional therapy techniques for the rehabilitation of upper-limb motor function after stroke. Arch Phys Med Rehabil 83: 952-9

Masiero S, Celia A, Rosati G, Armani M (2007) Robotic-assisted rehabilitation of the upper limb after acute stroke. Arch Phys Med Rehabil 88: 142-9

Mayr A, Kofler M, Saltuari L (2008) ARMOR: an electromechanical robot for the upper limb training following stroke. A prospective

randomised controlled pilot study. Handchir Mikrochir Plast Chir 40: 66-73
Muellbacher W, Richards C, Ziermann U, Wittenberg G, Weltz D, Boroojerdi B, Cohen L, Hallett M (2002) Improving hand function in chronic stroke. Arch Neurol 59: 1278-1282
Platz T (2003) Evidenzbasierte Armrehabilitation: eine systematische Literaturübersicht. Nervenarzt 74:841-849
Smania N, Paolucci S, Tinazzi M, Borghero A, Manganotti P, Fiaschi A, Moretto G, Bovi P, Gambarin M (2007) Active finger extension: a simple movement predicting recovery of arm functions in patients with acute stroke. Stroke 38: 1088-90
Staubli P, Nef T, Klamroth-Marganska V, Riener R (2009) Effects of intensive arm training with the rehabilitation robot Armin II in chronic stroke patients: four single-cases. J Neuroeng Rehabil 6: 46
Volpe BT, Krebs HI, Hogan N, Edelstein OTRL, Diels C, Aisen M (2000) A novel approach to stroke rehabilitation: robot-aided sensorimotor stimulation. Neurology 54: 1938-44
Woldag H, Hummelsheim H (2002) Evidence-based physiotherapeutic concepts for improving arm and hand function in stroke patients. J Neurol 249: 518-528
Wolf SL, Winstein CJ, Miller JP, Taub E, Uswatte G, Morris D, Giuliani C, Light KE, Nichols-Larsen D, EXCITE Investigators (2006) Effect of constraint-induced movement therapy on upper extremity function 3 to 9 months after stroke: the EXCITE randomized clinical trial. JAMA 296: 2095-104

7.11 Sensomotorisches Diskriminationstraining

C.I.E. Renner, H. Hummelsheim

Eine Vielzahl von neurologischen Erkrankungen führt zur Beeinträchtigung der Sensibilität der Hand. Am häufigsten werden **Sensibilitätsstörungen** nach Schlaganfall, Hirn-, Rückenmarks- und peripheren Nerventraumen, entzündlichen Erkrankungen des zentralen Nervensystems (einschließlich der Multiplen Sklerose), degenerativen Erkrankungen von Wirbelsäule, Gehirn und peripheren Nerven beobachtet.

Die gestörte Sensibilität der Hand führt zu einer Vielzahl von **Funktionseinschränkungen**, die sich auf Selbständigkeit und Lebensqualität des Patienten auswirken, bedingt
— zum einen durch die gestörte Wahrnehmung sensibler Reize und
— zum anderen durch die eingeschränkte motorische Kompetenz.

Sensible Afferenz und motorische Efferenz sind auf mehreren Ebenen des ZNS miteinander verknüpft (**sensomotorische Koppelung**). Demnach führt eine verminderte oder veränderte Sensibilität zu einer Beeinträchtigung motorischer Funktionen.

Man kann zwischen passivem und aktivem Sensibilitätstraining unterscheiden. Letzteres entspricht einem **sensomotorischen Diskriminationstraining** oder auch **Sensory Re-education-Training**, bei dem sowohl die Wahrnehmung unterschiedlicher sensibler Qualitäten als auch die motorische Kompetenz z. B. der Hand geübt wird. Da keine evidenzbasierten Studienergebnisse für ein passives Sensibilitätstraining oder sensomotorisches Diskriminationstraining vorliegen, erfolgt die Auswahl des Trainings individuell.

Sowohl bei peripheren als auch zentralen sensiblen Defiziten sind **zwei Prinzipien** zu beachten:
— Zum einen sollten Übungen zur Diskrimination verschiedener sensibler Qualitäten mit steigendem Schwierigkeitsgrad erfolgen.
— Zum anderen sollten repetitiv alltagsrelevante Greif- und Haltebewegungen in steigendem Schwierigkeitsgrad geübt werden.

Die Aufmerksamkeit des Patienten ist Voraussetzung für das sensomotorische Lernen.

7.11.1 Definition und klinische Grundlagen

- **Sensibilität**

> **Definition**
>
> Mit **Sensibilität** werden die verschiedenen Empfindungen bezeichnet, die aus Körperoberfläche und Körperinnerem von entsprechenden Rezeptoren über spezielle Bahnensysteme in das zentrale Nervensystem geleitet und dort verarbeitet werden.

Es handelt sich speziell um **Empfindungen** aus Haut, Muskulatur, Knochen und Gelenken. Eine Sonderstellung nimmt dabei das Schmerzsystem ein, das in diesem Kapitel nicht behandelt wird. Die verschiedenen Arten umfassen Tast-, Berührungs- und Druckempfindung, Lage- und Bewegungsempfindung sowie Schmerz- und Temperaturempfindung.

Bis auf Schmerz- und Temperaturempfindung werden die meisten Empfindungen vom Eintritt in das Rückenmark **ipsilateral** durch Bahnensysteme bis in den Bereich der Medulla oblongata weitergeleitet und dort und/oder im Thalamus auf weitere aszendierende Nervenfasersysteme zu den kortikalen Arealen bzw. zum Kleinhirn umgeschaltet.

- **Sensomotorische Koppelung**

Der im Gyrus praecentralis gelegene **motorische Kortex** (M1) sowie die unmittelbar rostral davon gelegenen sekundär-motorischen Kortexareale (SMA und PMC) erhalten ihre **afferenten Projektionen** aus vornehmlich **drei Quellen** (Hummelsheim 1998):
- Die **thalamokortikalen** Projektionen üben eine exzitatorischen Wirkung auf motorkortikale Neurone aus. Sie entstammen den lemniskalen und zerebellären Afferenzen.
- Die **kortiko-kortikalen** Projektionen bezieht der motorische Kortex aus dem primär-sensorischen Gyrus postcentralis und aus den sekundär-motorischen Hirnrindengebieten. Die kutanen und propriozeptiven Afferenzen werden hauptsächlich über den Thalamus zum primär-sensorischen Kortex geleitet.
- Aszendierende **extrathalamische Fasersysteme** (dopaminerg, serotonerg, noradrenerg, cholinerg) erreichen über eine ausgeprägte Divergenz viele motorische Kortexareale und üben einen exzitatorischen Einfluss auf die synaptische Übertragung aus (◘ Abb. 7.35).

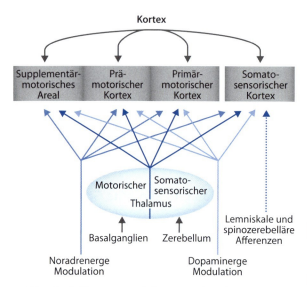

Abb. 7.35 Zuflüsse zu motorischen Hirnrindengebieten und zum primären somatosensorischen Kortex

Diese Verbindungen ergeben die Grundlage für die **sensomotorische Koppelung**, d.h., während einer Bewegungsausführung werden die involvierten motorkortikalen Neuronenpopulationen durch kontinuierliches sensibles Feedback exzitatorisch beeinflusst und auf diese Weise die Innervation der an der Bewegung mitwirkenden Muskelgruppen fazilitiert. In einer geriatrischen Population wurde z. B. festgestellt, dass eine positive Korrelation zwischen der Sensibilität, insbesondere der im Alter reduzierten 2-Punkte-Diskrimination und den feinmotorischen Fähigkeiten besteht (Tremblay et al. 2003).

- **Ursachen**

Die Wahrnehmung sensibler Qualitäten kann durch Läsionen auf allen Ebenen der o.g. Bahnensysteme erfolgen. Dabei sind die **häufigsten Erkrankungen**:
- Schlaganfall,
- Hirn-, Rückenmarks- und periphere Nerventraumen,
- entzündliche Erkrankungen des zentralen Nervensystems (inkl. Multiple Sklerose) und
- degenerative Erkrankungen von Wirbelsäule und peripheren Nerven.

Sowohl eine traumatische Läsion der peripheren Nerven der oberen Extremität (Oud et al. 2007) als auch der Schlaganfall können durch veränderte Wahrnehmung und Interpretation der sensiblen Qualitäten (Schabrun u. Hillier 2009) zu funktionellen Defiziten der Hand führen.

- **Klinisches Bild**

Die gestörte Sensibilität der Hand führt zu einer Vielzahl von **Funktionseinschränkungen**, die sich wiederum auf die Selbstständigkeit und Lebensqualität des Patienten auswirken. Diese werden **verursacht** durch
- verminderte Gefahrenerkennung (z. B. bei Störung der Temperaturwahrnehmung),
- verminderten spontanen Gebrauch der Hand,
- reduzierte Fähigkeit, einen Präzisionsgriff durchzuführen bzw. aufrechtzuhalten und
- reduzierte Fähigkeit, (neue) motorische Fertigkeiten zu erlernen.

> **Unter der Lupe**
> **Studien: Prävalenz von Sensibilitätsstörungen nach Schlaganfall**
> Mehr als 60% der Schlaganfallpatienten weisen **sensible Defizite** auf (Liepert 2009). Andere Studien berichten von einer Prävalenz von sensiblen Defiziten nach Schlaganfall von 65% der Fälle (Carey et al. 1993), 11–85% der Fälle (Yekutiel 2000) oder gar 100% der Fälle (Rand et al. 2001). Des Weiteren werden berichtet:
> - einerseits häufigere Einschränkungen der Tast-, Berührungs- und Druckempfindung im Vergleich zur Propriozeption (Tyson et al. 2008),
> - andererseits häufigere Einschränkungen der Propriozeption und Stereognosie (taktile Objekterkennung) im Vergleich zur Berührungsempfindung (Connell et al. 2008).
>
> Diese **heterogenen Ergebnisse** sind sicherlich auf Unterschiede in den Studiendesigns, den Definitionen von sensorischen Defiziten und deren Assessments zurückzuführen. **Einigkeit** besteht jedoch, dass Sensibilitätsstörungen der Hand die motorische Funktionsrestitution nach einem Schlaganfall beeinträchtigen können, da sie dazu führen, dass das motorische Potenzial der Hand nicht vollständig ausgeschöpft wird (van der Lee et al. 1999). Der verminderte Einsatz der Hand bei den Aktivitäten des täglichen Lebens führt wiederum zu schlechteren feinmotorischen Fähigkeiten (Dannenbaum u. Jones 1993), qualitativ reduzierten Bewegungsausführungen (Rand et al. 2001), gestörter Kraftdosierung (Yekutiel 2000) und im Weiteren zu einem erlernten Nichtgebrauch der Hand.

- **Diagnostik**

Für eine ausführliche differenzierte Diagnostik bei zentralen und peripheren Sensibilitätsstörungen sei auf ▶ Kap. 4.3 verwiesen. Wichtige bildgebende Verfahren und Assessments werden an dieser Stelle nochmals kurz vergegenwärtigt.

- **Bildgebende Verfahren**

Eine sichere neurologisch-topische Zuordnung erlauben bildgebende Verfahren wie die **Computertomographie** (CCT) oder die **Magnetresonanztomographie** (MRT) bei Läsionen im Bereich des zentralen Nervensystems. Bei Läsionen peripherer Nerven stehen elektrophysiologische Verfahren wie die **Elektroneurographie** (ENG) zur Verfügung (zur differenzierten neurophysiologischen Diagnostik ▶ Kap. 3.3.1).

- **Assessment**

Zur Dokumentation des Effekts eines sensomotorischen Diskriminationstrainings ist jedoch eher ein **Assessment der Symptome** zu empfehlen, das zwischen den unterschiedlichen Qualitäten der gestörten Sensibilität unterscheidet und die Veränderungen im Verlauf abbildet.

Den ehemaligen Goldstandard bildete der **Semmes-Weinstein-Monofilament-Test**, der allerdings nur Berührungs- und Druckempfindung überprüft und bis jetzt nicht auf Korrelation mit der motorischen Funktionalität getestet wurde (Dannenbaum et al. 2002).

Der **modifizierte Nottingham Sensory Assessment Test** (**NSA**) testet alle Qualitäten inklusive Stereognosie (Lincoln et al. 1998). Wegen seiner groben Einteilung in »nicht vorhanden«, »fehlerhaft« oder »normal« im Vergleich zur gesunden Seite eignet sich der Test jedoch eher als Screening. Eine weitere Modifikation des NSA erfolgte durch Connell et al. (2007), die mithilfe einer Rasch-Analyse die Testergebnisse in einen Punktewert umwandelten.

Der **Rivermead Assessment of Somatosensory Performance Test** (**RASP**) testet alle Qualitäten und quantifiziert sie in den jeweiligen Untertests, so dass dieser Test sich für Studien und die Verlaufsdarstellung bei Patienten eignet. Der RASP hat eine gute Inter- und Intra-Rater-Reliabilität, und besonders die Untertests zur Propriozeption zeigen eine hohe Korrelation mit den motorischen Einschränkungen (Winward et al. 2002). Allerdings muss für seine Anwendung ein Instrumentarium käuflich erworben werden, und die Durchführung dauert mindestens 30 Minuten.

Um den RASP nicht nur für Studienzwecke, sondern auch im täglichen **klinischen Gebrauch** einsetzen zu können, testeten Physiotherapeuten der Universität Salford in England die Korrelation der Untertests einzelner Lokalisationen einer Extremität mit dem Gesamtergebnis einer Extremität und fanden eine hohe Korrelation. Sie empfehlen, für die erleichterte Anwendung nicht alle im Test aufgeführten Lokalisationen zu prüfen (Busse u. Tyson 2009).

7.11.2 Therapeutische Prinzipien

Man kann zwischen **passivem** und **aktivem Sensibilitätstraining** unterscheiden:
- Das **passive** Sensibilitätstraining appliziert z. B. eine elektrische Stimulation, um die somatosensiblen Nerven zu aktivieren ohne eine Muskelkontraktion auszulösen. Es handelt sich meistens um elektrische Stimulation, z. B. des N. medianus (Schabrun u. Hillier 2009).
- Das **aktive** Sensibilitätstraining erfordert die **Mitarbeit des Patienten** und beinhaltet Übungen, die darauf zielen, die verschiedenen sensiblen Qualitäten zu trainieren, z. B. die Lokalisation eines Stimulus und die Diskrimination der Lage oder Bewegung einer Extremität im Raum (Schabrun u. Hillier 2009).

Ziel beider Interventionen ist es nicht nur, die Sensibilität der oberen Extremität zu verbessern, sondern auch ihre motorischen Einschränkungen zu mindern, d.h., die Funktionalität der oberen Extremität zu fördern.

Wie alle modernen therapeutischen Methoden (▶ Kap. 8.3 ff) basiert auch das Sensibilitätstraining auf **Lernvorgängen** und **Plastizität des Gehirns**. Sowohl bei Sensibilitätsdefiziten durch periphere als auch durch zentrale Läsionen zeigt sich, dass sich die rezeptiven kortikalen Areale durch aktives Sensibilitätstraining und sensorisches Diskriminationstraining (Sensory Re-education Training) verändern, und die Prozesse in den sensorischen Netzwerken effizienter werden (Lundborg u. Richard 2003). Somit können funktionelle Sensibilität (das Erkennen von Formen, Oberflächentexturen und Objekten) und funktioneller Einsatz der Hand im täglichen Leben verbessert werden (Dannenbaum u. Jones 1993; Oud et al. 2007). Das Training stellt kognitive Anforderungen und setzt die Aufmerksamkeit des Patienten voraus.

> **Unter der Lupe**
>
> **Studien: Bedeutung der sensomotorischen Koppelung für die motorische Handfunktion**
> Lackner und Hummelsheim (2002) zeigten mithilfe der transkraniellen Magnetstimulation bei gesunden Probanden und Schlaganfallpatienten, dass eine **sensorische Diskriminationsaufgabe**, wie die Erkennung der Handposition relativ zum Unterarm, einen signifikanten fazilitatorischen Effekt auf die Motoneurone der involvierten Muskeln (Handstrecker) ausübt. Das heißt, die afferente propriozeptive Information, die durch die Diskriminationsaufgabe gebahnt wird, hat einen exzitatorischen Einfluss auf den motorischen Kortex und verstärkt die **sensomotorische Koppelung**.
> Bereits 1997 wiesen Hummelsheim et al. (1996) auf die Wichtigkeit der sensomotorischen Koppelung für die motorische Erholung hin. Eine (passive) elektrische Stimulation der Handstrecker und -beuger führte nicht zu einer Funtionsverbesserung, während die willkürlich eingeleitete und durch elektrische Stimulation weitergeführte Handstreckung und -beugung (**EMG-initialisierte elektrische Muskelstimulation**) eine signifikante Steigerung der Handfunktion bewirkte (Hummelsheim et al. 1996). Dies wurde unter anderem durch die gezielte Willkürinnervation und die damit verbundene Aufmerksamkeit und Bahnung der sensorischen Information an die motorische Ebene (**sensomotorische Koppelung**) begründet.
> **Fazit:** Diese Studienergebnisse machen deutlich, dass ein sensomotorisches Diskriminationstraining nicht nur für sensible Defizite, sondern auch für **motorische Defizite** von Bedeutung ist.
>
> **Studien: Wirksamkeit des sensomotorischen Diskriminationstrainings**
> Bis zum jetzigen Zeitpunkt gibt es wenige evidenzbasierte Studienergebnisse für ein sensomotorisches Diskriminationstraining. Seit Juni 2010 findet sich ein Cochrane Review in der Cochrane Library, unter der Federführung von Susan Doyle, die sich mit der Beurteilung von Interventionen bei sensorischen Defiziten der oberen Extremität nach Schlaganfall befasst. Da bei den 13 bewerteten Studien viele unterschiedliche Interventionen untersucht wurden, war eine Metaanalyse nicht möglich. Aufgrund der **Heterogenität der Studien** bezüglich Interventionen und Ergebnissen folgern die Autoren, dass keine Evidenz vorliegt, um die untersuchten Interventionen zu befürworten oder abzulehnen. Des Weiteren sind 2 systematische Reviews vorhanden, die sich mit dem Training der Sensibilität nach Schlaganfall (Schabrun u. Hillier 2009) bzw. nach Nervenläsionen in der oberen Extremität befassen (Oud et al. 2007).

7.11.3 Sensomotorisches Diskriminationstraining nach peripherer Nervenläsion

Das **Sensory Re-education Training** (sensomotorisches Diskriminationstraining im weitesten Sinne) wird seit längerer Zeit für periphere sensible Läsionen in der Rehabilitation genutzt. Es wurde von Wynn-Parry (1976) entwickelt und von Dellon (1981) modifiziert und auch für kortikale sensorische Läsionen übernommen (Dannenbaum u. Dykes 1988; Dannenbaum u. Jones 1993).

> **Unter der Lupe**
> **Evidenz für die Wirksamkeit des sensomotorischen Diskriminationstrainings nach peripheren Läsionen**
> In dem Review von Oud et al. (2007) wurden von 760 Studien aufgrund der Einschlusskriterien nur 7 Studien näher untersucht. Davon hatten nur 2 Studien eine ausreichende methodologische Qualität (Cheng et al. 2001; Wei et al. 1995). Diese beiden Studien waren jedoch in den eingeschlossenen Diagnosen und therapeutischen Interventionen nicht vergleichbar, so dass **keine statistisch signifikante Evidenz** für eine Verbesserung der funktionellen Sensibilität nach einem Sensory Re-education-Training vorliegt.

> **Ziele des Sensory Re-education Trainings** sind
> — Verbesserung der Wahrnehmung von sensibler Information, die z. B. von den Rezeptoren der Hand aufgenommen wird, und
> — Verbesserung der motorischen Handfunktion inklusive Feinmotorik in den Tätigkeiten des täglichen Lebens.

Das Training beinhaltet eine anfängliche **sensorische Stimulation** verschiedener Fingerspitzen der betroffenen Hand mit Identifikation des Fingers durch den Patienten, um damit die Erregbarkeit der Nervenzellen des somatosensorischen Kortex zu steigern. Im Weiteren folgen **Übungen** zur
– Lokalisation applizierter Stimuli,
– Propriozeption und
– Diskrimination von Form, Gewicht, Oberflächentextur und Objekten.

Repetitives Üben von Greif- und Haltebewegungen wird angewandt, um dem erlernten Nichtgebrauch vorzubeugen. Im Verlauf wird der Schwierigkeitsgrad gesteigert (Shaping). Zusätzlich werden hohe kognitive Anforderungen an den Patienten bzgl. Aufmerksamkeit, Erinnerungsfähigkeit und sensomotorischem Lernen gestellt (Dellon 1981; Wynn-Parry 1976, Oud et al. 2007).

Praktische Umsetzung:
Sensory Re-education Training
Einschlusskriterien
Jede Art peripherer Nervenläsionen der Hand; Beginn des Trainings sofort nach Trauma.
Durchführung
1. Testung der sensiblen Wahrnehmung
   – 1. Schritt: An den Fingerspitzen von Zeigefinger und Daumen werden sich bewegende, starke, aber nicht schmerzhafte **elektrische Reize** (100 Hz) appliziert.
   – Zuerst muss der Patient **den jeweilig stimulierten Finger** identifizieren, anfangs durch visuelle Kontrolle, später mit geschlossenen Augen.
   – Dann werden **mehrere Finger gleichzeitig** an verschiedenen Orten stimuliert, und der Patient muss die verschiedenen Orte erkennen lernen.
   – 2. Schritt: Es werden **natürlichere Stimuli** diskriminiert, z. B. erst gröbere, dann glatte Oberflächentexturen; anfangs mit visueller Kontrolle, später mit geschlossenen Augen.
   – 3. Schritt: Anstelle von sich bewegenden Stimuli werden **stationäre Stimuli** eingesetzt. Auf ausreichende Pausen zwischen den Stimuli muss geachtet werden.
2. Integration der betroffenen Hand in ADL
   – Gleichzeitig wird damit begonnen, die betroffene Hand unter visueller Kontrolle in die **täglichen Aktivitäten** miteinzubeziehen, um dystone Bewegungen und Massengreifbewegungen zu korrigieren.
   – Zusätzlich erfolgt ein **repetitves Üben** von besonders schweren motorischen Aufgaben unter visueller Kontrolle (z. B. das Greifen einer Gabel oder eines Stifts).
   – Anfangs werden **Hilfsmittel** eingesetzt, z. B. eine Griffverdickung oder eine Grifftexturveränderung.
   – Repetitves Üben des Haltens von Objekten mit konstanter **Kraftdosierung**; anfangs mit visueller Kontrolle, später ohne visuelle Kontrolle.
   – Erstellung eines **Heimübungsprogramms** als Hausaufgabe.

7.11.4 Sensomotorisches Diskriminationstraining nach Schlaganfall

Die Fähigkeit, nach einem Schlaganfall **feinmotorische Leistungen** durchzuführen, korreliert hoch signifikant mit der Fähigkeit, **sensible Qualitäten** wahrzunehmen und zu interpretieren, und hat direkte Auswirkungen auf die Selbstständigkeit des Betroffenen im täglichen Leben (Carey et al. 1995). Der **sensorische Input** ist ein integraler Bestandteil für die Plastizität der kortikalen Repräsentation der Hand. Richards et al. (2008) haben in einem Review über Funktionsrestitution bei Schlaganfall berichtet, dass Veränderungen der kortikalen motorischen Repräsentation der Hand mit einer Funktionsverbesserung im Verlauf der Rehabilitation einhergehen.

Zum Erreichen einer verbesserten motorisch-funktionellen Leistungsfähigkeit kommen aus dem Repertoire des Sensibilitäts- und Wahrnehmungstrainings eine Reihe verschiedener Therapieansätze infrage. Ein Sensibilitätstraining kann prinzipiell auf zwei verschiedenen **Methoden** basieren:

- Das **passive Training** beinhaltet entsprechend dem Review von Schabrun und Hillier (2009) eine elektrische Stimulation von Hand/Bein über Oberflächenelektroden, die aber nicht zur Muskelkontraktion führt. Das passive Training kann auch aus thermischer Stimulation, Vibration oder einer intermittierenden pneumatischen Kompression bestehen.
- Das **aktive Training** beansprucht die Aufmerksamkeit des Patienten. Es umfasst Übungen zur Diskrimination und Lokalisation von sensiblen Stimuli sowie zur Erkennung von Objekten und Lagebeziehungen von Arm und Hand im Raum.

> **Unter der Lupe**
> **Evidenz für die Wirksamkeit eines passiven Sensibilitätstrainings nach Schlaganfall**
> In dem Review von Schabrun und Hillier (2009) wurden von 118 Studien aufgrund der Einschlusskriterien nur 14 Studien näher untersucht. Davon befassten sich 8 Studien mit dem passiven und 6 Studien mit dem aktiven Sensibilitätstraining:
> - Eine Grad-I-Evidenz liegt weder für das passive noch für das aktive Training vor.
> - Eine Grad-II-Evidenz für die passiven Interventionen an der oberen Extremität liegt in 2 Studien vor (Tekeoglu et al. 1998; Celnik et al. 2007). Für die aktiven Interventionen an der oberen Extremität liegt keine Studie vor.
>
> Eine **Metaanalyse** von 3 gepoolten Studien des **passiven Trainings** (Celnik et al. 2007; Conforto et al. 2007, Wu et al. 2006) zeigt einen **mäßigen Effekt** auf Sensibilitätsdefizite und motorische Funktionen.
> **Fazit:** Ein **passives Training** kann unterstützend wirksam sein, um die Handfunktion wiederherzustellen. Bezüglich eines **aktiven Trainings** besteht bei großer Heterogenität an Studiendesigns ein weiterer Bedarf an qualitativ hochwertigen Studien mit homogenen klinisch bedeutsamen Messparametern.

Das passive Sensibilitätstraining

> Ziel des passiven elektrischen Stimulationstrainings der Hand ist die Verbesserung der motorischen Funktion über die Aktivierung des kontralateralen primären somatosensorischen Kortex und die damit verbundene Steigerung der Erregbarkeit innerhalb des primären motorischen Kortex (▶ Kap. 7.12.1).

- **Elektrische Stimulation**

Angewandt wurde das passive Training in Studien bei Patienten mit **milden** bis **mittelgradigen sensomotorischen Funktionsstörungen der Hand**, wobei das sensorische Defizit nicht immer vorhanden war und z.T. nur einzelne Qualitäten betraf.

> **Unter der Lupe**
> **Studien: Wirksamkeit der elektrischen Stimulation**
> Das passive Training beinhaltete eine 2-stündige repetitive elektrische Stimulation des **N. medianus** der betroffenen Hand (mit einer Frequenz von 10 Hz und einer Stromstärke, die leichte bis starke, aber nicht schmerzhafte Parästhesien auslöst), gefolgt von einem **motorischen Training** unter Verwendung des Jebsen Taylor Hand Function Tests (JHTFT), der auch alltagsrelevante Greifbewegungen enthält (Celnik et al. 2007; Conforto et al. 2007; Wu et al. 2006). Die Effektivität wurde mittels Jebsen Taylor Hand Function Test (JHTFT) (Celnik et al. 2007; Conforto et al. 2007; Wu et al. 2006), also einem **Assessment der motorischen Funktion** getestet. Durch die Stimulusstärke und die danach anschließenden motorischen Übungen wird die Aufmerksamkeit des Patienten bei diesem Training wie z.B. bei einem Training des JTHFT beansprucht (Celnik et al. 2007; Conforto et al. 2007; Wu et al. 2006).
> Koesler et al. (2009) haben die repetitive Medianusstimulation **ohne folgende motorische Übungen** angewandt und eine signifikante kinematische Verbesserung der einfachen Eingelenkbewegungen von Fingern und Hand (Tapping), aber vor allem auch der alltagsrelevanten Greifbewegungen der betroffenen Hand erzielt.

- **Hochfrequente mechanische Stimulation**

Eine andere Form der passiven Stimulation ist die hochfrequente mechanische Stimulation (20 Hz).

> **Unter der Lupe**
> **Studien: Wirksamkeit der hochfrequenten mechanischen Stimulation**
> Die Stimulation wurde von Ragert et al. (2007) am **Zeigefinger** von gesunden Probanden täglich 20 Minuten über eine flexible Membran durchgeführt, während die Probanden anderen Aktivitäten nachgingen. Nach einmaliger Applikation von 20 Minuten zeigte sich eine Verbesserung der 2-Punkte-Diskrimination in dem stimulierten Zeigefinger. Kalisch aus derselben Gruppe (2008) verglich den Effekt einer 3-stündigen synchronen vs. asynchronen mechanischen **Multi-Finger-Stimulation** bei Gesunden und zeigte eine verbesserte taktile Diskrimination nach der synchronen Stimulation.

- **Pneumatisch-kompressive Stimulation**

Eine pneumatisch-kompressive Stimulation zusätzlich zur Standard-Physiotherapie (mit Johnstone Splints; 5-mal 30 Minuten/Woche für 4 Wochen) führte bei **Schlaganfallpatienten** mit Sensibilitätsstörungen zu einer Verbesserung der Sensibilität (Nottingham Sensory Assessment Scale) und der selektiven Armbeweglichkeit (Fugl-Meyer Test) im Vergleich zu einer zusätzlichen Ultraschallanwendung an der betroffenen Schulter (Cambier et al. 2003).

> **Praktische Umsetzung: Sensomotorisches Diskriminationstraining nach Yekutiel und Guttmann (1993)**
>
> **Einschlusskriterien**
> Patienten mit sensomotorischen Defiziten aufgrund eines einseitigen Schlaganfalls; ohne wesentliche kommunikative oder kognitive Beeinträchtigungen; im subakuten oder chronischen Stadium.
>
> **Durchführung**
> 1. **Diskrimination**
>   - Diskrimination von Anzahl und Lokalisation von **Berührungen**, Linien oder Nummern und Buchstaben, die auf den betroffenen Arm und die Hand gezeichnet wurden.
>   - **Zeigen** des betroffenen Daumens, Zeigefingers bei verbundenen Augen, erst mit der gesunden, dann mit der betroffenen Hand.
>   - Verschiedene **Objektformen** werden exploriert und anfänglich mit visueller Kontrolle, dann mit der gesunden Hand, später mit geschlossenen Augen diskriminiert.
>   - Verschiedene **Gewichte** werden exploriert und anfänglich mit visueller Kontrolle, dann mit der gesunden Hand, später mit geschlossenen Augen diskriminiert.
>   - Gröbere, dann glatte **Oberflächentexturen** werden ertastet und anfänglich mit visueller Kontrolle, dann mit der gesunden Hand, später mit geschlossenen Augen diskriminiert.
> 2. **Passives Zeichnen**
>   - Der Therapeut führt abwechselnd die betroffene und die gesunde Hand des Patienten bei verbundenen Augen und zeichnet **Figuren**, die der Patient auf vorgelegten Karten wiedererkennen soll. Die Figuren werden zunehmend komplexer (Shaping).
>   - Der Therapeut führt abwechselnd die betroffene und die gesunde Hand des Patienten bei verbundenen Augen und schreibt **Worte** und später **Sätze**, die der Patient erkennen muss.

- **Thermisch-sensible Stimulation**

Die zur Standardtherapie zusätzlich eingesetzte thermisch-sensible Stimulation (**Wärme-** und **Kälteapplikation**) über der betroffenen Hand; 5-mal 20 Minuten/Woche für 6 Wochen) führte zu einer Verbesserung der Sensibilität (Semmes-Weinstein-Monofilament-Test) und der motorischen Erholung, gemessen anhand den Brunnstrom-Stadien im Vergleich zur alleinigen Standardtherapie (Chen et al. 2005).

- **Zusammenfassung**

Bei der Heterogenität der passiven Interventionen, welche nur maximal drei Mal und z.T. in Verbindung mit motorischen Übungsbehandlungen durchgeführt wurden, kann zum jetzigen Zeitpunkt keine eindeutige Empfehlung ausgesprochen werden. Die passive **elektrische Stimulation** als **adjuvante Therapie** mit einer motorischen Übungsbehandlung scheint Potenzial für die sensomotorische Rehabilitation zu haben (zur detaillierten Beschreibung der elektrischen Stimulation ▶ Kap. 7.12).

Das aktive Sensibilitätstraining (Sensomotorisches Diskriminationstraining)

> Das **Ziel des aktiven sensomotorischen Diskriminationstrainings**, wie es im Review von Schabrun und Hillier beschrieben wird und erstmalig von Yekutiel und Guttman (1993) in Anlehnung an das Sensory Re-education Training propagiert wurde, ist die **Verbesserung der sensiblen Wahrnehmung**, insbesondere die leichte Berührung, Propriozeption und taktile Objekterkennnung (Carey et al. 1993; Yekutiel u. Guttman 1993). Des Weiteren wird auch die Verbesserung der motorischen Funktion der betroffenen Hand angestrebt.

Das **aktive sensomotorische Diskriminationstraining** beinhaltet
- die Schulung des Patienten über seine sensiblen Ausfälle und verbliebenen sensiblen Kompetenzen,
- die Auswahl von sensorischen Aufgaben, die den Patienten interessieren und motivieren,
- Übungen zur Wahrnehmung, Lokalisation und Diskrimination applizierter Stimuli,
- ein Propriozeptionstraining und
- ein zunächst geführtes, dann selbständiges Malen und Schreiben (Shaping).

Die Übungen werden anfangs unter visueller Kontrolle bzw. der Kontrolle der nicht betroffenen Hand, später mit verbundenen Augen durchgeführt (Yekutiel u. Guttman 1993). Das Training stellt wie das Sensory Re-education Training hohe kognitive Anforderungen an den Patienten (Aufmerksamkeit, Konzentration und Lernen) und bezieht auch motorische Aufgaben mit ein.

Smania et al. (2003) haben das Training noch weiter ausgebaut und standardisiert, so dass es aus **neun** vorgeschriebenen **Übungen** besteht:
- Diskrimination von Oberflächentexturen,
- Objekterkennung,
- propriozeptive Diskrimination,
- Diskrimination von Gewichten,
- einfache Bewegungssequenzen der Finger,
- Greifbewegungen,
- taktiles Zuordnen von Objekten,
- Greifbewegungen verschiedener Stärken und
- Durchführung alltäglicher Aufgaben.

Auch Byl et al. (2008) haben ein derartiges Training unter dem Namen **Learning-based Sensorimotor Training** bei chronischen Schlaganfallpatienten mit sensomotorischen

Praktische Umsetzung: Sensomotorisches Diskriminationstraining nach Smania (2003)

Einschlusskriterien
Patienten ohne Parese, jedoch mit sensorischen Defiziten aufgrund eines einseitigen kortikalen oder subkortikalen Schlaganfalls; ohne kommunikative oder kognitive Beeinträchtigungen; im subakuten oder chronischen Stadium.
Cave: Motorische Einschränkungen lassen ein Training nicht zu.

Durchführung
Testung der sensiblen Wahrnehmung und der motorischen Koordination mittels der neun Aufgaben:

1. **Diskrimination von Oberflächentextur:** 3 verschiedene Materialen (z.B. Sandpapier, Gummi, Papier) werden dargeboten und vom Patienten bei geschlossenen Augen taktil exploriert.
2. **Objekterkennung (3 Aufgaben):**
   - Bei verbundenen Augen Ertasten eines Zielobjekts und dann Wiedererkennung des Zielobjekts unter 3 dargebotenen Objekten.
   - Ausschließlich taktile Exploration von 3 kleineren Objekten und danach Wiedererkennung der 3 Objekte unter visueller Kontrolle.
   - Gleichzeitige taktile Exploration von 2 Objekten, eines in je einer Hand, und Diskrimination, ob die Objekte sich gleichen oder nicht.
3. **Propriozeptive Diskrimination (3 Aufgaben):**
   - Der Patient soll die Gelenkposition (Handgelenk oder metakarpophangeales Gelenk) seiner vom Therapeuten in einer Kiste (Sichtschutz) geführten betroffenen Hand einer von drei auf die Kiste gezeichneten Positionen zuordnen.
   - Der Patient soll mit der betroffenen Hand in der Kiste eine vorgegebene Winkelposition nachstellen.
   - Der Patient soll eine Geste des Therapeuten (z.B. OK-Zeichen) mit der betroffenen Hand in der Kiste imitieren.
4. **Diskrimination von Gewichten:** Bei verbundenen Augen soll der Patient ein Objekt in der betroffenen Hand halten und dessen Gewicht schätzen. Danach bekommt er 3 verschiedene Objekte in die nicht betroffene Hand und soll einschätzen, welches Objekt dem zuvor in der betroffenen Hand gehaltenen an Gewicht gleicht.
5. **Einfache Bewegungssequenzen der Finger:** Bei verbundenen Augen soll der Patient eine vorher gezeigte Fingerklopfsequenz nachahmen und danach auf einem Keyboard eine Notensequenz nachspielen.
6. **Greifbewegungen:** Bei verbundenen Augen soll der Patient verschieden große Objekte von einer erhöhten Ablage wegnehmen, nachdem er zuvor die Position des Objekts auf der Ablage gesehen hat. Geübt werden das Greifen mit der ganzen Hand und Pinzettengriff.
7. **Taktiles Zuordnen von Objekten:** Bei verbundenen Augen soll der Patient viele kleinere Objekte (z.B. Knöpfe, Büroklammern) in übereinstimmende Gruppen ordnen.
8. **Greifbewegungen verschiedener Stärke (4 Aufgaben):**
   - Bei verbundenen Augen rutscht ein hölzerner Zylinder (70×4 cm, 500 mg) mit Kerben in 5-cm-Abständen langsam durch die betroffene Hand; dabei sollen eine oder zwei Markierungen übersprungen werden.
   - Bei verbundenen Augen soll der Patient eine 30–60% gefüllte Plastikflasche (ohne Zusammendrücken und das damit verbundene typische Geräusch) von einer Seite des Tischs zur anderen transportieren.
   - Verschiedene Objekte unterschiedlicher Beschaffenheit und Zerbrechlichkeit sollen mit einer Eiszange transportiert werden.
   - Der Patient soll aus eine Geltube Streifen verschiedener Länge quetschen.
9. **Durchführung alltäglicher Aufgaben (7 Aufgaben):**
   - Aufnehmen von Zahnstochern,
   - Stapeln von Dominosteinen,
   - Falten eines Blatts und es in einen Umschlag schieben,
   - Flechten mit 3 Strängen,
   - Einhaken einer Feder in einen Ring (mit verbundenen Augen),
   - Anziehen eines Fingerhandschuhs (mit verbundenen Augen),
   - Umdrehen von Spielkarten (mit verbundenen Augen).

Danach werden für die nächsten Trainingseinheiten die 25 Übungen ausgesucht, die besonders herausfordernd sind, und nur diese werden geübt. Kann ein Patient eine Aufgabe gar nicht bewältigen, werden Hilfestellungen gegeben. Zudem wird ein Heimübungsprogramm ähnlich dem Training in der Therapie erstellt. Diese Hausaufgaben soll der Patient täglich eine Stunde üben.

Defiziten angewandt und festgestellt, dass es dosisabhängig ist. Das heißt, je länger und öfter das Training angewandt wird, desto größer ist die **Verbesserung** bzgl. der
- sensorischen Diskrimination (Graphästhesie, propriozeptive Diskrimination),
- feinmotorischen Kontrolle (Finger-Tapping-Geschwindigkeit) und
- Selbstständigkeit im Alltag (Wolf Motor Function Test).

Carey und Matyas (2005) haben in einer späteren Arbeit **nur das rein sensorische Training** untersucht und festgestellt, dass sich eine Verbesserung der Propriozeption durch bestimmte Stimuli nicht auf andere Stimuli transferieren lässt. Die motorische Funktion wurde nicht untersucht.

7.11.5 Zusammenfassung

Wegen der **Heterogenität der Studien** fehlen Metaanalysen und die Evidenz für die Wirksamkeit des aktiven sensomotorischen Trainings. Jedoch zeigen einzelne Studien signifikante Verbesserungen der sensiblen Wahrnehmung und/oder Funktion der Hand (Yekutiel u. Guttman 1993; Carey et al. 1993; Carey u. Matyas 2005; Smania et al. 2003; Byl et al.

2008). Diese sind auch darin begründet, dass sich im aktiven sensomotorischen Training Voraussetzungen für das **sensomotorische Lernen** wiederfinden:
- Repitition,
- Shaping,
- Üben von alltagsrelevanten Bewegungen,
- Vermeiden des erlernten Nichtgebrauchs.

Daraus ergeben sich folgende **Anwendungsempfehlungen**:
- Eine **Trainingseinheit** sollte 30–50 Minuten dauern und mehrmals wöchentlich über mehrere Wochen, d.h. kumulativ ca. 10- bis 36-mal stattfinden (Yekutiel u. Guttman 1993; Carey et al. 1993; Carey u. Matyas 2005; Smania et al. 2003; Byl et al. 2008).
- Es sollten viele **Pausen** eingelegt werden, und die Aufgaben sollten häufig gewechselt werden, um die Konzentration und Motivation des Patienten zu maximieren (Yekutiel u. Guttman 1993).
- Zusätzlich sollte im Rahmen der Therapie ein tägliches, der Therapie ähnliches, einstündiges Training als **Eigentraining** (Hausaufgabe) durchgeführt werden.
- Bei **zentralen sensorischen Läsionen** kann sowohl das **Sensory Re-education Training** (▶ Kap. 7.11.3) (Dannenbaum u. Jones 1993) als auch das **sensomotorische Diskriminationstraining** (Yekutiel u. Guttman 1993; Smania et al. 2003) angewandt werden, wobei Letzteres eine komplette Hemihypästhesie sowie eine Hemiparese ausschließt (Smania et al. 1993).

Literatur

Busse M, Tyson SF (2009) How many body locations need to be tested when assessing sensation after stroke? An investigation of redundancy in the Rivermead Assessment of Somatosensory performance. Clin Rehabil 23: 91-95

Byl NN, Pitsch EA, Abrams GM (2008) Functional outcomes can vary by dose:learning-based sensorimotor training for patients stable poststroke. Neurorehabil Neural Repair 22(5): 494-504

Cambier DC, De Corte E, Danneels LA, Witvrouw EE (2003) Treating sensory impairments in the post-strike upper limb with intermittent pneumatic compression. Results of a preliminary trial. Clin Rehabil 17(1): 14-20

Carey LM (1995) Somatosensory loss after stroke. Crit Rev Phys Rehabil Med 7: 51-91

Carey M, Matyas T, Oke L (1993) Sensory loss in stroke patients: effective training of tactile and proprioceptive discrimination. Arch Phys Med Rehabil 74(6): 602-611

Carey LM, Matyas TA (2005) Training of somatosensory discrimination after stroke. Facilitation of stimulusgeneralisation. Am J Phys Med Rehabil 84(6): 428-442

Celnik P, Hummel F, Harris-Love M, Wolk R, Cohen LG (2007) Somatosensory stimulation enhances the effects of training functional hand tasks in patients with chronic stroke. Arch Phys Med Rehabil 88: 1369-76

Cheng AS, Hung L, Wong JM, Lau H, Chan J (2001) A prospective study of early tactile stimulation after digital nerve repair. Clin Orthop 384: 169-175

Cheng JC, Liang CC, Shaw FZ (2005) Facilitation of sensory and motor recovery ba thermal intervention for the hemiplegic upper limb un acute stroke patients: a single-blind randomized clinical trial. Stroke 36(12): 2665-2669

Conforto AB, Cohen LG, dos Santos RL, Scaff M, Marie SK (2007) Effects of somatosensory stimulation on motor function in chronic cortico-subcortical strokes. J Neurol 254: 333-39

Connell LA (2007) Sensory impairment and recovery after stroke. PhD-Thesis, University of Nottingham

Connell LA, Lincoln NB, Radford KA (2008) Somatosensory impairment after stroke: frequiency of different deficits and their recovery. Clin Rehabil 22: 758-767

Dannenbaum RM, Jones LA (1993) The assessment and treatment of patients who have sensory loss following cortical lesions. J Hand Ther 6(2): 130-138

Dannenbaum RM, Michaelsen SM, Dresrosiers J, Levin MF (2002) Development and validation of two new sensory tests of the hand for patients with stroke. Clin Rehabil 16: 630-639

Dellon AL (1981) Evaluation of sensibility and re-education of sensation in the hand. Williams & Wilkins, Baltimore

Doyle S, Bennett S, Fasoli SE, McKenna KT (2010) Interventions for sensory impairment in the upper limb after stroke. Cochrane Database of Systematic Reviews, Issue 6, Art. No. CD006331

Hummelsheim H, Amberger S, Mauritz KH (1996) The influence of EMG-initiated electrical muscle stimulation on motor recovery of the centrally paretic hand. Eur J Neurol 3: 245-254

Hummelsheim H, Maier-Loth ML, Eickhof C (1997) The functional value of electrical muscle stimulation for the rehabilitation of the hand in stroke patients. Scand J Rehabil Med 29: 3-10

Hummelsheim H (1998) Neurophysiologische Mechanismen der gestörten Sensomotorik. In: Hummelsheim H (Hrsg)« Neurologische Rehabilitation: Neurologische Grundlagen – motorische Störungen – Behandlungsstrategien – Sozialmedizin. Springer, Berlin Heidelberg. S 11-13

Kalisch T, Tegenthoff M, Dinse HR (2007) Differential effects of synchronous and asynchronous multifinger coactivation on human tactile performance. BMC Neuroscience 8: 58

Koesler IBM, Dafotakis M, Ameli M, Fink GR, Nowak DA (2009) Electrical somatosensory stimulation improves dexterity in chronic stroke. J Neurol neurosurg Psychiatry 80: 614-619

Lackner E, Hummelsheim H (2003) Motor-evoked potentials are facilitated during perceptual identification of hand position in healthy subjects and stroke patients. Clin Rehabil 17: 648-655

Liepert J (2009) Evidenzbasierte Verfahren in der motorischen Rehabilitation. Neuro Rehabil 15(4): 228-233

Lincoln NB, Jackson JM, Adams SA (1998) Reliability and Revision of the Nottingham Sensory Assessment for stroke patients. Physiotherapy 84(8): 358-365

Lundborg G, Richard P (2003) Bunge memorial lecture. Nerve injury and repair – a challenge to the plastic brain. J Periph Nerv Syst 8: 209-226

Oud T, Beelen A, Eijffinger E, Nollet F (2007) Sensory re-education after nerve injury of the upper limb: a systematic review. Clin Rehabil 21: 483-494

Ragert P, Kalisch T, Bliem B, Franzkowiak S, Dinse HR (2008) Differential effects of tactile high- and low-frequency stimulation on tactile discrimination in human subjects. BMC Neuroscience 9: 9

Rand D, Gottlieb D, Weiss P (2001) Recovery of patients with a combined motor and proprioception deficit during the first six weeks of post stroke rehabilitation. Phys Occup Ther Geriatr 18(3): 69-87

Richards LG, Stewart KC, Woodbury ML, Senesac C, Cauraugh JH (2008) Movement-dependent stroke recovery: a systematic review and meta-analysis of TMA and fMRI evidence. Neuropsychologia 46: 3-11

Schabrun SM, Hillier S (2009) Evidence for retraining of sensation after stroke: a systematik review. Clin Rehabil 23: 27-39

Smania N, Montagnana B, Faccioli S, Fiaschi A, Agliotì SM (2003) Rehabilitation of somatic sensation and related deficit of motor control in patients with pure sensory stroke. Arch Phys Med Rehabil 84: 1692-702

Tekeoğlu Y, Adak B, Göksoy T (1998) Effect of transcutaneous electrical nerve stimulation (TENS) on Barthel Activities of Daily Living (ADL) index score following stroke. Clin Rehabil 12: 277-80

Tremblay F, Wong K, Sanderson R, Coté L (2003) Tactile spatial acuity in elderly persons: assessment with grating domes and relationship with manual dexterity. Somatosens Mot Res 20(2): 127-132

Tyson SF, Hanley M, Chillala J, Selley AB, Tallis RC (2008) Sensory Loss in hospital-admitted people with stroke: Characteristics, associated factors and relationship with function. Neurorehabil Neural Repair 22(2): 166-172

Wei FC, Ma HS (1995) Delayed sensory reeducation after toe-to-hand transfer. Microsurgery 16: 583-585

Winward CE, Halligan PW, Wade DT (2002) The Rivermead Assessment of Somatosensory Performance (RASP):standardisation and reliability data. Clin Rehabil 16(5): 523-533

Wu CW, Seo HJ, Cohen LG (2006) Influence of electric somatosensory stimulation on paretic-hand function in chronic stroke. Arch Phys Med Rehabil 87: 351–57

Wynn-Parry CBW, Salter M (1976) Sensory re-education after median nerve lesion. The Hand 8: 250-257

Yekutiel M, Guttman E (1993) A controlled trial of the retraining of the sensory function of the hand in stroke patients. J Neurol Neurosurg Psychiatry 56: 241-44

Yekutiel M (2000) Sensory re-education of the hand after stroke. John Wiley and Sons, Philadelphia

7.12 Funktionelle Neuromodulation

7.12.1 Repetitive elektrische und magnetische periphere Stimulation

M. Dafotakis, D.A. Nowak

Die Rehabilitation von Bewegungsstörungen nach einem Schlaganfall ist noch immer eine Domäne der Physiotherapie. In den letzten Jahren wurden jedoch eine Vielzahl von **Proof-of-Principle-Studien** vorgestellt, die mittels nicht-invasiver Stimulationsverfahren wie

- repetitiver transkranieller Magnetstimulation,
- Gleichstromstimulation und
- peripherer Nervenstimulation

zeigen konnten, dass eine Verbesserung der gestörten motorischen Funktion möglich ist (Boggio et al. 2007; Nowak et al. 2008; Koesler et al. 2009), obwohl gute klinische randomisierte Studien bislang fehlen bzw. sich widersprechende Ergebnisse lieferten. Außerdem zeichnet sich immer deutlicher ab, dass die **Patientenselektion** eine entscheidende Rolle bei der Anwendung der verschiedenen Stimulationsverfahren spielen wird (Ameli et al. 2009).

Dieses Kapitel stellt die periphere repetitive elektrische und magnetische Stimulation **peripherer Nerven** zur Rehabilitation von Bewegungsstörungen nach Schlaganfall vor.

Einleitung

Nach einem Schlaganfall kommt es zu einer kortikalen Reorganisation der verbliebenen Nervenzellen, über deren genaue zeitliche und räumliche Ausprägung es nur wenige Untersuchungen gibt. Es finden sich jedoch Hinweise, dass ein Teil der Beeinträchtigungen der gestörten motorischen Funktionen durch eine Dominanz der gesunden – der nicht betroffenen – Hemisphäre über die kranke Hemisphäre zu einem **Ungleichgewicht** führt, das in Form einer sog. **transkallosalen Inhibition** ausgeübt wird (Hummel u. Cohen 2006).

> Bei der **transkallosalen Inhibition** kommt es zu dem ohnehin durch Verlust von spezifischen Neuronen entstandenen substanziellen Defizit zusätzlich zu einer unphysiologischen Hemmung vonseiten der gesunden Hemisphäre (Grefkes et al. 2008).

Unter der Vorstellung, dass die Grundlage für das Wiedererlernen verloren gegangener motorischer Fähigkeiten in Form von kortikalen Reorganisationsprozessen notwendig ist, kommt der transkallosalen Inhibition eine große Bedeutung zu. Gleichzeitig wird in einem solchen Prozess des Wiedererlernens von motorischen Funktionen dem **propriozeptiven Zustrom** zum zentralen Nervensystem eine besondere Bedeutung beigemessen. Die klassische **Physiotherapie** versucht, dies durch **passiv** eingeprägte Bewegungen der gelähmten Bereiche zu erzielen. Man könnte sich also vorstellen, dass die verloren gegangenen Bewegungsabläufe auch **aktiv** durch Muskel- und/oder periphere Nervenstimulation induziert werden, indem der propriozeptive Zustrom gesteigert wird (Struppler et al. 2003a).

Repetitive periphere Magnetstimulation (rPMS)

Die rPMS ist eine von der Arbeitsgruppe um Struppler in den 90er Jahren des letzten Jahrhunderts wiederdeckte und weiterentwickelte Technik zur **nicht-invasiven Stimulation von peripheren Nerven** (Struppler et al. 1997). Dabei werden mittels einer TMS-Spule (wie sie auch zur herkömmlichen transkraniellen Magnetstimulation benutzt wird) **repetitive Entladungen** über einem Muskel ausgelöst, dessen markhaltige Nervenendaufzweigungen wiederum depolarisiert werden und

- zum einen zu einer Muskelkontraktion (motorischer Nerv),
- zum anderen zu einer sensiblen Reaktion (sensibler Nerv) führen.

Das **pathophysiologische Konzept** besteht vorwiegend in der Annahme, dass nach einem Schlaganfall die entsprechende gelähmte Extremität aufgrund ihrer Parese nicht mehr an den motorischen Programmen partizipiert und infolge kein sensorischer Zustrom aus dieser Extremität mehr kommt (Angerer 2006):

- Sowohl durch die induzierte Muskelkontraktion als auch die gleichzeitige Stimulation von niederschwellig reagierenden afferenten Nervenfasern werden **propriozeptive Informationen** über sensorische Bahnen zum ZNS gelei-

tet, welches wiederum die Regelkreise des Muskeltonus modulierend beeinflussen soll (Marz-Loose u. Siemes 2009).
- Darüber hinaus sollen die **propriozeptiven Reize** über die sensorischen Nervenfasern zu einer antidromen Erregung von spinalen α-Motoneuronen führen.

- **Praktische Anwendung**

Das **Hauptproblem** in der Anwendung liegt vor allem in den (noch) fehlenden kommerziellen Systemen, die eine ausreichend lange Stimulation zulassen. Die zu einer klinisch messbaren Verbesserung der Handfunktion führenden Stimulationsprotokolle sehen meist über 5.000 Impulse vor, und dies kann durch die i.d.R. verfügbaren Spulen nicht geleistet werden, da diese sich erhitzen und sich bei ca. 37°C abschalten.

Stimuliert wird ein spastisch-paretisches **Agonisten-/Antagonistenpaar**, z.B. Flexoren und Extensoren der Hand. Die **Stimulationsprotokolle** geben i.d.R. ein hochfrequentes (20 Hz) Stimulationsmuster an. Die Spule wird über dem spastischen Zielmuskel platziert, und anschließend werden den Agonisten und Antagonisten 2-mal 1.250 Impulse im Wechsel zugeführt, so dass 5.000 Gesamtimpulse appliziert werden.

> **Unter der Lupe**
> **Studien: Wirksamkeit der repetitiven peripheren Magnetstimulation (rPMS)**
> Mit dem o.g. Protokoll konnten Struppler et al. (2003) an 47 von 52 Patienten nach **Schlaganfall** eine **Reduktion der Spastik** nachweisen, bewertet mittels der modifizierten Ashworth-Skala.
> In einer früheren Arbeit hatten Struppler et al. (1997) an 14 von 16 Patienten mit **spastischer Armparese** zeigen können, dass mit demselben Stimulationsprotokoll Streckbewegungen weiter und rascher durchgeführt werden konnten. Außerdem konnte eine Abnahme der Spastizität erreicht werden. Des Weiteren konnte in dieser Studie gezeigt werden, dass der **Stimulationseffekt** sich in den ersten 2–4 Stunden aufbaut, dann sein Maximum erreicht, das für ca. 24 Stunden anhält und auch nach 72 Stunden noch nachweisbar ist. 2007 konnte die Arbeitsgruppe (Struppler et al. 2007) in einer PET-Studie die **zentralen Stimulationsauswirkungen** nachweisen, die sich in Form eines verstärkten Aktivierungsmusters im superioren posterioren Anteil des Parietallappens sowie im prämotorischen Kortex zeigen.
> Marz-Loose und Siemes (2009) beschreiben ein Protokoll mit wesentlich **geringeren Einzelreizen** in einer Patientengruppe mit **spastischem Spitzfuß**. Außerdem wurden nicht die peripheren Nervenendaufzweigungen im Muskel gereizt, sondern der **lumbosakrale Wurzelzonenbereich**. Das verwendete Protokoll mit einer Stimulationsintensität von 1,2 der motorischen Erregungsschwelle sah insgesamt 2.000 Reize vor, welche mit 20 Hz in 10 sec andauernden Serien appliziert wurden. Zwischen den einzelnen Serien wurde eine Pause von 20 sec eingehalten, so dass eine Gesamtapplikationsdauer von 300 sec resultierte. In dieser offenen Studie verbesserte sich die Spastik, gemessen an der Ashworth Scale, um einen Punktwert, und die Verbesserung hielt mindestens eine Woche an.

- **Zusammenfassung**

In der Summe stellt die RPMS eine **noch nicht ausreichend evaluierte Therapieform** bei Patienten mit spastischer Parese dar, deren Wirkung durch größere Placebo-kontrollierte Studien belegt werden muss. Darüber hinaus gibt es noch keinen klaren Konsens über Stimulationsdauer, Stimulationsintensität und Stimulationsort.

Repetitive periphere Nervenstimulation (rPNS)

Auch die rPNS führt zu Veränderungen der kortikalen Repräsentationszentren der stimulierten Extremität (Kaas 2000). Vor 10 Jahren konnte man nachweisen, dass eine periphere repetitive Nervenstimualtion gemischt sensibler und motorischer Handnerven eine Erhöhung der kortikalen Erregbarkeit nach sich zog, die die **Dauer der Stimulationszeit** deutlich überdauerte (Luft et al. 2002). In der Folge konnten eine Reihe von weiteren Arbeitsgruppen in Proof-of-Principle-Arbeiten zeigen, dass die periphere repetitive Stimulation von Armnerven nicht nur zu einer Erhöhung von kortikaler Erregbarkeit führte, sondern sich auch in Verbesserungen von basalen Greiffunktionen niederschlug (Floel u. Cohen 2006).

> **Unter der Lupe**
> **Studien: Wirksamkeit der repetitiven peripheren Nervenstimulation (rPNS)**
> Bei Patienten im **chronischen Stadium** eines Schlaganfalls mit anfangs schwerer Parese und anschließender guter Erholung führte eine einmalige synchrone sensible periphere Nervenstimulation des **N. ulnaris** und **N. medianus** (Dauer: 120 min), gefolgt von motorischem Training (in insgesamt 3 Sitzungen) zu signifikant größeren Verbesserungen der Armmotorik (Zeitbedarf, Jebson Hand Function Test), sowohl unmittelbar nach der Stimulation als auch 24 Stunden später. Außerdem zeigte sich eine spezifische Reduktion der intrakortikalen Inhibition im motorischen Kortex der ipsiläsionalen Hemisphäre als eine Placebostimulation bzw. eine asynchrone Nervenstimulation (abwechselnd N. medianus und N. ulnaris) plus motorisches Training (Celnik et al. 2007).
> Eine weitere Studie mit 2-stündiger **repetitiver Stimulation des N. medianus**,
> - Dauer: 120 min,
> - Intensität: ca. 60% oberhalb der individuellen sensiblen Reizschwelle und unterhalb einer motorischen Antwort des M. abductor pollicis brevis von 0,1 mV,
> - Reizmodus: 5 Pulse mit einer Reizdauer von 1 ms und einer Reizfrequenz von 10 Hz,
>
> wurde bei 12 Patienten mit **subkortikal** gelegenen, **chronischen ischämischen Schlaganfällen** und begleitender entsprechender sensomotorischer Funktionsstörung der oberen Extremität durchgeführt (Koesler et al. 2008; ▶ Kap. 8.2). Als Kontrollstimulation diente eine Ruhephase mit appliziertem Reizblock ohne elektrische Stimulation.
> ▼

7.12 · Funktionelle Neuromodulation

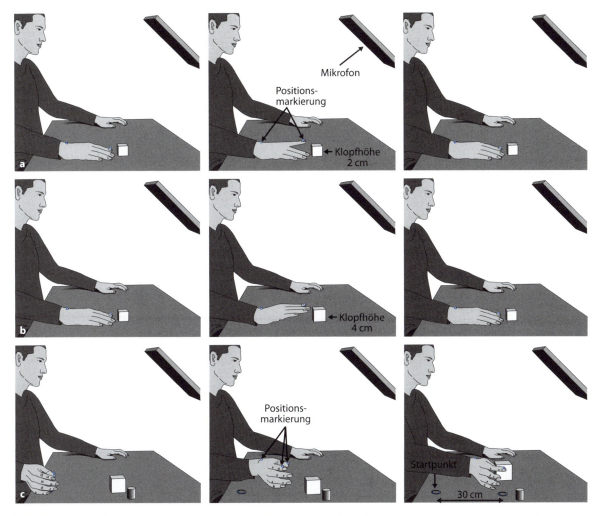

Abb. 7.36 Dargestellt ist der Versuchsaufbau eines ultraschallbasierten Messsystems zur Untersuchung von Eingelenk- und Greifbewegungen. Ultraschall-emittierende Sender werden auf bestimmte Körperstellen angebracht und von drei Empfängern aufgefangen. Durch die Laufzeitdifferenzen kann die Bewegungstrajektorie im dreidimensionalen Raum erfasst werden. (**a**) zeigt die Fingertapping-Aufgabe, (**b**) die Handtapping-Aufgabe, (**c**) die Greifaufgabe

Untersucht wurden
- basale motorische Funktionen wie Eingelenkbewegungen im Metakarpophalangealgelenk des Zeigefingers und im Handgelenk (»open-loop«) und
- eine Greifaufgabe (»closed-loop«).

Während der Greifaufgabe sollten die Patienten einen Würfel zwischen Daumen und Zeigefinger ergreifen. Durch diesen Versuchsaufbau konnten differenziert proximale und distale Muskelgruppen untersucht werden (◻ Abb. 7.36). Durch die rPNS, nicht jedoch durch die Kontrollstimulation, konnte die Frequenz der Eingelenkbewegungen gesteigert werden. Auch in der komplexen Greifaufgabe zeigten sich **Verbesserungen** durch die rPNS:
- Die Geschwindigkeit des Handtransports konnte gesteigert werden.
- Die Koordination zwischen proximalen (Handtransport) und distalen Muskelgruppen (Greifen) normalisierte sich (Koesler et al. 2008).

Zusammenfassung

Auch wenn diese Studie einen weiteren Beweis für die Effektivität der rPNS zur funktionellen Modulation motorischer Fertigkeiten der oberen Extremität nach Hirnschädigung liefert, fehlen derzeit noch größere randomisierte Studien an ausreichend großen Patientenkollektiven, die die **Nachhaltigkeit des Verfahrens** zeigen könnten. Es wird also in den nächsten Jahren von Bedeutung sein, inwieweit die Ergebnisse der Proof-of-Principle-Studien in größeren randomisierten Studien und auch in Kombination mit klassischer Physiotherapie umgesetzt werden können.

Literatur

Ameli M, Grefkes C, Kemper F, Riegg FP, Rehme AK, Karbe H, Fink GR, Nowak DA (2009) Differential effects of high-frequency repetitive transcranial magnetic stimulation over ipsilesional primary motor cortex in cortical and subcortical middle cerebral artery stroke. Ann Neurol 66: 298-309

Angerer BT (2006) Fortschritte in der Erforschung der repetitiven peripheren Magnetstimulation. Dissertation München

Boggio PS, Nunes A, Rigonatti SP, Nitsche MA, Pascual-Leone A, Fregni F (2007) Repeated sessions of noninvasive brain DC stimulation is associated with motor function improvement in stroke patients. Restor Neurol Neurosci 25: 123-9

Celnik P, Hummel F, Harris-Love M, Wolk R, Cohen LG (2007) Somatosensory stimulation enhances the effects of training functional hand tasks in patients with chronic stroke. Arch Phys Med Rehabil 2007 88:1369-76

Floel A, Cohen L (2006) Influences of theories of plasticity on human neurorehabilitation. In: Selzer M, Clarke S, Cohen L, Duncan P, Gage F (eds) Textbook of Neural Repair and Rehabilitation, Volume I: Neural Repair and Plasticity; Volume II: Medical Neurorehabilitation. S 254-56

Grefkes C, Nowak DA, Eickhoff SB, Dafotakis M, Küst J, Karbe H, Fink GR (2008) Cortical connectivity after subcortical stroke assessed with functional magnetic resonance imaging. Ann Neurol 63: 236-46

Hummel FC, Cohen LG (2006) Non-invasive brain stimulation: a new strategy to improve neurorehabilitation after stroke? Lancet Neurol 5: 708-12

Kaas JH (2000) The reorganization of somatosensory and motor cortex after peripheral nerve or spinal cord injury in primates. Prog Brain Res 128: 173-9

Koesler IB, Dafotakis M, Ameli M, Fink GR, Nowak DA (2009) Electrical somatosensory stimulation improves movement kinematics of the affected hand following stroke. J Neurol Neurosurg Psychiatry 80: 614-9

Koesler IB, Dafotakis M, Ameli M, Fink GR, Nowak DA (2008) Electrical somatosensory stimulation modulates hand motor function in healthy humans. J Neurol 255: 1567-73

Luft AR, Kaelin-Lang A, Hauser TK, Buitrago MM, Thakor NV, Hanley DF, Cohen LG (2002) Modulation of rodent cortical motor excitability by somatosensory input. Exp Brain Res 142: 562-9

Marz-Loose H, Siemes H (2009) Repetitive peripheral magnetic stimulation. Treatment option for spasticity? Nervenarzt 80: 1489-95

Nowak DA, Grefkes C, Dafotakis M, Eickhoff S, Küst J, Karbe H, Fink GR (2008) Effects of low-frequency repetitive transcranial magnetic stimulation of the contralesional primary motor cortex on movement kinematics and neural activity in subcortical stroke. Arch Neurol 65: 741-7

Smith PS, Dinse HR, Kalisch T, Johnson M, Walker-Batson D (2009) Effects of repetitive electrical stimulation to treat sensory loss in persons poststroke. Arch Phys Med Rehabil 90: 2108-11

Struppler A, Havel P, Müller-Barna P, Lorenzen HW (1997) Eine neue Methode zur Rehabilitation zentraler Lähmungen von Arm und Hand mittels peripherer Magnetstimulation. Neurologie und Rehabilitation 3: 145-158

Struppler A, Angerer B, Havel P (2003a) Modulation of sensorimotor performances and cognition abilities induced by RPMS: clinical and experimental investigations. Suppl Clin Neurophysiol 56: 358-67

Struppler A, Havel P, Müller-Barna P (2003b) Facilitation of skilled finger movements by repetitive peripheral magnetic stimulation (RPMS) - a new approach in central paresis. NeuroRehabilitation 18: 69-82

Struppler A, Binkofski F, Angerer B, Bernhardt M, Spiegel S, Drzezga A, Bartenstein P (2007) A fronto-parietal network is mediating improvement of motor function related to repetitive peripheral magnetic stimulation: A PET-H2O15 study. Neuroimage 36 (Suppl 2): T174-86

7.12.2 Funktionelle Muskelstimulation

C. Dohle

Unter **funktioneller Muskelstimulation** wird die Auslösung von Muskelaktionspotenzialen und Muskelkontraktionen durch elektrische Stimulation verstanden. Man unterscheidet zwischen
— der Stimulation durch **Oberflächenelektroden** und
— der **perkutanen** (transkutanen) Muskelstimulation.

Dieses Kapitel gibt einen Überblick über beide Methoden.

Grundlagen
- Begriffsdefinition
- Funktionelle Muskelstimulation

> **Definition**
>
> Unter **funktioneller Muskelstimulation** im Sinne dieses Beitrags wird die Auslösung von Muskelaktionspotenzialen bzw. Muskelkontraktionen durch elektrische Stimulation verstanden.

Bei der funktionellen Muskelstimulation werden **prinzipiell** unterschieden:
- Stimulation durch **Oberflächenelektroden** und
- **perkutane** (transkutane) Muskelstimulation.

Als **Vorteile** der perkutanen Muskelstimulation werden gesehen:
- eine geringere sensorische Belästigung,
- geringere Hautirritationen und
- die Unabhängigkeit der Reizbedingungen von äußeren Faktoren (z. B. Hautwiderstand durch Schweiß);

Diese Methode ist jedoch naturgemäß schwieriger zu applizieren.

Varianten der Muskelstimulation

Darüber hinaus existieren verschiedene Varianten der Muskelstimulation, die jedoch nicht einheitlich bezeichnet werden. Im Rahmen eines Konsensusprozesses bei der **Erstellung der Leitlinien** der Deutschen Gesellschaft für Neurorehabilitation für die Rehabilitation nach Schlaganfall (Conrad u. Herrmann 2008; Platz u. Roschka 2009) verständigte man sich auf nachfolgende Nomenklatur.

> **Definition**
>
> — **EMG-getriggerte Elektrostimulation (EMG-ES)**: Stimulation, die auf einer intendierten Willkürbewegung an einem Gelenk ohne direkten Aktivitätsbezug basiert.
> — **Funktionelle Elektrostimulation (FES)**: Stimulation, die in einem funktionellen Bewegungskontext verwendet wird (z. B. beim Greifen).
> — **Neuromuskuläre Elektrostimulation (NMES)**: Alle anderen Stimulationsverfahren.

Abgrenzung von weiteren Begriffen

Gebräuchlich ist auch der Begriff **TENS (Transkutane elektrische Nervenstimulation)**. Dieser Begriff ist jedoch irreführend, denn im Bereich der Schmerztherapie wird unter TENS ein Verfahren der **elektrischen sensorischen Stimulation** in Nähe der Wahrnehmungsschwelle verstanden, wodurch eine positive Beeinflussung der Schmerzwahrnehmung erreicht werden soll. Muskelkontraktionen sind bei dieser Indikation der Elektrostimulation nicht explizit intendiert. Der Begriff TENS sollte daher der beschriebenen Indikation der **Schmerztherapie** vorbehalten bleiben und nicht im Bereich der Muskelstimulation verwandt werden.

Insbesondere nach Schlaganfall wird auch die **repetitive sensorische Stimulation** verwandt, z. B. in Form der sog. **Mesh Gloves**. Auch hier handelt es sich jedoch um eine Methode der sensorischen Stimulation, so dass sie im Rahmen dieses Beitrags nicht weiter behandelt wird.

Es existieren noch **weitere Begriffe**, z. B.
- therapeutische Elektrostimulation (TES),
- aktive neuromuskuläre Stimulation,
- funktionelle elektrische Therapie (FET) oder
- Positional Feedback Stimulation Training (PSFT).

Diese Begriffe werden von unterschiedlichen Autoren für unterschiedliche Stimulationsmodi verwendet, so dass sie vermieden werden sollten.

Kontraindikationen

Für die Anwendung der funktionellen Muskelstimulation werden von den verschiedenen Herstellern der entsprechenden Geräte verschiedene **Kontraindikationen** genannt; die wichtigsten allgemein anerkannten sind beschrieben. Für die Anwendung eines bestimmten Geräts wird auf die jeweilige Dokumentation des Herstellers verwiesen.

> **Kontraindikationen** für die Muskelstimulation sind:
> - Schwangerschaft,
> - schwere Herzrhythmusstörungen,
> - Herzschrittmacher,
> - Entzündungen an den Elektrodenpositionen,
> - maligne oder malignomverdächtige Hautveränderungen im Elektrodenbereich,
> - manifeste Thrombosen im Elektrodenbereich.

Ob **Metallimplantate** ebenfalls Kontraindikationen darstellen, wird durchaus kontrovers diskutiert. Eine angenommene Erwärmung des Implantats durch die Elektrostimulation scheint nicht relevant zu sein. Allerdings ergeben sich durch das Vorhandensein metallischer Implantate im Körper vollständig andere Feldlinien und somit eine veränderte Ausbreitung des elektrischen Stroms, die die Wirksamkeit, aber eben auch die möglichen Nebenwirkungen der Elektrostimulation beeinflussen.

Neurophysiologische Grundlagen

Im gesunden Körper erfolgt die Aktivierung eines Muskels durch den ihn ansteuernden Nerv über die sog. motorische Endplatte. Über den Nerv wird ein Summenaktionspotenzial fortgeleitet, welches an der Nervenendigung zu einer Ausschüttung eines Botenstoffs (Azetylcholin) führt. Dieser Botenstoff wird von den Muskeln an den entsprechenden Rezeptoren aufgenommen und führt über interne Stoffwechselvorgänge zu einer Auslösung von Muskelkontraktionen.

In Abhängigkeit vom Schädigungsmuster kann daher die **Elektrostimulation** in unterschiedlicher Weise zum Einsatz gebracht werden:
- Bei einer **zentralen Läsion** (d.h. Schädigung des ersten motorischen Neurons) ist die Verbindung zwischen Nerv und Muskel weitestgehend intakt. Der Muskel kann auch weiterhin über den Nerv stimuliert werden. Daher handelt es sich bei der Muskelstimulation bei zentralen Läsionen im Wesentlichen um eine **Nervenstimulation**.
- Bei einer **peripheren Läsion** kommt es zu einer Schädigung des zweiten motorischen Neurons (d.h. Schädigung der Nervenzelle, die die Verbindung zum Muskel darstellt). In diesem Fall ist auch die Verbindung zwischen Nerv und Muskel nicht mehr existent. Durch die Elektrostimulation muss daher eine direkte **Muskelstimulation** erfolgen.

Entsprechend dieser unterschiedlichen Charakteristika müssen unterschiedliche **Stimulationsparameter** gewählt werden:
- Bei der **Nervenstimulation** (bei zentraler Läsion) folgt eine hochfrequente (zwischen 0,5 und 50 Hz) Auslösung von Impulsen kurzer Dauer (200–300 ms).
- Bei der **Muskelstimulation** (periphere Läsion) erfolgt eine niederfrequente (ca. 1 Hz) Stimulation mit langen Impulsbreiten (5–100 ms).

> **Praxistipp**
>
> Zur Vermeidung von Hautirritationen kommen i.d.R. **biphasische Impulse** zur Anwendung.

Funktionell lassen sich die in ▶ **Übersicht 7.9** aufgeführten Indikationen unterscheiden.

> **Übersicht 7.9**
> **Indikationen der funktionellen Muskelstimulation**
> **Zentrale Läsionen**
> - Schwere, vorwiegend **distale Paresen**: Anbahnung von Funktionsansätzen durch Verstärkung intendierter Bewegung (EMG-getriggerte Elektrostimulation)
> - Schwere Paresen im Bereich der **proximalen Armmotorik**: Verhinderung einer Subluxation und des Syndroms der schmerzhaften Schulter
> - Mittelschwere bis schwere Paresen zur **Kontrakturprophylaxe**: Unterstützung der Wirkung von Injektionen von Botulinumtoxin
> - Mittelschwere Paresen: Einübung von physiologischen Bewegungen im funktionellen Kontext (funktionelle Elektrostimulation)
> ▼

Periphere Läsionen
- Funktionserhalt bzw. -wiederherstellung der denervierten Muskulatur
- Verbesserung der Trophik

Indikationen zur Anwendung der Muskelstimulation

EMG-getriggerte Elektrostimulation

Die EMG-getriggerte Elektrostimulation kommt vor allem bei **schweren Armparesen nach zentralen Läsionen** (z. B. Schlaganfall) in Betracht. Durch Bewegungsvorstellung wird ein EMG-Signal erzeugt, welches von der Steuerelektronik aufgenommen und zur Auslösung einer Elektrostimulation genutzt wird (Abb. 7.37).

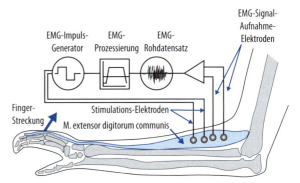

Abb. 7.37 Funktionsprinzip der EMG-getriggerten Elektrostimulation

Die in Einzelstudien und systematischen Übersichtsarbeiten beschriebenen **klinischen Effekte** werden kontrovers diskutiert (Bolton et al. 2004; Meilink et al. 2008); daher kann die EMG-getriggerte Elektrostimulation nicht uneingeschränkt empfohlen werden (Platz u. Roschka 2009). Die EMG-getriggerte Elektrostimulation bietet entsprechend **motivierten Patienten** jedoch die Möglichkeit des Eigen- oder auch Gruppentrainings. Möglicherweise hat auch die zusätzlich verlangte mentale Bewegungsvorstellung einen positiven Effekt auf die motorische Erholung.

Falls man sich zur Durchführung dieser Therapie entscheidet, sollte eine **Mitbewegung der nicht betroffenen Hand** erfolgen (Cauraugh u. Kim 2002). Die Benutzung eines **Spiegels** zur Verstärkung des visuellen Bildes scheint allerdings keinen zusätzlichen Nutzen zu bieten (Dohle et al., unveröffentliche Daten).

Neuromuskuläre Elektrostimulation der Schulter

Die **Indikation** für diese Stimulationsform greift vor allem bei **schwersten proximalen Armparesen**, zur
- Verringerung des Schulterschmerzes und/oder
- Vermeidung von Subluxationen.

Typischerweise stimulierte Muskeln sind der M. supraspinatus und der M. deltoideus. Bei dieser Indikation sollte die Stimulation über mehrere Stunden täglich stattfinden.

Auch hinsichtlich dieser Indikation wurde die **Wirksamkeit der Elektrostimulation** zuletzt durchaus kritisch diskutiert. Systematische Übersichtsarbeiten fanden i.d.R. positive Effekte der neuromuskulären Schulterstimulation auf Schulterschmerz und Subluxation (Price u. Pandyan 2008). Andererseits gibt es jedoch auch Berichte, dass insbesondere frühe neuromuskuläre Elektrostimulation zu einer langfristigen Verschlechterung der Armfunktion führen kann (Church et al. 2006). Eine spätere Anwendung der neuromuskulären Elektrostimulation in dieser Form scheint keinen funktionellen Vorteil mehr zu bieten (Conrad u. Herrmann 2008).

Funktionelle Elektrostimulation

Das Wesen der funktionellen Elektrostimulation besteht in der **simultanen** bzw. **sequenziellen Stimulation funktionell relevanter Muskelgruppen** in einem funktionellen Kontext, z. B. zum Auslösen einer Greifbewegung. Die Auslösung der Bewegung erfolgt i.d.R. entweder durch den Patienten oder den Therapeuten. Die praktische Umsetzung dieses Therapieansatzes ist aufwändig. Die tägliche Anwendung scheint jedoch in einer signifikanten Funktionsverbesserung zu resultieren (Popovic et al. 2003; Trasher et al. 2008).

Elektrostimulation bei peripheren Schädigungen

Die Elektrostimulation wird häufig bei **peripheren Nervenschädigungen** eingesetzt:
- Bei **inkompletten Nervenschäden** kann die Nervenstimulation die motorische Erholung verbessern.
- Bei **vollständiger Denervierung** kann durch eine Muskelstimulation die Trophik des Muskels erhalten bzw. (bei Latenz zum schädigenden Ereignis) sogar wiederhergestellt werden (Kern et al. 2005).

Dies hat zunächst keine unmittelbare funktionelle Relevanz, kann aber relevant sein, um einen irreversiblen Umbau des Muskels zu verhindern, bis eine Nervenregeneration erreicht worden ist. Aufgrund der Anwendungsbeschränkung bei transkutaner Stimulation können auch komplett **implantierbare Systeme** zum Einsatz kommen (Nicolaidis u. Williams 2001). Für manche Patienten kann selbst ein reiner Erhalt der Trophik ohne Aussicht auf Funktionswiederherstellung als rein kosmetisches Ziel relevant sein.

Zusammenfassung

Die elektrische Muskelstimulation ist ein relativ einfach zu applizierendes therapeutisches Verfahren, dessen Wirksamkeit intuitiv nahezuliegen scheint. Leider lassen sich die Effekte in systematischen Studien bzw. Metaanalysen nicht zweifelsfrei bestätigen. Insbesondere die **EMG-getriggerte Elektrostimulation** bei schweren Armparesen nach Schlaganfall bietet jedoch motivierten und kooperativen Patienten die Möglichkeit eines aktiven Eigentrainings, wofür insgesamt nur wenige Optionen existieren.

Literatur

Bolton D, Cauraugh J, Hausenblas H (2004) Electromyogram-triggered neuromuscular stimulation and stroke motor recovery of arm/hand functions: a meta-analysis. J Neurol Sci 223: 121-127

Cauraugh J, Kim S (2002) Two Coupled Motor Recovery Protocols Are Better Than One. Electromyogramm-Triggered Neuromuscular Stimulation and Bilateral Movements. Stroke 33: 1589-1594

Church C, Price C, Pandyan A, Huntley S, Curless R, Rodgers H (2006) Randomized Controlled Trial to Evaluate the Effect of Surface Neuromuscular Electrical Stimulation to the Shoulder After Acute Stroke. Stroke 37: 2995-3001

Conrad A, Herrmann C (2008) Leitlinie Schmerzhafte Schulter nach Schlaganfall. Neurol Rehabil 15: 107-138

Kern H, Salmons S, Mayr W, Rossini K, Carraro U (2005) Recovery of long-term denervated human muscles induced by electrical stimulation. Muscle Nerve 31: 98-101

Meilink A, Hemmen B, Seelen H, Kwakkel G (2008) Impact of EMG-triggered neuromuscular stimulation of the wrist and finger extensors of the paretic hand after stroke: a systematic review of the literature. Clin Rehabil 22: 291-305

Nicolaidis S, Williams H (2001) Muscle preservation using an implantable electrical system after nerve injury and repair. Microsurgery 21: 241-247

Platz T, Roschka S (2009) Rehabilitative Therapie bei Armparese nach Schlaganfall. Neurol Rehabil 15: 17-42

Popovic M, Popovic D, Sinkjaer T, Stefanovic A, Schwirtlich L (2003) Clinical evaluation of Functional Electrical Therapy in acute hemiplegic subjects. J Rehabil Res Devel 40: 443-454

Price C, Pandyan A (2008) Electrical stimulation for preventing and treating post-stroke shoulder pain (Review). Cochrane Database Syst Rev: Art. No. CD001698

Trasher T, Zivanovic V, McIlroy W, Popovic M (2008) Rehabilitation of Reaching and Grasping in Severe Hemiplegic Patients Using Functional Electrical Stimulation Therapy. Neurorehabil Neural Repair 22: 706-714

7.12.3 Hirnstimulation: tDCS und rTMS

J. Liepert

Die **repetitive transkranielle Magnetstimulation (rTMS)** und die **transkutane Gleichstromstimulation** (»direct current stimulation«, **tDCS**) sind imstande, motorische Funktionen nach einem Schlaganfall zumindest vorübergehend zu verbessern. Als **Wirkmechanismus** wird eine Modulation der kortikalen Erregbarkeit vermutet, da sowohl rTMS als auch tDCS je nach Parameterauswahl entweder inhibitorische oder fazilitierende Effekte hervorrufen. Basis für das Verständnis der Wirkungsweise ist die inzwischen gut belegte **Hypothese**, dass es Interaktionen zwischen den motorischen Arealen beider Hemisphären gibt, und dass diese nach einem Schlaganfall zuungunsten der lädierten Hemisphäre verschoben sind.

Interhemisphärale Interaktionen bei Gesunden

- **Interhemisphärale Inhibition/Fazilitation**

Bei Gesunden finden sich diverse Hinweise für interhemisphärale Interaktionen im motorischen System. So konnten Ferbert et al. (1992) zeigen: Ein über dem motorischen Kortex der einen Hemisphäre applizierter Magnetreiz supprimiert die motorische Antwort auf einen zweiten, 6–10 ms später über dem motorischen Kortex der anderen Hemisphäre applizierten Magnetreiz. Diese **interhemisphärale Inhibition** wird vermutlich über das Corpus callosum geleitet. Stimulationen mit geringer Intensität für den ersten konditionierenden Magnetreiz können auch eine **interhemisphärale Fazilitation** bewirken (Bäumer et al. 2006).

- **Silent Period**

Ein anderes elektrophysiologisches Verfahren, die Bestimmung der ipsilateralen »**silent period**«, zeigt: Ein Magnetreiz, der ipsilateral zu der Hand, mit der eine Willkürinnervation durchgeführt wird, gegeben wird, kann eine »silent period« hervorrufen. Untersuchungen an Patienten mit Erkrankungen oder Schädigungen des Corpus callosum legen nahe, dass diese ipsilaterale »silent period« durch eine transkallosale Überleitung des Impulses auf die andere Hemisphäre ausgelöst wird (Meyer et al. 1995).

- **Inhibition/Fazilitation mittels willkürlicher Bewegungen**

Auch **willkürliche Bewegungen** beeinflussen die Erregbarkeit des ipsilateralen motorischen Kortex:
- Sehr dosierte Bewegungen mit **geringer Kraft** inhibieren den ipsilateralen motorischen Kortex,
- **kraftvolle** Bewegungen fazilitieren ihn (Liepert et al. 2001).

Untersuchungen der effektiven Konnektivität mit funktioneller Magnetresonanztomographie zeigen ebenfalls, dass Gesunde bei **unilateralen Handbewegungen** eine verminderte Koppelung der zur bewegten Hand ipsilateralen motorischen Areale aufweisen, was als Inhibition gewertet werden kann (Grefkes et al. 2008).

- **Inhibition/Fazilitation mittels komplexer Bewegungen**

Die Komplexität einer Bewegung trägt ebenfalls zu Interaktionen bei: Je komplexer eine Bewegungssequenz, desto stärker wird das ipsilaterale motorische System (mit)aktiviert (Verstynen et al. 2005). Auch bei akuter Deafferentierung, wie sie mit einem ischämischen Nervenblock am Unterarm möglich ist, konnte gezeigt werden, dass die kortikale motorische Erregbarkeit für die intakte Hand während der Deafferentierung gesteigert ist (Werhahn et al. 2002).

Interhemisphärale Interaktionen bei Schlaganfallpatienten

Nach einem Schlaganfall kann sich die Erregbarkeit des motorischen Systems in beiden Hemisphären ändern. Insbesondere in der **kontraläsionellen Hemisphäre** kommt es i.d.R. zu
- einer Erregbarkeitssteigerung und
- einer verstärkten Aktivierung auch schon durch einfache Bewegungen,

die entweder Ausdruck einer Enthemmung durch Verlust inhibitorischer Einflüsse aus der geschädigten Hemisphäre oder Hinweis auf eine Kompensation sein können (Bütefisch et al. 2008).

TMS-Daten sprechen dafür, dass eine **Funktionserholung** längerfristig mit einer Normalisierung der Erregbarkeit des kontraläsionellen motorischen Kortex verbunden ist

(Manganotti et al. 2008). Auch Ergebnisse der funktionellen Kernspintomographie deuten darauf hin, dass
- ein anhaltend gesteigertes und ausgedehntes Aktivierungsmuster mit einer **ungünstigen Prognose**,
- eine zunehmende Fokussierung der Aktivierung hingegen mit einer **günstige(re)n Prognose** verknüpft ist (Ward et al. 2003).

> Eine **persistierende Enthemmung** und somit **Erregbarkeitssteigerung** in der kontraläsionellen (der strukturell nicht geschädigten) Hemisphäre weist nach der Mehrzahl an Untersuchungen auf eine **ungünstige Prognose** hin.

Allerdings gibt es auch Hinweise dafür, dass die kontraläsionelle Hemisphäre z. B. bei der Durchführung komplexer Fingerbewegungen mit der ehemals paretischen Hand funktionell bedeutsam ist (Lotze et al. 2006).

Unterschied zu Gesunden

Durch die Messung der interhemisphärischen Inhibition (Ferbert et al. 1992) im Rahmen einer Reaktions-Zeit-Aufgabe konnte bei **Schlaganfallpatienten** ein grundlegender Unterschied zu Gesunden gefunden werden: Während bei Gesunden kurz vor Initiierung der Handbewegung, die die Reaktion auf das Startsignal darstellt, aus der Inhibition eine Fazilitierung wird, bleibt beim Schlaganfallpatienten eine Inhibition bestehen, wenn man den konditionierenden ersten Stimulus über der kontraläsionellen Hemisphäre appliziert (Murase et al. 2004). Dieses **Phänomen** weist darauf hin, dass die intakte Hemisphäre einen dominierend inhibierenden Einfluss auf den motorischen Kortex der läsionierten Hemisphäre ausübt. Auch andere Arbeitsgruppen fanden eine stärkere transkallosale/interhemisphärische Inhibition von der intakten auf die geschädigte Hemisphäre (Takeuchi et al. 2005; Nair et al. 2007; Bütefisch et al. 2008).

Auf diesen Befunden beruht die Schlussfolgerung, dass eine **Normalisierung interhemisphärischer Interaktionen** durch Hemmung der intakten Hemisphäre oder Fazilitierung der läsionierten Hemisphäre eine Funktionsverbesserung bewirken müsste. Diese **Hypothese** ist jedoch nicht unumstritten, da eine abnorme interhemisphärische Inhibition auch bei gut erholten Schlaganfallpatienten nachweisbar ist (Nair et al. 2007), und somit die Frage besteht, wie eng die Beziehung zwischen elektrophysiologischen Befunden und klinischer Symptomatik ist.

rTMS und tDCS

Mit der rTMS und der tDCS stehen zwei Verfahren zur Verfügung, die eine Modulation der Erregbarkeit auch über die Stimulationsdauer hinaus ermöglichen. Als **Wirkmechanismus** wird z. B. eine verbesserte Koppelung und somit Synchronisation neuronaler Entladungen vermutet (Nowak et al. 2009).

Repetitive transkranielle Magnetstimulation (rTMS)

Die rTMS induziert **je nach Stimulationsfrequenz**
- inhibitorische Effekte (typische Frequenz: 1 Hz) oder
- eine Erregbarkeitssteigerung (5 und mehr Hz) (Lang u. Siebner 2007).

Die Effekte überdauern die Stimulationsphase.

> Der inhibitorische Effekt einer 1-Hz-Stimulation kann durch die Gabe des Dopaminrezeptor-Agonisten **Pergolid** verstärkt werden (Lang et al. 2008).

Theta-Burst-Stimulation (TBS)

Eine vor wenigen Jahren erstmals publizierte Variante der rTMS ist die **Theta-Burst-Stimulation (TBS)**, die je nach kontinuierlicher oder diskontinuierlicher Applikation von Theta Bursts einen inhibitorischen oder fazilitierenden Effekt erzeugt (Huang et al. 2005). Wesentlicher **Vorteil der TBS** ist, dass die Modulation der Erregbarkeit innerhalb weniger Minuten erreicht wird und somit deutlich schneller ist als mit »klassischer« rTMS.

rTMS-Behandlung motorischer Symptome bei Schlaganfallpatienten

In **Tab. 7.3** werden die rTMS-Ergebnisse bis Ende 2009 publizierter Studien zur Behandlung motorischer Symptome bei Schlaganfallpatienten dargestellt.

Transkutane Gleichstromstimulation (tDCS)

Die tDCS kann je nach Position der Elektroden einen anodalen (**fazilitierenden**) oder kathodalen (**inhibierenden**) **Stromfluss** bewirken. Je nach Stimulationsdauer sind über 1 Stunde anhaltende Effekte nach Stimulationsende beschrieben (Nitsche u. Paulus 2007).

Pharmakologische Studien legen nahe, dass die Effekte einer tDCS durch Veränderungen der Membranstabilität verursacht werden, und dass die über die Stimulationsphase hinausgehenden Effekte durch verschiedene **Neurotransmitter** beeinflusst werden:
- Bei Hemmung der glutamatergen **NMDA-Rezeptoren** wird die tDCS-Wirkung erheblich abgeschwächt (Nitsche u. Paulus 2007).
- Die Blockade von Dopaminrezeptoren durch **Sulpirid** supprimierte über die Stimulationsphase hinausgehende Effekte nahezu vollständig. Durch den Dopaminrezeptor-Agonisten **Pergolid** wurden hingegen die inhibierenden Effekte kathodaler tDCS verstärkt (Nitsche et al. 2006).
- Der Serotonin-Wiederaufnahme-Hemmer **Citalopram** bewirkte eine Verstärkung und Verlängerung der Fazilitierung durch anodale tDCS und kehrte die durch kathodale tDCS übliche Inhibition in eine Fazilitierung um (Nitsche et al. 2009).

tDCS-Behandlung motorischer Symptome bei Schlaganfallpatienten

In **Tab. 7.4** ist die Datenlage bei Schlaganfallpatienten zusammengefasst. Insgesamt wird über 43 Patienten berichtet. Somit sind die Erfahrungen mit tDCS noch deutlich seltener als die mit rTMS.

7.12 · Funktionelle Neuromodulation

Tab. 7.3 rTMS-Studien bei Schlaganfallpatienten

Publikation	Stimulationsort	Anzahl der Patienten	Läsionslokalisation	Zeit nach dem Schlaganfall	Studientyp	Stimulationsparameter	Ergebnisse
Khedr et al. (2005)	M1, betroffene Hemisphäre	52	– 26 subkortikal – 26 mit kortikaler Beteiligung	5–10 Tage	– Einfach-blind – Randomisiert – Placebo-kontrolliert	– 3 Hz – 120% der Ruheschwelle – 300 Reize an 10 aufeinanderfolgenden Tagen	Scandinavian Stroke Scale, NIH-Stroke Scale, Barthel-Index nach der 10-tägigen Stimulation sowie nach weiteren 10 Tagen signifikant gebessert
Kim et al. (2005)	M1, betroffene Hemisphäre	15	– 10 subkortikal – 5 mit kortikaler Beteiligung	4–41 Monate	– Einfach-blind – Cross-over – Placebo-kontrolliert	– 10 Hz – 80% der Ruheschwelle – 160 Reize, verteilt über 8 Stimulationsserien; dazwischen Training der Fingerbewegungen	Verbesserung von Bewegungsgenauigkeit und -geschwindigkeit
Takeuchi et al. (2005)	M1, nicht betroffene Hemisphäre	20	Subkortikal	6–60 Monate	– Doppelblind – Cross-over – Placebo-kontrolliert	– 1 Hz – 90% der Ruheschwelle – 1.500 Reize	Paretische Hand: Keine Verbesserung der Kraft beim Pinzettengriff, aber 20% Verbesserung der Geschwindigkeit
Mansur et al. (2005)	– M1, nicht betroffene Hemisphäre – Prämotorischer Kortex, nicht betroffene Hemisphäre	10	Subkortikal	≤12 Monate	– Einfach-blind – Cross-over – Placebo-kontrolliert	– 1 Hz – 100% der Ruheschwelle – 600 Reize	Verbesserung von Reaktionszeiten, Purdue Pegboard Test, Zeigefinger-Tapping bei Stimulation über M1; keine Veränderung bei Stimulation über dem prämotorischen Kortex
Fregni et al. (2006)	M1, nicht betroffene Hemisphäre	15	– 13 subkortikal – 2 kortikal	1–11 Jahre	– Einfach-blind – Longitudinal – Placebo-kontrolliert	– 1 Hz – 100% der Ruheschwelle – 1.200 Reize täglich über 5 Tage	Verbesserung im Jebsen Taylor Test, Reaktionszeiten und Purdue Pegboard Test sofort danach sowie 14 Tage nach der Stimulationsbehandlung
Boggio et al. (2007)	M1, nicht betroffene Hemisphäre	1	Subkortikal	23–107 Monate	– Einzelfallstudie – Doppelblind – Placebo-kontrolliert – Longitudinal – Cross-over	– 1 Hz – 100% der Ruheschwelle – 1.200 Reize pro Sitzung	Initial keine Fingerbewegungen möglich, nach rTMS-Sitzungen, die 4 Monate auseinanderlagen, zunehmende Fingerbewegungen
Pomeroy et al. (2007)	M1, betroffene Hemisphäre	27	– 17 subkortikal – 10 kortikal	1–12 Wochen	– Doppelblind – Randomisiert – Placebo-kontrolliert – 4 Gruppen	– 1 Hz – 120% der Ruheschwelle – 200 Reize	Keine Verbesserung im Action Research Arm Test, aber leichte Zunahme der motorischen Erregbarkeit

Tab. 7.3 Fortsetzung

Publikation	Stimulationsort	Anzahl der Patienten	Läsionslokalisation	Zeit nach dem Schlaganfall	Studientyp	Stimulationsparameter	Ergebnisse
Malcolm et al. (2007)	M1, betroffene Hemisphäre, Stimulation jeweils vor Constraint-induced Movement Therapy	19	– 8 subkortikal – 11 zusätzliche kortikale Beteiligung	Im Durchschnitt 4 Jahre	– Doppelblind – Randomisiert – Placebo-kontrolliert – Longitudinal	– 20 Hz – 90% der Ruheschwelle – 1.200 Reize, an 10 aufeinanderfolgenden Tagen	Alle Patienten erhielten CIMT, jeweils die Hälfte zusätzliche echte oder Placebo-rTMS. Verbesserungen im Wolf Motor Function Test und Motor Activity Log in beiden Gruppen gleich
Talelli et al. (2007)	– M1, nicht betroffene Hemisphäre – M1, betroffene Hemisphäre	6	– 3 kortikal – 3 subkortikal	12–108 Monate	– Einfach-blind – Cross-over – Placebo-kontrolliert	– 80% der aktiven Schwelle – Kontinuierliche Theta-Burst-Stimulation, 300 Reize – Intermittierende Theta-Burst-Stimulation, 600 Reize	Keine Veränderung von Bewegungsgeschwindigkeit oder Griffkraft, Verbesserung von Bewegungsgeschwindigkeit und Griffkraft
Liepert et al. (2007)	M1, nicht betroffene Hemisphäre	12	Subkortikal	≤14 Tage	– Doppelblind – Cross-over – Placebo-kontrolliert	– 1 Hz – 90% der Ruheschwelle – 1.200 Reize	Verbesserung der Feinmotorik (Nine-Hole-Peg Test), nicht aber der Griffkraft
Kirton et al. (2008)	M1, nicht betroffene Hemisphäre	10 Kinder	Subkortikal	3–13 Jahre	– Einfach-blind – Randomisiert – Placebo-kontrolliert – Longitudinal	– 1 Hz – 100% der Ruheschwelle – 1.200 Reize, an 8 aufeinanderfolgenden Tagen	Verbesseung der Griffkraft und im Melbourne Assessment of Upper Extremity Function
Nowak et al. (2008)	M1, nicht betroffene Hemisphäre	15	Subkortikal	1–4 Monate	– Doppelblind – Cross-over – Placebo-kontrolliert	– 1 Hz – 100% der Ruheschwelle – 600 Reize	Finger-Tapping und Greifbewegungen um 25 bzw. 30% schneller
Takeuchi et al. (2008)	M1, nicht betroffene Hemisphäre	20	Subkortikal	7–121 Monate	– Doppelblind – Cross-over – Placebo-kontrolliert	– 1 Hz – 90% der Ruheschwelle – 1.500 Reize, danach 15 min Pinzettengrifftraining	Geschwindigkeit und Kraft des Pinzettengriffs signifikant gebessert
Dafotakis et al. (2008)	M1, nicht betroffene Hemisphäre	12	Subkortikal	1–15 Monate	– Doppelblind – Cross-over – Placebo-kontrolliert	– 1 Hz – 100% der Ruheschwelle – 600 Reize	Effizienz und Timing von Greifbewegungen gebessert
Ameli et al. (2008)	M1, betroffene Hemisphäre	29	– 16 subkortikal – 13 kortikale Beteiligung	1–88 Wochen, im Durchschnitt 22 Wochen	– Doppelblind – Cross-over – Placebo-kontrolliert	– 10 Hz – 80% der Ruheschwelle – 1.000 Reize	Zeigefinger-Tapping bei den Patienten mit subkortikalen Infarkt verbessert, bei 7 von 13 Patienten mit kortikalem Infarkt verschlechtert

7.12 · Funktionelle Neuromodulation

Tab. 7.3 Fortsetzung

Publikation	Stimulationsort	Anzahl der Patienten	Läsionslokalisation	Zeit nach dem Schlaganfall	Studientyp	Stimulationsparameter	Ergebnisse
Khedr et al. (2009a)	– M1, nicht betroffene Hemisphäre – M1, betroffene Hemisphäre	36	– 17 subkortikal – 19 kortikal	7–20 Tage	– Doppelblind – Randomisiert – Cross-over – Placebo-kontrolliert – 2 Verumgruppen (1 Hz kontraläsionell bzw. 3 Hz ipsiläsionell) – Verlaufskontrolle nach 3 Monaten	– 1 Hz, 100% der Ruheschwelle, 900 Reize – 3 Hz, 130% der Ruheschwelle, 900 Reize, jeweils an 5 aufeinanderfolgenden Tagen	Beide Verumgruppen beim Tastatur-Tapping und der Feinmotorik (Pegboard) besser als Placebogruppe; Gruppe mit 1-Hz-Stimulation besser als die mit 3-Hz-Stimulation
Khedr et al. (2009b)	M1, betroffene Hemisphäre	48	– 13 kortikal – 35 subkortikal	5–15 Tage	– Doppelblind – Randomisiert – Placebo-kontrolliert – 2 Verumgruppen (3 Hz und 10 Hz) – Longitudinal (1 Jahr)	– 3 Hz, 130% der Ruheschwelle, 750 Reize – 10 Hz, 100% der Ruheschwelle, 750 Reize	NIH-SS, mRS, Handgriffkraft und Schulterabduktion waren bei Patienten mit Verumstimulation auch 1 Jahr danach signifikant besser als in der Placebogruppe. Kein signifikanter Unterschied zwischen den beiden Stimulationsfrequenzen
Takeuchi et al. (2009)	M1 der betroffenen und der nicht betroffenen Hemisphäre, danach motorisches Training	30	Subkortikal	≥6 Monate, im Durchschnitt 28 Monate	– Doppelblind – Keine Randomisierung – Placebo-kontrolliert – Longitudinal (1 Woche)	Entweder 1 HZ über nicht betroffenem M1 oder 10 Hz über betroffenem M1 oder Kombination von 1 Hz und 10 Hz	Parameter ist Pinzettengriffstärke: – 10 Hz allein: keine Verbesserung – 1 Hz allein: Zunahme der Kraft – Kombination von 1 Hz und 10 Hz: signifikante stärkere Zunahme der Kraft
Yozbatiran et al. (2009)	M1, betroffene Hemisphäre	12	Nicht beschrieben	≥3 Monate, im Durchschnitt 4,7 Jahre	– Longitudinal (1 Woche) – Keine Verblindung – Keine Placebo-Kontrolle	– 20 Hz – 90% der Ruheschwelle – 1.600 Reize	Fugl-Meyer Skala unverändert, Griffkraft und Nine-Hole-Peg Test direkt nach der Stimulation sowie 1 Woche später gebessert

Studien: rTMS-Ergebnisse zur Behandlung motorischer Symptome bei Schlaganfallpatienten

Wirksamkeit der rTMS
Insgesamt wurden 395 Patienten in den zitierten Studien therapiert:
- Bei 154 Patienten erfolgte die Stimulation als niedrigfrequente, inhibierende Reizung über dem kontraläsionellen Kortex,
- bei 241 Patienten wurde eine fazilitierende Stimulation über dem motorischen Kortex der betroffenen Hemisphäre durchgeführt.

Beeindruckend ist, dass funktionsverbessernde Effekte in **allen Phasen** der Erkrankung (Akutphase, Subakutphase, chronische Phase) gefunden wurden. Beschrieben wurden diese **Verbesserungen** für
- inhibierende rTMS über dem motorischen Kortex der kontraläsionellen Hemisphäre und
- fazilitierende rTMS über dem motorischen Kortex der läsionierten Hemisphäre.

Nebenwirkungen
Bis auf **Kopfschmerzen** (Pomeroy et al. 2007) wurden keine nennenswerten Nebenwirkungen, insbesondere **keine stimulationsassoziierten epileptischen Anfälle**, berichtet. Allerdings wurde bei Patienten mit einem chronischen Schlaganfall, die mit 20 bzw. 25 Hz und Intensitäten zwischen 110–130% der motorischen Schwelle über dem motorischen Kortex der betroffenen Hemisphäre stimuliert wurden, eine Ausdehnung der Erregbarkeit in proximale Muskelbereiche gefunden, was als indirekter Hinweis für ein **erhöhtes Risiko eines epileptischen Anfalls** gewertet wurde (Lomarev et al. 2007).

Infarktlokalisation
Die Infarktlokalisation spielt möglicherweise eine wichtige Rolle. In den meisten Studien wurden überwiegend bis ausschließlich **Patienten mit subkortikalen Infarkten** untersucht. Eine Gegenüberstellung subkortikaler und kortikaler Infarkte ergab, dass 10-Hz-Stimulation über dem motorischen Kortex der betroffenen Hemisphäre
- bei einem Teil der Patienten mit **kortikalem Infarkt** eine Funktionsverschlechterung bewirkte,
- bei den Patienten mit **subkortikalem Infarkt** hingegen Funktionsverbesserungen hervorrief (Ameli et al. 2009).

Dieser lokalisationsbezogene Unterschied konnte in einer anderen Studie allerdings nicht nachgewiesen werden (Khedr et al. 2009).

Aktivierungsmuster
Untersuchungen mit funktioneller Magnetresonanztomographie legen nahe, dass ein **bestimmtes Aktivierungsmuster** mit einem Ansprechen auf rTMS einhergeht:
- Patienten, die **vor** der rTMS-Behandlung bei Bewegungen der paretischen Hand ausgedehnte Aktivierungen des motorischen Netzwerks in der kontraläsionellen Hemisphäre aufwiesen und **nach** rTMS eine mehr fokussierte Aktivierung zeigten, sprachen besser auf rTMS an als
- Patienten, die **vor** rTMS eine insgesamt geringe Aktivierung hatten, **nach** rTMS hingegen eine bihemisphärale Zunahme der Aktivierung aufwiesen (Abb. 7.38, Abb. 7.39) (Ameli et al. 2009).

Interessanterweise wurden diese unterschiedlichen Muster auch bei **Schlaganfallpatienten vor** und **nach einer Constraint-induced Movement Therapy** gefunden und hatten einen ähnlichen prädiktiven Wert hinsichtlich des längerfristigen Ansprechens auf diese Therapie (Hamzei et al. 2006).

RTMS wurde auch als **Ergänzung einer CIMT-Behandlung** getestet. Placebo-rTMS-Gruppe und Verum-rTMS-Gruppe unterschieden sich **nicht** hinsichtlich des Ausmaßes an Verbesserungen nach CIMT (Malcolm et al. 2007), so dass hier kein sicherer additiver Effekt der Hirnstimulation nachgewiesen werden konnte.

Fazit: Die bislang publizierten Daten sprechen dafür, dass rTMS-Behandlungen eine ausreichend sichere, **nebenwirkungsarme Add-on-Therapie** darstellen. Genauere Charakterisierungen der geeigneten Patienten sind jedoch wünschenswert. Auch muss geklärt werden, ob diese Verfahren als Begleitung zu einer intensiven Rehabilitationsbehandlung tatsächlich einen zusätzlichen Nutzen bringen.

A Verbesserung durch rTMS

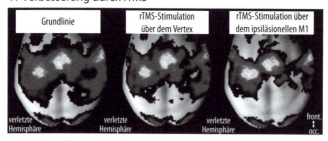

B keine Verbesserung durch rTMS

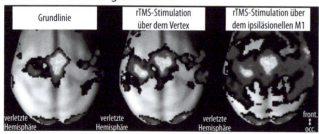

$P \leq 0.05$, korrigiert

Abb. 7.38 Darstellung der neuronalen Aktivierung durch repetitive Zeigefingerbewegungen mit der paretischen Seite. (**A**) Gruppe der Patienten, die eine Verbesserung ihrer Symptome durch rTMS (10 Hz über dem motorischen Kortex der betroffenen Hemisphäre) (= rTMS-Responders) hatten. (**B**) Gruppe der Patienten, deren Symptome sich durch rTMS nicht besserten (= rTMS-Non-Responders). Baseline: vor rTMS. rTMS-Stimulation über dem Vertex: Kontrollbedingung (aus Ameli et al. 2009)

7.12 · Funktionelle Neuromodulation

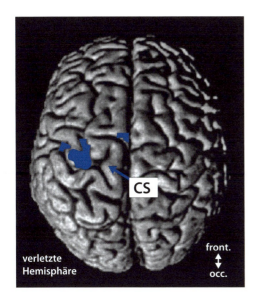
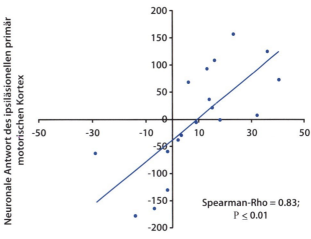

Abb. 7.39 Korrelation zwischen neuronaler Aktivität im motorischen Kortex vor rTMS und den durch rTMS über dem motorischen Kortex der betroffenen Hemisphäre (20-Hz-rTMS) induzierten Funktionsänderungen der betroffenen Hand. **CS** Sulcus centralis

---

Unter der Lupe
Studien: tDCS-Ergebnisse zur Behandlung motorischer Symptome bei Schlaganfallpatienten

In der Mehrzahl der Studien erfolgten anodale, **fazilitierende Stimulationen** über der betroffenen Hemisphäre, nur in einer Studie wurde eine **Kombination** von anodaler Stimulation über der läsionierten Hemisphäre und kathodaler Stimulation über der nicht geschädigten Hemisphäre untersucht (Boggio et al. 2007). In den meisten Studien wurden Patienten in der **chronischen Phase** der Erkrankung stimuliert. Bereits eine einzelne Sitzung führte zu einer dokumentierbaren Funktionsverbesserung. In einer Studie (Hesse et al. 2007) wurden auch Patienten in der subakuten Phase eingeschlossen. Von diesen besserten sich v.a. solche mit subkortikalen Läsionen. Relevante Nebenwirkungen wurden jeweils nicht berichtet. Im Schnitt betrugen die Funktionsverbesserungen ca. 10% (bis 20%).

Fazit: Die noch kleine Fallzahl lässt bislang **keine endgültigen Schlussfolgerungen** hinsichtlich der Wertigkeit und Wirksamkeit des Verfahrens zu. Insbesondere fehlen Hinweise, für welche Patienten diese Stimulation wohl am geeignetsten ist. Daher sind weitere doppelblinde, randomisierte, Placebo-kontrollierte Studien mit gut definierten Kollektiven (z.B. hinsichtlich Läsionslokalisation, Schwere der klinischen Symptomatik, Dauer der Erkrankung) erforderlich, bevor dieses Verfahren in die neurologische Rehabilitation integriert werden kann.

▼

Tab. 7.4 tDCS-Studien bei Schlaganfallpatienten

Publikation	Stimulationsort	Anzahl der Patienten	Läsionslokalisation	Zeit nach dem Schlaganfall	Studientyp	Stimulationsparameter	Ergebnisse
Hummel u. Cohen (2005)	Betroffene Hemisphäre	1	Subkortikal	107 Monate	– Einzelfallstudie – Placebo-kontrolliert	– Anodale Stimulation – 1 mA – 20 min	Verbesserung im Jebsen Taylor Test, der Kraft des Pinzettengriffs und der Reaktionszeit
Hummel et al. (2005)	Betroffene Hemisphäre	6	– 5 subkortikal – 1 mit kortikaler Beteiligung	23–107 Monate	– Doppelblind – Cross-over – Placebo-kontolliert	– Anodale Stimulation – 1 mA – 20 min	Verbesserung im Jebsen Taylor Test um 10%

Tab. 7.4 Fortsetzung

Publikation	Stimulationsort	Anzahl der Patienten	Läsionslokalisation	Zeit nach dem Schlaganfall	Studientyp	Stimulationsparameter	Ergebnisse
Fregni et al. (2005)	Betroffene und nicht betroffene Hemisphäre	6	– 3 subkortikal – 3 mit kortikaler Beteiligung	12–72 Monate	– Einfachblind – Cross-over – Randomisiert – Placebokontrolliert	– Kathodale Stimulation der nicht betroffenen Hemispäre, anodale Stimulation der betroffenen Hemispäre – 1 mA – 20 min	Verbesserung im Jebsen Taylor Test um 12%
Hummel et al. (2006)	Betroffene Hemisphäre	11	Nicht spezifiziert	18–107 Monate	– Doppelblind – Cross-over – Placebokontrolliert	– Anodale Stimulation – 1 mA – 20 min	Verbesserung der Reaktionszeit und der Griffkraft (Pinzettengriff)
Boggio et al. (2007)	Betroffene und nicht betroffene Hemisphäre	9	Subkortikal	13–85 Monate	– Doppelblind – Cross-over – Longitudinal – Placebokontrolliert	– Kathodale Stimulation der nicht betroffenen Hemispäre, anodale Stimulation der betroffenen Hemispäre – 1 mA – 20 min, an 5 aufeinanderfolgendenTagen	Verbesserung im Jebsen Taylor Test
Hesse et al. (2007)	Betroffene Hemisphäre	10	– 2 subkortikal – 8 mit kortikaler Beteiligung	4–8 Wochen	– Nicht verblindet – Keine Placebo-Kontrolle	– Anodale Stimulation – 1 mA – 20 min	Verbesserung im Fugl-Meyer Test bei 3 Patienten (2 davon mit subkortikaler Läsion); kaum Veränderungen bei Patienten mit kortikaler Läsion

Literatur

Ameli M, Grefkes C, Kemper F, Riegg FP, Rehme AK, Karbe H, Fink GR, Nowak DA (2009) Differential effects of high-frequency repetitive transcranial magnetic stimulation over ipsilesional primary motor cortex in cortical and subcortical middle cerebral artery stroke. Ann Neurol 66(3): 298-309

Bäumer T, Bock F, Koch G, Lange R, Rothwell JC, Siebner HR, Münchau A (2006) Magnetic stimulation of human premotor or motor cortex produces interhemispheric facilitation through distinct pathways. J Physiol 572(pt3): 857-868

Boggio PS, Alonso-Alonso M, Mansur CG, Rigonatti SP, Schlaug G, Pascual-Leone A, Fregni F (2006) Hand function improvement with low-frequency repetitive transcranial magnetic stimulation of the unaffected hemisphere in a severe case of stroke. Am J Phys Med Rehabil 85(11): 927-930

Boggio PS, Nunes A, Rigonatti SP, Nitsche MA, Pascual-Leone A, Fregni F (2007) Repeated sessions of noninvasive brain DC stimulation is associated with motor function improvement in stroke patients. Restor Neurol Neurosci 25(2): 123-129

Bütefisch CM, Wessling M, Netz J, Seitz RJ, Hömberg V (2008) Relationship between interhemispheric inhibition and motor cortex excitability in subacute stroke patients. Neurorehabil Neural Repair 22(1): 4-21

Dafotakis M, Grefkes C, Eickhoff SB, Karbe H, Fink GR, Nowak DA (2008) Effects of rTMS on grip force control following subcortical stroke. Exp Neurol 211(2): 407-412

Edwards DJ, Krebs HI, Rykman A, Zipse J, Thickbroom GW, Mastaglia FL, Pascual-Leone A, Volpe BT (2009) Raised corticomotor excitability of M1 forearm area following anodal tDCS is sustained during robotic wrist therapy in chronic stroke. Restor Neurol Neurosci 27(3): 199-207

Ferbert A, Priori A, Rothwell JC, Day BL, Colebatch JG, Marsden CD (1992) Interhemispheric inhibition of the human motor cortex. J Physiol 453: 525-546

Fregni F, Boggio PS, Mansur CG, Wagner T, Ferreira MJL, Lima MC, Rigonatti SP, Marcolin MA, Freedman SD, Nitsche MA, Pascual-Leone A (2005) Transcranial direct current stimulation of the unaffected hemisphere in stroke patients. Neuroreport 16: 1551-1555

Fregni F, Boggio PS, Valle AC, Rocha RR, Duarte J, Ferreira MJ, Wagner T, Fecteau S, Rigonatti SP, Riberto M, Freedman SD, Pascual-Leone A (2006) A sham-controlled trial of a 5-day course of repetitive transcranial magnetic stimulation of the unaffected hemisphere in stroke patients. Stroke 37: 2115-2122

Grefkes C, Eickhoff SB, Nowak DA, Fink GR (2008) Dynamic intra- and interhemispheric interactions during unilateral and bilateral hand movements assessed with fMRI and DCM. Neuroimage 41(4): 1382-1394

Hamzei F, Liepert J, Dettmers C, Weiller C, Rijntjes M (2006) Two different reorganization patterns after rehabilitative therapy: an exploratory study with fMRI and TMS. Neuroimage 31(2): 710-720

Hesse S, Werner C, Schonhardt EM, Bardeleben A, Jenrich W, Kirker SG (2007) Combined transcranial direct current stimulation and robot-assisted arm training in subacute stroke patients: a pilot study. Restor Neurol Neurosci 25(1): 9-15

Huang YZ, Edwards MJ, Rounis E, Bhatia KP, Rothwell JC (2005) Theta burst stimulation of the human motor cortex. Neuron 45(2): 201-206

Hummel F, Celnik P, Giraux P, Floel A, Wu WH, Gerloff C, Cohen LG (2005) Effects of non-invasive cortical stimulation on skilled motor function in chronic stroke. Brain 128(pt3): 490-499

Hummel F, Cohen LG (2005) Improvement of motor function with noninvasive cortical stimulation in a patient with chronic stroke. Neurorehabil Neural Repair 19(1): 14-19

Hummel FC, Voller B, Celnik P, Floel A, Giraux P, Gerloff C, Cohen LG (2006) Effects of brain polarization on reaction times and pinch force in chronic stroke. BMC Neurosci 7: 73

Khedr EM, Ahmed MA, Fathy N, Rothwell JC (2005)Therapeutic trial of repetitive transcranial magnetic stimulation after acute ischemic stroke. Neurology 65(3): 466-468

Khedr EM, Abdel-Fadeil MR, Farghali A, Qaid M (2009a) Role of 1 and 3 Hz repetitive transcranial magnetic stimulation on motor function recovery after acute ischaemic stroke. Eur J Neurol 16(12): 1323-1330

Khedr EM, Etraby AE, Hemeda M, Nasef AM, Razek AA (2009b) Long-term effect of repetitive transcranial magnetic stimulation on motor function recovery after acute ischemic stroke. Acta Neurol Scand([Epub ahead of print)

Kim YH, You SH, Ko MH, Park JW, Lee KH, Jang SH, Yoo WK, Hallett M (2006) Repetitive transcranial magnetic stimulation-induced corticomotor excitability and associated motor skill acquisition in chronic stroke. Stroke 37(6): 1471-1476

Kirton A, Chen R, Friefeld S, Gunraj C, Pontigon AM, Deveber G (2008) Contralesional repetitive transcranial magnetic stimulation for chronic hemiparesis in subcortical paediatric stroke: a randomised trial. Lancet Neurol 7(6): 507-513

Lang N, Siebner HR (2007) Repetitive transkranielle Magnetstimulation. In: Siebner H, Ziemann U (Hrsg) Das TMS-Buch. Springer, Heidelberg. S 499-512

Lang N, Speck S, Harms J, Rothkegel H, Paulus W, Sommer M (2008) Dopaminergic potentiation of rTMS-induced motor cortex inhibition. Biol Psychiatry 63(2): 231-233

Liepert J, Dettmers C, Terborg C, Weiller C (2001) Inhibition of ipsilateral motor cortex during phasic generation of low force. Clin Neurophysiol 112(1): 114-121

Liepert J, Zittel S, Weiller C (2007) Improvement of dexterity by single session low-frequency repetitive transcranial magnetic stimulation over the contralesional motor cortex in acute stroke. A double-blind placebo-controlled crossover trial. Restor Neurol Neurosci 25: 461-465

Lomarev MP, Kim DY, Richardson SP, Voller B, Hallett M (2007) Safety study of high-frequency transcranial magnetic stimulation in patients with chronic stroke. Clin Neurophysiol 118(9): 2072-2075

Lotze M, Markert J, Sauseng P, Hoppe J, Plewnia C, Gerloff C (2006) The role of multiple contralesional motor areas for complex hand movements after internal capsular lesion. J Neurosci 26(22): 6096-6102

Malcolm MP, Triggs WJ, Light KE, Gonzalez Rothi LJ, Wu S, Reid K, Nadeau SE (2007) Repetitive transcranial magnetic stimulation as an adjunct to constraint-induced therapy: an exploratory randomized controlled trial. Am J Phys Med Rehabil 86(9): 707-715

Manganotti P, Acler M, Zanette GP, Smania N, Fiaschi A (2008) Motor cortical disinhibition during early and late recovery after stroke. Neurorehabil Neural Repair 22(4): 396-403

Mansur CG, Fregni F, Boggio PS, Riberto M, Gallucci-Neto J, Santos CM, Wagner T, Rigonatti SP, Marcolin MA, Pascual-Leone A (2005) A sham stimulation-controlled trial of rTMS of the unaffected hemisphere in stroke patients. Neurology 64(10): 1802-1804

Meyer BU, Röricht S, Gräfin von Einsiedel H, Kruggel F, Weindl A (1995) Inhibitory and excitatory interhemispheric transfers between motor cortical areas in normal humans and patients with abnormalities of the corpus callosum. Brain 118(Pt 2): 429-440

Murase N, Duque J, Mazzocchio R, Cohen LG (2004) Influence of interhemispheric interactions on motor function in chronic stroke. Ann Neurol 55(3): 400-409

Nair DG, Hutchinson S, Fregni F, Alexander M, Pascual-Leone A, Schlaug G (2007) Imaging correlates of motor recovery from cerebral infarction and their physiological significance in well-recovered patients. Neuroimage 34(1): 253-263

Nitsche MA, Kuo MF, Karrasch R, Wächter B, Liebetanz D, Paulus W (2009) Serotonin affects transcranial direct current-induced neuroplasticity in humans. Biol Psychiatry 66(5): 503-508

Nitsche MA, Lampe C, Antal A, Liebetanz D, Lang N, Tergau F, Paulus W (2006) Dopaminergic modulation of long-lasting direct current-induced cortical excitability changes in the human motor cortex. Eur J Neurosci 23(6):1651-1657

Nitsche MA, Paulus W (2007) Transkranielle Gleichstromstimulation. In: Siebner H, Ziemann U (Hrsg) Das TMS-Buch. Springer, Heidelberg. S 533-542

Nowak DA, Grefkes C, Dafotakis M, Eickhoff S, Küst J, Karbe H, Fink GR (2008) Effects of low-frequency repetitive transcranial magnetic stimulation of the contralesional primary motor cortex on movement kinematics and neural activity in subcortical stroke. Arch Neurol 65(6): 741-747

Nowak DA, Grefkes C, Ameli M, Fink GR (2009) Interhemispheric competition after stroke: brain stimulation to enhance recovery of function of the affected hand. Neurorehabil Neural Repair 23(7): 641-656

Pomeroy VM, Cloud G, Tallis RC, Donaldson C, Nayak V, Miller S (2007) Transcranial magnetic stimulation and muscle contraction to enhance stroke recovery: a randomized proof-of-principle and feasibility investigation. Neurorehabil Neural Repair 21: 509-517

Takeuchi N, Chuma T, Matsuo Y, Watanabe I, Ikoma K (2005) Repetitive transcranial magnetic stimulation of contralesional primary motor cortex improves hand function after stroke. Stroke 36(12): 2681-2686

Takeuchi N, Tada T, Toshima M, Chuma T, Matsuo Y, Ikoma K (2008) Inhibition of the unaffected motor cortex by 1 Hz repetitive transcranial magnetic stimulation enhances motor performance and training effect of the paretic hand in patients with chronic stroke. J Rehabil Med 40(4): 298-303

Takeuchi N, Tada T, Toshima M, Matsuo Y, Ikoma K (2009) Repetitive transcranial magnetic stimulation over bilateral hemispheres enhances motor function and training effect of paretic hand in patients after stroke. J Rehabil Med 41: 1049-1054

Talelli P, Greenwood RJ, Rothwell JC (2007) Exploring Theta Burst Stimulation as an intervention to improve motor recovery in chronic stroke. Clin Neurophysiol 118(2): 333-342

Verstynen T, Diedrichsen J, Albert N, Aparicio P, Ivry RB (2005) Ipsilateral motor cortex activity during unimanual hand movements relates to task complexity. J Neurophysiol 93(3): 1209-1222

Ward NS, Brown MM, Thompson AJ, Frackowiak RS (2003) Neural correlates of outcome after stroke: a cross-sectional fMRI study. Brain 126(pt6): 1430-1448

Werhahn KJ, Mortensen J, Kaelin-Lang A, Boroojerdi B, Cohen LG (2002) Cortical excitability changes induced by deafferentation of the contralateral hemisphere. Brain 125(pt6): 1402-1413

Yozbatiran N, Alonso-Alonso M, See J, Demirtas-Tatlidede A, Luu D, Motiwala RR, Pascual-Leone A, Cramer SC (2009) Safety and behavioral effects of high-frequency repetitive transcranial magnetic stimulation in stroke. Stroke 40(1): 309-312

7.12.4 Neuropharmakologie und Handmotorik

C. Grefkes

Neuromodulative Verfahren haben das Ziel, motorische und kognitive Fähigkeiten durch Ausnutzung und Manipulation der zerebralen Plastizität zu beeinflussen. Ein neuromodulativer Ansatz zur Verbesserung motorischer oder kognitiver Fähigkeiten besteht in der **pharmakologischen Stimulation bestimmter Neurotransmitterrezeptoren**. Hierfür scheinen vor allem Substanzen geeignet zu sein, die die Konzentration monoaminerger Neurotransmitter im synaptischen Spalt erhöhen. Für zentralwirksame Stimulanzien wie **Amphetamin** konnten fördernde Effekte auf die Exzitabilität und Plastizität des Motokortex nachgewiesen werden. Zudem führte die Verabreichung von **serotonergen**, **dopaminergen** und **adrenergen Substanzen** zu einer Verbesserung der Motorik bei Schlaganfallpatienten. Die diesen Effekten zugrunde liegenden neuralen Korrelate können mithilfe der funktionellen Magnetresonanztomographie untersucht werden. Es zeigt sich, dass durch eine pharmakologische Stimulation zerebrale Netzwerke aufgabenspezifisch verstärkt werden können. Bei Schlaganfallpatienten bewirkt eine **noradrenerge Stimulation** die Stärkung defizienter Netzwerkinteraktionen innerhalb der geschädigten Hemisphäre. Die Auswirkung von Langzeit-Medikationen ist jedoch weitgehend unbekannt, so dass der Stellenwert der pharmakologischen Neuromodulation für die Rehabilitation von Patienten weiterhin unklar bleibt.

Pharmakologische Stimulation und Verhaltenseffekte

Aus dem Profisport ist hinlänglich bekannt, dass sich durch die Einnahme bestimmter Medikamente beträchtliche Leistungssteigerungen erzielen lassen. So stimulieren anabole Substanzen wie Testosteronderivate das Wachstum von Muskeln, was zu erheblichen Kraftzuwächsen führen kann. Andere **Dopingsubstanzen** zielen auf die Beeinflussung zentralnervöser Mechanismen ab: So coupieren **indirekte Sympathomimetika** wie Amphetamin oder Ephedrin Ermüdungserscheinungen, fördern Konzentration und Aufmerksamkeit, und steigern das emotionale Wohlbefinden bis hin zur Euphorie (Miller et al. 1989). Der **Wirkmechanismus** dieser zentral-wirksamen Medikamente läuft

- zum einen über eine vermehrte Freisetzung synaptischer Vesikel dopaminerger, adrenerger und zu einem geringeren Teil auch serotonerger Neurone;
- zum anderen wirken indirekte Sympathomimetika über eine Blockade der Wiederaufnahmetransporter, welche die freigesetzten Neurotransmitter aus dem synaptischen Spalt entfernen, sowie über eine Hemmung von Neurotransmitter-degradierenden Enzymen (Seiden et al. 1993).

Insgesamt kommt es also zu einer **Konzentrationserhöhung von Neurotransmittermolekülen** im synaptischen Spalt, woraus eine verstärkte Stimulation prä- und postsynaptischer Rezeptoren neuronaler Schaltkreise und letztendlich eine Beeinflussung sensorischer, motorischer, affektiver und kognitiver Funktionen resultiert.

Die **Pharmaforschung** hat in der jüngsten Vergangenheit eine Reihe von Medikamenten hervorgebracht, mithilfe derer Neurotransmitter gezielt verstärkt werden können. Viele dieser Substanzen gehören zur Klasse der **Wiederaufnahmehemmer** (Reuptake-Inhibitoren), und werden klinisch meist zur Behandlung von Erkrankungen aus dem psychiatrischen Formenkreis eingesetzt. Aufgrund des Potenzials einer Transmitter-spezifischen Neuromodulation wurde in den letzten Jahren eine Vielzahl an Studien publiziert, in denen die Wirkung von Transmitter-Reuptake-Inhibitoren auf die Plastizität des Motokortex bei Gesunden und Schlaganfallpatienten mit motorischen Störungen untersucht wurde (Ziemann et al. 2006; Liepert 2008).

- **Klinische Bedeutung von Neurotransmittern**

Insbesondere **monoaminerge Neurotransmitter** wie
- Dopamin,
- Serotonin oder
- Noradrenalin

scheinen einen wichtigen Einfluss auf motorische Fähigkeiten zu besitzen.

Bei der **Parkinsonerkrankung** wird der Mangel an dopaminerger Stimulation der Basalganglien als Ursache für die Symptome **Bradykinese** und **Rigor** angesehen, welche sich durch orale Gabe der Dopamin-Vorläufersubstanz **Levodopa** eindrucksvoll abmildern lassen (Dopamin selbst kann die Blut-Hirn-Schranke nicht überwinden).

Durch Levodopa lassen sich jedoch nicht nur extrapyramidal-motorische Symptome behandeln, sondern auch motorische **Ausfallserscheinungen von Schlaganfallpatienten** modifizieren. Scheidtmann et al. (2001) konnten zeigen, dass die Effektivität eines physiotherapeutischen Trainings nach zerebaler Ischämie durch die gleichzeitige Gabe von Levodopa gesteigert werden kann. Auch Acler et al. (2009a) wiesen nach, dass bei Schlaganfallpatienten eine tägliche Gabe von 100 mg Levodopa über 5 Wochen hinweg im Vergleich zu Placebo signifikante Verbesserungen in motorischen Parametern wie Laufgeschwindigkeiten und manueller Geschicklichkeit bewirken kann. Die Änderungen auf der behavioralen Ebene

Unter der Lupe

Neurotransmitter und Rezeptoren
Ein fundamentales Kommunikationsprinzip zwischen Nervenzellen ist die **Übertragung neuronaler Information über Synapsen**.

Bei **elektrischen Synapsen** liegen die Zellmembranen der kommunizierenden Neurone in Form von **Gap-Junctions** eng aneinander, so dass Änderungen des Membranpotenzials direkt von einem auf das andere Neuron überspringen können.

Bei **chemischen Synapsen** (◘ Abb. 7.40) erfolgt die Interaktion über die Freisetzung eines Überträgerstoffs (**Neurotransmitter**), welcher an der präsynaptischen Membran freigesetzt wird und zur postsynaptischen Membran diffundiert. Dort treffen sie auf die **Transmitterrezeptoren**, welche in die postsynaptische Membran eingelassen sind und je nach Art des Rezeptors direkt Ionenkanäle öffnen (**ionotroper Rezeptor**) oder ein intrazelluläres Botenstoffsystem aktivieren (**metabotroper Rezeptor**). Ein solches **intrazelluläres Botenstoffsystem** ist meist G-Protein-vermittelt und involviert zyklisches Adenosinmonophosphat (cAMP) oder Inositoltrisphosphat (IP3) als **Second-Messenger**. Infolge dessen können Ionenkanäle aktiviert und Stoffwechselprozesse der Zelle durch Aktivierung von Enzymen und Transkriptionsfaktoren modifiziert werden. Je nach Art des geöffneten Ionenkanals entsteht ein exzitatorisches oder inhibitorisches postsynaptisches Potenzial (**EPSP** bzw. **IPSP**):

- Bei Erhöhung der Natriumionen-Leitfähigkeit kommt es zu einem **EPSP**;
- bei Erhöhung des Kaliumionen-Ausstroms oder Choridionen-Einstroms wird ein **IPSP** generiert.

Die **Beendigung der Rezeptoraktivierung** kann über eine **Wiederaufnahme** des Neurotransmitters durch hochaffine Transportmoleküle in der präsynaptische Endigung oder durch einen schnellen **Abbau durch Enzyme** (z.B. Esterasen, Oxidasen) erfolgen.

Es existieren mehrere Klassen von Transmittersubstanzen. Zu den **klassischen Neurotransmittern** werden gezählt:

- die **Aminosäuren** Glutamat, Aspartat, Gamma-Aminobuttersäure (GABA) und Glycin,
- die **biogenen Monoamine** Serotonin, Histamin, Dopamin, Noradrenalin und Adrenalin und
- der **Essigsäureester** Azetylcholin.

Daneben fungieren auch eine ganze Reihe von Oligopetiden (Enkephalin, Endorphin) und Substanzen, die an anderer Stelle des Körpers als Hormone bezeichnet werden, als Botenstoffe zwischen Nervenzellen.

Der **wichtigste erregende Transmitter** wird durch **Glutamat** vertreten, welches an ionotrope AMPA-, NMDA oder Kainat-Rezeptoren bindet. Der **wichtigste inhibitorische Transmitter** im Großhirn ist **GABA**, welches an die ionotropen $GABA_A$- und $GABA_C$-Rezeptoren bindet, um einen Chloridionen-Einstrom zu induzieren, oder über den metabotropen $GABA_B$-Rezeptor eine Second-Messenger-Kaskade via cAMP aktiviert.

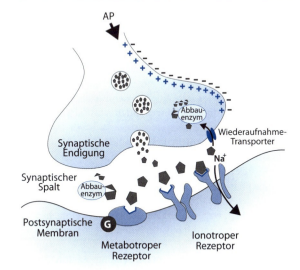

waren hier assoziiert mit einer signifikanten Verlängerung der kortikalen Innervationsstille, einem elektrophysiologischen Parameter der transkraniellen Magnetstimulation (TMS), welcher inhibitorische Mechanismen der kortikalen Erregbarkeit widerspiegelt. Im Gegensatz zu einer **Dauergabe** scheint die einmalige Applikation von Levodopa keine messbaren Effekte auf die motorische Performanz oder elektrophysiologische Parameter des Motokortex zu bewirken (Restemeyer et al. 2007).

Ähnlich wie bei Levodopa können motorische Verbesserungen auch durch eine Kombination von Physiotherapie und der oralen Gabe des indirekten Sympathomimetikums **Amphetamin** erzielt werden (Crisostomo et al. 1988a; Walker-Batson et al. 1995) – einer Substanz, welche die Konzentration von Dopamin und Noradrenalin im synaptischen Spalt erhöht.

◘ **Abb. 7.40** Chemische Synapse: Ein Aktionspotenzial (AP) induziert die Freisetzung von Transmitter-gefüllten Vesikeln in den synaptischen Spalt. Dort diffundieren sie an die postsynaptische Membran und binden an ionotrope oder metabotrope Rezeptoren. Der Abbau der Transmittermoleküle findet zum einen über Esterasen oder Oxidasen im synaptischen Spalt, zum anderen über Wiederaufnahme in die präsynaptische Endigung und anschließende enzymatische Zerlegung. Diese Abbaumechanismen können durch spezifische Medikamente wie Esteraseinhibitoren, Monoaminoxidaseinhibitoren oder Wiederaufnahmehemmer gestört bzw. verzögert werden, was zu einer relativen Erhöhung der Transmitterkonzentrationen im synaptischen Spalt führt. Diesen Effekt machen sich neuropharmakologische Stimulationsverfahren zunutze

> **Unter der Lupe**
> **Studien: Fördernde Wirkung von Levodopa und Amphetamin**
> Tierexperimentelle Studien haben gezeigt, dass die Rehabilitations-fördernde Wirkung von **Levodopa** und Amphetamin **nicht** notwendigerweise auf einer **direkten dopaminergen Stimulation** beruht. Boyeson und Feeney (1990) konnten im Tierexperiment zeigen, dass die positive Wirkung von Dopamin nach Inaktivierung des Enzyms Dopamin-beta-Hydroxylase nicht mehr nachweisbar war. Da dieses Enzym Dopamin durch die Anlagerung einer Hydroxylgruppe in Noradrenalin umwandelt, spricht vieles dafür, dass die **kritische Substanz** für die Verbesserung Schlaganfall-bedingter motorischer Defizite im **Noradrenalin** zu finden ist (Boyeson u. Feeney 1990).
> Diese Hypothese wird durch Befunde gestärkt, welche zeigen, dass eine **Störung des noradrenergen Systems** durch eine Neurotoxin-induzierte Depletion (Entleerung) noradrenerger Vesikel (Goldstein et al. 1991) oder eine selektive Läsion noradrenerger Hirnstammkerne (Goldstein 1997) zu einer Verzögerung der motorischen Funktionserholung führen kann.

Noradrenalin und Motorik

Der Zusammenhang zwischen noradrenergem System und Motorik wurde in der letzten Dekade häufig unter Verwendung des selektiven Noradrenalin-Wiederaufnahmehemmers (SNRI) **Reboxetin** untersucht, welcher Noradrenalintransporter hochspezifisch hemmt und eine Halbwertszeit von ca. 13 Stunden aufweist (Wong et al. 2000). Im Gegensatz zu Amphetamin besitzt Reboxetin keine Wirkungen auf Dopamin- oder Serotonintransporter und zeichnet sich durch ein deutlich **günstigeres Nebenwirkungsprofil** aus, insbesondere hinsichtlich kardiovaskulärer und zerebral-ischämischer Risiken.

> Eine **zentrale Wirkung von Reboxetin** ist die Erhöhung der motokortikalen Exzitabilität, wie mithilfe der transkraniellen Magnetstimulation gezeigt werden konnte (Herwig et al. 2002; Plewnia et al. 2002).

- **Studien: Wirksamkeit von Reboxetin bei gesunden Personen**
- **Erlernen grob- und feinmotorischer Fähigkeiten**

Auf Verhaltensebene sind bei **gesunden Probanden** bereits nach einer einmalig verabreichten **Dosis von 8 mg Reboxetin** signifikante Verbesserungen im Erlernen **grobmotorischer Fähigkeiten** des Arms messbar (Plewnia et al. 2004). Dahingegen zeigt sich keinerlei Einfluss von Reboxetin auf **feinmotorische Fähigkeiten**, wie sie beispielsweise für das Erlernen einzelner schneller Fingerbewegungen (Lange et al. 2007) oder komplexer Fingersequenzen (Plewnia et al. 2004, 2006) notwendig sind. Auch die Ergebnisse von Wang et al. (2009) legen nahe, dass Reboxetin **keinen generell fördernden Effekt** auf motorische Fähigkeiten gesunder Versuchsteilnehmer besitzt. Die Autoren konnten zeigen, dass einfache motorische Paradigmen wie repetitives Fingertippen oder repetitive schnelle Zeigebewegungen im Vergleich zu Placebo keine Änderung unter Reboxetinstimulation aufweisen.

- **Förderung von visuomotorischer Koordination und polymodaler Integration**

Dagegen gab es einen spezifischen Reboxetineffekt bei Aufgaben, in welchen visuomotorische Koordination und polymodale Integration gefordert sind. So kann eine einmalig verabreichte **Dosis von 8 mg Reboxetin** die Geschwindigkeiten, die zum Anheben eines Objekts notwendig sind, im Vergleich zu Placebo signifikant beschleunigen. Auch komplexe **Hand-Objekt-Interaktionen** wie das Entlangführen eines Rings an einem gebogenen Metalldraht (»Heißer-Draht« Aufgabe) können unter Reboxetinstimulation schneller durchgeführt werden, ohne dass dies auf Kosten der Präzision oder Fehlerrate erfolgt (Wang et al. 2009).

Die **neurobiologische Grundlage** für die differenziellen Effekte von Reboxetin auf **handmotorische Fähigkeiten** liegt sehr wahrscheinlich in einer verstärkten Aktivierbarkeit von Hirnregionen, welche in räumliche Aufmerksamkeit und visuomotorische Koordination involviert sind (Grefkes u. Fink 2005). Dies konnte in einer Placebo-kontrollierten funktionellen **MRT-Studie** gezeigt werden, bei der gesunde Probanden eine visuomotorische Koordinationsaufgabe mithilfe eines Joysticks durchführten (Grefkes et al. 2010). Die **Gabe von 8 mg Reboxetin** führte zu einer signifikanten Erhöhung der Koordinationsgeschwindigkeit, mit der die Probanden einen Bildschirmcursor in ein vorgegebenes Ziel (peripher dargebotene Kreise unterschiedlicher Größe) führten.

Auf **neuraler Ebene** waren diese Leistungssteigerungen mit einer im Vergleich zu Placebo signifikant **erhöhten BOLD-Aktivität** in ipsilateral zu Hand gelegenen parietofrontalen Hirnregionen assoziiert, d.h., in kortikalen Regionen, welche in visuomotorische Koordinatentransformation und Auge-Hand-Koordination eingebunden sind (Grefkes et al. 2010) (◘ Abb. 7.41 A, B).

Eine **Analyse der kortikalen Konnektivität** mittels **Dynamic Causal Modeling** (▶ Kap. 13.1) ergab, dass der intraparietale Kortex sowie das frontale Augenfeld (FEF) der rechten Hemisphäre **unter Reboxetin** stärker mit motorischen Regionen der kontralateralen Hemisphäre gekoppelt waren (◘ Abb. 7.41 C). Dagegen fanden sich bei einer einfachen visuomotorischen Kontrollaufgabe, bestehend aus einem visuell getakteten, rhythmischen Faustschluss, keine Änderungen im Aktivitätsniveau parietofrontaler Schaltkreise unter Reboxetinstimulation.

Dieser Befund legt nahe, dass Reboxetin nicht zu einer globalen Änderung der Hirnaktivität führt, sondern **aufgabenspezifisch** die Effizienz kortikaler Netzwerke erhöhen kann. Eine solche Hypothese deckt sich mit Befunden aus tierexperimentellen Studien, die gezeigt haben, dass eine Stimulation des noradrenergen Systems zu einem verbesserten Signal-zu-Rausch-Verhältnis im Entladungsmuster kortikaler Neuronen führt (Hasselmo et al. 1997).

7.12 · Funktionelle Neuromodulation

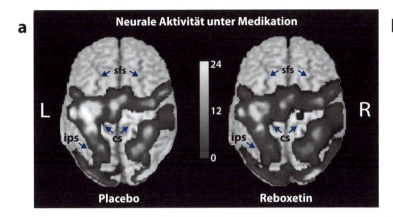
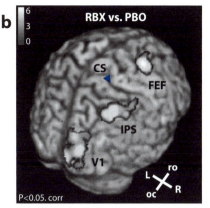
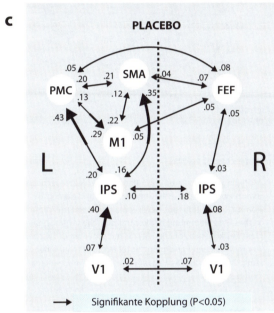
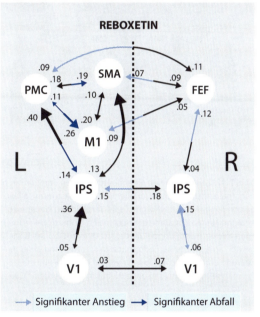

Abb. 7.41 Zentrale Effekte einer noradrenergen Stimulation bei gesunden Probanden in einem doppelblinden Cross-over-Design mit 8 mg Reboxetin oder Placebo. **a** Die Probanden steuerten mit ihrer rechten Hand einen MRT-kompatiblen Joystick, um einen auf einem Monitor präsentierten Cursor vom Bildschirmzentrum in ein peripher vorgegebenes Ziel zu steuern (Center-out Task). Diese Aufgabe aktivierte ein nach links lateralisiertes parietofrontales Netzwerk. Nach Gabe von Reboxetin (RBX) kam es zu einer im Vergleich zu Placebo (PBO) verstärkten Aktivierung des ipsilateralen (d.h. rechten) visuellen Kortex (V1), intraparietalen Kortex (IPS) und des frontalen Augenfelds (FEF). **b** Die Analyse der effektiven Konnektivität. **c** zeigte, dass diese Areale unter RBX eine signifikant verstärkte Koppelung (**hellblaue Pfeile**) mit parietofrontalen Arealen der gegenseitigen Hemisphäre besaßen. Gleichzeitig kam es zu einer verminderten Koppelung motorischer Areale der linken Hemisphäre (**dunkelblaue Pfeile**). Somit scheint die unter RBX verbesserte visuomotorische Leistungsfähigkeit der Probanden auf eine stärkere Einbindung von parietofrontalen Arealen der rechten Hemisphäre bei Bewegungen der rechten Hand zu fußen. **cs** Sulcus centralis. **ips** Sulcus intraparietalis. **sfs** Sulcus frontalis superior. **ro** rostral. **oc**, okzipital

- **Studien: Wirksamkeit von Reboxetin bei Schlaganfallpatienten**
- **Steigerung der motorischen Leistungsfähigkeit**

Bei Patienten mit Hirnläsionen ist die Effizienz kortikaler Netzwerke meist herabgesetzt, so dass hier eine pharmakologisch induzierte Steigerung im Koppelungsverhalten kortikaler Areale zu einer Verbesserung von (visuo-)motorischen Ausfallsymptomen bei Schlaganfallpatienten führen könnte (Grefkes u. Fink 2011). Wie oben bereits aufgeführt kann die **Kombination von Amphetamin** und **physiotherapeutischen** bzw. **trainingsbasierten Maßnahmen** zu einer signifikanten Steigerung der motorischen Leistungsfähigkeit führen (Barbay et al. 2006; Crisostomo et al. 1988b; Feeney et al. 1982; Walker-Batson et al. 1995).

- **Steigerung von Griffkraft und Bewegungsgeschwindigkeit**

Zittel et al. (2007) wie auch Wang et al. (2011) konnten zeigen, dass die Verstärkung der noradrenergen Neurotransmission durch **Reboxetin** bei Schlaganfallpatienten sowohl die Griffkraft also auch Fingertippgeschwindigkeiten an der paretischen Hand erhöhen kann (**Abb. 7.42 A**). Diese Effekte

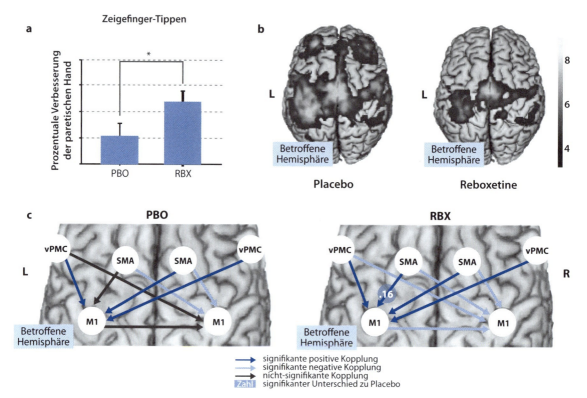

Abb. 7.42 Zentrale Effekte einer noradrenergen Stimulation bei Schlaganfallpatienten mit residueller Feinmotorikstörung. **a** Nach Gabe von 6 mg Reboxetin kommt es im Vergleich zu Placebo zu einer signifikanten Zunahme der maximalen Fingertipp-Frequenz der paretischen Hand (doppelblindes Cross-over-Design). **b** Dieser Zugewinn an motorischer Performanz ist assoziiert mit einer Verminderung pathologischer Überaktivität in beiden Hemisphären. **c** Die Analyse der effektiven Konnektivität mittels Dynamic Causal Modeling zeigt, dass es unter Reboxetin zu einer verbesserten Interaktion zwischen der ipsiläsionellen SMA und dem ipsiläsionellen M1 kommt. Darüber hinaus bewirkt die noradrenerge Stimulation eine verbesserte Hemmung der kontraläsionellen Hemisphäre, insbesondere des kontraläsionellen M1. Somit scheinen die Verbesserungen der motorischen Performanz unter Reboxetin auf einer Normalisierung der nach dem Schlaganfall gestörten Netzwerkarchitektur zu beruhen

sind **spezifisch für die paretische Hand** und lassen sich nicht an der gesunden Hand nachweisen (Wang et al. 2011; Zittel et al. 2007).

Die **neurobiologischen Grundlagen** der gesteigerten motorischen Performanz nach Reboxetingabe wurden von Wang et al. (2011) in einer funktionellen MRT-Studie untersucht. Hier zeigte sich, dass bei Schlaganfallpatienten eine **einmalige Gabe von 6 mg Reboxetin** zu einer Reduktion pathologischer Überaktivität beider Hemisphären führt (◘ Abb. 7.42 b).

Die **Analyse der Konnektivitätsparameter** motorischer Regionen ergab, dass Reboxetin zu einer verbesserten Kopplung der SMA mit dem primär-motorischen Kortex der läsionierten Hemisphäre führte (◘ Abb. 7.42 c). Darüber hinaus erfolgte unter Reboxetin eine Normalisierung der Hemmung ipsilateraler Hirnareale (Wang et al. 2011).

Eine **Stimulation des noradrenergen Systems** durch Reboxetin kann die gestörte **funktionelle Netzwerkarchitektur** im Interaktionsverhalten kortikaler Areale **korrigieren**, woraus eine Normalisierung pathologisch veränderter Hirnaktivität und eine Verbesserung motorischer Parameter der paretischen Hand resultieren.

Serotonin und Motorik

Ein weiteres gut untersuchtes Transmittersystem zur Beeinflussung motorischer Fähigkeiten ist das serotonerge System. **Serotonerge Nervenendigungen** finden sich vor allem an **Pyramidenzellen**, insbesondere an denen des motorischen Systems (Aghajanian 1972; Jacobs u. Fornal 1999; Mann et al. 1996). Daher erscheint die Stimulation serotonerger Neurone ein interessanter Angriffspunkt, um den Motokortex in seiner Funktion zu beeinflussen. Dies wurde in einer Reihe von Studien mit gesunden Probanden und Schlaganfallpatienten geprüft.

- **Studien: Einmalige vs. dauerhafte serotonerge Stimulation**
- - **Einmalige Gabe von SSRI bei Gesunden**

Bei **gesunden Probanden** können bereits nach **einmaliger 20-mg-Gabe** des selektiven Serotonin-Wiederaufnahmehemmers (SSRI) **Paroxetin** Verbesserungen der manuellen Geschicklichkeit im Nine-Hole Pegboardtest erzielt werden (Loubinoux et al. 2002b). Neurale Korrelate dieser Paroxetineffekte sind **selektive Aktivierungssteigerungen** im primär-motorischen Kortex sowie im supplementär motorischen Areal (Loubinoux et al. 2002a).

▪▪ Einmalige Gabe von SSRI bei Schlaganfallpatienten

Zittel et al. (2008) konnten nachweisen, dass auch bei Schlaganfallpatienten die **einmalige Gabe** des SSRI **Citalopram** im Vergleich zu Placebo zu einer signifikanten Verbesserung der Handmotorik im Nine-Hole-Pegboard Test führen kann.

Ähnliche Effekte ließen sich auch nach Gabe des SSRI **Fluoxetin** bei Schlaganfallpatienten mit motorischen Defiziten infolge einer lakunären Ischämie erzielen (Pariente et al. 2001). Im Vergleich zu Placebo zeigte sich unter **Fluoxetin** eine signifikante Verbesserung motorischer Fähigkeiten der paretischen Hand, dessen neurobiologisches Korrelat in einer erhöhten Rekrutierung zentralmotorischer Neurone innerhalb des primären Motokortex lag (Pariente et al. 2001). Dagegen zeigte sich keine Änderung in der Rekrutierbarkeit des primären Motokortex bei **passiver Handflexion**, woraus geschlossen werden kann, dass durch Fluoxetin nicht der propriozeptive Input, sondern der **motorische Output** gesteigert werden kann (Pariente et al. 2001). Dies könnte auf die ausgeprägte serotonerge Innervation motokortikaler Pyramidenzellen zurückgeführt werden.

▪▪ Kontinuierliche Gabe von SSRI bei Gesunden

Im Gegensatz zu einer einmaligen Gabe von **Paroxetin** führt bei gesunden Probanden eine kontinuierliche Medikation über **30 Tage** im Vergleich zu Placebo zu einer relativen **Minderaktivierung** des primären Motokortex, sowohl bei einfachen Fingerbewegungen als auch bei feinmotorischen Greifbewegungen (Loubinoux et al. 2005). Das Ausmaß der Aktivitätsreduktion korreliert mit der SSRI-vermittelten Steigerung der maximalen Fingertippfrequenz, so dass die Aktivierungsreduktion motokortikaler Areale als Ausdruck einer verbesserten sensomotorischen Effizienz interpretiert werden kann (Loubinoux et al. 2005). Diese **Hypothese** deckt sich mit Ergebnissen aus **TMS-Untersuchungen**, die eine unter dauerhafter Paroxetingabe signifikante Steigerung kortikaler Fazilitierungsphänomene nachweisen konnten, deren Ausmaß mit dem Zugewinn basalmotorischer Fähigkeiten korrelierte (Gerdelat-Mas et al. 2005).

▪▪ Kontinuierliche Gabe von SSRI bei Schlaganfallpatienten

Auch bei Schlaganfallpatienten bewirkte die tägliche Gabe von **10 mg Citalopram über 4 Wochen** hinweg eine signifikante Verbesserung der neurologischen Symptomatik (operationalisiert durch den NIH-Stroke Scale); diese war jedoch mit einer verringerten motokortikalen Exzitabilität der nicht betroffenen Hemisphäre ohne messbare Änderungen an der betroffenen Hemisphäre assoziiert (Acler et al. 2009b).

▪▪ Zusammenfassung

Die **unterschiedlichen Wirkungen** einer akuten und chronischen serotonergen Stimulation auf die Aktivität des Motokortex werden auf unterschiedliche Phasen der durch das Pharmakon induzierten Plastizitätsänderungen zurückgeführt. Während die unmittelbaren motorischen Funktionsverbesserungen bei akuter, d.h. **einmaliger Gabe** aufgrund einer verstärkten Rekrutierung motokortikaler Areale zu fußen scheint, könnten die **dauerhaften Wirkungen** einer pharmakologischen Stimulation des Serotoninsystems aus einer Remodellierung der zugrunde liegenden Netzwerke resultieren, welche sich in einer höheren Netzwerkeffizienz und somit verringerten neuralen Aktivität ausdrückt.

Zusammenfassung

Mittlerweile existiert eine Reihe von Studien, die positive Effekte einer pharmakologischen Stimulation monoaminerger Transmittersysteme auf motorische Parameter von gesunden Probanden und Schlaganfallpatienten nachweisen konnten. Dennoch reicht die Datenlage derzeit nicht aus, um den **Stellenwert der neuropharmakologischen Neuromodulation** zur Unterstützung der kortikalen Reorganisation und motorischen Funktionserholung nach Hirnläsionen zu bewerten (Ziemann et al. 2007; Liepert 2008). Die **Verhaltenseffekte** bisher publizierter Studien sind meist schwach und weisen eine große interindividuelle Varianz auf (zuzüglich eines Publikationsbias zugunsten von publizierten Studien, die überhaupt einen Effekt nachweisen konnten). Bezüglich des **neurorehabilitativen Potenzials** einer neuropharmakologischen Behandlung ist anzunehmen, dass **Ort** und **Alter der Läsion** eine wesentliche Rolle für das Ansprechen auf eine pharmakologische Stimulation spielen. Die Stichprobengrößen bis dato publizierter Studien sind jedoch zu klein, um eine differenzierte Läsionsanalyse durchführen zu können. Hier könnten zukünftig sowohl die funktionelle Bildgebung als auch die **TMS-Surrogat-Parameter** die »richtige« Intervention liefern, d.h., ob eine neuropharmakologische Stimulation bei Vorliegen einer bestimmten Befundkonstellation auf individueller Ebene erfolgversprechend scheint, und, wenn ja, welches der Transmittersysteme stimuliert werden sollte. Idealerweise würde ein **therapeutisches Interventionsprotokoll** die individuelle Netzwerkpathologie des Patienten berücksichtigen, um gezielt diejenigen Komponenten zu stärken, die durch eine Hirnläsion kompromittiert sind. Daher sind weitere Bildgebungs-/TMS-Interventionsstudien im longitudinalen Verlauf notwendig, um reliable Surrogatmarker für einen optimalen pharmakologischen Verhaltenseffekt gewinnen zu können.

Literatur

Acler M, Fiaschi A, Manganotti P (2009a) Long-term levodopa administration in chronic stroke patients. A clinical and neurophysiologic single-blind placebo-controlled cross-over pilot study. Restor Neurol Neurosci 27: 277-283

Acler M, Robol E, Fiaschi A, Manganotti P (2009b) A double blind placebo RCT to investigate the effects of serotonergic modulation on brain excitability and motor recovery in stroke patients. J Neurol 256: 1152-1158

Aghajanian GK (1972) Influence of drugs on the firing of serotonin-containing neurons in brain. Fed Proc 31: 91-96

Barbay S, Zoubina EV, Dancause N, Frost SB, Eisner-Janowicz I, Stowe AM, Plautz EJ, Nudo RJ (2006) A single injection of D-amphetamine facilitates improvements in motor training following a focal cortical infarct in squirrel monkeys. Neurorehabil Neural Repair 20: 455-458

Crisostomo EA, Duncan PW, Propst M, Dawson DV, Davis JN (1988a) Evidence that amphetamine with physical therapy promotes recovery of motor function in stroke patients. Ann Neurol 23: 94-97

Crisostomo EA, Duncan PW, Propst M, Dawson DV, Davis JN (1988b) Evidence that amphetamine with physical therapy promotes recovery of motor function in stroke patients. Ann Neurol 23: 94-97

Feeney DM, Gonzalez A, Law WA (1982) Amphetamine, haloperidol, and experience interact to affect rate of recovery after motor cortex injury. Science 217: 855-857

Gerdelat-Mas A, Loubinoux I, Tombari D, Rascol O, Chollet F, Simonetta-Moreau M (2005) Chronic administration of selective serotonin reuptake inhibitor (SSRI) paroxetine modulates human motor cortex excitability in healthy subjects. Neuroimage 27: 314-322

Goldstein LB (1997) Effects of bilateral and unilateral locus coeruleus lesions on beam-walking recovery after subsequent unilateral sensorimotor cortex suction-ablation in the rat. Restor Neurol Neurosci 1997:55–63

Goldstein LB, Coviello A, Miller GD, Davis JN (1991) Norepinephrine depletion impairs motor recovery following sensorimotor cortex injury in the rat. Restor Neurol Neurosci 3: 41–47

Grefkes C, Fink GR (2005) The functional organization of the intraparietal sulcus in humans and monkeys. J Anat 207: 3-17

Grefkes C, Fink GR (2011) Reorganization of cerebral networks after stroke: New insights from neuroimaging using connectivity approaches. Brain (epub ahead of print), doi: 10.1093/brain/awr033

Grefkes C, Wang LE, Eickhoff SB, Fink GR (2010) Noradrenergic modulation of cortical networks engaged in visuomotor processing. Cereb Cortex 20: 783-797

Hasselmo M, Linster C, Patil M, Ma D, Cekic M (1997) Noradrenergic suppression of synaptic transmission may influence cortical signal-to-noise ratio. J Neurophysiol 1997;77:3326–3339

Herwig U, Brauer K, Connemann B, Spitzer M, Schonfeldt-Lecuona C (2002) Intracortical excitability is modulated by a norepinephrine-reuptake inhibitor as measured with paired-pulse transcranial magnetic stimulation. Psychopharmacology (Berl) 164: 228-232

Jacobs BL, Fornal CA (1999) Activity of serotonergic neurons in behaving animals. Neuropsychopharmacology 21: 9S-15S

Lange R, Weiller C, Liepert J (2007) Chronic dose effects of reboxetine on motor skill acquisition and cortical excitability. J Neural Transm 114: 1085-1089

Liepert J (2008) Pharmacotherapy in restorative neurology. Curr Opin Neurol 21: 639-643

Loubinoux I, Pariente J, Boulanouar K, Carel C, Manelfe C, Rascol O, Celsis P, Chollet F (2002a) A single dose of the serotonin neurotransmission agonist paroxetine enhances motor output: double-blind, placebo-controlled, fMRI study in healthy subjects. Neuroimage 15: 26-36

Loubinoux I, Pariente J, Rascol O, Celsis P, Chollet F (2002b) Selective serotonin reuptake inhibitor paroxetine modulates motor behavior through practice. A double-blind, placebo-controlled, multi-dose study in healthy subjects. Neuropsychologia 40: 1815-1821

Loubinoux I, Tombari D, Pariente J, Gerdelat-Mas A, Franceries X, Cassol E, Rascol O, Pastor J, Chollet F (2005) Modulation of behavior and cortical motor activity in healthy subjects by a chronic administration of a serotonin enhancer. Neuroimage 27: 299-313

Mann JJ, Malone KM, Diehl DJ, Perel J, Nichols TE, Mintun MA (1996) Positron emission tomographic imaging of serotonin activation effects on prefrontal cortex in healthy volunteers. J Cereb Blood Flow Metab 16: 418-426

Miller NS, Millman RB, Gold MS (1989) Amphetamines: pharmacology, abuse and addiction. Adv Alcohol Subst Abuse 8: 53-69

Pariente J, Loubinoux I, Carel C, Albucher JF, Leger A, Manelfe C, Rascol O, Chollet F (2001) Fluoxetine modulates motor performance and cerebral activation of patients recovering from stroke. Ann Neurol 50: 718-729

Plewnia C, Hoppe J, Cohen LG, Gerloff C (2004) Improved motor skill acquisition after selective stimulation of central norepinephrine. Neurology 62: 2124-2126

Plewnia C, Hoppe J, Gerloff C (2006) No effects of enhanced central norepinephrine on finger-sequence learning and attention. Psychopharmacology (Berl) 187: 260-265

Plewnia C, Hoppe J, Hiemke C, Bartels M, Cohen LG, Gerloff C (2002) Enhancement of human cortico-motoneuronal excitability by the selective norepinephrine reuptake inhibitor reboxetine. Neurosci Lett 330: 231-234

Restemeyer C, Weiller C, Liepert J (2007) No effect of a levodopa single dose on motor performance and motor excitability in chronic stroke. A double-blind placebo-controlled cross-over pilot study. Restor Neurol Neurosci 25: 143-150

Scheidtmann K, Fries W, Müller F, Koenig E (2001) Effect of levodopa in combination with physiotherapy on motor recovery after stroke: a prospective, randomised, double-blind study. Lancet 358:787-90

Seiden LS, Sabol KE, Ricaurte GA (1993) Amphetamine: effects on catecholamine systems and behavior. Annu Rev Pharmacol Toxicol 33: 639-677

Walker-Batson D, Smith P, Curtis S, Unwin H, Greenlee R (1995b) Amphetamine paired with physical therapy accelerates motor recovery after stroke. Further evidence. Stroke 26:2254–2259

Wang LE, Fink GR, Dafotakis M, Grefkes C (2009) Noradrenergic stimulation and motor performance: Differential effects of reboxetine on movement kinematics and visuomotor abilities in healthy human subjects. Neuropsychologia 47: 1302-1312

Wang LE, Fink GR, Diekhoff S, Rehme AK, Eickhoff SB, Grefkes C (2011) Noradrenergic enhancement improves motor network connectivity in stroke patients. Ann Neurol. 69(2):375-88

Wong EH, Sonders MS, Amara SG, Tinholt PM, Piercey MF, Hoffmann WP, Hyslop DK, Franklin S, Porsolt RD, Bonsignori A, Carfagna N, McArthur RA (2000) Reboxetine: a pharmacologically potent, selective, and specific norepinephrine reuptake inhibitor. Biol Psychiatry 47: 818-829

Ziemann U, Meintzschel F, Korchounov A, Ilic TV (2006) Pharmacological modulation of plasticity in the human motor cortex. Neurorehabil Neural Repair 20: 243-251

Zittel S, Weiller C, Liepert J (2007) Reboxetine improves motor function in chronic stroke. A pilot study. J Neurol 254: 197-201

Zittel S, Weiller C, Liepert J (2008) Citalopram improves dexterity in chronic stroke patients. Neurorehabil Neural Repair 22: 311-314

7.13 Spasmolytische Therapie

G. Ochs

Spastizität ist Teil des Syndroms des oberen Motoneurons (▶ Kap. 4.1.1 und 4.1.2). Durch den Verlust der absteigenden Kontrolle kommt es zu einer Enthemmung der phasischen Muskeleigenreflexe und der tonischen Reflexe mit der Folge einer Tonussteigerung, die den aktiven oder passiven Bewegungen mit zunehmender Geschwindigkeit immer höheren Widerstand entgegensetzt. Es kommt außerdem zu Veränderungen der viskoelastischen Eigenschaften des Muskels (Dietz u. Sinkjaer 2007), was zu einer zusätzlichen Beeinträchtigung der motorischen Leistung und Funktion führt, und zwar in einem Maße, das weit über die **streng neurophysiologische Definition der Spastik** hinausgeht:

>> Spasticity is a motor disorder characterized by a velocity-dependent increase in tonic stretch reflexes (muscle tone) with exaggerated tendon jerks, resulting from hyperexcitability of the stretch reflex, as one component of the upper motor neurone syndrome. << (Lance 1980)

Die mit Spastik verbundene motorische Beeinträchtigung erfordert daher nicht selten therapeutische Maßnahmen, nicht zuletzt den Einsatz antispastischer Medikamente.

7.13.1 Behandlungsziele und Behandlungsprinzipien

Ziel der spasmolytischen Behandlung kann es sein,
- den spastischen Schmerz zu lindern und Muskelspasmen zu reduzieren,
- die krankengymnastisch-physikalische Therapie zu erleichtern,
- eine Verbesserung der Körperhaltung zu bewirken,
- der Entwicklung von Kontrakturen oder Fehlhaltungen vorzubeugen oder
- Beweglichkeit, Geschicklichkeit oder Lebensqualität insgesamt zu verbessern.

Die meisten klinischen Studien untersuchen die Effekte auf Reflexaktivität oder Muskeltonus. Den Auswirkungen auf die **Lebensqualität**, die motorische Funktion oder die Beweglichkeit wird weniger Aufmerksamkeit geschenkt (Montané et al. 2004). Es existieren nur wenige evidenzbasierte Empfehlungen zur systemischen spasmolytischen Therapie (Taricco et al. 2006). Bei der medikamentösen Therapie der Spastik wird daher meist ein **pragmatischer Zugang** gewählt. Medikamente sollten stets in Verbindung mit physikalisch-krankengymnastischer Behandlung eingesetzt werden (◘ Abb. 7.43). Die pflegenden Personen und der Patient müssen miteinbezogen werden, um auslösende oder verstärkende Faktoren der Spastik zu beseitigen.

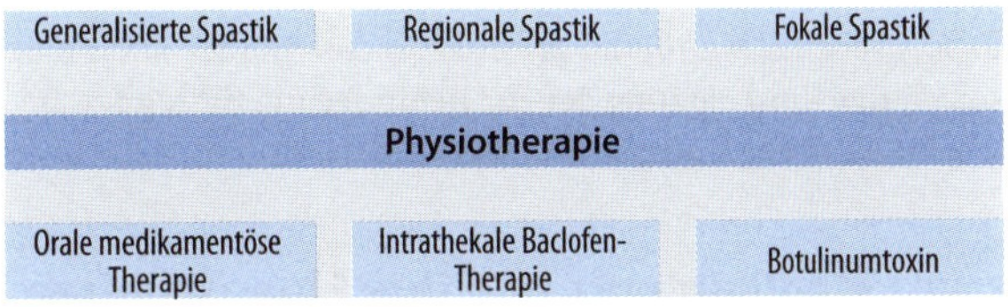

Generalisierte Spastik	Regionale Spastik	Fokale Spastik
Physiotherapie		
Orale medikamentöse Therapie	Intrathekale Baclofen-Therapie	Botulinumtoxin

◘ **Abb. 7.43** Stufenschema der Spastikbehandlung in Abhängigkeit vom Verteilungstyp und Schweregrad (aus Leitlinien der DGN: http://www.dgn.org/)

- **Wahl der antispastischen Behandlung**
- **Indikationen**
- Bei der **generalisierten** oder **regionalen Spastik** ist vor allem die medikamentöse Behandlung sinnvoll und nützlich.
- **Fokale Spastikformen**, insbesondere
    - die schwere, fixierte Tonussteigerung der Hand (▶ Kap. 8.2) oder
    - der spastische Spitzfuß,
  profitieren mehr von Botulinumtoxin.
- **Schwere Formen der regionalen Spastik**, wie die schwere spastische Paraparese, werden vorzugsweise mit intrathekalem Baclofen behandelt (Ochs 2004) (◘ Abb. 7.43).

- **Dosierung**

Die Dosierung der weiter unten im Einzelnen genannten antispastischen Medikamente muss immer **individuell** angepasst werden.

> **Praxistipp**
>
> Es empfiehlt sich, stets mit einer **niedrigen Dosis zu beginnen** und sich der erforderlichen Erhaltungsdosis schrittweise zu nähern.

Manche Patienten benötigen nach Lockerung des Muskeltonus eine **intensive Physiotherapie**, um Kraft und Beweglichkeit wieder entwickeln zu können.

- **Nebenwirkungen**

Therapielimitierend sind vielfach die **Nebenwirkungen** der vor allem zentral angreifenden Antispastika (Montané et al. 2004; Taricco et al. 2006).

> **Praxistipp**
>
> Paradoxerweise werden Antispastika nicht selten wegen **Muskelschwäche** abgesetzt, wobei dies als **Hinweis für die Wirkung der Substanz** gewertet werden sollte.

Es kann hilfreich sein, eine **Kombinationstherapie** mit Substanzen unterschiedlicher Angriffspunkte zu wählen (s.u.), anstatt die Monotherapie bis an die Verträglichkeitsgrenze zu steigern. In Einzelfällen kann die Minderung des spastischen Muskeltonus auch zur Verschlechterung der motorischen Gesamtleistung führen (Kofler et al. 2009). Die Wahl der antispastischen Behandlung erfordert daher immer auch eine sorgfältige Einschätzung der zur Behinderung führenden Bewegungsstörung und des Paresegrades.

7.13.2 Medikamente und ihre Eigenschaften

- **Baclofen**

Baclofen is ein selektiver Agonist am prä- und postsynaptisch gelegenen $GABA_B$-Rezeptor, hat also einen zentralen Angriffspunkt. Es handelt sich um ein enantiomer-selektives Racematgemisch, in dem praktisch nur die links drehende Form (L-Baclofen) biologisch aktiv ist (Ochs 2004). Die **tonussenkende Wirkung** beruht vorwiegend auf der spinal ansetzenden Verstärkung der präsynaptischen Hemmung, die zu einer Inhibition der mono- und polysynaptischen Reflexe führt. Neben seiner antispastischen Wirkung verursacht Baclofen **Sedierung** und **Müdigkeit**, was oft die Therapie limitiert.

- **Dosierung**

Man steigert die Dosis von 3×5 mg auf die nötige Wirkdosis, die üblicherweise bei 30–60 mg pro Tag liegt; selten werden höhere Dosierungen eingesetzt. Baclofen wird renal eliminiert, bei **Niereninsuffizienz** muss die Dosierung angepasst werden; Überdosierungserscheinungen können auftreten (Su et al. 2010).

> **Unter der Lupe**
> **Studien: Wirksamkeit von Baclofen**
> Die meisten klinischen Studien belegen eine gute Wirkung auf **schmerzhafte Spasmen**, vor allem **Beugespasmen bei spinalen Läsionen**, machen jedoch nur selten Aussagen über Gehfähigkeit, Alltagsaktivitäten (ADL, Activities of Daily Living), feinmotorische Leistungen oder Lebensqualität unter Therapie (van Doornik et al. 2008).
> Bei **Spastik zerebraler Genese nach Schlaganfall** scheint die tonussenkende Wirkung geringer und die Gefahr von Nebenwirkungen höher. Zusätzlich werden anxiolytische Effekte und eine Verbesserung der Blasenfunktion beobachtet.

Die Effekte von Baclofen auf **Muskelspasmen** und **spastischen Schmerz** können als erwiesen gelten, während der funktionelle Gewinn oder die Besserung der ADL schlechter untersucht und belegt sind.

- **Tizanidin**

Tizanidin ist eine alpha-2-adrerge Substanz, die chemisch dem Clonidin ähnelt und ausschließlich einen zentralen Angriffspunkt besitzt. Die **antispastische Wirkung** wurde in kontrollierten Studien hinreichend belegt. Tizanidin besitzt außerdem **sedierende** und **blutdrucksenkende Wirkung** und kann häufig Mundtrockenheit hervorrufen. Die Substanz wird über das Cytochrom-P450-System in der Leber metabolisiert. Die Kombination mit Wirkstoffen, die den gleichen Abbauweg nutzen, ist daher problematisch.

 Überdosierungen und ein Anstieg des Tizanidinspiegels bis auf das 16-Fache sind in Kombination mit **Coxiben** (Backman et al. 2006) oder **Fluoroquinolon-Antibiotika** (z. B. Ciprofloxacin, Handelsname: Ciprobay®) nachgewiesen (Granfors et al. 2004). In jedem Fall ist Vorsicht bei **eingeschränkter Leberfunktion** geraten.

Die **Kombination von Tizanidin mit Baclofen** verändert den Plasmaspiegel der beiden Wirkstoffe dagegen nicht (Shellenberger et al. 1999) und ist im klinischen Alltag durchaus hilfreich. Tizanidin besitzt zwar eine lineare Pharmakokinetik, aber erhebliche interindividuelle Wirkunterschiede, was Dosierungsempfehlungen schwierig macht (Kamen u. Henney 2008).

- **Dosierung**

Es empfiehlt sich eine **einschleichende** Dosierung, beginnend mit 3×2 mg pro Tag bis zu einer maximalen Dosis von 36 mg pro Tag.

 In Kombination mit **blutdrucksenkenden Präparaten** kann eine **orthostatische Hypotension** auftreten.

> **Unter der Lupe**
> **Studien: Vergleichende antispastische Wirkungsgrade**
> In vergleichenden Untersuchungen ist die antispastische Wirkung ähnlich wie **Baclofen** oder **Diazepam**, wobei die Verträglichkeit von Tizanidin bei Schlaganfall- und Hirntraumapatienten als etwas besser eingeschätzt wird (Kamen u. Henney 2008).
> In einer Placebo-kontrollierten Studie an 60 Patienten mit Spastik der oberen Extremitäten nach Schlaganfall erwies sich **Botulinumtoxin** der oralen Gabe von Tizanidin überlegen (Simpson et al. 2009). Botulinumtoxin bewirkte eine wirksamere Tonussenkung in Finger- und Handmuskeln. In der modifizierten Ashworth-Skala war Tizanidin in den Handmuskeln nicht besser als Placebo, gleichwohl waren die Nebenwirkungen von Tizanidin ausgeprägter.
> **Fazit:** Für die umschriebene Spastik bei Kindern und Erwachsenen ist **Botulinumtoxin** inzwischen zur Behandlungsmethode der Wahl geworden (Wissel et al. 2009; Delago et al. 2010).

- **Dantrolen**

Dantrolen greift am spannungsabhängigen Ca^{2+}-Kanal der neuromuskulären Endplatte an und reduziert die Ca^{2+}-Freisetzung aus dem sarkoplasmatischen Retikulum. Direkte Effekte auf die Reflexaktivität fehlen. Bei höherer Dosierung kommt es zur Schwächung der quergestreiften Muskulatur. Problematisch kann die negativ inotrope Wirkung auf den Herzmuskel sein.

- **Dosierung**

Die Dosierung liegt üblicherweise bei 50–200 mg pro Tag. Oberhalb 200 mg/die sind wegen der potenziellen **Lebertoxizität** Kontrollen der Transaminasen notwendig. **Antidot** bei Intoxikation ist Acetylcystein.

- **Benzodiazepine**

Benzodiazepine wirken als Neuromodulator am $GABA_A$-Rezeptor, greifen zentral an und verstärken die präsynpatische Hemmung, mono- und polysynaptische Reflexe werden beeinflusst. Benzodiazepine sind äußerst wirksame Antispastika, können jedoch wegen der unweigerlich eintretenden Toleranz schlecht über längere Zeit angewandt werden. Zur **kurzzeitigen Behandlung** von schmerzhaften Spasmen sind sie jedoch geeignet und gut wirksam. Therapielimitierend ist neben der Gewöhnung die **Sedierung**. Am häufigsten verwendet wird **Tetrazepam**.

- **Tolperison**

Tolperison blockiert spannungsabhängige Na^+-Kanäle und inhibiert mono- und polysynaptische Reflexe. Die orale Bioverfügbarkeit liegt nur bei ca. 20%. Tolperison wird über das Cytochrom-P450-System der Leber (CYP2D6) abgebaut, wobei nur inaktive Metaboliten entstehen, die zu 98% über die Niere ausgeschieden werden.

- **Dosierung**

Im therapeutischen **Dosisbereich** zwischen 150 und 450 mg pro Tag ist die Verträglichkeit gut und die Sedierung geringer ausgeprägt als bei anderen Antispastika.

> **Unter der Lupe**
> **Studien: Wirksamkeit von Tolperison**
> Die Evidenzlage aus klinischen Studien (Stamenova 2005) ist recht schwach, so dass Tolperison nur im Rahmen eines **pragmatischen Therapieversuchs** empfohlen werden kann.

- **THC**

THC (Delta-9-Tetrahydrocannabinol) und Cannabidiol sind therapeutisch genutzte Wirkstoffe der **Cannabis-Pflanze** (Cannabinoide), die auch teilsynthetisch hergestellt werden können (Handelsname: **Marinol**). Cannabinoide wirken am ZNS hauptsächlich über CB1-Rezeptoren, die im Hippocampus, Zerebellum und den Basalganglien lokalisiert sind, möglicherweise auch über weitere noch unbekannte Bindungsstellen, wodurch sich die psychotropen Effekte und die Wirkungen auf die Motorik herleiten. Eine hohe Dichte dieser Rezeptoren findet sich außerdem im spinalen Hinterhorn, wo sie wahrscheinlich die antinoziceptive (der Nozizeption entgegenwirkende) und antispastische Wirkung vermitteln.

> **Unter der Lupe**
> **Studien: Wirksamkeit von THC und Cannabidiol**
> In einer Reihe von klinischen Studien seit 2001 wurden THC und Cannabidiol vor allem bei **MS-bedingter Spastizität** geprüft, mit uneinheitlichem Resultat (Collin et al. 2007; Smith 2010).

> **Praxistipp**
> - Kürzlich wurde THC/Cannabidiol (Handelsname: **Sativex Mundspray**) für Spastik bei Multipler Sklerose in **Großbritannien** zugelassen (Kmietowicz 2010).
> - In **Kanada** ist **Sativex** als Mundspray (pflanzliches THC und Cannabidiol) für neuropathische Schmerzen und Muskelspasmen zugelassen.
> - Das halbsynthetische THC **Dronabinol** unterliegt dem Betäubungsmittelgesetz. Unter dem Handelsnamen **Marinol** ist es in den **USA** für Kachexie bei AIDS zugelassen, ähnlich wie das vollsynthetische THC-Analogon **Nabilon**, für das auch Effekte auf die Spastik beschrieben wurden.

- **Substanzen ohne gesicherte Wirksamkeit**

Fampridine (4-Aminopyridin) wurde als Retard-Zubereitung in einer doppelblinden, randomisierten und Placebo-kontrollierten Studie an Patienten mit Rückenmarksquerschnitt untersucht (Cardenas et al. 2007). Dabei fand sich bei einer Dosierung von 2×25 mg eine signifikante Besserung der Spastik. Eine andere kontrollierte Studie zeigte zwar eine Besserung der Gehstrecke und Ganggeschwindigkeit, nicht aber des Ashworth Score (Goodman et al. 2009).

Günstige Effekte auf den spastischen Muskeltonus, die Reflexaktivität oder den spastischen Schmerz wurden vereinzelt auch für **Gabapentin** oder **Levetiracetam** beschrieben, ohne dass bis jetzt evidenzbasierte Daten vorliegen. Ähnliches gilt für andere Wirkstoffe mit nicht klar erwiesenem Nutzen wie

- Cyproheptadin,
- L-Threonin,
- Piracetam,
- Progabide,
- Riluzole,
- Lamotrogin,
- Orphenadrin oder
- Memantine.

Literatur

Backman JT, Karjalainen MJ, Neuvonen M, Laitila J, Neuvonen PJ (2006) Rofecoxib is a potent inhibitor of cytochrome P450 1A2: studies with tizanidine and caffeine in healthy subjects. British Journal of Clinical Pharmacology 62: 345-357

Delgado MR, Hirtz D, Aisen M, Ashwal S, Fehlings DL, McLaughlin J, Morrison LA, Shrader MW, Tilton A, Vargus-Adams J (2010) Practice Parmater: Pharmacologic treatment of spasticitiy in children and adolescents with cerebral palsy (an evidence-based review). Neurology 74: 336-343

Dietz V, Sinkjaer T (2007) Spastic movement disorder: impaired reflex function and altered muscle mechanics. Lancet Neurol 6: 725-733

Cardenas DD, Ditunno J, Graziani V, Jackson AB, Lammertse D, Potter P, Sipski M, Cohen R, Blight AR (2007) Phase 2 Trial of sustained-release Fampridine in Chronic Spinal Cord Injury. Spinal Cord 45(2):158-68

Collin C, Davies P, Mutiboko IK, Ratcliff S et al. (2007) Randomized controlled trial of cannabis-based medicine in spasticity caused by multiple sclerosis. European Journal of Neurology 14: 290-296

Granfors MT, Backmann JT, Neuvonen M, Neuvonen PJ (2004) Ciprofloxacin greatly increases concentrations and hypotensive effect of tizanidine by inhibiting its cytochrome P450 1A2-mediated presystemic metabolism. Clin Pharmacol Ther 76(6): 598-606

Goodman A, Brown TR, Krupp LB, Shapiro RT, Schwid SR, Cohen R, Marinucci LN, Blight AR et al. (2009) Sustained-release oral Fampridine in Multiple Sclerosis: a randomised, double-blind, controlled trial. Lancet 373: 732-38

Kamen L, Henney HR III, Runyan JD (2008) A practical overview of tizanidine use for spasticity secondary to multiple sclerosis, stroke, and spinal cord injury. Curr Med Res Opin 24: 425-39

Kmietowicz Z (2010) Cannabis based Drug is licensed for Spasticity in Patients with MS. BMJ 340: c3363

Kofler M, Quirbach E, Schauer R, Singer M, Saltuari L (2009) Limitations of Intrathecal Baclofen for Spastic Hemiparesis following Stroke. Neurorehabil and Neural Repair 23: 26-31

Lance JW (1980) Symposium Synopsis. In: Feldman RG, Young RR, Koella WP (eds) Spasticity: Disordered Motor Control. Year Book, Chicago. pp 485-94

Montané E, Vallano A, Laporte JR (2004) Oral antispastic drugs in nonprogressive neurological diseases. A systematic review. Neurology 63: 1357-63

Ochs G (2004) Die Behandlung der schweren Spastizität, 2. Aufl. Thieme, Stuttgart. S 22-30

Simpson DM, Gracies JM, Yablon SA, Barbano R, Brashear A (2009) Botulinum neurotoxin versus tizanidine in upper limb spasticity: a placebo-controlled study. J Neurol Neurosurg Psychiatry 80(4): 359

Smith P (2010) New approaches in the management of spasticity in multiple sclerosis patients: role of cannabinoids. Therapeutics and Clinical Risk Management 6: 59-63

Su W, Yegappan C, Carlisle EJF, Clase CM (2010) Reduced level of consciousness from baclofen in people with low kidney function. BMJ 340: 420-421

Shellenberger MK, Groves L, Shah Jaymin, Novack GD (1999) A controlled pharmacokinetic evaluation of tizanidine and baclofen at steady state. Drug Metabolism and Disposition 27(2): 201-204

Stamenova P, Koytchev R, Kuhn K, Hansen C, Horvath F, Ramm S, Pongratz D (2005) A randomized, double-blind, placebo-controlled study of the efficacy and safety of tolperisone in spasticity following cerebral stroke. Eur J Neurol 12: 453-61

Taricco M, Pagliacci, MC, Telaro E, Adone R (2006) Pharmacological interventions for spasticity following spinal cord injury: results of a Cochrane systematic review. Eura Medicophys 42: 5-15

Van Doornik J, Kukke S, McGill K, Rose J, Sherman-Levine S, Sanger TD (2008) Oral baclofen increases maximal voluntary neuromuscular activation of ankle plantar flexors in children with spasticity due to cerebral palsy. J Child Neurol 23(6): 635-9

Wissel J, Ward AB, Erztgaard P, Bensmail D, Hecht MJ, Lejeune TM, Schnider P (2009) European Consensus Table on the Use of Botulinumtoxin Type A in Adult Spasticity. J Rehabil Med 41: 13-25

7.14 Botulinumtoxin in der Behandlung der Beugespastik der oberen Extremität nach Schlaganfall

S. Hesse, C. Werner

7.14.1 Die Beugespastik der oberen Extremität

Die jährliche **Inzidenz** des Schlaganfalls ist ca. 180/100.000 Einwohner in der industrialisierten Welt (Kolominsky-Rabas et al. 2001). Eine Armparese tritt bei ca. 80% der überlebenden Patienten auf. Ein Viertel davon entwickelt eine **Beugespastik der oberen Extremität** (Wissel et al. 2010), die sich nach elektromyographischen Untersuchungen bereits in den ersten 2 Wochen nach Insult zeigt (Malhotra et al. 2008). Das **Kriterium** ist eine gesteigerte EMG-Antwort auf einen passiven Dehnungsreiz. Eine klinisch manifeste Tonuserhöhung ist i.d.R. frühestens ab der 3. Woche erkennbar.

- **Klinisches Bild**

Das klinische Bild einer **typischen Beugespastik** ist gekennzeichnet durch:
- Schulteradduktion und -innenrotation,
- Ellenbogenflexion,
- Pronation des Unterarms und
- Flexion des Handgelenks und der Finger, mit der im Extremfall geschlossenen Faust (Abb. 7.44).

Die Patienten können ihre Hände nicht selektiv einsetzen, die Handhygiene oder das Anziehen eines Pullovers sind erschwert, und die Patienten berichten über Schmerzen im Unteram.

- **Prognose**

Prädiktoren für die Entwicklung einer Beugespastik sind
- eine hochgradige Parese, vor allem der Strecker des Handgelenks und der Finger,
- ein niedriger Barthel-Index und
- ein ungünstiger Rehaverlauf.

Zusätzlich prädisponieren
- eine schmerzhafte Schulter,
- eine geschwollene Hand und
- offene Stellen der Haut.

Der Kliniker unterscheidet nach den gängigen Definitionen positive und negative Zeichen, wobei die Tonussteigerung einen erhöhten und geschwindigkeitsabhängigen Widerstand auf eine passive Dehnung meint.

- **Pathophysiologie**

Pathophysiologisch spielen neben einer **neurogenen Komponente** (Konzept der gestörten Inhibition und Fazilitation auf spinaler Ebene infolge der ZNS-Läsion) **muskelmechanische Veränderungen** eine Rolle (Pandayan et al. 2003). Eine

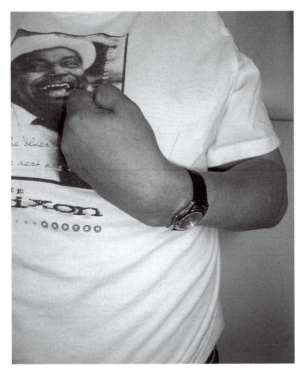

Abb. 7.44 Klinisches Bild einer typischen Flexorsynergie bei links hemiparetischem Patienten

Immobilisation begünstigt deren Entwicklung; im Extremfall droht eine Kontraktur.

7.14.2 Therapie der Beugespastik

Die Therapie der Spastik ist immer multimodal, wobei die Therapie mit **Botulinumtoxin A** inzwischen ein zentraler Baustein ist.

> Die **Rote Liste** führt die Therapie der adulten Beugespastik nach Schlaganfall auf: Zur Verfügung stehen **drei Präparate**
> - BOTOX,
> - Dysport,
> - Xeomin.
>
> Es handelt sich somit **nicht** um eine Off-Label-Indikation.

Entwicklung der Botulinumtoxin-Behandlung

Bis in die 90er Jahre bestimmten orale Antispastika, Physiotherapie, physikalische Maßnahmen (z. B. Elektrostimulation), serielle Gipse, operative Eingriffe wie Sehnentransfers und die neurolytische Therapie mit Phenol 5% die Therapie der Spastik. Die Effekte waren jedoch von einer **allgemeinen Schwäche** begleitet, nur vorübergehend, nicht reversibel bzw. mit unangenehmen Dysästhesien potenziell behaftet.

Das und Park berichteten 1989 erstmals über die erfolgreiche Behandlung der Beugespastik nach Schlaganfall mit Botulinumtoxin A (BTX), das sich seitdem in der **fokalen Spastiktherapie** zunehmend durchgesetzt hat (Das u. Park 1989). Die **lokale Injektion** des neurolytischen Toxins zielt auf eine selektive Schwächung des für die spastische Fehlstellung verantwortlichen Muskels. Der Effekt beginnt, vergleichbar der Therapie der Dystonie, nach ca. 1 Woche und hält 3–4 Monate an. Die Behandlung ist sehr gut verträglich. Bisher berichtete, reversible **Nebenwirkungen** waren
- übermäßige Schwäche behandelter und nicht behandelter Muskeln,
- Schluckbeschwerden und
- Blasenschwäche.

Nachfolgend werden ausgewählte Arbeiten zur Therapie der Spastik der oberen Extremität nach Schlaganfall vorgestellt und Fragen der Injektionstechnik vor dem Hintergrund einer möglichen Wirkungssteigerung diskutiert.

> **Unter der Lupe**
>
> **Studien: Wirksamkeit der BTX-Injektion**
>
> Im Anschluss an mehrere offene Studien verschiedener Arbeitsgruppen in den frühen 90er Jahren berichteten Simpson et al. 1995 über eine randomisierte, doppelblinde, Placebo-kontrollierte **Untersuchung an 39 Patienten** mit einer Beugespastik der oberen Extremität (Simpson et al. 1995). Die Autoren injizierten unter **EMG-Kontrolle** 75, 150 und 300 Einheiten Botulinumtoxin (Botox) oder Placebo in **drei Muskeln**:
> - M. biceps brachii (4 Injektionsstellen, 65% der Dosis),
> - M. flexor carpi radialis (1 Injektionsstelle, 25% der Dosis) und
> - M. flexor carpi ulnaris (1 Stelle, 15% der Dosis).
>
> Nur die Therapie mit der **höchsten Dosis** führte zu einer signifikanten **Abnahme des Muskeltonus** 2, 4 und 6 Wochen nach Injektion. Nebenwirkungen traten nicht auf. Arm-/Handfunktionen, Schmerzen, Abhängigkeit in alltäglichen Verrichtungen unterschieden sich nicht zwischen der Placebo- und den Verumgruppen.
>
> Dieses Ergebnis deckte sich nicht vollständig mit denjenigen offener Studien, die nach individueller Therapie nicht nur eine Minderung des Muskeltonus, sondern auch eine **Schmerzreduktion**, eine **verbesserte Handhygiene** und **bessere Arm-/Handfähigkeiten** berichteten (Hesse et al. 1992; Memin et al. 1992; Konstanzer et al. 1993; Benecke et al. 1994; Skeil et al. 1994; Dunne et al. 1995). Reiter et al. (1996) beobachteten eine **größere Einsetzbarkeit der Hand** bei den Patienten, die vor Behandlung eine willkürliche Fingerstreckung aufgewiesen hatten.
>
> Im Falle einer **schweren Fingerbeugespastik** berichteten Palmer et al. (1998) über die Injektion der Mm. lumbricales, vor allem für die Patienten, bei denen eine erste Therapie der langen Fingerbeuger keinen Effekt gezeigt hatte. Erste Erfahrungen folgten auch in der Behandlung der **schmerzhaften Schulter** nach Schlaganfall; die Injektion der Mm. subscapularis und pectoralis major erwies sich als effektiv.
>
> ▼

Noch erwähnenswert ist die Arbeit von Barshear et al. (2002), die erstmals nachweislich zeigten, dass die BTX-Injektion nicht nur den Tonus senkte, sondern auch **funktionelle Einschränkungen** wie Pflege der Hand, Anziehen, Positionierung der oberen Extremität und Schmerzen erleichterte.

Folgestudien

Nach diesen frühen Studien folgten für alle **drei Präparate** mehrere randomisierte, doppelblinde Studien (RCT) die allesamt eine Tonusminderung mit besserer passiver Beweglichkeit, Schmerzreduktion und erleichterter Körperpflege (z. B. Reinigung der Handinnenflächen und Fingernägel) belegten (Bakheit et al. 2000; Bhakta et al. 2000; Smith et al. 2000; Kanovsky et al. 2009).

Klinischer Einsatz von Botulinumtoxin

- Zielmuskeln und Dosierungsempfehlungen

Metaanalysen (Francis et al. 2004; Cardoso et al. 2005; Esquenazi et al. 2010) bestätigten das Ergebnis, so dass **höchste Evidenz (Ia)** gilt. Empfohlene **Dosen** waren
— 500–1000 IU Dysport® bzw.
— 100–300 IU Botox® res. Xeomin®.

Therapierichtlinien für BOTOX und Xeomin sind in ▶ Übesicht 7.10 zusammengefasst.

> **Übersicht 7.10**
> **Dosierungsrichtlinien für BOTOX und Xeomin**
> — 100 IU für den M. biceps brachii
> — 60 IU für den M. brachialis
> — 50 IU für den M. brachioradialis
> — 50 IU für den M. flexor digitorum superficialis
> — 50 IU für den M. flexor digitorum profundus

Je nach klinischem Bild und Muskelmasse kann die Dosierung variiert bzw. andere Zielmuskeln (z. B. M. pronator teres, Mm. flexor carpi radialis et ulnaris und Mm. lumbricales) ausgewählt werden.

> **Praxistipp**
>
> Für den nicht erfahrenen Kollegen sind **Hospitationen** bzw. die Teilnahme an **Fortbildungsveranstaltungen** zu empfehlen.

■■ **Mehrere Muskeln, optimale Dosierung!**

Für die Klinik sei an die Arbeit von Sloop et al. (1996) erinnert, die anhand der M-Wellen-Reduktion der kleinen Fußmuskeln Gesunder eine logarithmische **Dosis-Wirkungs-Kurve** erstellten: Die Abnahme der M-Kurve wurde
— bei höheren Dosen geringer und schien
— bei einem ca. 85%-Dekrement nicht weiter steigerbar.

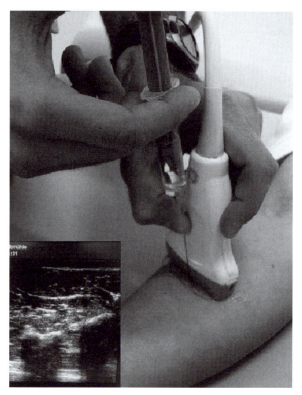

Abb. 7.45 Ultraschallgesteuerte Botulinumtoxin-Injektion des M. flexor digitorum superficialis

Diese Studie spricht **für eine optimale Dosis pro Muskel** und gegen die Injektion einer übermäßig hohen Dosis in einen einzelnen Muskel. Stattdessen sollten mehrere Muskeln gemäß ihrem Beitrag zum klinischen Bild behandelt werden.

- Injektionstechnik

Neben der Festlegung der Zielmuskeln in Abhängigkeit vom klinischen Bild und den angestrebten funktionellen Zielen auf Ebene der Aktivitäten und Teilhabe ist die Injektionstechnik an sich zu beachten. Hilfreich, um den **Effekt des Toxins** zu steigern, sind:
— eine **hohe Verdünnung** (5 ml NaCl 0,9% pro Phiole),
— die Auswahl von **zwei Injektionsorten** pro Muskel und
— die Kenntnis der räumlich angeordneten Muskelendplatten (Supreet et al. 2006).

Noch wichtiger ist es, das Toxin tatsächlich in den Muskel zu injizieren (auch der Erfahrene ist nicht davor gefeit), weswegen heute die **EMG- oder ultraschallgesteuerte Injektion** unter Zuhilfenahme von Atlanten angezeigt ist.
— Die **EMG-Steuerung** meint eine mit Ausnahme der Spitze isolierte Injektionsnadel, über die der Muskel stimuliert und injiziert wird. Die Zuckungsantwort weist den Weg.
— Fast noch eleganter ist die **ultraschallgesteuerte Technik**, die sogar die Injektion des Toxins in den Muskel visualisiert (Henzel et al. 2010; ◘ Abb. 7.45).

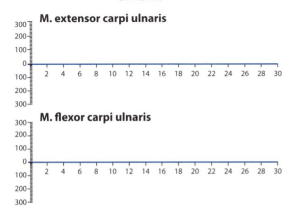

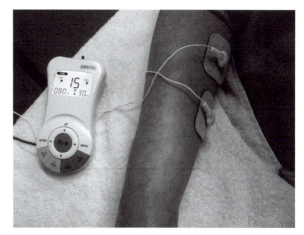

Abb. 7.47 Elektrostimulation der Handgelenkflexoren nach Injektion mit Botulinumtoxin (Frequenz 20 Hz, Dauer 0,25 ms, Zyklus 3 sec, Stärke oberhalb der motorischen Schwelle)

- **Dystone Muskeln** zeigen im EMG eine sehr hohe Aktivität, entweder tonisch oder phasisch.
- **Spastische Muskeln** sind eher stumm und weisen bei Willkürbewegungen eine nur geringe Aktivität auf (Abb. 7.46).

Hinzu kommt, dass die i.d.R. begleitende zentrale Parese einen Einsatz der betroffenen Extremität erschwert, so dass insgesamt ein nur sehr **geringes Aktivitätsniveau** der terminalen Nervenenden spastischer Muskeln vorliegt.

Abb. 7.46 EMGs von den dystonen Mm. flexor und extensor carpi ulnaris (oben) und den chronisch-spastischen Mm. flexor und extensor carpi ulnaris (unten). Bei vergleichbarem klinischen Bild weist der dystone Muskel eine deutlich höhere Muskelaktivität auf

- **Klinische Möglichkeiten der Wirksamkeitssteigerung**
- **Repetitives Bewegen**

Klinische Konsequenz sollte es daher sein, den Muskel unmittelbar nach der Injektion **repetitiv zu bewegen**, im Idealfall aktiv, falls nicht möglich zumindest passiv, ggf. auch unter Zuhilfenahme von Maschinen (Hesse et al. 2008).

Nach der Injektion gilt es, die **Aktivität der terminalen Nervenenden** zu **steigern**, denn nur das aktive Nervenende nimmt das Toxin auf; die Internalisierung in die Endplatten erfolgt bereits innerhalb der ersten Stunden nach der Behandlung.

Wirksamkeitssteigerung

- **Botulinumtoxin bei fokaler Dystonie vs. Spastik**

Erste Erfahrungen zeigten, dass die **Therapie der Spastik** im Vergleich zu der fokalen Dystonie **höhere BTX-Dosen** erforderte, und dennoch nicht in allen Fällen ein befriedigendes Ergebnis erzielt wurde.

> Tierexperimentelle Daten (Ratten-Diaphragma-Präparat) der 60er Jahre hatten bereits ergeben, dass die **Aktivität der terminalen Nervenenden** die Aufnahme und Latenz bis zum Eintritt der Parese bestimmen (Hughes et al. 1962): Je aktiver die terminalen Nervenenden waren, umso **mehr Toxin** wurde aufgenommen und desto **eher** trat die **Wirkung** ein.

Davon ausgehend erklärt sich möglicherweise auch das **unterschiedliche Ansprechen** dystoner und spastischer Muskeln:

- **Elektrostimulation**

Eine weitere Alternative für die Steigerung der Aktivität der terminalen Nervenenden ist die **externe Elektrostimulation** der behandelten Muskeln im Anschluss an die Injektion. Das **Protokoll** sieht vor, die injizierte Muskulatur im Wechsel mit dem Antagonisten mithilfe eines herkömmlichen 2-Kanal-Stimulators zu reizen. Die **Reizparameter** sind:
- Frequenz 20 Hz,
- Dauer 0,25 ms,
- Zyklus 3 sec,
- Stärke oberhalb der motorischen Schwelle.

Mittels großflächiger Oberflächenelektroden werden die Muskeln 3-mal am Tag eine halbe Stunde für 3 Tage unmittelbar im Anschluss an die Injektion stimuliert (Abb. 7.47).

Die direkte **Stimulation des injizierten Muskels** steigert dessen Aktivität; die **Reizung des Antagonisten** arbeitet zum einen der spastischen Fehlstellung entgegen und löst zum anderen zusätzlich einen Dehnungsreflex des für die Fehlstellung verantwortlichen Gegenspielers aus, wodurch dessen Aktivität noch weiter gesteigert wird.

> **Unter der Lupe**
> **Studie: Wirksamkeit von BTX-Injektion kombiniert mit Elektrostimulation**
> In einer doppelblinden, Placebo-kontrollierten Studie konnte die Wirksamkeit dieses Vorgehens bei insgesamt 24 hemiparetischen Patienten mit einer **therapieresistenten Beugespastik** der oberen Extremität bestätigt werden (Hesse et al. 1998). Die Gruppe, die das Toxin (1.000 Einheiten Botulinumtoxin A, Dysport®) und Elektrostimulation erhielt, schnitt bzgl. der Tonusminderung des Ellenbogens, der Finger und der Verbesserung der Handpflege besser ab als die Gruppen, die das Toxin bzw. Placebo alleine, ohne zusätzliche Elektrostimulation, erhalten hatten. Andere Arbeitsgruppen konnten die Wirksamkeit bestätigen.

■■ **Tonische Dehnung**

Ein weiterer Ansatz zur Wirksamkeitssteigerung des Toxins ist die Kombination der BTX-Therapie mit einem Verfahren zur tonischen Dehnung der Muskel- und Bindegewebestrukturen (Corry et al. 1998; Farina et al. 2008) Wie oben bereits formuliert, ist eine spastische Fehlstellung sowohl neurogen als auch mechanisch (Bindegewebsverkürzungen) bedingt. Während eine neurolytische Behandlung mit BTX lediglich die **neurogene Komponente** beeinflusst, sollte durch eine längere Dehnung auch die **mechanische Komponente** korrigiert werden können.

> **Praxistipp**
>
> In der Behandlung der oberen Extremität bietet sich z. B. eine **Versorgung** mit einem gepolsterten und modellierbaren **Splint** an, alternativ
> – thermoplastische Schienen,
> – serielle Gipse oder
> – funktionelle Tapeverbände.
> – Druckstellen sind zu beachten!

Zusammenfassung

Inwieweit BTX ein therapeutisches Fenster öffnet, das eine intensivierte Therapie der oberen Extremität nutzt, um die aktive Funktion der oberen Extremität zu steigern, muss für den Patienten im **subakuten** und **chronischen Stadium** noch gezeigt werden. Im Falle einer sehr frühen Injektion, innerhalb der ersten 3 Wochen post ictum, gibt es im Falle der schwer betroffenen oberen Extremität erste Hinweise, dass das Toxin die Rückbildung der Parese fördern könnte, indem es die Entwicklung einer ausgeprägten Spastik verhindert. Weitere Studien werden diesen Ansatz aufgreifen (Cousins et al. 2010; Diserens et al. 2010).

Literatur

Bakheit AM, Thilmann AF, Ward AB, Poewe W, Wissel J, Muller J, Benecke R, Collin C, Muller F, Ward CD, Neumann C (2000) A randomized, double-blind, placebo-controlled, dose-ranging study to compare the efficacy and safety of three doses of Botulinum toxin type A (Dysport) with placebo in upper limb spasticity after stroke. Stroke 31: 2402-6

Bhakta BB, Cozens JA, Chamberlain MA, Bamford JM (2000) Impact of botulinum toxin type A on disability and carer burden due to arm spasticity after stroke: a randomised double blind placebo controlled trial. J Neurol Neurosurg Psychiatry 69: 217-21

Benecke R (1994) Botulinum toxin for spasms and spasticity in the lower extremities. In Therapy with Botulinumtoxin. Jankovic J, Hallet M (Hrsg). Marcel Dekker Inc., New York. pp 557-67

Brashear A, Gordon MF, Elovic E, Kassicieh D, Marciniak C, Do M et al. (2002) Intramuscular injection of Botulinum toxin for the treatment of wrist and finger spasticity after stroke. N Eng J Med 347: 395-400

Cardoso E, Rodrigues B, Lucena R, Oliveira IR, Pedreira G, Melo A (2005) Botulinum toxin type A for the treatment of the upper limb spasticity after stroke: a meta-analysis. Arq Neuropsiquiatr 63: 30-3Corry IS, Cosgrove AP, Duffy CM, McNeill S, Taylor TC, Graham HK (1998) Botulinum toxin A compared with stretching casts in the treatment of spastic equinus: a randomised prospective trial. J Pediatr Orthop 18: 304-11

Cousins E, Ward A, Roffe C, Rimington L, Pandyan A (2010) Does low-dose botulinum toxin help the recovery of arm function when given early after stroke? A phase II randomized controlled pilot study to estimate effect size. Clin Rehabil 24: 501-14

Das TK, Park DM (1989) Botulinum toxin in treating spasticity. Br J Clin Pharmacol 43: 401-402

Diserens K, Ruegg D, Kleiser R, Hyde S, Perret N, Vuadens P, Fornari E, Vingerhoets F, Seitz RJ (2010) Effect of repetitive arm cycling following botulinum toxin injection for poststroke spasticity: evidence from FMRI. Neurorehabil Neural Repair 24(8): 753-62

Dunne JW, Heye N, Dunne SL (1995) Treatment of chronic limb spasticity with botulinum toxin A. J Neurol Neurosurg Psychiatry 58: 232-235

Esquenazi A, Novak I, Sheean G, Singer BJ, Ward AB (2010) International consensus statement for the use of botulinum toxin treatment in adults and children with neurological impairments. Eur J Neurol 17 Suppl 2: 1-8Farina S, Migliorini C, Gandolfi M, Bertolasi L, Casarotto M, Manganotti P, Fiaschi A, Smania N (2008) Combined effects of botulinum toxin and casting treatments on lower limb spasticity after stroke. Funct Neurol 23: 87-91

Francis HP, Wade DT, Turner-Stokes L, Kingswell RS, Dott CS, Coxon EA (2004) Does reducing spasticity translate into functional benefit? An exploratory meta-analysis. J Neurol Neurosurg Psychiatry 75: 1547-51

Henzel MK, Munin MC, Niyonkuru C, Skidmore ER, Weber DJ, Zafonte RD (2010) Comparison of surface and ultrasound localization to identify forearm flexor muscles for botulinum toxin injections. PM R 2(7): 642-6

Hughes R, Walker BC (1962) Influence of nerve-ending activity and of drugs on the rate of paralysis of rat diaphragm preparations by Clostridium botulinum type toxin A. J Physiol 160: 221-233

Hesse S, Friedrich H, Domasch C, Mauritz KH (1992) Botulinum toxin therapy for upper limb flexor spasticity: preliminary results. J Rehab Sci 5: 98-101

Hesse S, Reiter F, Konrad M, Jahnke MT (1998) Botulinum toxin type A and short-term electrical stimulation in the treatment of upper limb flexor spasticity after stroke: a randomized, double-dlind, placebo-controlled trial. Clin Rehabil 12: 381-388

Hesse S, Mehrholz J, Werner C (2008) Robot-assisted upper and lower limb rehabilitation after stroke: walking and arm/hand function. Dtsch Arztebl Int 105: 330-6

Kaji R, Osako Y, Suyama K, Maeda T, Uechi Y, Iwasaki M, GSK1358820 Spasticity Study Group (2010) Botulinumtoxin type A in post-stroke upper limb spasticity. Curr Med Res Opin 26(8): 1983-92

Kanovský P, Slawek J, Denes Z, Platz T, Sassin I, Comes G, Grafe S (2009) Efficacy and safety of botulinum neurotoxin NT 201 in poststroke upper limb spasticity. Clin Neuropharmacol 32: 259-65

Kolominsky-Rabas PL, Weber M, Gefeller O, Neundoerfer B, Heuschmann PU (2001) Epidemiology of ischemic stroke subtypes according to TOAST criteria: incidence, recurrence, and long-term survival in ischemic stroke subtypes: a population-based study. Stroke 32: 2735-40

Konstanzer A, Ceballos-Baumann AO, Dressnandt J, Conrad B (1993) Botulinum toxin A treatment in spasticity of arm and leg. Nervenarzt 64: 517-523

Malhotra S, Cousins E, Ward A et al. (2008) An investigation into the agreement between clinical, biomechanical and neurophysiological measures of spasticity. Clin Rehabil 22: 1105-15

Memin B, Pollak P, Hommel M, Perret J (1992) Treatment of spasticity with botulinum toxin. Rev Neurol (Paris) 148: 212-214

Palmer DT, Horn LJ, Harmon RL (1998) Botulinumtoxin treatment of lumbrical spasticity. Am J Phys Med Rehabil 77: 349-350

Pandyan AD, Cameron M, Powell J, Scott DJ, Granat MH (2003) Contractures in the post-stroke wrist: a pilot study of its time course of development and its association with upper limb recovery. Clin Rehabil 17: 88-95

Reiter F, Danni M, Ceravolo MG, Provinciali L (1996) Disability changes after treatment of upper limb spasticity with botulinum toxin. J Neurol Rehab 10: 47-52

Shaw L, Rodgers H, Price C, van Wijck F, Shackley P, Steen N, Barnes M, Ford G, Graham L, BoTULS investigators (2010) BoTULS: a multicentre randomised controlled trial to evaluate the clinical effectiveness and cost-effectiveness of treating upper limb spasticity due to stroke with botulinum toxin type A. Health Technol Assess 14(26): 1-113

Simpson DM, Alexander DN, O'Brian CF et al. (1996) Botulinum toxin type A in the treatment of upper extremity spasticity: a randomized, double-blind, placebo-controlled trial. Neurology 46: 1306-1310

Skeil DA, Barnes MP (1994) The local treatment of spasticity. Clin Rehabil 8: 517-523

Sloop RR, Escutin RO, Mataus JA et al. (1996) Dose-response curve of human extensor digitorum brevis muscle function to intramuscularly injected botulinum toxin type A. Neurology 46: 1382-1386

Smith SJ, Ellis E, White S, Moore AP (2000) A doube-blind placebo-controlled study of botulinum toxin in upper limb spasticity after stroke and head injury. Clin Rehabil 14:5-13

Supreet D, Mark EG, James RC (2006) Muscle fiber orientation in muscles commonly injected with Botulinum toxin: an anatomical pilot study. Neuro Tox 9: 115-120

Wissel J, Schelosky LD, Scott J, Christe W, Faiss J, Mueller J (2010) Early development of spasticity following stroke: a prospective, observational trial. J Neurol, in press

Störungsspezifische Therapie der Handfunktion

8.1	Die spastisch-paretische Hand im Kindesalter – 305
	R. Blank
8.1.1	Interventionen – 305

8.2	Die spastisch-paretische Hand des Erwachsenen – 307
	D.A. Nowak, F. Roelandt
8.2.1	Definition und klinische Grundlagen – 307
8.2.2	Therapeutische Prinzipien – 309

8.3	Die peripher-paretische Hand – 319
8.3.1	Neuropathien und Nervenkompressionssyndrome – 319
	O. Eberhardt, M. Felgentreu, J. Keil, M. Scheele, Y. Schubert
8.3.2	Muskuläre und neuromuskuläre Erkrankungen – 327
	J.M. Burgunder

8.4	Die dystone Hand: Störungsspezifische Therapie der Handfunktionen – 329
	E. Altenmüller
8.4.1	Therapeutische Prinzipien – 329
8.4.2	Pharmakologische Therapie: Botulinumtoxin und Anticholinergika – 329
8.4.3	Retrainingsverfahren – 331
8.4.4	Ergonomische Veränderungen und neue therapeutische Ansätze – 332
8.4.5	Ausblick – 333

8.5	Rigor und Bradykinese – 334
	N. Allert
8.5.1	Definition und klinische Grundlagen – 334
8.5.2	Therapeutische Prinzipien – 336

8.6	Tremor – 340
	J. Raethjen, G. Deuschl
8.6.1	Medikamentöse Therapie – 340
8.6.2	Tiefe Hirnstimulation – 342
8.6.3	Nicht-invasive Verfahren – 342
8.6.4	Rehabilitative Ansätze – 342

8.7	Dysmetrie und Ataxie – 343
	F. Müller, D. Timmann
8.7.1	Klinische Grundlagen – 343
8.7.2	Übende Verfahren – 344

8.7.3	Suche nach erhaltenen Leistungen: Schreib- und Greiftraining nach Mai (1993) – 344	
8.7.4	Effektivität der Therapie und Prognose – 346	
8.7.5	Anwendung physikalischer Reize – 346	
8.7.6	Medikamentöse Therapie – 347	
8.7.7	Hilfsmittel – 347	

8.8 Apraxie – 349
G. Goldenberg

8.8.1	Imitieren – 349
8.8.2	Kommunikative Gesten – 349
8.8.3	Werkzeug- und Objektgebrauch – 351

8.9 Optische Ataxie – 353
M. Himmelbach

8.9.1	Definition und klinische Grundlagen – 353
8.9.2	Spontanverlauf und therapeutische Ansätze – 354

8.10 Das Schulter-Hand-Syndrom – 355
A. Conrad, C. Herrmann

8.10.1	Behandlung der schmerzhaften hemiparetischen Schulter – 355
8.10.2	Behandlung des Schulter-Hand-Syndroms nach Schlaganfall – 361

8.11 Komplex regionale Schmerzsyndrome – 365
C. Maihöfner

8.11.1	Nicht-medikamentöse Therapie – 365
8.11.2	Medikamentöse Therapie – 366
8.11.3	Symptomatische Therapie von neuropathischen Schmerzen – 367
8.11.4	Andere Therapieansätze – 368
8.11.5	Invasive Therapieformen – 368
8.11.6	Pragmatisches Vorgehen bei der Therapieplanung – 368

8.1 Die spastisch-paretische Hand im Kindesalter

R. Blank

Die **Interventionen** sowohl in nicht medikamentöser wie in medikamentöser Hinsicht ähneln heute vom konzeptionellen Ansatz zunehmend denen, wie sie auch im Erwachsenenalter erfolgen bzw. sich als erfolgversprechend herausgestellt haben. Diese sind im nachfolgenden Kapitel beschrieben (▶ Kap. 8.2). Deshalb wird hier nur kurz auf die in der Rehabilitation von Handfunktionsstörungen im Kindes- und Jugendalter etablierten Therapien eingegangen.

8.1.1 Interventionen

Aufgabenorientierte Trainingsverfahren

Im Kindes- und Jugendalter haben sich im Bereich der Rehabilitation der Handmotorik **aufgabenorientierte, alltagsnahe Trainingsverfahren** zunehmend etabliert (Constraint-induced Movement Therapy [CIMT], Hand-Arm Bimanual Intensive Therapy [HABIT]). Elemente dieser Therapiekonzepte werden bereits im frühen Kleinkindalter in der Therapie sowie unter Anleitung der Eltern spielerisch regelmäßig in den Alltag implementiert.

> Neben diesen Konzepten, die auf **Basis des motorischen Lernens** agieren, werden im Kindesalter angewandt:
> — Konzepte auf sog. neurophysiologischer Basis,
> — Konzepte, die spezifische Symptome der Zerebralparese behandeln, sowie
> — alternative und komplementäre Konzepte.

Unter der Lupe
Nachweis der Wirksamkeit von Therapien für Handmotorik bei infantilen Zerebralparesen
In Bezug auf die manuellen Fertigkeiten bei Kindern mit spastischer Zerebralparese haben sich lediglich die **Constraint-induced Movement Therapy (CIMT)**, teilweise auch die **Hand-Arm Bimanual Intensive Therapy (HABIT)** empirisch untermauern lassen (Stearns et al. 2009; Gordon et al. 2007a, 2007b).
In letzter Zeit konnte gerade im Hinblick auf eine Verbesserung der feinmotorischen Fertigkeiten auch ein positives Ergebnis für die sog. **Konduktive Förderung nach Petö** bei einer kontrollierten Studie erbracht werden (Blank et al. 2008). Es konnte gezeigt werden, dass sich durch repetitives, sprachlich begleitetes Üben von Alltagsfertigkeiten über mehrere Wochenblöcke positive Effekte bei der Verbesserung sog. **koordinativer Finger-Hand-Funktionen** erzielen lassen. Demgegenüber konnten elementare Funktionen wie Maximalkraft oder Schnelligkeit, wie sie bei Kindern mit spastischer Zerebralparese regelmäßig vorkommen, nicht verbessert werden (◘ Abb. 8.1).
Alle anderen Therapieansätze haben bisher in kontrollierten Studien keine Wirksamkeitsnachweise erbringen können bzw. kontrollierte Studien wurden nicht durchgeführt.

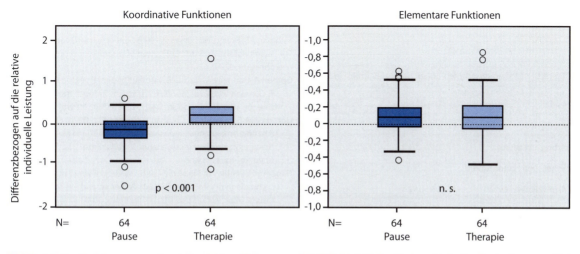

◘ **Abb. 8.1** Handfunktionen vor und nach Konduktiver Förderung nach Petö (3- bis 6-jährige Kinder mit infantiler Zerebralparese, präferierte Hand)

Antispastische Medikation

> **Unter der Lupe**
> **Nachweis der Wirksamkeit antispastischer Medikamente im Kindesalter**
> Der Einsatz antispastischer Medikamente, gerade zur **Beeinflussung** elementarer Funktionsstörungen wie **der Spastizität**, wurde im Kindesalter zwar untersucht, jedoch bestehen auch hier keine eindeutigen evidenzbasierten Belege für eine Wirksamkeit.

Ziel einer **Botulinumtoxin-Behandlung** der oberen Extremität ist es, überwiegend spastische Muskeln zu hemmen und damit den Zugriff auf andere Muskelgruppen zu verbessern. Wie in ▶ Kap. 8.2 zur spastischen Hand bei Erwachsenen bereits dargelegt, bedeutet die Injektion antispastischer Medikamente wie Botulinumtoxin in den Hand-Arm-Bereich meist auch eine zusätzliche **Schwächung der Muskulatur**, wodurch die Parese verstärkt wird und damit auch die Funktionalität bei der Objektmanipulation vermindert wird.

> **Unter der Lupe**
> **Studie: Behandlung mit niedriger vs. hoher Dosis Botulintoxin**
> Kawamura et al. (2007) konnten in einer randomisierten Studie zeigen, dass eine Behandlung mit **niedriger vs. hoher Dosis** Botulintoxin keine Unterschiede bzw. keine Vorteile für die niedrigere Dosierung erbrachten. Insbesondere waren bei hoher Dosierung die Griffkraft nicht stärker vermindert, und Nebenwirkungen wurden nicht vermehrt beobachtet.

Geltende **Dosierungsempfehlungen** sind in ◘ Tab. 8.1 aufgelistet.

◘ Tab. 8.1 Dosierungsempfehlungen für Botulinumtoxin

Muskel	Dosierung
M. biceps	1 U/kg
M. brachioradialis	0,75 U/kg
Finger- und Handflexoren	1,5 U/kg
M. pronator teres	0,75 U/kg
M. adductor pollicis	0,3 U/kg (max. 10 U)
M. opponens pollicis	0,3 U/kg (max. 10 U)

Orthopädisch-chirurgische Eingriffe

Orthopädisch-chirurgische Eingriffe scheinen bei sorgfältiger Indikationsstellung **nachhaltig positiv** die Handfunktionalität bei Kindern verbessern zu können (Eliasson et al. 1998).

Literatur

Blank R (2007) Messung von Alltagsfertigkeiten – Standardisierung eines Screening-Fragebogens. Klin Padiatr 219: 32-6

Blank R, Hengvoss S, Rollhausen E (2009) Validierung eines Screening-Fragebogens für Alltagsfertigkeiten (M-ADL) bei behinderten Kindern. Klin Padiatr 221: 31-7

Blank R, Hermsdorfer J (2009a) Basic motor capacity in relation to object manipulation and general manual ability in young children with spastic cerebral palsy. Neurosci Lett 450: 65-9

Blank R, Hermsdorfer J (2009b) The development of the fastest isometric grip force changes and clinical relevance. Motor Control 13: 185-96

Blank R, von Kries R, Hesse S, von Voss H (2008) Conductive education for children with cerebral palsy: effects on hand motor functions relevant to activities of daily living. Arch Phys Med Rehabil 89: 251-9

Blank R, Heizer W, Baggett M, von Voß H (2002) Quantitative Handfunktionsdiagnostik: Objektmanipulation bei zerebralparetischen Kleinkindern mit guter Finger-Hand-Funktion. Monatsschr Kinderheilk 150: 207-212

Cowan F, Rutherford M, Groenendaal F, Eken P, Mercuri E, Bydder GM, Meiners LC, Dubowitz LM, de Vries LS (2003) Origin and timing of brain lesions in term infants with neonatal encephalopathy. Lancet 361: 736-42

Edwards AD, Tan S (2006) Perinatal infections, prematurity and brain injury. Curr Opin Pediatr 18: 119-24

Eliasson AC, Forssberg H, Hung YC, Gordon AM (2006a) Development of hand function and precision grip control in individuals with cerebral palsy: a 13-year follow-up study. Pediatrics 118: e1226-36

Eliasson AC, Krumlinde-Sundholm L, Rosblad B, Beckung E, Arner M, Ohrvall AM, Rosenbaum P (2006b) The Manual Ability Classification System (MACS) for children with cerebral palsy: scale development and evidence of validity and reliability. Dev Med Child Neurol 48: 549-54

Feldman AB, Haley SM, Coryell J (1990) Concurrent and construct validity of the Pediatric Evaluation of Disability Inventory. Phys Ther 70: 602-10

Gordon A, Connelly A, Neville B, Vargha-Khadem F, Jessop N, Murphy T, Ganesan V (2007a) Modified constraint-induced movement therapy after childhood stroke. Dev Med Child Neurol 49: 23-7

Gordon AM, Schneider JA, Chinnan A, Charles JR (2007b) Efficacy of a hand-arm bimanual intensive therapy (HABIT) in children with hemiplegic cerebral palsy: a randomized control trial. Dev Med Child Neurol 49: 830-8

Hagberg H, Peebles D, Mallard C (2002) Models of white matter injury: comparison of infectious, hypoxic-ischemic, and excitotoxic insults. Ment Retard Dev Disabil Res Rev 8: 30-8

Haley SM, Coster JW, Ludlow LH, Haltiwanger JT, Andrellos PJ (1992) Pediatric Evaluation of Disability Inventory (PEDI). New England Medical Center Hospitals, PEDI Research Group, Boston

Johnston MV, Trescher WH, A Ishida-Nakajima W (2001) Neurobiology of hypoxic-ischemic injury in the developing brain. Pediatr Res 49: 735-41

Krageloh-Mann I, Hagberg B, Petersen D, Riethmuller J, Gut E, Michaelis R (1992) Bilateral spastic cerebral palsy-pathogenetic aspects from MRI. Neuropediatrics 23: 46-8

Krageloh-Mann I, Petersen D, Hagberg G, Vollmer B, Hagberg B, Michaelis R (1995) Bilateral spastic cerebral palsy – MRI pathology and origin. Analysis from a representative series of 56 cases [see comments]. Dev Med Child Neurol 37: 379-97

Okumura A, Hayakawa F, Kato T, Kuno K, Watanabe K (1997a) MRI findings in patients with spastic cerebral palsy. I: Correlation with gestational age at birth. Dev Med Child Neurol 39: 363-8

Okumura A, Kato K, Kuno K, Hayakawa F, Watanabe K (1997b) MRI findings in patients with spastic cerebral palsy. II: Correlation with type of cerebral palsy. Dev Med Child Neurol 39: 369-72

SCPE (2000) Surveillance of cerebral palsy in Europe (SCPE): a collaboration of cerebral palsy surveys and registers. Dev Med Child Neurol 42: 816-24

Staudt M, Gerloff C, Grodd W, Holthausen H, Niemann G, Krageloh-Mann I (2004) Reorganization in congenital hemiparesis acquired at different gestational ages. Ann Neurol 56: 854-63

Staudt M, Krageloh-Mann I, Grodd W (2005) Ipsilateral corticospinal pathways in congenital hemiparesis on routine magnetic resonance imaging. Pediatr Neurol 32: 37-9

Stearns GE, Burtner P, Keenan KM, Qualls C, Phillips J (2009) Effects of constraint-induced movement therapy on hand skills and muscle recruitment of children with spastic hemiplegic cerebral palsy. NeuroRehabilitation 24: 95-108

Sugimoto T, Woo M, Nishida N, Araki A, Hara T, Yasuhara A, Kobayashi Y, Yamanouchi Y (1995) When do brain abnormalities in cerebral palsy occur? A MRI study. Dev Med Child Neurol 37: 285-92

Wassenberg-Severijnen JE, Custers JW, Hox JJ, Vermeer A, Helders PJ (2003) Reliability of the Dutch Pediatric Evaluation of Disability Inventory (PEDI). Clin Rehabil 17: 457-62

8.2 Die spastisch-paretische Hand des Erwachsenen

D.A. Nowak, F. Roelandt

Eine Vielzahl von neurologischen Erkrankungen kann eine Schädigung des ersten Motoneurons verursachen, die zu einer zentralen spastischen Parese der Hand führen kann. Die **häufigsten Krankheitsentitäten** sind Schlaganfall, Schädel-Hirn- und Rückenmarkstraumen, hypoxische Hirnschädigungen, entzündliche Erkrankungen des zentralen Nervensystems (z. B. Encephalomyelitis disseminata) und degenerative Erkrankungen von Wirbelsäule und Gehirn (z. B. zervikale Myelopathie, amyotrophe Lateralsklerose und Multisystematrophien).

Spastische Paresen der Hand sind **klinisch gekennzeichnet** durch Störung der Feinmotorik, Massenbewegungen, Fehlen von Muskelatrophien, spastische Muskeltonuserhöhung, Reflexsteigerung, Muskelkloni und pathologische Reflexe. Für den Betroffenen bedeuten sie meist relevante **Einschränkungen in der Teilhabe am sozialen** und **beruflichen Leben**.

Die **Basistherapie** der spastisch-paretischen Hand ist nach wie vor die **Physiotherapie**. Aufgrund fehlender Evidenz für die Wirksamkeit einer spezifischen physiotherapeutischen Behandlungsmaßnahme erfolgt die Auswahl für den einzelnen Patienten individuell. Die spastische Hand ist ein irreversibles Syndrom. Deshalb müssen die erforderlichen physiotherapeutischen Maßnahmen langfristig erfolgen und in den Alltag des Betroffenen integriert werden. Die **orale medikamentöse antispastische Behandlung** kann für schwer betroffene immobile Patienten eine sinnvolle Ergänzungstherapie sein, um schmerzhafte Spasmen zu reduzieren und Pflege zu erleichtern. Bei immobilen Patienten mit schwerer Tetraparese kann auch die **intrathekale Baclofen-Dauertherapie** mittels Pumpenapplikation sinnvoll sein. In allen anderen Fällen einer fokalen oder regionalen spastischen Parese der Hand, insbesondere bei der Beugespastik der Hand- und Fingermuskulatur, ist die **lokale intramuskuläre Injektion von Botulinumtoxin** die Therapie der ersten Wahl. Operative Behandlungsverfahren sind nur in Ausnahmefällen indiziert, beispielsweise zur Therapie schwerer Gelenkfehlstellungen.

Inwieweit sich moderne **neuromodulierende Therapieverfahren**, wie die repetitive periphere Nerven- und Nervenwurzelstimulation oder die repetitive transkranielle Magnetstimulation, als ergänzende Behandlungsverfahren der spastisch-paretischen Hand etablieren können, bleibt abzuwarten.

8.2.1 Definition und klinische Grundlagen

■ **Definition**

Die spastisch-paretische Hand ist im Erwachsenenalter die Folge einer erworbenen Schädigung des zentralen Nervensystems mit Beteiligung von pyramidalen und extrapyramidalen Fasersystemen des kortikospinalen Trakts.

> **Definition**
>
> **Spastik** ist – im Gegensatz zum Rigor (▶ Kap. 4.5) – definiert als ein gesteigerter, geschwindigkeitsabhängiger Dehnungswiderstand der passiv gedehnten Skelettmuskulatur, der infolge einer Schädigung pyramidaler und extrapyramidaler Fasern des kortikospinalen Trakts auftritt.

❱ Der Begriff »Spastik« wird auch verwendet, um alle klinischen Symptome und Phänomene einer Schädigung des ersten Motoneurons zu erfassen. Dies beinhaltet die gestörte sensomotorische Kontrolle der Hand, die aus der intermittierenden oder kontinuierlichen unwillkürlichen Muskeltonuserhöhung resultiert (Burridge et al. 2005).

■ **Ursachen**

Die Ursache der Spastik ist eine Adaptation an eine strukturelle Schädigung des kortikospinalen Trakts und umfasst neben **zentralen Mechanismen** auf zerebraler und Rückenmarksebene auch **sekundäre Veränderungen** des neuromuskulären Systems (Dietz u. Sinkjaer 2007). Dies bedeutet, dass es keinen einzelnen Faktor für die Entstehung der spastischen Muskeltonuserhöhung gibt.

Die spastische Parese der Hand ist ein häufiges Syndrom. Epidemiologische Daten zur Inzidenz und Prävalenz liegen nicht vor. Die spastische Parese der Hand tritt bei einer Vielzahl neurologischer Erkrankungen auf. Die **häufigsten**

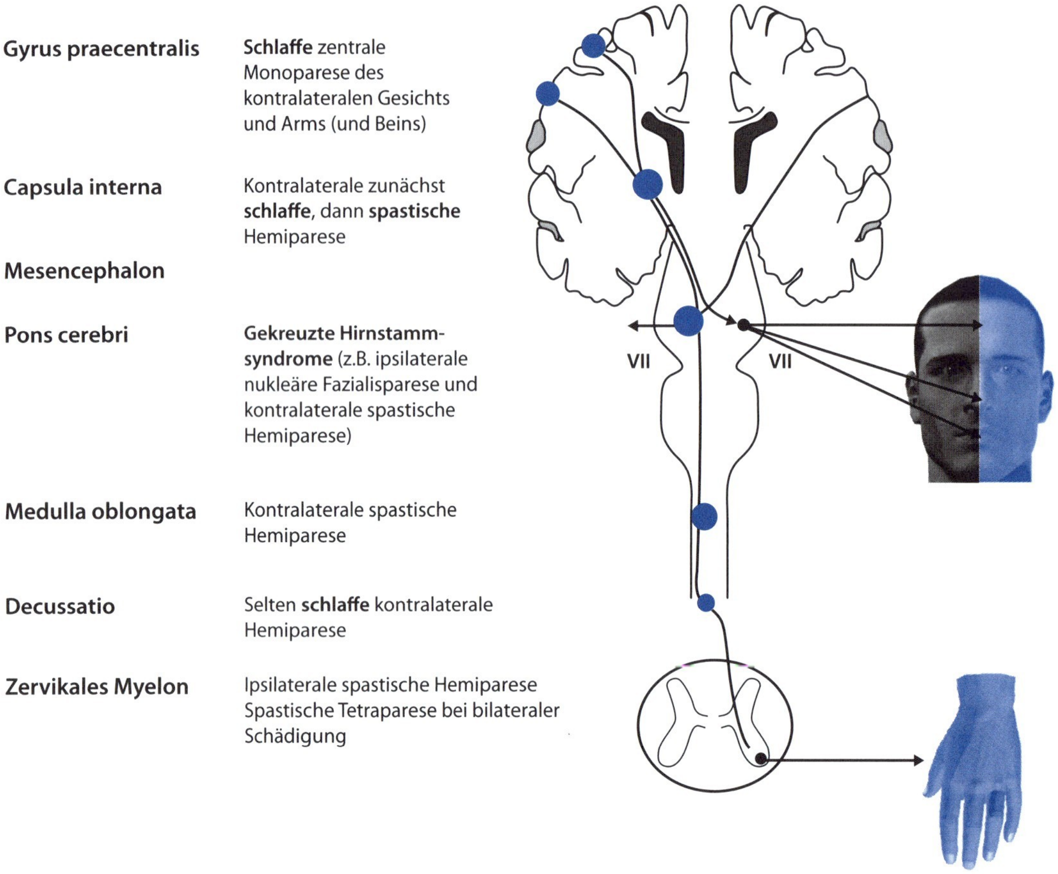

308 Kapitel 8 · Störungsspezifische Therapie der Handfunktion

Gyrus praecentralis	**Schlaffe** zentrale Monoparese des kontralateralen Gesichts und Arms (und Beins)
Capsula interna	Kontralaterale zunächst **schlaffe**, dann **spastische** Hemiparese
Mesencephalon	
Pons cerebri	**Gekreuzte Hirnstammsyndrome** (z.B. ipsilaterale nukleäre Fazialisparese und kontralaterale spastische Hemiparese)
Medulla oblongata	Kontralaterale spastische Hemiparese
Decussatio	Selten **schlaffe** kontralaterale Hemiparese
Zervikales Myelon	Ipsilaterale spastische Hemiparese Spastische Tetraparese bei bilateraler Schädigung

Abb. 8.2 Neurologisch-topische Diagnostik der spastisch-paretischen Hand. In Abhängigkeit von der Lokalisation der Schädigung des kortikospinalen Trakts treten Paresen mit unterschiedlicher Verteilung auf. Aufgrund der räumlichen Nähe zu anderen zentralen Strukturen wie aufsteigenden sensiblen Fasersystemen, Hirnnervenkernen etc. treten meist weitere neurologische Symptome in Kombination mit der spastischen Parese auf

Erkrankungen, die mit einer Schädigung pyramidaler und extrapyramidaler Fasern des kortikospinalen Trakts einhergehen, sind:
- Schlaganfall,
- Encephalomyelitis disseminata,
- Schädel-Hirn- und Rückenmarkstraumen und
- hypoxische Hirnschädigungen.

Klinisches Bild
In der Regel tritt die Spastik in Kombination mit **weiteren Symptomen** auf:
- Muskelschwäche mit Störung der Feinmotorik (Verlust differenzierter Bewegungen von Fingern und Hand) mit Masseninnervation in den proximalen Muskelgruppen des Arms,
- Verlangsamung des Bewegungsablaufs,
- gesteigerte Muskeleigenreflexe (evt. mit Muskelkloni) und
- pathologische Reflexe (z. B. Fingerendgliedanschlagreflex nach Trömner, Hypothenarhautreflex nach Juster, Fingergrundgelenkreflex nach Mayer, Fingerendgliedzugreifreflex nach Wartenberg).

Die **Muskeltrophik** ist initial erhalten; Muskelatrophien wie bei peripheren Paresen der Hand fehlen. Die Symptome der spastischen Parese der Hand sind im Einzelfall abhängig von der Lokalisation der Schädigung im Verlauf der kortikospinalen Bahnen. Häufig kommen weitere Symptome wie Störungen der **Oberflächen-** und **Tiefensensibilität** hinzu (▶ Kap. 4.3). In Abb. 8.2 sind die Anatomie des kortikospinalen Trakts und die unterschiedlichen Typen der zentralen spastischen Parese der Hand in Abhängigkeit von der Lokalisation der Schädigung schematisch dargestellt.

Diagnostik
Bildgebende Verfahren
Eine sichere **neurologisch-topische Zuordnung** erlauben bildgebende Verfahren wie
- Computertomographie (CT) und besser noch
- Magnetresonanztomographie (MRT).

Die elektrische Erregbarkeit der Muskulatur bleibt qualitativ erhalten, da das periphere Neuron nicht betroffen ist.

■■ Elektromyographische Untersuchung

Die elektromyographische Untersuchung zeigt im Vergleich zu einer peripheren Schädigung motorischer Nerven **normale** bis **niedrige Entladungsraten** der motorischen Einheiten bei Willkürinnervation. Nur selten wird vorübergehend pathologische Spontanaktivität in der betroffenen Muskulatur beobachtet (transsynaptische Degeneration).

■■ Anamnese und klinische Untersuchung

Die Spastik tritt nach akuten Schädigungen des zentralen Nervensystems erst mit einer **Verzögerung von Tagen bis mehreren Wochen** auf. Um kausal behandelbare Ursachen der akuten spastischen Parese der Hand zu identifizieren, muss eine eingehende Anamnese und klinische Untersuchung sowie ggf. weitere technisch-apparative Diagnostik erfolgen. Eine exakte neurologisch-topische Diagnostik ist meist bereits durch eine genaue klinische Untersuchung möglich. Die **klinische Untersuchung** wird ergänzt durch
- neurophysiologische Untersuchungen (sensibel und motorisch evozierte Potenziale),
- bildgebende Untersuchungen (CT und MRT),
- Laboruntersuchungen und
- ggf. Liquordiagnostik.

> **Praxistipp**
>
> Langsam-progrediente spastische Syndrome sind eher durch **degenerative Erkrankungen** des motorischen Systems (z. B. amyotrophe Lateralsklerose, spastische Spinalparalyse, Multisystematrophien) bedingt.
> Bei chronischen Erkrankungen kann es durch vorübergehende **Infektionen** zu einer Verschlechterung des spastischen Syndroms kommen.

8.2.2 Therapeutische Prinzipien

Trotz fehlender evidenzbasierter Studienergebnisse, insbesondere zur Evidenz verschiedener physiotherapeutischer Behandlungsverfahren, gibt es einen Expertenkonsens zur **stufenweisen Therapie des spastischen Syndroms** (Brenneis et al. 2008). Diese Stufentherapie wurde für die Therapie der spastischen Parese der Hand adaptiert. Zentrales Element der Therapie ist die **Physiotherapie**. Daneben werden je nach Ausprägung und Verteilung der spastischen Muskeltonuserhöhung weitere **Behandlungsverfahren** angewandt, wie
- orale antispastische medikamentöse Therapie,
- Botulinumtoxin-Injektion und
- intrathekale Infusionstherapie mit Baclofen.

Das in den Leitlinien der Deutschen Gesellschaft für Neurologie (DGN) vorgeschlagene **Stufenkonzept zur Behandlung des spastischen Syndroms** ist in ◘ Abb. 8.3 dargestellt.

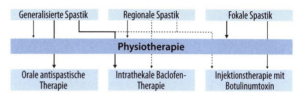

◘ **Abb. 8.3** Schematische Darstellung der Stufentherapie der spastischen Parese der Hand in Abhängigkeit von der Lokalisation und Verteilung der spastischen Muskeltonuserhöhung

Im Folgenden wird auf die gut etablierten und einige moderne, teils noch in Erprobung befindliche Therapieverfahren eingegangen.

Physiotherapie

Die Physiotherapie ist nach Expertenkonsens die **Basis jeder Therapie** der spastischen Parese der Hand. Allerdings fehlen prospektive randomisierte, Placebo-kontrollierte Studien, um diese Meinung zu belegen. Die Durchführung solcher Studien wäre aus ethischer Sicht sicher nicht vertretbar, da Patienten mit therapiebedürftiger Spastik eine Physiotherapie nicht vorenthalten werden kann. Die verschiedenen Bewegungstherapien werden in ▶ Kap. 7.1 bis 7.12 vorgestellt.

> **Unter der Lupe**
>
> **Studien: Evidenz für die differenzielle Wirksamkeit physiotherapeutischer Verfahren**
> Es liegen einige **Arbeiten zum Vergleich** vor, betreffend
> - konventionelle physiotherapeutische Verfahren mit dem Bobath-Verfahren (Logigian et al. 1983; Dickstein et al. 1986; Luke et al. 2004),
> - unterschiedliche Ansätze des Bobath-Verfahrens untereinander (Lincoln et al. 1999; Luke et al. 2004),
> - Bobath-Verfahren und Brunnstrom-Methode (Wagenaar et al.1990; Stern et al. 1970),
> - Bobath-Verfahren und Propriozeptive Neuromuskuläre Fazilitation (PNF) (Dickstein et al. 1986),
>
> die sämtlich **keine signifikanten Unterschiede** hinsichtlich einer Verbesserung des spastischen Muskeltonus, der aktiven und passiven Gelenkbeweglichkeit und der alltagsrelevanten Funktion der Hand nachweisen konnten.
> Darüber hinaus wurden mehrere Arbeiten publiziert, die die Bobath-Therapie (Langhammer u. Stanghelle 2000) oder die Propriozeptive Neuromuskuläre Fazilitation (PNF) (Kraft et al. 1992) mit **neueren Verfahren** verglichen haben, mit
> - der Elektrischen Neuromuskulären Stimulation,
> - dem Motor Relearning Programme oder
> - der Constraint-induced Movement Therapy (▶ Kap. 7.5).
>
> ▼

Diese Arbeiten belegen, dass neuere Verfahren einigen Physiotherapie-Schulen in der **Verbesserung** von Fingerbewegungen, Griffkraft, alltagsrelevanter Handfunktion und Verkürzung des Krankenhausaufenthalts **überlegen** sind. Allerdings entsprechen diese Arbeiten meist **nicht den Kriterien** der evidenzbasierten Medizin, da selbst die Standard-Physiotherapie in verschiedenen Rehabilitationszentren individuell erfolgt und somit die Therapien verschiedener Zentren untereinander nicht vergleichbar sind.

- **Etablierte physiotherapeutische Behandlungsverfahren**

> **Ziele der Physiotherapie sind**
> - das Training verbliebener motorischer Handfunktionen und
> - die Vermeidung von Sekundärkomplikationen wie Kontrakturen von Muskeln, Gelenken und Sehnen.
>
> Ganz im Vordergrund steht bei der immobilen Hand die **Kontrakturprophylaxe**. Ziel der Therapie spastischer Paresen der Hand, die noch ein gewisses Maß an Mobilität ermöglichen, ist die **Verbesserung von Funktion** und **Aktivität**.

Vojta-Therape
Die Vojta-Technik soll noch vorhandene zentrale Bewegungsmuster aktivieren.

Propriozepitve Neuromuskuläre Fazilitation (PNF)
Die Propriozepitve Neuromuskuläre Fazilitation (PNF) soll durch **propriozeptive Reizung** (Thermo-, Gelenk-, Muskel- und Hautrezeptoren) die neuromuskuläre Konnektivität fördern und zur Bewegungsoptimierung beitragen (▶ Kap. 7.1.2).

Bobath-Therapie
Die Bobath-Therapie (▶ Kap. 7.1.1), die ursprünglich für Kinder mit Zerebralparese entwickelt wurde, hat sich für die Behandlung der spastischen Parese des **Erwachsenen** durchgesetzt. Grundlage der Therapie ist die Hemmung pathologischer Bewegungsmuster und die Förderung alltagsrelevanter Arm- und Handbewegungen. Zentraler Aspekt der Bobath-Methode ist das **24-Stunden-Management**. Innerhalb dieses Konzepts soll sich der Patient (und auch seine Umwelt) über den gesamten Tag und die Nacht mit den durch die funktionelle Behinderung verursachten Beeinträchtigungen auseinandersetzen. Die **Grundidee** besteht darin, bereits zu einem sehr frühen Zeitpunkt nach der Schädigung des zentralen Nervensystems den Therapiegedanken in den Alltag des Patienten zu übertragen, um durch geeignete Reize innerhalb des alltäglichen Geschehens die neurale Regeneration und Plastizität zu fördern. Ganz wichtig erscheint, dass **alle an der Therapie Beteiligten** – Ärzte, Pflegepersonal, Therapeuten und Angehörige – von Anfang an in die Therapie miteingebunden werden.

24-Stunden-Management kann bedeuten:
- Gestaltung des Patientenzimmers mit Orientierung zur betroffenen Körperseite,
- Einbeziehen der mehr betroffenen Hand in Alltagsaktivitäten (Nahrungsaufnahme, Körperhygiene, Mobilität),
- Ansprache und Kommunikation mit dem Patienten über seine mehr betroffene Körperhälfte.

Der **Behandlungsansatz** der Bobath-Methode zielt auf eine Hemmung pathologischer Bewegungsmuster und eine Förderung physiologischer Bewegungsmuster. Grundgedanke ist, dass das Verlernen pathologischer Bewegung schwieriger ist als das Neuerlernen physiologischer Bewegung.

> **Praktische Umsetzung: Bobath-Konzept**
> Das Bobath-Konzept bedient sich 5 im Einzelfall variabel eingesetzter Behandlungsprinzipien.
> - Ausrichten bestimmter Körperabschnitte zueinander und zur Unterstützungsfläche, um eine optimale **propriozeptive Rückmeldung** über Gelenkstellung, Gewichtsverteilung und Muskellänge zu ermöglichen. Von diesen Parametern wird angenommen, dass sie einer physiologischen Bewegungsanbahnung dienlich sind.
> - **Taktile Kontrolle** und **Hilfe** bei der Bewegungseinleitung und Bewegungsausführung. Die Bewegungen sollten möglichst in alltagsrelevante Handlungsabläufe integriert sein.
> - Reduzierung komplexer Bewegungsabläufe in einzelne **Bewegungssequenzen** und **-komponenten**. Dies soll das optimale Wiedererlernen der einzelnen Komponenten einer Bewegung ermöglichen, bevor diese in komplexe Bewegungsmuster eingearbeitet werden (spezielle Funktion zu genereller Funktion).
> - Veränderungen der Position des Körpers und der Unterstüzungsfläche, um den **Muskeltonus** zu beeinflussen.
> - **Umkehr der Funktion** zweier Gelenkpartner und **Wechsel** zwischen exzentrischer und konzentrischer Aktivität.

Orthesen und technische Hilfsmittel
Moderne Physiotherapie hat darüber hinaus zum Ziel, den Patienten mit **Orthesen** oder anderen **technischen Hilfsmitteln** vertraut zu machen und diese in den Alltag zu implementieren, falls dies für den Erhalt der Alltagskompetenz notwendig ist.

- **Kombination etablierter und neuerer physiotherapeutischer Behandlungsverfahren**

Trotz der erwähnten Kritiken an der Bobath-Methode und anderen traditionellen Physiotherapiekonzepten sind einige **Ansätze** auch innerhalb neuartiger Behandlungsverfahren wiederzufinden, z. B.
- das Prinzip der Repetition (repetitive Trainingsansätze, ▶ Kap. 7.3),

- das aufgaben- und vor allem alltagsorientierte Üben,
- das Vermeiden des gelernten Nichtgebrauchs der betroffenen Hand durch frühzeitigen Einbezug in alltägliche Bewegungsabläufe (24-Stunden-Management) und
- der forcierte Gebrauch (»forced use«) der betroffenen Hand (Constraint-induced Movement Therapy, ▶ Kap. 7.5).

CIMT scheint sehr effektiv die Rehabilitation von alltagsrelevanten manuellen Funktionen zu fördern (Liepert et al. 2000). Der zunehmende Einsatz des Verfahrens in der Rehabilitation von Handfunktionsstörungen ist wünschenswert.

> **Praktische Umsetzung: Constraint-induced Movement Therapy (CIMT)**
> Patienten mit einer Arm-/Handparese neigen dazu, die **betroffene Extremität im Alltag nicht einzusetzen**, sondern sämtliche Verrichtungen bevorzugt mit der nicht betroffenen oberen Extremität zu erledigen. Dies ist selbst nach einer partiellen Erholung motorischer Funktionen der betroffenen oberen Extremität zu beobachten. Ein Großteil der Tätigkeiten im Alltag lässt sich mit nur einer Hand gut bewerkstelligen.
> Die Arbeitsgruppe um Taub (1993) entwickelte die **Theorie des erlernten Nichtgebrauchs** (»learned non-use«) und daraus den Therapieansatz des gezwungenen Gebrauchs der betroffenen oberen Extremität. Praktisch wird dabei **der nicht betroffene Arm in einer Unterarmschlinge immobilisiert**. Die Schlinge wird den gesamten Tag oder den Großteil des Wachtages getragen.
> **Einschlusskriterien**
> Insbesondere eine residuelle Extensionsfähigkeit im Handgelenk (und der Fingerextension) von 10–20°, so dass diese Therapie nur für **Patienten mit deutlicher motorischer Restfunktion** des betroffenen Arms geeignet ist.
> **Durchführung**
> Durch den **erzwungenen Gebrauch** setzt der Patient den betroffenen Arm und die betroffene Hand im Alltag gezielt ein. Dies ermöglicht eine **hohe Wiederholungsrate** der Anbahnung von alltagsrelevanten Bewegungen.

Häufigkeit und Dauer der Behandlung

Da die spastische Parese der Hand i.d.R. **irreversibel** ist, ist es notwendig, Physiotherapie **lebenslang** durchzuführen.

Grundsätzlich kann eine mindestens **2-mal wöchentliche Behandlung** von mindestens 30–45 Minuten Dauer empfohlen werden.

Die Behandlung sollte nach 3 Monaten für **4–6 Wochen unterbrochen** werden.

In dieser Zeit soll der Patient **selbstständig** oder mithilfe von Hilfspersonen Übungsbehandlungen (auch unter Einsatz geeigneter Geräte) durchführen. Wichtig ist die Erstellung eines **Heimprogramms** für das Üben zuhause.

Medikamentöse antispastische Therapie

Orale antispastische Medikation

Für die Behandlung der Spastik zugelassene Medikamente sind in ◘ Tab. 8.2 zusammengefasst. Sämtliche antispastisch wirkenden Medikamente – mit **Ausnahme von Dantrolen** (blockiert den Ausstrom von Kalziumionen aus dem sarkoplasmatischen Retikulum während der Depolarisation) – bewirken an unterschiedlichen Ansatzpunkten des zentralen Nervensystems eine Reduktion der Erregbarkeit von spinalen Interneuronen und somit Motoneuronen (▶ Kap. 7.13).

Antispastisch wirkende Medikamente können die Funktion des kortikospinalen Trakts nicht beeinflussen, und deshalb können sie auch **das funktionelle Defizit der Hand nicht verbessern** (Corston et al. 1981; Lapierre et al. 1987; Bes et al. 1988). Im **Gegenteil** kann die Parese der Hand durch diese Medikamente pharmakologisch z.T. deutlich verstärkt werden (Bass et al. 1988). Darüber hinaus wirken oral eingenommene antispastische Medikamente **systemisch**, so dass sich noch erhaltene Funktionen bei Patienten mit Hemiparese, wie das Stehen und Gehen, verschlechtern können. Aus diesem Grund ist der Einsatz dieser Medikamente bei **regionalen** oder **lokalen Paresen** des Arms und der Hand limitiert.

Indikationen

> Lediglich **Patienten mit ausgeprägter Spastik** und **gering beeinträchtigter Willkürmotorik** wie z.B. bei der hereditären spastischen Spinalparalyse können auch hinsichtlich ihrer motorischen Funktionen von einer oralen antispastischen Therapie profitieren.

Ein **guter Einsatzbereich** der oralen antispastischen Medikation besteht bei **immobilen Patienten** zur
- Erleichterung von Pflegemaßnahmen und
- Reduktion schmerzhafter Spasmen.

Medikamente und Dosierung

Die zugelassenen Medikamente, deren Dosierung und Nebenwirkungen sind in ◘ Tab. 8.2 aufgeführt.

> **Praxistipp**
>
> - Mittel der ersten Wahl sind **Baclofen** und **Tizanidin**.
> - Bei Patienten mit schwerer Spastik und Unruhezuständen können **Benzodiazepine** zum Einsatz kommen.
> - **Dantrolen** sollte wegen der potenziellen Hepatotoxizität nur unter strenger Indikationsstellung eingesetzt werden.

Der Einsatz der oralen antispastischen Medikation erfolgt **nach Bedarf** und **Behandlungsergebnis**. Die Prinzipien der oralen antispastischen Medikation werden im Detail in ▶ Kap. 7.13 beschrieben, so dass sie hier nicht weiter behandelt werden. Dies auch vor dem Hintergrund, dass der Einsatz der systemischen antispastischen Therapie bei der Behandlung der spastisch-paretischen Hand mit motorischer Restfunktion aus o.g. Gründen ohnehin begrenzt ist.

Tab. 8.2 Medikamente zur oralen antispastischen Behandlung

Generikum	Handelsname	Dosierung	Nebenwirkungen
Baclofen	z.B. Lioresal®	3×5 mg bis 3×50 mg/die	Sedierung, Übelkeit, Erbrechen, Muskelschwäche, Schwindel
Tizanidin	z.B. Sirdalud®	3×2 mg bis 4×4 mg/die	Wie bei Baclofen und Hypotonie, Mundtrockenheit, Magenbeschwerden
Tetrazepam	z.B. Musaril®	1×50 mg bis 4×50 mg/die	Wie bei Baclofen und Ataxie, Toleranzentwicklung, Appetitsteigerung, Abhängigkeit, Schlafstörungen
Tolperison	z.B. Mydocalm®	3×50 mg bis 3×150 mg/die	Schwindel, Mundtrockenheit, Magenbeschwerden, Übelkeit, Durchfall, Hypotonie, Kopfschmerzen
Clonazepam	Rivotril®	3×0,5 mg bis 3×2 mg/die	Wie bei Tetrazepam
Dantrolen	Dantamacrin®	2×25 mg bis 4×50 mg/die	Übelkeit, Erbrechen, Anorexie, Durchfall, Leberschädigung (insbesondere bei Frauen >35 Jahre bei gleichzeitiger Östrogentherapie)

Botulinumtoxin-Therapie

Die Wirksamkeit von **Botulinumtoxin A** zur Behandlung der spastischen Muskeltonuserhöhung (gemessen mit der Ashworth-Skala) und Funktion der oberen Extremität (erfasst mit dem Barthel-Index) wurde durch mehrere randomisierte, doppelblinde, Placebo-kontrollierte Studien belegt (Simpson et al. 1996; Breashear et al. 2002; Hesse et al. 1998).

Indikationen

Zur Verbesserung von Spastik und Greiffunktion wird die **Botulinumtoxin-Therapie** nach nationalen und internationalen Konsensusgruppen besonders empfohlen bei
- Kindern mit spastischer Zerebralparese und
- Erwachsenen mit erworbener spastischer Parese des Arms (Ward et al. 2003; Wissel et al. 2003).

Dosierung

In **Tab. 8.3** sind Dosierungsempfehlungen zur Behandlung mit **Botulinumtoxin A** an der oberen Extremität zusammengefasst:
- Die Dosierungen für die Präparate **Botox®** und **Xeomin®** entsprechen sich,
- die Dosierung von **Dysport®** sollte im Verhältnis zu **Botox®** etwa 5:1 entsprechen.

Xeomin® soll aufgund des geringeren Anteils von Fremdprotein weniger häufig die Bildung von Antikörpern induzieren. Bei **sekundären Non-Respondern** kann von Botulinimtoxin A auf eine Injektionsbehandlung mit Botulinumtoxin B (Neurobloc®) umgestellt werden. Die Details der Botulinumtoxin-Therapie werden in ▶ Kap. 7.14 dargestellt.

Zugelassene Medikamente

Die **Botulinumtoxin-A-Injektion** ist in Deutschland zur Behandlung der Beugespastik der oberen Extremität bei Erwachsenen nach **Schlaganfall** (Botox®, Xeomin® und Dysport®) zugelassen.

Xeomin® ist für die Behandlung der **Gesichts-** und **Halsdystonien** zugelassen.

❗ Die **maximale Gesamtdosis** beträgt für
- Botox® und Xeomin® 400 Units,
- Dysport® 1500 Units.
- **Verdünnung** für
- Botox® und Xeomin® 100 Units auf 2,5–5 ml,
- Dysport® 500 Units auf 2,5–5 ml.

Praxistipp

Die Applikation von Botulinumtoxin A bei spastischer Parese der Hand und des Arms anderer Genese als Schlaganfall ist prinzipiell ein sog. **Off-Label-Use**. Das bedeutet, dass das Medikament **außerhalb der Zulassung** des Bundesinstituts für Arzneimittel und Medizinprodukte (BfArM) und der gesetzlichen Krankenkassen erfolgt.
Daher wird vor Beginn eines Off-Label-Use die **Kontaktaufnahme mit der Krankenkasse** dringend angeraten. Sehr nützliche Informationen dazu bietet der Arbeitskreis Botulinumtoxin der Deutschen Gesellschaft für Neurologie (http://www.botulinumtoxin.de/index.htm).

Anwendungshinweise

Die Injektion mit Botulinumtoxin muss **alle 3–4 Monate** wiederholt werden. Injektionsintervalle von weniger als **8 Wochen** sind nicht sinnvoll.

Die **Wirkung** beginnt innerhalb von 3–7 Tagen, erreicht nach 4–6 Wochen ihr Maximum und flaut dann wieder ab.

Es wird empfohlen, 2–3 Tage nach der Injektion die injizierten Muskeln aktiv oder passiv zu bewegen, so dass sich das Toxin im Muskel verteilen kann, z.B. können 2–3 Tage

Tab. 8.3 Dosierungsempfehlungen von Botulinumtoxin A bei Behandlung der spastischen Parese der oberen Extremität

Muskel	Anzahl der Injektionsstellen	Dosierung von Botox® und Xeomin® (Mouse Units, MU)	Dosierung von Dysport® (Mouse Units, MU)
M. deltoideus	2	25–50	125–250
M. pectoralis major	3–4	50–75	250–375
M. teres minor	1–2	25–50	125–250
M. biceps brachii	3–4	50–100	250–500
M. brachialis	2	25–50	125–250
M. brachioradialis	2	25–50	125–250
M. flexor carpi radialis	2	25–50	125–250
M. flexor carpi ulnaris	2	25–50	125–250
M. flexor digitorum profundus (ulnare und radiale Portion)	2–3	25–50	125–250
M. flexor digitorum superficialis	2–3	25–50	125–250
M. flexor pollicis longus	1	25–50	125–250
M. abductor pollicis longus	1	15–25	100–125
M. adductor pollicis	1	15–25	100–125
M. flexor pollicis brevis	1	15–25	100–125
M. opponens pollicis	1	15–25	100–125
M. abductor pollicis brevis	1	15–25	100–125
Mm. lumbricales	1–3	15–25	100–125

nach der Injektion jeweils 2- bis 3-mal täglich 30 Minuten **Physiotherapie** durchgeführt werden. Auch **elektrische Stimulation** der injizierten Muskeln mit Oberflächenelektroden kann durchgeführt werden (Hesse et al. 1998).

Die Anlage von **redressierenden Gipsen** bei schweren spastischen Kontrakturen kann mit der Botulinumtoxin-Therapie kombiniert werden. Ein Wechsel des Gipses alle 2–3 Tage ist sinnvoll, um Druckulzerationen zu vermeiden.

Kontraindikationen/Nebenwirkungen

Kontraindikationen der Botulinumtoxin-Behandlung sind:
- Myasthenia gravis,
- Lambert-Eaton-Syndrom,
- Schwangerschaft,
- orale Antikoagulation (ggf. Aufklärung des Patienten über erhöhtes Blutungsrisiko) und
- Einnahme von Aminoglykosiden.

Gelegentlich auftretende **Nebenwirkungen** sind:
- Hämatome,
- systemische Muskelschwäche (Brashear et al. 2002) und
- Infektionen im Injektionsbereich.

Kontrolle der Lokalisation der Injektion

Generell wird zur Injektion an der distalen oberen Extremität die Kontrolle mit **Ultraschall**, besser noch mit **Elektromyographie** (**EMG**) empfohlen. (Die Lokalisation des zu injizierenden Muskels mit der sog. Bruchtal-Methode [Aktivierung des Muskels durch Gelenkbewegung führt zu einer sichtbaren Bewegung der Nadel] lässt bei der Injektion an Unterarm und Hand, besonders bei deutlich erhöhtem spastischen Muskeltonus nicht selten im Stich.) Mit **EMG** kann bei Reinjektion ggf. eine Reinnervation festgestellt werden und somit die Lokalisation der Injektion verbessert werden. Zur **EMG-Ableitung** kann entweder eine kommerziell erhältliche Injektionsnadel oder eine günstigere Krokodilsklemme verwendet werden, die an der Injektionsnadel befestigt wird. Als Referenzelektrode dient eine Klebeelektrode, die auf der Haut angebracht wird.

Planung der Injektionstherapie

Prinzipiell soll die Injektionstherapie stets gemeinsam **mit dem Patienten** unter funktionellen Gesichtspunkten geplant werden. Definiertes **Ziel** der Therapie kann sein:
- Verbesserung der Hygiene der Palmarfläche der Hand bei hochgradigen spastischen Syndromen,
- Tonusreduktion einer störenden Beugespastik im Ellenbogen- und Handgelenk beim Anziehen oder Gehen und in Einzelfällen auch

- Verbesserung der Greiffunktion bei erhaltener Funktion der Hand- und Fingerextensoren.

Planung einer Botulinumtoxin-Injektionsbehandlung
Patientin 1: Spastisch gefaustete Hand
Sog. **spastisch gefaustete Hand** eines 68-jährigen Patienten nach Schädel-Hirn-Trauma mit chronisch hochgradiger spastischer Hemiparese links (Abb. 8.4 a). Es besteht eine geringe Restfunktion der Fingerextensoren. Eine alltagsrelevante Greiffunktion ist nicht möglich. Subjektiv steht die problematische Hygiene der palmaren Hand im Vordergrund. Es erfolgte eine Botulinumtoxin-Injektion in die tiefen (M. flexor digitorum profundus, ulnare und radiale Portion) und oberflächlichen Fingerflexoren (M. flexor digitorum superficialis), den M. flexor pollicis longus und den M. flexor pollicis brevis. Durch die Botulinumtoxin-Injektion in die Fingerbeuger kann die Restaktivität der Fingerextensoren genutzt werden (Abb. 8.4 b). Eine alltagsrelevante Greiffunktion wird nicht möglich.

Patientin 2: Alltagsrelevante Greifbewegung
Anfang 40-jährige Patientin mit **chronischer linksseitiger brachio-fazial betonter spastischer Hemiparese** nach Mediainfarkt. In der Ausgangssituation imponiert ein hoher Tonus der tiefen Fingerflexoren und des langen Daumenbeugers (Abb. 8.4 c). Der erhöhte Flexorentonus der Finger und vor allem des Daumens stört das Greifen bei erhaltener Funktion der Handgelenk- und Fingerstrecker (Abb. 8.4 d). Zur Ermöglichung der Greiffunktion wurde die Botulinumtoxin-Injektion in die tiefen Fingerflexoren (M. flexor digitorum profundus), den M. flexor pollicis longus und die Handgelenkflexoren (Mm. flexores carpi radialis et ulnaris) empfohlen.

- **Intrathekale Injektionstherapie mit Baclofen**
- **Indikationen**

> Grundsätzlich kommt diese Form der Spastiktherapie bei Patienten zum Einsatz, die im Rahmen der Schwere ihrer Grunderkrankung **keine relevante motorische Restfunktion** der oberen Extremität haben.

Die intrathekale Injektionsbehandlung mit Baclofen ist **indiziert** bei/nach
- schwerer chronischer Spastik bei Patienten mit Encephalomyelitis disseminata,
- Schädel-Hirn-Trauma und
- Verletzungen des Rückenmarks.

Die Therapie kommt zum Einsatz, wenn die medikamentöse und physiotherapeutische Therapie nicht ausreichend wirksam ist. Die intrathekale Injektionstherapie mit Baclofen wird in ▶ Kap. 7.13 dargestellt.

Pharmakologische Neuromodulation
Amphetamin kann die Effektivität einer physiotherapeutischen Behandlung hinsichtlich der Verbesserung motorischer Funktionen der oberen Extremität signifikant ver-

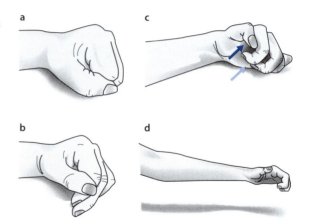

Abb. 8.4 a-d Zwei Beispiele zur individuellen Planung einer Botulinumtoxin-Injektionsbehandlung. **a, b** Spastisch gefaustete Hand von Patient 1. **c, d** Alltagsrelevante Greifbewegung von Patientin 2

bessern (Crisostomo et al. 1988). Ein verbreiteter klinischer Einsatz der Substanz ist jedoch bislang an den häufigen Nebenwirkungen gescheitert.

Die Wirkung von **L-Dopa** wurde in einer prospektiven, randomisierten, doppelblinden, Placebo-kontrollierten Studie untersucht (Scheidtmann et al. 2001). 100 mg L-Dopa täglich in Kombination mit Physiotherapie über 3 Wochen kann die motorische Erholung einer Parese nach einem Schlaganfall, im Vergleich zu Physiotherapie in Kombination mit einem Placebopräparat, signifikant steigern. Interessanterweise hält dieser Effekt auch noch bis zu 3 Wochen nach der Therapie an.

Positive Daten zur Wirksamkeitsverbesserung physiotherapeutischer Verfahren bei Paresen nach Schädigungen des zentralen Nervensystems liegen auch zu **anderen Pharmaka** vor:
- Anticholinergika,
- Antidepressiva und
- Dopaminagonisten.

Allerdings sind die Studiendesigns und untersuchten Gruppengrößen meist unzureichend (▶ Kap. 7.12.4).

Selten angewandte und obsolete Therapieverfahren
- **Chirurgische Verfahren**

Chirurgische Verfahren wie die Unterbrechung spinaler Reflexbogen mittels **Rhizotomie** und **longitudinaler Myelotomie** sind heute obsolet. Chirurgische Eingriffe bessern die Spastik i.d.R. nur vorübergehend und tragen schon gar nicht zu einer relevanten Verbesserung motorischer Restfunktionen bei. Ganz vereinzelt ist noch die chirurgische Behandlung von **Gelenkkontrakturen** sinnvoll.

- **Injektion motorischer Vorderwurzeln**

Auch die Injektion motorischer Vorderwurzeln oder motorischer Nerven mit **Phenol** kann nur einen vorübergehenden

8.2 · Die spastisch-paretische Hand des Erwachsenen

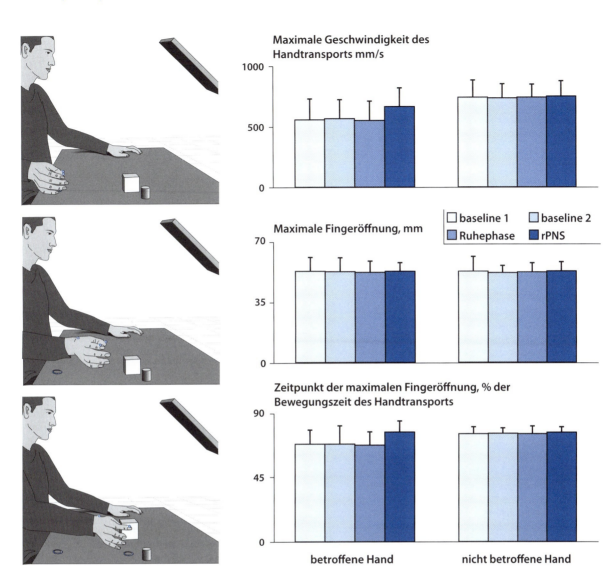

Abb. 8.5 Beispiel: Eine 2-stündige repetitive periphere Nervenstimulation (rPNS) des N. medianus der betroffenen Hand nach Schlaganfall verbessert im Vergleich zu einer 2-stündigen Ruhephase signifikant die Funktion des Greifens der betroffenen Hand bei 12 Patienten im chronischen Stadium der Erkrankung (modifiziert nach Kösler et al. 2009)

Effekt auf die Spastik erzielen und legt zudem ggf. motorische Restfunktionen lahm.

Repetitive Magnetstimulation

Techniken zur funktionellen Neuromodulation mittels peripherer Nerven- und Nervenwurzelstimulation sind in ▶ Kap. 7.12.1. dargestellt. Zur Reduktion des spastischen Muskeltonus und der damit einhergehenden Verbesserung der motorischen Funktion der betroffenen Hand hat die Arbeitsgruppe um Struppler (Struppler et al. 1997) die repetitive Magnetstimulation von **Muskeln**, **Nerven** und **Nervenwurzeln** eingeführt. Der Effekt kann bis zu 24 Stunden anhalten. Die Beobachtung, dass bei lumbaler Nervenstimulation der spastikreduzierende Effekt auch an der nicht stimulierten kontralateralen Extremität nachweisbar ist, deutet auf eine Modulation neuronaler Rückenmarkszentren hin (Krause et al. 2003).

> **Unter der Lupe**
>
> **Studien: Wirksamkeit der repetitiven peripheren Nervenstimulation**
> Bei Schlaganfallpatienten mit milden bis moderaten sensomotorischen Funktionsstörungen der Hand kann eine **2-stündige** repetitive elektrische Stimulation des N. medianus der betroffenen Hand – im Vergleich zu einer 2-stündigen Ruhephase – einfache Eingelenkbewegungen von Fingern und Hand, aber vor allem auch alltagsrelevante Greifbewegungen mit der betroffenen Hand **signifikant** bessern (Conforto et al. 2002; Kösler et al. 2009; Wu et al. 2002) (◘ Abb. 8.5).
> ▼

Bislang ist unklar, **wie lange** die Effekte der peripheren Nerven- oder Nervenwurzelstimulation anhalten. Allerdings ist ein nachhaltiger Effekt ohne begleitende Übungsmaßnahmen wohl nicht zu erwarten, so dass künftig geprüft werden sollte, ob diese Stimulationstechniken eine mögliche Ergänzung etablierter Physiotherapieverfahren darstellen könnten.

Praktische Umsetzung: Repetitive periphere Nervenstimulation

Einschlusskriterien
Milde bis moderate Parese der Hand, mit oder ohne begleitendes somatosensibles Defizit. Patienten mit **Herzschrittmacher** oder anderen elektrischen Therapiegeräten (Insulinpumpen) sollten ausgeschlossen werden.

Durchführung
Die Stimulation ist mit jedem modernen konventionellen Elektrophysiologiesystem möglich. Stimuliert wird der **N. medianus** der betroffenen Hand:
- Als Erstes wird die **sensible Reizschwelle** bestimmt, bei der der Patient Parästhesien im Medianusversorgungsgebiet berichtet.
- Dann wird die **Reizschwelle soweit erhöht**, bis starke, aber nicht schmerzhafte Parästhesien berichtet werden. Sichtbare Muskelkontraktionen sollten nicht vorhanden sein.
- Zur **Kontrolle** werden Muskelsummenaktionspotenziale vom M. abductor pollicis mit Oberflächenelektroden abgeleitet. Diese sollten während der Stimulation unter 100 µV liegen (Abb. 8.6).
- Zur **Stimulation** werden 5 Pulse à 10 Hz von 1 ms Dauer mit einer Frequenz von 1 Hz über insgesamt 2 Stunden appliziert.
- **Während der Stimulation** sollte der Patient bequem sitzen oder liegen, und die Impedanz der Stimulationselektroden sollte regelmäßig kontrolliert werden. Bei Verwendung von Filzelektroden müssen diese regelmäßig befeuchtet werden.

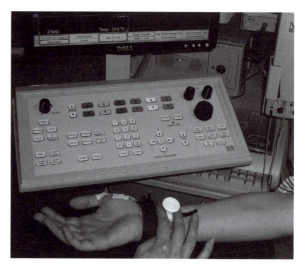

Abb. 8.6 Die Stimulation erfolgt über dem N. medianus am Handgelenk der betroffenen Hand

- **EMG-getriggerte elektrische Muskelstimulation**

Bei dieser Methode führt der Patient repetitiv **Eingelenkbewegungen** mit seiner paretischen Hand/seinem paretischen Arm aus. Mit Oberflächenelektroden wird z. B. über den Fingerstreckern am Unterarm das EMG-Signal abgegriffen. Das gemessene EMG-Signal triggert ab einer variabel einstellbaren Willküraktivität die Zuschaltung eines über die Oberflächenelektroden applizierten tetanischen Stromreizes, der zu einem **Bewegungseffekt** der trainierten Eingelenkbewegung (hier: Fingerextension) führt. Die bis zur Triggerung der Stromapplikation erreichbare Willküraktivität des Muskels wird so gewählt, dass der Patient den Muskel immer maximal innervieren muss. (Weitere Details sind in ► Kap. 7.12.2 beschrieben.)

> Mit der EMG-getriggerten elektrischen Muskelstimulation können nicht nur **Muskelkraft** und **Bewegungsgeschwindigkeit**, sondern auch **alltagsrelevante Greiffunktionen** verbessert werden (Kraft et al. 1992; Cauraugh u. Kim 2003).

- **Repetitive transkranielle Magnetstimulation und transkranielle Gleichstromstimulation**

Mit **modernen** neurophysiologischen zerebralen **Stimulationsverfahren** wie der
- repetitiven transkraniellen Magnetstimulation (rTMS) und
- transkraniellen Gleichstromstimulation (tDCS)

kann die Erregbarkeit der Hirnrinde in Abhängigkeit von den gewählten Stimulationsparametern für einen die Stimulationszeit mehrere Minuten überdauernden Zeitraum reduziert (**Inhibition**) oder erhöht (**Fazilitation**) werden (Pascual-Leone et al. 1994; Chen et al. 1997).

> Ziel neurophysiologischer zerebraler Stimulationsverfahren **bei Schlaganfallpatienten** ist es, durch hypothesengestützte Modulation der kortikalen Plastizität
> - maladaptive Prozesse zu hemmen und
> - funktionell positive Veränderungen auf neuraler Ebene zu fördern (► Kap. 7.12.3).
>
> Dadurch soll die Funktion der betroffenen Hand verbessert werden.

Wirkprinzip
Die Anwendung transkranieller hirnstimulierender Verfahren gründet sich auf die **Hypothese der interhemisphärischen Kompetition** (Hummel u. Cohen 2005; Nowak et al. 2008).

8.2 · Die spastisch-paretische Hand des Erwachsenen

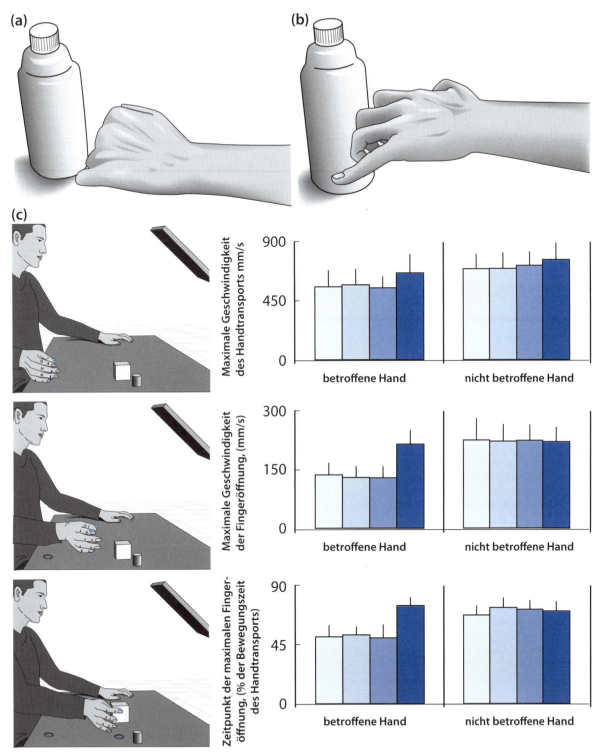

Abb. 8.7 a-c Die Wirkung der 1-Hz-rTMS über dem primär-motorischen Kortex der nicht betroffenen Hemisphäre auf die Greiffunktion der betroffenen Hand nach Schlaganfall. Die hemmende (1-Hz-) rTMS über der primär-motorischen Hirnrinde (M1) der nicht betroffenen Hemisphäre verbessert die Funktion einer Greifbewegung mit der betroffenen Hand bei einer Patientin im chronischen Stadium nach Schlaganfall. Nach Stimulation über der motorischen Hirnrinde, nicht aber nach Stimulation über einem Kontrollpunkt (Vertex) (**b**), reduzierte sich der spastische Muskeltonus in den Finger- und Handgelenkflexoren. Dies ermöglichte eine stärkere Öffnungsbewegung der Finger und des Daumens beim Greifen (**a**, vor der rTMS; **b**, nach der rTMS). (**c**) Die 1-Hz-rTMS über M1 der nicht betroffenen Hemisphäre (Balken rechts), nicht aber eine Kontrollstimulation über dem Vertex (zweite Balken von rechts), verbessert im Vergleich zu zwei Baseline-Messung im Abstand von 1 Woche (linke Balken) die Kinematik des Handtransports und der Fingeröffnung beim Greifen nach einem Gegenstand bei 15 Patienten in der subakuten Phase nach Schlaganfall

Unter der Lupe
Hypothese der interhemisphärischen Kompetition
- Im **gesunden Gehirn** findet sich ein Gleichgewicht zwischen der Erregbarkeit der motorischen Hirnrindenareale beider Hemisphären. Unmittelbar vor der Ausführung einer Willkürbewegung mit einer Hand kommt es zu einer Zunahme des hemmenden Einflusses von der aktivierten kontralateralen Hemisphäre zur ipsilateralen Hemisphäre (Nowak et al. 2008). Dadurch erfährt die Hand, die nicht bewegt werden soll, eine Hemmung.
- **Nach einem Schlaganfall** wird häufig eine Enthemmung der nicht betroffenen Hemisphäre mit interhemisphärischer Verschiebung des physiologischen Gleichgewichts der kortikalen Erregbarkeit zuungunsten der betroffenen Hemisphäre beobachtet (Hummel u. Cohen 2006). Dieses Phänomen hemmt die Bewegungsfähigkeit der vom Schlaganfall betroffenen Hand.

> Die **Funktion** der betroffenen Hand nach Schlaganfall kann **verbessert** werden durch
> - eine **Hemmung** der überaktiven motorischen Hirnrindenareale der nicht betroffenen Hemisphäre oder
> - eine **Aktivierung** der motorischen Hirnrindenareale der betroffenen Hemisphäre.

■ Abb. 8.7 zeigt die Verbesserung der Greiffunktion der betroffenen Hand nach einem Schlaganfall durch **inhibierende (1-Hz-)rTMS** über der motorischen Hirnrinde der nicht betroffenen Hemisphäre. Die Stimulation bewirkte bei der dargestellten Patientin im chronischen Infarktstadium eine deutliche Besserung des erhöhten Flexorentonus von Fingern und Handgelenk, die nach Angaben der Patientin für einige Stunden anhielt. In einer Gruppe von 15 Patienten im subakuten Stadium nach dem Infarkt verbesserte sich die Kinematik des Handtransports und der Fingeröffnung beim Greifen eines Gegenstands (■ Abb. 8.7 c).

Besonders hervorzuheben ist in diesem Zusammenhang, dass die **Effekte** von rTMS und tDCS nach einmaliger Anwendung nur **kurzzeitig wirksam** sind und nach wenigen Minuten bereits wieder abklingen. Eine **mehrfache** bzw. **regelmäßige Anwendung** erscheint empfehlenswert, besser noch die adjuvante Anwendung in Kombination mit einer gezielten Übungsbehandlung. Bislang hat nur eine Studie die höherfrequente Anwendung eines inhibierenden tDCS-Protokolls untersucht, wobei vor allem die werktägliche Anwendung über den Zeitraum einer Woche zu einer kumulativen und über 14 Tage nachhaltigen Besserung motorischer Funktionen der betroffenen Hand beizutragen scheint (Boggio et al. 2007).

Literatur

Ameli M, Grefkes C, Kemper F, Riegg F, Rehme A, Karbe H, Fink GR, Nowak DA (2009) Differential effects of high-frequency rTMS over ipsilesional primary motor cortex in cortical and subcortical MCA stroke. Annals of Neurology 66: 298-309

Bass B, Weinshenker B, Rice GP, Noseworthy JH, Cameron MG, Hader W et al. (1988) Tizanidine versus baclofen in the treatment of spasticity in patients with multiple sclerosis. Can J Neurol Sci 15: 15-19

Bes A, Eyssette M, Pierrot-Deseilligny E, Rohmer F, Warter JM (1988) A multi-centre, double-blind trial of tizanidine, a new antispastic agent, in spasticity associated with hemiplegia. Curr Med Res Opin 10: 709-718

Boggio PS, Nunes A, Rigonatti SP, Nitsche MA, Pascual-Leone A, Fregni F (2007) Repeated sessions of noninvasive brain DC stimulation is associated with motor function improvement in stroke patients. Restor Neurol Neurosci 25: 123-129

Brashear A, Gordon MF, Elovic E, Kassicieh VD, Marciniak C, Do M et al. (2002) Intramuscular injection of botulinum toxin for the treatment of wrist and finger spasticity after a stroke. N Engl J Med 347: 395-400

Brenneis C, Dietz V, Hesse S, Ochs G (2008) Therapie des spastischen Syndroms. In: Diener HC, Putzki N (Hrsg) Leitlinien für Diagnostik und Therapie in der Neurologie, 4.Aufl. Thieme, Stuttgart. S 895-902

Burridge JH, Wood DE, Hermens HJ, Voerman GE, Johnson GR, van Wijck F, Platz T, Gregoric M, Hitchcock R, Pandyan AD (2005) Theoretical and methodological considerations in the measurement of spasticity. Disabil and Rehabil 27: 69-80

Cauraugh JH, Kim SB (2003) Stroke motor recovery: active neuromuscular stimulation and repetitive practice schedules. J Neurol Neurosurg Psychiatry 74: 1562-1566

Chen R, Classen J, Gerloff C, Celnik P, Wassermann EM, Hallett M, Cohen LG (1997) Depression of motor cortex excitability by low-frequency transcranial magnetic stimulation. Neurology 48: 1398-1403

Conforto AB, Kaelin-Lang A, Cohen LG (2002) Increase in hand muscle strength of stroke patients after somatosensory stimulation. Ann Neurol 51: 122-5

Corston RN, Johnson F, Godwin-Austen RB (1981) The assessment of drug treatment of spastic gait. J Neurol Neurosurg Psychiatry 44: 1035-1039

Crisostomo EA, Duncan PW, Propst M, Dawson DV, Davis JN (1988) Evidence that amphetamine with physical therapy promotes recovery of motor function in stroke patients. Ann Neurol 23: 94-97

Dafotakis M, Grefkes C, Wang L, Fink GR, Nowak DA (2008) 1Hz rTMS over the hand area of M1 improves movement kinematics of the ipsilateral hand. Journal of Neural Transmission 115: 1269-1274

Dickstein R, Hocherman S, Pillar T, Shaham R (1986) Stroke rehabilitation. Three exercise therapy approaches. Phys Ther 66: 1233-1238

Dietz V, Sinkjaer T (2007) Spastic movement disorder: impaired reflex function and altered muscle mechanics. Lancet Neurology 6: 725-733

Grefkes C, Nowak DA, Dafotakis M, Küst J, Karbe H, Fink GR (2008) Cortical connectivity following subcortical stroke assessed with fMRI. Annals of Neurology 63: 236-246

Hesse S, Reiter F, Konard M, Jahnke MT (1998) Botulinum toxin type A and short-term electrical stimulation in the treatment of upper limb flexor spasticity after stroke: a randomised, double blind, placebo-controlled trial. Clin Rehabil 12: 381-388

Hummel FC, Cohen LG (2006) Non-invasive brain stimulation: a new strategy to improve neurorehabilitation after stroke? Lancet Neurol 5: 708-712

Koesler IBM, Dafotakis M, Ameli M, Fink GR, Nowak DA (2009) Electrical somatosensory stimulation improves dexterity in chronic stroke. Journal of Neurology, Neurosurgery and Psychiatry, in Druck

Kraft GH, Fitts SS, Hammond MC (1992) Techniques to improve function of the arm and hand in chronic hemiplegia. Arch Phys Med Rehabil 73: 220-7

Krause P, Edrich T, Straube A (2003) Lumbar repetitive magnetic stimulation reduces spastic tone increase of the lower limbs. Spinal Cord 42: 67-72

Langhammer B, Stanghelle JK (2000) Bobath or motor relearning programme? A comparison of two different approaches of physiotherapy in stroke rehabilitation: a randomized controlled study. Clin Rehabil 14: 361-369

Lapierre Y, Bouchard S, Tansey C, Gendron D, Barkas WJ, Francis GS (1987) Treatment of spasticity with tizanidine in multiple sclerosis. Can J Neurol Sci 14: 513-517

Liepert J, Bauder H, Wolfgang HR, Miltner WH, Taub E, Weiller C (2000) Treatment-induced cortical reorganization after stroke in humans. Stroke 31: 1210-1216

Lincoln NB, Parry RH, Vass CD (1999) Randomized, controlled trial to evaluate increased intensity of physiotherapy treatment of arm function after stroke. Stroke 30: 573-579Logigian MK, Samuels MA, Falconer J, Zagar R (1983) Clinical exercise trial for stroke patients. Arch Phys Med Rehabil 64: 364-7

Luke C, Dodd KJ, Brock K (2004) Outcomes of the Bobath concept on upper limb recovery following stroke. Clin Rehabil 18: 888-898

Nowak DA, Grefkes C, Dafotakis M, Küst J, Karbe H, Fink GR (2008) Effects of low frequency rTMS over contralesional motor cortex on movement kinematics and movement-related neural activation. Archives of Neurology 65: 741-747

Nowak DA, Grefkes C, Fink GR (2008) Moderne neurophysiologische Therapiestrategien zur Behandlung motorischer Handfunktionsstörungen nach Schlaganfall. Fortschritte Neurologie und Psychiatrie 76: 354-360

Nowak DA (2009) Stroke therapy. In: Nowak DA, Hermsdörfer J (eds) Sensorimotor control of grasping: physiology and pathophysiology. Cambridge University Press, Cambridge. pp 405-424

Nowak DA, Grefkes C, Ameli M, Fink GR (2009) Interhemispheric competition after stroke: Brain stimulation to enhance recovery of function of the affected hand. Neurorehabilitation and Neural Repair, in Druck

Pascual-Leone A, Valls-Sole J, Wassermann EM, Hallett M (1994) Responses to rapid-rate transcranial magnetic stimulation of the human motor cortex. Brain 117: 847-858

Scheidtmann K, Fries W, Müller F, Koenig E (2001) Effect of levodopa in combination with physiotherapy on functional motor recovery after stroke: a prospective, randomised, double-blind study. Lancet 358: 787-790

Simpson DM, Alexander DN, O'Brien CF, Tagliati M, Aswad AS, Leon JM et al. (1996) Botulinum toxin type A in the treatment of upper limb extremity spasticity: a randomised double blind, placebo-controlled trial. Neurology 46: 1306-1310

Stern PH, McDowell F, Miller JM, Robinson M (1970) Effects of facilitation exercise techniques in stroke rehabilitation. Arch Phys Med Rehabil 51: 526-31

Stefanovska A, Gros N, Vodovnik L, Rebersek S, Acimovic-Janezic R (1988) Chronic electrical stimulation for the modification of spasticity in hemiplegic patients. Scan J Rehabil Med 17: 115-121

Struppler A, Havel P, Müller-Barna P, Lorenzen HW (1997) A new method for rehabilitation of central palsy of arm and hand by peripheral magnetic stimulation. Neurol Rehabil 3: 145-158

Taub E, Miller NE, Novack TA, Cook IEW, Fleming WC, Nepomuceno CS et al. (1993) Technique to improve chronic motor deficit after stroke. Arch Phys Med Rehabil 74: 347-354

Wagenaar RC, Meijer OG, van Wieringen PC, Kuik DJ, Hazenberg GJ, Lindeboom J, Wichers F, Rijswijk H (1990) The functional recovery of stroke: a comparison between neuro-developmental treatment and the Brunnstrom method. Scand J Rehabil Med 22: 1-8

Ward AB, Aguilar M, De Beyl Z, Gedin S, Kanovsky P, Molteni F et al. (2003) Use of botulinum toxin type A in management of adult spasticity – a European consensus statement. J Rehabil Med 35: 98-99

Wissel J, Benecke R, Erbguth F, Heinen F, Jost WH, Naumann M et al. (2003) Konsensus-Statement zur fokalen Behandlung der Spastizität mit Botulinumtoxin. Neurol Rehabil 9: 242-243

Wu CW, Seo HJ, Cohen LG (2006) Influence of electric somatosensory stimulation on paretic hand function in chronic stroke. Arch Phys Med Rehabil 87: 351-7

8.3 Die peripher-paretische Hand

8.3.1 Neuropathien und Nervenkompressionssyndrome

O. Eberhardt, M. Felgentreu, J. Keil, M. Scheele, Y. Schubert

In diesem Kapitel werden sowohl **physiotherapeutische Verfahrensweisen** als auch weitere **konservative** und mögliche **operative Therapieoptionen** der Neuropathien und Nervenkompressionssyndrome dargestellt.
Eine ausführliche Darstellung der Diagnostik peripherer Nervenläsionen der Hand findet sich in ▶ Kap. 4.2.1.

Prinzipien der physiotherapeutischen Behandlung peripherer Nervenläsionen
- **Allgemeine Prinzipien**

Der Physiotherapeut behandelt auf ärztliche Anweisung und kann seine Fähigkeiten nur in Kenntnis der Diagnose und des medizinischen Verlaufs gewinnbringend einsetzen. Nur auf dieser Grundlage kann er **patientenbezogen** die Indikationen bzw. mögliche Kontraindikationen für bestimmte therapeutische Verfahren prüfen. Insbesondere im Falle einer operativen Vorgehensweise ist die enge **Zusammenarbeit mit dem Chirurgen** erforderlich, um eine individualisierte Nachbehandlung abzusprechen.

Auf Grundlage der Anamnese und der spezifischen Funktionsuntersuchung durch den Physiotherapeuten wird das auf den Patienten zugeschnittene **therapeutische Programm** erstellt. Gemäß der Befundkonstellation können sich unterschiedliche therapeutische Behandlungsziele und -maßnahmen ergeben.

Die Anwendung der meisten Verfahren erfolgt **erfahrungsbasiert**; die Verfahren wurden in der Regel im Einsatz bei spezifischen neurologischen Störungsbildern in nicht randomisierten, kontrollierten Studien getestet (▶ Kap. 5).

Das **übergeordnete Ziel** der Behandlung ist die Maximierung der funktionellen Fähigkeiten des Patienten, damit er seinen gewohnten Alltag, unter Berücksichtigung der Beanspruchung in Beruf und Freizeit, bestmöglich wiederaufnehmen kann. Dafür ist es unerlässlich, dem Patienten ein Verständnis für sein Beschwerdebild zu vermitteln, um Therapieadhärenz und selbstverantwortliches Handeln zu sichern.

Im **Vordergrund der Behandlung** stehen Schmerzlinderung und Entlastung neuraler Strukturen, die z. B. durch Haltungsfehler, hypertrophe, verhärtete Muskelpartien oder Ödeme beengt werden. **Zweites Behandlungsziel** ist die Verbesserung der sensomotorischen Fähigkeiten, daneben die Förderung der Durchblutung bzw. des venösen Rückstroms.

Maßgeblich für den **optimalen funktionellen Einsatz der Hand** sind der Erhalt der physiologischen biomechanischen Gelenkbewegungen und die Verhinderung von Weichteilkontrakturen (Sehnen, Muskeln, Kapsel-Band-Apparat).

Sekundärschäden wie das Verkleben von Sehnen und Nerven durch Narbengewebe nach einer operativen Versorgung, die Entwicklung von Schonhaltungen oder Druckläsionen durch Lagerungsschienen gilt es zu vermeiden (Romain et al. 2002).

Bei **nicht revidierbaren Paresen** muss eine individuelle Schienenanpassung erfolgen, und es müssen Ersatzfunktionen trainiert werden.

Auch der **Arbeitsplatz** sowie das **private Umfeld** werden auf Funktionalität im Hinblick auf die neue Situation überprüft und ggf. ergonomisch angepasst.

Es gilt, den Erfolg der gewählten Behandlungsmethode(n) in regelmäßigen **Zwischenbefundungen** zu überprüfen.

- **Spezifische Physiotherapie**

Der Patient mit seinem individuellen Beschwerdebild sollte hinsichtlich eines **ökonomischen Bewegungsverhaltens im Alltag** aufgeklärt werden. Man denke hierbei z. B. an eine Schulung des rückengerechten Verhaltens bei zervikalen Radikulopathien oder an die gezielte Vermeidung bzw. Reduktion motorischer Kompensationsstrategien, die sich üblicherweise bei motorischen Defiziten ergeben können.

In einigen Fällen wird über eine gezielte **Entlastungstherapie** (z. B. mit Schlingentisch, über spezielle Lagerungen und Entlastungshaltungen) oder über eine **Ruhigstellung** mittels orthopädischer Orthesen bzw. Schienen gearbeitet (Zervikalstützen, HWS-Kissen, volare Handgelenksschienen o. Ä.).

Besonders im Bereich der postoperativen Nachbehandlung muss ggf. eine **spezifische Narbenmobilisation** erfolgen.

Manuelle Techniken können schmerzlindernd wirken, neurale Strukturen entlasten und zu einer Verbesserung der artikulären Funktionen führen. Dem Physiotherapeuten steht hier ein breites Methodenspektrum zur Verfügung. So können Formen der Manuellen Therapie (z. B. nach Kaltenborn, Maitland oder Cyriax), die Triggerpunkttherapie oder Faszienrelease-Techniken zum Einsatz kommen.

Im Bereich der muskulären Strukturen muss der Therapeut im Rahmen der motorischen Möglichkeiten des Patienten arbeiten. Bei ausgeprägten Paresen kann man mit muskelstimulierenden Techniken (**Stimulationstechniken**) oder mit einem **mentalen Training** (z. B. Imaginationsverfahren) beginnen. Spezifische **Mobilisationstechniken** am Muskel beugen Muskelfaserverklebungen und sekundären Muskelverkürzungen vor. Im weiteren Verlauf wird über aktiv-assistive und aktive Behandlungsmethoden versucht, die Funktionsfähigkeit der Muskulatur zu verbessern. Konzepte auf **neurophysiologischer Basis** (z. B. nach Bobath, Vojta, Brunkow oder PNF) kommen hierbei zur Anwendung (▶ Kap. 7.1 bis 7.12). Auch die medizinische Trainingstherapie (**MTT**) und das medizinische Aufbautraining (**MAT**) können Muskelfunktionen aufbauen und stabilisieren helfen.

Schwerpunkt bei allen zervikalen Radikulopathien ist die **Verbesserung der posturalen Kontrolle** im Sinne einer aktiven physiologischen Aufrichtung der einzelnen Wirbelsäulensegmente.

Im Behandlungsverlauf sollte mit dem Patienten ein **individuell angepasstes Eigenübungsprogramm** – im Sinne der Hilfe zur Selbsthilfe – erarbeitet werden. Ebenso wird der Therapeut Empfehlungen zu flankierenden Maßnahmen (z. B. Rückenschulungsprogramme) geben.

Methoden zur **Entspannung** und **Körperwahrnehmung** (z. B. Progressive Muskelrelaxation nach Jacobson, Autogenes Training, Feldenkrais-Technik oder Atemtechniken) können ggf. die therapeutischen Interventionen ergänzen.

- **Physikalische Therapie und alternative Verfahren**

Die **Anwendung von Wärme** oder **Kälte** kann analgesierend, hyperämisierend, stoffwechselanregend, tonisierend oder detonisierend wirken. Trockene und feuchte Wärmeanwendungen (z. B. Wärmekissen, Heiße Rolle, Heißluft, Fango, Moorbäder) oder kühlende Verfahren (z. B. Kaltgastherapie, Kryotherapie) kommen zur Anwendung.

Des Weiteren kann eine **Hydro-** und **Balneotherapie** (z. B. Bädertherapie, Stangerbad, ansteigende Armbäder, Kneipp-Güsse) indiziert sein.

Für die Schmerzlinderung und Muskelstimulierung stehen dem Therapeuten **elektrotherapeutische Verfahren** zur Verfügung. Hierzu sei die Anwendung von TENS-Geräten sowie die Reizstromtherapie erwähnt. Der Einsatz der Elektrostimulation nach peripheren Läsionen zur Funktionsverbesserung ist unsicher (Mumenthaler et al. 2003).

Medizinische Massagen wirken im Sinne einer Schmerzlinderung und Tonusnormalisierung und sollten therapiebegleitend zur Anwendung kommen (z. B. klassische Massage, Bindegewebsmassage, Segmentmassage).

Aus dem großen Bereich **alternativer Therapieverfahren** seien nur folgende Methoden genannt: Reflexzonentherapie, Akupressur, Dorn-Methode, Shiatsu, Traditionelle Chinesische Medizin, Kraniosakrale Techniken und Osteopathie.

Therapie traumatischer Nervenläsionen
- **Operative Therapie**
-- **Traumatische Nervenläsionen**

> **Nervenrevisionen** nach traumatischer Nervenläsion sollten nach spätestens **6 Monaten** erfolgen, um die Chance auf Funktionswiederherstellung zu wahren (Mumenthaler et al. 2003).

Günstige monozentrische Ergebnisse werden nach Operation traumatischer Nervenläsionen des

- Plexus brachialis,
- N. medianus,
- N. radialis oder
- N. ulnaris

innerhalb von **6 Monaten** berichtet; am günstigsten, falls eine primäre oder frühe sekundäre Versorgung innerhalb der ersten Wochen möglich war (Piza-Katzer et al. 1995; Nikkhah et al. 1997; Kretschmer et al. 2001). Die Ergebnisse von Operationen am unteren Armplexus sind ungünstiger (Millesi 1997). Therapeutisch problematisch sind **begleitende Wurzelausrisse**, deren Reimplantation in der Regel nicht gelingt.

Die **Prognose** ist bei jungen Patienten mit distaler Läsion am günstigsten, außerdem für den N. medianus besser als für den N. ulnaris (Ruijs et al. 2005). Meist entwickelt sich nur eine protektive, nicht aber eine vollständige diskriminative Sensibilität (Lundborg u. Rosen 2007).

Mäßige Nervenläsionen

Auch bei nur mäßiger Läsion kann eine **operative Exploration** angezeigt sein, **wenn die Reinnervation ausbleibt** (Mumenthaler et al. 2003).

Die Nerven werden dabei extern neurolysiert, irreparabel geschädigte Abschnitte werden ggf. reseziert, spannungsfrei koaptiert und möglichst ohne innere Neurolyse vernäht oder bei Dehiszenz mit einem Interponat (wenn verfügbar als autologes Nerventransplantat) überbrückt (Diao u. Vannuyen 2000; Trumble u. McCallister 2000; Dvali u. Mackinnon 2003). Eine passgenaue Adaptation der Enden einzelner Nervenfaszikel bietet keinen Vorteil (Lundborg u. Rosen 2007). Überbrückende nicht neurale Leitstrukturen (Conduits) mit mehr als 3 cm Länge sind problematisch (Dvali u. Mackinnon 2003). Auch End-zu-Seit-Nähte zwischen Nervenenden sind möglich, ebenso
- Nerv-Muskel-Neurotisationen,
- Sehnenersatzoperationen oder
- Muskelverlagerungen (Penkert 1999; Mumenthaler et al. 2003).

Zur Wiederherstellung einer **distalen N. medianus-Funktion** kommen z. B. Opponensplastiken mit dem M. flexor digitorum superficialis oder dem M. extensor indicis in Betracht (Öhlbauer et al. 2006).

Andere Nervenläsionen

Kompartmentsyndrome am Unterarm werden gespalten, um Muskelfibrosen (Volkmann-Kontraktur) und assoziierte Nervenschäden zu verhindern.

Nerventumoren werden reseziert, wenn möglich unter Schonung des Nerven.

Neurome werden reseziert und der proximale Nervenstumpf mit dem distalen Ende reanastomosiert oder in nicht mechanisch belastete Partien verlagert, wenn keine Kontinuitätswiederherstellung möglich ist.

Physiotherapie

Die entlastende **Ruhigstellung** des betroffenen Extremitätenabschnitts nach Nervenkoaptation erfolgt über ca. 3 Wochen.

Eine adäquate **Schmerzbehandlung** unterstützt den aktiven Übungsprozess.

Sekundärverletzungen, z. B. durch Verbrühungen bei fehlender Schutzsensibilität, muss vorgebeugt werden.

Entstauende **Lymphdrainagen** fördern ggf. die Ödemrückbildung.

Eine rechtzeitige **Hilfsmittelversorgung** ist wichtig, z. B.
- Opponensschiene bei Medianusläsion,
- Dorsalextensionsschiene bei Radialisläsion,
- Lagerungsschiene bei einem komplexen regionalen Schmerzsyndrom.

Auch nach Operation einer Medianusläsion am Handgelenk kann der Beginn der Reinnervation **3–4 Monate** brauchen. Nach Nervenoperationen können möglicherweise **sensorische Übungsprogramme** (z. B. Spiegeltraining, Sensorhandschuh) die kortikale sensible Reorganisation fördern (Lundborg u. Rosen 2007).

Therapie bei Läsionen einzelner Armnerven

> **Unter der Lupe**
> **Therapeutische Beeinflussung der peripheren Reinnervation**
> Eine gezielte **medikamentöse Beeinflussung** der peripheren nervalen Regeneration ist bisher nicht in klinischer Sicht. Insbesondere lässt sich auch die **Entwicklung störender Fehlinnervationen** und maladaptiver Plastizität mit der **Folge** von
> - Phantomschmerz,
> - Kausalgie oder
> - Massenbewegungen
>
> nicht therapeutisch steuern. Das vertiefte Verständnis der molekularen Regenerationsmechanismen unter Einschluss von Wachstumsfaktoren, Kalzium-abhängigen Prozessen, Adhäsionsmolekülen und Signalwegen wie PI3K/Akt wird hier hoffentlich weiterführen (Makwana u. Raivich 2005). **Präklinische Ansätze** zielen u.a. auf Neuropeptide, Zytokine, Transthyretin, Melatonin und Mediatoren der neuroglialen Interaktion.

Proximale N. medianus-Läsionen

Ein **Pronator teres-Syndrom** wird zunächst konservativ durch
- Meidung repetitiver Auslösebewegungen,
- Schienung und
- nichtsteroidale Analgetika (NSAR),

bei **Persistenz** durch Dekompression und ggf. Resektion des Sehnenbogens des M. flexor digitorum superficialis behandelt (Nath 2002). Postoperative Besserungsraten um 75–90% wurden berichtet.

Bei ausbleibender Besserung eines **N. interosseus anterior-Syndroms** trotz Schonung und evt. Steroidanwendung wird die chirurgische Exploration von verschiedenen Autoren nach Ablauf von 6 Wochen bis 6 Monaten empfohlen, während posttraumatische Fälle i.d.R. rasch revidiert werden sollten.

- **Karpaltunnelsyndrom**
- **Physiotherapeutisches Vorgehen**

Anhand der physiotherapeutischen Herangehensweise beim **konservativ behandelten Karpaltunnelsyndrom** soll das Vorgehen bei Nervenkompressionssyndromen insgesamt verdeutlicht werden.

Neben **Provokationstests** (Phalen-Test oder Hoffmann-Tinel-Zeichen) werden bei der Befunderhebung der **Zehner-Test** der Handwurzelknochen zur Beurteilung einer möglichen Fehlstellung im Handgelenk und ein **Nervengleitfähigkeitstest** durchgeführt. Weitere Funktionstests und die manuelle Untersuchung helfen, andere Schädigungsorte wie z. B. ein Thoracic outlet-Syndrom abzugrenzen.

Das **Assessment** und die **Evaluation** im Behandlungsverlauf können durch Fragebogen wie den **DASH** (Disabilities of Arm, Shoulder, Hand) ergänzt werden (Germann et al. 2003), der sowohl die Schmerzkomponente als auch die Teilhabe am täglichen Leben abbildet.

Für die **Behandlung** eignen sich im Rahmen eines individuellen Therapiekonzepts u.a.
- Mobilisierung/Manipulation der Handwurzelknochen,
- moderates Krafttraining, mit dem Ziel der Stabilisierung des Handgelenks,
- zusätzlich evt. Ultraschall oder TENS.

Eine individuell angepasste **Schiene** wird verordnet und der **Arbeitsplatz** an die Patientenbedürfnisse angepasst.

- **Weitere konservative Therapiemaßnahmen**

In **leichteren Fällen** können symptomatisch wirksam sein:
- Schonung,
- Gewichtsabnahme,
- nächtlich zu tragende volare Handgelenkschiene in Neutralstellung (Weiss et al. 1995),
- orale Kortikosteroide (20 mg PÄ über maximal 2–4 Wochen) oder
- maximal drei **lokale Kortikoidinstillationen** proximal des Lig. transversum (in Studien meist Methylprednisolon 15–40 mg, Bethamethason 1,5–6 mg) (Marshall et al. 2007).

> **Unter der Lupe**
> **Wirksamkeit der konservativen Therapiemaßnahmen bei Karpaltunnelsyndrom**
> Die Wirkung einer **oralen Steroidbehandlung** über die Behandlungszeit hinaus ist bisher nicht eindeutig belegt und ist der Infiltration nach 3 Monaten unterlegen (Marshall et al. 2007; O'Connor et al. 2009). Bei relevanten Paresen oder Atrophien werden Injektionen anstelle einer Operation nicht mehr empfohlen (Dawson et al. 1990). Die **Injektionseffekte** werden erfahrungsgemäß nach 1–3 Tagen spürbar. Die **effektivste lokale Steroiddosis** ist nicht bekannt; eine Dosisabhängigkeit ist nicht belegt. Gemäß einer älteren Studie soll die Effektivität einer vorherigen Steroidinjektion geeignet sein, den Operationserfolg vorherzusagen (Green et al. 1984). Nach einem Jahr benötigte die Hälfte der steroidinfiltrierten Patienten keine weitere Therapie (Marshall et al. 2007).

Die **Handgelenkschienung** scheint bis zu 6–12 Monate wirksam zu sein (Werner et al. 2005; Premoselli et al. 2006). Eine **lokale Ultraschallbehandlung** scheint nur bei einer Behandlungsdauer von insgesamt 7 Wochen symptomlindernd zu sein (O'Connor et al. 2009).
Die Frage der Wirksamkeit von Akupunktur, Lasertherapie, Yoga, Handwurzelmobilisation oder einer lokalen Insulininjektion bzw. einer Steroid-Insulin-Kombination bei Diabetes mellitus bedarf weiterer Studien.
Vitamin B6, Diuretika, NSAID, Magnettherapie, Laserakupunktur oder Chiropraxie haben keinen nachgewiesenen Effekt.
In der Regel ist vor einer Dekompression ein **konservativer Therapieversuch** mit Steroiden, Schiene und evt. Lasertherapie sinnvoll (Keith et al. 2009).

> Als Kriterien, die ein **geringeres Ansprechen der konservativen Therapie** erwarten lassen, werden genannt:
> - Alter >50 Jahre,
> - Symptome über mehr als 10 Monate und
> - konstante Parästhesien.

- **Operative Therapie**

Seit 1933 werden operative **Spaltungen des Lig. transversum carpi** durchgeführt. Aktuell werden 30–40% der Fälle operiert (Scholten et al. 2009). Eine **rasche Entlastung** ist bei einer akuten Volkmann-Kontraktur oder einer Colles-Fraktur mit KTS-Symptomen sinnvoll.

Der **Operationserfolg** kann nach klinischen oder elektrophysiologischen Kriterien allein nicht befriedigend vorhergesagt werden (Keith et al. 2009). Auch ein Drittel der **schweren KTS-Fälle** bessern sich postoperativ symptomatisch, so Patienten mit Ausfall des sensiblen Potenzials oder Thenaratrophie (Concannon et al. 1997; Aulisa et al. 1998).

Das **MRT** scheint bei der **Indikationsfindung** keine Hilfestellung zu bieten (Keith et al. 2009). Im Vergleich zu einer Schienung ist die Symptomreduktion und Besserung der neurographischen Parameter nach Operation auch nach einem Jahr deutlicher; allerdings ist auch die Komplikationsrate höher, wohingegen eine Überlegenheit gegenüber Steroidinjektionen bisher nicht gut belegt ist (Verdugo et al. 2009; Jarvik et al. 2009). In einer niederländischen Studie war die Operation kosteneffizienter als die Schienung (Korthals-de Bos et al. 2006).

> **Praxistipp**
>
> Die **Operation** wird zudem empfohlen
> - in geeigneten Fällen einer überlagernden Polyneuropathie,
> - in der Schwangerschaft oder
> - bei einem manifesten komplexen regionalen Schmerzsyndrom (DGN 2008).

Endoskopische Eingriffe führen zu einer schnelleren Rückkehr an den Arbeitsplatz, bei ähnlicher Symptombesserung und etwas höherer reversibler Nervenläsions- und Rezidivrate als die offene Operation (DGN 2008; Keith et al. 2009; Scholten et al. 2009; Jarvik et al. 2009). Das Ergebnis nach minimalen Inzisionen scheint der konventionellen offenen Dekompression nicht relevant überlegen zu sein (Scholten et al. 2009). Schäden an Nerv, Arterien oder Sehnen treten perioperativ bei 0,2–0,5% auf (Scholten et al. 2009). Manche Autoren empfehlen eine **parallele Opponensplastik** bei erheblicher Thenaratrophie.

Des Weiteren kommen wie beim N. ulnaris einzelne **Digitalnervenläsionen** durch akutes Trauma oder chronische Belastung vor, die durch Schonung, bei Tumor oder langer Beschwerdepersistenz chirurgisch behandelt werden.

Postoperative Behandlung:
- Postoperativ sollte eine **Schienung** maximal über 2 Wochen erfolgen.
- Eine **frühe funktionelle Behandlung** sollte bereits am ersten Tag beginnen, mit leichteren Tätigkeiten für 3–4 Wochen und Belastung ohne Einschränkungen nach ca. 6–8 Wochen.
- **Faustschlussübungen** der elevierten Hand sollen der Ödembildung vorbeugen (Degnan 1997).
- Eine **Schiene** ist nicht obligat.
- **Narbenmassage** und Sehnengleitübungen können hilfreich sein.

Langzeitverlauf: Nach **5 Jahren** beklagen noch 6% der Operierten Schmerzen am Handgelenk, wobei kleine Neurome nicht als Indikation zur Rezidivoperation angesehen werden (DGN 2008; Atroshi u.Gummesson 2009).

Bei **ausbleibender Besserung** oder **Rezidiv** finden sich intraoperativ am häufigsten
- inkomplette Spaltungen des Retinaculum flexorum,
- Verklebungen am Karpaltunneldach,
- Fibrosen oder
- iatrogene Nervenläsionen (Stang et al. 2008).

Nach Zweitoperation werden von bis zu 80% der Patienten persistierende Symptome berichtet (Stang et al. 2008).

Kompressionssyndrome des N. ulnaris
Lagerungsbedingte Druckläsionen am Sulcus ulnaris

Lagerungsbedingte Druckläsionen am Sulcus ulnaris bilden sich in 80% vollständig zurück und sollten generell **konservativ** behandelt werden. Ggf. werden **empfohlen**:
- Arbeitsplatzmodifikation mit Meiden einer gebeugten Ellenbogenposition oder des Abstützens auf dem Ellenbogen,
- nächtliche Polsterung oder Schienung im Ellenbogengelenk für 2–3 Monate.

Kubitaltunnelsyndrom

An **chirurgischen Verfahren** stehen für das Kubitaltunnelsyndrom zur Verfügung:
- einfache **Dekompression** oder
- subkutane bzw. submuskuläre **Transposition** (Watchmaker 2002).

Die Ergebnisse einer Dekompression oder einer Transposition des Nerven zeigen bei Kubitaltunnelsyndrom keine signifikanten Unterschiede; die einfachere **Dekompression** ist daher in der Regel vorzuziehen (Zlowodzki et al. 2007; Macadam et al. 2008; Assmus et al. 2009). Für alle Verfahren werden monozentrisch Besserungsraten um 80–95% angegeben.

Eine **Transposition** ist bei schweren knöchernen oder narbigen Veränderungen sowie bei manchen habituellen Nervenluxationen zu empfehlen (Assmus et al. 2009).

Bei knöchernen oder Gelenkdeformitäten kann eine **mediane Epikondylektomie** sinnvoll sein (Dawson et al. 1990).

Schmerzen werden in schweren Fällen postoperativ meist stärker als sensible oder motorische Defizite gebessert.

Die operativen Ergebnisse sind schlechter bei einem **Symptomvorlauf von mehr als einem Jahr**, insbesondere bei deutlichen Atrophien (Watchmaker 2002).

Postoperative Behandlung:
- Nach der Operation wird allgemein eine **sofortige Mobilisierung** mit vollem Bewegungsausmaß ohne Belastung empfohlen,
- nach submuskulärer Verlagerung eine **Schienung** für einige Tage bis Wochen (Assmus et al. 2009).
- **Kortisoninjektionen** am Ellenbogen sind wertlos.

Kompression an der Loge de Guyon

Die Therapie einer Kompression an der **Loge de Guyon** besteht im Versuch
- einer **Polsterung** bei chronischer Druckschädigung oder
- der operativen **Dekompression** nach Therapieresistenz über 8 Wochen.

Eine Befundbesserung nach Dekompression wurde in monozentrischen Serien bei über 90% berichtet, z.T. aber geringer für motorische Defizite (Levis 2002).

N. radialis-Läsionen
Akute Druckläsion

Die akute Druckläsion (**Parkbanklähmung**) bildet sich meist innerhalb von einigen Wochen zurück. Bei ausbleibender Besserung einer Radialisläsion nach **Humerusfraktur** nach 6–8 Wochen oder sekundärer Verschlechterung wird eine operative Exploration empfohlen.

Radialiskompression am Ellenbogen

Bei Radialiskompression am Ellenbogen empfiehlt sich ein konservativer Behandlungsversuch über 3–6 Monate, während andere Autoren stets eine operative Exploration empfehlen (Raimbeau 2002; Mumenthaler et al. 2003). Im **konservativen Management** spielen

- Meiden von Auslösebewegungen,
- Schienung,
- NSAR und
- Physiotherapie

eine Rolle, während **Steroide** keine Wirkung haben. Bei länger bestehender Fallhand sollte zum Schutz vor Überdehnungsschäden eine **Schiene** getragen werden.

Radialtunnelsyndrom

Für das Radialtunnelsyndrom ergibt sich aus Fallserien eine Tendenz zur Symptombesserung nach **Dekompression** bei 50–90%, wobei Vergleiche zur konservativen Therapie fehlen (Raimbeau 2002; Huisstede et al. 2008). Möglicherweise ist ein diagnostischer lokaler Nervenblock lokalisatorisch hilfreich für die Entscheidung über einen Dekompressionsversuch am Ellenbogen (Dawson et al. 1990). Bei fehlender Besserung kommen Ersatzoperationen in Betracht (Mumenthaler et al. 2003).

Wartenberg-Syndrom

Für das Wartenberg-Syndrom kommen **therapeutisch** in Betracht:
- Schonung,
- NSAR,
- Schienung oder
- evt. die Neurolyse.

Cave: Keine Steroide!

Radikuläre Läsionen
Konservative Therapie

Die Ruhigstellung in der **Schanz-Krawatte** sollte so kurz wie möglich erfolgen.
Basis der konservativen Therapie sind
- Physiotherapie,
- Extensionsbehandlung,
- Wärme- oder Kälteanwendungen.

Antiphlogistika und evt. Benzodiazepine sollten nur zeitlich begrenzt für z. B. 2–3 Wochen eingesetzt werden, ggf. ergänzt durch Komedikation mit Antidepressiva.

Wurzelnahe oder subkutane Applikationen von **Lokalanästhetika** oder **epidurale Steroidinjektionen** sind kurzfristig wirksam.

Bis zu 75% der Patienten werden unter konservativer Therapie innerhalb von 3 Monaten beschwerdefrei (Carette u. Fehlings 2005).

Operative Therapie

Nur etwa 10–30% der Patenten werden im Verlauf operiert. Eine **Operationsindikation** besteht bei
- erheblichen Paresen (KG <3/5),
- Myelopathiezeichen oder
- therapieresistenten starken Schmerzen über mindestens 6 Wochen mit erklärendem Bildbefund.

Milde Myelopathien zeigen unter **konservativer Therapie** allerdings keine schlechteren Ergebnisse. Die Operation beschleunigt die Remission von Schwäche und Schmerzen, ohne Unterschiede gegenüber konservativ behandelten Patienten nach einem Jahr (Fouyas et al. 2006).

Der **operative Zugang** erfolgt üblicherweise von ventral mit interkorporeller Spondylodese. Weniger häufig kommt ein ventrolateraler Zugang oder eine dorsale Foraminotomie bei weit lateraler Stenose oder intraforaminalem BSV in Betracht.

> ❗ Kraftvolle **chiropraktische Manöver an der HWS** müssen wegen der Dissektionsgefahr der A. vertebralis unterbleiben!

Thoracic outlet-Syndrom
Konservative Therapie

Beim **Thoracic outlet-Syndrom** werden vorgeschlagen,
- Unterstützung des Nackens mit Nackenrolle,
- physiotherapeutische Behandlung zur Dehnung, Lockerung und Kräftigung der Schultergürtelmuskulatur und Haltungsverbesserung der HWS (z. B. nach den Vorschlägen von McKenzie),
- gewichtsreduzierende Maßnahmen,
- Infiltrationen und
- Wärmeanwendung (Novak u. Mackinnon 2002; Vanti et al. 2007).

Entsprechende Übungsprogramme wurden bereits in den 50er Jahren entwickelt (Dawson et al. 1990), doch evidenzbasiert sind die konservativen Therapieverfahren nicht.

Operative Therapie

In therapieresistenten Fällen kommen meist **supraklavikuläre operative Verfahren** (Skalenotomie, Skalenektomie) zum Einsatz, z.T. mit Resektion der ersten Rippe, ohne dass ein Vorteil eines der Verfahren belegt wurde.

Postoperative Behandlung:
- Bewegungsübungen sollten am ersten **postoperativen Tag** beginnen,
- Kräftigungsübungen nach **4–6 Wochen**.
- Eine Rückbildung lange bestehender Paresen oder Atrophien kann meist nicht erwartet werden. Kein Test kann den Operationserfolg befriedigend vorhersagen.

Therapie erreger- und immunvermittelter Nervenläsionen
Herpes zoster

Eine **virustatische Therapie** innerhalb von 72 Stunden nach Auftreten der Effloreszenzen sollte begonnen werden bei Patienten
- über 50 Jahre,
- mit schwerer Dermatitis,
- mit Immundefizienz und
- mit schwerem bzw. kompliziertem Zoster.

Medikation
Bei **immunkompetenten Patienten** wird mit Valaciclovir 3×1000 mg oder Famciclovir 3×250–500 mg oral für 7 Tage behandelt.

Bei schwerem, **kompliziertem Herpes zoster** ist intravenöses Aciclovir weiterhin Therapie der Wahl.

Der **akute Zosterschmerz** kann mit Analgetika wie Paracetamol oder Metamizol behandelt werden, bei **Therapieresistenz** kommen im Akutstadium Gabapentin, Pregabalin, Sympathikusblockade oder topisches Aspirin in Betracht.

Eine **Lebendimpfung** reduziert bei Älteren die Inzidenz eines Herpes zoster um die Hälfte.

Rezidive nach Herpes zoster treten bei 5–15% auf.

Lyme-Borreliose
Die Therapie der Lyme-Borreliose erfolgt mit **Ceftriaxon** 1×2 g (oder Penicillin G 4×5 Mega) über 14 Tage.

Eine Behandlung mit **Doxycyclin** scheint ähnlich wirksam zu sein.

Neuralgische Amyotrophie
Im Allgemeinen wird eine vollständige Symptomrückbildung innerhalb von 2 Jahren berichtet. **Negative prognostische Faktoren** sind:
- komplette Denervierung der Muskeln,
- Beteiligung des unteren oder des kontralateralen Armplexus oder
- starke und lange anhaltende Schmerzen.

Therapie
Konventionelle **Analgetika** sind oft wenig wirksam.

Auf empirischer Grundlage werden **Steroide**, z. B. Prednisolon, beginnend mit 1 mg/kg/d mit Reduktion über 2–4 Wochen empfohlen.

Frühzeitige **Physiotherapie** ist wichtig, auch um eine Gelenkeinsteifung zu verhindern.

Multifokale motorische Neuropathie (MMN)
Medikation
Kortikosteroide besitzen keine, eine **Plasmapherese** kaum Wirksamkeit.

Die Therapie basiert auf zyklischen Gaben **intravenöser Immunglobuline** mit Ansprechraten um 80%.

Bei Vorliegen von Kontraindikationen gegen IVIg-Gabe, bei Nichtansprechen oder in Kombination mit IVIg wurde intravöses und/oder orales **Cyclophosphamid** eingesetzt (Ansprechraten um 50%).

In dritter Linie kommen Interferon-β1a, Mycophenolatmofetil, Azathioprin, Ciclosporin A oder Rituximab in Betracht (Nobile-Orazio et al. 2005; Eberhardt u. Koeppen 2007).

Nach vorliegenden retrospektiven Serien sprechen Neuropathien mit dem Phänotyp des **Lewis-Sumner-Syndroms** zu zwei Dritteln auf **Steroide** und **IVIg-Pulse** an, während die MMN nicht steroid-sensibel ist. Plasmapherese und Cyclophosphamid scheinen wenig Erfolg zu versprechen. Ein moderates körperliches Trainingsprogramm kann die Lebensqualität verbessern (Eberhardt u. Koeppen 2007).

Vaskulitische Neuropathien
Kontrollierte Therapiestudien liegen kaum vor.

Medikation
Als Induktionstherapie wird bei **systemischen Vaskulitiden** die Kombination von Kortikosteroiden und oralem oder intravenösem Cyclophosphamid empfohlen. Die weiteren Therapiemodalitäten sind der einschlägigen Literatur zu entnehmen.

Für die **isolierte vaskulitische Neuropathie** wird eine initiale orale Steroidtherapie empfohlen, mit der eine Remissionsrate von rund 60% erzielt werden kann. In **schwereren Fällen** kann mit einer intravenösen Methylprednisolon-Pulstherapie begonnen werden. Die Reduktion der Steroiddosis sollte über 6–18 Monate durchgeführt werden.

Als **Erhaltungstherapie** ist die Kombination von Prednison und Azathioprin etabliert; daneben kommt wie bei systemischen Vaskulitiden Methotrexat in Betracht. In schweren Fällen oder bei Steroidresistenz kann auch bei nicht systemischer Vaskulitis Cyclophosphamid oral oder i.v. (ggf. in Kombination mit Steroiden) eingesetzt werden (Collins u. Periquet 2004).

Unter **Cyclophosphamid** scheinen Remissionen häufiger und Rezidive seltener zu sein als unter Steroid-Monotherapie (Collins u. Periquet 2004; Said u. Lacroix 2005).

Lepröse Neuropathie
Medikation
Die Therapie erfolgt nach dem **WHO-Schema** (www.who.int/lep), bei
- **paucibazillärer** Lepra mit Rifampicin + Dapson,
- **multibazillärer** Lepra mit Rifampicin + Clofazimin (z.Zt. nicht auf dem deutschen Markt) + Dapson.

Typ-I/II-Reaktionen werden u.a. hochdosiert mit **Steroiden** behandelt.

Chirurgische Maßnahmen können zur Dekompression hypertropher Nerven oder als plastisch-rekonstruktive Maßnahme notwendig werden.

Komplexes regionales Schmerzsyndrom
Medikation
Die **Behandlung** kann erfolgen mit
- NSAR,
- Metamizol,
- Opioiden,
- Calcitonin (z. B. als Nasenspray),
- Sympathikusblockade oder
- ganglionärer lokaler Opioidapplikation.

Ein oraler Kortisonstoß kann in der **Akutphase** versucht werden.

Diese Maßnahmen werden **unterstützt** durch
- Ruhigstellung,
- Hochlagerung,
- thermoplastische Schienung,
- Physiotherapie bzw. Ergotherapie nach Abklingen des Spontanschmerzes bis zur Schmerzschwelle und
- Lymphdrainage.

Längerfristig können Antidepressiva (Amitriptylin, Desipramin), Carbamazepin oder Gabapentin zur **Schmerzbehandlung** ergänzt werden. Auch für Bisphosphonate liegen positive Berichte vor (detaillierte Darstellung der therapeutischen Optionen, ▶ Kap. 8.11).

Literatur

Assmus H, Antoniadis G, Bischoff C et al. (2009) Aktueller Stand der Diagnostik und Therapie des Kubitaltunnelsyndroms. Handchir Mikrochir Plast Chir 41: 2-12

Atroshi I, Gummesson C (2009) Non-surgical treatment in carpal tunnel syndrome. Lancet Neurol 374: 1042-3

Aulisa L, Tamburrelli F, Padua R et al. (1998) Carpal tunnel syndrome: Indication for surgical treatment based on electrophysiologic study. J Hand Surg 23A: 687-691

Carette S, Fehlings MG (2005) Cervical radiculopathy. N Engl J Med 353: 392-9

Collins MP, Periquet MI (2004) Non-systemic vasculitic neuropathy. Curr Opin Neurol 17: 587-598

Concannon MJ, Gainor B, Petroski GF, Puckett CL (1997) The predictive value of electrodiagnostic studies in carpal tunnel syndrome. Plast Reconstr Surg 100: 1452-1458

Dawson DM, Hallett M, Millender LH (1990) Entrapment neuropathies. Little Brown, Boston Toronto

Degnan GD (1997) Postoperative management following carpal tunnel release surgery: principles of rehabilitation. Neurosurg Focus 3: e8

Diao E, Vannuyen T (2000) Techniques for primary nerve repair. Hand Clin 16: 53-66

Dvali L, Mackinnon S (2003) Nerve repair, grafting, and nerve transfers. Clin Plastic Surg 30: 203-21

Eberhardt O, Koeppen S (2007) Erregerassoziierte und andere immunvermittelte Neuropathien. In: Brandt T, Dichgans J, Diener HC (Hrsg) Therapie und Verlauf neurologischer Erkrankungen. Kohlhammer, Stuttgart; S 1229-1262

Fouyas IP, Statham PF, Sandercock PA, Lynch C (2006) Surgery for cervical radiculomyelopathy. Cochrane Database Syst Rev 2: CD001466

Germann G, Harth A, Wind G, Demir E (2003) Standardisierung und Validierung der Deutschen Version 2.0 des Disabilities of Arm, Shoulder, Hand (DASH)-Fragebogens zur Outcome-Messung an der oberen Extremität. Unfallchirurg 106: 13-19

Green DP (1984) Diagnostic and therapeutic value of carpal tunnel injection. J Hand Surg Am 9: 850-4

Huisstede B, Miedema HS, van Opstal T et al. (2008) Interventions for treating the radial tunnel syndrome: a systematic review of observational studies. J Hand Surg Am 33: 72-8

Jarvik JG, Comstock BA, Kliot M et al. (2009) Surgery versus non-surgical therapy for carpal tunnel syndrome: a randomised parallel-group trial. Lancet 374: 1074-81

Keith MW, Masear V, Amadio PC et al. (2009) Treatment of carpal tunnel syndrome. J Am Acad Orthop Surg 17: 397-405

Korthals-de Vos IBC, Gerritsen AAM, van Tulder MW et al. (2006) Surgery is more cost-effective than splinting for carpal tunnel syndrome in the Netherlands: results of an economic evaluation alongside a randomided controlled trial. BMC Musculoskeletal Disord 7: 86

Kretschmer T, Antoniadis G, Braun V, Rath SA, Richter HP (2001) Evaluation of iatrogenic lesions in 722 surgically treated cases of peripheral nerve trauma. J Neurosurg 94: 905-12

Levis CM (2002) Distal ulnar nerve compression. In: Allieu Y, Mackinnon SE (eds) Nerve compression syndromes of the upper limb. Martin Dunitz, London. pp 87-96

Lundborg G, Rosen B (2007) Hand function after nerve repair. Acta Physiol 189: 207-17

Macadam SA, Gadhi R, Bezuhly M, Lefaivre KA (2008) Simple decompression versus anterior subcutaneous and submuscular transposition of the ulnar nerve for cubital tunnel syndrome: a meta-analysis. J Hand Surg 33: 1314.e1-12

Makwana M, Raivich G (2005) Molecular mechanisms in successful nerve regeneration. FEBS J 272: 2628-38

Marshall SC, Tardif G, Ashworth NL (2007) Local corticosteroid injection for carpal tunnel syndrome. Cochrane Database of Systematic Reviews, Issue 2. Art. No. CD001554

Millesi H (1997) Plexusverletzungen bei Erwachsenen. Orthopäde 26: 590-8

Mumenthaler M, Stöhr M, Müller-Vahl H (2003) Läsionen peripherer Nerven und radikuläre Syndrome. Thieme, Stuttgart New York

Nath RK (2002) Median nerve compression in the forearm. In: Allieu Y, Mackinnon SE (eds) Nerve compression syndromes of the upper limb. Martin Dunitz, London. pp 75-85

Nikkhah G, Carvalho GA, Samii M (1997) Nerventransplantation und Neurolyse des Plexus brachialis nach posttraumatischen Läsionen. Orthopäde 26: 612-20

Nobile-Orazio E (2005) Treatment of dysimmune neuropathies. J Neurol 252: 385-395

Novak CB, Mackinnon SE (2002) Thoracic outlet syndrome. In: Allieu Y, Mackinnon SE (eds) Nerve compression syndromes of the upper limb. Martin Dunitz, London. pp 61-74

O'Connor D, Marshall SC, Massy-Westropp (2008) Non-surgical treatment (other than steroid injection) for carpal tunnel syndrome. Cochrane Database of Systematic Reviews, Issue 4. Art. No. CD003219

Öhlbauer M, Sauerbier M, Heitmann C, Germann G (2006) Motorische und sensible Ersatzoperationen an der oberen Extremität. Nervenarzt 77: 922-930

Penkert G (1999) Chirurgie der Nervenverletzungen Teil I/II. Chirurg 70: 959-67, 1065-1074

Piza-Katzer H, Balogh B, Herczeg E, Vass A (1995) Iatrogene Nervenläsionen und ihre mikrochirurgische Behandlung. Chirurg 66: 1146-53

Premoselli S, Sioli P, Grossi A, Cerri C (2006) Neutral wrist splinting in carpal tunnel syndrome: a 3- and 6-months clinical and neurophysiologic follow-up evaluation of night-only splint therapy. Eura Medicophys 42: 121-126

Raimbeau G (2002) Radial nerve compression at the elbow. In: Allieu Y, Mackinnon SE (eds) Nerve compression syndromes of the upper limb. Martin Dunitz, London. pp 149-160

Romain M, Brunon A, Rouzaud JC et al. (2002) The role of the physical therapist. In: Allieu Y, Mackinnon SE (eds) Nerve compression syndromes of the upper limb. Martin Dunitz, London. pp 195-200

Ruijs AC, Jaquet JB, Kalmijn S et al. (2005) Median and ulnar nerve injuries: a meta-analysis of predictors of motor and sensory recovery after modern microsurgical nerve repair. Plast Reconstr Surg 116: 484-494

Said G, Lacroix C (2005) Primary and secondary vasculitic neuropathy. J Neurol 252: 633–641

Scholten RJPM, van der Molen AM, Uitdehaag BMJ, Bouter LM, de Ver HCW (2007) Surgical treatment options for carpal tunnel syndrome. Cochrane Database of Systematic Reviews, Issue 4. Art. No. CD003905

Stang F, Stütz N, van Schoonhoven J, Prommersberger KJ (2008) Ergebnisse von Karpaltunnel-Revisionseingriffen. Handchir Mikrochir Plast Chir 40: 289-293

Trumble TE, McCallister WV (2000) Repair of peripheral nerve defects in the upper extremity. Hand Clin 16: 37-52

Vanti C, Natalini L, Romeo A et al. (2007) Conservative treatment of thoracic outlet syndrome. Eura Medicophys 43: 55-70

Verdugo RJ, Salinas RA, Castillo JL, Cea JG (2008) Surgical versus nonsurgical treatment for carpal tunnel syndrome. Cochrane Database of Systematic Reviews, Issue 4. Art. No. CD001552

Watchmaker G (2002) Ulnar nerve compression. In: Allieu Y, Mackinnon SE (eds(Nerve compression syndromes of the upper limb. Martin Dunitz, London. pp 97-115

Weiss ND, Gordon L, Blooms T et al. (1995) Position of the wrist associated with the lowest carpal-tunnel pressure: implications for splint design. J Bone Jont Surg 77A: 1695-9

Werner RA, Franzblau A, Gell N (2005) Randomized controlled trial of nocturnal splinting for active workers with symptoms of carpal tunnel syndrome. Arch Phys Med Rehabil 86: 1-7

Zlowodzki M, Chan S, Bhandari M et al. (2007) Anterior transposition compared with simple decompression for treatment of cubital tunnel syndrome. A meta-analysis of randomized, controlled trials. J Bone Joint Surg Am 89: 2591-8

8.3.2 Muskuläre und neuromuskuläre Erkrankungen

J.M. Burgunder

Eine **Myopathie** oder eine **Störung der neuromuskulären Überleitung** wird selten nur die Hand befallen; es ist demnach wichtig, die Behandlungsstrategie der Handstörungen im gesamten Rahmen zu planen. Es ist z. B. zu bedenken, dass eine **gestörte Rumpfkontrolle** das zielgerechte Einsetzen der Hand erschweren kann und die Möglichkeiten der Rehabilitation einschränken wird. Auch eine **instabile Schulter**, z. B. bei einer fazioskapulohumeralen Muskeldystrophie, wird die Handfunktion stören. Zur Verbesserung wird eine operatve Fixation des Schulterblatts am Brustkorb empfohlen (Demirhan et al. 2009), wobei die Evidenz bei Variabilität der Operationstechniken spärlich ist und randomisierte Studien fehlen (Orrell et al. 2010). Studien fehlen für viele der empfohlenen unterstützenden Maßnahmen; daher ist es besonders wichtig, im Verlauf die angewandten therapeutischen Modalitäten zu überprüfen und ihre Wirkung, wenn möglich, auch zu messen. Sehr gut eignen sich Messungen des Bewegungsumfangs, der Kraft (Manometer) und vor allem der Handfunktion (▶ Kap. 3.1 und 3.2).

Myopathien: Therapeutische Möglichkeiten
- **Krafttraining**

Übungen zur Kräftigung der Muskulatur werden schon seit Langem für Patienten mit Myopathien diskutiert; es wurde befürchtet, dass diese zu einer Verschlimmerung führen könnten. Leider ist die **Evidenz**, um zu entscheiden, ob solche Übungen empfohlen werden sollten, recht spärlich (Voet et al. 2010):

Ein **Krafttraining mit aeroben Übungen** (▶ Kap. 7.6) wird als sicher und hilfreich befunden, um die Ausdauer zu steigern (Cejudo et al. 2005).

Mittelgradiges Krafttraining stellt keine Gefahr für eine Verschlimmerung bei myotoner Dystrophie (Lindemann et al. 1995) oder bei fazioskapulohumeraler Muskeldystrophie (van der Kooi et al. 2004) dar; es ist aber nicht erwiesen, ob dieses längerfristig nützlich ist.

- **Ergo- und Physiotherapie**

Auch für Ergo- und Physiotherapie (▶ Kap. 7.1, 7.2) sind die Daten in Bezug auf den Nutzen bei Patienten mit vorwiegendem **Befall der Hände** bei Myopathie spärlich. Die Behandlung sollte für jeden Patienten individuell gestaltet werden.

Wichtig sind **Maßnahmen** zur Erhaltung der Mobilität des Handgelenks und der Finger sowie zur Prophylaxe und Behandlung von Sehnenkontrakturen, die besonders bei distalen Myopathien auftreten können.

Bei einem **Befall auch der unteren Extremitäten** muss eine optimale Anpassung der Handgriffe bei den Gehstützen erfolgen, damit die Handmuskeln und deren Innervation nicht noch zusätzlich traumatisiert werden.

Analgetische Therapien können auch recht hilfreich sein.

Die Ergotherapie kann zusätzliche **soziale** und **emotionale Unterstützung** bieten, was wichtig ist, um die Isolation, die mit dem Verlust der Arbeitsfähigkeit einhergeht, zu lindern.

- **Medikamentöse Therapie**

Bei den **strukturellen Myopathien** wie den distalen Myopathien oder den verschiedenen Muskeldystrophien, bei welchen auch ein Befall der Hand- und ventralen Armmuskulatur vorhanden sein kann, bestehen **keine** sicher etablierten pharmakotherapeutischen Behandlungen.

Bei der **Duchenne-Muskeldystrophie** werden **Kortikosteroide** eingesetzt (Bushby et al. 2010); in Analogie könnten diese Präparate kontrolliert auch bei anderen schweren Dystrophieformen eingesetzt werden.

Eine **Substitutionstherapie** mit Kreatin, Koenzym Q, Karnitin, Aminosäuren, Grüntee-Extrakt wird manchmal erwogen; es muss jedoch betont werden, dass es keine Daten gibt, die deren Wirkung belegen.

Kanalkrankheiten: Medikamentöse Behandlung
- **Myotonie, Paramyotonie, Periodische Lähmung**

Bei der Myotonie wird typischerweise zuerst **Acetazolamid** verabreicht (Anfangsdosis 2×125 mg, bei Verträglichkeit bis 3×250 mg), da gewisse Patienten gut auf das Präparat ansprechen, was jedoch weder aus der klinischen Präsentation noch anhand der molekularen Diagnose präzise vorausgesagt werden kann.

Leichte **Nebenwirkungen** wie Nausea, Appetitmangel und Parästhesien können vorübergehend auftreten; auf schwerere Nebenwirkungen wie **Nierensteine** muss besonders hingewiesen werden.

Auch wenn **Mexiletin** (Beginn mit 2×150 mg, bei Bedarf und Verträglichkeit bis 3×300 mg steigern) in qualitativ hochwertigen doppelblinden Studien nicht evaluiert ist, ist es wahrscheinlich das beste Medikament gegen Myotonie.

Die **Nebenwirkungen** sind dosisabhängig und umfassen Schwindel, gastrointestinale Dysfunktion, Tremor und Ataxie.

Im Weiteren kommen auch **Procainamid** (125–1000 mg) und **Antiepileptika** wie Carbamazepin (200 mg bis 2×400 mg) infrage.

> **Medikamente**, welche die Myotonie verstärken können oder sonstige Komplikationen mit sich bringen, sind zu vermeiden. Dazu gehören
> — depolarisierende Medikamente bei Narkose (Gefahr der Rhabdomyolyse),
> — Adrenalin,
> — β-adrenerge Medikamente (Verstärkung der Myotonie) und
> — β-Blocker (es wurde über eine Verschlimmerung der Myotonie bei einzelnen Patienten berichtet).

Spezielle Erkrankungen: Therapeutische Möglichkeiten

- **Myasthenia gravis**

Die Behandlung der Myasthenia gravis umfasst im Wesentlichen zwei Aspekte: Neben der **rein symptomatischen Therapie** besteht die Möglichkeit einer **immunmodulierenden Therapie**, die auf Unterbrechung der Wirkung von Autoantikörpern an den neuromuskulären Synapsen zielt (Toyka et al. 2008). Durch die Hemmung der Cholinesterase steigt die Konzentration von Azetylcholin an der neuromuskulären Synapse, was zu einer erwiesenen Verbesserung der Symptomatik führt.

In der **symptomatischen Therapie** kommen Pyridostigmin (1–3 Dragées à 60 mg, 2- bis 4-mal täglich) sowie Neostigmin als Injektionslösung zur Anwendung.

In der ersten Zeit nach der Diagnose profitieren vor allem Patienten zwischen 15 und 50 Jahren von einer **Thymektomie**, eine solche ist prinzipiell bei Thymomen indiziert.

Bei der **immunmodulatorischen Therapie** kommen zuerst Kortikosteroide und Azathioprin infrage, bei ungenügender Wirkung weniger gut etablierte Medikamente wie Ciclosporin oder Mycophenolatmofetil (Spillane et al. 2010).

In einer drohenden Situation mit **myasthener Krise** kann die Antikörperlast durch Plasmapherese oder IV-Gabe von Immunoglobulinen rasch vermindert werden und eine schnelle Besserung ermöglichen.

Die Therapie bei Myasthenia gravis ist von langer Dauer. Die meisten Patienten brauchen **lebenslang** eine medikamentöse Behandlung; allerdings gibt es auch günstige Verläufe mit langen Remissionen, die nach Ausschleichen der Therapie persistieren.

- **Myositiden**

Bei vielen Patienten mit Polymyositis und Dermatomyositis kann die Krankheit mit **Immunsuppression** gut kontrolliert werden, was für die Inklusionskörper Myosotis nicht der Fall ist (Amato u. Barohn 2009). Typischerweise kann mit **Prednison** in einer Dosierung von 0,75–1,5 mg pro kg Körpergewicht begonnen werden, nach etwa 4 Wochen kann von einer täglichen Einnahme auf alternierende Tage umgestellt werden. **Klinisch** werden die Kraftmessung und die Kreatinkinase als Parameter für das Ansprechen verwendet.

Bei Patienten, die eine **längere Behandlung** brauchen oder ungenügend auf Steroide ansprechen, können Azathioprin, Methotrexat oder andere Immunsuppresiva zur Anwendung kommen.

Bei **schweren Fällen** kommen intravenöse Immunglobuline zur Anwendung (Amato u. Barohn 2009).

- **Therapie bei Komorbidität**

Es ist wichtig zu beachten, dass bei verschiedenen Myopathien auch ein **Befall anderer Organe** vorhanden sein kann, welcher zur Indikation einer spezifischen Therapie führen kann.

Etwa 20% der Patienten mit einer **myofibrillären Myopathie** leiden auch unter einer Kardiomyopathie mit Reizleitungsstörungen, die zur Indikation der Implantation eines Herzschrittmachers führen können.

Patienten mit **Myopathie** können auch einen Befall der Atemmuskulatur zeigen, was die Diskussion von unterstützenden Maßnahmen wie Heimventilation erzwingen kann.

Typisch für einen klaren Befall von multiplen Organen ist die **myotone Dystrophie**. Bei diesen Patienten ist eine regelmäßige kardiale und endokrine Überwachung nötig; bei Nachweis einer abnormen Veränderung muss diese behandelt werden, z. B. ein Diabetes mellitus.

Literatur

Amato AA, Barohn RJ (2009) Evaluation and treatment of inflammatory myopathies. J Neurol Neurosurg Psychiatry 80: 1060-1068

Bushby K, Finkel R, Birnkrant DJ et al. (2010) Diagnosis and management of Duchenne muscular dystrophy, part 1: diagnosis, and pharmacological and psychosocial management. Lancet Neurol 9: 77-93

Cejudo P, Bautista J, Montemayor T et al. (2005) Exercise training in mitochondrial myopathy: a randomized controlled trial. Muscle Nerve 32: 342-350

Demirhan M, Uysal O, Atalar AC, Kilicoglu O, Serdaroglu P (2009) Scapulothoracic arthrodesis in faciocapulohumeral dystrophy with multifilament cable. Clin Orthop Relat Res 467: 2090-2097

van der Kooi EL, Vogels OJ, van Asseldonk RJ et al. (2004) Strength training and albuterol in faciocapulohumeral muscular dystrophy. Neurology 63: 702-708

Lindeman E, Leffers P, Spaans F et al. (1995) Strength training in patients with myotonic dystrophy and hereditary motor and sensory neuropathy: a randomized clinical trial. Arch Phys Med Rehabil 76: 612-620

Orrell RW, Copeland S, Rose MR (2010) Scapular fixation in muscular dystrophy. Cochrane Database Syst Rev, CD003278

Spillane J, Beeson DJ, Kullmann DM (2010) Myasthenia and related disorders of the neuromuscular junction. J Neurol Neurosurg Psychiatry 81: 850-857

Toyka KV, Gold R, Hohlfeld R et al. (2008) Myasthenia gravis. Leitlinien für Diagnostik und Therapie in der Neurologie. Thieme, Stuttgart

Voet NB, van der Kooi EL, Riphagen II, Lindeman E, van Engelen BG, Geurts A (2010) Strength training and aerobic exercise training for muscle disease. Cochrane Database Syst Rev, CD003907

8.4 Die dystone Hand: Störungsspezifische Therapie der Handfunktionen

E. Altenmüller

Die **Therapie der Handdystonien** ist schwierig und sollte spezialisierten Neurologen und Therapeuten vorbehalten bleiben. Für jeden Patienten muss ein individueller Therapieplan ausgearbeitet werden, der sich nach der Ausprägung und dem Schweregrad der Erkrankung, der beruflichen Tätigkeit, der Lebenssituation und nach den Erwartungen des Patienten richtet.
Ziel der Therapie ist es, die unkontrollierten, oft stark verkrampften und vergröberten Handbewegungen zu lockern und die feinmotorische Kontrolle wiederherzustellen. Hilfreich sind
— medikamentöse Maßnahmen,
— Retraining und
— ergonomische Hilfen.

Die lokale Injektionstherapie mit **Botulinumtoxin** hat sich bei der Therapie des Schreibkrampfs und der Musikerdystonie bewährt. Wichtig ist es, zwischen dystonen Bewegungsabläufen und kompensierenden antagonistischen Bewegungen zu unterscheiden. Die Injektion sollte unter elektromyographischer oder sonographischer Kontrolle nur in die dystonen Muskelgruppen erfolgen. **Anticholinergika** sind hilfreich, können aber aufgrund ihrer Nebenwirkungen oft nur begrenzt eingesetzt werden. **Retrainingsverfahren** sind vielversprechend und ermöglichen vor allem bei langfristig angelegten Interventionen häufig eine gute Rehabilitation. Sie erfordern allerdings eine engagierte Mitarbeit des Patienten. **Ergonomische Maßnahmen**, wie speziell angefertigte Schreibgeräte oder Veränderungen der Klappenanordnung bei Holzblasinstrumenten sind oft sehr nützliche einfache Maßnahmen.
Trotz aller therapeutischen Möglichkeiten ist die Handdystonie in der Regel eine chronische Erkrankung. Die Patienten müssen daher auch in ihrer **Berufsplanung** beraten werden.

8.4.1 Therapeutische Prinzipien

Die Therapie der Handdystonien ist schwierig und muss grundsätzlich den **individuellen Bedürfnissen** und Erwartungen des Patienten angepasst werden.

> Grundsätzliches **Ziel der Therapie** ist es,
> — die stark fixierten, vergröberten und unkontrollierten dystonen Bewegungsmuster der Hand zu lockern und
> — durch nicht dystone, kontrollierte feinmotorische Bewegungen zu ersetzen.

■ **Therapieansätze**

Als Möglichkeiten stehen pharmakologische Therapien mit Botulinumtoxin oder Trihexyphenidyl und Retrainingsverfahren zur Verfügung. Alternativ können symptomatische Therapien zur Anwendung kommen. In Einzelfällen erbringen ergonomische Maßnahmen eine deutliche Verbesserung.

■ **Therapieeffekte**

Um die Therapieeffekte **objektiv** zu überprüfen, sollten die relevanten Bewegungsabläufe und die Zielparameter der therapeutischen Intervention, z. B. das Schreibtempo, präzise erfasst werden:
- Bei **Schreibkrampfpatienten** können diese kinematischen Parameter und der Andruck des Stifts am Schreibbrett (▶ Kap. 3.4) quantifiziert werden.
- Bei **anderen Handdystonien** sind Videodokumentation, bzw. Erfassung der Bewegungsabläufe mit Bewegungsanalyse empfehlenswert.
- Für betroffene **klassische Pianisten** existiert darüber hinaus eine Software, die die Präzision des Tonleiterspiels über eine MIDI-Schnittstelle einfach erfasst (Jabusch et al. 2004).

■ **Therapieplanung**

Da eine kausale Therapie der fokalen Handdystonie in den meisten Fällen nicht möglich ist und die Erkrankung chronisch ist, sollten bei der Therapieplanung die **langfristigen Auswirkungen** einer Handdystonie bedacht werden. Insbesondere jüngere Betroffene müssen daher auch hinsichtlich ihrer **Berufswahl** beraten werden. Darüber hinaus muss der mit einer bestimmten Therapie verbundene Aufwand bedacht werden:
- Retrainingsverfahren sind z. B. langfristig über Monate bis Jahre angelegt,
- Injektionen mit Botulinumtoxin wirken zwar kurzfristig, müssen aber alle 2–4 Monate wiederholt werden.

Ein 22-jähriger Musikstudent mit einer Musikerdystonie wird dementsprechend eine andere Therapie benötigen als ein 63-jähriger Lehrer mit Schreibkrampf.

8.4.2 Pharmakologische Therapie: Botulinumtoxin und Anticholinergika

■ **Botulinumtoxin A**

Die guten Erfahrungen mit lokalen Injektionen von Botulinumtoxin A haben diesen Behandlungsweg bei den Handdystonien in den letzten Jahren zunehmend in den Vordergrund gestellt. Der grundsätzliche Wirkmechanismus des Botulinumtoxin ist in ▶ Kap. 7.14 erläutert. Am weitesten verbreitet ist der Einsatz von **Botulinumtoxin A** (BTX-A; Dysport®, Botox®, Xeomin®).

> ❗ Zu beachten ist beim **Wechsel** der drei in Deutschland verfügbaren BTX-A-Präparate – Botox®, Xeomin® und Dysport®, dass die **biologische Wirksamkeit** von

Botox® und Xeomin®, gemessen in Mouse-Units (MU) etwa 3½-mal höher ist als die von Dysport®. Somit entsprechen 100 MU Botox® und Xeomin® ca. 350 MU Dysport®.

> **Praxistipp**
>
> Gelegentlich wird aus traditionellen Gründen bei der Wahl des Präparats **Dysport**® auch das **Gewicht des Toxinhämagglutininkomplexes** angegeben:
> – 500 MU Dysport® entsprechen 12,5 ng,
> – 40 Einheiten Dysport® entsprechen 1 ng des Toxinhämagglutininkomplexes.

Dosierung

Um die Bildung von **Antikörpern** zu vermeiden, sollten möglichst **geringe Dosen** gewählt werden. Der Abstand zwischen zwei Injektionen sollte **8 Wochen** nicht unterschreiten, wobei das komplexproteinfreie Präparat **Xeomin**, wohl nahezu keine Antikörperbildung auslöst und auch für kürzere Injektionsintervalle geeignet ist.

Da bei der Behandlung der Handdystonien i.d.R. sehr niedrige Dosen gewählt werden, ist die Entwicklung von Antikörpern in diesem Anwendungsgebiet jedoch generell eine Seltenheit. Bei über 300 Patienten mit Handdystonien in 16 Jahren wurden nur zwei Fälle mit Antikörperbildung beobachtet.

Botulinumtoxin B

Im Jahr 2001 wurde **Botulinumtoxin B** (NeuroBloc®) zugelassen. Es wird in der Wirksamkeit dem BTX-A gleichgesetzt, wenngleich Hinweise existieren, dass BTX-B in vivo weniger stark und lange anhaltend wirkt und mehr Nebenwirkungen auf das autonome Nervensystem hat (Sloop et al. 1997). Es ist daher als Medikament der **zweiten Wahl** bei Versagen der Therapie mit BTX-A zu betrachten.

Dosierung/Injektionstechnik

Da i.d.R. die am dystonen Bewegungsprogramm beteiligte Muskulatur auch für andere, nicht betroffene feinmotorische Aufgaben benötigt wird, ist das **therapeutische Fenster** zwischen Unterdosierung mit mangelnder Wirksamkeit und Überdosierung mit übermäßiger Parese und Störung intakter Bewegungsabläufe sehr eng. Außerdem ist die Abgrenzung der betroffenen Muskeln bzw. Faszikel auch bei **EMG-geführter Injektion** nicht immer einfach:
– Im **M. flexor digitorum superficialis** befinden sich die Faszikel zum Zeige- und Kleinfinger tiefer und distaler als die zum Mittel- und Ringfinger.
– Im **M. flexor digitorum profundus** befinden sich die Faszikel zum Zeige- und Mittelfinger proximal zu denen des Ring- und Kleinfingers.

Schwäche in nicht injizierten Muskeln oder Faszikeln kann jedoch auch bei exakter Nadelplatzierung auftreten. In Tierversuchen konnte gezeigt werden, dass BTX-A bis zu 4,5 cm vom Injektionsort diffundiert, und dabei auch Fasziengrenzen überwindet (Ross et al. 1997). Da das Ausmaß der Diffusion **dosisabhängig** ist, ist es vorteilhaft, an mehreren Stellen kleine Dosen zu applizieren. Darüber hinaus ist die **sonographisch gestützte Injektion** sehr hilfreich, da die Entfernung zum Nachbarmuskel abgeschätzt werden kann. Bei Injektionen in die **intrinsischen Handmuskeln** sind störende Diffusionseffekte selten. Wegen der für diese Muskeln benötigten geringen Mengen (zwischen 3–12 Einheiten Dysport® oder 1–4 Einheiten Botox® oder Xeomin®) empfiehlt sich für die genaue Dosierung eine **stärkere Verdünnung**, z. B. 5 Einheiten auf 0,1 ml isotoner Kochsalzlösung.

> **Praxistipp**
>
> Hinsichtlich der **Dosierung** gilt allgemein, dass **Frauen** kleinere Mengen benötigen als Männer, und dass **Streckermuskeln** empfindlicher auf BTX reagieren als Beugermuskeln.

Individuelle Behandlungsstrategien

Die Behandlungsstrategie der Handdystonie muss individuell festgelegt werden.

Schreibkrampf

Beim Schreibkrampf muss **geklärt** werden,
– wie stark der Krampf den Berufsalltag beeinträchtigt, und
– ob nicht durch Schreibhilfen, ungewohnte Schreibhaltungen, Schreiben mit der anderen Hand eine Verbesserung erzielt werden kann.

Bei **Wechsel der Schreibhand** tritt in etwa 25% der Fälle auch an der Gegenhand ein Schreibkrampf auf. Gelegentlich kann das Schreiben durch **elektronische Spracheingabeprogramme** ersetzt werden.

Als **Injektionsorte** sind in mehr als 90% der Fälle geeignet:
– M. flexor digitorum superficialis,
– M. flexor digitorum profundus und
– M. flexor carpi ulnaris geeignet, M. flexor carpi radialis.

Bei sehr **starker Kokontraktion** ist es sinnvoll, auch die Handgelenk- und Fingerextensoren niedrig dosiert zu injizieren. Beim **pragmatischen Vorgehen** hat es sich bewährt, **beim Schreiben** die krampfenden Muskeln zu palpieren und dann zunächst niedrig dosiert die am stärksten angespannten Muskeln zu injizieren.

Zwischen 60% und 90% der Schreibkrampfpatienten berichten über eine **Besserung** nach mindestens einer Injektion. **Nebenwirkungen** in Form starker unerwünschter Schwäche treten nach 5% der Injektionen auf (Karp 2002).

Musikerkrampf

Bei Musikerkrämpfen, aber auch bei anderen nur einzelne Finger betreffenden Dystonien ist es wichtig, zwischen **primär-dystonen** und **sekundär-kompensierenden** Bewegungen zu unterscheiden. Dazu muss der **Bewegungsablauf** am Instrument oder Arbeitsgerät analysiert werden. Eine **videographische Aufnahme** mit Slow motion-Darstellung hat sich bewährt. Häufig können die

Patienten auch berichten, welcher Bewegungsablauf primär betroffen war.

Eine **fälschliche Injektion** in die kompensierenden Muskeln führt zu einer Verschlechterung der Symptomatik. Da weitaus der größte Anteil dieser Dystonien primär **Flexionsdystonien** sind, sind Injektionen in die Extensorenmuskulatur selten indiziert.

Die **elektromyographische Führung** der Injektion ist unseres Erachtens unumgänglich. Wir benutzen dafür kommerziell erhältliche Einmalnadeln (Botox-Injection Needle, Fa. Allergan, Irvine, Ca). Eine ½-stündige Durchführung des dystonen **Bewegungsablaufs** unmittelbar nach der Injektion führt zu einer stärkeren, möglicherweise auch spezifischeren Wirkung (Chen 1999).

Die **Ergebnisse** bei Musikerkrämpfen sind nicht ganz so gut: BTX-Injektionen bei 84 Musikern in unserer Ambulanz führten bei 64% zu einer Besserung (Schuele et al. 2004).

> **Praxistipp**
>
> Anzumerken ist, dass die Therapie von Handdystonien mit **Botulinumtoxin** immer noch eine **Off-Label-Indikation** ist. Der Arbeitskreis Botulinumtoxin e.V. in der Deutschen Gesellschaft für Neurologie hat als wissenschaftliches Fachgremium zu diesem Problem mehrfach Stellung genommen (2006) und sieht im Konsens mit der medizinischen Literatur die Voraussetzungen für die Anwendung von Botulinumtoxin für die Handdystonien als erfüllt.

▪ Anticholinergika

Von den übrigen infrage kommenden medikamentösen Therapien ist das anticholinerg wirkende **Trihexiphenidyl** (Parkopan®, Artane®) am effizientesten für die Handdystonie (Jankovic 2004). Aufgrund **zentralnervöser Nebenwirkungen**, wie

- Müdigkeit,
- Schwindel,
- Stimmungslabilität,
- Gedächtnisstörungen,
- Akkomodationsstörungen,
- Mundtrockenheit,
- Opstipation,
- Harnverhalt,
- Potenzschwierigkeiten,

kann Trihexiphenidyl häufig nicht ausreichend hoch dosiert werden. Wichtig ist in jedem Fall ein **einschleichender Behandlungsbeginn**: Wir beginnen mit 1 mg täglich zur Nacht und dosieren innerhalb von 3 Wochen bis zur Nebenwirkungsgrenze bei i.d.R. 6–12 mg auf.

8.4.3 Retrainingsverfahren

Zur Behandlung der Dystonien sind in den letzten Jahren verschiedene **Retrainingsverfahren** entwickelt worden. Vielversprechend sind dabei Methoden, die auf die Wiederherstellung einer intakten sensomotorischen Handrepräsentation abzielen.

▪ Sensorisches Diskriminationstraining

Nancy Byl etablierte auf der Basis der von ihr im Tiermodell und am Menschen nachgewiesenen sensorischen Defizite (Byl et al. 1996) ein systematisches sensorisches Diskriminationstraining.

> **Unter der Lupe**
>
> **Studie: Wirksamkeit des sensorischen Diskriminationstrainings**
>
> Die Patienten trainierten täglich 1–2 Stunden das Erkennen von Braille-Schrift, Prägedruck, Münzen etc. Darüber hinaus wurden feinmotorische Bewegungen mit der **nicht betroffenen Hand** vor einem Spiegel geübt, wobei der Eindruck entstand, als ob die betroffene Hand die Bewegung ausführte. Anschließend wurden die gleichen Bewegungen mit der **betroffenen Hand** ausgeführt. Alle 12 Patienten zeigten nach 6 bis 12 Monaten signifikante Verbesserungen der sensorischen Diskrimination und der motorischen Kontrolle der betroffenen Hand (Byl u. McKenzie 2000). Auch alleiniges tägliches 30- bis 60-minütiges **Training von Braille-Schrift** über 8 Wochen verbesserte die richtungssensitive Zwei-Punkte-Diskrimination und die Symptome der Handdystonie bei 10 Patienten (Zeuner et al. 2002). Drei Patienten setzten das Training über ein Jahr fort und verbesserten sich weiter (Zeuner und Hallett 2003).

▪ Sensory-Motor Retuning

Ein stärker auf das motorische Training ausgerichteter Ansatz wurde von Candia et al. (1999) für die Behandlung von Musikern als **Sensory-Motor Retuning** entwickelt.

Bei dieser **Trainingsform** werden die kompensierenden Finger durch Schienen immobilisiert und die primär dystonen Finger täglich 90–180 Minuten am Instrument jeweils in Kombination mit einem oder mehreren gesunden Fingern bewegt. Nach 8 Tagen überwachten Trainings werden die Patienten anschließend angehalten, über ein Jahr lang täglich eine Stunde mit den Schienen zu üben.

> **Unter der Lupe**
>
> **Studie: Wirksamkeit des Sensory-Motor Retuning**
> **Fünf Pianisten** und **zwei Gitarristen** zeigten eine signifikante Verbesserung der Dystonie; zwei Patienten berichteten über nahezu ungestörte Bewegungsabläufe. Diese Befunde blieben bei fortgesetzter Übung stabil. Mit bildgebenden Verfahren konnte eine Normalisierung der sensorischen Repräsentation nachgewiesen werden (Candia et al. 2003).
>
>

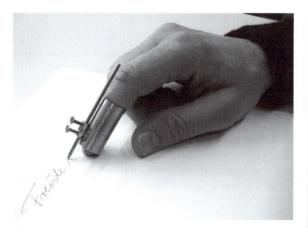

Abb. 8.8 Fingerstift, der bei manchen Schreibkrampfpatienten ein deutlich verbessertes Schreiben ermöglicht

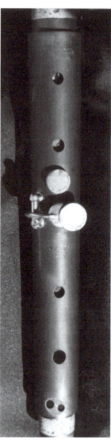

Abb. 8.9 Modifizierte Blockflöte. Durch Anbringen einer neuen Klappe kann der Beugetonus des normalerweise auf dem Tonloch liegenden linken Ringfingers ausgeglichen werden. Der Flötist konzertiert weiter ohne Beeinträchtigung

> Bei **drei Holzbläsern** erwies sich dieses Training als unwirksam. Möglicherweise wird die Reorganisation der rezeptiven Felder durch die tonische Haltearbeit behindert, die einzelne Finger bei diesen Instrumenten zu leisten haben.

Weitere Retrainingsverfahren

Weitere, vor allem auf die **Musikerdystonie** ausgerichtete Retrainingsverfahren werden von Chamagne (2001) in Paris und von Boullet (2003) für Pianisten in Berlin angeboten. Im Wesentlichen enthalten alle diese von Musikern und Physiotherapeuten empirisch **entwickelten Verfahren**

- sensorisches Diskriminationstraining,
- Vermeidung der kompensierenden Bewegungen und
- Korrektur der dystonen Bewegung durch Fokussierung auf propriozeptives, visuelles und auditives Feedback.

Zusammenfassung

Auch wenn die Erfolge der oben dargestellten Retrainingsverfahren ermutigend sind, bleibt die Therapie oft unbefriedigend. Dies gilt vor allem für die prozentual am stärksten betroffene Gruppe der **Berufsmusiker**. Eine Leistungsverbesserung auf 95% der ursprünglichen Spielfähigkeit bedeutet in aller Regel immer noch eine schwerwiegende Einbuße im äußerst kompetitiven öffentlichen Musikleben.

8.4.4 Ergonomische Veränderungen und neue therapeutische Ansätze

Ergonomische Veränderungen

Schon lange haben Schreibkrampfpatienten durch Veränderung der Schreibhaltung, z. B. Halten des Schreibgeräts zwischen Zeige- und Mittelfinger, Schreiben mit sehr dickem Stift oder durch Entwicklung von Schreibhilfen Linderung gesucht. Dabei sind z.T. sehr **originelle Lösungen** entstanden. Ein Beispiel ist der Fingerstift in Abb. 8.8. Manche Holzbläser können durch Veränderung der Klappenanordnung oder durch das Decken von offenen Ringklappen z.T. wieder vollkommen beschwerdefrei spielen (Abb. 8.9). An derartige ergonomische Lösungen sollte daher immer gedacht werden. Fingerschienen können in manchen Fällen die unwillkürliche Flexion der betroffenen Finger reduzieren und so das Instrumentalspiel erleichtern.

Konventionelle Therapieansätze
Feedback-Übungsverfahren

Da Schreibkrampfpatienten i.d.R. keine Beschwerden beim Scheiben an einer Tafel haben, wurde in den 90er Jahren ein **Feedback-Übungsverfahren** am Schreibbrett eingeführt, das Oberarm und Schultermuskulatur stärker in den Schreibakt einbezog (Mai u. Marquardt 1994). Dieses Training konnte sich bislang noch nicht allgemein durchsetzen.

Immobilisation

Seit langer Zeit wurde **Immobilisation** der dystonen Hand über mehrere Wochen als Therapieform diskutiert.

> **Unter der Lupe**
> **Untersuchungen: Wirksamkeit der Immobilisation**
> Systematische Untersuchungen an 19 Patienten nach mindestens **4 Wochen Immobilisation** ergaben bei 10 jüngeren Patienten mit gering ausgeprägter Handdystonie und kurzer Krankheitsdauer sowie positivem Ansprechen der Dystonie auf muskuläre Ermüdung eine dauerhafte Verbesserung um 35% bis 75% (Pesenti et al. 2004).
> **Fazit:** Es wird angenommen, dass die durch Immobilisation verursachte Verminderung der kortikalen motorischen Exzitabilität und die Verkleinerung sensorischer und motorischer rezeptiver Felder die funktionelle Reorganisation erleichtern (Priori et al. 2001).
> Sicherlich ist auch die individuelle Gestaltung der nach der Immobilisation erfolgenden Trainingsphase entscheidend für den langfristigen Erfolg der Maßnahme.

Weitere Ansätze

Andere Maßnahmen wie über Wochen bis Monate dauernde **Bewegungs-** oder **Spielpausen** oder **Therapien**, wie z. B. Akupunktur, Physiotherapie, Massagen, Elektrotherapie oder Psychotherapie, hatten in der Langzeitbeobachtung keinen Einfluss auf die Ausprägung der Handdystonie (Altenmüller u. Jabusch 2010).

Neuere Therapieansätze

In den letzten Jahren wurden einige neue Therapieansätze beschrieben.

Propriozeptives Training mit Vibration der Armmuskulatur

Ein **propriozeptives Training** mit Vibration der Armmuskulatur ergab eine Verbesserung der Fingerfeinkontrolle beim Klavierspiel nach 15 Minuten (Rosenkranz et al. 2009). Hinsichtlich der Nachhaltigkeit der gemessenen Verbesserungen liegen noch keine Daten vor.

Gleichstromstimulation

Eigene Versuche, durch kathodale oder anodale **Gleichstromstimulation** des Motorkortex eine Verbesserung der feinmotorischen Kontrolle der Hand bei Gitarristen und Pianisten mit Handdystonien zu erzielen, waren bisher nicht erfolgreich (Buttkus et al. 2010).

8.4.5 Ausblick

Obwohl dank der aktuell verfügbaren therapeutischen Ansätze bei einem Großteil der Patienten mit Handdystonien mittelfristig eine Besserung der Symptomatik zu beobachten ist, sind die **Möglichkeiten** zur Behandlung bis heute **noch nicht zufriedenstellend.** In verschiedenen Follow-up-Studien an Musikern mit Handdystonien hat nach Zeiträumen von 8–10 Jahren mehr als die Hälfte der Betroffenen das Instrumentalspiel und damit den Beruf aufgegeben (Jabusch et al. 2005). Die Entwicklung neuer Behandlungsverfahren ist daher dringend erforderlich. Einige neue Therapieansätze wurden beschrieben, sind aber noch als experimentell einzustufen und müssen an größeren Patientenzahlen hinsichtlich Wirksamkeit und Nachhaltigkeit überprüft werden. Möglicherweise können auf Grundlage eines besseren Verständnisses der Neuroplastizität zukünftig effizientere Therapien durch **Kombination** von sensorischer Stimulation, pharmakologischer Intervention und motorischer Modulation z. B. mit niedrigfrequenter transkranieller Magnetstimulation entwickelt werden (Siebner et al. 1999).

Des Weiteren ist es notwendig, **allgemeine Richtlinien** für Retrainingtherapien zu formulieren und zu evaluieren. Derzeit sollte das Augenmerk aber auch auf der **Prävention** von Handdystonien liegen. Das Vermeiden von Überlastung und Schmerzsyndromen, vielseitige Bewegungsabläufe und die Distanzierung von übermäßigem Perfektionismus und Ängsten scheinen »anti-dyston« zu wirken (Altenmüller u. Jabusch 2010).

Literatur

Altenmüller E, Jabusch HC (2010) Neurologie. In: Spahn C, Richter B, Altenmüller E (Hrsg) »Musikermedizin«. Schattauer, Stuttgart. S 187-227

Arbeitskreis Botulinumtoxin (2006) http://www.botulinumtoxin.de/pdf/ Stellungnahme.pdf (8. Februar 2011)

Boullet L (2003) Treating focal dystonia – a new retraining therapy for pianists. In: Kopiez R, Lehmann AC, Wolther I, Wolf C (Hrsg) Abstracts of the 5th Triennial Conference of the European Society for the Cognitive Sciences of Music (ESCOM) Hannover. S 217

Buttkus F, Weidenmüller M, Schneider S, Jabusch HC, Nitsche MA, Paulus W, Altenmüller E (2010) Failure of cathodal direct current stimulation to improve fine motor control in musician's dystonia. Mov Disord 25: 389-94

Byl NN, Merzenich MM, Jenkins WM (1996) A primate genesis model of focal dystonia and repetitive strain injury: Learning-induced dedifferentiation of the representation of the hand in the primary somatosensory cortex in adult monkeys. Neurology 47: 508-520

Byl NN, McKenzie A (2000) Treatment effectiveness for patients with a history of repetitive hand use and focal hand dystonia: A planned, prospective follow-up study. Journal of Hand Therapy 13: 289-301

Candia V, Elbert T, Altenmüller E, Rau H, Schäfer T, Taub E (1999) A constraint induced movement therapy for focal hand dystonia in musicians. Lancet 353: 42

Candia V, Schäfer T, Taub E, Rau H, Altenmüller E, Rockstroh B, Elbert T (2002) Sensory motor retuning: A behavioral treatment for focal hand dystonia of pianists and guitarists. Arch Phys Med Rehabil 83: 1342-1348

Chamagne P (2001) Traitement des Dystonies de fonctions des musiciens par une reeducation pronlongee. Revue Medecine des Arts 36: 31-33

Chen R, Karp PI, Goldstein SR, Bara-Jimenez W, Yaseen Z, Hallett M (1999) Effect of muscle activity immediately after Botulinum-Toxin injection for writers' cramp. Mov Disord 14: 307-312

Jabusch HC, Vauth H, Altenmüller E (2004). Quantification of Focal Dystonia in Pianists using Scale Analysis. Mov Disord 19: 171-180

Jabusch HC, Zschucke D, Schmidt A, Schuele S, Altenmüller E (2005) Focal dystonia in musicians: treatment strategies and long-term outcome in 144 patients. Mov Disord 20: 1623-1626

Jankovic J (2004) Dystonia: Medical Therapy and Botulinum Toxin. Advances in Neurology 94: 275-286

Karp BI (2002) The role of Botulinum Toxin Type A in the Management of Occupational Dystonia and Writers 'Cramp. In: Brin MF, Hallett M, Jankovic J (Hersg.). »Scientific and therapeutic aspects of botulinum-toxin«. Lippincott Williams & Wilkins, Philadelphia. pp 251-258

Mai, N, Marquardt C (1994) Treatment of writer's cramp: Kinematic measures as assessment tools for planning and evaluating handwriting training procedures. In: Fause C, Keuss P, Vinler G (Hrsg) Advances in Handwriting and Drawing. Paris Europia: 445-461

Pesenti A, Barbieri S, Priori A (2004) Limb immobilization for occupational dystonia: a possible alternative treatment for selected patients. Advances in Neurology 94: 247-256

Priori A, Pesenti A, Cappellari A, Scarlato G, Barbieri S (2001) Limb immobilization for the treatment of focal occupational dystonia. Neurology 57: 405-409

Rosenkranz K, Butler K, Williamon A, Rothwell J (2009) Regaining motor control in musician's dystonia by restoring sensorimotor organization. J Neurosci 29: 14627–36

Ross MH, Charness ME, Sudarsky L, Logigian EL (1997) Treatment of occupational cramp with botulinum toxin: Diffusion of toxin to adjacent noninjected muscles. Muscle and Nerve 20: 593-598

Schuele S, Jabusch, HC, Lederman R, Altenmüller E (2005) Botulinum toxin injections in the treatment of musicians dystonia. Neurology 64: 341-343

Siebner HJ, Tormos J, Ceballos-Baumann AO, Auer C, Catala MD, Pascal-Leone A (1999) Low frequency repetitive transcranial magnetic stimulation of the motor cortex in writer's cramp. Neurology 52: 529-537

Sloop RR, Cole BA, Escutin RO (1997) Human response to botulinum toxin injection: Type B compared with Type A. Neurology 49: 189-194

Zeuner KE, Bara-Jimenez W, Noguchi PS, Goldstein SR, Dambrosia JM, Hallett M (2002) Sensory training for patients with focal hand dystonia. Ann Neurol 51: 593-598

Zeuner KE, Hallett M (2003) Sensory Training as treatment for focal hand dystonia: a 1-year follow up. Mov Disord 18: 1044-1047

8.5 Rigor und Bradykinese

N. Allert

Rigor und Bradykinese gehören zu den motorischen Kardinalsymptomen des **idiopathischen Parkinsonsyndroms**. Pathophysiologisch beruhen diese Symptome auf einer gestörten Nervenzellfunktion im Bereich der motorischen Basalganglienschleife einschließlich der thalamokortikalen Projektionsareale. Neben dem idiopathischen Parkinsonsyndrom können eine Reihe anderer Krankheiten zu Bradykinese und Rigor führen. Eingeschlossen sind weitere degenerative Krankheiten, aber auch eine Vielzahl symptomatischer Parkinsonsyndrome.

Der **Rigor** ist klinisch durch einen geschwindigkeitsunabhängig erhöhten Muskeltonus bei der passiven Bewegung gekennzeichnet. Die **Bradykinesie** zeigt sich an einer zunehmenden Verlangsamung oder einem zunehmenden Amplitudenverlust bei willkürlichen und unwillkürlichen repetitiven Bewegungen mit Rhythmusstörungen in Form von Blockaden und Beschleunigungen. In der Regel stellt die Bradykinese der Hand nur ein Teilsymptom einer chronisch-progredienten Erkrankung dar, bei der besonders Gang- und Gleichgewichtsstörungen die Unabhängigkeit der Betroffenen gefährden. Mit dem Fortschreiten kommt es daher zu relevanten Einschränkungen in der Teilhabe am sozialen und beruflichen Leben.

Die **Basistherapie der Bradykinese** beim Morbus Parkinson besteht in einer an Lebensalter und Schweregrad angepassten Medikamententherapie. **Levodopa** besitzt die größte Wirksamkeit, ist jedoch in der Langzeitbehandlung mit dem Risiko der Entwicklung von Wirkungsschwankungen (Fluktuationen) und unwillkürlichen Überbewegungen (Dyskinesien) verbunden. Von zunehmender Bedeutung bei fortgeschrittener Erkrankung mit Fluktuationen und Dyskinesien sind **stereotaktische Operationsverfahren**, allen voran die Tiefe Hirnstimulation. **Physio- und Ergotherapie** stellen weitere Säulen der Behandlung dar.

8.5.1 Definition und klinische Grundlagen

> **Definition**
> - **Rigor** ist – im Gegensatz zur Spastik (▶ Kap. 4.1.1 und 4.1.2) – definiert als ein geschwindigkeitsunabhängig gesteigerter Dehnungswiderstand der passiv gedehnten Skelettmuskulatur.
> - **Bradykinese** umfasst nicht nur die Verlangsamung willkürlicher und unwillkürlicher repetitiver Bewegungen, sondern auch die Abnahme der Amplituden (Hypokinese) sowie Beschleunigungen und Unterbrechungen (Akinese) von Bewegungen.

■ **Ursachen**

Bradykinese kann bei einer Vielzahl von neurologischen Erkrankungen beobachtet werden, die zu einer Schädigung der **motorischen Basalganglienschleife** (Substantia nigra, Nucleus caudatus, Putamen, Globus pallidus externus und internus, Nucleus subthalamicus) oder deren Projektion über den Thalamus zu supplementär-motorischen und prämotorischen kortikalen Rindenfeldern führen. Das **idiopathische Parkinsonsyndrom** stellt mit einer Prävalenz von 100–200/100.000 Einwohnern die häufigste Erkrankungsursache dar. Weitere **neurodegenerative Erkrankungen** sind
- die Multisystematrophie,
- die progressive supranukleäre Blickparese,
- die kortikobasale Degeneration und
- die Lewy-Körperchen-Demenz.

Daneben kann eine Vielzahl von Erkrankungen unterschiedlicher Ätiologie zu **symptomatischen Parkinsonsyndromen** führen. Hierzu gehören
- vaskuläre, hypoxische, toxische, metabolische, traumatische und entzündliche Hirnerkrankungen,
- Liquorzirkulationsstörungen,
- Tumoren und
- iatrogen durch Medikamente verursachte Parkinsonsyndrome.

- **Klinisches Bild**

Rigor und Bradykinese treten in der Regel gemeinsam auf und haben gleichartige pathophysiologische Ursachen. Sie unterscheiden sich von dem dritten motorischen Kardinalsymptom des Parkinsonsyndroms, dem **Tremor**.

> **Parkinsonsyndrome:**
> - Treten Rigor, Bradykinese und Tremor zusammen auf, wird dieses als Parkinsonsyndrom vom **Äquivalenztyp** bezeichnet,
> - treten nur Rigor und Bradykinese auf, als Parkinsonsyndrom vom **akinetisch-rigiden Typ**.
>
> Die **Bradykinese der Hand** stellt regelhaft nur ein **Teilsymptom** einer generalisierten Störung der willkürlichen und unwillkürlichen Motorik dar.

- **Charakteristik von Rigor und Bradykinese**
  - **Rigor** äußert sich in einem geschwindigkeitsunabhängig gesteigerten Dehnungswiderstand der passiv gedehnten Skelettmuskulatur. Bei geringer Ausprägung hat sich die kontralaterale Bahnung durch das **Froment-Manöver** bewährt: Willkürbewegungen kontralateraler Extremitäten führen zu einer charakteristischen Zunahme des Rigors an der zu testenden Extremität. Zusätzlich zum gesteigerten Dehnungswiderstand kann ein **Zahnradphänomen** auftreten, d.h. ein ruckartiges Nachgeben bei passiven Bewegungen.
  - **Bradykinese** unwillkürlicher Bewegungen äußert sich charakteristischerweise in einer Verarmung der Mimik (Hypomimie), einer Verkürzung der Schrittweite oder einem verminderten Armschwung der betroffenen Körperseite. Willkürbewegungen, insbesondere repetitive Bewegungen, zeichnen sich durch eine Verlangsamung, einen zunehmenden Amplitudenverlust sowie Beschleunigungen und Blockaden aus.

Das **Ausmaß** dieser Beeinträchtigungen hängt von den äußeren Bedingungen und der spezifischen motorischen Aufgabe ab:
- **Intern generierte Bewegungen** sind stärker betroffen als Bewegungen in Reaktion auf externe Auslöser wie visuelle oder akustische Reize.
- **Repetitive Bewegungen** sind frequenzabhängig beeinträchtigt, mit Zunahme der Störung bei höheren Frequenzen über 2 Hz.
- An der Hand sind **Bewegungen einzelner Finger** stärker betroffen als die der ganzen Hand.

- **Symptome mit unklarem Bezug zu Rigor und Bradykinese**
  - Kontrovers diskutiert wird die Frage, ob die **Feinmotorikstörung** beim idiopathischen Parkinsonsyndrom mit dem Begriff Bradykinese hinreichend erfasst wird, oder ob eine zusätzliche Störungskomponente in Form einer **gliedkinetischen Apraxie** vorliegt (Quencer et al. 2007). Diese vermag möglicherweise besser zu erklären, wenn bei geringem Rigor und geringer Bradykinese deutliche Schwierigkeiten der Feinmotorik, etwa beim Zuknöpfen eines Hemdes oder Zubinden von Schuhen auftreten.
  - Weitere spezifische **Veränderungen der Handmotorik** mit unklarem Bezug zu Rigor und Bradykinese sind die beim idiopathischen Parkinsonsyndrom **erhöhte Griffkraft** beim Halten von Objekten und die **verminderte Fähigkeit**, die Griffkraft veränderten Objektbedingungen anzupassen (Fellows et al. 1998; Prodoehl et al. 2009). Eine Ursache könnte in einer zusätzlich gestörten zentralen Verarbeitung sensibler Informationen liegen.

- **Diagnostik**

Rigor und Bradykinesie stellen klinische Kernsymptome eines Parkinsonsyndroms dar. Für die **Differenzialdiagnose** des Parkinsonsyndroms sind in erster Linie die eingehende Anamnese sowie der komplette neurologische Untersuchungsbefund von Bedeutung:
- **Kraniale Computertomographie** (CT) und **Magnetresonanztomographie** (MRT) dienen dem Ausschluss symptomatischer Parkinsonsyndrome, insbesondere bei
  - Liquorzirkulationsstörung,
  - vaskulären Hirnerkrankungen oder
  - Hirntumoren.
- In Einzelfällen können nuklearmedizinische Untersuchungen wie die **Einzelphotonen-Emissions-Tomographie** (SPECT; »single photon emission computed tomography«) oder die **Positronen-Emissions-Tomographie** (PET) für die differenzialdiagnostische Zuordnung hilfreich sein, besonders für die Abgrenzung eines idiopathischen von nicht idiopathischen Parkinsonsyndromen wie der Multisystematrophie. Abhängig von den verwendeten Liganden können so im nigrostriatalen dopaminergen System präsynaptische (FP-CIT-SPECT oder [^{18}F]-6-Fluorodopa–PET) und postsynaptische Schädigungen (IBZM-SPECT oder Raclopid-PET) visualisiert werden.
- Die bei Parkinsonsyndromen regelmäßige Schädigung des vegetativen Nervensystems kann durch klinische Tests (**Schellong-Test**) nachgewiesen werden und apparativ mittels einer ^{123}**I-MIBG-Szintigraphie** zur Darstellung der autonomen Innervation des Herzens differenziert werden.
- Wegen der beim idiopathischen Parkinsonsyndrom bereits in Frühstadien häufig gestörten Olfaktoriusfunktion können **Riechtests** einen Beitrag zur Differenzialdiagnostik leisten, ebenso wie eine Reihe weiterer Untersuchungsmodalitäten, die bisher jedoch **keine Routineuntersuchungen** darstellen, z. B.:
  - transkranielles Ultraschall-B-Bild der Substantia nigra,
  - Polysomnographie,
  - Sphinkter-EMG,
  - Untersuchung des Blinkreflexes oder
  - Long latency-Reflexe der Handmuskulatur.

8.5.2 Therapeutische Prinzipien

In der Behandlung der **Bradykinese beim idiopathischen Parkinsonsyndrom** besitzt die Pharmakotherapie den größten Stellenwert. Der Einsatz des am besten wirksamen **Levodopa** ist jedoch durch das Auftreten von Wirkungsschwankungen (Fluktuationen) und unkontrollierten Überbewegungen (Dyskinesien) limitiert. In jüngerer Zeit haben **stereotaktische Operationsverfahren** an Bedeutung gewonnen, allen voran die Tiefe Hirnstimulation. **Physio-** und **Ergotherapie** stellen in der Praxis gebräuchliche ergänzende Therapieverfahren dar, wenn auch die Wirksamkeit spezifischer Behandlungen bislang unzureichend evidenzbasiert ist (► Kap. 5). Die meisten Studien richteten sich zudem auf Aspekte der Mobilität, d.h. auf Gang und Gleichgewicht, und weniger auf die Handmotorik. Im Folgenden wird auf diese Therapieverfahren unter besonderer Berücksichtigung der Handfunktion eingegangen.

Pharmakotherapie

Bedeutend für die Pharmakotherapie von **Rigor** und **Bradykinese** beim idiopathischen Parkinsonsyndrom sind in erster Linie
- der Schweregrad der Symptomatik sowie
- die Kurz- und Langzeitverträglichkeit der zur Verfügung stehenden Medikamente.

Die Bradykinese der Hand stellt nur ein Teilsymptom der motorischen Störung dar und ist selten allein therapiebestimmend.

- Levodopa

> Wegen der im Vergleich zu anderen Wirksubstanzen überlegenen Wirksamkeit und Kurzzeitverträglichkeit wird **Levodopa** (in Kombination mit einem Dopa-Decarboxylase-Inhibitor) als **Goldstandard** bezeichnet.

Limitierend sind jedoch die unter chronischer Levodopa-Therapie zunehmend auftretenden Wirkungsschwankungen (**Fluktuationen**) und Levodopa-induzierten unwillkürlichen Überbewegungen (**Dyskinesien**). Deren Häufigkeit steigt von 40–50% nach 5 Jahren auf ca. 80% nach 10 Jahren. Ursächlich hierfür ist die **kurze Halbwertszeit** des Levodopas von unter 1½ h. Die resultierenden Schwankungen der Levodopa-Plasmakonzentration sind mit einer bei Krankheitsprogression zunehmenden pulsatilen Stimulation von Dopaminrezeptoren verbunden.

Eine **Alternative** mit deutlich gleichmäßigeren Plasmakonzentrationen besteht in einer kontinuierlichen enteralen **Levodopa-Infusion**, die zu einer signifikanten Minderung der Fluktuationen führt (Nilsson et al. 2001). Diese Therapie steht für **fortgeschrittene Parkinsonsyndrome** zur Verfügung. Dabei wird über eine perkutane endoskopische Gastrostomie ein bis in das distale Duodenum vorgeschobener Katheter an eine externe Medikamentenpumpe angeschlossen und Levodopa in Gel-Form kontinuierlich, bei Bedarf zusätzlich als Bolus appliziert.

Leitlinien zur Parkinsonbehandlung, z.B. die Leitlinie der Deutschen Gesellschaft für Neurologie (DGN), haben zum Ziel, das Auftreten eines Levodopa-Langzeitsyndroms gerade bei **jüngeren Patienten** zu vermeiden (Leitlinien für Diagnostik und Therapie in der Neurologie 2008).

Zur **initialen Medikamentenbehandlung** werden in dieser jüngeren Altersgruppe vorrangig orale oder transdermale Dopaminagonisten empfohlen (◘ Abb. 8.10), die jedoch eine geringere Wirksamkeit in der Linderung von Rigor und Bradykinese besitzen als Levodopa, und bei Fortschreiten der Erkrankung regelmäßig mit diesem kombiniert werden müssen. Lediglich **Apomorphin**, ein parenteral intermittierend oder kontinuierlich verabreichter Non-Ergot-Dopaminagonist, besitzt eine dem Levodopa ähnliche Wirksamkeit (Rascol et al. 1993).

> **Unter der Lupe**
> **Einfluss von Levodopa auf die Handfunktion**
> Der spezifische Einfluss von Levodopa auf die bradykinetische Handfunktion beim idiopathischen Parkinsonsyndrom wurde in einer Reihe von Studien untersucht (Johnson et al. 1994; Castielle et al. 2000; Kelly et al. 2002).
> Bei **einfachen Greifbewegungen** führt Levodopa zu einer Beschleunigung sowohl der proximalen Armbewegung als auch der distalen Handbewegung beim Zugreifen. Dieser Effekt ist bei selbst initiierten Bewegungen ausgeprägter als bei Bewegungen, die durch externe Stimuli ausgelöst werden. Bei **fortgeschrittener Erkrankung** betrifft die positive Wirkung von Levodopa mehr die proximalen Armbewegungen als die distalen Handbewegungen (Negrotti et al. 2005).

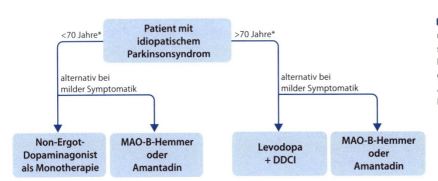

◘ Abb. 8.10 Initiale Pharmakotherapie des idiopathischen Parkinsonsyndroms gemäß den Leitlinien der Deutschen Gesellschaft für Neurologie (* gemeint ist das »biologische« Alter; **MAO-B** Monoaminoxydase-B, **DDCI** Dopa-Decarboxylase-Inhibitor)

> Die Beobachtung, dass komplexe feinmotorische Aufgaben wie der **Coin Rotation Test** deutlich weniger durch Levodopa gebessert werden als einfachere motorische Aufgaben wie ein **Fingertapping** führte zu der Interpretation, dass diese Feinmotorikstörung bei idiopathischem Parkinsonsyndrom nicht als (Dopa-responsive) Bradykinese, sondern als **gliedkinetische Apraxie** einzuordnen ist (Gebhardt et al. 2008).

Operative Verfahren

Bereits Ende der 1950er Jahre wurde mit der **Pallidotomie** ein operatives Verfahren zur Linderung motorischer Parkinsonsymptome einschließlich der Bradykinese durchgeführt (Svennilson et al. 1960). Die Einführung von Levodopa führte zunächst zur weitgehenden Abkehr von solchen stereotaktischen Hirnoperationen. Dieses änderte sich, nachdem
- einerseits das **Basalganglienmodell** von Alexander und DeLong (1990) die theoretische Grundlage für optimierte Zielpunkte stereotaktischer Eingriffe lieferte und
- andererseits mit der **Tiefen Hirnstimulation** ein Verfahren eingeführt wurde, dessen besondere Vorzüge in der geringeren Gewebeschädigung und Adaptierbarkeit liegen (Alexander et al. 1990; Benabid et al. 1987).

Tiefe Hirnstimulation

Bei der Tiefen Hirnstimulation werden Elektroden millimetergenau in Zielstrukturen des Gehirns implantiert und mit einem extrakraniell implantierten Impulsgeber verbunden (◘ Abb. 8.11). Dieser kann telemetrisch von außen programmiert werden, so dass es zu einer räumlich umschriebenen, hochfrequenten (>100 Hz) Stimulation von Hirngewebe an der Elektrodenspitze kommt.

> Eine **Linderung der Bradykinese** konnte vor allem bei **zwei Zielpunkten** gezeigt werden, dem
> - Nucleus subthalamicus und
> - Globus pallidus internus.

Der **Nucleus subthalamicus-Stimulation** wird derzeit in den meisten Zentren weltweit der Vorzug gegeben, da diese die Bradykinese ausgeprägter und länger anhaltend zu verbessern vermag und gleichzeitig eine deutliche Reduktion der dopaminergen Medikation ermöglicht.

Indikationen

Indiziert ist die **Tiefe Hirnstimulation** in erster Linie bei
- medikamentös therapierefraktärem Tremor sowie
- Komplikationen einer Levodopa-Langzeittherapie, d.h. bei Dyskinesien und/oder ausgeprägten Wirkungsschwankungen.

> **Unter der Lupe**
>
> **Metaanalyse: Wirksamkeit der Nucleus subthalamicus-Stimulation**
> In einer Metaanalyse von 22 Studien führte die Nucleus subthalamicus-Stimulation im **Medikamenten-OFF-Zustand** zu einer Reduktion
> - des Summenwerts im motorischen Teil der Unified Parkinson's Disease Rating Scale (UPDRS) von 27,55 Punkten,
> - der Dyskinesien um 69,1%,
> - der OFF-Zeiten von 68,2% sowie
> - der Levodopa-Äquivalenzdosis von 55,9% (Kleiner-Fisman et al. 2006).
>
> Der bedeutendste **individuelle Prädiktor** für die Wirkung der Nucleus subthalamicus-Stimulation ist der **Levodopa-Test** (◘ Abb. 8.12). Da die Stimulationswirkung auf Rigor und Bradykinese der Wirkung von Levodopa gleicht, erlaubt dieser Test eine recht verlässliche Vorhersage darüber, welche motorischen Symptome in welchem Ausmaß gebessert werden können.
> Auch die **Bradykinese des Arms** wird sowohl von Levodopa als auch von der Nucleus subthalamicus-Stimulation gebessert (Brown et al. 1999; Vaillancourt et al. 2004):
> - Bei **einfachen repetitiven Bewegungen** führt die Nucleus subthalamicus-Stimulation zu einer Beschleunigung sowohl von proximalen als auch von distalen Armbewegungen (Dafotakis et al. 2008).
> - Bei **komplexeren Bewegungen** fanden dieselben Autoren eine ausgeprägtere Verbesserung der distalen Bewegungskomponente. Andere Autoren fanden dagegen eine bessere Wirkung der Tiefen Hirnstimulation auf **proximale Armbewegungen** im Vergleich zu distalen Armbewegungen (Wenzelburger et al. 2003; Timmermann et al. 2008).
>
> Ein interessanter Aspekt der gestörten Handmotorik beim idiopathischen Parkinsonsyndrom mit unklarer Beziehung zu Rigor und Bradykinese ist die **erhöhte Griffkraft** beim Ergreifen und Halten von Objekten. Diese wird in den Studien einiger Autoren durch die Nucleus subthalamicus-Stimulation verbessert (Wenzelburger et al. 2002; Nowak et al. 2005), in den Studien anderer Autoren dagegen verstärkt (Fellows et al. 2006).

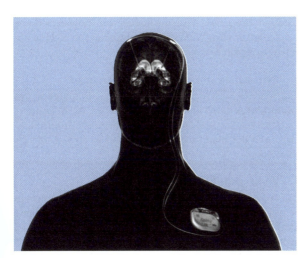

◘ Abb. 8.11 System zur Tiefen Hirnstimulation (mit frdl. Genehmigung der Firma Medtronic)

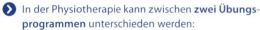

Abb. 8.12 Levodopa-Test zur präoperativen Abschätzung der Wirkung einer Nucleus subthalamicus-Stimulation

Physio- und Ergotherapie

Physio- und Ergotherapie stellen in der Praxis gebräuchliche Begleittherapien des Parkinsonsyndroms dar. Eine Spezifizierung und Standardisierung von Übungsprogrammen ist bislang wegen der geringen Evidenz ihrer Wirksamkeit, v.a. bezogen auf ergotherapeutische Behandlungen, nicht möglich gewesen (Deane et al. 2001, 2002). Erst in jüngerer Zeit zeichnen sich spezifischere Therapiestrategien als wirksam ab.

Physiotherapie

> In der Physiotherapie kann zwischen **zwei Übungsprogrammen** unterschieden werden:
> – Das eine Programm strebt primär eine Verbesserung des **muskuloskeletalen Systems** an,
> – das andere trainiert die **frontalen kortikalen Prozesse** der Bewegungsplanung und -ausführung (Morris et al. 2009).

Verbesserung des muskuloskeletalen Systems

Ziel von Therapien dieser Gruppe ist es,
- die Muskelkraft zu verbessern,
- den Bewegungsumfang der Gelenke zu erhalten,
- überaktive Muskeln zu relaxieren und
- die allgemeine physische Belastbarkeit zu verbessern (Dibble et al. 2006).

Training der frontalen kortikalen Prozesse der Bewegung

Zu den **Therapieelementen** dieser Gruppe gehören
- die Verwendung von externen Reizen und
- das Fokussieren der Aufmerksamkeit auf Zielparameter bestimmter Bewegungen (Morris 2000).

Die Verwendung von **externen Reizen** leitet sich unmittelbar von der Beobachtung ab, dass die Bradykinese besonders Bewegungen betrifft, die ohne Auslöser intern generiert werden, und dass externe visuelle, akustische oder somatosensible Reize diese verbessern können (Marchese et al. 2000). So verbessert sich der Gang durch Verwenden von Linien am Boden oder durch rhythmische Musik (Thaut et al. 2001; Dibble et al. 2004). Auch für Handbewegungen können Verbesserungen der motorischen Leistungen durch externe Reize gezeigt werden (Chuma et al. 2006; Nowak et al. 2006).

Training BIG

Ein vielversprechender Therapieansatz ist als **Training BIG** bezeichnet worden. Ausgehend von der **Grundregel einfacher Bewegungen**, dass große Bewegungsamplituden mit höheren Bewegungsgeschwindigkeiten erreicht werden, wird bei dieser Trainingsmethode streng darauf fokussiert, alle Bewegungen mit **großen Amplituden** (und damit einhergehend höheren Geschwindigkeiten) auszuführen (Farley u. Koshland 2006). Bei repetitiven Übungen mit einer Intensität von 4-mal eine Stunde/Woche über 4 Wochen konnten so signifikante Beschleunigungen nicht nur beim Gang, sondern auch bei Greifbewegungen erzielt werden.

Es wird Aufgabe zukünftiger Studien sein, solche Therapiestrategien zu intensivieren und in kontrollierten Studien zu prüfen, um den Stellenwert der Physio- und Ergotherapie in der Behandlung des Parkinsonsyndroms zu festigen.

Weitere Therapieformen

Transkranielle Magnetstimulation

Für die Entstehung der Bradykinese beim idiopathischen Parkinsonsyndrom ist eine **Dysfunktion des supplementärmotorischen Kortex** bedeutsam. Es finden sich inbesondere vermehrte Oszillationen mit Frequenzen aus dem Betabandbereich (11–30 Hz). Vor diesem Hintergrund erfolgten Versuche, die Bradykinese mittels kortikaler Stimulationstechniken zu verbessern. Tatsächlich konnte gezeigt werden, dass eine hochfrequente (>1 Hz), nicht aber niedrigfrequente (≤1 Hz) **transkranielle Magnetstimulation** des supplementärmotorischen Kortex zu einer moderaten Besserung der Bradykinese führt (Elahi et al. 2009).

Bisher wird diese Therapie jedoch nur an spezialisierten Zentren eingesetzt. Weitere Studien zur Langzeitwirkung und differenziellen Wirkung auf motorische und nicht motorische Symptome sind erforderlich.

Extradurale Stimulation des Motorkortex

Ein weiteres Verfahren ist die **extradurale Stimulation des Motorkortex** durch implantierte Elektroden. Auch für dieses Verfahren liegen Studien mit zum Teil bemerkenswerten Linderungen der Bradykinese vor (Pagni et al. 2005; Gutiérrez et al. 2009).

Vibrierende Plattformen

Die Verwendung von **vibrierenden Plattformen** führte in verschiedenen Studien zu Verbesserungen von Bradykinese und Rigor bei Parkinsonpatienten. Dabei wurden sowohl stochastische (nicht rhythmische) als auch nicht stochastische Vibrationen verwendet (Haas et al. 2006; Ebersbach et al. 2008). Der beobachtete Therapieeffekt ist jedoch möglicherweise auf einen Placeboeffekt zurückzuführen (Arias et al. 2009).

Literatur

Alexander GE, Crutcher MD, DeLong MR (1990) Basal ganglia-thalamo-cortical circuits: parallel substrates for motor, oculomotor, »prefrontal« and »limbic« functions. Prog Brain Res 85:119-146

Arias P, Chouza M, Vivas J, Cudeiro J (2009) Effect of whole body vibration in Parkinson's disease: a controlled study Mov Disord 24: 891-898

Benabid AL, Pollak P, Louveau A, Henry S, de Rougemont J (1987) Combined (thalamotomy and stimulation) stereotactic surgery of the VIM thalamic nucleus for bilateral Parkinson disease. Appl Neurophysiol 50: 344-346

Brown RG, Dowsey PL, Brown P, Jahanshahi M, Pollak P, Benabid AL, Rodriguez-Oroz MC, Obeso J, Rothwell JC (1999) Impact of deep brain stimulation on upper limb akinesia in Parkinson's disease. Ann Neurol 45: 473-488

Castiello U, Bennett KM, Bonfiglioli C, Peppard RF (2000) The reach-to-grasp movement in Parkinson's disease before and after dopaminergic medication. Neuropsychologia 38: 46-59

Chuma T, Faruque Reza M, Ikoma K, Mano Y (2006) Motor learning of hands with auditory cue in patients with Parkinson's disease. J Neural Transm 113: 175-185

Deane K, Jones DE, Ellis-Hill C, Clarke CE, Playford ED, Ben-Shlomo Y (2001) Physiotherapy for Parkinson's disease: a comparison of techniques. Cochrane Database of Systematic Reviews

Deane KH, Ellis-Hill C, Jones D, Whurr R, Ben-Shlomo Y, Playford ED, Clarke CE (2002) Systematic review of paramedical therapies for Parkinson's disease. Mov Disord 17: 984-991

Dafotakis M, Fink GR, Allert N, Nowak DA (2008) The impact of subthalamic deep brain stimulation on bradykinesia of proximal and distal upper limb muscles in Parkinson's disease. J Neurol 255: 429-437

Dibble LE, Hale TF, Marcus RL, Droge J, Gerber JP, LaStayo PC (2006) High-intensity resistance training amplifies muscle hypertrophy and functional gains in persons with Parkinson's disease.Mov Disord 21: 1444-1452

Ebersbach G, Edler D, Kaufhold O, Wissel J (2008) Whole body vibration versus conventional physiotherapy to improve balance and gait in Parkinson's disease. Arch Phys Med Rehabil 89: 399-403

Elahi B, Elahi B, Chen R (2009) Effect of transcranial magnetic stimulation on Parkinson motor function--systematic review of controlled clinical trials. Mov Disord 24: 357-363

Farley BG, Koshland GF (2005) Training BIG to move faster: the application of the speed-amplitude relation as a rehabilitation strategy for people with Parkinson's disease. Exp Brain Res 167: 462-467

Fellows SJ, Kronenbürger M, Allert N, Coenen VA, Fromm C, Noth J, Weiss PH (2006) The effect of subthalamic nucleus deep brain stimulation on precision grip abnormalities in Parkinson's disease. Parkinsonism Relat Disord 12: 149-154

Gebhardt A, Vanbellingen T, Baronti F, Kersten B, Bohlhalter S (2008) Poor dopaminergic response of impaired dexterity in Parkinson's disease: Bradykinesia or limb kinetic apraxia? Mov Disord 23: 1701-1706

Gutiérrez JC, Seijo FJ, Alvarez Vega MA, Fernández González F, Lozano Aragoneses B, Blázquez M (2009) Therapeutic extradural cortical stimulation for Parkinson's Disease: report of six cases and review of the literature. Clin Neurol Neurosurg 111: 703-707

Haas CT, Turbanski S, Kessler K, Schmidtbleicher D (2006) The effects of random whole-body-vibration on motor symptoms in Parkinson's disease. NeuroRehabilitation 21: 29-36

Johnson MT, Mendez A, Kipnis AN, Silverstein P, Zwiebel F, Ebner TJ (1994) Acute effects of levodopa on wrist movement in Parkinson's disease. Kinematics, volitional EMG modulation and reflex amplitude modulation. Brain 117: 1409-1422

Kelly VE, Hyngstrom AS, Rundle MM, Bastian AJ (2002) Interaction of levodopa and cues on voluntary reaching in Parkinson's disease. Mov Disord 17: 38-44

Kleiner-Fisman G, Herzog J, Fisman DN, Tamma F, Lyons KE, Pahwa R, Lang AE, Deuschl G (2006) Subthalamic nucleus deep brain stimulation: summary and meta-analysis of outcomes. Mov Disord 21 Suppl 14: 290-304

Marchese R, Diverio M, Zucchi F, Lentino C, Abbruzzese G (2000) The role of sensory cues in the rehabilitation of parkinsonian patients: a comparison of two physical therapy protocols. Mov Disord 15: 879-883

Morris ME (2000) Movement disorders in people with Parkinson disease: a model for physical therapy. Phys Ther 80: 578-597

Morris ME, Iansek R, Kirkwood B (2009) A randomized controlled trial of movement strategies compared with exercise for people with Parkinson's disease. Mov Disord 24: 64-71

Negrotti A, Secchi C, Gentilucci M (2005) Effectts of disease progression and L-dopa therapy on the control of reaching-grasping in Parkinson's disease. Neuropsychologia 43: 450-459

Nilsson D, Nyholm D, Aquilonius SM (2001) Duodenal levodopa infusion in Parkinson's disease – long-term experience. Acta Neurol Scand 104: 343-348

Nowak DA, Topka H, Tisch S, Hariz M, Limousin P, Rothwell JC (2005) The beneficial effects of subthalamic nucleus stimulation on manipulative finger force control in Parkinson's disease. Exp Neurol 193: 427-436

Nowak DA, Tisch S, Hariz M, Limousin P, Topka H, Rothwell JC (2006) Sensory timing cues improve akinesia of grasping movements in Parkinson's disease: a comparison to the effects of subthalamic nucleus stimulation. Mov Disord 21: 166-172

Pagni CA, Altibrandi MG, Bentivoglio A, Caruso G, Cioni B, Fiorella C, Insola A, Lavano A, Maina R, Mazzone P, Signorelli CD, Sturiale C, Valzania F, Zeme S, Zenga F (2005)Extradural motor cortex stimulation (EMCS) for Parkinson's disease. History and first results by the study group of the Italian neurosurgical society. Acta Neurochir Suppl 93: 113-119

Quencer K, Okun MS, Crucian G, Fernandez HH, Skidmore F, Heilman KM (2007) Limb-kinetic apraxia in Parkinson disease. Neurology 68: 150-151

Rascol OJ, Sabatini U, Chollet F, Montastruc JL, Marc-Vergnes JP, Rascol A (1993) Impaired activity of the supplementary motor area in akinetic patients with Parkinson's disease. Improvement by the dopamine agonist apomorphine. Adv Neurol 60: 419-421

Svennilson E, Torvik A, Lowe R, Leksell L (1960) Treatment of parkinsonism by stereotatic thermolesions in the pallidal region. A clinical evaluation of 81 cases. Acta Psychiatr Scand 35: 358-377

Thaut MH, McIntosh KW, McIntosh GC, Hoemberg V (2001) Auditory rhythmicity enhances movement and speech motor control in patients with Parkinson's disease. Funct Neurol 16: 163-172

Timmermann L, Braun M, Groiss S, Wojtecki L, Ostrowski S, Krause H, Pollok, B, Südmeyer M, Ploner M, Gross J, Maarouf M, Voges J, Sturm V, Schnitzler A (2008) Differential effects of levodopa and subthalamic nucleus deep brain stimulation on bradykinesia in Parkinson's disease. Mov Disord 23: 218-227

Vaillancourt DE, Prodoehl J, Verhagen Metman L, Bakay RA, Corcos DM (2004) Effects of deep brain stimulation and medication on bradykinesia and muscle activation in Parkinson's disease. Brain 127: 491-504

Wenzelburger R, Zhang BR, Poepping M, Schrader B, Müller D, Kopper F, Fietzek U, Mehdorn HM, Deuschl G, Krack P (2002) Dyskinesias

and grip control in Parkinson's disease are normalized by chronic stimulation of the subthalamic nucleus. Ann Neurol 52: 240-243
Wenzelburger R, Kopper F, Zhang BR, Witt K, Hamel W, Weinert D, Kuhtz-Buschbeck J, Gölge M, Illert M, Deuschl G, Krack P (2003) Subthalamic nucleus stimulation for Parkinson's disease preferentially improves akinesia of proximal arm movements compared to finger movements. Mov Disord 18: 1162-1169

8.6 Tremor

J. Raethjen, G. Deuschl

Die Therapie der verschiedenen Tremores beruht überwiegend auf **medikamentösen** und **stereotaktisch operativen Maßnahmen**. Rehabilitative Ansätze jenseits dieser beiden Therapieformen werden in der Regel nicht spezifisch auf den Tremor, sondern eher auf die oft begleitenden anderen motorischen Symptome angewandt.

8.6.1 Medikamentöse Therapie

Allgemeine medikamentöse Therapie

Für die meisten pathologischen Tremores stehen derzeit **keine spezifischen kausalen Therapien** zur Verfügung:
— Das bedeutet einerseits, dass es keine absoluten Therapieindikationen beim Tremor gibt und die Notwendigkeit einer Therapie immer individuell in enger Absprache mit dem Patienten festgelegt werden sollte.
— Andererseits können die rein symptomatisch wirksamen Substanzen bei starker Behinderung durch den Tremor auch in Fällen eingesetzt werden, in denen die diagnostische Zuordnung des Tremors noch nicht klar ist.

Allein anhand der klinischen Erscheinungsform des Tremors (**Ruhe-, Halte-** oder **Intentionstremor**, ▶ Kap. 4.6) lässt sich vorhersagen, welche Substanzen am wahrscheinlichsten eine Wirkung haben. Eine Zuordnung verschiedener Medikamente findet sich in ◘ Tab. 8.4.

Diese Zuordnungen beruhen allerdings überwiegend auf klinischen **Erfahrungswerten** und den klinischen **Charakteristika der Tremorformen**, bei denen für die aufgeführten Medikamente eine Wirksamkeit nachgewiesen wurde. Diese spezielle und mehr oder weniger gesicherte medikamentöse Therapie bei den verschiedenen pathologischen Tremorformen wird im folgenden Abschnitt behandelt.

Spezielle medikamentöse Therapie
- **Essentieller Tremor (ET)**

Für den essentiellen Tremor steht eine Reihe gut geprüfter Therapieoptionen zur Verfügung (◘ Tab. 8.5). Bei allen Patienten sollte zunächst ein Versuch mit **Propranolol** oder **Primidon** jeweils als Monotherapie und dann in Kombination unternommen werden.

◘ **Tab. 8.4** Medikamente in der Reihenfolge des versuchsweisen Einsatzes bei unklaren Tremores

Ruhetremor	Haltetremor	Intentionstremor
Levodopa	Propranolol (Betablocker)	Carbamazepin
Dopaminagonisten	Primidon	
(Anticholinergika)	Topiramat	
Amantadin	Alprazolam	
Propranolol		

❗ Bei **Primidon** sollte die Aufdosierung extrem langsam durchgeführt werden, um eine starke, die Compliance gefährdende Sedierung zu verhindern (Findley et al. 1985).

Andere **wenig selektive Betablocker** haben zwar in Studien ebenfalls eine Wirkung auf den Tremor gezeigt, sind aber i.d.R. weniger effektiv als Propranolol. Alle **Substanzen der zweiten** oder **dritten Wahl** sind i.d.R. weniger effektiv, so dass bei starken Tremores, die nicht auf die Substanzen der ersten Wahl in ausreichender Dosierung angesprochen haben, die Wahrscheinlichkeit eines ausreichenden Therapieeffekts eher gering ist (Deuschl et al. 2010).

- **Parkinsontremor**

Die Therapie des Parkinsontremors ist stark von der Ausprägung des begleitenden Parkinsonsyndroms abhängig. Vorschläge für eine systematische schrittweise Therapieeskalation sind in ◘ **Tab. 8.6** zusammengefasst. Auch bei der tremordominanten Parkinsonerkrankung sollten in erster Linie **dopaminerge Medikamente** zum Einsatz kommen, auch wenn diese den Tremor oft weniger gut bessern als die akinetisch-rigide Symptomatik. Die speziell auf den Ruhetremor wirkenden **Anticholinergika** werden aufgrund zunehmender Hinweise auf eine durch sie verursachte Beschleunigung einer demenziellen Entwicklung nur noch relativ selten eingesetzt (Ehrt et al. 2009).

- **Orthostatischer Tremor**

Beim orthostatischen Tremor werden **Clonazepam** und **Primidon** erfolgreich eingesetzt. **Gabapentin** (1800–2400 mg Tagesdosis) hat einen gut dokumentierten symptomatischen Effekt (kleine Doppelblindstudien) (Evidente et al. 1998). In Einzelfällen scheint Valproat, Propranolol und Levetiracetam effektiv zu sein. Insgesamt ist die Behandlung des orthostatischen Tremors aber schwierig.

- **Dystoner Tremor**

Der klassische dystone Tremor spricht zusammen mit der fokalen Dystonie i.d.R. gut auf lokale **Botulinumtoxin-Injektionen** an. Positive Effekte von Propranolol sind beschrieben.

Tab. 8.5 Therapie des essentiellen Tremors

	Medikament	Dosis	Anmerkungen
1. Wahl	Propranolol (Nadol., Sotal., Atenolol)	30–320 mg, 3 Dosen (Standard oder Retardform)	Kontraindikationen: kardial, pulmonal, Diabetes etc.
1. Wahl	Primidon	62,5–500 mg, Einzeldosos abends, langsam aufdosieren!	Bei Patienten >60 Jahre besser als Propanolol
1. Wahl	Kombination: Propranolol/Primidon	Maximale Dosis für beide Medikamente	Immer probieren vor Einsatz von Medikamenten der 2./3. Wahl
2. Wahl	Topiramat	<400 mg	
2. Wahl	Gabapentin	1800–2400 mg	
2. Wahl	Alprazolam	0,125–3 mg	
3. Wahl	Clonazepam	0,75–6 mg	Bei kinetischem Tremor
3. Wahl	Botulinumtoxin		Bei Kopftremor
3. Wahl	Clozapin	Testdosis: 12,5 mg 30–50 mg Tagesdosis	Aganulozytose als Nebenwirkung
Letzte Wahl	Operation		Tiefe Hirnstimulation des Thalamus (VIM-Kern)

Tab. 8.6 Therapie des Parkinsontremors

Tremorform	1. Schritt	2. Schritt	3. Schritt
Klassischer Ruhetremor (Typ I)	– L-Dopa (200–1000 mg) – Dopaminagonisten – (Anticholinergika)	– Amantadin (100–300 mg) – Propranolol (30–320 mg) – Clozapin (30–50 mg)	STN-Stimulation
Ruhe- und Haltetremor mit unterschiedlichen Frequenzen (Typ II)	– L-Dopa (200–1000 mg) – Dopaminagonisten – Propranolol (30–320 mg) – Primidon (bis 500 mg)	– (Anticholinergika) – Clozapin (30–50 mg)	STN-Stimulation
Reiner Aktionstremor (Typ III)	– Propranolol (30–320 mg)	– Amantadin (100–300 mg)	

- **Zerebellärer Tremor**

Der zerebelläre Tremor lässt sich medikamentös kaum beeinflussen. **Cholinerge Substanzen** (Physostigmin, Lecitin-A) sowie 5-Hydroxytryptophan scheinen bei einigen Patienten effektiv zu sein. Vereinzelt wurden Effekte von Propranolol, Clonazepam, Carbamazepin und Trihexiphenidyl beschrieben.

- **Holmes-Tremor**

Der Holmes-Tremor ist ebenfalls schwer zu behandeln; gute Therapieerfolge mit **Levodopa** oder **Dopaminagonisten** werden aber häufig beobachtet. Bei fehlendem Ansprechen auf dopaminerge Substanzen ist ein Versuch mit Anticholinergika oder Clonazepam gerechtfertigt.

- **Psychogener Tremor**

Die Behandlung des psychogenen Tremors ist ein komplexes interdisziplinäres Problem. Die frühzeitige positive Diagnose hat hier entscheidende Bedeutung, denn je länger die Anamnese desto therapieresistenter der Tremor. **Verhaltentherapeutische Techniken** sollten im Vordergrund stehen.

8.6.2 Tiefe Hirnstimulation

Die tiefe Hirnstimulation ist mittlerweile eine gut etablierte und hoch effektive Behandlungsform des Tremors, die bei Patienten mit einem **stark behindernden Tremor**, der nicht ausreichend auf Medikamente anspricht, zum Einsatz kommt.

- **Indikation**

Die Indikation für diese invasive Therapieform sollte immer auf einer Nutzen-Risiko-Abwägung beruhen. Dabei muss von einem ca. 1%igen Risiko zusätzlicher bleibender neurologischer Schäden durch die Operation ausgegangen werden. Dagegen steht bei den beiden **häufigsten Tremorformen**, dem **ET** und dem **Parkinsontremor**, ein Anteil von über 90% der Patienten, bei denen der Tremor durch die tiefe Hirnstimulation so stark unterdrückt wird, dass von ihm keine relevante Behinderung mehr ausgeht (Deuschl et al. 2011). Zunehmend vorliegende Langzeitergebnisse zeigen, dass dieser Effekt auf den Tremor über viele Jahre anhält.

- **Zielpunkte der tiefen Hirnstimulation**

Der Zielpunkt beim **essentiellen Tremor** ist der Bereich des VIM-Kerns des Thalamus. Eine VIM-Stimulation ist zwar auch beim **Parkinsontremor** wirksam, hat aber kaum Einfluss auf die begleitende Akinese, so dass hier i.d.R. der Nucleus subthalamicus stimuliert wird, wodurch ein ausgezeichneter Effekt sowohl auf den Tremor (Krack et al. 1997) als auch auf die akinetisch-rigide Symptomatik erreicht wird.

Der **zerebelläre Tremor** lässt sich durch Stimulation im VIM-Kern des Thalamus beeinflussen. Die dazu vorliegenden Studien zeigen aber, dass die Erfolge sehr variabel sind und die Patientenselektion komplex ist, denn die Stimulation reduziert ausschließlich den Tremoranteil des zerebellären Syndroms; die häufig mehr behindernde Ataxie bleibt unverändert. Dennoch ist dies in Anbetracht der Schwere der Behinderung durch den zerebellären Intentionstremor und die fehlenden medikamentösen Möglichkeiten (s.o.) eine relevante Therapieoption für stark betroffene Patienten (Montgomery et al. 1999).

Beim **dystonen Tremor** wird analog zur stereotaktischen Behandlung der Dystonie selbst i.d.R. das interne Pallidum (GPI) stimuliert, wobei es im Gegensatz zur Wirkung auf die dystone Symptomatik nur sehr spärliche Daten zur Tremorwirksamkeit gibt.

Für **alle anderen Tremores** ist die Datenlage zur tiefen Hirnstimulation deutlich schlechter. Es gibt aber Einzelfallberichte über erfolgreiche Thalamus- (VIM-)Stimulationen beim Holmes-Tremor, beim neuropathischen Tremor und inzwischen auch beim orthostatischen Tremor, wobei die Effektstärke oft nicht an die bei den häufigen Tremorformen heranreicht.

8.6.3 Nicht-invasive Verfahren

Nicht-invasive **Alternativen** zur tiefen Hirnstimulation,
- repetitive transkranielle Magnetstimulation (rTMS) und
- transkranielle Gleichstromstimulation (tDCS),

werden derzeit auch für Tremor evaluiert. Neuere Erkenntnisse zur Pathophysiologie der häufigen Tremorformen, die für eine Rolle des Kortex im zentralen oszillatorischen Netzwerk des Tremors sprechen (Raethjen et al. 2007), lassen hoffen, dass sich aus diesen überwiegend **kortikal wirksamen Stimulationsmethoden** zumindest adjuvante Therapiemöglichkeiten beim Tremor ergeben. Erste Ergebnisse bestätigen, dass sich der Tremor tatsächlich mittels bestimmter rTMS- und tDCS-Protokolle über einen längeren Zeitraum, wenn auch nur leicht, beeinflussen lässt.

8.6.4 Rehabilitative Ansätze

Andere **nicht-medikamentöse Ansätze** sind bei den verschiedenen Tremorformen bisher nur unzureichend untersucht.

Seit Langem wird der therapeutische Nutzen einer **Tremordämpfung durch Gewichte**, die z.B. an den Handgelenken angebracht werden, diskutiert (Dahlin-Webb 1986). Die dazu vorhandenen Daten zeigen aber, dass der Effekt gering ist und die Gewichte so groß sein müssen, dass der praktische Einsatz dieser Methode eher Ausnahmefällen vorbehalten bleibt (McGruder et al. 2003; Meshack u. Norman 2002.). **Kraftdosierungstraining** kann zwar die Amplitude des ET verringern, scheint aber nicht zu einer relevanten Verbesserung der Handfunktion zu führen (Bilodeau et al. 2000).

Ansätze mit **Entspannungsübungen** scheinen beim Parkinsontremor recht gute Erfolge zu zeigen, wobei die beeindruckende Verbesserung des Tremors nicht wesentlich über den Zeitraum der Übung hinausgeht (Schlesinger et al. 2009).

Interessant sind neue **Orthesen** und **Apparaturen**, die am Arm angebracht, dem Tremor aktiv und passiv entgegenwirken können, wobei diese Geräte komplex sind und deren klinische Einsatzmöglichkeiten noch untersucht werden müssen (Rocon et al. 2007).

Literatur

Bilodeau M, Keen DA, Sweeney PJ, Shields RW, Enoka RM (2000) Strength training can improve steadiness in persons with essential tremor. Muscle Nerve 23: 771-8

Dahlin-Webb SR (1986) A weighted wrist cuff. Am J Occup Ther 40: 363-4

Deuschl G, Raethjen J, Hellriegel H, Elble R (2011) Treatment of patients with essential tremor. Lancet Neurol 10: 148-61

Ehrt U, Broich K, Larsen JP, Ballard C, Aarsland D (2009) Use of drugs with anticholinergic effect and impact on cognition in Parkinson's disease: a cohort study. J Neurol Neurosurg Psychiatry 81: 160-5

Evidente VG, Adler CH, Caviness JN, Gwinn KA (1998) Effective treatment of orthostatic tremor with gabapentin. Mov Disord 13: 829-31

Findley LJ, Cleeves L, Calzetti S (1985) Primidone in essential tremor of the hands and head: a double blind controlled clinical study. J Neurol Neurosurg Psychiatry 48: 911-5

Krack P, Pollak P, Limousin P, Benazzouz A, Benabid AL (1997) Stimulation of subthalamic nucleus alleviates tremor in Parkinson's disease. Lancet 350: 1675

McGruder J, Cors D, Tiernan AM, Tomlin G (2003) Weighted wrist cuffs for tremor reduction during eating in adults with static brain lesions. Am J Occup Ther 57: 507-16

Meshack RP, Norman KE (2002) A randomized controlled trial of the effects of weights on amplitude and frequency of postural hand tremor in people with Parkinson's disease. Clin Rehabil 16: 481-92

Montgomery EB Jr., Baker KB, Kinkel RP, Barnett G (1999) Chronic thalamic stimulation for the tremor of multiple sclerosis. Neurology 53: 625-8

Raethjen J, Govindan RB, Kopper F, Muthuraman M, Deuschl G (2007) Cortical involvement in the generation of essential tremor. J Neurophysiol 97: 3219-28

Rocon E, Belda-Lois JM, Ruiz AF, Manto M, Moreno JC, Pons JL (2007) Design and validation of a rehabilitation robotic exoskeleton for tremor assessment and suppression. IEEE Trans Neural Syst Rehabil Eng 15: 367-78

Schlesinger I, Benyakov O, Erikh I, Suraiya S, Schiller Y (2009) Parkinson's disease tremor is diminished with relaxation guided imagery. Mov Disord 24: 2059-62

8.7 Dysmetrie und Ataxie

F. Müller, D. Timmann

Mit dem Begriff der Ataxie ist Ende des 19. Jahrhunderts auch die **übende Therapie** eingeführt worden. Die mit dem Namen Frenkel (Deutsch-Schweizer Nervenarzt,1860–1931) verbundenen Übungen, ursprünglich zur **Therapie der tabischen Ataxie**, zielten allerdings überwiegend auf Gangstörungen (Danek 2004). Leider sind seither nur wenige therapeutische Methoden für die obere Extremität entwickelt oder gar systematisch empirisch überprüft worden. Insbesondere größere Studien fehlen völlig.

8.7.1 Klinische Grundlagen

- **Ursachen**

Ursachen der **Kleinhirnschädigungen** können sein:
- degenerative Ataxien,
- entzündliche Erkrankungen, v.a. Multiple Sklerose (MS) oder
- lokalisierte Schädigungen wie Infarkte oder Tumoren.

Eine **Ataxie nach Schlaganfall** wird in der Regel (aber nicht ausschließlich) ausgelöst durch **Läsionen**
- im Versorgungsgebiet der drei zerebellären Arterien oder
- der großen Gefäße des hinteren Kreislaufs.

Gliedkinetische Ataxien werden bei drei Vierteln der SCA-Infarkte (obere Kleinhirnarterie) und der Hälfte der PICA-Infarkte (untere hintere Kleinhirnarterie) beobachtet (Amarenco 1995).

> **Rein zerebelläre Läsionen** treten praktisch nur auf, wenn die Infarkte distal im Gefäßbaum vorliegen. Diese haben jedoch eher eine gute Prognose, zeigen oft wenige Symptome, bessern sich rasch oder sind sogar klinisch stumm.

- **Klinisches Bild**

> Kleinhirnschädigungen führen je nach **betroffenem Areal** zu
> - Standataxie,
> - Gangataxie oder
> - Extremitätenataxie.

Insbesondere Störungen der **Stand-** und **Gangstabilität** können für die Betroffenen massivste Einschränkungen ihrer motorischen Möglichkeiten zur Folge haben. Dies betrifft dann nicht nur die Lokomotion, sondern auch die Basis für gezielte Arm-/Handbewegungen, weshalb auch die Therapie der Sitz-/Standstabilität für die Verbesserung von Handbewegungen wichtig ist. Die **Extremitätenataxie** präsentiert sich als
- Plumpheit,
- Ungeschicklichkeit,
- Schwerfälligkeit,
- ungenaue Bewegungen oder
- Instabilität.

Auch die Extremitätenataxie kann schwerwiegende Behinderungen verursachen. Leider sind die wenigen Publikationen wenig spezifisch und betreffen Therapieansätze für Ataxien aufgrund progredienter degenerativer Erkrankungen auf Basis von zerebellären Läsionen oder Multipler Sklerose.

- **Therapie der Extremitätenataxie**

Die Therapie der Extremitätenataxie muss sich an der **Schwere** und der zu erwartenden **Prognose** orientieren. Häufig ist die Entscheidung zu treffen, ob eine Restitution zu erwarten ist, oder ob Kompensationsmechanismen schon früh gefördert werden sollten. Bei Ataxien aufgrund eines degenerativen Prozesses oder einer der seltenen nicht degenerativen, aber kaum reversiblen Ursachen (z. B. einer Zerebellitis) wird man sich stärker um kompensatorische Prinzipien bemühen und auch medikamentös symptomatisch mehr versuchen als bei rein zerebellären Schlaganfällen, allerdings ist therapeutischer Nihilismus auch hier nicht angezeigt (Ilg 2009).

8.7.2 Übende Verfahren

Physio- und **ergotherapeutisches Training**, evt. unterstützt durch aktivierende Pflege sind derzeit die einzigen etablierten Therapiemethoden, um die Behinderung durch eine schwere Ataxie zu verbessern.

> **Unter der Lupe**
>
> **Studien: Wirksamkeit der Therapiemethoden bei Ataxie**
> Bis vor Kurzem gab es selbst für die im Vordergrund stehende Behinderung durch die Gang- und Standataxie keine Wirksamkeitsnachweise. Gerade die Bedeutung des Kleinhirns für motorisches Lernen dürfte im Erkrankungsfall einen therapeutischen Effekt minimieren. Glücklicherweise sind von Ilg et al. (2009) erste Ergebnisse publiziert worden, die in einer **Gruppenstudie** zeigen konnten, dass ein 4-wöchiges **Koordinationstraining** Verbesserungen ergab, die auch nach einem Jahr noch nachweisbar waren. **Inhalte** waren
> - Übungen zum statischen und dynamischen Gleichgewicht,
> - Ganzkörperbewegungen zur Verbesserung der Rumpf-Extremitäten-Koordination sowie zur Sturzprophylaxe.
>
> Wichtig ist, dass nach der 4-wöchigen Interventionsphase über ein Jahr lang **Eigenübungen** angeregt wurden, die auch im internet nachlesbar sind (http://www.broetz-physiotherapie.de/Broetz_Ataxie_Patientenbroschuere.pdf). Auch die pathologische Koordination der Bewegungssegmente wurde durch die Intervention gebessert. Besonders bzgl. dieser Variable sollte eine Übertragbarkeit für vergleichbare Interventionen an der oberen Extremität angenommen werden können.

- **Übungsprogramme**

Der Inhalt der Übungsprogramme muss sich von der genauen Beobachtung der Symptomausprägung leiten lassen. Bei **sensorischer Ataxie** wird sich die Therapie auf die Verbesserung der propriozeptiven Wahrnehmung konzentrieren, auch auf die Unterstützung durch visuelle Information und Reize. Häufig wird keine isolierte Extremitätenataxie vorliegen, sondern **Rumpf-** und **Extremitätenataxie** tragen gemeinsam zu einer schweren Beeinträchtigung bei. Dann wird auch ein **Gleichgewichtstraining** notwendig, um eine gewisse Gebrauchsfähigkeit der oberen Extremität zu erlangen.

Stabilität des Rumpfes und der proximalen Muskulatur sollten verbessert werden. Hierzu wird mit **Mattenprogrammen** gearbeitet. Als Grundlage dient eine **stabile Haltung**, die zunächst auf einer möglichst großen Unterstützungsfläche, anfangs im Liegen, später im Vierfüßlerstand oder Kniestand eingeübt wird. Im weiteren Verlauf wird die Unterstützungsfläche reduziert, und Drehen, Krabbeln kommen dazu. Die **Gewichtsübernahme** wird trainiert, im Krabbeln nur auf 3 Extremitäten und mit Verschieben des Körpergewichts. Später können zusätzliche Herausforderungen integriert werden, z. B. kleine Sitzflächen, Sitzen auf Gymnastikbällen etc. Durch therapeutische Unterstützung werden zunächst grobmotorische Abläufe, später feinmotorische Abläufe geübt.

Trotz häufig hypotoner Stützmotorik entstehen fixierte Haltungen, die zu einer Fehlkompensation der Ataxie führen. Daher sollten **Entspannungstechniken** eingesetzt werden und der Patient möglichst nie überfordert werden. Entspannungstraining mit dem Einsatz von Biofeedback ist insbesondere bei Tremor oft hilfreich.

Ermüdung muss vermieden werden, da diese wieder Fehlkompensationen begünstigt.

Angst und Vermeidungsverhalten wirken ungünstig. Verschiedene Entspannungsverfahren und **Methoden zum Angstabbau** sollten versucht werden.

Evt. können Dysmetrie und Tremor mit **Abkühlung der Extremitäten** reduziert werden.

- **Klassische Übungen bei Extremitätenataxie**

Übungen zur Behandlung der Extremitätenataxie zielen darauf, **Stabilität** zu entwickeln, indem ein Gleichgewicht zwischen exzentrischen und konzentrischen Kontraktionen bei Mehrgelenkbewegungen entsteht.

Die Übungen zielen auf langsame, kontrollierte **reziproke Bewegungen** bei gleichzeitiger Stabilisation und haben ihren Ursprung in Frenkels Koordinationsübungen (Danek 2004).

Techniken der PNF-Methode (▶ Kap. 7.1.2) mit wiederholten Muskelanspannungen können alleine oder in Kombination mit Koordinationsübungen eingesetzt werden (Armutlu 2001), zur Entwicklung der posturalen Kontrolle ebenso **dynamische Rumpfübungen mit Zielbewegungen der oberen Extremität**.

8.7.3 Suche nach erhaltenen Leistungen: Schreib- und Greiftraining nach Mai (1993)

In einem breit angelegten Forschungsprojekt zur Analyse ataktischer Bewegungsstörungen hat Mai (1993), ausgehend von einer Analyse der Bewegungsstörung, Anregungen zu einem **Therapiekonzept** sowohl bei Störungen der Schreibbewegungen als auch bei basalen Greifbewegungen gegeben. Während die Analyse der Störungen relativ gut entwickelt ist, ist die Ableitung therapeutischer Elemente ebenfalls weniger gut wissenschaftlich fundiert. Ausgehend von der **Erkenntnis**, dass

- schnelle Bewegungen und hohe Ansprüche an die räumliche Zielgenaugkeit der Bewegung die Störung stärker betonen und
- das ständige Abgleichen von visuellem Feedback und Bewegungsausführung bei ataktischen Patienten nicht hilfreich sind,

lassen sich Therapieelemente ableiten. **Grundlage** ist die Suche nach erhaltenen Leistungen bei Bewegungen der oberen Extremität, die insbesondere bei ataktischen Patienten im Gegensatz zu schweren Paresen ja zu finden sind. So wirken sich **Zielbewegungen**, die das höchste Maß an räumlicher Genauigkeit erfordern, besonders nachteilig auf eine ataktische Bewegungsstörung aus. Daher werden Bewegungen gesucht und geübt, bei denen diese Anforderungen möglichst reduziert sind oder geradezu beiläufig ohne andere Interferenzen entstehen können. Dazu gehören neben dem Ausschalten visuellen Feedbacks v.a. möglichst **geringe Genauigkeitsansprüche**.

Günstig sind **grobmotorische Übungen** wie Schwungübungen bis zum Werfen (erst später Fangen) eines Jonglierballs. Im Handgelenkbereich gehören dazu Wischbewegungen, die als simple Bewegungen auch rhythmisiert ausgeführt werden können.

Beim Schritt zu **Greifbewegungen** sollten diese Regeln ebenfalls umgesetzt werden, durch Üben mit stufenweiser Steigerung der anfangs minimalen Genauigkeitsanforderungen bzgl. Kraftdosierung und Präzision. So kann bereits die Wahl eines unzerbrechlichen Greifobjekts eine deutliche Änderung bewirken.

> ! Sowohl für die **Greif-** als auch die **Schreibbewegungen** gilt, dass sich der Therapeut kontinuierlich und flexibel an die individuellen Belange des Patienten anpasst. Eine spielerische, entspannende und abwechslungsreiche Atmosphäre mit Erfolgserlebnissen ist besonders wichtig (Mai u. Marquardt 1995; Peitzker et al. 2001).

Diese Therapieprinzipien sind besonders effektiv, wenn sich starke **Fehlkompensationen** bei der Bewegung der oberen Extremität eingeschlichen haben, meist durch extreme Kokontraktionen antagonistischer Muskeln. Trotzdem wird auch diese Therapie nur langfristig erfolgreich sein und ausreichend Geduld bei Therapeut und Patient erfordern.

Schreibtraining

Eine der am weitesten entwickelten feinmotorischen Leistungen ist das **händische Schreiben**, das insbesondere bei schwerer Ataxie erheblich beeinträchtigt, wenn nicht unmöglich wird. Während sich traditionelle Ergotherapie an der Entwicklung eines lesbaren Schriftbilds durch Schreiben in vorgegebenen Feldern analog zum frühen Schulunterricht orientiert, und damit gegen die dargelegten Prinzipien verstößt, legt das von Mai (1993) vorgeschlagene Schreibtraining den Fokus auf **flüssiges**, **automatisiertes Schreiben**. Normale Bewegungen zeigen klare Geschwindigkeits- und Beschleunigungsprofile, die sich bei gestörter Feinmotorik durch kontrollierte Bewegungen mit häufigen und niedrigen Geschwindigkeitsmaxima auszeichnen. In der **Therapie** konzentriert man sich

- **zunächst** auf einfache **Eingelenkbewegungen** (z. B. Kritzelbewegungen aus dem Handgelenk oder einfache Wegwischbewegungen), um normale Bewegungsmuster wieder zu ermöglichen,
- **erst spät** auf eigentliche **Schreibbewegungen** (Peitzker et al. 2001).

Unsere eigenen Erfahrungen zeigen, dass sich die zunächst massiv vermehrten Geschwindigkeitsmaxima je Auf- oder Abbewegung bei isolierten kortikalen zerebellären Läsionen nach 4 Wochen Therapie hervorragend bessern.

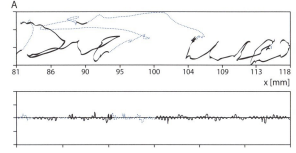

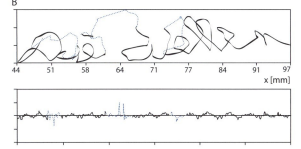

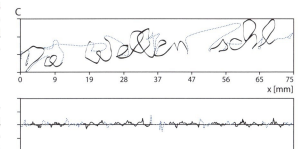

◘ **Abb. 8.13 a-c** Entwicklung der schweren ataktischen Schreibstörung eines Patienten nach Blutung und Exstirpation eines Kleinhirnangioms **a** zu Beginn der Behandlung, **b** nach 2 Monaten, **c** nach 10 Monaten. Aufgezeichnet ist jeweils der Versuch des Patienten, den Satz »Die Wellen schlagen hoch« zu schreiben. Das Zeitfenster beträgt 25 sec; Gesunde schreiben den gesamten Satz in weniger als 10 sec. Die unteren Kurven zeigen die Geschwindigkeit der Auf-/Abbewegungen

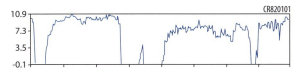

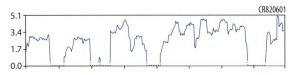

◘ **Abb. 8.14 a, b** Druckkurve auf der Schreibunterlage. **a** Zu Beginn erfolgt fast keine Modulation des Auflagedrucks. **b** Nach 2 Monaten Therapie ist der maximale Druck (artifizielle Einheiten) halbiert, und es sind allmählich Ansätze einer Modulation zu erkennen

> Liegen **Ataxien** auf Basis einer Beteiligung der **tiefen Kleinhirnkerne** und des **Hirnstamms** vor, wird man trotz intensiver Therapie die Feinmotorik des Schreibens zwar v erbessern, jedoch meist nicht normalisieren können (◘ Abb. 8.12, ◘ Abb. 8.13).

8.7.4 Effektivität der Therapie und Prognose

Obwohl Kruger et al. (2007) schätzen, dass 15% aller Patienten, die zur Rehabilitation nach Infarkt aufgenommen werden, einen **Hirnstamminfarkt** erlitten haben, gibt es praktisch keine Studien zur spezifischen Therapie. Erschwerend kommt hinzu, dass bei diesen Patienten neben der Ataxie auch Dysarthrie, Diplopie und schwerwiegende Dysphagie vorliegen können, so dass viele Arbeiten zu dieser Ätiologie nicht ausschließlich Informationen zur Ataxie liefern.

- Prognose

Kelly et al. (2001) zeigten, dass ein **positives Ergebnis** nach Rehabilitation signifikant korrelierte mit
- einem geringeren Schweregrad bei Aufnahme in die Rehabilitation und
- einem Symptomkomplex, bestehend aus Ataxie, Vertigo, Nausea und Kopfschmerz.

Eine **schlechtere Prognose** liegt in folgenden Fällen vor:
- Erhöhte Komorbidität und Bewusstseinsstörung zeigen geringere Therapieerfolge.
- Bei **Ischämie** ist eine Lokalisation im Areal der oberen Kleinhirnarterie ungünstig.
- Bei rein **zerebellären Infarkten** (erster Territorialinfarkt) korreliert ein schlechteres Outcome eher mit einer erhöhten Last an Marklagerläsionen als mit Territorium- oder Läsionsvolumen (Grips et al. 2005).
- Bei initial gleicher Symptomatik verbleiben nach einer Rehabilitationsmaßnahme stärkere Behinderungen, wenn **extrazerebelläre** (i.d.R. Hirnstamm-)**Läsionen** vorhanden sind, auch wenn vor der Rehabilitationsmaßnahme kein signifikanter Unterschied bestand (Gialanella et al. 2005).

- Effektivität der Therapie

Es gibt lediglich Einzelfallberichte zur Behandlung von **Ataxie nach Schlaganfall** sowie wenige kontrollierte Studien zur **Ataxie bei MS**. Daneben existiert eine Metaanalyse der Cochrane-Gruppe zur Ataxiebehandlung bei MS (wiederum vorwiegend die Gangstörung betreffend). Ein 2009 veröffentlichtes Review über Physiotherapie bei zerebellärer Dysfunktion liefert praktisch keine Informationen über Extremitätenataxie (Martin et al. 2009). Auffallend ist auch, wie wenig Informationen über die Behandlung von **Hirnstamminfarkten** vorliegen, bei denen die Häufigkeit der Ataxie auf 70–86% geschätzt wird (Teasell et al. 2002; Chua et al. 1996). Die meisten der wenigen publizierten Einzelfallberichte schildern die Behandlung von Patienten, die entweder an einer schweren progredienten Ataxie oder nicht nur an einer isolierten Ataxie litten, sondern meist aufgrund der Schädigung zusätzlich Paresen o.Ä. zeigten.

Unter der Lupe

Einzelfallberichte: Wirksamkeit der Therapie

Gill-Body (1997) berichten über Therapieeffekte bei 2 Patienten mit **zerebellärer Dysfunktion** nach Astrozytomentfernung im Kleinhirnwurm bzw. aufgrund einer über **10 Jahre progredienten**, **diffusen zerebellären Atrophie**. Ein 6-Wochen-Programm mit individualisierter Physiotherapie wurde durchgeführt, das auf die Ausübung von Aktivitäten fokussierte, die die Stabilität beeinträchtigten. Daneben kamen auch Übungen zum Training der Auge-Kopf-Koordination zum Einsatz. Klinische Skalen bzw. eine Vergleichsposturographie konnten einen Therapieeffekt belegen. In einer **Einzelfallanalyse** an einem Patienten mit einem **Hirnstamminfarkt** zeigten Stoykov et al. (2005), dass ein Vorgehen, das auf Übungen zur Stabilisierung von sitzender Haltung mit ausschleichender Therapeutenunterstützung beruht, quantifizierbare Verbesserungen auch von Bewegungen der oberen Extremität ermöglicht. Verhaltens- und Entspannungstraining reduziert die Ataxie der oberen Extremität und verbessert Greiffunktionen und damit die Möglichkeit der Nahrungszufuhr (Guercio et al. 1997).

Studien: Geh- und Stehtraining bei Ataxie

Bei sehr schweren Formen der Ataxie kann nur mit geringen und langsamen Fortschritten gerechnet werden, so dass frühzeitig **Hilfsmittel** überlegt werden müssen. Die drei in der Cochrane-Übersicht analysierten Arbeiten zur Physiotherapie von Lord (1998), Armutlu (2001) und Wiles (2001) untersuchten den Effekt von nicht sehr detailliert spezifizierten Verfahren bei **MS-Patienten**. **Zielkriterien** waren
- Gehfähigkeit (Lord 1998, Wiles 2001),
- Stehfähigkeit auf einem Bein bzw. Standweite, Schwankungsbreite (Armutlu 2001),
- Berg Balance Test (Lord 1998) u.a.

In allen 3 Studien wurden signifikante Verbesserungen durch die Therapie im Vorher-Nachher-Vergleich gezeigt. Lediglich Wiles (2001) prüfte die **Dauerhaftigkeit** und fand nach 2 Monaten keine Therapiewirkung mehr. Zwischen **aufgabenorientierter Therapie** und einer **Fazilitationsbehandlung**, die sich stärker an den Defiziten orientierte, fand sich bei Lord (1998) kein Unterschied. Wiles (2001) verglich die Behandlung zu Hause mit gleich viel teilstationärer Therapie, ebenfalls ohne wesentlichen Unterschied.

8.7.5 Anwendung physikalischer Reize

- Gewichte

Bereits von Holmes (1939) stammt die Anregung, **Gewichte** für die Extremitäten der Patienten zu verwenden, um die **Dysmetrie** zu verbessern. Die Erfahrungen sind jedoch überwiegend negativ. Morgan (1975) fand ein optimales Gewicht für jeden Patienten. Nach Manto (2003) führt die Verwendung von Gewichten zur Verstärkung der Hypermetrie bei zerebellären Patienten. **Kurzfristig** scheint mit Gewichten eine Dämpfung möglich zu sein, **langfristig** allerdings scheint sich das System daran zu adaptieren, und die Symptomatik stellt sich wieder ein. Der Einsatz von Gewichtsmanschetten und starken Widerständen fördert die oben beschriebene Fixationstendenz. Ähnliche Befunde stammen auch von Versuchen mit Gewichten bei Gangataxie.

- **Eisapplikation**

Die **Dysmetrie** bei ataktischen Extremitätenbewegungen bzw. der **Intentionstremor** wird durch afferente oder reafferente Information mitverstärkt. Daher versuchten verschiedene Autoren durch **Kühlung** z. B. den Informationseinstrom von Muskelspindeln zu beeinflussen. Quintern (1999) zeigte einen reduzierenden Effekt durch **einminütiges Eintauchen in Eiswasser** v.a. auf den Tremor, während die Bewegung unbeeinflusst blieb. Einen vergleichbaren Effekt hatten Albrecht 1998 bereits durch **lokale Eisapplikation** gezeigt. Die Wirkdauer hielt bis zu 45 Minuten an, jedoch wurde kein längerfristiger Therapieeffekt gezeigt. Für kurzzeitig erforderliche Bewegungskontrolle, z. B. bei der Selbstkatheterisierung, wäre diese Technik allerdings hilfreich.

- **Vibration der Sehne**

Vibration der Sehne beeinflusst ebenfalls die Bewegungskontrolle. Feys et al. (2006) zeigten jedoch an **MS-Patienten mit Tremor**, dass sich bei diesen die Tremoramplitude noch verstärkt. Somit ist diese Technik nicht geeignet, auch nicht temporär.

8.7.6 Medikamentöse Therapie

Aufgrund der Erkenntnisse und Hypothesen bezüglich der betroffenen Transmittersysteme bei degenerativen Ataxien sind immer wieder Fallberichte, kleine Fallserien und auch kleinere randomisierte Studien zum Einsatz von Medikamenten verschiedener Substanzklassen bei Ataxie veröffentlicht worden. Ein **spezifischer Mechanismus**, auf den Pharmaka zielen könnten, um die Krankheitsprogression zu stoppen oder zu verlangsamen, ist bisher **nicht bekannt**. Daher richten sich die getesteten Medikamente als Agonisten oder auch Antagonisten an spezifische Transmittersysteme, die eine Rolle in der neuronalen Verschaltung des Kleinhirns spielen. Eine Übertragbarkeit von den Erkenntnissen bei degenerativen Ataxien auf Ataxie oder Dysmetrie als Folge von lokalisierten Läsionen (z. B. nach Ponsinfarkt) ist in der Regel nicht untersucht.

> **Unter der Lupe**
>
> **Studien: Wirksamkeit der eingesetzten Medikamente**
> **Buspiron**
> Am häufigsten wurden Berichte über **Effekte von Buspiron** publiziert, wobei einige erfolgreiche Einzelfallberichte auch extrem hohe Dosen jenseits der Zulassungsbedingungen einsetzten:
> ▼
>
> In kleineren Gruppenstudien von Trouillas et al. (unverblindet 1995, doppelblind 1997) zeigte sich **keine globale Verbesserung**, allerdings in Subscores für Extremitäten- sowie Standataxie eine Verbesserung.
> Assadi et al. (2007) zeigten allerdings in einer doppelblinden, Placebo-kontrollierten Crossover-Studie an 20 Patienten mit verschiedenen Formen spinozerebellärer Ataxie über 3 Monate, dass bei 30 mg Buspiron 2-mal täglich **keine Überlegenheit gegenüber Placebo** besteht.
> Arbeiten zur pharmakologischen Behandlung der Ataxie bzw. des Intentionstremors bei **MS** zeigen **keinen signifikanten Effekt**, bei allerdings kleinen Gruppengrößen für INH, Cannabis, Baclofen (Mills et al. 2007). In etwas größeren Studien zur Behandlung bei Heredoataxien zeigt sich kein wesentlich günstigeres Bild.
> **Weitere Substanzen**
> Weitere **untersuchte Substanzen** sind:
> Physostigmin als zentraler Cholinesteraseinhibitor, Lecithin wegen des Gehalts an Phosphatidylcholin, Cholinchlorid zur Substitutionstherapie des defizienten cholinergen Systems und einige andere wie Acetazolamide oder Cycloserin.
> Auch **Pregabalin** wurde in 2 Patienten mit kortikaler zerebellärer Atrophie als wirksam beschrieben (Gazulla 2007). Einzelfallberichte sind allerdings nicht aussagekräftig genug, und häufig widersprechen sich die Ergebnisse der kleinen randomisierten, kontrollierten Studien (Übersicht bei Ogawa 2004). Angesichts der seltenen Erkrankungen sind größere homogene Stichproben kaum zu erwarten. Interessant ist aber, dass immer wieder auch von Einzelfällen mit gutem Effekt berichtet wird.
> **Riluzol**
> Eine völlig neue Substanz für den Einsatz bei zerebellärer Ataxie könnte nach einer 2010 publizierten italienischen Studie (Ristori et al. 2010) **Riluzol** sein, das über Kalzium-aktivierte Kaliumkanäle die Entladungsrate der tiefen Kleinhirnkerne reduziert. Es wird angenommen, dass aufgrund des Untergangs der Purkinje-Zellen und ihres hemmenden Einflusses eine Übererregbarkeit besteht, die durch Riluzol symptomatisch gebessert wird. In einer doppelblind durchgeführten Studie an 40 Patienten mit verschiedenen degenerativen Ataxien verbesserte sich die Verumgruppe in verschiedenen Ataxie-Scores unter einer 8-wöchigen Behandlung. Bisherige eigene Erfahrungen sind sehr gemischt. Das Ergebnis einer größeren Studie muss noch abgewartet werden. **Insgesamt kann derzeit keine Empfehlung für eine medikamentöse Behandlung ausgesprochen werden.**

8.7.7 Hilfsmittel

Insbesondere, wenn mit langfristigen Behinderungen zu rechnen ist, sollte eine **optimale Hilfsmittelversorgung** durchgeführt werden. Dazu gehört eine ausgiebige Testung und immer wieder vorzunehmende Anpassung der technischen Möglichkeiten. Der Einsatz von Mobilitätshilfsmitteln wie Elektrorollstuhl mit Steuerung mittels Steuerknüppel über Gehbock bis hin zum Rollator dürfte bekannt sein (Gillen 2002). Aber auch Hilfsmittel für die obere Extremität sind sinnvoll einzusetzen.

Hilfsmittel für die **obere Extremität** sind:
- Hilfsmittel für die **Nahrungsaufnahme** wie Griffverstärkungen und Spezialbestecke, Trinkbecher mit Doppelhalter.
- Mithilfe spezieller Großfeldtastaturen mit Grifföffnung kann eine **PC-Benutzung** ermöglicht werden. Wenn dies nicht reicht, kann mithilfe einer »Kopfmaus« die Steuerung eines PCs ermöglicht werden. Mausbewegungen können auch bei Bedarf durch eine Maustastatur ersetzt werden.

> **Praxistipp**
>
> Anregungen für **Hilfsmittel** finden sich z.B. im Internet unter http://www.heredo-ataxie.de/Broschuren/Hilfsmittel.pdf oder bei den zahlreichen Hilfsmittellieferanten.

Literatur

Albrecht H, Schwecht M, Pöllmann W, Parag D, Erasmus LP, König N (1995) Lokale Eisapplikation in der Therapie der gliedkinetischen Ataxie: Klinischer Nachweis positiver Behandlungseffekte bei Patienten mit Multipler Sklerose. Nervenarzt 69: 1066-1073

Amarenco P (1991) The spectrum of cerebellar infarctions. Neurology 41: 973-9

Armutlu K, Karabudak R, Nurlu G (2001) Physiotherapy approaches in the treatment of ataxic multiple sclerosis: a pilot study. Neurorehabil Neural Repair 15: 203-211

Assadi M, Campellone JV, Janson CG, Veloski JJ, Schwartzmann RJ, Leone P (2007) Treatment of spinocerebellar ataxia with buspirone. J NeurolSci 260: 143-146

Bastian AJ (1997) Mechanisms of ataxia. PhysTher 77: 672-675

Chua KS, Kong KH (1996) Functional outcome in brain stem stroke patients after rehabilitation. Arch Phys Med Rehabil 77(2): 194-7

Danek A (2004) Auf den Spuren von Heinrich Frenkel (1860–1931) – Pionier der Neurorehabilitation. Nervenarzt 75: 411-413

Feys P, Helsen WF, Verschueren S, Swinnen SP, Klok I, Lavrysen A, Nuttin B, Ketelaer P, Liu X (2006) Online movement control in multiple sclerosis patients with tremor: effects of tendon vibration. Mov Disord 21(8): 1148-53

Fuller KJ, Dawson K, Wiles CM (1996) Physiotherapy in chronic multiple sclerosis: a controlled trial. Clin Rehabilitation 10: 195-204

Gazulla J, Benavente I (2007) Single-blind, placebo-controlled pilot study of pregabalin for ataxia in cortical cerebellar atrophy. Acta Neurol Scand 116(4): 235-8

Gialanella B, Bertolinelli M, Monguzzi V, Santoro R (2005) Walking and disability after rehabilitation in patients with cerebellar stroke. Minerva Med 96(5): 373-8

Gill-Body KM, Popat RA, Parker SW, Krebs DE (1997) Rehabilitation of balance in two patients with cerebellar dysfunction. PhysTher 77: 534-552

Gillen G (2002) Improving mobility and community access in an adult with ataxia. Am J Occup Ther 56: 462-466

Grips E, Sedlaczek O, Bäzner H, Fritzinger M, Daffertshofer M, Hennerici M (2005) Supratentorial age-related white matter changes predict outcome in cerebellar stroke. Stroke 36(9): 1988-93

Guercio J, Chittum R, McMorrow M (1997) Self management in the treatment of ataxia: A case study in reducing ataxic tremor through relaxation and biofeedback. Brain injury 11: 353-62

Holmes G (1939) The cerebellum of man. Brain 62: 1-30

Ilg W, Synofzik M, Brotz D, Burkard S, Giese MA, Schols L (2009) Intensive coordinative training improves motor performance in degenerative cerebellar disease. Neurology 73: 1823-1830

Kelly PJ, Stein J, Shafqat S, Eskey C, Doherty D, Chang Y, Kurina A, Furie KL (2001) Functional recovery after rehabilitation for cerebellar stroke. Stroke 32(2): 530-4

Kruger E, Teasell R, Salter K, Foley N, Hellings C (2007) The rehabilitation of patients recovering from brainstem strokes: case studies and clinical considerations. Top Stroke Rehabil 14(5): 56-64

Lord SE, Wade DT, Halligan PW (1998) A comparison of two physiotherapy treatment approaches to improve walking in multiple sclerosis: a pilot randomized controlled study. Clin Rehabil 12(6): 477-86

Mai N (1993) Differenzielle Ansätze zur Behandlung cerebraler Schreibstörungen. Praxisergotherapie 2: 84-95

Mai N, Marquardt C (1995) Schreibtraining in der neurologischen Rehabilitation. EKN-Materialien für die Rehabilitation. Borgmann, Dortmund

Manto MU, Bosse P (2003) A second mechanism of increase of cerebellar hypermetria in humans. J Physiol 15; 547: 989-94

Martin CL, Tan D, Bragge P, Bialocerkowski A (2009) Effectiveness of physiotherapy for adults with cerebellar dysfunction: a systematic review. Clin Rehabil 23(1): 15-26

Mills RJ, Yap L, Young CA (2007) Treatment for ataxia in multiple sclerosis. Cochrane Database of Systematic Review. Issue 1, Art. No. CD005029. DOI:10.1002/14651858.CD005029.pub2

Morgan MH (1975) Ataxia and weights. Physiotherapy 61: 332-334

Morton SM, Bastian AJ (2009) Can rehabilitation help ataxia? Neurology 73: 1818-1819

Ogawa M (2004) Pharmacological treatments of cerebellar ataxia. Cerebellum 3: 107-111

Peitzker S, Quenzel I Müller F (2001) Schreibtherapie bei Patienten mit motorischen Störungen nach Läsionen des Zentralen Nervensystems. Praxisergotherapie 101-116

Quintern J, Immisch I, Albrecht H, Pöllmann W, Glasauer S, Straube A (1999) Influence of visual and proprioceptive afferences on upper limb ataxia in patients with multiple sclerosis. J Neurol Sci 163: 61-69

Ristori G, Romano S, Visconti A, Cannoni S, Spadaro M, Frontali M, Pontieri FE, Vanacore N, Salvetti M (2010) Riluzole in cerebellar ataxia: a randomized, double-blind, placebo-controlled pilot trial. Neurology 74(10): 839-45

Stoykov ME, Stojakovich M, Stevens JA (2005) Beneficial effects of postural intervention on prehensile action for an individual with ataxia resulting from brainstem stroke. NeuroRehabilitation 20: 85-89

Teasell R, Foley N, Doherty T, Finestone H (2002) Clinical characteristics of patients with brainstem strokes admitted to a rehabilitation unit. Arch Phys Med Rehabil 83(7): 1013-6

Trouillas P, Xie J, Getenet JC, Adeleine P, Nighoghossian N, Honnorat J, Riche G, Derex L (1995) Effect of buspirone, a serotonergic 5-HT-1A agonist in cerebellar ataxia: a pilot study. Preliminary communication. Rev Neurol 151(12): 708-13

Trouillas P, Xie J, Adeleine P, Michel D, Vighetto A, Honnorat J, Dumas R, Nighoghossian N, Laurent B (1997) Buspirone, a 5-hydroxytryptamine1A agonist, is active in cerebellar ataxia. Results of a double-blind drug placebo study in patients with cerebellar cortical atrophy. Arch Neurol 54(6): 749-52

Trujillo-Martin MM, Serrano-Aguilar P, Monton-Alvarez F, Carrillo-Fumero R (2009) Effectiveness and safety of treatments for degenerative ataxias: a systematic review. Mov Disord 24: 1111-1124

Wiles CM, Newcombe RG, Fuller KJ et al. (2001) Controlled randomised crossover trial of the effects of physiotherapy on mobility in chronic multiple sclerosis. J Neurol Neurosurg Psychiatry 70: 174-179

> **Übersicht 8.1**
> **Einteilung der Apraxien**
> - Störungen des Imitierens von Gesten
> - Störungen der Ausführung kommunikativer Gesten
> - Störungen des Werkzeug- und Objektgebrauchs

8.8 Apraxie

G. Goldenberg

Apraxien sind häufige Folgen von Hirnschädigungen. Sowohl das **Imitieren von Gesten** als auch die **Ausführung kommunikativer Gesten** sind bei zwei Dritteln der Patienten mit linkshirnigen Läsionen und Aphasie beeinträchtigt. Etwa ein Drittel der Patienten machen auch **Fehler im Gebrauch alltäglicher einfacher Werkzeuge** wie dem Essbesteck oder einem Schlüssel. Bei komplexen Alltagshandlungen wie z. B. Anziehen oder Kaffee kochen, brauchen gut die Hälfte der aphasischen Patienten und auch ein ähnlich großer Anteil von Patienten mit rechtshirnigen Läsionen Hilfe (Goldenberg u. Hagmann 1998; Hartmann et al. 2005; Goldenberg 2011).

Trotz dieser epidemiologischen Daten sind Diagnose und Therapie der Apraxien **kein selbstverständlicher Bestandteil** der neurologischen Rehabilitation und gibt es weit weniger Studien zu Methoden und Wirksamkeit ihrer Therapie als zur Therapie von Aphasie oder halbseitiger Vernachlässigung (Buxbaum et al. 2008). Ein möglicher Grund dieses Desinteresses sind Zweifel an der Alltagsrelevanz der Apraxie.

▪ Einleitung

Eine Diskrepanz zwischen schweren Störungen in der Apraxieprüfung und klagloser Ausführung derselben Handlungen im Kontext des Alltags wurde und wird von erfahrenen Klinikern als **Charakteristikum der Apraxien** angesehen (Jackson 1932; Signoret u. North 1979; De Renzi 1990; Trojano et al. 2007). Außerdem gibt es kontroverse Meinungen zur Frage, ob in der Therapie erworbene Besserungen auch auf ungeübte Handlungen generalisieren und in den bleibenden Alltag der Patienten übertragen werden (Goldenberg 2002; Rossetti et al. 2005; Geusgens et al. 2007; Daumüller u. Goldenberg 2010). Nimmt man hinzu, dass Apraxien meist von Hemiparese, Aphasie und eventuell auch halbseitiger Vernachlässigung begleitet sind, wird verständlich, dass begrenzte therapeutische Ressourcen eher für die Störungen eingesetzt werden, deren Relevanz und Therapierbarkeit außer Zweifel steht, als für die Apraxien.

Nach der in ▶ Kap. 4.8 vorgeschlagenen Unterteilung der Apraxien (▶ **Übersicht 8.1**) werden für jede Störung die **Alltagsrelevanz** und die **Evidenz** für therapeutische Verbesserungen diskutiert, wobei ein Schwerpunkt auf der Frage nach der Generalisierung von Therapieerfolgen auf ungeübte Tätigkeiten und in den Alltag außerhalb des therapeutischen Settings liegen wird.

8.8.1 Imitieren

Imitieren bedeutungsloser Hand- und Fingerstellungen ist eine Fertigkeit, die die meisten Menschen selten praktizieren. In der Rehabilitation nach Hirnschädigungen kann Imitieren aber als Mittel dienen, um in Physio- oder Ergotherapie **neue Bewegungsabläufe** zu erlernen, die zur Kompensation von motorischen Ausfällen nötig sind. Zudem könnte es sein, dass Patienten, die fehlerhaft imitieren, auch darüber hinaus Schwierigkeiten haben, Körperstellungen und Handbewegungen bewusst an räumliche Vorgaben anzupassen. Diese Schwierigkeiten können sich auch beim Werkzeug- und Objektgebrauch als **Ungeschicklichkeit der nicht paretischen ipsiläsionalen Hand** manifestieren (De Renzi u. Lucchelli 1988; Sunderland u. Sluman 2000; Sunderland u. Shinner 2007).

▪ Training des Imitierens von Gesten

Apraktische Patienten können lernen, einzelne Gesten richtig zu replizieren (Coelho u. Duffy 1990; Smania et al. 2006; Barbarulo et al. 2008), aber die Generalisierung des Erfolgs auf ungeübte Gesten ist zweifelhaft. Ein von der eigentlichen motorischen Therapie getrenntes Training des Imitierens hat möglicherweise kaum Auswirkungen auf die Leichtigkeit und Genauigkeit des Imitierens therapeutisch relevanter Körperstellungen und Bewegungen. Die Konsequenz des Nachweises einer Imitationsstörung sollte daher eher die **Berücksichtigung der Störung in Ergo- und Physiotherapie** sein als die Einleitung einer speziellen Therapie des Imitierens.

Das **Erlernen neuer Bewegungsmuster** kann durch **passives Führen der Hand** angebahnt werden.

Im Weiteren kann das Training dadurch erleichtert werden, dass die **Therapeutin** sich bei der Demonstration der Bewegung neben den Patienten platziert und die zu erlernenden **Handlungen synchron** mit ihm ausführt (Jason 1985).

8.8.2 Kommunikative Gesten

Bei der klinischen Untersuchung der Apraxie für kommunikative Gesten wird zumeist die Pantomime des Objektgebrauchs geprüft (▶ Kap. 4.8). Die Fähigkeit, den Gebrauch eines vom Kommunikationspartner benannten Objekts zu demonstrieren, wird außerhalb der Apraxietestung kaum je verlangt. Hingegen kann der **Einsatz kommunikativer Gesten zur Übermittlung von Inhalten**, die dem Gesprächspartner noch unbekannt sind, für aphasische Patienten ein Mittel sein, um mangelhaften sprachlichen Ausdruck zu kompensieren.

- Man kann den Kopf seitlich neigen, die Augen schließen und den Handrücken an die Wange legen, um zu zeigen, dass man **schlafen** will, oder
- pantomimisch das Trinken aus einem Glas darstellen, um **Durst** zu signalisieren.

> **Unter der Lupe**
> **Studie: Training kommunikativer Gesten**
> Eine eigene Studie mit schwer aphasischen Patienten (Hogrefe et al., in Druck) zeigte eine hoch signifikante Korrelation zwischen der Pantomime des Objektgebrauchs und der Verständlichkeit gestischer Wiedergaben der Inhalte von kurzen Filmen. Daraus kann man vorsichtig schließen, dass für aphasische Patienten die **Prüfung der Pantomime des Objektgebrauchs** alltagsbezogen ist, weil sie eine Vorhersage der Fähigkeit erlaubt, Gesten zur Kompensation mangelnden verbalen Ausdrucks zu verwenden.

Gestentraining

 In Hinblick auf
- die potenzielle Nützlichkeit von Gesten zur Kompensation fehlenden verbalen Ausdrucks einerseits, und
- die durch die Apraxie bedingte Verarmung des Repertoires verständlicher Gesten andererseits,

erscheint ein **Gestentraining** zur Verbesserung und Erweiterung des gestischen Ausdrucks ein sinnvolles Unterfangen.

Verständnis für die kommunikative Funktion von Gesten wecken

Bei schwer aphasischen und apraktischen Patienten besteht der **erste Schritt des Gestentrainings** oft darin, überhaupt **Verständnis für die kommunikative Funktion von Gesten** und ihren Einsatz als Ersatz für Sprache zu wecken. Um dies zu erreichen, werden z. B. pantomimische Darstellungen des Objektgebrauchs schrittweise aus dem realen Objektgebrauch abgeleitet und in kommunikative Interaktionen eingebunden:

Die **Geste** wird durchgeführt:
- zunächst mit dem Objekt in der Hand,
- dann mit leerer Hand, aber Sicht auf das reale Objekt,
- dann mit Sicht auf ein Bild des Objekts,
- dann auf verbale Aufforderung und
- schließlich als Element kommunikativer Interaktion mit dem Therapeuten oder in Gruppentherapien mit anderen Patienten (Coelho u. Duffy 1987; Cubelli et al. 1991; Daumüller et al. 2010).

Ziel des Gestentrainings ist die **Produktion verständlicher Gesten**. Anders als bei der Diagnose der Pantomime des Objektgebrauchs (▶ Kap. 4.8) gibt es keine Beschränkung auf Handbewegungen, die im realen Gebrauch von Objekten vorkommen. Verschiedene Typen von Gesten können **frei kombiniert** werden, z. B. kann eine pantomimische Geste durch vorgeschaltetes piktographisches In-die-Luft-Zeichnen des benutzten Gegenstands verdeutlicht werden. Auch sind »**Body part as object**«-Darstellungen, bei denen die Hand den Gegenstand darstellt (z. B. Zähneputzen mit Berührung der Zähne durch den ausgestreckten Zeigefinger), erlaubt und oft effizienter als Darstellungen, bei denen die Hand so geformt wird, als würde sie den Gegenstand halten.

Einüben klar differenzierter Handstellungen und Bewegungen

Trotz dieser Freiheiten stellt sich in der Therapie oft das Problem, dass Handstellungen und Bewegungen vieldeutig oder unverständlich sind. Das **Einüben** klar differenzierter Handstellungen und Bewegungen ist eine der Aufgaben, bei denen sich Störungen des Imitierens bemerkbar machen.

Die Handstellungen und Bewegungen müssen evtl. durch **passives Führen** angebahnt und durch gleichzeitiges Ausführen mit der Therapeutin eingeübt werden.

Über dieses Üben der einzelnen Stellungen und Bewegungen hinaus kann die Therapeutin die Aufmerksamkeit der Patienten auf **wichtige Merkmale** der Stellungen und Bewegungen lenken, in der Hoffnung, dass sie so lernen, die für das Verständnis von Gesten wichtigen Merkmale selbst herauszufinden.

> **Unter der Lupe**
> **Studien: Wirksamkeit der Gestentherapie**
> Die Evidenz zur Wirksamkeit von Gestentherapie besteht fast ausschließlich aus **Einzelfall-** oder **Kleingruppenstudien**. Sie sind sich einig, dass Patienten mit Aphasie und Apraxie lernen können, auf Aufforderung therapeutisch geübte Gesten zu produzieren; aber sie divergieren in ihren Aussagen zur **Generalisierung auf nicht geübte Gesten**. Während manche Studien keinerlei Verbesserung ungeübter Gesten fanden (Code u. Gaunt 1986; Coelho et al. 1987; Maher u. Ochipa 1997, case 2), berichteten andere substanzielle Verbesserungen, die teilweise sogar ebenso groß waren wie die der geübten Gesten (Schlanger u. Freimann 1979; Cubelli et al. 1991; Maher et al. 1997, case 1; Raymer et al. 2006).
> Eine **Studie aus unserer Klinik** erbrachte ein Resultat, das zwischen diesen Extremen liegt (Daumüller u. Goldenberg 2009). Wir fanden, dass die Verbesserung ungeübter Gesten deutlich geringer war als die der geübten Gesten, aber immer noch etwas größer als die von Gesten, die ohne zwischengeschaltetes Training in wöchentlichen Abständen abgeprüft wurden. Wir interpretierten dieses Resultat mit der Vermutung, dass die Patienten durch die Therapie über die Produktion der geübten Gesten hinaus ein **grundsätzliches Verständnis** für die kommunikative Funktion von Gesten erwarben. Dieses Grundverständnis war Voraussetzung, um ungeübte Gesten überhaupt zu probieren und führte dadurch zu einer Verbesserung der ungeübten Gesten. Es reichte aber nicht für den kreativen Akt, Handstellungen und Bewegungen so zu kombinieren, dass sie Wünsche, Meinungen, und Wissen über Aussehen und Gebrauch von Gegenständen verständlich übermitteln.

- **Generalisierung von Therapieerfolgen in den Alltag**

Während die Generalisierung von Therapieerfolgen auf nicht geübte Gesten innerhalb des therapeutischen Settings experimentell verifiziert werden kann, ist die Übertragung auf die **Kommunikation mit Familie** und anderen Gesprächspartnern des täglichen Lebens schwerer zu überprüfen. Nach Wissen des Autors gibt es bislang keine Studien zu diesem, für die Alltagsrelevanz der Therapie besonders wichtigen Aspekt der Generalisierung. Die eigene Erfahrung spricht dafür, dass die **Übertragung in den Alltag** problematisch sein kann:

- Gerade bei Patienten mit **globalen Aphasien** und hochgradig reduziertem verbalen Ausdruck, die einen alternativen non-verbalen Kanal zum Ausdruck ihrer Wünsche und Meinungen besonders dringend benötigen, ist die Aphasie oft Folge großer, nach frontal reichender Läsionen, die zusätzlich zur Aphasie auch eine **dysexekutive Störung** verursachen (Glosser u. Goodglass 1990). Ein Ausdruck dieses zusätzlichen Symptoms ist **mangelnde Flexibilität**. Betroffene Patienten wiederholen erfolglose verbale Ausdrucksversuche immer wieder, anstatt auf den alternativen Kommunikationskanal »Gestik« auszuweichen (Ramsberger 2005; Purdy u. Koch 2006).
- Ein weiteres Hindernis für die Übertragung der Gesten in den kommunikativen Alltag kann **Angst der Patienten vor sozialer Stigmatisierung** sein. Manche Patienten lehnen es ab, sich in der Öffentlichkeit durch Gesten zu verständigen, weil sie nicht als sprachgestört gelten wollen. Sie nehmen lieber in Kauf, zu schweigen und auf Wünsche zu verzichten als zu enthüllen, dass sie nicht mehr der Gemeinschaft der normalen Sprecher angehören.

> Der sicherste Weg, die Generalisierung der gestischen Kommunikation in den bleibenden Alltag zu fördern, ist die **Aufklärung** und **Einbeziehung von Angehörigen** und anderen dauerhaften Kommunikationspartnern.

Bei der **Aufklärung** ist es wichtig, die Angst zu zerstreuen, dass die Patienten durch das Training alternativer Kommunikationskanäle vom Wiedererlernen des Sprechens abgehalten werden. Tatsächlich ist die gestische Darstellung eines Inhalts kein Hindernis für den Abruf des passenden Wortes, sondern kann ihn sogar erleichtern (Rose 2006). Gesten können daher nicht nur als Ersatz für fehlende Sprache, sondern auch als Instrument der Sprachtherapie eingesetzt werden.

8.8.3 Werkzeug- und Objektgebrauch

Die Alltagsrelevanz einer Störung des Gebrauchs von Werkzeugen und Objekten steht außer Zweifel, aber die Resultate der klinischen Prüfung stimmen nicht immer mit dem Ausmaß der **Schwierigkeiten im häuslichen Milieu** überein:

- Schwierigkeiten können **überschätzt** werden, wenn in der Untersuchung Tätigkeiten geprüft werden, die die Patienten in ihrem häuslichen Alltag ohnehin nicht übernehmen, oder wenn Patienten mit ungewohnten Anordnungen und Geräten in der Untersuchung nicht zurechtkommen, aber daheim auf Routinen mit langjährig vertrauten Anordnungen und Geräten zurückgreifen können.
- Umgekehrt kann aber das Ausmaß der häuslichen Schwierigkeiten **unterschätzt** werden, weil Patienten in der ruhigen Untersuchungssituation die Tätigkeiten konzentriert zu Ende führen, aber im häuslichen Milieu durch äußere Reize oder auch durch einschießende Ideen vom Handlungspfad abgelenkt werden.

Praxistipp

Bei der **Planung der Therapieinhalte** sollte man nach Möglichkeit das Umfeld und die prämorbiden Gewohnheiten und Fähigkeiten der Patienten berücksichtigen.

Unter der Lupe
Studien: Wirksamkeit der Therapie des Werkzeug- und Objektgebrauchs

Therapiestudien des Werkzeug- und Objektgebrauchs haben durchweg die Ausführung mehrschrittiger Handlungen, meist aus dem Bereich der ADL zum Gegenstand. Sie stimmen überein, dass durch ergotherapeutische Intervention die **Selbstständigkeit in ADL** signifikant gebessert werden kann (van Heugten et al. 1998; Goldenberg et al. 1998a, 2001; Donkervoort et al. 2001; Legg et al. 2006). Kontrovers diskutiert wird hingegen, ob **Therapieerfolge von geübten auf ungeübte Tätigkeiten generalisieren**. Damit verbunden sind **kontroverse Ansichten** darüber, ob

- die Therapie sich darauf beschränken sollte, Routinen für die Ausführung einzelner alltagsrelevanter Handlungsketten einzulernen, oder
- den Patienten allgemeine Prinzipien des Werkzeug- und Objektgebrauchs nahezubringen sind, die sie befähigen, auch ungeübte Aufgaben zu bewältigen.

Eigene Studien sprechen für die bescheideneren Ansprüche: Wir fanden in zwei Studien keinerlei Generalisierung von geübten auf ungeübte ADL (Goldenberg et al. 1998a, 2001). In der späteren Studie wurden **zwei Trainingsarten** verglichen:

- **direktes Training**, in dem Patienten durch die Handlung geführt und die Unterstützung sukzessive reduziert wurde, und
- **Explorationstraining**, in dem versucht wurde, das Verständnis für funktionell wichtige Merkmale der verwendeten Werkzeuge und Objekte und für daraus abgeleitete Prinzipien ihrer Benutzung zu wecken.

Nur das **direkte Training** führte zu signifikanten Verbesserungen.

In Kontrast zu diesem Ergebnis berichtet eine holländische Gruppe über große Erfolge mit einem **Strategietraining**, in dem den Patienten allgemeine Prinzipien des Werkzeug- und Objektgebrauchs beigebracht werden (van Heugten et al. 1998; Donkervoort et al. 2001). Eine Review aus derselben Gruppe behauptet auch einen Transfer der Erfolge von geübten zu ungeübten Tätigkeiten, wobei allerdings eingeräumt wird, dass die methodische Qualität der ausgewerteten Studien nicht über jeden Zweifel erhaben ist (Geusgens et al. 2006).

- **Training des Werkzeug- und Objektgebrauchs**

Angesichts der Unsicherheit einer Generalisierung von Therapieerfolgen sollten für die Therapie des Werkzeug- und Objektgebrauchs auf jeden Fall **Tätigkeiten** ausgewählt werden, **die die betroffenen Patienten in ihrem permanenten häuslichen Alltag dauerhaft durchführen** wollen. Da selbst die Generalisierung auf die Ausführung der geübten Handlung mit anderen Exemplaren der Werkzeuge und Objekte fraglich sein kann (Goldenberg et al. 2001), besteht der sicherste Weg zu nachhaltigen Erfolgen darin, direkt im permanenten Umfeld und mit den eigenen Geräten Tätigkeiten einzuüben, die die Patienten in ihre dauerhafte Routine aufnehmen wollen (Böttger et al. 2010).

> **Unter der Lupe**
> **Linkshirnige vs. rechtshirnige Läsion**
> Alle bisher referierten Studien befassten sich mit Patienten mit **linkshirnigen Läsionen**. Bei **mehrschrittigen Alltagshandlungen** machen aber auch Patienten mit **rechtshirnigen Läsionen** Fehler, die über die unmittelbaren Auswirkungen von motorischen Beeinträchtigungen und halbseitiger Vernachlässigung hinausgehen (▶ Kap. 4.8). Es liegt nahe, dass für diese Patienten, die auf intaktes Sprachverständnis und sprachliches Denken zugreifen können, andere therapeutische Ansätze und Möglichkeiten gelten als für die meist aphasischen Patienten mit Apraxie nach linkshirnigen Läsionen. So fanden Sunderland et al. (2006), dass **Verbalisieren der einzelnen Schritte** des Anziehens eines T-Shirts hemiplegischen Patienten mit rechtsseitigen Läsionen zu größerer Selbstständigkeit verhalf, aber bei Patienten mit linksseitigen oder bilateralen Läsionen eher die Leistung noch verschlechterte.

Literatur

Barbarulo AM, Pappatà S, Puoti G, Prinster A, Grossi D, Cotrufo R et al. (2008) Rehabilitation of gesture imitation: A case study with fMRI. Neurocase 14: 293-306

Böttger T, Hönynck, J, Kohn B, Pott U (2010) Betätigungsorientierung in der Ergotherapie als Chance für teilhabeorientierte Rehabilitation bei Apraxie - eine Bestandsaufnahme. Neurologie & Rehabilitation 16: 143-151

Buxbaum LJ, Haaland KY, Hallett M, Wheaton L, Heilman KM, Rodriguez A et al. (2008) Treatment of limb apraxia. Moving forward to improved action. American Journal of Physical Medicine and Rehabilitation 87: 149-161

Code C, Gaunt C (1986) Treating severe speech and limb apraxia in a case of aphasia. British Journal of Disorders of Communication 21: 11-20

Coelho CA, Duffy RJ (1987) The relationship of the acquisition of manual signs to severity of aphasia: a training study. Brain and Language 31: 328-345

Coelho CA, Duffy RJ (1990) Sign acquisition in two aphasic subjects with limb apraxia. Aphasiology 4: 1-8

Cubelli R, Trentini P, Montagna CG (1991) Re-education of gestural communication in a case of chronic global aphasia and limb apraxia. Cognitive Neuropsychology 8: 369-380

Daumüller M, Goldenberg G (in press) Therapy to improve gestural expression in aphasia: a controlled clinical trial. Clinical Rehabilitation

Daumüller M, Goldenberg G (2010) Therapy to improve gestural expression in aphasia: a controlled clinical trial. Clinical Rehabilitation 24: 55-65

De Renzi E (1990) Apraxia. In: Boller F, Grafman J (eds) Handbook of clinical neuropsychology, Vol 2. Elsevier, Amsterdam New York Oxford. pp 245-263

De Renzi E, Lucchelli F (1988) Ideational apraxia. Brain 111: 1173-1185

Geusgens CAV, Winkens I, van Heugten CM, Jolles J, van der Heuvel WJA (2007) Occurrence and measurement of transfer in cognitive rehabilitation: A critical review. Journal of Rehabilitation Medicine 39: 425-439

Glosser G, Goodglass H (1990) Disorders in executive control functions among aphasics and other brain-damaged patients. Journal of Clinical and Experimental Neuropsychology 12: 485-501

Goldenberg G (2002) Therapy of apraxia - implications for cognitive rehabilitation. In: Brouwer WH, van Zomeren AH, Berg IJ, Bouma A, de Haan E (eds) Cognitive rehabilitation: A neuropsychological approach. Boom Publishers, Amsterdam. pp 191-205

Goldenberg G (2011) Apraxie. In: Brandt T, Diener HC, Gerloff C (eds) Therapie und Verlauf neurologischer Erkrankungen, 6. Aufl. Kohlhammer, Stuttgart

Goldenberg G, Hagmann S (1998) Therapy of activities of daily living in patients with apraxia. Neuropsychological Rehabilitation 8: 123-142

Hartmann K, Goldenberg G, Daumüller M, Hermsdörfer J (2005) It takes the whole brain to make a cup of coffee: The neuropsychology of naturalistic actions involving technical devices. Neuropsychologia 43: 625-637

Hogrefe, K, Weidinger N, Ziegler W, Goldenberg G (in Druck) The influence of semantic impairment and apraxia on the production of communicative gestures in severe aphasia. Cortex, in Druck

Jackson JH (1932) Remarks on Non-Protrusion of the Tongue in some Cases of Aphasia. In: Taylor J, Holmes G, Walshe FMR (eds) Selected Writings of John Hughlings Jackson. Hodder and Stoughton, London. pp 153-154

Jason GW (1985) Manual sequence learning after focal cortical lesions. Neuropsychologia 23: 483-496

Maher L M, Ochipa C (1997) Management and treatment of limb apraxia. In: Rothi LJG, Heilman KM (eds) Apraxia – the Neuropsychology of Action. Psychology Press, Hove. pp 75-92

Purdy M, Koch A (2006) Prediction of strategy usage by adults with aphasia. Aphasiology 20: 337-348

Ramsberger G (2005) Achieving conversational success in aphasia by focusing on non-linguistic cognitive skills: A potentially promising new approach. Aphasiology 19: 1066-1073

Raymer AM, Singletary F, Rodriguez A., Ciampitti M, Heilman KM, Rothi LJG (2006) Effects of gesture + verbal treatment for noun and verb retrieval in aphasia. Journal of the International Neuropsychological Society 12: 867-882

Rose ML (2006) The utility of arm and hand gestures in the treatment of aphasia. Advances in Speech-Language Pathology 8: 92-109

Rossetti Y, Rode G, Goldenberg G (2005) Perspectives in higher-order motor deficit rehabilitation. Which approach for which ecological result? In: Freund HJ, Jeannerod M, Hallet M, Leiguarda R (eds) Higher-order motor disorders. From neuroanatomy and neurobiology to clinical neurology. Oxford University Press, Oxford New York. pp 475-498

Schlanger P, Freimann R (1979) Pantomime therapy with aphasics. Aphasia – Apraxia – Agnosia 1: 34-39

Signoret JL, North P (1979) Les apraxies gestuelles (apraxie idéatoire, apraxie idéomotrice, apraxie motrice). Masson, Paris

Smania N, Aglioti SM, Girardi F, Tinazzi M, Fiaschi A, Cosentino A et al. (2006) Rehabilitation of limb apraxia improves daily life activities in patients with stroke. Neurology 67: 2050-2052

Sunderland A, Shinner C (2007) Ideomotor apraxia and functional ability. Cortex 43: 359-367

Sunderland A, Sluman SM (2000) Ideomotor apraxia, visuomotor control and the explicit representation of posture. Neuropsychologia 38: 923-934

Sunderland A, Walker CM, Walker MF (2006) Action errors and dressing disability after stroke: An ecological approach to neuropsychological assessment and intervention. Neuropsychological Rehabilitation 16: 666-683

Trojano L, Labruna L, Grossi D (2007) An experimental investigation of the automatic/voluntary dissociation in limb apraxia. Brain and Cognition 65: 169-176

8.9 Optische Ataxie

M. Himmelbach

Die optische Ataxie bezeichnet eine **spezifische visuomotorische Koordinationsstörung**, die nicht auf primäre motorische oder sensorische Defizite zurückgeführt werden kann. Bei der Ausführung von Zeige- oder Greifbewegungen auf visuelle Ziele und Objekte kommt es zu einer erheblichen Abweichung vom anvisierten Ziel. Zusätzlich kann eine Störung der Kontrolle von Handöffnung und Handorientierung auftreten. Diese Störungen der Bewegungsrichtung wie auch die Beeinträchtigung der Griffanpassung treten vor allem bei Bewegungen auf Ziele im peripheren Gesichtsfeld auf. Blickt der Patient **direkt auf das Ziel**, kommt es zu einer deutlichen Leistungsverbesserung bis hin zu einer völlig normalen Bewegungsausführung.
Spezifische Therapieansätze mit dem **Ziel der funktionellen Restitution** sind nicht bekannt. Eine **Kompensation** der Beeinträchtigung wird durch die willentliche Ausrichtung der Blickrichtung auf das anzusteuernde visuelle Ziel vor Beginn der Handbewegung erreicht. Diese Verhaltenssequenz kann alltagsnah im Rahmen einer ergotherapeutischen Behandlung trainiert werden.

8.9.1 Definition und klinische Grundlagen

- **Definition**

> **Definition**
>
> Als **optische Ataxie** wird eine Störung der Koordination zwischen visueller Information über die räumlichen Eigenschaften eines Zielobjekts (Größe, Position, Orientierung) und der motorischen Steuerung und Kontrolle der Handbewegung bezeichnet.

Aufgrund dieser Störung kommt es im Verlauf von Zeige- und Greifbewegungen zu einer **Abweichung vom anvisierten Ziel**. Zusätzlich ist die **Anpassung der Handöffnungsweite** und der **Handorientierung** an zu ergreifende Objekte in vielen Fällen beeinträchtigt. Eine optische Ataxie kann ohne jegliche primäre sensorische und motorische Defizite auftreten. Zusätzliche sensorische und motorische Defizite sowie Störungen der Handlungskontrolle (Apraxie) beeinflussen die Phänomenologie, sind jedoch nicht ursächlich für die optische Ataxie.

- **Ursachen**

Die optische Ataxie tritt vor allem nach **Läsionen der okzipito-parietalen Übergangsregion** auf (Karnath u. Perenin 2005). Das Störungsbild wurde bisher vor allem **nach Schlaganfällen** beobachtet, kann aber auch im Verlauf einer neurodegenerativen Erkrankung (posteriore kortikale Atrophie; Graff-Radford et al. 1993) auftreten oder durch Neoplasmen ausgelöst werden (Ando u. Moritake 1990).

Die optische Ataxie ist ein eher seltener Befund. Exakte Zahlen zur Prävalenz und Inzidenz sind nicht verfügbar. Das Störungsbild wird **vom Patienten selten spontan berichtet** und im üblichen neurologischen Untersuchungsgang nicht erfasst. Daher wird die tatsächliche Häufigkeit vermutlich deutlich unterschätzt.

- **Klinisches Bild**

Probleme der Patienten mit optischer Ataxie sind:
- Zum einen besteht ein deutliches **Abweichen visuell geführter Bewegungen**, wenn die Ziele nicht direkt angeschaut werden. Meist ist die Bewegung vom Ziel weg zur Blickposition hin gerichtet. Oft gelingt erst durch suchende Bewegungen oder zufälliges Anstoßen an das Zielobjekt das erfolgreiche Ergreifen.
- Zusätzlich zur direktionalen Abweichung der Bewegung vom Ziel können **Fehler bei der Handorientierung** und der **Handöffnung** auftreten. Die Handöffnung wird nicht mehr verschiedenen Objektgrößen angepasst, sondern unabhängig von der jeweiligen Objektgröße übermäßig weit eingestellt. Im Extremfall wird das Objekt immer erst bei nahezu vollständig gestreckten Fingern mit der palmaren Fläche der Hand berührt, bevor es zum Handschluss kommt. Wird der Blick direkt auf das Zielobjekt gerichtet, kommt es bei den Patienten zu einer deutlichen Verbesserung bis hin zu einem völlig normalen Bewegungsverlauf.

> - Bei **Schädigung einer Hemisphäre** betrifft die optische Ataxie vor allem die kontraläsionale Hand und/oder das kontraläsionale Gesichtsfeld.
> - Bei **bilateralen Schädigungen** betrifft die optische Ataxie häufig beide Hände und beide Gesichtsfeldhälften und ist im akuten Stadium oft begleitet von weiteren Symptomen eines **Bálint-Holmes-Syndroms** (Karnath 2006):
>   – Einengung des visuellen Aufmerksamkeitsfelds,
>   – Störungen der räumlichen Orientierung und
>   – Blickbewegungsstörungen.

- **Diagnostik**

In der **klinischen Prüfung** werden Greifbewegungen auf Objekte im zentralen Gesichtsfeld (Blick auf das Ziel) mit Greifbewegungen auf Objekte im peripheren, extrafovealen Gesichtsfeld (Blick zum Untersucher) verglichen. Durch Variation der untersuchten Hand und der Seite der Präsentation der Zielobjekte wird die Ausprägung der Störung in den beiden Gesichtsfeldern und für die jeweilige Hand festgestellt. Weitere Angaben zur spezifischen Diagnostik finden sich in ▶ Kap. 4.9.

8.9.2 Spontanverlauf und therapeutische Ansätze

Aufgrund der geringen Fallzahlen sind zuverlässige Angaben über den Spontanverlauf wie auch systematische Arbeiten zu einem spezifischen therapeutischen Vorgehen derzeit nicht verfügbar. Die folgenden Aussagen basieren gänzlich auf **Einzelbeobachtungen** und **Einzelfallberichten** in der Literatur.

- **Spontane Rückbildung vs. Chronifizierung**

Es finden sich Berichte von Patienten, bei denen sich das klinisch relevante Defizit über mehrere Wochen bis Monate nach dem Insult **vollständig zurückgebildet** hat. Zwar ist in einer kinematischen Bewegungsanalyse (▶ Kap. 3.4) eine Restsymptomatik auch dann oft noch feststellbar, in der klinischen Prüfung jedoch nicht mehr sichtbar und für den Alltag der Patienten nicht mehr relevant.

Andere Patienten zeigen dagegen auch nach mehreren Jahren noch eine **klinisch relevante optische Ataxie**. Dabei scheinen bilaterale Läsionen im Vergleich zu unilateralen Schädigungen mit höherer Wahrscheinlichkeit zu einer **Chronifizierung** zu führen. Naheliegend ist, dass die Lokalisation der Schädigung einen Einfluss auf den Verlauf des Störungsbilds hat. Clavagnier et al. (2007) vermuteten aufgrund der Beobachtungen bei zwei Patienten mit bilateralen Läsionen, dass eine umfassende Schädigung der als kritisch erkannten parieto-okzipitalen Übergangsregion (▶ Kap. 4.9) zu einer chronischen optischen Ataxie führt, während eine nur teilweise Schädigung eine Spontanerholung erlaubt.

- **Spontane Kompensation vs. Training von Kompensationsstrategien**

Die Differenzierung des Störungsbilds nach zentraler und peripherer Präsentation visueller Ziele führt bei einer persistierenden optischen Ataxie oft zu einer **spontanen Kompensation**. Die Patienten passen die Blickrichtung der Handbewegung an und schauen vor Beginn der Handbewegung direkt auf das Ziel, um Abweichungen und Fehler beim Ergreifen von Objekten zu vermeiden. Diese Kompensationsstrategie kann unterstützt werden, indem den Patienten eine **Einsicht** in ihr Defizit vermittelt wird. Die für eine korrekte Ausführung der Greifbewegung notwendige **Sequenz von vorangehender Blickbewegung zum Ziel und folgender Handbewegung** kann dann zunächst in einfachen Situationen (ein peripheres Objekt) und schließlich in Situationen zunehmender Komplexität (mehrere kleine Gegenstände, z. B. Aufnehmen von Münzen) und unter erhöhter Belastung (Zeitlimit u. Ä.) trainiert werden. Das gezielte wiederholte Trainieren problematischer Alltagshandlungen (z. B. Essenzubereitung) erscheint sinnvoll.

- **Optische Ataxie als Teil des Bálint-Syndroms**

Tritt die optische Ataxie als Teil des Bálint-Syndroms (Karnath 2006) auf, so ist die Situation durch das **gleichzeitige Auftreten von Simultanagnosie** und **okulomotorischen Störungen** deutlich erschwert. Auch in diesem Fall gibt es bisher keine Ansätze einer Therapie mit dem Ziel der funktionellen Restitution.

Zunächst steht ein Training zielgerichteter Augenbewegungen und des systematischen Absuchens der visuellen Umgebung im Vordergrund. Letzteres kann an bekannte Verfahren zur Verbesserung der Explorationsleistung bei Patienten mit Neglect angelehnt werden (z. B. Kerkhoff 1998).

Erst nach Verbesserung der Kontrolle von Blickbewegungen und Aufmerksamkeitsleistungen können **im nächsten Schritt** Kompensationsstrategien für die optische Ataxie gezielt trainiert werden.

Hinweise auf ein sinnvolles Vorgehen im Falle einer optischen Ataxie als Teil eines Bálint-Syndroms finden sich in Einzelfallstudien (Gillen u. Dutton 2003; Kerkhoff u. Keller 1997; Perez et al. 1996).

Literatur

Ando S, Moritake K (1990) Pure optic ataxia associated with a right parieto-occipital tumour. J Neurol Neurosurg Psychiatry 53: 805-806

Clavagnier S, Prado J, Kennedy H, Perenin MT (2007) How humans reach: distinct cortical systems for central and peripheral vision. Neuroscientist 13: 22-27

Gillen JA, Dutton GN (2003) Balint's syndrome in a 10-year-old male. Dev Med Child Neurol 45: 349-352

Graff-Radford NR, Bolling JP, Earnest F, Shuster EA, Caselli RJ, Brazis PW (1993) Simultanagnosia as the initial sign of degenerative dementia. Mayo Clin Proc 68: 955-964

Karnath HO, Perenin MT (2005) Cortical control of visually guided reaching: Evidence from patients with optic ataxia. Cereb Cortex 15: 1561-1569

Karnath HO (2006) Bálint-Holmes-Syndrom. In: Karnath HO, Thier P (Hrsg) Neuropsychologie, 2. Aufl. Springer, Heidelberg New York. S 225-236

Kerkhoff G (1998) Rehabilitation of visuospatial cognition and visual exploration in neglect: a cross-over study. Restor Neurol Neurosci 12: 27-40

Kerkhoff G, Keller I (1997) Balint-Syndrom. In: Gauggel S, Kerkhoff G (Hrsg) Fallbuch Neuropsychologie. Praxis der Neurorehabilitation. Hogrefe, Göttingen. S 70-79

Perez FM, Tunkel RS, Lachmann EA, Nagler W (1996) Balint's syndrome arising from bilateral posterior cortical atrophy or infarction: rehabilitation strategies and their limitation. Disabil Rehabil 18: 300-304

8.10 Das Schulter-Hand-Syndrom

A. Conrad, C. Herrmann

Bei der **Therapie der schmerzhaften Schulterteilsteife** infolge einer Hemiparese nach Schlaganfall hat sich entsprechend den diagnostischen und pathophysiologischen Unterscheidungen im Kapitel zur Klinik des Schulter-Hand-Syndroms ebenfalls die Abgrenzung der weitaus häufiger auftretenden schmerzhaften Schulter von der Ausweitung zum **Schulter-Hand-Syndrom** bis hin zum **komplexen regionalen Schmerzsyndrom (CRPS I)** als notwendig erwiesen, wobei sich die therapeutischen und prophylaktischen Maßnahmen z.T. aufeinander aufbauend ergänzen können. Viele schon lange in der Physikalischen Therapie als etabliert angesehene Verfahren bleiben bei kritischer Prüfung den Wirksamkeitsnachweis schuldig oder sind u.U. sogar kontraindiziert.

8.10.1 Behandlung der schmerzhaften hemiparetischen Schulter

Präventionsprogramme
- Studienaussagen: Wirksamkeit präventiver Programme

Braus el al. (1994; Evidenzklasse 3b) untersuchten in einer neurologischen Rehabilitationsklinik bei Patienten mit hemiplegischer Schulter nach Schlaganfall (ohne Angaben zur zeitlichen Latenz) die Wirksamkeit eines **Präventionsprogramms** mit detaillierten Instruktionen aller Mitglieder des therapeutischen und diagnostischen Teams, der Patienten und der Angehörigen zur Vermeidung von Schädigungen von Beginn der Klinikaufnahme an. Im Vergleich zu einer Patientengruppe vor Einführung der Intervention sank die Inzidenz für ein Schulter-Hand-Syndrom nach eigenem Score signifikant von 27% auf 8%.

Kondo et al. (2001, Evidenzklasse 3b) untersuchten die Wirksamkeit eines Bewegungsprogramms, das passive Bewegungen des Patienten mit seinem plegischen Arm einschränkt, in einer entsprechenden Population mit allerdings unterschiedlichen Paresegraden im 1. Jahr nach Schlaganfall über einen Follow-up-Zeitraum von >7 Monaten. Das **präventive Bewegungsprogramm** umfasste
- die **Förderung aktiver Bewegungen** aller Gelenke, die Schulter-Außen-/Innenrotation aktiv oder passiv bei adduziertem Oberarm, die Fingerflexion und -extension mit Unterstützung des Handgelenks in Neutral- und Flexionsstellung und
- die **Vermeidung passiver**, möglicherweise traumatisierender **Bewegungen** von Schulter-, Metakarpophalangeal- und Interphalangealgelenken durch den Patienten in der therapiefreien Zeit.

Im Vergleich mit einer historischen Vergleichsgruppe sank die Inzidenz für ein Schulter-Hand-Syndrom nach eigenem Score von 32,4% auf 18,5%.

Empfehlung
Präventionsprogramme im Umgang mit der hemiparetischen Schulter für Therapeuten, Patienten und Angehörige sollten aufgrund hoher klinischer Relevanz **Bestandteil der Standardtherapie** neurologischer Rehabilitation nach Schlaganfall sein.

> **Zwei Punkte** sind zu beachten:
> - Schmerzauslösende Manöver in Therapiesituationen und bei Eigenübungen vermeiden!
> - Keine aktive/passive Abduktion oder Flexion im Schultergelenk über 90°!

Dehnungslagerung
Lagerungstechniken zur Kontrakturprophylaxe gehören zur Basistherapie der neurologischen Rehabilitation. In den Monographien zur Rehabilitation und Physiotherapie zentraler Paresen nach Schlaganfall werden als **Primärziele** der Frühbehandlung beschrieben:
- Hypertonus (Johnstone 1978) und ineffiziente Muster (Bobath 1990) verhindern sowie
- Auftreten von Schulterschmerzen (Davies 2000) verhindern, durch vorsichtige und korrekte Lagerung der Schulter.

> Die empfohlene **Lagerung für das Schultergelenk** ist:
> - Abduktion,
> - Außenrotation und
> - Flexion (Bender u. McKenna 2001).

> **Unter der Lupe**
> **Entstehung von Kontrakturen**
> Bindegewebe zeigt unter **Bedingungen der Immobilität** bereits innerhalb einer Woche die Eigenschaft zunehmender Verkürzung bzw. Kontraktur. Hierfür werden plastische Veränderungen des Kollagennetzwerks verantwortlich gemacht, wobei aufgrund fehlender Dehnungen eine Neuvernetzung der Kollagenfasern (sog. Cross-links) in höherer Dichte eintritt (Kottke u. Ptak 1966). Auch im Bereich der Schulter treten bei höhergradigen zentralen Armlähmungen nach einem Schlaganfall **Kontrakturen** von Muskeln, Sehnen und Gelenken auf, die die passive Motilität des Schultergelenks in Abduktion, Flexion und Außenrotation einschränken. Drei Monate nach Schlaganfall haben 56% der Patienten weniger als 70° Außenrotation (Andrews u. Bohannon 1989) und 42% weniger als 90° Elevation (Peszczynski u. Rardin 1965).

Schmerzfreie Dehnungslagerungen der Schulter sollen Kontrakturen verhindern oder minimieren, Schmerzen reduzieren und, wenn möglich, motorische Erholung unterstützen.

> **Unter der Lupe**
> **Dauer der Muskeldehnung**
> **Tierexperimentell** genügen 15–30 min tägliche Dehnung bei gesunden aktiven Tiermuskeln, um eine **Kontraktur** zu verhindern (Williams 1988, 1990).
> **Patienten im Pflegeheim** mit einer Kniekontraktur zeigten eine Besserung der Knieextension unter 2 h täglich anhaltender Low-load-Dehnung (Light et al. 1984).
> Eine Untersuchung von Tardieu et al. (1988) an **Kindern mit infantiler Zerebralparalyse** zeigte, dass durch eine Dehnung der spastischen Plantarflexoren über eine minimale Schwellenlänge ab einer Dauer von 6 h täglich eine muskuläre Kontraktur verhindert werden kann, andererseits durch Dehnungszeiten von maximal 2 Stunden eine progressive Kontraktur ausgelöst wurde.

Empfehlung

Lagerungen der Extremitäten gehören zur Basistherapie der Neurorehabilitation und sollten daher durchgeführt werden (geringe Qualität, Empfehlungsstärke B). Vorteile bezüglich des Auftretens von **Schulterschmerzen** konnten, soweit in den Studien berücksichtigt, nicht gefunden werden (Ada et al. 2005; Dean et al. 2000; de Jong et al. 2006; Gustafsson u. McKenna 2006). Evidenz für **funktionelle Verbesserung** fand sich in einer Studie (de Jong et al. 2006), keine Evidenz in zwei der diesen Parameter untersuchenden Studien (Ada et al. 2005; Gustafsson u. McKenna 2006).
Dehnungszeiten von mindestens 30 Minuten sind erforderlich, um Kontrakturentwicklung zumindest zu verzögern (Ada et al. 2005; de Jong et al. 2006). Die Compliance der Patienten gegenüber Wochen anhaltenden Dehnungslagerungen ist in einigen Untersuchungen selbst unter Studienbedingungen deutlich gemindert (de Jong et al. 2006; Turton u. Britton 2005). Dies schränkt deren Anwendbarkeit ein.
Zusammenfassend besteht nur wenig Evidenz für den **Einsatz spezifischer Dehnungslagerungen** zusätzlich zu den in der Standardtherapie angewandten Dehnungstechniken.
Schmerzfreie Dehnungslagerungen der Schulter werktäglich von je mindestens 30 min in 45° **Abduktion** und maximal tolerabler **Außenrotation** am Ende des pROM mit flektiertem und supiniertem Arm (nach Ada et al. 2005) sollten zur Verlangsamung einer Kontrakturentwicklung der Außenrotation bei Patienten im **subakuten Stadium** nach hemiparetischem Hirninfarkt und hochgradiger proximaler Armparese durchgeführt werden (mittlere Qualität, Empfehlungsstärke B).
Andere Dehnungslagerungen wie z. B. in maximaler Abduktion und Außenrotation (nach de Jong et al. 2006) können nicht empfohlen werden (geringe Qualität, Empfehlungsstärke 0).

Schlingen und supportive Hilfsmittel

Ausgehend von der Ätiologie des Schulterschmerzes durch Dehnung von Gelenkkapsel und Rotatorenmanschette soll der **Einsatz unterstützender Maßnahmen** eine Gewichtsabnahme zum Schutz der gelähmten oberen Extremität bewirken. Hierzu kommen verschiedene **Hilfsmittel** zum Einsatz:
- Lagerung auf dem Rollstuhltisch,
- Armmulde,
- Schulterorthesen,
- Tape-Verbände.

Als **Therapieziele** lassen sich Prävention und Minderung von Schmerzen, Kontrakturen, Schultersubluxation sowie Traumata der Rotatorenmanschette oder des Armplexus definieren, wobei die ersten beiden eine hohe klinische Relevanz bezüglich eines möglichen erworbenen Nichtgebrauchs besitzen.

Schulterschlingen und andere supportive Hilfsmittel werden in der **Frühphase nach einem Schlaganfall** eingesetzt, um einen schwer paretischen Arm gegen eine Subluxation zu unterstützen. Ihr Nutzen ist jedoch umstritten, da **Nachteile** befürchtet werden, wie
- Förderung von Flexorensynergien,
- Einschränkung des Armpendels und der Gelenkmotilität (Fixierung in Innenrotation und Adduktion),
- Auftreten eines Impingements bzw. Kontrakturförderung (Frozen Shoulder) sowie
- Störungen des Körperschemas mit Nichtgebrauch des betroffenen Arms.

Empfehlung

Es besteht keine Evidenz der Wirksamkeit von **Schulterschlingen** und anderen **supportiven Hilfsmitteln** hinsichtlich des Ausgleichs einer Schultersubluxation, die auf randomisierte kontrollierte Studien (RCT) gestützt werden könnte; daher ist der Kliniker auf andere Formen der Evidenz angewiesen.
Es existiert geringe Qualität der Evidenz anhand von radiologischen Beobachtungsstudien, dass **Rollstuhltisch, Armmulde, trianguläre Schlinge** und **Harris-Schlinge** einen vertikalen Subluxationsausgleich während ihrer Anwendung erzielen (Ada et al. 2005). Ob stützende Hilfsmittel wie Hemi-Schlingen bei Armparese in der Prävention von Schultersubluxation, Schulterschmerzen oder Plexus-/Nervenschädigungen wirksam sind, ist offen (Hurd et al. 1974).
Bei geringer Qualität der Evidenz für Aufhebung einer Schultersubluxation, aber hoher klinischer Relevanz (Vermeidung einer Traumatisierung bei geringem Nebenwirkungsrisiko und Kosten) sollte der **Einsatz von supportiven Hilfsmitteln** vom klinischen Fall abhängig gemacht werden:
- Bei Patienten mit Schulterschlingen und **höhergradiger Armlähmung**, die in den Rollstuhl immobilisiert sind, sollten Unterstützungen mit (Hemi-)Rollstuhltisch oder Armmulde zur Vermeidung einer Traumatisierung des gelähmten Arms beim Sitzen eingesetzt werden (Empfehlungstärke B).
- Bei der **Gangmobilisation** ist der Einsatz einer triangulären Schlinge oder Harris-Schlinge zur Unterstützung des plegischen Arm (Subluxationsausgleich) zu empfehlen (Emp-

fehlungsstärke B). Dabei sollte zur Vermeidung oder Verzögerung einer Kontrakturentwicklung im Schultergelenk die Zeit, die der Arm in Innenrotation immobilisiert wird, begrenzt werden (Expertenmeinung, geringe Qualität der Evidenz, Empfehlungsstärke B).

Der Einsatz supportiver Hilfsmittel ist bei **wiederkehrender motorischer Funktion** sowie Nachlassen der Schultergelenkmotilität bzw. -subluxation im Zeitverlauf wiederholt kritisch zu prüfen (Empfehlungsstärke B).

Tape-Verbände

Tape-Verbände im Bereich des Schultergelenks bei Patienten mit Armparese nach Schlaganfall werden eingesetzt, um in der frühen Phase der Behandlung das Auftreten von Schulterschmerzen zu verhindern oder bestehende Schulterschmerzen zu reduzieren. Als **Wirkungsmechanismen** werden postuliert:
- verbessertes glenohumerales Alignment bzw.
- Reduktion einer bestehenden Schultersubluxation sowie
- sensorische Stimulation.

Tape-Methodik

Methodisch sind die eingesetzten funktionellen Tape-Verbandstechniken nicht einheitlich. Man unterscheidet **Methoden**
- **mit** Zügen durch die Axilla (Ancliffe 1992; Griffin u. Bernhardt 2006) und
- **ohne** Züge durch die Axilla (Hanger et al. 2000; Herrmann et al. 2000).

Sie werden nach Anlage ununterbrochen für bis zu 7 Tage, meist 4–5 Tage, getragen.

Der **Vorteil** funktioneller Tape-Verbände gegenüber Schlingen liegt in der unmittelbaren Anwendbarkeit und dem Erhalt des funktionellen Bewegungsausmaßes der Schulter. **Nebenwirkungen** von Tape-Verbänden mit lokalen Hautreaktionen auf das Klebemittel sind häufig, aber leichtgradig.

Studienaussagen: Wirksamkeit von Tape-Verbänden

Unterschiedliche Tape-Methoden erschweren eine **Vergleichbarkeit** der durchgeführten Studien.

Tape-Verbände **vom proximalen Unterarm** über den streckseitigen Ellenbogen und den Deltoideus **zur Schulterhöhe** (Morin u. Bravo 1997; Evidenzklasse 3b, Qualität niedrig) können objektivierbar zur Reduktion einer Schultersubluxation, vergleichbar der einer Versorgung mit einer Hemi-Schlinge führen; in Kombination mit einer Hemi-Schlinge lässt sich der Ausgleich vervollständigen. Diese Evidenz ist für andere Tape-Methodiken nicht belegt.

Spezifische Tape-Verbände mit **axillärer Unterstützung** der Schulter können bei einem hochgradig hemiparetischen Arm das Auftreten von Schulterschmerzen verzögern (Ada et al. 2005; Ancliffe 1992; Griffin u. Bernhardt 2006; mittlere Qualität).

Eine kleinere, nicht randomisierte Studie zeigte eine momentane Wirksamkeit von Tape-Verbänden **über dem Schulterdach** bei bereits bestehenden Schulterschmerzen (Herrmann et al. 2000; Evidenzklasse 2b, geringe Qualität).

Dass **Tape-Verbände** gegenüber bestimmten Schulterschlingen einen Vorteil bezüglich der Einschränkung des schmerzfreien passiven Bewegungsausmaßes der Schulter besitzen oder zu einer funktionellen Verbesserung führen, lässt sich aus den Studien nicht erhärten. Es besteht dagegen Evidenz, dass ihr Einsatz **ergänzend zu Schulterschlingen** zu keiner zusätzlichen Verschlechterung der Schultermotilität führt (Ada et al. 2005; Hanger et al. 2000).

Empfehlung

Tape-Verbände der Schulter sollten eingesetzt werden, um bei Patienten mit einer **hochgradigen zentralen Armparese** (MRC <3 Flexion, Abduktion) im **subakuten Stadium** nach Schlaganfall das Auftreten von Schulterschmerzen zu verzögern bzw. bei bestehenden Schulterschmerzen zu reduzieren (Empfehlungstärke B). Eine spezifische Empfehlung lässt sich aus der Studienlage nicht ableiten.

Mobilisierende Therapie

Passive Gelenkmobilisationen sind essenzieller Bestandteil der Standardtherapie rehabilitativer Maßnahmen bei hochgradig paretischen Gliedmaßen, mit dem Ziel, das vorhandene respektive volle passive Bewegungsausmaß zu erhalten.

> Der Erhalt eines freien **funktionellen Bewegungsausmaßes der Schulter** bei Hemiparese mit
> - 100° Flexion,
> - 90° Abduktion,
> - 30° Außenrotation und
> - 70° Innenrotation
>
> wird als **realistisches Ziel** angestrebt (Turner-Stokes u. Jackson 2002).

Studienaussage: Wirksamkeit mobilisierender Übungen vs. passiven Bewegens

In Gruppen von Patienten mit deutlicher motorischer **Beeinträchtigung der oberen Extremität** wurde die Wirksamkeit verschiedener Übungsmöglichkeiten vs. passiven gerätegestützten Bewegens verglichen:
- Range of motion-Übungen (ROMT; 140–150° Abduktion in Außenrotation, 140° Flexion, volle Außen-/Innenrotation) vs.
- Skate board-Übungen (90° Abduktion, 90° Flexion, 45° Adduktion) vs.
- Anwendung von Überkopf-Pulleys mit Seilzügen mit Abduktion von 45° zu 130–150° (Kumar et al. 1990) bzw.
- kontinuierliche passive Bewegung (CPM; Elevation und Außenrotation) unter Verwendung eines kommerziellen Systems (OrthoLogic Danniflex 600) vs.
- ergotherapeutisch supervidierten Schulter-ROM-Eigenübungen nach der gefalteten Handtechnik (Lynch et al. 2005).

Eine **passive gerätegestützte Mobilisationstherapie** zeigte keine Überlegenheit gegenüber einer therapeutengestützten Mobilisierung (Lynch et al. 2005).

Empfehlung

Die Anwendung von **Überkopf-Pulleys** mit einer Seilzugeinrichtung zur Schultermobilisation verursacht deutlich häufiger Schulterschmerzen (Kumar et al. 1990). Überkopf-Pulleys mit Seilzügen sollten **nicht zur Schultermobilisation** eingesetzt werden (Empfehlungsstärke A; hohe klinische Relevanz).
Bei fehlendem signifikanten Unterschied zwischen supervidierter Durchführung von Eigenübungen (in der Gruppe) und passiver gerätegestützter Mobilisationstherapie (CPM) kann deren Einsatz von den **Ressourcen der Einrichtung** abhängig gemacht werden (Empfehlungsstärke 0).
Zur Effektivität differenter **Physiotherapieverfahren** (z. B. Arm-BASiS-Training u. Ä.) auf das motorische Outcome der oberen Extremität sei auf ▶ Kap. 5 verwiesen.

Physikalische Therapie

- **Studienaussagen: Wirksamkeit physikalischer Maßnahmen**

Es besteht Placebo-kontrolliert mäßige Qualität der Evidenz, dass eine **Ultraschallbehandlung** keinen Vorteil bezüglich der Verbesserung des passiven Bewegungsausmaßes der Schulter erzielt (Inaba u. Piorkowski 1972). Es besteht keine Evidenz für den Einsatz einer Ultraschallbehandlung in Bezug auf Schmerzreduktion, die sich auf randomisierte Studien gründen lässt.

Es besteht mittlere Qualität der Evidenz, dass **Kryotherapie** einer aktiv mobilisierenden Therapie, z. B. Bobath-Behandlung hinsichtlich der Häufigkeit von Schulterschmerzen unterlegen ist (Partridge et al. 1990).

Empfehlung

Eine Empfehlung für oder gegen **Einsatz von Ultraschall** bei schmerzhafter Schulter im subakuten Stadium nach Schlaganfall kann nicht gegeben werden (Empfehlungsstärke 0).
Kryotherapie als Physikalische Therapie kann nicht als Ersatz für mobilisierende Therapien in der Behandlung der schmerzhaften Schulter im chronischen Stadium nach Schlaganfall empfohlen werden (Empfehlungsstärke B).

Elektrotherapie (NMES, FES trans- und perkutan, TENS)

> **Formen der Elektrotherapie:**
> - Unter **Funktioneller Elektrostimulation (FES)** wird eine Stimulation verstanden, die in einem funktionellen Bewegungskontext verwendet wird (z. B. beim Greifen).
> - Von der FES unterschieden wird die **EMG-getriggerte Elektrostimulation (EMG-ES)**, die auf einer intendierten Willkürbewegung an einem Gelenk ohne direkten Aktivitätsbezug basiert.
> - Für andere Stimulationsmodi wird in der Leitlinie der allgemeinere (Ober-)Begriff der **Neuromuskulären Elektrostimulation (NMES)** verwendet.
> - Als gebräuchlicher Sonderbegriff hat sich in der klinischen Praxis darüber hinaus bei Stimulation unter der motorischen Schwelle der Begriff der **Transkutanen Elektro-Neuro-Stimulation (TENS)** seit Jahren eingebürgert.

Zur **Stromeinleitung in das Gewebe** bestehen unterschiedliche technische Möglichkeiten:
- Meist werden Oberflächenelektroden benutzt (**transkutane NMES**).
- In neueren Arbeiten (Yu 2001, 2004; Chae 2005, 2007; Follow-up von Yu 2004; Renzenbrink u. Ijzerman 2004) wurde die Anwendbarkeit der **perkutanen (P-)NMES** untersucht, bei der bis auf eine blanke Metallspitze isolierte Drahtelektroden nach vorausgehender Testreizung direkt intramuskulär fixiert werden. Die **Vorteile der P-NMES** werden in der geringeren sensorischen Belästigung und den auch bei Anwendung durch Laien konstanten Reizbedingungen gesehen.

- **Studienaussagen: Bewertung der Elektrotherapie bei schmerzhafter hemiplegischer Schulter**

Aus pathophysiologischen Überlegungen werden die Studien nach ihrer **Latenz zum Schlaganfallereignis** unterteilt in »**frühe« Studien** im subakuten Stadium (<6 Monate) und »**späte« Studien** im chronischen Stadium (≥6 Monate).

Ein Effekt **früher NMES** (Mm. deltoideus und supraspinatus) bei hemiplegischer Schulter auf **Schulterschmerz** ist bei unterschiedlichen Studienergebnissen mehrerer RCTs nicht gesichert (niedrige Qualität der Evidenz).

Frühe NMES kann zur **Prävention und Verbesserung einer glenohumeralen Subluxation** eingesetzt werden (mittlere Qualität der Evidenz; Ada u. Foongchomcheay 2002). Die medizinische Relevanz dieses Behandlungsziels ist fraglich, da kein gesicherter und konsistenter Zusammenhang mit dem Auftreten und der Verminderung des Schulterschmerzes nachgewiesen wurde.

Die Datenlage für die Funktionsverbesserung der Schulter ist hinsichtlich aller Zielgrößen nicht konsistent. Es ergibt sich der Verdacht, dass **frühe hochdosierte NMES** ausschließlich der Schulterregion bei schwer betroffenen Patienten zu einer geringeren Funktionserholung der Arm- und Handfunktion führen kann (niedrige Qualität der Evidenz; Church 2006; Evidenzklasse 2b).

Perkutane NMES ist weniger schmerzhaft und kann Schulterschmerzen im chronischen Stadium nach Schlaganfall bessern (Yu et al. 2001, 2004; Chae et al. 2005; Renzenbrink u. Ijzermann 2004), wobei die Behandlung nicht später als 1⅓ Jahre nach dem Schlaganfall beginnen sollte (mittlere Qualität der Evidenz). Nach Wissen der Autoren (Auskunft von Ijzerman) werden gegenwärtig weder in Deutschland noch weltweit für den klinischen Routinebetrieb zugelassene P-NMES-Geräte angeboten.

Für die **transkutane NMES** im chronischen Stadium nach Schlaganfall ist die Datenlage zur Verbesserung von Schulterschmerzen und schmerzfreien pROM widersprüchlich (niedrige Qualität der Evidenz; Price u. Pandyan 2000; Ada u. Foongchomcheay 2002).

Ob das in den Studien überwiegend durchgeführte **Therapiesetting** mit Stimulationszeiten zwischen 3–7 Stunden täglich über 4–6 Wochen unter neurophysiologischen Gesichtspunkten und den klinisch-praktischen Gegebenheiten überhaupt sinnvoll ist, erscheint fraglich (Expertenmeinung).

Empfehlung

Es gibt **keine klare Evidenz** für die Wirksamkeit **früher** oder **später NMES** ausschließlich auf die Schulterregion bei hemiplegischem Schulterschmerz. Gegenwärtig kann keine Empfehlung für die NMES bei dieser Indikation ausgesprochen werden (Empfehlungsstärke 0). Dennoch kann die NMES der Schulter bei ausgewählten Patienten mit **zeitlichem Zusammenhang** zwischen einer unter schlaffer Hemiparese aufgetretenen **Subluxation** und **Schulterschmerz** angewandt werden (Empfehlungsstärke 0). In diesem Fall sollte eine ausreichende Therapie der distalen Armfunktion durchgeführt werden.

> **Praxistipp**
>
> Hinsichtlich der Einzelheiten und Diskussion der zugrunde liegenden Studien und Metaanalysen wird auf die entsprechende **Leitlinie der DGNR** verwiesen (Conrad u. Herrmann 2009).

Indikationen zur NMES und FES zur motorischen Rehabilitation bei gestörter Armfunktion finden sich in ▶ Kap. 3.3.

Orale Pharmakotherapie
- Studienaussagen: Wirksamkeit oraler Pharmaka

Es bestehen nur schwache Hinweise (Poduri 1993; Evidenzklasse 4), dass der Einsatz **oraler nichtsteroidaler Antirheumatika** (**NSAR**; in Kombination mit mobilisierenden Therapien) bei Patienten mit Schlaganfall im subakuten und chronischen Stadium den hemiparetischen Schulterschmerz, das passive Bewegungsausmaß für Schulterflexion und -abduktion sowie die funktionelle Erholung verbessert.

Aufgrund pathophysiologischer Plausibilität einer antiphlogistischen Wirksamkeit von NSAR bei traumatischen Schädigungen von Muskeln, Sehnen und Gelenken, hoher Effektstärke der Ergebnisse der vorliegenden Studie und klinischer Relevanz kann trotzdem eine **Empfehlung für eine begrenzte Anwendung** ausgesprochen werden.

Für **orale Kortikosteroide** besteht keine Evidenz für eine Wirksamkeit bei schmerzhafter Schulter, die auf direkte Studienergebnisse gegründet werden könnte. Außerhalb der Population der Schlaganfallpatienten besteht mittlere Qualität der Evidenz für eine Wirksamkeit oraler Steroide bei **adhäsiver Kapsulitis** aus einem Cochrane Review (Buchbinder 2006; Evidenzklasse 2a) mit signifikanten kurzzeitigen Effekten in Bezug auf Schmerzreduktion, Schultergelenkmotilität und Funktion, die aber möglicherweise nicht über 6 Wochen anhalten.

Unter pathophysiologischen Gesichtspunkten lässt sich aufgrund dieser Studienlage und belegter Wirkung beim Schulter-Hand-Syndrom auch auf eine **Wirkung bei schmerzhafter Schulter** schließen (Expertenmeinung).

Empfehlung

Orale nichtsteroidale Antiphlogistika sollten unter Berücksichtigung von Kontraindikationen und Nebenwirkungen bei schmerzhafter Schulter nach Schlaganfall ergänzend zu mobilisierenden Therapien zeitlich limitiert eingesetzt werden (Empfehlungsstärke B).

Orale Kortikoide können bei Therapieresistenz oder Vorliegen von Kontraindikationen gegen NSAR angewendet werden (Empfehlungsstärke 0).

Motorische (neurolytische) Blockaden
- Studienaussagen: Wirksamkeit neurolytischer Blockaden

Zu **Phenol** existieren keine randomisierten, kontrollierten Studien bei schmerzhafter Schulter. Hecht (1992; Evidenzklasse 4) untersuchte in einer kleinen Beobachtungsstudie (n=13) bei Patienten nach akuter ZNS-Schädigung im **subakuten bis chronischen Stadium** die Wirksamkeit eines **Nervenblocks des N. subscapularis** in der Behandlung einer therapieresistenten schmerzhaften Schulter mit Spastizität und Einschränkung der passiven Außenrotation<50% des ROM. Es fand sich unmittelbar nach der Intervention eine signifikante Verbesserung des passiven ROM für Flexion (+40°), Abduktion (+21°) und Außenrotation (+38°); die Schmerzstärke wurde nicht systematisch untersucht. Relevante Nebenwirkungen traten nicht auf; der Effekt hielt zwischen 3–9 Monate an.

Für die Wirksamkeit von **Botulinumtoxin A** bei spastischer, moderat bis schwergradig schmerzhafter Schulter bei Patienten im **chronischen Stadium** nach Schlaganfall hinsichtlich der Schmerzreduktion besteht bei ausreichenden Dosen (z. B. je 500 MU Dysport) eine gute Qualität der Evidenz bei Injektion in den **M. subscapularis** und/oder in den **M. pectoralis** (Kong 2007, Lim 2008, Marco 2007, Yelnik 2007). Für die Injektion niedrigerer Dosen oder in Muskeln des Ober-/Unterarms besteht diesbezüglich keine Evidenz (Bahkta 1996, 2000, Bakheit 2000, Simpson 1996).

Für die klinisch übliche Anwendung bei Patienten im **subakuten Stadium** nach Schlaganfall mit Injektion in die **Mm. subscapularis, pectoralis und teres major** liegen keine evidenzbasierten Studien vor. Aus klinischer Erfahrung besteht auch bei dieser Patientengruppe eine entsprechende Wirksamkeit.

Bezüglich der **Kombination von Botulinumtoxin A mit Physikalischer Therapie** fehlen ebenfalls klinische (Dosis-Wirkungs-)Studien.

Empfehlung

Botulinumtoxin-A-Injektionen in die Mm. subscapularis und/oder pectoralis major sollten zur Behandlung bei moderat bis schwergradig schmerzhafter Schulter nach Schlaganfall mit spastischer Einschränkung des passiven Bewegungsausmaßes (dynamische Kontraktur) bei Versagen konservativer Therapiemodalitäten einschließlich Antiphlogistika eingesetzt werden (Empfehlungsstärke B).

> **Praxistipp**
>
> Die **Zulassungssituation** der verschiedenen Präparate ist unter Kostenerstattungsgesichtspunkten vor Durchführung der Behandlung zu berücksichtigen.

Intra- und periartikuläre Injektionen

- **Studienaussagen: Wirksamkeit von Kortikoidinjektionen**

Für subakromiale und intraartikuläre **Injektionen von Kortikosteroiden** liegen keine sicheren bzw. widersprüchliche Studienergebnisse vor, die weder eine günstige noch eine schädigende Wirkung belegen. Es besteht keine nachweisbare Überlegenheit gegenüber Botulinumtoxin A (Lim 2008; Evidenzklasse 2b). In einem Cochrane Review wird außerhalb der Population der Schlaganfallpatienten für Erkrankungen der Rotatorenmanschette eine Evidenz für die Überlegenheit von Kortikoidinjektionen gesehen (Green et al. 2003). Als relevante **Nebenwirkung** wurde ein erhöhtes Risiko für Gesichtsflush gesehen.

Empfehlung

Subakromiale oder **intraartikuläre Injektionen von Kortikoiden** können bei mindestens mittelschwerem hemiparetischen Schulterschmerz bei Therapieversagen konservativer Therapien einschließlich NSAR und oraler Kortikoidtherapie versucht werden (Empfehlungsstärke 0). Eine Empfehlung kann im Vergleich zu **Botulinumtoxin A** bei fehlender Überlegenheit nicht gegeben werden.

Operative Therapie der schmerzhaften Schulter

Bei chronisch-schmerzhafter Schulter sind bei Versagen anderer Therapien einschließlich orthetischer Versorgung unterschiedliche operative Methoden sind beschrieben. **Operative Ansätze** bestehen hinsichtlich der Korrektur einer bestehenden Schultersubluxation oder des Release einer schmerzhaften Schulterkontraktur.

- **Studienaussagen: Wirksamkeit operativer Verfahren**

Caldwell et al. (1969; Evidenzklasse 4) beschreiben die operative Methode eines **Subscapularis-Release mit Pectoralis-Sehnen-Tenotomie am Humerus** anhand einer Fallserie an Patienten, die aufgrund einer schwergradig schmerzhaften Schulter mit verminderter Motilität und spastischer Tonuserhöhung an einem Rehabilitationsprogramm vermindert teilhaben konnten.

Braun et al. (1971; Evidenzklasse 4) beschreiben in einer Fallserie die **Exzision der Subscapularissehne und Tenotomie der Pectoralis major-Sehne am Humerus** in Kombination mit einem postoperativen Übungsprogramm bei Patienten mit einer schmerzhaften Schultersteife nach Schlaganfall.

Pinzur und Hopkins (1986; Evidenzklasse 4) untersuchten die Methode einer operativen **Tenodese der langen Bizepssehne** (Schleife mit Fixierung am Proc. coracoideus), gefolgt von einer **orthetischen Schulterversorgung** bei Patienten mit schmerzhafter inferiorer Subluxation im chronischen Stadium einer schlaffen zentralen Armparese infolge erworbener Hirnschädigung (Schlaganfall, 4/6-Pat.). Für die Patientenselektion mussten andere (entzündliche) Schmerzursachen ausgeschlossen und verschiedene orthetische Versorgungen der Schulter erfolglos gewesen sein.

Empfehlung

Vor Indikationsstellung zu einer operativen Behandlung einer schmerzhaften spastischen Schulterkontraktur mit Einschränkung der Außenrotation und Abduktion müssen konservativ behandelbare, häufiger orthopädische wie z.B. entzündliche Ursachen ausgeschlossen werden. Es liegt nur eine **geringe Evidenz für den Einsatz operativer Interventionen** bei schmerzhafter (schlaffer oder spastischer) Schulter im chronischen Stadium nach Schlaganfall vor. Die beschriebenen Studien wurden in der Zeit vor Einführung der Botulinumtoxin-Therapie publiziert. Es liegen keine Studien vor, die eine regionale Therapie mit Botulinumtoxin mit der operativen Intervention einer schmerzhaften spastischen Schultersteife vergleichen.

Außerhalb der Population der Schlaganfallpatienten besteht mittlere Qualität der Evidenz aus einem Cochrane Review (Buchbinder 2008; Evidenzklasse 2a) zur Wirksamkeit **arthrographischer Distension mit Steroiden und Kochsalzlösung bei adhäsiver Kapsulitis** (Frozen Shoulder), mit Kurzzeiteffekten bzgl. Schmerz, Gelenkmotilität und Funktion. Untersuchungen zur vergleichenden Wirksamkeit mit anderen Interventionen fehlen. Ein **operativer Release** einer schmerzhaften Schulterkontraktur, die mit den Aktivitäten des täglichen Lebens interferiert (z.B. Anziehen), oder die zur Vernachlässigung des Arms bzw. therapeutischer Non-Compliance führt, kann **bei Versagen konservativer** und **neurolytischer Therapien** (z.B. mit Botulinumtoxin A) erwogen werden (Empfehlungsstärke 0).

Korrigierende Operationen einer schweren inferioren Schultersubluxation können bei konservativ therapieresistenten Schulterschmerzen erwogen werden (Empfehlungsstärke 0).

Zusammenfassung

- **Schmerzhafte paretische Schulter**

Generell ist die **Prävention** durch richtige Lagerung, Vermeidung traumatisierender Bewegungen und eine entsprechend ausgerichtete Physiotherapie und Pflege mit Unterweisung des Patienten und der Angehörigen die seit Langem primäre, wichtigste wirksame Methode, um der Entwicklung einer schmerzhaften Schulter (und damit auch eines Schulter-Hand-Syndroms) vorzubeugen.

Die **basale Lagerungstherapie** (auch mit Rollstuhltisch und Armmulde), die Verwendung der **triangulären** und der

Harris-Schlinge haben sich sowohl im akuten als auch im chronischen Stadium der schmerzhaften Schulter als ebenso wirksam erwiesen und sind ebenfalls für die Behandlung zu empfehlen. Neuerdings haben sich auch gute Behandlungserfolge mit dem **Taping** der betroffenen Schulter im akutem Stadium erzielen lassen.

Für die (additive) **Dehnungslagerung, gerätegestütze Mobilisierung, Ultraschalltherapie** und die **neuromuskuläre Elektrostimulation** (NMES) in ihren verschiedenen Formen ergeben sich bei kritischer Bewertung der entsprechenden Studien und Metaanalysen keine durchgehend konsistenten Wirksamkeitsnachweise bei der Behandlung der schmerzhaften Schulter, wenngleich diese Verfahren weiterhin nach Lage des Einzelfalls durchaus zur Anwendung kommen können. Bei schmerzhafter Schulter sollten orale NSAR zeitlich limitiert zur Anwendung kommen, bei schmerzhafter spastischer dynamischer Schulterkontraktur eine gezielte neurolytische Therapie mit Botulinumtoxin A.

Die Mehrzahl der Studien hat keine Vorteile bei der Anwendung von **intraartikulären** zeigen können. Ein operativer Eingriff kann eine Therapie der »ultima ratio« einer schmerzhaften Schulterkontraktur oder -subluxation sein.

Die Nutzung von sog. **Overhead-Pulleys** im akuten oder **Kryotherapie** im chronischen Stadium sollte verlassen werden.

- **Schulter-Hand-Syndrom mit begleitendem Handödem und weiteren autonomen und sensomotorischen Störungen**

Im subakuten Stadium sind vor allem **orale Kortikosteroide** wirksam, weniger auch intramuskulär verabreichtes **Calcitonin** oder extern angewandtes **Capsaicin**.

Das **mentale Training** in Form von Spiegeltherapie zeigt neuen Studien zufolge (Cacchio et al. 2009) nicht nur beim traumatischen, sondern auch schlaganfallbedingten CRPS eine Rückbildung und Besserung der Schmerzintensität und der sensomotorischen Funktionen.

Sympathikusblockaden, Manuelle Lymphdrainage mit andauernder Kompression und **intermittierende pneumatische Kompression** mit andauernder Kompression zeigen im Literaturüberblick weder im subakuten noch im chronischen Stadium des Schulter-Hand-Syndroms eine konstant nachweisbare Wirksamkeit, können jedoch weiterhin im klinischen Einzelfall zur Anwendung kommen und wirksam sein. Intermittierende pneumatische Lymphdrainage ohne andauernde Kompression und Manuelle Lymphdrainage ohne nachfolgende Kompression sind wirkungslos und nicht zu empfehlen.

8.10.2 Behandlung des Schulter-Hand-Syndroms nach Schlaganfall

Basistherapie

Die Behandlung eines Schulter-Hand-Syndroms beim hemiparetischen Arm nach Schlaganfall beginnt mit der Prävention und Therapie einer schmerzhaften Schulter (▶ Kap. 8.10).

Die Therapie eines manifesten Schulter-Hand-Syndroms folgt den **allgemeinen Empfehlungen** zu einer stufenweisen, stadienorientierten, schmerzreduzierenden bzw. -vermeidenden Lagerung und mobilisierenden Therapie bei einem **komplexen regionalen Schmerzsyndrom (CRPS I)**.

In **Stadium 1**, mit Ödem, Überwärmung und Handschmerzen, werden empfohlen:
- Ödemreduktion,
- Hochlagerung des Arms,
- Lagerung des Handgelenks in Funktionsstellung auf volarer Schiene und
- vorsichtiges passives, ggf. aktives Bewegen der Extremität im schmerzfreien ROM.

Randomisierte Studien oder höhergradige Kohortenstudien zur Basistherapie eines Schulter-Hand-Syndroms nach Schlaganfall liegen nicht vor.

> **Praxistipp**
>
> Zur generellen Therapie eines komplexen regionalen Schmerzsyndroms (CRPS I) wird u.a. in der entsprechenden **AWMF-Leitlinie** (www.awmf-leitlinien-online.de) von den Autoren (Birklein et al. 2008) ein **Therapiealgorithmus** vorgeschlagen (▶ Kap. 8.11).

Empfehlung
In einer kritischen Literaturbewertung (Daly u. Bialocerkowski 2009) kamen die Autoren zu dem Ergebnis, dass unter allen untersuchten physiotherapeutischen Methoden lediglich stufenweise angewandtes **Motor Imagery** (motorische Reorganisation durch Bewegungsvorstellung) eine Level-II-Evidence und damit einen ausreichenden Wirksamkeitsnachweis in der Reduktion von Schmerzen bei erwachsenen CRPS-Typ-I-Patienten aufwies.

Pharmakologische Behandlung

Kortikosteroide inhibieren als antiinflammatorische Substanzen die Synthese von Arachidonsäure-Metaboliten wie Prostaglandinen und Leukotrienen. Hierdurch soll die Sensitivierung von Nozizeptoren reduziert werden (Davis et al 1977; Braus et al 1994; Kalita et al 2006). Als wirksam erwiesen sich ebenso **Calcitonin** (Hamamci et al. 1996; Perez et al. 2001) und **Capsaicin** (Kingery 1997).

Empfehlung
Es liegt mittlere Qualität der Evidenz vor, dass **orale Kortikosteroide** in der Behandlung der Symptome eines beginnenden oder manifesten Schulter-Hand-Syndroms bei Patienten im subakuten Stadium nach Schlaganfall deutlich wirksam sind. Die Wirksamkeit wird durch die klinische Erfahrung gestützt.
Es besteht eine hohe Qualität der Evidenz, dass eine Behandlung mit oralen Kortikoiden der Behandlung mit **Piroxicam** in Bezug auf die Symptome eines komplexen regionalen Schmerzsyndroms bei Patienten im subakuten Stadium nach Schlaganfall überlegen ist.

Für die Wirksamkeit von **Calcitonin** besteht bei Patienten im subakuten Stadium nach Schlaganfall nur geringe Qualität der Evidenz bei einem beginnendem Schulter-Hand-Syndrom für Schulterschmerz.

Für die Wirksamkeit von **Capsaicin** besteht nur indirekte Evidenz durch Wirksamkeit bei einem CRPS Typ 1 ohne ätiologische Eingrenzung (geringe Qualität der Evidenz).

Orale Kortikosteroide sind zur pharmakologischen Behandlung eines beginnenden Schulter-Hand-Syndroms **indiziert** (Empfehlungstärke A). Die Dauer der Kortikoidtherapie kann auf 4 Wochen begrenzt werden.

Bei schwerwiegenden **Kontraindikationen** für orale Kortikoide oder deren Therapieversagen sollte bei Patienten im subakuten Stadium nach Schlaganfall zur Behandlung eines Schulter-Hand-Syndroms Stadium I–II auch **Calcitonin** für 4 Wochen oder **Capsaicin** eingesetzt werden (Empfehlungsstärke B).

Handödem

Ein Handödem tritt beim hemiparetischen Arm als isoliertes Symptom oder als Teil eines Schulter-Hand-Syndroms auf. Bei einigen Patienten tritt eine spontane Rückbildung auf. **Behandlungsnotwendigkeit** besteht bei
- Einschränkungen der Hand- und Fingergelenkmotilität und
- Symptom des Schulter-Hand-Syndroms.

Ein systematisches Review von Geurts et al. (2000) konnte keine Evidenz für den Einsatz einer spezifischen Behandlungsmethode finden.

Empfehlung

Es besteht höhergradige Qualität der Evidenz, dass eine **intermittierende pneumatische Kompression** als Kombination zur Standardphysiotherapie keinen anhaltenden Effekt auf Hand-Volumina erzielt (Roper et al. 1999; Evidenzklasse 1b).

Höhergradige Qualität der Evidenz für eine **spezifische Behandlung** in der Behandlung des Handödems besteht nach derzeitiger Studienlage nicht. Daher sind die Empfehlungen auf andere Grundlagen angewiesen.

Es besteht niedrige Qualität der Evidenz für einen Vorteil **intermittierender passiver Bewegungstherapie (CPM)** in Kombination mit Hochlagerung der paretischen Extremität gegenüber Hochlagerung alleine (Giudice 1990; Evidenzklasse 3b).

Es besteht sehr niedrige Qualität der Evidenz für eine Wirksamkeit von **konfektionierten Schlauchverbänden** bzw. nach Maß **angepassten Kompressionsverbänden** (Expertenkonsens; Evidenzklasse 5). Dauerhafte Kompression mit einem konfektionierten Schlauchverband oder einem nach Maß angefertigten Kompressionsstrumpf kann bei einem Handödem eingesetzt werden (Empfehlungsstärke 0).

Manuelle Lymphdrainage und **intermittierende pneumatische Kompression** soll nicht als singuläre Maßnahme (ohne andauernde Kompression) für Patienten mit einem Handödem im subakuten Stadium nach Schlaganfall durchgeführt werden (Empfehlungsstärke B). Beide Methoden können **in Kombination mit andauernder Kompression** durchgeführt werden (Empfehlungsstärke 0).

Sympathikusblockaden

Therapieansätze bei einem Schulter-Hand-Syndrom, die auf eine **Beeinflussung des sympathischen Nervensystems** zielen sind
- serielle Ganglion stellatum-Blockaden (Blumberg et al. 1991; Bonica 1979; Schwartzman u. McLellan 1987; Stanton-Hicks et al. 1989),
- intravenöse regionale Blockaden (IVRB; Blumberg et al. 1991; Hannington-Kiff 1989),
- gepulste Ultraschalltherapie des Ganglion stellatum (Goodman 1971) und
- operative Sympathektomie (Steinbrocker et al. 1948).

Diese Methoden wurden jedoch ganz überwiegend nicht für die Patientenpopulation nach Schlaganfall untersucht.

- **Studienaussagen: Wirksamkeit der Therapie eines komplexen regionalen Schmerzsyndroms**

Nach einem **systematischen Review** (Kingery 1997) kontrollierter klinischer Studien zur Therapie eines komplexen regionalen Schmerzsyndroms ohne ätiologische Eingrenzung bestehen nachfolgende Nachweise.

Für **intravenöse regionale Blockaden** besteht
- begrenzte Evidenz eines schmerzreduzierenden Effekts von **Bretylium** und **Ketanserin** sowie
- übereinstimmende Evidenz für einen fehlenden Effekt von **Guanethidin** und **Reserpin**.

Diese Bewertung deckt sich mit einem systematischen Review und einem RCT von Jadad et al. (1995).

Ganglion stellatum-Blockaden und **chirurgische Sympathektomie** wurden bislang nicht Placebo-kontrolliert untersucht. Eine Literatursynthese von 21 RCTs sieht zusammengefasst keinen signifikanten Effekt für Sympathikussupprimierende Pharmaka (Perez 2001). Randomisierte, kontrollierte Studien oder nicht randomisierte Kohortenstudien bzgl. des Schulter-Hand-Syndroms nach Schlaganfall liegen nicht vor. Gute, z.T. über Monate anhaltende Effekte von **seriellen Ganglion stellatum-Blockaden mit Procain** bei Patienten mit Schulter-Hand-Syndrom nach Schlaganfall in Bezug auf Schulterschmerz, passive Schulter- und Fingermotilität, Handödem und vasomotorische Störungen wurden in einer kleinen Fallserie publiziert (Swan 1954; Evidenzklasse 4).

Empfehlung

Evidenz für den Einsatz von **Sympathikusblockaden** bei einem Schulter-Hand-Syndrom bei Patienten nach einem Schlaganfall besteht allein aufgrund von Fallpublikationen (sehr niedrige Qualität der Evidenz).

Auch generell besteht bei einem komplexen regionalen Schmerzsyndrom (CRPS Typ I) ohne ätiologische Zuordnung nur begrenzte Evidenz für **intravenöse regionale Blockaden** mit Bretylium und Ketanserin (Kingery 1997).

Syppmathikusblockaden können daher bei einem ausgeprägten Schulter-Hand-Syndrom nach Schlaganfall nur **bei Versagen aller anderen Therapiemethoden** eingesetzt werden (Expertenmeinung; Empfehlungsstärke 0; siehe darüber hinaus die Therapieempfehlungen in ▶ Kap. 8.11.2).

Motor Imagery und Spiegeltherapie

> **Unter der Lupe**
> **Studien: Wirksamkeit des mentalen Trainings**
> Moseley et al. (2004; Evidenzklasse 1b) untersuchten in einem Cross-over-Design 2 Gruppen von 13 Patienten mit **CRPS Typ I nach Handgelenkfraktur** anhand eines/r 2-wöchigen
> — Motor Imagery Programme (MIP) mit Aufgaben zur Erkennung der Handlateralität, vorgestellten Handbewegungen und Spiegeltherapie vs.
> — Pharmakotherapie.
> Es zeigte sich eine signifikante, für weitere 6 Wochen anhaltende Verbesserung in den Skalenwerten für den **neuropathischen Schmerz** in der Interventionsgruppe mit einer NNT (»number needed to treat« von 2) für eine 50%ige Schmerzreduktion. Nur die Hälfte der Patienten erfüllte noch die Kriterien eines CRPS von Typ I.
> 2005 führte Moseley eine erneute RKT mit 20 Patienten durch, die ein **chronisches CRPS I nach Handgelenkfraktur** entwickelt hatten. Es wurden **3 Gruppen** mit in verschiedener Reihenfolge ablaufenden Therapiekomponenten gebildet:
> — Handlateralitätserkennung (Rec) – vorgestellte Bewegung (Im) – Spiegelbewegung (Mir),
> — vorgestellte Bewegung (Im) – Handlateralitätserkennung (Rec) – vorgestellte Bewegung (Im),
> — Handlateralitätserkennung (Rec) – Spiegelbewegung (Mir) – Handlateralitätserkennung (Rec).
> In der 1. Gruppe war die Reduktion von Schmerz und Behinderung am ausgeprägtesten. Die weitere Analyse zeigte, dass die einzelnen Komponenten ihre größte Wirksamkeit in der gewählten Reihenfolge der 1. Gruppe zeigen, was nach Ansicht der Autoren auf die Erfordernis einer **bestimmten sequenziellen Reihenfolge zur Aktivierung der motorischen Netzwerke** hinweist und gegen einen reinen Effekt der Aufmerksamkeitsrichtung auf die betroffene Extremität spricht.
> Aufbauend auf dieser und anderen Studien zur Wirksamkeit des mentalen Trainings bei Armparese nach Schlaganfall führten Cacchio et al. (2009) eine randomisierte, kontrollierte Studie an 48 Patienten mit **CRPS Typ I** der oberen Extremität **nach Schlaganfall** durch, die sowohl hinsichtlich
> — des primären Endpunkts der Schmerzreduktion als auch
> — des sekundären Endpunkts der Verbesserung der motorischen Funktion des betroffenen Arms
> eine signifikante **Wirksamkeit der Spiegeltherapie** gegenüber der Placebogruppe zeigte.

Empfehlung

Motorische Rehabilitation durch Bewegungsvorstellung ist offenbar auch wirksam in der Behandlung eines begleitenden **CRPS Typ I nach Handgelenkfraktur**, wahrscheinlich durch kortikale sensomotorische Reorganisation (Moseley 2004, 2005; Evidenzklasse 2b).

Aus Studien ist andererseits die Wirksamkeit des mentalen Trainings (Page et al. 2005; Müller et al. 2007) und der Spiegeltherapie (Altschuler et al. 1999; Yavuzer et al. 2008; Dohle et al. 2009) auf die sensomotorische Reorganisation bei **Schlaganfallpatienten** gut belegt (Evidenzklasse 1b).

Eine aktuelle RKT (Cacchio et al. 2009) konnte erstmals belegen, dass die naheliegende Vermutung einer Wirksamkeit auch auf **Schlaganfallpatienten mit CRPS I** sowohl hinsichtlich des Schmerzsyndroms als auch der motorischen Funktion zutreffend ist.

Damit besteht eine gute Evidenz mit einer Empfehlungsstärke A, dass **mentale Trainingsstrategien** und insbesondere die **Spiegeltherapie** bei Patienten mit zentraler Armparese und CRPS Typ I im subakuten und chronischen Stadium nach Schlaganfall angewandt werden können.

Literatur

Ada L, Foongchomcheay A (2002) Efficacy of electrical stimulation in preventing or reducing subluxation of the shoulder after stroke: A metaanalysis. Australian Journal of Physiotherapy 48: 257-267

Ada L, Goddard E, McCully J et al. (2005)Thirty minutes of positioning reduces the development of shoulder external rotation contracture after stroke: a randomized controlled trial. Arch Phys Med Rehabil 86: 230-234

Altschuler EL, Wisdom SB, Stone L et al. (1999) Rehabilitation of hemiparesis after stroke with a mirror. Lancet 353: 2035-2036

Ancliffe J (1992) Strapping the shoulder in patients following a cerebrovascular accident (CVA): A pilot study. Austr Physioth 38: 37-41

Andrews AW, Bohannon R (1989) Decreased range of motion on paretic side after stroke. PhysTher 69: 768-772

Bahkta BB (1996) Use of botulinum toxin in stroke patients with severe upper limb spasticity. J Neurol Neurosurg Psychiatr 61: 30-35

Bahkta BB, Cozens JA, Chamberlain MA, Bamford JM (2000) Impact of botulinum toxin type A on disability and carer burden due to arm spasticity after stroke: a randomised double blind placebo controlled trial J Neurol Neurosurg Psychiatry 69: 217-221

Bakheit AMO, Thilmann AF, Ward AB et al. (2000) A randomized, double-blind, placebo-controlled, dose-ranging study to compare the efficacy and safety of three doses of Botulinumtoxin Type A (Dysport) with placebo in upper limb spasticity after stroke. Stroke 31: 2402-2406

Bender L, McKenna K (2001) Hemiplegic shoulder pain: defining the problem and its management. Disabil.Rehabil 23: 698-705

Birklein F et al. (2008) Diagnostik und Therapie komplexer regionaler Schmerzsyndrome (CRPS). In: Leitlinien für Diagnostik und Therapie in der Neurologie, 4. Aufl. Thieme, Stuttgart

Blumberg H, Griesser HJ, Hornyak M (1991) Neurologische Aspekte der Klinik, Pathophysiologie und Therapie der sympathischen Reflexdystrophie (Kausalgie, Morbus Sudeck). Nervenarzt 62: 205-211

Bonica JJ (1979) Causalgia and other reflex sympathetic dystrophies. In: Bonica JJ (ed) Advances in pain research, Vol. 3. Raven Press, New York. pp 151-164

Bobath K (1990) Das Bobath Konzept. Grundsätzliches zum theoretischen Hintergrund in der Behandlung von Kindern mit cerebralen Bewegungsstörungen und sonstigen zentral-neurologischen Erkrankungen. Der Kinderarzt 21: 863-870

Braun RM et al. (1971) Surgical Treatment of the Painful Shoulder Contracture in the Stroke Patient. J Bone Joint Surg 53: 1307-1312

Braus DF, Krauss JK, Strobel J (1994) The shoulder-hand syndrome after stroke: a prospective clinical trial 40. Ann Neurol 36(5): 728-733

Brooke MM, de Lateur BJ, Ana-Rigby GC, Questad KA (1991) Shoulder subluxation in hemiplegia: effects of three different supports. Arch Phys Med Rehabil 72(8): 582-586

Buchbinder R, Green S, Youd JM, Johnston RV (2006) Oral steroids for adhesive capsulitis. Cochrane Database Syst Rev 18: CD006189

Buchbinder R et al. (2008) Arthrographic distension for adhesive capsulitis (frozen shoulder). Cochrane Database Syst Rev 23: CD007005

Cacchio A, De Blasis E, Necozione S, di Orio F, Santilli V (2009) Mirror therapy for chronic complex regional pain syndrome type 1 and stroke. N Engl J Med 361(6): 634-636

Cacchio A, De Blasis E, De Blasis V, Santilli V, Spacca G (2009) Mirror therapy in complex regional pain syndrome type 1 of the upper limb in stroke patients. Neurorehabil Neural Repair 23(8): 792-799

Caldwell CB, Wilson DJ, Braun RM (1969) Evaluation and treatment of the upper extremity in the hemiplegic stroke patient. Clin Orth 63: 69-93

Chae J, Yu DT, Walker ME et al. (2005) Intramuscular electrical stimulation for hemiplegic shoulder pain: a 12-month follow-up of a multiple-center, randomized clinical trial 58. Am J Phys Med Rehabil 84(11): 832-842

Chae J, Ng A, Yu DT et al. (2007)Intramuscular electrical stimulation for shoulder pain in hemiplegia: does time from stroke onset predict treatment success? Neurorehabil Neural Repair 21: 561-567

Church C, Price C, Pandyan AD et al. (2006) Randomized controlled trial to evaluate the effect of surface neuromuscular electrical stimulation to the shoulder after acute stroke. Stroke 37: 2995-3001

Conrad A, Herrmann C (2009) Schmerzhafte Schulter nach Schlaganfall. Leitlinien DGNR zur motorischen Rehabilitation des Schlaganfalls. Neuro Rehabil 15

Daly AE, Bialocerkowski AE (2009) Does evidence support physiotherapy management of adult Complex Regional Pain Syndrome Type One? A systematic review. Eur J Pain 13(4): 339-353

Davies PM (2000) Steps to follow. Springer, Berlin Heidelberg New York

de Jong LD, Nieuwboer A, Aufdemkampe G (2006) Contracture preventive positioning of the hemiplegic arm in subacute stroke patients: a pilot randomized controlled trial. Clin Rehabil 20: 656-667

Dohle C, Pullen J, Nakaten A, Kust J, Rietz C, Karbe H (2009) Mirror therapy promotes recovery from severe hemiparesis: a randomized controlled trial. Neurorehabil Neural Repair 23(3): 209-217

Geurts AC, Visschers BA, van Limbeek J, Ribbers GM (2000) Systematic review of aetiology and treatment of post-stroke hand oedema and shoulder-hand syndrome. Scand J Rehabil Med 32: 4-10

Giudice MI (1990) Effects of continous passive motion and elevation on hand edema. Am J Occup Ther 44: 914-921

Goodman CR (1971) Treatment of shoulder hand syndrome. Combinded ultrasonic application to stellate ganglion and physical medicine. New York State J Medicine 71: 559-562

Green S, Buchbinder R, Hetrick S (2003) Physiotherapy interventions for shoulder pain. Cochrane Database for Systematic Reviews 2: CD004258

Griffin AL, Bernhardt J (2006) Stapping the hemiplegic shoulder prevents development of pain during rehabilitation: a randomized controlled trial. Clin Rehabil 20: 287-295

Gustafsson L, McKenna K (2006) A programme of static positional stretches does not reduce hemiplegic shoulder pain or maintain shoulder range of motion – a randomised controlled trial. Clinical Rehabil 20: 277-286

Hamamci N, Dursun E, Ural C, Cakci A (1996) Calcitonin treatment in reflex sympathetic dystrophy: a preliminary study. BJCP 50: 373-375

Hanger HC, Whitewood P, Brown G et al. (2000) A randomized trial of strapping to prevent poststroke shoulder pain. Clin Rehabil 14: 370- 380

Hannington-Kiff JG (1989) Intravenous regional sympathetic blocks. In: Stanton-Hicks JG, Jänig W, Bonica, RA (eds) Reflex sympathetic dystrophy. Kluwer, Boston Dordrecht New York. pp 113-124

Hecht JS (1992) Subscapular nerve bloc in the painful hemiplegic shoulder. Arch Phys Med Rehabil 73: 1036-1039

Herrmann C, Wingendorf I, Holzgraefe M (2000) Tapeverbände bei schmerzhafter Schulter nach Schlaganfall. Neurol Rehabil 6: 259

Hurd MM, Farrell, KH, Waylonis GW (1974) Shoulder Sling for Hemiplegia: Friend or Foe? Arch Phys Med Rehabil 55: 519-522

Inaba MK, Piorkowski M (1972) Ultrasound in treatment of painful shoulder in patients with hemiplegia. J Phys Ther 52: 737-741

Jadad AR et al. (1995) Intravenous regional sympathetic blockade for pain relief in reflex sympathetic dystrophy: a systematic review and a randomized, double-blind crossover study. J Pain Sypmtom Manage 10: 13-20

Johnstone M (1978) Restoration of motor function in the stroke patient. Churchill Livingstone, London

Kalita J, Vajpayee A, Misra UK (2006) Comparison of prednisolone with piroxicam in complex regional pain syndrome following stroke: a randomized controlled trial. Q J Med 99: 89-95

Kingery WS (1997) A critical review of controlled clinical trials for peripheral neuropathic pain and complex regional pain syndromes. Pain 73: 123-139

Kondo I, Hosokawa K, Soma M, Iwata M, Maltais D (2001) Protocol to Prevent Shoulder-Hand Syndrome After Stroke. Arch Phys Med Rehabil 82: 1619-1623

Kong K, Neo J, Chua KSG (2007) A randomized controlled study of botulinum toxin A in the treatment of hemiplegic shoulder pain associated with spasticity. Clin Rehabil 21: 28-35

Kottke FJ, Ptak RA (1966) The rationale for prolonged stretching for correction of shortening of connective tissue. Arch Phys Med Rehabil 47: 345-352

Kumar R, Metter, EJ, Metha, A, Chew T (1990) Shoulder Pain in Hemiplegia. The Role of Exercise. Am J Phys Med Rehabil 69: 205-208

Light KE et al. (1984) Low-load prolonged stretch vs. high-load brief stretch in treating knee contractures. Phys Ther 64: 330-333

Lim J, Koh J, Paik N (2008) Intramuscular botulinumtoxin-A reduces hemiplegic shoulder pain. A randomized, double-blind, comparative study versus intraarticular triamcinolone acetonide. Stroke 39(1): 126-131

Lynch D, Ferraro M, Krol J et al. (2005) Continous passive motion improves shoulder joint integrity following stroke. Clin Rehabil 19: 594-599

Marco E, Duarte E, Vila J et al. (2007) Is botulinumtoxin type A effective in the treatment of spastic shoulder pain in patients after stroke? A doubleblind randomized clinical trial. J Rehabil Med 39: 440-447

Morin L, Bravo G (1997) Strapping the hemiplegic shoulder: A radiographic evaluation of its efficacy to reduce subluxation. Phys Ther Can 49: 103-108

Moseley GL (2004) Graded motor imagery is effective for long-standing complex regional pain syndrome: a randomised controlled trial. Pain 108(1-2): 192-198

Moseley GL (2005) Is successful rehabilitation of complex regional pain syndrome due to sustained attention to the affected limb? A randomized clinical trial. Pain 114: 54-61

Müller K, Bütefisch CM, Seitz RJ, Hömberg V (2007) Mental practice improves hand function after hemiparetic stroke. Restor Neurol Neurosci 25: 501-511

Page SJ, Levine P, Leonard AC (2005) Effects of mental practice on affected limb use and function in chronic stroke. Arch Phys Med Rehabil 86: 399-402

Partridge CJ, Ewards SM, Mee R et al. (1990) Hemiplegic shoulder pain: a study of two methods of physiotherapy treatment. Clin Rehabil 4: 43-49

Perez RS et al. (2001) Treatment of reflex sympathetic dystrophy (CRPS type 1): a research synthesis of 21 randomized controlled trials. J Pain Symptom Manage 21: 511-526

Peszczynski M, Rardin TE (1965) The incidence of painful shoulder in hemiplegia. Pol Med Sci Hist Bull 29: 21-23

Pinzur MS, Hopkins GE (1986) Biceps tenodesis for painful inferior subluxation of the shoulder in adult acquired hemiplegia. Clin Orthop Relat Res 206: 100-103

Platz T, Quintern J (2009) Methodik der Leitlinien-Entwicklung der Leitlinien-Kommission der Deutschen Gesellschaft für Neurorehabilitation (DGNR). Neurol Rehabil 15 (2): 75-80

Poduri KR (1993) Shoulder pain in stroke patients and its effects on rehabilitation. J Stroke Cerebrovasc Dis 3: 261-266

Price CI, Pandyan AD (2000) Electrical stimulation for preventing and treating post-stroke shoulder pain. Cochrane Database Syst Rev (4): CD001689

Renzenbrink GJ, Ijzerman MJ (2004) Percutaneous neuromuscular electrical stimulation (P-NMES) for treating shoulder pain in chronic hemiplegia. Effects on shoulder pain and quality of life. Clin Rehabil 18: 359-365

Roper TA, Redford S, Tallis RC (1999) Intermittent compression for the treatment of the oedematous hand in hemiplegic stroke: a randomized controlled trial. Age Ageing 28: 9-13

Schwartzman RJ, McLellan TL (1987) Reflex sympathetic dystrophy. Arch Neurol 44: 555-561

Simpson DM, Alexander DN, O'Brien CF et al. (1996) Botulinum toxin type A in the treatment of upper extremity spasticity: a randomized, doubleblind, placebo-controlled trial. Neurology 46: 1306-1310

Stanton-Hicks M, Jänig W, Boars RA (1989) Reflex sympathetic dystrophy. Kluwer, Boston Dordrecht London

Steinbrocker O, Spitzer N, Friedman HH (1948) The shoulder-hand syndrome in reflex dystrophy of the upper extremity. Ann Intern Med 29: 22-52

Swan DM (1954) Shoulder-hand syndrome following hemiplegia. Neurology 4: 480-482

Tardieu C, Lespargot, A, Tabary C, Bret MD (1988) How long must the soleus muscle be stretched each day to prevent contracture? Dev Med Child Neurol 30: 3-11

Turton AJ, Britton E (2005) A pilot randomized controlled trial of a daily muscle stretch regime to prevent contractures in the arm after stroke. Clin Rehabil 19: 600-612

Turton AJ, Britton E (2005) A pilot randomized controlled trial of a daily muscle stretch regime to prevent contractures in the arm after stroke. Clin Rehabil 19: 600-612

Yavuzer G, Selles R, Sezer N et al. (2008) Mirror therapy improves hand function in subacute stroke: a randomized controlled trial. Arch Phys Med Rehabil 89: 393-398

Yelnik AP, Colle FM, Bonan, IV, Vicaut E (2007) Treatment of shoulder pain in spastic hemiplegia by reducing spasticity of the subscapular muscle: a randomised, double blind, placebo controlled study of botulinum toxin A. J Neurol Neurosurg Psychiatry 78: 845-848

Yu DT, Chae J, Walker ME, Hart RL, Petroski GF (2001) Comparing stimulation- induced pain during percutaneous (intramuscular) and transcutaneous neuromuscular electric stimulation for treating shoulder subluxation in hemiplegia. Arch Phys Med Rehabil 82: 756-760

Yu DT, Chae J, Walker ME, Fang ZP (2001) Percutaneous intramuscular neuromuscular electric stimulation for the treatment of shoulder subluxation and pain in patients with chronic hemiplegia: a pilot study. Arch Phys Med Rehabil 82: 20-25

Yu DT, Chae J, Walker ME et al. (2004) Intramuscular neuromuscular electric stimulation for poststroke shoulder pain: a multicenter randomized clinical trial. Arch Phys Med Rehabil 85: 695-704

8.11 Komplex regionale Schmerzsyndrome

C. Maihöfner

Kontrollierte Studien über die Therapie bei komplex regionalen Schmerzsyndromen (CRPS) gibt es bisher nur wenige. Häufig werden daher Studienergebnisse von anderen neuropathischen Schmerzsyndromen übertragen. Generell ist die **Therapie des CRPS** multidisziplinär und sollte durch einen erfahrenen Schmerztherapeuten erfolgen. Integraler Bestandteil ist allerdings nicht nur die Schmerztherapie, sondern auch die Verbesserung und Wiederherstellung der Extremitätenfunktion.

8.11.1 Nicht-medikamentöse Therapie

Nicht-medikamentöse Therapiestrategien binden den Patienten aktiv in das Behandlungskonzept ein. **Ziel** ist insbesondere die Verbesserung von Beweglichkeit und Funktion der betroffenen Extremität.

- **Physiotherapie**

Physiotherapeutische Übungen sollten **frühzeitig** erfolgen, um Atrophien und Kontrakturen zu vermeiden. Die Effektivität von krankengymnastischen Übungen konnte mittlerweile auch in Studien gezeigt werden (Oerlemans et al. 1999). Physiotherapie führte dabei zu einer Reduktion von Schmerz und Bewegungseinschränkung, insbesondere bei frühzeitigem Beginn.

> ❗ Oberstes Gebot ist eine Behandlung **unterhalb der Schmerzgrenze**. Zu frühe oder zu intensive Physiotherapie kann ein CRPS erheblich verschlechtern.

Angewandt werden sollten vor allem funktionelle Bewegungsübungen, bei denen **Alltagsbewegungen** wie Faustschluss, Spitz-, Pinzetten- und Betgriff trainiert werden.

Durch Minderbewegung der betroffenen Extremität kommt es häufig auch zu Fehlbelastungen von proximalen Körperabschnitten, z. B. der Schultergürtelmuskulatur. Entsprechend resultieren **muskuloskeletale Schmerzen**, die bei der Physiotherapie berücksichtigt werden sollten.

Durch **Lymphdrainage** kann die Rückbildung des Ödems merklich unterstützt werden.

- **Ergotherapie**

Auch die Ergotherapie spielt eine wichtige Rolle, um die Funktionsfähigkeit und Koordination der Extremität zu verbessern.

Somatosensorische Stimuli (z.B. Pinsel, Raps) werden von den Patienten initial häufig als unangenehm empfunden, später allerdings gut toleriert.

Perzeptive Lernstrategien wie beispielsweise die Perfetti-Methode könnten zumindest theoretisch mit den oben erwähnten Phänomenen der kortikalen Reorganisation interferieren. Kontrollierte Studien existieren bislang nicht.

- **Spiegeltherapie**

Die Einschränkung der aktiven Beweglichkeit kann eventuell auch durch den Einsatz einer **Spiegeltherapie** gebessert werden. Dabei wird zwischen CRPS-betroffener und nicht betroffener Extremität ein Spiegel gestellt, wobei der Patient bei anschließenden Übungen ausschließlich das Spiegelbild der gesunden Seite betrachtet. Damit erfolgt die Illusion einer nun gesunden, durch den Spiegel verdeckten CRPS-Extremität. Diese Strategie ist der Therapie von Phantomschmerzpatienten nachempfunden. Vermutlich kommt es zur Aktivierung von Spiegelneuronensystemen im frontalen Kortex, die einen Einfluss auf das Ausgestalten von Bewegungsprogrammen haben (Pomeroy et al. 2005). Zwei Studien belegen eine positive Wirkung, sowohl im akuten als auch chronischen CRPS-Stadium (McCabe et al. 2003; Moseley 2004). Bei längerem Verlauf des CRPS müssen die Patienten aber oft erst wieder an die Bewegung durch Lernprogramme herangeführt werden.

- **Physikalische Maßnahmen**

Physikalische Maßnahmen im Sinne von **Bädern** werden von den meisten Patienten als angenehm empfunden: Absteigende Bäder sind bei **Überwärmung** der Extremität, aufsteigende Bäder bei **Abkühlung** indiziert.

- **TENS**

Die transkutane elektrische Nervenstimulation (TENS) kann die analgetische Therapie ergänzen. Eine kleine Fallserie konnte eine Schmerzreduktion bei CRPS zeigen (Robaina et al. 1989). Hier muss individuell auf den Patienten eingegangen werden, da insbesondere Patienten mit **Allodynie** und **Hyperalgesie** TENS oft nicht tolerieren.

8.11.2 Medikamentöse Therapie

Pathophysiologisch orientierte Therapieansätze

Die positive Wirkung von Glukokortikoiden bei CRPS konnte mittlerweile in kontrollierten Studien belegt werden (Christensen et al. 1982; Braus et al. 1994). **Glukokortikoide**
- hemmen die Expression von proinflammatorischen Zytokinen wie TNF-alpha oder Interleukin 1beta,
- interferieren mit der Produktion von Entzündungsmediatoren (z.B. Prostaglandine),
- können in den Zellkernen afferenter Neurone die Expression von Neuropeptiden reduzieren und
- beschleunigen den Abbau von Neuropeptiden in der Peripherie (Piedimonte et al. 1991; Kingery et al. 2001a, 2001b; Guo et al. 2006).

Pragmatisch hat sich die Gabe von Kortison insbesondere im **Initialstadium** bei ausgeprägtem **Ödem** und **Überwärmung** bewährt. Eingesetzt wird **Prednisolon** (z.B. Decortin H®), in einer **Dosierung** von 100 mg/die für 4 Tage, dann folgt eine Reduktion um je 25 mg/die alle 4 Tage. Kommt es nach dieser Therapie **erneut zur Ausbildung eines Ödems**, kann die Therapie wiederholt werden.

- Die **Langzeittherapie** mit Kortison sollte aufgrund des Nebenwirkungsprofils vermieden werden.
- Unbedingt **ausgeschlossen** werden sollte **vor** Kortisontherapie eine Entzündung nach dem jeweiligen Trauma im Sinne einer Osteomyelitis.

Radikalfänger

Unter der Vorstellung der Bildung von freien Radikalen bei Trauma, Entzündungsprozessen und Ischämien kann der **Einsatz von Radikalfängern** erfolgen.

In einer kontrollierten Studie zeigte sich die Effektivität auf Schmerz und Entzündungssymptome von **50% fettiger DMSO-** (Dimethyl-Sulfoxid-)**Creme**, die 4-mal am Tag auf die erkrankte Extremität aufgetragen wird (Zuurmond et al. 1996).

Eine weitere Studie belegte eine prophylaktische Wirkung von **Vitamin C** auf das Auftreten eines CRPS nach Handfraktur (Zollinger et al. 1999).

Weiterhin wurde über die positive Wirkung von **N-Acetylcystein** (3×200 mg) berichtet (Perez et al. 2003), wobei die Wirksamkeit moderat und auf akute Stadien (bei einer überwärmten und geröteten Extremität) beschränkt war.

Sympathikusblockaden

Blockaden im **Bereich des sympathischen Nervensystems** sind in der schmerztherapeutischen Praxis für der Behandlung des CRPS seit Jahren etabliert. Die Studienlage diesbezüglich ist im Gegensatz dazu aber schlecht, weil die wenigen kontrollierten Studien keinen eindeutig positiven Effekt von Interventionen am sympathischen Nervensystem gegenüber Placebo zeigen konnten (Cepeda et al. 2002). Trotzdem demonstrieren Fallberichte und viele unkontrollierte Studien einen günstigen Einfluss (Jadad et al. 1995; Price et al. 1998; Tran et al. 2000). Spricht ein Patient auf Sympathikusblockaden an, wirken diese Maßnahmen nicht nur **schmerzlindernd**, sondern **verbessern häufig auch autonome** und **motorische Störungen** (Treede et al. 1992). Im Sinne einer eskalierenden Therapie können daher bei Ineffektivität der konservativen Therapie und in schweren Fällen **diagnostische Sympathikusblockaden** empfohlen werden. Zu fordern ist eine Schmerzreduktion von mindestens 50%.

> ⚠ Wichtig bei allen Blockaden ist die effiziente **Kontrolle der Sympathikolyse** (signifikanter Anstieg der Hauttemperatur), um zu gewährleisten, dass die Blockaden auch wirken können.

Praxistipp

Aufgrund der Tatsache, dass sich die sympathoafferente Koppelung auch in proximalen Nervenabschnitten ausbilden kann, ist die **Stellatumblockade** für die obere bzw. die **lumbale Grenzstrangblockade** für die untere Extremität der intravenösen regionalen Sympathikolyse (IVRS) mit Guanethidin vorzuziehen.

8.11.3 Symptomatische Therapie von neuropathischen Schmerzen

Die wichtigsten Substanzgruppen sind **Antidepressiva** und **Antikonvulsiva**. Der Einsatz erfolgt im Analogschluss zu anderen neuropathischen Schmerzsyndromen, da speziell für das CRPS keine randomisierten Studien existieren (Kingery 1997; Sindrup u. Jensen 1999; Jensen 2002).

- **Antidepressiva**

Bei den trizyklischen Antidepressiva (TZA) hat sich insbesondere **Amitriptylin** bewährt. Der **analgetische Effekt** beruht auf einer Hemmung der Wiederaufnahme von Noradrenalin und Serotonin im ZNS und einer peripheren Natriumkanalblockade. Behandelt man 3 Patienten mit neuropathischen Schmerzen (diabetische Neuropathie) mit Amitriptylin, hat ein Patient mindestens eine Schmerzreduktion um 50% (Sindrup u. Jensen 1999).

Aufgrund seiner sedierenden Komponente kann man **Amitriptylin** bei Schmerzen einsetzen, die **nachts** akzentuiert sind.

Die **Dosierung** von **Amitriptylin** beträgt initial 25 mg/die (evt. auch 12,5 mg), dann kann je nach Wirkung und Nebenwirkung eine Steigerung um 25 mg/die alle 7 Tage erfolgen.

Die **Zieldosis** liegt bei 75 mg/die (maximal 150 mg/die). Man sollte den Patienten darüber aufklären, dass die Substanz im Allgemeinen über eine Wirklatenz (meist 1–2 Wochen) verfügt. Das **Wirkmaximum** setzt meistens nach 6–8 Wochen ein (Max 1994).

Eine **Alternative** zum Einsatz von TZA, vor allem wenn Nebenwirkungen im Vordergrund stehen, ist die Gabe neuer Antidepressiva der Klasse der kombinierten **Serotonin-/Noradrenalin-Wiederaufnahmehemmer** wie Venlafaxin oder Duloxetin (Sindrup et al. 2003).

- **Antikonvulsiva**

Bei den Antikonvulsiva konnte die Wirksamkeit von **Gabapentin** und **Pregabalin** in randomisierten Studien bei der diabetischen und der postherpetischen Neuralgie bestätigt werden (Kingery 1997; Sindrup u. Jensen 1999). Auch für das CRPS zeigte sich ein positiver Effekt auf die Schmerzsymptomatik (Mellick u. Mellick 1995).

Die empfohlene **Dosierung von Gabapentin** beträgt initial 0–0–300 mg, wobei alle 3 Tage um 300 mg gesteigert werden sollte.

Eine **Zieldosis** von mindestens 1800 mg sollte erreicht werden.

Alternativ, allerdings in klinischen Studien schlechter belegt, steht **Carbamazepin** oder sein Verwandter **Oxcarbazepin** zur Verfügung, insbesondere wenn einschießende Schmerzen vorhanden sind.

Die **Dosierung von Carbamazepin** ist 200 mg–0–0, alle 2 Tage um 200 mg steigern.

Die **Zieldosis** ist 600–1200 mg/die.

Neuere Studien belegen auch eine Wirksamkeit von **Oxcarbacebin** oder **Pregabalin** beim **neuropathischen Schmerz**. Zumindest Pregabalin soll positiv auf die Schlafarchitektur bei schmerzkranken Patienten einwirken (Sabatowski et al. 2004). Studien über den Einsatz bei CRPS liegen bisher nicht vor.

- **NSAID**

Die Wirksamkeit von **NSAID** bei CRPS ist nicht systematisch untersucht worden, dennoch ist diese Substanzklasse häufig **primäre Therapie**, d.h. vor Überweisung in eine spezialisierte Einrichtung. Nach eigener Erfahrung berichten die meisten Patienten über eine leichte Schmerzreduktion.

Zur **Akutschmerztherapie** kann die Gabe von NSAID erfolgen, z. B. Ibuprofen 600 mg 1–1–1.

> ⚠ Aufgrund der ulzerogenen Wirkung ist die **Gabe von NSAID zusammen mit Glukokortikoiden kontraindiziert**. NSAID sollten bei Beginn einer Kortisontherapie abgesetzt werden.

- **Opioide**

In jüngster Zeit konnte die Effektivität von Opioiden bei **neuropathischen Schmerzen** gezeigt werden (Rowbotham et al. 2003). Wichtig sind suffiziente Dosierung und Therapiekontrolle.

> ⚠ Bei unzureichender Wirkung sollten Opioide aufgrund ihres **Abhängigkeitspotenzials** wieder abgesetzt werden.

- **Analgetika**

Bei **starken Schmerzen** empfiehlt sich ein Therapieversuch mit zentralen Analgetika.

Gegeben wird z. B. **retardiertes Tramadol**, initial 2×100 mg/die, Gesamtdosis bis 600 mg/die.

Alternativ kann **Oxycodon** ab 2×10 mg/die eingesetzt werden (Watson u. Babul 1998).

8.11.4 Andere Therapieansätze

GABA-Agonisten (Baclofen)

Baclofen wirkt als Agonist auf GABAB-Rezeptoren, die spinal insbesondere eine präsynaptische Hemmung vermitteln. Durch die Hemmung von afferenten Nervenfasern kommt es infolge zu einer verminderten Erregung von Motoneuronen.

> **Unter der Lupe**
> **Studien: Wirksamkeit von intrathekalem Baclofen**
> In einer kontrollierten Studie wurde die Wirksamkeit von **intrathekalem Baclofen als Bolusgabe** auf Dystonie bei CRPS untersucht (van Hilten et al. 2000). Dabei kam es zu einer kompletten oder zumindest teilweisen Remission der dystonen Bewegungsstörung bei 6 von 7 Patienten. In einem zweiten Teil der Studie wurde schließlich die längerfristige Wirksamkeit einer **kontinuierlichen intrathekalen Baclofengabe über ein Pumpensystem** gezeigt.
> **Fazit:** Die Baclofengabe scheint eine **mögliche Therapieoption** bei CRPS mit dystonen Bewegungsstörungen zu sein.

Hemmung der Osteoklastenaktivität
- Calcitonin

Calcitonin hat einen festen Platz in der Therapie von Knochenschmerzen, die durch osteolytische Metastasen bedingt sind. Pharmakologisch greift Calcitonin in den **Knochenstoffwechsel** ein. Es führt zu einer Hemmung von Osteoklasten und einer vermehrten Kalziumeinlagerung in den Knochen. Daneben scheint es aber auch einen **zentralen analgetischen Effekt** zu haben. Es aktiviert vermutlich das endogene Schmerzhemmsystem, da Calcitonin neben seiner Wirkung als Peptidhormon auch ein Neurotransmitter im ZNS ist (Gennari 2002). Die Studienlage zur Wirksamkeit ist bei CRPS trotz der relativ häufigen Verwendung noch nicht eindeutig; es überwiegen aber positiven Ergebnisse.

Subkutan appliziert hat **Calcitonin** nur einen Effekt auf den Ruheschmerz (Gobelet et al. 1992). Auf die CRPS-assoziierten osteoporotischen Knochenveränderungen wurde kein allerdings positiver Effekt gefunden (Bickerstaff u. Kanis 1991).

Aufgrund der höheren biologischen Aktivität wird meist **Lachs-Calcitonin** (z. B. Karil®) eingesetzt, übliche **Dosierungen** sind 100 IU/die **parenteral**.

Alternativ kann eine **intranasale Gabe** von 400 IU/die erfolgen, was meist auch besser vertragen wird.

- Biphosphonate

Auch Biphosphonate wirken in den **Knochenstoffwechsel** ein und hemmen die Aktivität von Osteoklasten. In insgesamt drei kontrollierten, randomisierten Studien wurde die Wirksamkeit von Bisphosphonaten (z. B. Alendronat 7,5 mg als Infusion in 250 ml NaCl für 3 Tage) auf Schmerzhaftigkeit, Schwellung und Beweglichkeit bei CRPS belegt (Adami et al. 1997; Varenna et al. 2000).

8.11.5 Invasive Therapieformen

Sympathektomie

Besteht ein chronisches, sonst therapierefraktäres CRPS, und kommt es zu einer Schmerzreduktion durch Sympathikusblockaden, wurde bisher lange eine chirurgische Sympathektomie erwogen. Obwohl theoretisch sinnvoll bei **sympathisch unterhaltenem Schmerzsyndrom**, gibt es in der Literatur keine eindeutigen Berichte über die Effektivität dieser Maßnahme. Zwar berichten mehrere offene Studien über eine positive Wirkung auf die CRPS-Symptomatik (AbuRahma et al. 1994; Schwartzman et al. 1997), das Risiko besteht aber in der Entwicklung eines **Post-Sympathektomie-Schmerzsyndroms**, welches eventuell aus einer Denervierungssupersensitivität von α-Adrenorezeptoren resultiert (Furlan et al. 2000, 2001). Große randomisierte Studien wären daher wünschenswert, um den Stellenwert dieser Methode abschließend bewerten zu können. Unserer Meinung nach hat deshalb die chirurgische Sympathektomie derzeit **keinen Stellenwert** in der Therapie des CRPS.

Spinal Cord Stimulation

Die **rückenmarksnahe Elektrostimulation** bei CRPS wurde in mehreren Studien untersucht. Dabei wird im Periduralraum eine Stimulationssonde implantiert, die durch einen subkutanen oder externen Impulsgeber angesteuert werden kann.

> **Unter der Lupe**
> **Fallserie: Langzeiteffekte der zervikalen/lumbalen Spinal Cord Stimulation (SCS)**
> Die Langzeiteffekte einer zervikalen oder lumbalen Spinal Cord Stimulation (SCS) wurden in einer Fallserie mit 36 **CRPS-Typ I-Patienten** untersucht. Die Schmerzintensität war jeweils nach 6, 12 und 24 Monaten signifikant reduziert. Unterschiede zwischen Schmerzreduktion oder Komplikationen zwischen lumbaler und zervikaler SCS ergaben sich nicht (Forouzanfar et al. 2004).
> In einer weiteren randomisierten Studie wurden bei 36 Patienten die **Langzeiteffekte** von SCS **über 2 Jahre** erforscht. Die Autoren berichten über eine lang andauernde Schmerzreduktion und eine Verbesserung der gesundheitsbezogenen Lebensqualität (Kemler et al. 2004).
> Auch **periphere Nervenstimulatoren** zeigten in mehreren Studien eine positive Wirkung auf die Schmerzhaftigkeit des CRPS (Hassenbusch et al. 1996).

8.11.6 Pragmatisches Vorgehen bei der Therapieplanung

Wie eingangs erwähnt, sollte die Therapieplanung individuell auf den jeweiligen Patienten durch einen mit diesem Krankheitsbild vertrauten Schmerztherapeuten abgestimmt werden. Die Komplexität der Erkrankung macht einen **multidisziplinären Therapieansatz** erforderlich. Aus den Studien wurde ein pragmatisches therapeutisches Vorgehen abgeleitet.

> **Unter der Lupe**
>
> **Therapeutisches Vorgehen bei CRPS**
> - Bei **allen Patienten** sinnvoll und wichtig ist der **Einsatz von nicht-medikamentösen Strategien** wie Physiotherapie, Ergotherapie und physikalischen Maßnahmen. Diese sollten durch eine symptomatische **Therapie der neuropathischen Schmerzen** ergänzt werden. Die Auswahl der Pharmaka (Antidepressiva oder Antikonvulsiva) erfolgt nach den Schmerzcharakteristika (Spontanschmerz, Bewegungsschmerz, Hyperalgesie/Allodynie) und evt. vorhandenen Begleitsymptomen (z. B. Schlafstörungen, Angst, reaktive Depression). Sind die Schmerzen besonders stark, erfolgt der Einsatz von Opiaten. TENS kann ebenfalls zu einer (leichten) Schmerzreduktion führen.
> - Patienten, die sich im **Akutstadium** vorstellen, und bei denen die **Symptome einer neurogenen Entzündung** vorliegen, profitieren meist von einer Gabe von Glukokortikoiden. Diese können mit Radikalfängern kombiniert werden (z. B. Vitamin C, DMSO-Salbe).
> - Kommt es unter dieser Basistherapie **zu keiner wesentlichen Verbesserung** der Symptome, sind diagnostische Sympathikusblockaden empfehlenswert. Bei einer mindestens 50%igen Schmerzreduktion sollte diese von einer Blockadeserie gefolgt werden.
> - Einen **zusätzlichen Therapieansatz** (gleichrangig zu Punkt 2 und 3) stellt die Gabe von Calcitonin oder Biphosphonaten dar.
> - Baclofen intrathekal kann **dystone Bewegungsstörungen** bei CRPS günstig beeinflussen.
> - In **schweren chronischen Stadien** ist mit dem Patienten die Möglichkeit einer rückenmarksnahen Elektrostimulation (Spinal Cord Stimulator, SCS) zu diskutieren.

Literatur

AbuRahma AF, Robinson PA, Powell M, Bastug D, Boland JP (1994) Sympathectomy for reflex sympathetic dystrophy: factors affecting outcome. Ann Vasc Surg 8: 372-379

Adami S, Fossaluzza V, Gatti D, Fracassi E, Braga V (1997) Bisphosphonate therapy of reflex sympathetic dystrophy syndrome. Ann Rheum Dis 56: 201-204

Bickerstaff DR, Kanis JA (1991) The use of nasal calcitonin in the treatment of post-traumatic algodystrophy. Br J Rheumatol 30: 291-294

Braus DF, Krauss JK, Strobel J (1994) The shoulder-hand syndrome after stroke: a prospective clinical trial. Ann Neurol 36: 728-733

Cepeda MS, Lau J, Carr DB (2002) Defining the therapeutic role of local anesthetic sympathetic blockade in complex regional pain syndrome: a narrative and systematic review. Clin J Pain 18: 216-233

Christensen K, Jensen EM, Noer I (1982) The reflex dystrophy syndrome response to treatment with systemic corticosteroids. Acta Chir Scand 148: 653-655

Forouzanfar T, Kemler MA, Weber WE, Kessels AG, van Kleef M (2004) Spinal cord stimulation in complex regional pain syndrome: cervical and lumbar devices are comparably effective. Br J Anaesth 92: 348-353Furlan AD, Lui PW, Mailis A (2001) Chemical sympathectomy for neuropathic pain: does it work? Case report and systematic literature review. Clin J Pain 17: 327-336

Furlan AD, Mailis A, Papagapiou M (2000) Are we paying a high price for surgical sympathectomy? A systematic literature review of late complications. J Pain 1: 245-257

Gennari C (2002) Analgesic effect of calcitonin in osteoporosis. Bone 30: 67S-70S

Gobelet C, Waldburger M, Meier JL (1992) The effect of adding calcitonin to physical treatment on reflex sympathetic dystrophy. Pain 48: 171-175

Guo TZ, Wei T, Kingery WS (2006) Glucocorticoid inhibition of vascular abnormalities in a tibia fracture rat model of complex regional pain syndrome type I. Pain 121: 158-167

Hassenbusch SJ, Stanton-Hicks M, Schoppa D, Walsh JG, Covington EC (1996) Long-term results of peripheral nerve stimulation for reflex sympathetic dystrophy. J Neurosurg 84: 415-423

Jadad AR, Carroll D, Glynn CJ, McQuay HJ (1995) Intravenous regional sympathetic blockade for pain relief in reflex sympathetic dystrophy: a systematic review and a randomized, double-blind crossover study. J Pain Symptom Manage 10: 13-20

Jensen TS (2002) Anticonvulsants in neuropathic pain: rationale and clinical evidence. Eur J Pain 6 Suppl A:61-8: 61-68

Kemler MA, de Vet HC, Barendse GA, van den Wildenberg FA, van Kleef M (2004) The effect of spinal cord stimulation in patients with chronic reflex sympathetic dystrophy: two years' follow-up of the randomized controlled trial. Ann Neurol 55: 13-18

Kingery WS (1997) A critical review of controlled clinical trials for peripheral neuropathic pain and complex regional pain syndromes. Pain 73: 123-139

Kingery WS, Agashe GS, Sawamura S, Davies MF, Clark JD, Maze M (2001a) Glucocorticoid inhibition of neuropathic hyperalgesia and spinal Fos expression. Anesth Analg 92: 476-482

Kingery WS, Guo T, Agashe GS, Davies MF, Clark JD, Maze M (2001b) Glucocorticoid inhibition of neuropathic limb edema and cutaneous neurogenic extravasation. Brain Res 913: 140-148

Max MB (1994) Treatment of post-herpetic neuralgia: antidepressants. Ann Neurol 35 Suppl: 50-53

McCabe CS, Haigh RC, Ring EF, Halligan PW, Wall PD, Blake DR (2003) A controlled pilot study of the utility of mirror visual feedback in the treatment of complex regional pain syndrome (type 1). Rheumatology (Oxford) 42: 97-101

Mellick LB, Mellick GA (1995) Successful treatment of reflex sympathetic dystrophy with gabapentin. Am J Emerg Med 13: 96

Moseley GL (2004) Graded motor imagery is effective for long-standing complex regional pain syndrome: a randomised controlled trial. Pain 108: 192-198

Oerlemans HM, Oostendorp RA, de Boo T, Goris RJ (1999) Pain and reduced mobility in complex regional pain syndrome I: outcome of a prospective randomised controlled clinical trial of adjuvant physical therapy versus occupational therapy. Pain 83: 77-83

Perez RS, Zuurmond WW, Bezemer PD, Kuik DJ, van Loenen AC, de Lange JJ, Zuidhof AJ (2003) The treatment of complex regional pain syndrome type I with free radical scavengers: a randomized controlled study. Pain 102: 297-307

Piedimonte G, McDonald DM, Nadel JA (1991) Neutral endopeptidase and kininase II mediate glucocorticoid inhibition of neurogenic inflammation in the rat trachea. J Clin Invest 88: 40-44

Pomeroy VM, Clark CA, Miller JS, Baron JC, Markus HS, Tallis RC (2005) The potential for utilizing the «mirror neurone system» to enhance recovery of the severely affected upper limb early after stroke: a review and hypothesis. Neurorehabil Neural Repair 19: 4-13

Price DD, Long S, Wilsey B, Rafii A (1998) Analysis of peak magnitude and duration of analgesia produced by local anesthetics injected into sympathetic ganglia of complex regional pain syndrome patients. Clin J Pain 14: 216-226

Robaina FJ, Rodriguez JL, de Vera JA, Martin MA (1989) Transcutaneous electrical nerve stimulation and spinal cord stimulation for pain relief in reflex sympathetic dystrophy. Stereotact Funct Neurosurg 52: 53-62

Rowbotham MC, Twilling L, Davies PS, Reisner L, Taylor K, Mohr D (2003) Oral opioid therapy for chronic peripheral and central neuropathic pain. N Engl J Med 348: 1223-1232

Sabatowski R, Galvez R, Cherry DA, Jacquot F, Vincent E, Maisonobe P, Versavel M (2004) Pregabalin reduces pain and improves sleep and mood disturbances in patients with post-herpetic neuralgia: results of a randomised, placebo-controlled clinical trial. Pain 109: 26-35

Schwartzman RJ, Liu JE, Smullens SN, Hyslop T, Tahmoush AJ (1997) Long-term outcome following sympathectomy for complex regional pain syndrome type 1 (RSD). J Neurol Sci 150: 149-152

Sindrup SH, Bach FW, Madsen C, Gram LF, Jensen TS (2003) Venlafaxine versus imipramine in painful polyneuropathy: a randomized, controlled trial. Neurology 60: 1284-1289

Sindrup SH, Jensen TS (1999) Efficacy of pharmacological treatments of neuropathic pain: an update and effect related to mechanism of drug action. Pain 83: 389-400

Tran KM, Frank SM, Raja SN, El Rahmany HK, Kim LJ, Vu B (2000) Lumbar sympathetic block for sympathetically maintained pain: changes in cutaneous temperatures and pain perception. Anesth Analg 90: 1396-1401

Treede RD, Davis KD, Campbell JN, Raja SN (1992) The plasticity of cutaneous hyperalgesia during sympathetic ganglion blockade in patients with neuropathic pain. Brain 115: 607-621

van Hilten BJ, van de Beek WJ, Hoff JI, Voormolen JH, Delhaas EM (2000) Intrathecal baclofen for the treatment of dystonia in patients with reflex sympathetic dystrophy. N Engl J Med 343: 625-630

Varenna M, Zucchi F, Ghiringhelli D, Binelli L, Bevilacqua M, Bettica P, Sinigaglia L (2000) Intravenous clodronate in the treatment of reflex sympathetic dystrophy syndrome. A randomized, double blind, placebo controlled study. J Rheumatol 27: 1477-1483

Watson CP, Babul N (1998) Efficacy of oxycodone in neuropathic pain: a randomized trial in postherpetic neuralgia. Neurology 50: 1837-1841

Zollinger PE, Tuinebreijer WE, Kreis RW, Breederveld RS (1999) Effect of vitamin C on frequency of reflex sympathetic dystrophy in wrist fractures: a randomised trial. Lancet 354: 2025-2028

Zuurmond WW, Langendijk PN, Bezemer PD, Brink HE, de Lange JJ, van Loenen AC (1996) Treatment of acute reflex sympathetic dystrophy with DMSO 50% in a fatty cream. Acta Anaesthesiol Scand 40: 364-367

Neurowissenschaft der Handfunktion

Kapitel 9 **Intelligente Hand- und Kopfarbeit aus Sicht der experimentellen Bewegungsforschung**
M. Weigelt

Kapitel 10 **Schreibanalyse**
C. Marquardt

Kapitel 11 **Apraxie**
PH. Weiss-Blankenhorn, GR. Fink

Kapitel 12 **Spiegelneuronen**
D. Ertelt, F. Binkofski

Kapitel 13 **Funktionelle kortikale Korrelate der Handfunktion**
G.R. Fink, C. Grefkes, D.A. Nowak

Kapitel 14 **Neue Entwicklungen der Rehabilitation von Handfunktionsstörungen**
C. Gerloff, F.C. Hummel, F. Müller, S. Peitzker, P. van der Smagt

Intelligente Hand- und Kopfarbeit: Ein Beitrag aus der experimentellen Bewegungsforschung

M. Weigelt

9.1 Antizipative Verhaltenskontrolle – 374

9.2 Bimanuelle Koordination – 374

9.3 End-state Comfort Effekt – 375

9.4 Organisation von Bewegungen in Doppelaufgaben – 377

9.5 Zusammenfassung – 378

Literatur – 378

Das vorliegende Kapitel gibt einen Überblick über eine Reihe empirischer Arbeiten zur **Kontrolle einfacher Greifbewegungen**. Dabei wird besonders die Rolle von intendierten Handlungszielen und -effekten bei der Planung und Ausführung willkürlicher Verhaltensakte betrachtet. Zu den folgenden **Themen** werden Beispiele aus der Bewegungsforschung besprochen:
- Planung einfacher Objektmanipulation,
- Koordination bimanueller Bewegungen,
- End-state Comfort Effekt und
- Organisation von Bewegungssequenzen im Kontext von Doppeltätigkeitsaufgaben.

Wie die Arbeiten aus den unterschiedlichen Forschungsschwerpunkten zeigen, determinieren intendierte Handlungsziele und -effekte die Koordination motorischer Verhaltensakte. **Antizipative Verhaltenskontrolle** ist danach ein grundlegendes Prinzip in der Konstruktion willkürlicher Bewegungen.

Einleitung

Die Aufgaben des Alltags, die von Menschen zu bewältigen sind, bauen auf der Lösung motorischer Aufgaben auf. Dabei sind allein die Möglichkeiten des Einsatzes verschiedener **Greifbewegungen**, ob im Haushalt, in der Arbeitswelt oder im Sport, ausgesprochen vielfältig. So gehört beispielsweise die Fähigkeit, Gegenstände sicher aufzunehmen, abzulegen oder zu transportieren, wie selbstverständlich zu den Tätigkeiten des Alltags und bildet so die Basis für **effektorientierte Interaktionen mit der Umwelt**. Betrachtet man solche motorischen Aktionen näher (z. B. das Greifen nach einer Tasse oder das Essen mit Messer und Gabel), dann fällt auf, dass die Kontrolle solcher Verhaltensakte nicht zufällig erfolgt, sondern bestimmten Organisationsprinzipien und Mechanismen unterliegt.

In diesem Kapitel werden ausgewählte Ergebnisse aus der experimentellen Handlungsforschung schlaglichtartig vorgestellt. Aus diesen Ergebnissen wird deutlich, dass **antizipative Verhaltenskontrolle** ein grundlegendes Prinzip in der Konstruktion von Handlungen ist, das sich auch in basalen motorischen Bausteinen umsetzt.

Das Kapitel beginnt zunächst mit Arbeiten zur Planung und Kontrolle von Greifbewegungen mit einer Hand, gefolgt von Arbeiten zur Koordination beidhändiger Bewegungen. Danach wird anhand des End-state Comfort Effekts ein weiterer Aspekt antizipativer Verhaltenskontrolle bei der Objektmanipulation beleuchtet. Das Kapitel schließt mit aktuellen Untersuchungen über die Organisation von Bewegungssequenzen im Kontext von Doppeltätigkeitsaufgaben ab.

9.1 Antizipative Verhaltenskontrolle

Die **Planung** und **Kontrolle von Greifbewegungen** steht in einem unmittelbaren Zusammenhang mit den Eigenschaften des zu ergreifenden Objekts (Jeannerod 1984). Das antizipierte Gewicht des Objekts und die Oberflächenstruktur bestimmen die präzise Abstimmung der Griffkraft beim Greifen und Halten des Gegenstands, wobei die Griffkraft immer ein wenig höher ist als die Mindestkraft, die zur Bewältigung der Last (Kombination aus Gewichtskraft und Trägheitskräften) notwendig ist (Nowak u. Hermsdörfer 2004).

Die **vollständige Greifbewegung** kann in **zwei Phasen** unterteilt werden, in eine anfängliche Transportphase und eine darauf folgende Griffformationsphase:
- In der **Transportphase** wird die Handlung zunächst initiiert und die Hand mit einer ballistischen Bewegung zum Objekt hin bewegt.
- In der **Griffformationsphase** werden die Finger an die Größe und Form des Objekts angepasst (vgl. Rosenbaum 2010, ▶ Kap. 6). Die Bewegungsausführung wird in dieser Phase von der geometrischen Form des zu manipulierenden Objekts bestimmt.

Das **intendierte Handlungsziel** – also das, was in Zukunft mit dem Objekt geschehen soll – beeinflusst darüber hinaus die gesamte Kinematik der Greifbewegung (Marteniuk et al. 1987; Weir et al. 1998).

> **Unter der Lupe**
> **Experiment: Effekt motorischer Antizipation**
> In ihren frühen Experimenten ließen Marteniuk et al. (1987) die Versuchspersonen (Vpn) nach einem **kleinen Ball** oder einer **Glühbirne** greifen. Danach sollte der Ball einfach in einem Behälter abgelegt werden, während die Glühbirne in die dafür vorgesehene Halterung geschraubt werden musste. Die Autoren beobachteten, dass die Vpn regelmäßig schneller nach dem Ball griffen als nach der Glühbirne, und das, obwohl die motorischen Anforderungen zu Beginn der Aufgabe jeweils identisch waren. Die selektiven **Unterschiede im Verhaltensmuster**, welche sich insbesondere in der Bewegungskinematik widerspiegelten, führten sie auf die unterschiedlichen Aufgabenanforderungen am Ende der Objektmanipulation zurück. Aufgrund der hohen Genauigkeit, mit der die Glühbirne in die Halterung geschraubt werden muss, ist die Anforderung an die feinmotorische Ausführungsleistung in diesem Fall höher als beim Ablegen des Balls in den Behälter. In einer nachfolgenden Untersuchung konnten Weir et al. (1998) diesen **Effekt motorischer Antizipation** auch dann nachweisen, wenn mit dem gleichen Objekt unterschiedliche Aufgaben gelöst werden sollten.
> **Fazit:** Diese Arbeiten zeigen, dass **intendierte Handlungsziele** die Organisation und Kontrolle von Greifbewegungen in direkter Art und Weise determinieren.

9.2 Bimanuelle Koordination

Im Alltag reicht es jedoch häufig nicht aus, Objekte mit nur einer Hand zu manipulieren, denn oft benötigen wir **beide Hände** zur Lösung bestimmter Aufgaben. Sich die Schuhe binden, eine Flasche öffnen oder Klavierspielen erfordert die sichere Koordination der linken und rechten Hand in einem abgestimmten raum-zeitlichen Verhaltensmuster. Solche Leistungen werden mit dem Paradigma der **bimanuellen Koordination** untersucht, wobei der Fokus der Forschungsarbeiten auf jenen strukturellen Randbedingungen liegt, welche

> **Unter der Lupe**
> **Experimente: Bimanuelle Objektmanipulation**
> **Experiment von Kunde et al. (2009)**
> Die Vpn hatten immer die **Aufgabe**, zwei vor ihnen liegende **Klötze** zu ergreifen und diese aus bestimmten horizontalen Ausgangslagen in bestimmte vertikale Zielorientierungen **zu rotieren**. Je nach Kombination von Ausgangslage und Zielorientierung verlangte die Aufgabe symmetrische oder asymmetrische Rotationsbewegungen der Hände. Wie die Ergebnisse anhand von Reaktionszeiten und Fehlermaßen zeigten, fiel es den Vpn leichter, die beiden Objekte in gleiche Zielorientierungen (im Gegensatz zu ungleichen Orientierungen) zu platzieren. Die **Antizipation gleicher Zielorientierungen** hatte einen größeren Einfluss auf das gesamte Bewegungsverhalten als die Koordination gleicher Rotationsbewegungen der Hände.
> **Experimente von Janczyk et al. (2009)**
> Ähnliche Effekte antizipativer Verhaltenskontrolle ergeben sich auch, wenn die Vpn keine Objekte bewegen müssen, sondern einfach nur **Tasten drücken** sollen (Janczyk et al. 2009). In der Untersuchung sollten die Vpn im **ersten Experiment** jeweils eine Taste mit dem Zeige- oder Mittelfinger der linken und rechten Hand drücken. Wie bei der digitalen Anzeige an einem Radio, stiegen danach zwei Säulen in die Höhe:
> - In der **Assoziationsphase** lernten die Vpn zunächst auf ein Signal hin, dass die Kombination zweier Tastendrücke (homologe vs. nicht homologe Finger) zu unterschiedlichen visuellen Effekten führt (Säulen gleicher vs. ungleicher Höhe).
> - In der darauffolgenden **Experimentalphase** initiierten sie die Tastendrücke dann jeweils schneller, wenn beide Säulen auf eine gleiche Höhe anstiegen.
>
> Somit bestimmte die **antizipierte Kongruenz der visuellen Effekte**, wie schnell die Tasten gedrückt wurden, und nicht die Homologie der zu innervierenden Finger(-muskeln).
> Im **zweiten Experiment** sollten die Vpn die Tasten in gleicher Weise drücken, also jeweils mit dem Zeige- oder Mittelfinger der linken und rechten Hand. Diesmal erhielten die Vpn jedoch eine **taktile Rückmeldung**, da zwei Tasten mit weichem Schaum und zwei mit einem harten Nagelbrett versehen waren. Nachdem die Vpn in der Assoziationsphase gelernt hatten, welche Tastenkombination zu welcher taktilen Rückmeldung (gleiche vs. ungleiche Berührungsempfindung) führt, initiierten sie ihre bimanuellen Reaktionen in der Testphase schneller, wenn diese mit gleichen taktilen Rückmeldungen (d.h. gleicher Berührungsempfindung) einhergingen.
> **Fazit:** Beide Experimente zeigen, dass selbst einfache Bewegungen (hier Tastendrücke) sowohl durch **proximale** (taktile) als auch durch **distale** (visuelle) sensorische Handlungseffekte spezifiziert werden.

die Koordination beider Hände einschränken. Die **Kontrolle beidhändiger Bewegungen** richtet sich nach
- den (**körperinternen**) **strukturellen Randbedingungen**, die aufgrund des Aufbaus unseres menschlichen Bewegungssystems wirksam werden und die Initiierung und Ausführung beidhändiger Bewegungen einschränken (Heuer 1993; Swinnen u. Wenderoth 2004), und vor allem
- nach der Kombinierbarkeit der angestrebten (**körperexternen**) **Handlungsziele** und **-effekte** (Ivry et al. 2004; Wenderoth u. Weigelt 2009).

Das wird unmittelbar deutlich, wenn man versucht, gleichzeitig mit der linken Hand einen Kreis und mit der rechten Hand ein Quadrat zu zeichnen. Insgesamt fällt es Menschen schwerer, Bewegungsmuster zu koordinieren, die zu **unterschiedlichen sensorischen Handlungseffekten** führen (z. B. unterschiedliche geometrische Figuren; Franz et al. 1991). Werden dagegen **gleiche sensorische Effekte** angestrebt, dann können selbst unterschiedliche und normalerweise inkompatible Bewegungsmuster beider Hände gut miteinander kombiniert werden (Mechsner et al. 2001). Mit ein wenig Übung kann man so etwa einen Lenkdrachen über die Zugseile der linken und rechten Hand sicher am Himmel manövrieren, ohne darüber nachzudenken, welche motorischen Bewegungen im Einzelnen zum gewünschten Effekt führen.

Die **Antizipation körperexterner Handlungsziele** beeinflusst auch die Planung diskreter Bewegungen. So werden beidhändige Reaktionen zu gleichen Zielen hin schneller initiiert und ausgeführt als zu ungleichen Zielen (Weigelt 2007; Weigelt et al. 2007). Ähnliches gilt für die gleichzeitige Manipulation zweier Gegenstände. Das konnten Kunde et al. (2009; Kunde u. Weigelt 2005) in einer Reihe von Experimenten zur bimanuellen Objektmanipulation nachweisen.

9.3 End-state Comfort Effekt

▪ Wie wird ein Objekt gegriffen?

Ein weiterer bemerkenswerter Aspekt antizipativer Verhaltenskontrolle ist die **Vermeidung unangenehmer (Körper-) Gelenkstellungen am Ende von Bewegungen** (z. B. Rosenbaum et al. 1990, 2001). Danach werden Objekte schon zu Beginn einer Bewegung so gegriffen, dass die Bewegung in einer angenehmen Handstellung beendet werden kann. Das kann am Beispiel »Tasse drehen« verdeutlicht werden. Dieser Aspekt der Planung wird als **End-state Comfort Effekt** bezeichnet und ist in der Literatur erstmals von Rosenbaum et al. (1990) beschrieben worden.

Eine **auf dem Kopf stehende Tasse** wird in aller Regel zunächst mit dem Daumen nach unten gegriffen, so dass sie nach der Rotation mit dem Daumen nach oben (d.h. in angenehmer Handstellung) gehalten werden kann (◘ Abb. 9.1).

Als angenehm werden vor allem solche Handstellungen empfunden, die in der **Mitte der Pronations-Supinations-Reichweite** der Hand liegen. Aus biomechanischer Sicht hat die Hand in diesen Stellungen mehr Flexibilität und lässt sich

> **Unter der Lupe**
>
> **Experimente: End-state Comfort Effekt**
> **Greifbewegungen mit einer Hand**
> In der ersten Untersuchung zum End-state Comfort Effekt von Rosenbaum et al. (1990) sollten die Vpn einen **Stab** mit der rechten Hand aus einer waagerechten Halterung nehmen und das markierte Ende senkrecht in die Öffnung eines Quaders stecken:
> — In der Hälfte der Bedingungen konnte der Stab mit dem **Oberhandgriff** (d.h. Handrücken oben) gegriffen werden, so dass automatisch eine angenehme Stellung am Ende der Bewegung erreicht wurde (d.h., Daumen zeigt nach oben).
> — In den kritischen Bedingungen war es hingegen sinnvoll, den Stab mit dem **Unterhandgriff** (d.h., Handrücken zeigt nach unten) zu greifen, so dass der Stab am Ende der Bewegung mit einer angenehmen Handstellung in der Öffnung des Quaders platziert werden konnte.
> Unter beiden Bedingungen planten die Vpn ihre Bewegungen so, dass die Objektmanipulation in einer **angenehmen Position** beendet werden konnte.
>
> **Greifbewegungen mit beiden Händen**
> In neueren Studien von Weigelt et al. (2006) konnte der End-state Comfort Effekt auch für die **bimanuelle Koordination** nachgewiesen werden (Janssen et al. 2010; Weigelt et al. 2006). In diesen Experimenten sollten die Vpn jeweils zwei Objekte gleichzeitig manipulieren. Auch unter diesen Bedingungen konnte eine flexible Auswahl der Handgriffe und die **Antizipation angenehmer Endstellungen** nachgewiesen werden.
> **Bewegungssequenzen**
> Mit einem veränderten Versuchsaufbau untersuchten Rosenbaum und Jorgensen (1992) das Auftreten des End-state Comfort Effekts **innerhalb von Bewegungssequenzen**. Die Vpn sollten wiederum einen **Stab** greifen und diesen mit dem markierten Ende der Reihe nach an unterschiedlich hohe Zielmarkierungen halten. Dabei wurden alle Zielhöhen entweder in auf- oder absteigender Reihenfolge angesteuert. Nach Auswertung der Ergebnisse ergab sich folgendes **Muster** im Greifverhalten:
> — Für **hohe Zielmarkierungen** griffen die Vpn den Stab so, dass sie ihn mit einem Oberhandgriff halten konnten.
>
> — Für **niedrige Markierungen** wählten sie hingegen einen Unterhandgriff. Die Vpn entschieden sich demnach immer für eine möglichst bequeme Handhaltung am Ende der Bewegung, wobei sich die Auswahl des Handgriffs immer nach der Höhe der angestrebten Zielmarkierung richtete. Die Auswahl des Handgriffs für Zielmarkierungen in **mittlerer Höhe** dagegen wurde zusätzlich von der **Reihenfolge** beeinflusst, in der die Markierungen angesteuert wurden (aufsteigende vs. absteigende Reihenfolge). Hier tendierten die Vpn dazu, den Griff der vorangegangenen Markierung möglichst lange beizubehalten.
> **Fazit:** Ein solches Verhaltensmuster spiegelt den Einfluss **motorischer Hysterese** auf die Bewegungsplanung wider, also »the tendency for a system to switch from one state to another at different values depending on its history" (Weigelt et al. 2009). Solche motorischen Hystereseeffekte ergeben sich dagegen nicht, wenn die Handlungsziele in einer zufälligen Reihenfolge angesteuert werden (Short u. Cauraugh 1997).

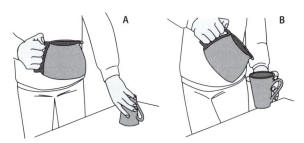

Abb. 9.1 Pronierter Griff beim Ergreifen einer umgedrehten Tasse (**A**) und angenehme Handstellung nach der Rotation (**B**)

bei der Objektmanipulation besser einsetzen. Das ist insbesondere für Folgehandlungen wichtig, welche in einer angenehmen Handstellung leichter ausgeführt werden können als in den unangenehmen Positionen an den polaren Enden der Pronations-Supinations-Reichweite. Der End-state Comfort Effekt ist deshalb ein wichtiges Effizienzkriterium für eine **ökonomische Bewegungsausführung** im Kontext von zielgerichteten Greifhandlungen (Rosenbaum et al. 1996).

■ An welcher Stelle wird ein Objekt gegriffen?

Weitere Hinweise auf antizipative Mechanismen im Bewegungsverhalten ergeben sich aus der Betrachtung, **wo** (d.h. **an welcher Stelle**) ein Objekt gegriffen wird (Cohen u. Ro-

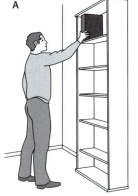 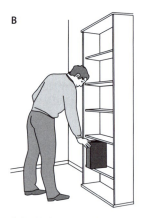

Abb. 9.2 Für obere Regalreihen wird das Buch weiter unten am Buchrücken gegriffen (**A**) und für untere Reihen weiter oben (**B**)

senbaum 2004; Weigelt et al. 2007). Dies kann an folgendem Beispiel verdeutlicht werden.

Nachdem wir ein Buch gelesen haben, wollen wir es zurück in eine **obere Reihe des Bücherregals** stellen. In diesem Fall werden wir das Buch weiter unten am Buchrücken greifen, um die Stelle im Regal besser zu erreichen. Soll das Buch dagegen in eine **untere Reihe** gestellt werden, dann halten wir das Buch am Buchrücken etwas weiter oben (◘ Abb. 9.2).

9.3 · Organisation von Bewegungen in Doppelaufgaben

> **Unter der Lupe**
>
> **Experiment: Antizipation der Zielhöhe**
> Diese Beobachtung aus dem Alltag haben Cohen und Rosenbaum (2004) im Labor untersucht.
> Dafür sollten die Vpn eine **Absaugglocke** (umgangssprachlich auch »Pömpel« genannt) am Stab greifen und zunächst auf eine von mehreren unterschiedlichen Zielhöhen in ein Regal stellen. Der **Griff am Stab** richtete sich nach der intendierten Zielhöhe, auf die der Stab transportiert werden sollte. Für die oberen Zielhöhen wurde der Stab insgesamt niedriger gegriffen als für die unteren Zielhöhen. Danach sollten die Vpn erneut zugreifen und die Absaugglocke wieder an den Ausgangsort zurückstellen. Neben der Antizipation der mittleren Ausgangshöhe beeinflusste jetzt auch die **vorangegangene Zielhöhe** die Auswahl der Griffhöhe am Stab.
> **Fazit:** Der Einfluss der alten Zielhöhe kann wiederum auf **motorische Hysterese**, die aufgrund der Handlungssequenz wirksam wird, zurückgeführt werden.

- **Zusammenfassung**

Insgesamt unterstreichen die Arbeiten zum End-state Comfort Effekt die **funktionale Bedeutung von Handlungszielen** bei der Planung und Ausführung willkürlicher Bewegungen bzw. Bewegungssequenzen. Sie geben weiterhin Hinweise auf die Organisationsprinzipien und Mechanismen, die willkürliches Handeln bedingen und ermöglichen. Dabei scheint die **Antizipation zukünftiger Ereignisse** und deren Auswirkung auf das eigene Verhalten ursächlich für die Initiierung zielgerichteter Tätigkeit zu sein (Hoffmann 1993; Kunde 2006).

9.4 Organisation von Bewegungen in Doppelaufgaben

Betrachtet man die vorangegangenen Untersuchungen genauer, dann fällt insbesondere ein Aspekt der experimentellen Herangehensweise auf: In allen Studien, in denen ein Objekt gegriffen und manipuliert werden sollte, war das Objekt und die Manipulation selbst Gegenstand der Aufgabe. Anders formuliert, die Vpn wurden immer direkt auf das Objekt hin instruiert. In diesen Untersuchungen war die **motorische Aufgabe** (z. B. einen Ball oder Stab zu greifen) deshalb auch gleichzeitig immer die **Primäraufgabe**, ohne dass die Vpn einen weiteren Zweck mit dieser Handlung verfolgten. Aus diesen Untersuchungen geht deshalb noch nicht hervor, ob antizipative Mechanismen der Verhaltenskontrolle auch dann die Planung von Bewegungen bestimmen, wenn diese als **motorische Teilhandlungen** lediglich übergeordnete Aufgaben unterstützen, was in nachfolgendem Beispiel der Fall wäre.

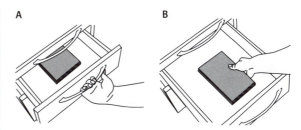

Abb. 9.3 In sequenziellen Handlungen wird die Griffauswahl für Teilhandlungen optimiert (**A**), auch wenn das Handlungsziel erst mit der Primäraufgabe erreicht wird (**B**)

Man möchte ein **Buch lesen** und muss dafür zuerst eine **Schublade öffnen**, um das Buch aus dem Schrank zu holen (Abb. 9.3).

In diesem Beispiel liegt der **Fokus der Aufmerksamkeit** auf der intendierten Handlung (Buch lesen), und die motorische Tätigkeit (Schublade öffnen und Buch herausholen) übernimmt lediglich die Funktion einer unterstützenden Operation in einer übergreifenden Aufgabe. Für dieses oder ähnliche Beispiele muss also der experimentelle Nachweis erbracht werden, dass antizipative Mechanismen auch dann verhaltenswirksam sind, wenn die motorische Aufgabe nicht auch gleichzeitig die Primäraufgabe darstellt.

> **Unter der Lupe**
>
> **Experimente: Antizipative Kontrolle innerhalb übergreifender Aufgaben**
> Dieser experimentelle Nachweis konnte in aktuellen Untersuchung von Weigelt et al. (2009; Schütz et al., in Druck) erbracht werden. Dafür kombinierten die Autoren eine **motorische Aufgabe mit einem (Kurzzeit-)Gedächtnistest**. Die Aufgabe der Vpn war es, nacheinander Becher aus einer Reihe unterschiedlich hoher (Regal-)Schubladen herauszuholen und sich die Buchstaben, die im Becherinneren notiert waren, zu merken. Dabei sollten die Schubladen entweder in auf- oder absteigender Sequenz geöffnet werden. Für die Beantwortung der Fragestellung war nicht die Anzahl der gemerkten Buchstaben entscheidend, sondern der **Handgriff** (Oberhandgriff vs. Unterhandgriff), den die Vpn wählten, um die Schubladen zu öffnen.
> Wie die Ergebnisse zunächst **unabhängig** von der jeweils instruierten Sequenz zeigten, wählten die Vpn für
> - die Schubladen am oberen Ende des Regals den **Oberhandgriff** und
> - die Schubladen am unteren Ende den **Unterhandgriff**.
>
> Mittlere Schubladen dagegen wurden abhängig von der instruierten Sequenz geöffnet. Dabei zeigten die Vpn wiederum den **motorischen Hysteresereffekt**, also die Tendenz, den Griff an der vorangegangenen Schublade beizubehalten.
> **Fazit:** Nach diesen Ergebnissen werden die **Mechanismen antizipativer Kontrolle** auch dann verhaltenswirksam, wenn motorische Operationen in übergreifende Aufgaben eingeordnet sind.

9.5 Zusammenfassung

Die in diesem Kapitel besprochenen Arbeiten aus der experimentellen Bewegungsforschung zeigen, dass **antizipative Mechanismen** unmittelbar Einfluss auf die Organisation und Kontrolle menschlicher Verhaltensakte nehmen. Danach werden Greifhandlungen in Abhängigkeit von intendierten Handlungszielen geplant und die dafür notwendigen motorischen Anforderungen flexibel eingestellt. Dabei vermeiden Menschen unangenehme Stellungen der Körperglieder am Ende von Bewegungen. Diese Beobachtung stammt aus Untersuchungen, in denen die **motorische Aufgabe auch gleichzeitig die Primäraufgabe** (die Aufgabe, auf welche die Vpn instruiert wurden) darstellte.

Wie neuere Untersuchungen zeigen, lassen sich ähnliche Verhaltensmuster aber auch dann nachweisen, wenn die **motorische Aufgabe** lediglich die Funktion einer unterstützenden Operation **in einer übergreifenden Aufgabe** übernimmt. Diese Beobachtung unterstützt die Annahme, dass antizipative Mechanismen der Handlungskontrolle auch in solchen Situationen verhaltenswirksam werden, in denen die motorische Teilhandlung eine übergeordnete Primäraufgabe unterstützt. Die empirischen Befunde aus der Laborforschung zur Organisation von Bewegungssequenzen sind insbesondere deshalb interessant, weil sie jene Situationen am ehesten abbilden, die den täglichen Anforderungen des Lebens an unser Bewegungssystem sehr nahe kommen. Schließlich ist es eine der größten Leistungen antizipativer Verhaltenskontrolle, dass es uns mühelos gelingt, die unterschiedlichsten Aufgaben im Alltag sicher und zuverlässig zu bewältigen, ohne gleichzeitig über die motorische Realisierung der dazu erforderlichen Bewegungen nachzudenken.

Literatur

Franz EA, Zelaznik HN, McCabe G (1991) Spatial topological constraints in a bimanual task. Acta Psychologica 77: 137-151

Heuer H (1993) Structural constraints on bimanual movements. Psychological Research 55: 83-98

Hoffmann J (1993) Vorhersage und Erkenntnis: Die Funktion von Antizipationen in der menschlichen Verhaltenssteuerung und Wahrnehmung. Hogrefe, Göttingen

Ivry RB, Diedrichsen J, Spencer RCM, Hazeltine E, Semjen A (2004) A cognitive neuroscience perspective on bimanual coordination. In: Swinnen S, Duysens J (eds) Neuro-Behavioral Determinants of Interlimb Coordination: A Multidisciplinary Approach. Kluwer Academic Publishing, Norwell (MA)

Janssen L, Crajé C, Weigelt M, Steenbergen B (2010) Motor planning in bimanual object manipulation: Two plans for two hands? Motor Control 14: 240-254

Janczyk M, Skirde S, Weigelt M, Kunde W (2009) Visual and tactile action effects determine bimanual coordination performance. Human Movement Science 28: 437-449

Jeannerod M (1984) The timing of natural prehension movements. Journal of Motor Behavior 26: 235-254

Kunde W (2006) Antezedente Effektrepräsentationen in der Verhaltenssteuerung. Psychologische Rundschau 57: 34-42

Kunde W, Krauss H, Weigelt M (2009) Goal congruency without stimulus congruency in bimanual coordination. Psychological Research 73: 34-42

Kunde W, Weigelt M (2005) Goal-congruency in bimanual object manipulation. Journal of Experimental Psychology: Human Perception and Performance 31: 145-156

Marteniuk RG, MacKenzie CL, Jeannerod M, Athenes S, Dugas C (1987) Constraints on human arm movement trajectories. Canadian Journal of Psychology 4: 365-378

Mechsner F, Kerzel D, Knoblich G, Prinz W (2001) Perceptual basis of bimanual coordination. Nature 414: 69-73

Nowak DA, Hermsdörfer J (2004) Die Analyse der Griffkraft bei der Manipulation von Objekten. Nervenarzt 75: 725-733

Rosenbaum DA (2010) Human motor control, 2nd ed. Academic Press/Elsevier, San Diego (CA)

Rosenbaum DA, Jorgensen MJ (1992) Planning macroscopic aspects of manual control. Human Movement Science 11: 61-69

Rosenbaum DA, Marchak F, Barnes HJ, Vaughan J, Slotta JD, Jorgensen MJ (1990) Constraints for action selection: overhand versus underhand grip. In: Jeanerod M (ed) Attention and performance XIII. Lawrence Erlbaum Associates, Hillsdale (NJ). pp 321-342

Rosenbaum DA, Meulenbroek RG, Vaughan J, Jansen C (2001) Posture-based motion planning: Applications to grasping. Psychological Review 108: 709-734

Rosenbaum DA, van Heugten C, Caldwell GC (1996) From cognition to biomechanics and back: The end-state comfort effect and the middle-is-faster effect. Acta Psychologica 94: 59-85

Schütz C, Weigelt M, Odekerken D, Klein-Soetebier T, Schack T (in press) Motor control strategies in a continuous task space. Motor Control

Short MW, Cauraugh JH (1997) Planning macroscopic aspects of manual control: End-state comfort and point-of-change effects. Acta Psychologica 96: 133-147

Swinnen SP, Wenderoth N (2004) Two hands, one brain: cognitive neuroscience of bimanual skill. Trends in Cognitive Sciences 8: 18-25

Weigelt M (2007) Re-examining structural constraints on the initiation of bimanual movements: The role of starting locations, movement amplitude, and target locations. Human Movement Science 26: 212-225

Weigelt M, Cohen R, Rosenbaum DA (2007) Returning home: locations rather than postures are recalled in human object manipulation. Experimental Brain Research 179: 191-198

Weigelt M, Rosenbaum DA, Hülshorst S, Schack T (2009) Moving and memorizing: Motor planning modulates the recency effect in serial and free recall. Acta Psychologica 132: 68-79

Weigelt M, Kunde W, Prinz W (2006) End-state comfort in bimanual object manipulation. Experimental Psychology 53: 143-148

Weigelt M, Rieger M, Mechsner F, Prinz W (2007) Target-related coupling in bimanual reaching movements. Psychological Research 71: 438-447

Weir PL, MacDonald JR, Mallat BJ, Leavitt JL, Roy EA (1998) Age-related differences in prehension: The influence of task goals. Journal of Motor Behavior 30: 79-89

Wenderoth N, Weigelt M (2009) Visual cues influence motor coordination: Behavioral results and potential neural mechanisms mediating perception-action coupling. In: Raab M, Johnson J, Heekeren H (eds) Mind and Motion: The bidirectional link between thought and action, Vol 174, Progress in Brain Research. Elsevier, Oxford. pp 179-188

Schreibanalyse

C. Marquardt

10.1 Diagnostik von Schreibstörungen – 380

10.2 Methoden der Schriftregistrierung – 382
10.2.1 Graphische Tabletts – 382
10.2.2 Datenfehler – 382
10.2.3 Datenfilterung – 383

10.3 Analyse von Handschrift – 383
10.3.1 Routinierte Handschrift – 383
10.3.2 Automatisierte Bewegungen – 383
10.3.3 Nicht automatisierte Bewegungen – 385
10.3.4 Standarduntersuchung der Schreibleistung – 386
10.3.5 Normwerte für einen Testsatz – 387

10.4 Diagnostik motorischer Schreibstörungen – 388
10.4.1 Routinierte Schreibleistung – 388
10.4.2 Beispiel einer Schreibstörung – 388
10.4.3 Dissoziation der Schreibleistung – 390

10.5 Therapeutische Ansätze – 392
10.5.1 Hilfen zur Steigerung der Schreibgeschwindigkeit – 392
10.5.2 Nutzung erhaltener Leistungen – 393

Literatur – 394

Einschränkungen der Schreibleistung gehören zu den häufigsten Beschwerden in der neurologischen Rehabilitation. Die Störungen können unterschiedliche Muster aufweisen, die mit der Schädigung verschiedener Komponenten des Schreibprozesses erklärt werden. Umgekehrt haben aber auch die klinischen Beobachtungen über erhaltene und gestörte Leistungen bei hirngeschädigten Patienten die Entwicklung theoretischer Vorstellungen über den normalen Schreibprozess nachhaltig beeinflusst Mai u. Marquardt 1995).

Normalerweise reicht eine **einfache Schriftprobe** nicht aus, um eine Störung von Schreibbewegungen eindeutig zu diagnostizieren. Selbst wenn von einem Patienten verschiedene Schriftproben zur Verfügung stehen, z. B. vor und nach einer erworbenen Hirnschädigung, kann die Beurteilung wegen der Vielfalt individueller Schriftformen schwierig sein. Die **direkte Beobachtung der Schreibbewegungen** eines Patienten liefert prinzipiell mehr Informationen als die bloße Inspektion einer fertigen Schriftprobe. Bei schnelleren Schreibbewegungen ist das Verfolgen des Schreibstifts selbst aber nicht mehr möglich, da das Auge aufgrund der physiologischen Voraussetzungen nur Wechselbewegungen bis etwa 1,5 Hz verfolgen kann. So muss sich die Beobachtung mehr auf die schreibende Hand und den Arm konzentrieren. Aber selbst bei verlangsamten Schreibbewegungen fällt es schwer, nur durch Beobachtung die genaue Ursache für ein Schreibproblem eindeutig zu identifizieren. Die diagnostische Bewertung der beobachteten Schreibbewegungen hängt so oftmals stark von den Erfahrungen des Beobachters ab. Bis heute stehen für die Diagnostik weder akzeptierte Beobachtungskriterien noch Ansätze einer Taxonomie motorischer Schreibstörungen zur Verfügung.

Mithilfe von **technischen Registrierungssystemen** können Schreibbewegungen jedoch aufgezeichnet und analysiert werden. Während früher die Bewegungen noch gefilmt und danach die Bilder aufwändig vermessen werden mussten, gibt es seit Mitte der 70er Jahre die Möglichkeit der Aufzeichnung von Schreibbewegungen mit **graphischen Tabletts**. Aus den registrierten Positionsdaten können kinematische Aspekte der Schreibbewegung wie Geschwindigkeit oder Beschleunigung berechnet werden (Thomassen u. Teulings 1979; Marquardt u. Mai 2008). Anhand der gewonnenen **Informationen** kann zum einen die Systematik von routinierter und automatisierter Handschrift offen gelegt werden; andererseits lassen sich Schreibstörungen objektiv und quantitativ beschreiben und verschiedene Störungsmuster voneinander abgrenzen. Diese Informationen können weitergehend auch zur Planung und Kontrolle einer zielgerichteten und effizienten Therapie motorischer Schreibstörungen benutzt werden.

- **Einleitung**

Das Schreiben mit der Hand entwickelte sich in den letzten Jahren zu einem immer stärker beachteten Thema in der Motorikforschung. Durch die Verfügbarkeit von **graphischen Tabletts** ist es heutzutage relativ einfach, Schreibbewegungen direkt zu registrieren und mit einer entsprechenden Software zu analysieren. Die ursprünglich für die Dateneingabe entwickelten Tabletts erlauben die fortlaufende Aufzeichnung der Position eines speziellen Schreibstifts. Aus den Positionsdaten können dann die **kinematischen Aspekte der Schreibbewegung** wie Geschwindigkeit oder Beschleunigung berechnet werden (Thomassen u. Teulings 1979; Marquardt u. Mai 1994). Mit der **kinematischen Analyse der Schreibbewegungen** wurde es möglich,

- theoretische Modelle zur Schriftgenerierung zu entwickeln (Hollerbach 1981),
- nach Invarianzen im Schreibprozess zu suchen (Viviani u. Terzuolo 1980),
- die automatische Schrifterkennung voranzutreiben (Plamondon et al. 1989) oder
- die Entwicklungsaspekte des Schrifterwerbs zu untersuchen (Wann et al. 1991; Luria u. Rosenblum 2009; Sattler u. Marquardt 2010).

Die Vielfalt der bearbeiteten Themen wird durch die Konferenzberichte der **International Graphonomics Society (IGS)** anschaulich dokumentiert (Vinter u. Velay 2009). In neuerer Zeit wurden auch vermehrt Studien bei Patienten, die nach Schädigungen des zentralen Nervensystems Einbußen bei ihrer Schreibleistung erlitten, durchgeführt (Eichhorn et al. 1996; Siebner et al. 1999; van Gemmert et al. 1999).

Trotz der verfügbaren Analysesysteme werden bis heute bei der therapeutischen Behandlung von motorischen Schreibstörungen in der Neurorehabilitation häufig Konzepte verwendet, die kaum empirisch untermauert sind. Es ist auch immer noch weitgehend unbekannt, welchen genauen Selektions- und Filterprozessen das **motorische Lernen** unterliegt. Vereinfachend wird angenommen, dass durch häufiges Üben die besten Bewegungen herausgefiltert werden, und diese sich dann als automatisierte Programme etablieren. Über die Kriterien, nach denen die Bewegungen eigentlich geplant und miteinander verglichen werden, ist wenig bekannt. Entsprechend stehen im Mittelpunkt der Therapie von Schreibstörungen oftmals **übungsorientierte Konzepte**, die dem Schreibunterricht der Schule entlehnt sind. Die Erfahrung zeigt allerdings, dass Üben alleine nur selten zum gewünschten Erfolg führt. Darüber hinaus werden die kritischen Faktoren, die motorische Störungen in weiten Bereichen modulieren können, nur unzureichend verstanden. Dies gilt vor allem auch für komplexe motorische Störungen wie den **Schreibkrampf** und **andere tätigkeitsspezifische Dystonien**, wo Bewegungen in einem bestimmten Kontext nicht oder nur fehlerhaft ausgeführt werden können, die gleichen Bewegungen in einem anderen Kontext aber nach wie vor gut funktionieren.

10.1 Diagnostik von Schreibstörungen

- **Schreibstörungen**

Motorische Schreibstörungen sind typischerweise dadurch **gekennzeichnet**, dass
- die Schrift unleserlich wird,
- eine erheblich verlängerte Zeit zum Schreiben benötigt wird und

die Schreibhand beim Schreiben verkrampft und Schmerzen auftreten.

Die **individuellen Störungsmuster** können jedoch sehr unterschiedlich sein, was mit einer Schädigung verschiedener Komponenten des Schreibprozesses erklärt wird. An der Planung und der Programmierung von Schreibbewegungen sind eine große Anzahl von Hirnarealen direkt oder indirekt beteiligt. Eine intendierte Bewegung wird normalerweise im assoziativen Kortex geplant, von den Basalkernen, dem Kleinhirn und dem Thalamus programmiert, im Motorkortex in efferente Motorkommandos umgesetzt und über Hirnstamm, Rückenmark und efferente Nervenbahnen an die entsprechenden Muskeln weitergeleitet. Darüber hinaus können aber auch die sensorischen Rückmeldungen und entsprechend zugeordnete kortikale Zentren eine große Rolle bei der motorischen Kontrolle spielen, beispielsweise bei durch Feedback gesteuerten, langsameren Bewegungen unter hohen Präzisionsanforderungen.

Nach Ellis (1988) erscheint es generell zweckmäßig, **zentrale** und **periphere Schreibstörungen** (**Dysgraphien**) voneinander zu unterscheiden.

- Als **zentral** werden alle Störungen bezeichnet, die »höhere« Sprachprozesse wie die Auswahl eines Wortes und schließlich die Generierung einer Buchstabenfolge innerhalb eines intendierten Wortes betreffen.
- **Periphere** Störungen betreffen hingegen die Teilprozesse, die bei der Übersetzung eines abstrakten Zeichens (Graphem) in eine Schreibbewegung benötigt werden.

- **Modell der Schreibbewegung**

Mithilfe dieser Modellvorstellung versucht Ellis (1988) die publizierten Beschreibungen phänomenologisch unterschiedlicher Dysgraphien zu ordnen.

■■ **1. Schritt**

In unserer Schriftsprache hat ein Buchstabe oder ein Graphem durch die Groß- und Kleinschreibung zumindest zwei physikalisch verschiedene Formen. Viele Schreiber verwenden darüber hinaus unterschiedliche Formen in der Druckschrift und der kursiven Schrift, und die Form hängt von der Position innerhalb eines Wortes ab. Die unterschiedlichen Formen, die ein Graphem annehmen kann, werden als seine **Allographen** bezeichnet. Der **erste Schritt** in der Generierung einer Schreibbewegung ist daher die Auswahl einer geeigneten allographischen Form.

■■ **2. Schritt**

Als **nächster Schritt** ist die Auswahl einer zugeordneten Sequenz von spezifischen Bewegungskomponenten notwendig. Diese **Sequenz** (»graphic motor pattern«) spezifiziert
- Richtung,
- relative Größe,
- Position und
- Abfolge der notwendigen Teilbewegungen,

also der einzelnen Striche oder Bögen, die den ausgewählten Allographen charakterisieren. Dies ist nach der Modellvorstellung aber noch nicht die Sequenz efferenter Kommandos an die beteiligten Muskeln; beispielsweise werden ganz unterschiedliche Muskelgruppen benötigt, wenn dasselbe Wort auf Papier oder auf eine Wandtafel geschrieben werden soll.

■■ **3. Schritt**

Entsprechend wird als **letzter Schritt** die Auswahl der aktuellen Parameter für die Größe und die Übersetzung in Nervenimpulse an die spezifischen Muskelgruppen in das Modell eingeführt.

- **Gestörte Schreibmotorik**

Die meisten Untersuchungen von dysgraphischen Störungen basieren auf der **Analyse typischer Fehler**, die in den schriftsprachlichen Äußerungen der Patienten aufzufinden sind (z. B. Wort- oder Buchstabenfehler). Daher überwiegen die Beschreibungen von Schwierigkeiten bei der Auswahl von Wörtern, Graphemen oder Allographen (Roeltgen 1993). Systematische Untersuchungen der gestörten Schreibmotorik bei Patienten mit Hirnschädigungen sind eher selten, und auch eine Differenzierung unterschiedlicher Bewegungsstörungen steht noch aus.

Die **Beurteilung einer motorischen Schreibstörung** kann sich vor allem zu Beginn der Krankheit als schwierig herausstellen:
- Die therapeutische Praxis zeigt, dass eine beginnende Schreibstörung nicht unbedingt im Schriftbild selbst zu erkennen ist. Ein **Vergleich mit einer Schriftprobe**, die vor Beginn der Krankheit angefertigt wurde, kann hilfreich sein. Allerdings können sich auch Schriftform und Schreibtechnik aufgrund der Schreibprobleme stark verändert haben.
- Eine weitere Möglichkeit der Beurteilung einer Schreibleistung ist die **Einschätzung der Schreibbewegungen** durch den Untersuchungsleiter. Gute Schreibbewegungen sollten möglichst »flüssig« und »gleichmäßig« sein. Aufgrund der hohen Geschwindigkeit von normalem Schreiben, aber auch durch die Vielfältigkeit der Schreibtechniken, Schriftformen oder Schreibstrategien ist jedoch eine eindeutige Identifizierung der Probleme und ein Rückschluss auf die beteiligten motorischen Komponenten kaum möglich.

Oftmals werden als Hauptmerkmal der Schreibleistung die **Schreibdauer** bzw. die **Schreibgeschwindigkeit** angesehen, die jedoch nur einen Aspekt von routiniertem Schreiben abbilden. Da als Konsequenz von gestörter Schrift immer eine verminderte Schreibleistung einhergeht, können in einem therapeutischen Umfeld möglicherweise die primären und ursächlichen Störungen des Schreibprozesses nicht identifiziert werden.

> **Unter der Lupe**
> **Hintergründe von komplexeren Schreibstörungen**
> Die Hintergründe von komplexeren Schreibstörungen wie dem Schreibkrampf werden bis heute nur unzureichend verstanden. Bereits 1864 publizierte Samuel Solly einen Artikel, in dem er das Krankheitsbild einer obskuren Schreibstörung, dem sog. **Schreibkrampf**, sehr detailliert schildert (Solly 1864, 1865). Auch Solly war auf die Beobachtung der gestörten Schreibbewegungen angewiesen und fand keine Erklärung für die Tatsache, dass das Schreiben mit der Hand gravierend gestört war, während andere feinmotorische Fähigkeiten noch ausgezeichnet funktionierten. Interessanterweise grenzte Solly das langsame Entstehen eines Schreibkrampfs und die Bedingungen, die das Krankheitsbild modulieren, deutlich von dem sich später manifestierenden Störungsbild mit massiven Verkrampfungen von Hand, Arm, Schulter und sogar Rücken ab. Laut Solly entwickelt sich ein Schreibkrampf erst aus den Phänomenen, die zu Beginn der Erkrankung auftreten. Obwohl seit Solly's Veröffentlichung 145 Jahre vergangen sind, sind die Hintergründe und Ursachen dieser Schreibstörung bis heute weitgehend unklar. Es gibt bis heute kein allgemein akzeptiertes Behandlungskonzept für den Schreibkrampf. Heutzutage wird der Schreibkrampf als eine **fokale Dystonie** eingeordnet und entsprechend meist **rein symptomatisch** durch die Lähmung der am stärksten beteiligten Muskeln mit **Botulinumtoxin** behandelt (Sheehy u. Marsden 1982; Cohen et al. 1989; Tsui et al. 1993).

10.2 Methoden der Schriftregistrierung

10.2.1 Graphische Tabletts

Durch die Benutzung von graphischen Tabletts ist es möglich, mit verhältnismäßig geringem technologischem Aufwand und unter relativ natürlichen Schreibbedingungen eine **Schriftspur** aufzuzeichnen und deren Verlauf zu analysieren. Dabei wird der Ort der Schreibspitze eines Kugelschreiber-ähnlichen Stifts mit einer zeitlichen Auflösung von 100–200 Datenpunkten pro Sekunde registriert, an einen Personal Computer (PC) übermittelt und zusammen mit einer entsprechenden Zeitachse abgespeichert. Die kinematischen Aspekte können dann zu einem späteren Zeitpunkt analysiert werden.

> **Unter der Lupe**
> **Graphische Tabletts**
> Graphische Tabletts werden eigentlich als **Eingabegeräte für PCs** (z. B. für CAD-Programme) verwendet. Nicht jedes Tablett ist deswegen für die Schreibanalyse geeignet. Unter der eigentlichen Schreiboberfläche ist ein enges Netz von Drähten eingearbeitet, an das der Stift durch ein induktives Verfahren ein **Signal** übermittelt. Ein im Tablett eingebauter **Prozessor** berechnet aus den empfangenen Signalen durch Interpolation die genaue Position des Stifts bzw. auch bis zu 1 cm über dem Tablett. Ein im Stift befindlicher **Schalter** unterscheidet dabei zwischen abgesetztem und aufgedrücktem Stift. Mit einem im Stift befindlichen **Druckaufnehmer** kann zusätzlich der axiale Druck gemessen werden. Die **technischen Spezifikationen** eines solchen Tabletts sind normalerweise
> - eine räumliche Auflösung von ca. 0,05 mm,
> - eine Genauigkeit der kumulierten räumlichen Fehler von ca. 0,2 mm und
> - eine Übertragungsrate von 100–200 Hz.

10.2.2 Datenfehler

Die mit graphischen Tabletts aufgezeichneten Positionsdaten des Stifts können mit einer Vielzahl an **Fehlern** behaftet sein:
- **Räumliche** Fehler entstehen beispielsweise durch die begrenzte Auflösung eines Tabletts,
- **zeitliche** Fehler können aus einer instabilen Digitalisierungsfrequenz resultieren,
- **intrinsische** Fehler kommen durch die Methode der Datenerfassung selbst zustande wie beispielsweise Einflüsse der Stiftneigung auf die gemeldete Position.

Mit **einfachen Tests** kann die tatsächliche räumliche und zeitliche Genauigkeit eines Tabletts ermittelt werden, indem mit einem Lineal horizontale, vertikale und diagonale Linien mit hoher Geschwindigkeit gezogen werden (Phillips 1987; Meeks u. Kuklinski 1990).

 Da **zeitliche Fehler** auch durch nachträgliches Filtern schwer zu eliminieren sind, sollten sie durch Auswahl eines geeigneten Tabletts ausgeschlossen werden.

Unvermeidbar sind allerdings **zufallsverteilte Positionsfehler**, die vor allem bei Berechnung der Bewegungsaspekte ein Problem darstellen. Das zeitliche Ableiten wirkt wie ein Hochpassfilter und verstärkt somit die höheren Frequenzkomponenten und damit diese Zufallsfehler erheblich.

- Ein **zufallsverteilter Fehler** wird bei **Berechnung der Geschwindigkeit** mit dem Faktor √2×Abtastrate N und bei der Beschleunigung sogar mit 2×Abtastrate N^2 multipliziert.
- Für ein **Tablett mit einem räumlichen Fehler** von 0,1 mm und einer Abtastfrequenz von 200 Hz liegt damit der **zu erwartende Fehler** des ungefilterten Positionssignals in der Geschwindigkeit bei ca. 28 mm/sec und in der Beschleunigung bei ca. 8 m/sec².
- Obwohl der räumliche Fehler eher gering erscheint, wird der Fehler in den Ableitungen in eine **Größenordnung von Werten** verstärkt, die bei normaler Handschrift erreicht werden. Damit ist eine geeignete Filterung der Positionsdaten zwingend notwendig.

10.2.3 Datenfilterung

- **Filtermethoden**

Datenfilterung ist ein generelles Problem im Bereich der kinematischen Bewegungsanalysen, für die jedoch **kein einheitlicher Standard** an geeigneten Filtermethoden zur Verfügung steht. Sowohl die verwendeten Methoden als auch die einzelnen Filterparameter variieren zwischen den jeweiligen Anwendungen:

- Technische Filter wie der **IIR-Tiefpassfilter** (Infinite Impulse Response) haben bei kinematischen Analysen Probleme aufgrund ihrer theoretischen Voraussetzungen wie Stationarität und Periodizität.
- Der **FIR-Filter** (Finite Impulse Response) hingegen überwindet aufgrund der endlichen Definition im Zeitbereich die meisten dieser Probleme.

Andere mathematische Verfahren wie Glättung durch kubische Splines wurden wieder verworfen, weil sie zu unvorhersehbaren Ergebnissen führen können (Amico u. Ferrigno 1992).

- **Spezielle Filtermethode für die Schreibanalyse**

Ein speziell für die Schreibanalyse angepasstes Filterverfahren ist die nicht-parametrische Glättung und Ableitung der Daten mit sog. **Kernschätzern** (Gasser u. Müller 1979; Müller 1986). Ein Kernschätzer ist vom Prinzip her eine gleitende, gewichtete Mittelung der Daten. Durch die Auswahl einer entsprechenden **Glättungsfunktion** kann dabei eine gleichzeitige implizite Ableitung der Positionsdaten vorgenommen werden. Wie bei allen Filtermethoden ist auch beim Kernschätzer das Filterergebnis entscheidend abhängig von der Auswahl der Filterparameter. Ableiten und Filtern von verrauschten Daten ist dabei stets ein **Abwägen** zwischen

- frequenzabhängiger Dämpfung der Daten bei stärkerer Filterung und
- einem hohen Restfehler bei geringerer Filterung.

Das tatsächliche **Dämpfungsverhalten** eines Filters kann in einer Simulation von Bewegungsdaten mit einem aufaddierten Fehler überprüft und für die verschiedenen Ableitungen getrennt optimiert werden. In einer Vergleichsstudie mit anderen gebräuchlichen Filterverfahren konnten die überzeugenden Filtereigenschaften des optimierten Kernschätzers bei der Analyse von Handschrift nachgewiesen werden (Marquardt u. Mai 1994).

10.3 Analyse von Handschrift

10.3.1 Routinierte Handschrift

Um gemeinsame Merkmale von routinierter Handschrift zu finden, kann man zunächst das Schriftbild von erwachsenen Schreibern studieren. Der Vergleich verschiedener Handschriften zeigt jedoch, dass sich die Schriftformen weit von den Normvorgaben der Schulschrift entfernt und mit individueller Charakteristik entwickelt haben. **Formale Eigenschaften der Schrift**, wie

- Größe,
- Zeilenlage,
- Neigung der Schrift,
- Anbindung und Form der Buchstaben,

können in weiten Bereichen variieren. Sogar bei ein und demselben Schreiber können bestimmte Aspekte der Handschrift abhängig von der jeweiligen Schreibsituation unterschiedlich ausfallen. Hingegen scheinen die **Merkmale, die eher den Prozess der Schriftgenerierung** betreffen, bei routinierten Schreibern gleichförmiger vorhanden zu sein. Dazu gehören beispielsweise

- die Vereinfachung der Großbuchstaben,
- die Flüssigkeit der Schreibbewegungen,
- ein relativ hohes Schreibtempo und
- das häufige Absetzen innerhalb längerer Wörter.

Auch längeres Schreiben wird nicht als besonders anstrengend empfunden. Die Schreibbewegungen laufen automatisch ab und erfordern keine besondere Aufmerksamkeitszuwendung oder gar bewusste Planung. Der routinierte Schreiber kann sich damit vor allem auf den Inhalt des zu schreibenden Texts konzentrieren.

10.3.2 Automatisierte Bewegungen

Mit der kinematischen Analyse können die Details der Bewegungsausführung beim automatisierten Schreiben aufgedeckt werden. **Routinierte Schreibbewegungen** sind gekennzeichnet durch

- kontinuierliche Auf- und Abbewegungen aus dem Handgelenk und
- gleichzeitige Vor- und Zurückbewegungen des Stifts aus den Fingergelenken.

Die Analyse dieser überlagerten Bewegungseinheiten kann vereinfacht werden, wenn nur jeweils **eine Auf- oder Abbewegung als Analyseeinheit** betrachtet wird. Diese Vorgehensweise entspricht einem Modell der Handschriftgenerierung, in dem die Auf- und Abbewegung des Stifts als eine unabhängige Bewegungskomponente angesehen werden kann (Hollerbach 1981).

- **Charakteristik routinierter Schrift**
- **Geschwindigkeitsprofil**

In ◻ Abb. 10.1 ist die **typische Charakteristik** einer automatisierten Schreibbewegung eines routinierten Schreibers am Beispiel der geschriebenen Buchstaben »ll« dargestellt:

- Durch zwei Markierungen ist in den Buchstaben ein **Aufstrich** in der [y]-Komponente der Bewegung (also nach oben) gekennzeichnet (A). Die zu diesem Aufstrich gehörige **Geschwindigkeitskurve** [vy] zeigt einen glatten und regelmäßigen Verlauf mit genau einem Geschwindigkeitsmaximum ungefähr in der Mitte der Bewegung (B). Eine solche Bewegungsausführung wird

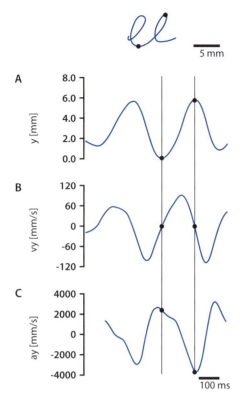

Abb. 10.1 Automation von Bewegung am Beispiel der Buchstaben »ll«

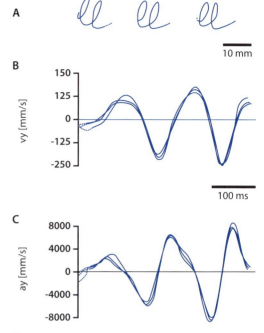

Abb. 10.2 Wiederholgenauigkeit beim wiederholten Schreiben der Buchstaben »ll«

auch durch die Begriffe **glockenförmiger Geschwindigkeitsverlauf** oder **eingipfeliges Geschwindigkeitsprofil** beschrieben.
- Die **Beschleunigungskurve** [ay] ist ebenfalls glatt und zeigt eine Beschleunigungsphase zu Beginn und eine Bremsphase am Ende des Bewegungsabschnitts (C).

Die automatisierte Bewegungsausführung scheint damit den Prinzipien von ballistischen Bewegungen zu gehorchen. Auch bei einer **ballistischen Pendelbewegung** lässt sich ein glattes symmetrisches Geschwindigkeitsprofil mit genau einem Maximum in der Mitte der Bewegung finden. Das zugehörige glatte und symmetrische Beschleunigungsprofil besitzt genau ein Maximum vor und ein Minimum nach dem Geschwindigkeitsmaximum (Flash u. Hogan 1985). Finden sich hingegen **mehrgipfelige Geschwindigkeitskurven** pro Bewegungsabschnitt, dann muss davon ausgegangen werden, dass es sich nicht um eine automatisierte Bewegung handelt.

> Als einfaches quantitatives **Maß für den Automationsgrad einer Bewegung** bietet sich an, bei je einem Auf- oder Abstrich die Anzahl der Richtungsinversionen in der Geschwindigkeit (Number of Inversions in Velocity, NIV) zu berechnen. Im optimalen Fall eines eingipfeligen Geschwindigkeitsprofils ergibt sich jeweils ein Wert von NIV=1, bei nicht automatisierten Bewegungen ein Wert von NIV>1.

Wiederholgenauigkeit

Betrachtet man die Geschwindigkeits- und Beschleunigungsverläufe bei wiederholt geschriebenen Buchstaben oder Buchstabengruppen, so fällt die **hohe Wiederholgenauigkeit** in der Bewegungsausführung auf.

In Abb. 10.2 sind die **Bewegungskurven** für die von einem routinierten Schreiber nacheinander geschriebenen Buchstaben »ll« dargestellt. Die Kurven sind auf den Zeitpunkt des ersten Geschwindigkeitsminimums hin zentriert und übereinander gezeichnet. In Geschwindigkeits- (B) und Beschleunigungsprofil (C) ist zu erkennen, dass die charakteristische Ausführung der Schreibbewegung über die drei Durchläufe exakt erhalten bleibt. Dies gilt für
- die Form der Profile,
- die Höhe der Extremwerte und
- die zeitliche Struktur.

Diese **Präzision** bei der wiederholten Ausführung einer Bewegung bestätigt die Annahme, dass immer dasselbe automatisierte Bewegungsprogramm verwendet wird.

Eine hohe Wiederholgenauigkeit bei repetitiven Bewegungen lässt sich graphisch in einem sog. **Phasendiagramm** abbilden. In einem Phasendiagramm wird für aufeinanderfolgende Zeitpunkte das jeweilige Wertepaar von zwei aufeinander zu beziehende Variablen aufgetragen. Bei gleicher Ausführung der Bewegung in jedem Durchlauf werden die Phasenkurven genau übereinanderliegen; das Verhältnis zwischen den beiden Variablen ist für einen bestimmten Zeitpunkt der Bewegung also immer gleich. Der **Vorteil einer Phasendarstellung** ist die Unabhängigkeit von der Form des Buchstabens und von der individuellen Charakteristik der

10.3 · Analyse von Handschrift

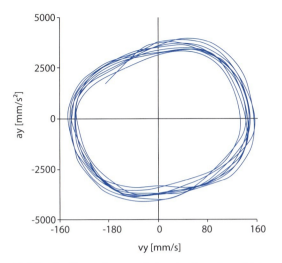

Abb. 10.3 Phasendiagramm beim schnellen automatisierten Übereinanderschreiben von Ovalen

Bewegungsausführung. Variationen in der Größe des Buchstabens drücken sich im Phasendiagramm ebenfalls durch **Größenänderung**, nicht aber durch Änderung der typischen Form der Kurven aus.

In ◘ Abb. 10.3 ist das Phasendiagramm der **Beschleunigung** gegen die Geschwindigkeit (ay/vy) von wiederholt geschriebenen Ovalen dargestellt. Hier entspricht ein Durchlauf im Buchstaben je einem Durchlauf im Phasendiagramm. Die Phasenkurven liegen eng übereinander und zeigen damit eine hohe Wiederholgenauigkeit an.

- **Zusammenfassung**

Die hier beschriebenen invarianten Charakteristika von routinierter Handschrift werden von uns zur Definition von automatisierten Bewegungen herangezogen.

> **Definition**
>
> Eine Bewegungsausführung wird immer dann als **automatisiert** bezeichnet, wenn glatte und eingipfelige (glockenförmige) Geschwindigkeitsprofile mit ebenfalls glatten Beschleunigungsprofilen vorliegen, und wenn eine hohe Wiederholgenauigkeit der Bewegungen demonstriert werden kann (Mai u. Marquardt 1995).

Anhand dieser charakteristischen Merkmale erlaubt es die **kinematische Analyse**, automatisierte Bewegungen von nicht automatisierten oder gestörten Bewegungen abzugrenzen.

Automatisierte Bewegungen werden vermutlich bereits vor ihrer eigentlichen Ausführung vollständig geplant bzw. programmiert und unterliegen wegen ihrer hohen Geschwindigkeit während der Ausführung nicht mehr der willkürlichen Kontrolle. Eine solche nur **nach vorne gerichtete Steuerung**, bei der während der Bewegungsausführung kein Bewegungssignal mehr rückgekoppelt wird, wird als **Feedforward**- oder **Open loop-Steuerung** bezeichnet. Bei Feedforwardbewegungen wird erst nach Bewegungsende das Bewegungsergebnis mit der intendierten Bewegung verglichen. Bei auftretenden Abweichungen wird die nächste Bewegung entsprechend modifiziert geplant (Schmidt 1982).

10.3.3 Nicht automatisierte Bewegungen

Trotz der invarianten Charakteristik von routiniertem Schreiben kann durch einen **veränderten Kontext** die automatisierte Bewegungsausführung empfindlich gestört werden.

- **Untersuchung mit verändertem Kontext**

In ◘ Abb. 10.4 sind Veränderungen in der Bewegungsausführung bei bewusster Aufmerksamkeitszuwendung auf Details einer gerade erzeugten Schriftspur dargestellt. Beim **Schreiben eines Testsatzes** sollte einmal
- normal geschrieben werden (A),
- mit den Augen die Stiftspitze beim Schreiben verfolgt werden (B),
- mit geschlossenen Augen geschrieben werden (C) und
- beim Schreiben mit geschlossenen Augen der obere Wendepunkt in jedem Buchstaben bewusst wahrgenommen werden (D).

- **Ergebnisinterpretation**

Wie ◘ Abb. 10.4 zeigt, bleibt bei diesem Schreiber die individuelle Schriftform über die vier Bedingungen erhalten, und auch Anzahl und Positionen der Aufsetzpunkte des Stifts sind sehr ähnlich. Die **kinematische Analyse** deckt jedoch die gravierenden Unterschiede in der Bewegungsausführung auf:
- Wie erwartet finden sich beim Schreiben mit normaler Handschrift (A) glatte und **eingipfelige Geschwindigkeitsprofile**, wie sie typisch für automatisiertes Schreiben sind. Ähnliche Geschwindigkeitsprofile finden sich auch beim Schreiben mit geschlossenen Augen (C). Offensichtlich ist die **visuelle Rückmeldung** der gerade geschriebenen Schriftspur nicht notwendig, um automatisierte Schreibbewegungen zu erzeugen (Marquardt et al. 1996).
- Im Gegensatz zum Schreiben mit geschlossenen Augen (C) wird durch die bewusste visuelle (B), und auch durch die nur mentale Aufmerksamkeitszuwendung auf die Schriftspur (D) das Erzeugen von automatisierten Schreibbewegungen erheblich gestört. Die Bewegungen sind nicht mehr durch glatte und eingipfelige Geschwindigkeitsprofile gekennzeichnet, sondern durch häufige **Unregelmäßigkeiten** im Geschwindigkeits- und Beschleunigungsverlauf innerhalb eines Auf- oder Abstrichs. Die **Spitzengeschwindigkeiten** sind verringert, und die **Bewegungsausführung** ist insgesamt deutlich verlangsamt.

- **Zusammenfassung**

Wenn wie in diesem Beispiel für die fehlerfreie Ausführung einer Bewegung die Rückmeldungen aus den Sinnesorganen verwendet werden, so spricht man von **feedbackgesteuerten** oder **Closed loop-Bewegungen**. Bei diesen Nachführbe-

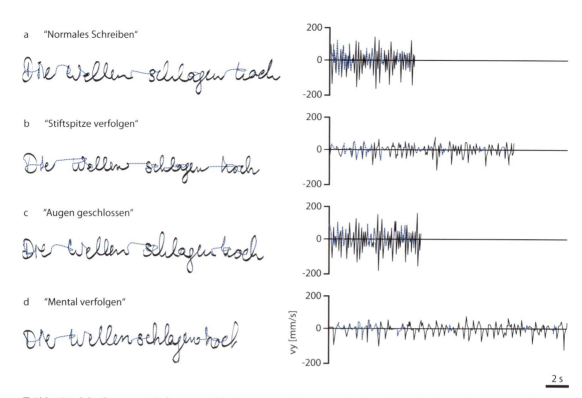

Abb. 10.4 Schreiben unter 4 Bedingungen. Schreiben unter 4 Bedingungen. Rechts der jeweilige Geschwindigkeitsverlauf vy.

wegungen wird während der Bewegungsausführung ständig der Soll- mit dem Istwert verglichen. Abweichungen führen direkt zu einer Korrektur während der gerade ausgeführten Bewegung. Feedbackbewegungen werden normalerweise bei noch nicht gelernten Bewegungen oder bei Bewegungen unter sehr hohen Genauigkeitsanforderungen verwendet. Mit dem häufigen Wechsel zwischen Beschleunigen und Abbremsen und der deutlich verlangsamten Ausführung können diese Bewegungen grundsätzlich von automatisierten Bewegungen unterschieden werden.

10.3.4 Standarduntersuchung der Schreibleistung

Angesichts der Schwierigkeiten, motorische Schreibstörungen zu diagnostizieren, sind die **kinematischen Analysen** der Schreibbewegungen ein großer Schritt zur Verbesserung der Diagnostik. Beobachtungen der Schreibbewegungen können durch die Analysen objektiviert und quantitativ beschrieben werden. Ein therapeutisch wichtiger Aspekt ist dabei, trotz der Vielfalt individueller Schriftformen automatisierte von nicht automatisierten Schreibbewegungen unterscheiden zu können. Durch eine **experimentelle Variation der Schreibbedingungen** kann die diagnostische Aussagekraft kinematischer Analysen weiter gesteigert werden.

Ein Beispiel ist die Analyse elementarer Bewegungen der Finger und des Handgelenks, die als Grundkomponenten der Schreibbewegungen angesehen werden können. Dazu zählen **übereinandergeschriebene Auf-** und **Abstriche** mit alternierenden Bewegungen des Handgelenks, wie sie z. B. auch beim Schraffieren eingesetzt werden. Werden stattdessen nur die Finger vor- und zurückgefahren, ergeben sich Striche in annähernd rechtem Winkel zu den mit dem Handgelenk produzierten Strichen (Schomaker u. Plamondon 1990). Die Produktion von **einfachen Schleifen in Kursivschrift** (z. B. bei der Buchstabenkombination »ll«) oder beim **Übereinanderzeichnen von Ellipsen** erfordert die Kombination dieser beider Grundkomponenten. Je nach Lage der Ellipsen werden z. B. bei den stark gekrümmten Abschnitten mehr die Finger eingesetzt, in den weniger gekrümmten Abschnitten mehr das Handgelenk.

- **Praktische Durchführung der Standarduntersuchung**

Tab. 10.1 zeigt den Versuchsablauf und die Instruktionen einer standardisierten Untersuchung von Schreibbewegungen und elementaren Bewegungskomponenten mit dem **Softwareprogramm CSWin** (Marquardt u. Mai 2008). Dieses bietet bei einer Untersuchungsdauer von nur ca. 5 Minuten (etwa 1 min Registrierdauer) einen detaillierten Überblick über die verschiedenen Aspekte der individuellen Schreibleistung.

10.3 · Analyse von Handschrift

◻ Tab. 10.1 Versuchsablauf und Instruktionen für die Standarduntersuchung

Versuch	Instruktion	Beispiel	Maximale Dauer
1	Testsatz schreiben	»Die Wellen schlagen hoch«	30 sec
2	Flottes Schreiben von zwei Schlaufen	Kursive »ll«	10 sec
3	Flottes Schraffieren mit dem Handgelenk	///	3 sec
4	Flottes Schraffieren nur mit den Fingern	\\\	3 sec
5	Flottes Malen von Kringeln (Ellipsen)	O	3 sec

◻ Tab. 10.2. Normwerte von 91 normalen Schreibern für den Testsatz »Die Wellen schlagen hoch«

	Dauer [sec]	SetOn	ProzOn [%]	Von [mm/sec]	Voff [mm/sec]	NIV	Freq [Hz]	Press [N]
Mittel	8,91	16,47	69,99	49,93	58,51	1,13	4,76	1,14
SD	2,06	4,56	7,81	16,55	19,63	0,11	0,71	0,4
VarCoeff	0,231	0,277	0,11	0,331	0,335	0,097	0,149	0,351
Min	5,18	6	49,0	27,7	21,6	1	2,82	0,43
Max	17,8	26	85,5	100,7	117,1	1,46	6,76	2,18

Dauer Gesamtdauer. **SetOn** Anzahl der Aufsetzpunkte. **ProzOn** Prozent der Zeit mit Stift aufgesetzt. **Von** Absolute Geschwindigkeit aufgesetzt. **Voff** Absolute Geschwindigkeit abgesetzt. **NIV** Anzahl der Geschwindigkeitsgipfel pro Auf- und Abstrich. **Freq** Schreibfrequenz. **Press** Schreibdruck

> Grundlage der Standarduntersuchung ist vor allem die **Beurteilung**
> - des Koordinationsgrads,
> - der Effizienz und
> - des Automationsgrads der Schreibbewegungen.

Durch den unterschiedlichen Komplexitätsgrad der Aufgaben sind genaue Angaben über die Art der Störung und damit eine Unterscheidung verschiedener Störungsmuster voneinander möglich.

10.3.5 Normwerte für einen Testsatz

> Auch bei normaler automatisierter Handschrift kann eine Reihe von Aspekten **stark variieren**, z. B.
> - die benötigte Zeit,
> - die Geschwindigkeit,
> - die Schreibfrequenz oder
> - der Schreibdruck.

- **Untersuchung: Kennwerte einer normalen Schreibleistung**

Um die typischen Kennwerte einer normalen Schreibleistung zu erheben, wurden von uns die Daten von **91 normalen Schreibern** (M=28,3 Jahre, SD=13,3, Min=16, Max=58) ausgewertet, die jeweils den **Testsatz** »Die Wellen schlagen hoch« in ihrer normalen Handschrift auf einem graphischen Tablett schreiben mussten. Es wurden keine Einschränkungen in Bezug auf Größe, Blattlage oder Schriftform gemacht. Jeder Schreiber wurde zum Test zugelassen, egal wie häufig er im Alltag schrieb, und egal wie er selbst sein Schreiben beurteilte.

Für die **Datenaufzeichnung** wurde ein WACOM Intuos3 A4-Tablett mit kabellosem Stift und Kugelschreibermine verwendet. Die Genauigkeit des Tabletts ist etwa 0,1 mm bei einer Datenfrequenz von 200 Hz. Die Daten wurden mit der Software CSWin ausgewertet (Marquardt u. Mai 2008) (◻ **Tab. 10.2**).

- **Ergebnisinterpretation**
- Vor allem die absolute Schreibgeschwindigkeit (**Von**) schwankt deutlich zwischen den verschiedenen Schreibern. Das liegt wohl auch daran, dass die Schriftgröße sehr unterschiedlich ausfallen kann, was durch eine entsprechend angepasste Schreibgeschwindigkeit kompensiert werden kann, um gemäß dem Prinzip der Isochronie die absolute Schreibdauer gleich zu lassen (Viviani u. Terzuolo 1980).
- Die Bewegungen in der Luft (**Voff**) sind etwas schneller als die Bewegungen auf dem Papier, bewegen sich aber in der gleichen Größenordnung.
- Die Schreiber setzen im Mittel den Stift mit 16,5-mal relativ häufig auf das Papier auf (**SetOn**). Bedenkt man, dass der Testsatz aus 4 Wörtern mit 21 Buchstaben plus i-Punkt besteht, dann werden im Durchschnitt nur etwa 2 Buchstaben jeweils miteinander verbunden geschrieben.
- Der Stift befindet sich zu 70% der Schreibzeit auf dem Papier (**ProzOff**) und damit zu 30% in der Luft.
- Im Gegensatz dazu sind Schreibdauer und vor allem die eher motorischen Messgrößen wie der Automationsgrad

(NIV) (▶ Kap. 10.4.2) und die Schreibfrequenz zwischen den Schreibern relativ ähnlich. Wegen der Komplexität einiger Buchstaben ist nicht immer eine eingipfelige Bewegungsausführung möglich, im Mittel liegt der Wert für NIV mit 1,13 aber auf einem fast optimalen Niveau.

- Kein einheitliches Ergebnis findet sich für den Schreibdruck (**Press**), der im Mittel bei 1,14 Newton liegt, allerdings mit einer großen Streuung. Manche Schreiber drücken sehr wenig auf, andere Schreiber hingegen sehr fest.

- **Zusammenfassung**

Insgesamt kann festgestellt werden, dass vor allem die **motorischen Aspekte** des normalen Schreibens auch zwischen sehr unterschiedlichen Schreibern, Schriftformen und Altersbereichen eine relativ **große Ähnlichkeit** besitzen. Dies gilt vor allem für die Schreibfrequenz und den Automationsgrad **NIV**.

Die in ◘ Tab. 10.2 aufgeführten Normdaten für diesen Testsatz können auch verwendet werden, um eine normale von einer **pathologischen Schreibleistung** abzugrenzen (z. B. Cutoff bei Mittelwert +-2SD).

10.4 Diagnostik motorischer Schreibstörungen

10.4.1 Routinierte Schreibleistung

- **CSWin-Standarduntersuchung**

◘ Abb. 10.5 zeigt ein repräsentatives Beispiel einer normalen routinierten Schreibleistung in der oben beschriebenen CSWin-Standarduntersuchung. Für den **Testsatz** »Die Wellen schlagen hoch« benötigte diese Kontrollperson 7,4 sec und ist damit etwas schneller als der Durchschnitt unserer Kontrollgruppe.

- **Ergebnisinterpretation**
- Das aus den registrierten Positionsdaten der Stiftspitze errechnete **Geschwindigkeitsprofil** [vy] zeigt einen sehr regelmäßigen Verlauf (◘ Abb. 10.5 A).
- Die **mittlere Schreibgeschwindigkeit** beträgt 53 mm/sec.
- Die **Frequenz** der aufeinanderfolgenden Auf- und Abstriche beträgt 5,42 Hz.
- Segmentiert man die Schriftprobe in eine Abfolge von Auf- und Abstrichen, zeigt sich, dass zu den einzelnen Strichen zumeist **eingipfelige Geschwindigkeitskurven** gehören, die als Charakteristikum automatisierter Schreibbewegungen gelten (NIV=1,12).
- Der **Schreibdruck** bewegt sich mit 1,27 N auf einem etwas erhöhten Niveau und bleibt über die Dauer des Schreibens konstant.
- Bei den zentrierten und übereinandergezeichnet dargestellten Buchstabengruppen »ll« (◘ Abb.10.5 B) zeigt sich die für automatisierte Bewegungen typische sehr hohe **Wiederholgenauigkeit** in der Bewegungsausführung.
- **Geschwindigkeits-** und **Beschleunigungsprofil** zeigen, dass die charakteristische Ausführung der Schreibbewegung bis in kleinste Details über die drei Durchläufe erhalten bleibt. Dies gilt sowohl für die Form der Profile, die Höhe der einzelnen Extremwerte als auch für die zeitliche Struktur.

- **Zusammenfassung**

Die kinematischen Analysen elementarer Bewegungskomponenten (Handgelenk, Finger, Kringel) (◘ Abb. 10.8 C–E) zeigen besonders deutlich den **hohen Automationsgrad** solcher einfachen Bewegungen. Bei allen drei Aufgaben sind die Auf- und Abstriche durch eingipfelige Geschwindigkeitskurven gekennzeichnet, und auch die zugehörigen Beschleunigungskurven sind in dem repräsentativen Beispiel glatt und zeigen eine hohe Wiederholgenauigkeit, die sich am besten aus dem regelmäßigen Phasendiagramm ablesen lässt.

10.4.2 Beispiel einer Schreibstörung

Wenn ein Patient nach einer **zerebralen Schädigung** überhaupt noch schreiben kann, benötigt er normalerweise sehr viel mehr Zeit als ein normaler Schreiber, um den gleichen Testsatz zu schreiben.

> Die **Verminderung der Schreibleistung pro Zeiteinheit** ist ein überraschend gleichförmiges Defizit, das im Zusammenhang mit Resthemiparesen, Einschränkungen der Sensibilität oder Störungen der Bewegungskoordination beobachtet werden kann.

- **Kinematische Analyse**

◘ Abb. 10.6 zeigt die Registrierung der Schreibbewegungen eines 17-jährigen Patienten einen Monat nach einem relativ **leichten Schädel-Hirn-Trauma**. Zu diesem Zeitpunkt konnte der Patient zwar schon wieder die Finger unabhängig voneinander bewegen, aber er war nicht in der Lage, den Testsatz innerhalb der vorgegebenen Aufzeichnungszeit von 30 sec fertig zu schreiben. Für diesen Patienten, der vor seinem Unfall das Gymnasium besuchte, ist der im Vergleich zu normalen Kontrollpersonen mehr als dreifache Zeitbedarf ohne Zweifel ein gravierendes Handicap.

- **Ergebnisinterpretation**

Die kinematische Analyse der Schreibbewegungen unterstreicht das **Ausmaß der Störung**:
- **Aufeinanderfolgende Auf- und Abstriche** sind nicht mehr durch eingipfelige Geschwindigkeitsprofile, sondern durch zahlreiche unregelmäßige Inversionen der Geschwindigkeitskurve gekennzeichnet (NIV=8).
- Die **mittlere Schreibgeschwindigkeit** liegt mit 13,7 mm/sec deutlich unter den Werten normaler Kontrollpersonen.
- Die **Frequenz** der aufeinanderfolgenden Auf- und Abstriche liegt mit nur 1,13 Hz ebenfalls auf einem sehr niedrigen Niveau.
- Der **Schreibdruck** ist mit 0,8 N sehr niedrig.

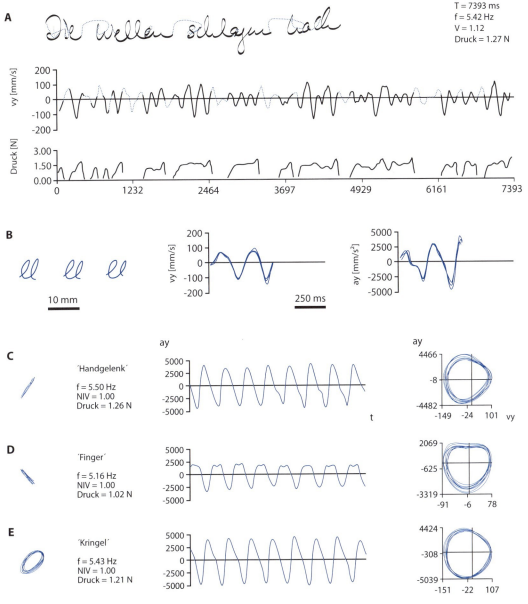

Abb. 10.5 Routinierte Schreibleistung. Ergebnisse der CSWin Standarduntersuchung. (**A**) Registrierte Schriftspur. Durchgezogene Linien sind Bewegungen auf dem Papier, gepunktete Linien die in der Luft. Darunter der Geschwindigkeitsverlauf in y-Richtung (vy) und der Verlauf des Schreibdrucks. (**B**) Wiederholtes Schreiben der Buchstaben „ll". In der Mitte übereinander gezeichnete Geschwindigkeitsverläufe (vy) und rechts die Beschleunigungsverläufe (ay). (**C**) Alternierende Bewegungen des Handgelenks. Links die Schriftspur, in der Mitte der Beschleunigungsverlauf (ay) und rechts Phasendiagramm der aufeinanderfolgenden Werte von ay und vy. (**D**) Wiederholtes Vor- und Zurückfahren der Finger. (**E**) Kombination der elementaren Bewegungen in C und D beim wiederholten Übereinanderschreiben von Ellipsen („Kringeln").

Die eingeschränkte Schreibleistung dieses Patienten erscheint verständlich, wenn man die ebenfalls drastischen **Defizite** beim Schreiben der einfachen Buchstaben »ll« (◘ Abb. 10.6 B) und bei den elementaren Bewegungen mit Handgelenk und Fingern (◘ Abb. 10.6 C–E) betrachtet.

- Die **Geschwindigkeits-** und **Beschleunigungskurven** weisen durchgängig zu geringe Spitzenwerte und zahlreiche Unregelmäßigkeiten auf.
- Die zugehörigen Phasendiagramme lassen auf eine sehr **geringe Wiederholgenauigkeit** der Bewegungen schließen. Gleiche Abschnitte, z. B. beim Übereinanderschreiben von Ellipsen, sind mit ganz unterschiedlichen Beschleunigungsmustern verbunden.

Auch diese elementaren Bewegungen müssen als deutlich gestört klassifiziert werden.

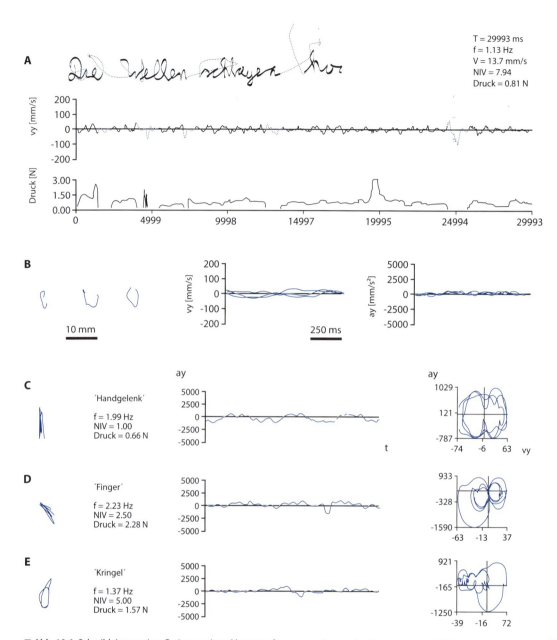

◘ **Abb. 10.6** Schreibleistung eines Patienten einen Monat nach einem Schädel-Hirn-Trauma. Die Schreibbewegungen sind auf allen Ebenen deutlich verlangsamt (gleiche Darstellung wie in ◘ Abb. 10.5)

10.4.3 Dissoziation der Schreibleistung

▪ Kinematische Analyse

Bei der Untersuchung der Schreibleistung von Patienten mit Hirnschädigung entdeckten wir oft auch Störungsmuster, wo trotz eingeschränkter Schreibleistung bei den **Grundbewegungen** überraschende erhaltene Leistungspotenziale gefunden wurden.

▪▪ Ergebnisinterpretation

In ◘ Abb. 10.7 sind die Ergebnisse für einen 31-jährigen Patienten 30 Monate nach einer **hypoxischen Hirnschädigung** aufgezeigt:

- Der Patient konnte den Testsatz innerhalb von 30 Sekunden nicht beenden und müsste nach dieser Schreibleistung als extrem »verlangsamt« eingestuft werden.
- Die kinematische Analyse für den Testsatz (A) ergab einen unregelmäßigen Geschwindigkeitsverlauf. Die **häufigen Geschwindigkeitswechsel** innerhalb einzelner

10.4 · Diagnostik motorischer Schreibstörungen

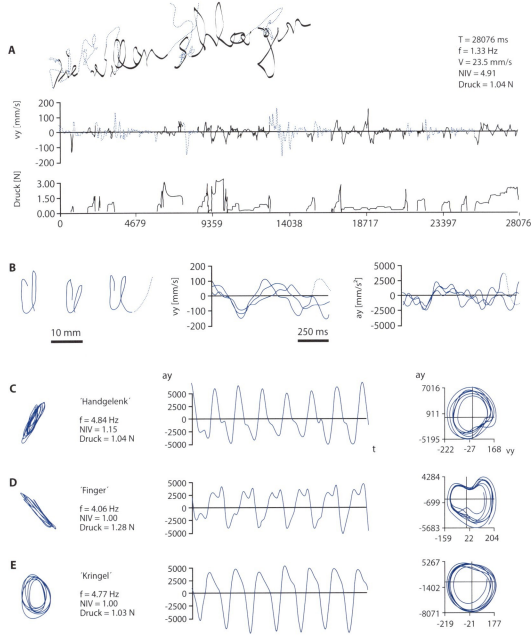

Abb. 10.7 Dissoziation der Schreibleistung bei einem Patienten 30 Monate nach hypoxischer Hirnschädigung. Beim Testsatz (**A**) und den einfachen Buchstaben (**B**) zeigen sich zahlreiche Unregelmäßigkeiten. Im Unterschied dazu werden die Kringel (**E**) mit perfekt automatisierten Bewegungen geschrieben

Auf- oder Abstriche sprechen dafür, dass diese Bewegungen nicht mehr automatisiert ausgeführt wurden.
- Die **Überraschung** war, dass die elementaren Bewegungen, die als Grundlage für das Schreiben dienen, fast ungestört waren. Bei den Handgelenk- und Fingerbewegungen erreichte derselbe Patient nicht nur **normale Geschwindigkeiten**, auch die Beschleunigung zeigte den für gesunde Kontrollpersonen typischen glatten, regelmäßigen Verlauf.

Die Störungen im Bewegungsablauf sind bei diesem Patienten offenbar gekoppelt mit der **Intention, schreiben zu wollen**. Dies wird besonders beim Vergleich der kursiven Buchstaben »ll« und der Ellipsen deutlich. Obwohl in beiden Fällen der Bewegungsablauf sehr ähnlich ist, zeigte der Patient trotzdem bei der Produktion der Buchstaben eine Störung der Bewegung (Abb. 10.7 B), aber perfekte Leistungen beim Übereinanderzeichnen von Ellipsen (Abb. 10.7 E). Ellipsen wurden mit eindeutig automatisierten Bewegungen geschrieben, die aber offenbar nicht abrufbar waren, sobald es um die Produktion von Buchstaben ging.

- **Zusammenfassung**

Wenn eine derart offensichtliche **Dissoziation der Leistungen bei Ellipsen** und **Buchstaben** vorliegt, verbietet sich die einfache Erklärung der Schreibstörungen als direkte oder alleinige Konsequenz der Schädigung neuronaler Strukturen. Da sich vergleichbare Dissoziationen auch bei vielen anderen Patienten beobachten lassen, stellt sich die Frage, warum prinzipiell verfügbare automatisierte Bewegungskompetenzen nicht mehr beim Schreiben eingesetzt werden können. Eine mögliche **Erklärung** ist, dass eine initiale Störung im Bewegungsablauf eine Kontrollstrategie auslöst, die durch eine Intensivierung der bewussten (z. B. visuellen) Kontrolle, Verlangsamung der Bewegung und Stabilisierung der Gelenke durch Kokontraktionen gekennzeichnet ist. Ähnliche Strategien scheinen beim Erwerb neuer motorischer Fertigkeiten, aber auch bei Ausführung einer Bewegung unter besonderen Präzisionsanforderungen eine wichtige Rolle zu spielen. Wegen der ausgelösten feedbackbasierten Steuerungsmechanismen behindert eine solche Kontrollstrategie aber die Ausführung eines bereits automatisierten Bewegungsablaufs. Schon die **Ausrichtung der Aufmerksamkeit** auf ein Detail des Bewegungsablaufs kann zu einer empfindlichen Störung führen (Abb. 10.4). Es könnte der Beginn einer fatalen Spirale sein, wenn durch die Kontrollstrategie weitere Probleme ausgelöst werden, die mit einer weiteren Steigerung der Kontrollmechanismen beantwortet werden. Tatsächlich entwickeln viele Patienten vor allem beim **Schreibkrampf** groteske Kokontraktionen, die feinmotorische Leistungen unmöglich machen können.

10.5 Therapeutische Ansätze

Bei der kinematischen Untersuchung der Schreibleistung von Patienten zeigt sich oftmals eine unerwartete **Vielfalt unterschiedlicher Störungsmuster**, die entsprechend unterschiedliche therapeutische Ansätze nahelegen. Die kinematische Analyse erweist sich als besonders hilfreich, um systematisch nach erhaltenen motorischen Leistungen zu suchen, die in nachfolgenden Trainingsprogrammen genutzt werden können.

> Aus unseren Ergebnissen folgern wir, dass die bei Patienten beobachteten Bewegungsstörungen zumeist eine **Kombination** sind aus
> – den direkten Konsequenzen neuronaler Schädigungen und
> – den nachfolgenden Kompensationsversuchen.
> – Damit wird es zu einer zentralen **Aufgabe der Diagnostik**, herauszufinden,
> – welche Aspekte einer Störung auf einer primärmotorischen Schädigung beruhen, und
> – welche die Folge sekundärer und ungeeigneter Anpassungsprozesse sind.

Die Aufdeckung sekundärer Störungen hätte erhebliche Konsequenzen für die Therapie. Ein geeigneter **therapeutischer Ansatz** sollte vermeiden, dass solche Anpassungsstörungen überhaupt entstehen. Störungen, die durch spätere Anpassung bereits entstanden sind und dadurch möglicherweise nur »gelernt« wurden, müssten auch wieder korrigiert oder »verlernt« werden können, wenn geeignete Lernbedingungen zur Verfügung stehen.

Viele **Patienten** (und möglicherweise auch manche Therapeuten) haben die Hoffnung, dass Schreibstörungen in erster Linie durch **häufiges Üben** überwunden werden können. Manche Patienten nehmen große Anstrengungen auf sich und wiederholen seitenweise Buchstaben oder Wörter, um ihre Schreibleistungen zu verbessern. Nicht selten müssen Patienten dabei erfahren, dass die Schreibleistung nicht besser, sondern manchmal sogar schlechter wird. Den meisten Patienten fällt es außerordentlich schwer, im Detail anzugeben, wie sie früher einzelne Buchstaben oder Verbindungen zwischen Buchstaben geschrieben haben. Selbst viele Gesunde können nicht sofort sagen, an welchen Stellen innerhalb eines Wortes sie den Stift absetzen, oder ob sie Buchstaben je nach Stellung im Wort unterschiedlich schreiben. So fallen viele Patienten auf eine **Art von formaler Schulschrift** zurück, die durch eine vermehrte visuelle Kontrolle gekennzeichnet ist, die aber wie geschildert die Bewegungsausführung weiter beeinträchtigt. Viele Patienten sind daher auf Analysen ihrer Fehler und differenzierte Korrekturen durch Therapeuten angewiesen.

10.5.1 Hilfen zur Steigerung der Schreibgeschwindigkeit

- **Einschränkungen vonseiten des Patienten**

Die Schädigung sensomotorischer Strukturen führt bei einer großen Zahl der Patienten zu einer deutlichen **Verminderung der Bewegungsgeschwindigkeit**:
– Die Patienten sind nicht in der Lage, schnelle Wechselbewegungen (z. B. beim Tapping) auszuführen.
– Häufig sind distale Gelenke mehr betroffen als proximale Gelenke.

Wenn bereits einfache Finger- und Handgelenkbewegungen deutlich verlangsamt sind, dann liegt der Schluss nahe, dass auch die Kombination dieser Bewegungen beim Schreiben betroffen ist.

- **Hilfen für Patienten**

Gezielte Übungen können viel dazu beitragen, eine weitere Abnahme der Schreibgeschwindigkeit zu verhindern und die verbliebene Beweglichkeit möglichst effizient einzusetzen:
– Es sollten möglichst **einfache Buchstaben** verwendet werden. Vergleichsmessungen haben ergeben, dass für den Großbuchstaben »K« nach Vorgabe der Schulschrift im Mittel 1,4 sec, für ein aus der Druckschrift entlehntes vereinfachtes »K« dagegen nur 0,6 sec benötigt werden. Ein ähnlicher Zeitgewinn kann auch für andere Buch-

staben und für unterschiedliche Anbindungen zwischen Buchstaben nachgewiesen werden.
- Manche **Buchstabenkombinationen**, wie »le«, »ei« oder »ch«, werden aneinanderhängend schneller geschrieben als getrennt. Bei anderen Buchstabenfolgen ist eine Trennung eindeutig günstiger als die von der Schulschrift vorgeschriebene Anbindung, z. B. bei »nd«, »lo« oder »ig« (Mai 1991).

- Einschränkungen durch die Schulschrift

Der systematische Vergleich der Schrift routinierter Schreiber mit der Schulschrift liefert zahlreiche weitere Anregungen, wie der **Bewegungsablauf** beim Schreiben **ökonomischer** gestaltet werden kann (Mai et al. 1997). Die **Normvorgabe** der Schulschrift legt detailliert fest:
- die Form der Buchstaben,
- die Neigung der Schrift,
- die Art der Anbindung zwischen Buchstaben und
- die genaue Größe von Unter- und Oberlängen (durch die Vorgabe von Hilfslinien).

Viele dieser Anweisungen führen zu einer **zusätzlichen Verlangsamung** der Schreibbewegungen. Um z. B. die vorgegebene Zeilenhöhe präzise einzuhalten, muss ein Schreiber das Schreibtempo erheblich reduzieren. Es ist daher nicht verwunderlich, dass kaum ein Erwachsener die Schulschrift beibehält. Statt der umständlichen Buchstaben werden deutlich vereinfachte Formen eingesetzt. Statt wie in der Schule alle Buchstaben in einem Wort zu verbinden, binden routinierte Schreiber selten mehr als zwei bis drei Buchstaben zusammen. Diese »Luftsprünge« dienen auch dazu, die Muskulatur immer wieder zu entlasten. Hingegen bewirken **lange Ketten von zusammengeschriebenen Buchstaben**, dass der Schreibdruck und die Griffkraft mit der Länge des Schriftzugs stark ansteigen (Denier van der Gon u. Thuring 1965).

- Hilfen für Patienten

Patienten sollten, wenn möglich, davon abgehalten werden, die Fehler der Schulübungen zu wiederholen. In einem von uns entwickelten **Schreibtraining** (Mai u. Marquardt 1995) wird deshalb nach Möglichkeit immer die frühere Schrift eines Patienten als seine individuelle Modellschrift eingesetzt. Alternativ können auch neue einfachere Schriftformen geübt werden, um der eingetretenen Verlangsamung entgegenzuwirken.

10.5.2 Nutzung erhaltener Leistungen

Wenn es um die Details einer schnellen Schreibbewegung geht, stoßen **verbale Instruktionen** schnell an ihre Grenzen. Hier kann die Entdeckung erhaltener Bewegungskompetenzen bei Patienten mit ausgeprägten motorischen Schreibstörungen ganz **neue Trainingsansätze** eröffnen (Mai u. Marquardt 1994). Dazu ist es zunächst erforderlich, die Schreibbedingungen zu variieren. Dies umfasst die Prüfung einfacher Grundkomponenten der Schreibbewegung (▶ Kap. 10.4.4),
aber auch die Variation der Stifthaltung oder die Ausführung von Schreibbewegungen nur unter Einsatz von Schulter und Ellenbogen (▶ Behandlungsbeispiel: Patient mit Dissoziation der Schreibleistung, 30 Monate nach hypoxischer Hirnschädigung).

Neue Trainingsansätze

Hat ein Patient, wie in ◘ Abb. 10.7 dargestellt, Probleme beim Schreiben einfacher Buchstaben, kann aber Ellipsen mit eindeutig automatisierten Bewegungen produzieren, dann kann die Produktion von Ellipsen als eine Art **Referenz** für das weitere Training eingesetzt werden. Mithilfe der Referenzbewegung kann dem Patienten erfahrbar gemacht werden, was mit **flüssigen Schreibbewegungen** gemeint ist, und wie wenig Kontrolle und Kraftaufwand zum Schreiben erforderlich sind. Durch Probieren kann man nun mit dem Patienten versuchen, die Referenzbewegung in die Schreibbewegungen zu überführen. So könnte man den Patienten auffordern, die gewohnten Ellipsen zu produzieren, aber gelegentlich die Buchstabenkombination »ll« einzustreuen. **Entscheidend** ist es, bei der Produktion der Buchstaben
- Armhaltung,
- Stifthaltung,
- Griffkraft,
- Schreibdruck,
- Einsatz der Finger,
- Bewegungstempo und
- alle anderen Details der Bewegung

so beizubehalten wie bei der Produktion der Ellipsen. Statt komplexe Instruktionen zu geben, fordert man den Patienten nur auf, **nichts zu ändern**, wenn er die Buchstaben probiert. Wenn es nicht gelingt, auch die Buchstaben flüssig zu schreiben, sollte der Patient immer wieder zur Referenzbewegung zurückkehren. Ohne langwierige Versuche, den Fehler genau zu lokalisieren, kann er ausgehend von der Referenzbewegung einen neuen Versuch starten. Gelingt es dem Patienten nach einiger Übung schließlich, auch die Buchstabenkombination »ll« mit flüssigeren Bewegungen auszuführen, versucht man die Schwierigkeit der Schreibanforderungen zu erhöhen und den Einsatz automatisierter Bewegungen schrittweise auszubauen.

- Zusammenfassung

Der **Sinn der Nutzung erhaltener Leistungen** für die Therapie ist sicher nicht nur auf die Behandlung von Schreibstörungen beschränkt. Weil die Diagnostik sich bisher fast ausschließlich auf die Beschreibung von Defiziten konzentriert hat, ist dieser Ansatz lange vernachlässigt worden. Deswegen ist derzeit noch völlig offen, bei welchen Patienten und in welchem Umfang erhaltene Leistungen identifiziert und in der Therapie genutzt werden können. Mithilfe der **kinematischen Analyse** stehen einer experimentellen Diagnostik völlig neue Möglichkeiten offen. Durch systematische Vergleiche kann herausgefunden werden, welche Bewegungsaspekte (**Response-Variablen**) sich ändern, wenn von automatisierten zu kontrollierten Bewegungen gewechselt wird. Systematische Vergleiche der Aufgabenstellungen oder Situationen, die automatisierte oder kontrollierte Schreibbewegungen bedingen, erlauben zudem die experimentelle Eingrenzung der kritischen Variablen (**Stimulusvariablen**), die eine Selektion der Bewegungssteuerung bestimmen. Je besser man diese kritischen Variablen individuell bestimmen kann, desto gezielter können sie in einem individuellen Therapieplan berücksichtigt werden.

Literatur

Amico MD, Ferrigno G (1992) Comparison between the more recent techniques for smoothing and derivative assessment in biomechanics. Medical and Biological Engeneering and Computing 30: 193-204

Cohen LG, Hallett M, Geller BD, Hochberg F (1989) Treatment of focal dystonias of the hand with botulinum toxin injections. Journal of Neurology, Neurosurgery and Psychiatry 52: 355-363

Denier van der Gon JJ, Thuring JP (1965) The guiding of human writing movements. Kybernetik 2: 145-148

Eichhorn TE, Gasser T, Mai N, Marquardt C, Arnold G, Schwarz J et al. (1996) Computational analysis of open loop handwriting movements in Parkinson's disease: a rapid method to detect dopamimetic effects. Movement Disorders 11: 289-297

Ellis AW (1988) Normal writing processes and peripheral acquired dysgraphias. Language and Cognitive Processes 3: 99-127

Flash T, Hogan N (1985) The coordination of arm movements: an experimentally confirmed mathematical model. Journal of Neuroscience 5: 1688-1703

Gasser TH, Müller HG (1979) Kernel estimation of regression functions. In Gasser TH, Rosenblatt M (eds) Lecture notes in mathematics, Vol. 757. Springer, Berlin. pp 23-68

Hollerbach JA (1981) An oscillation theory of handwriting. Biological Cybernetics 39: 139-156

Luria G, Rosenblum S (2009) Comparing the handwriting behaviours of true and false writing with computerized handwriting measures. Appl Cognit Psychol, in press

Mai N (1991) Warum wird Kindern das Schreiben schwer gemacht? Zur Analyse der Schreibbewegungen. Psychologische Rundschau 42: 12-18

Mai N, Marquardt C (1994) Treatment of writer's cramp. Kinematic measures as an assessment tool for planing and evaluating training procedures. In: Faure C, Keuss P, Lorette G, Vinter A (Hrsg) Advances in handwriting and drawing: a multidisciplinary approach. Europia, Paris. S 445-461

Mai N, Marquardt C (1995) Analyse und Therapie motorischer Schreibstörungen. In: Jäncke L, Heuer H (Hrsg) Psychologische Beiträge. Pabst, Düsseldorf. S 538-582

Mai N, Marquardt C (1995) Schreibtraining in der neurologischen Rehabilitation. In: Mai N, Ziegler W, Kerkhoff G, Troppman N (Hrsg) EKN Materialien für die Rehabilitation, Bd 8. Borgmann Publishing, Dortmund

Mai N, Marquardt C, Quenzel I (1997) Wie kann die Flüssigkeit von Schreibbewegungen gefördert werden? In: Ballhorn H, Niemann H (Hrsg) Sprachen werden Schrift. Libelle, Lengwil/Schweiz. S 200-230

Marquardt C, Mai N (1994) A computational procedure for movement analysis in handwriting. Journal of Neuroscience Methods 52: 39-45

Marquardt C, Gentz W, Mai N (1996) On the role of vision in skilled handwriting. In: Simner ML, Leedham CG, Thomassen AJWM (Hrsg) Handwriting and Drawing Research. Basic and Applied Issues, Amsterdam. S 87-97

Marquardt C, Söhl K, Kutsch E (2003) Motorische Schreibschwierigkeiten. In: Bredel U, Günther H, Klotz P, Ossner J, Siebert-Ott G (Hrsg) Didaktik der deutschen Sprache. Schöningh UTB, Paderborn. S 341-351

Marquardt C, Mai N (2008) CSWin – Computerunterstützte Analyse der Bewegungsabläufe beim Schreiben. MedCom, München

Meeks ML, Kuklinski TT (1990) Measurement of dynamic digitizer performance. In: Leedham G, Plamondon R (eds) Computer Processing of Handwriting. World Scientific Publishing, Singapore

Müller HG (1986) Nichtparametrische Regression für die Analyse von Verlaufskurven. In: Pflug (ed) Neuere Verfahren der nichtparametrischen Statistik. Springer, Berlin. S 88-108

Phillips MJ (1987) Several simple tests can help you choose the correct digitizer. Computer Technology Review, Vol. VII, Number 1

Plamondon R, Suen CY, Simmer ML (eds) (1989) Computer Recognition and Human Production of Handwriting. World Scientific Publishing, Singapore

Roeltgen DP (1993) Agraphia. In: Heilmann KM, Valenstein E (eds) Clinical Neuropsychology. Oxford University Press, Oxford. pp 63-89

Sassoon R (1990) Writer's cramp. Visible Language 24: 198-213

Sattler B, Marquardt C (2010) Motorische Schreibleistung von linkshändigen und rechtshändigen Kindern in der 1. bis 4. Grundschulklasse. Ergotherapie und Rehabilitation, 49. Jg, Nr. 1 und 2

Schmidt RA (1982) Motor control and learning: a behavioral emphasis. Human Kinetics Publishers, Champaign

Schomaker LRB, Plamondon R (1990) The relation between pen force and pen-point kinematics in handwriting. Biological Cybernetics 63: 277-289

Sheehy MP, Marsden CD (1982) Writers' cramp - a focal dystonia. Brain 105: 461-480

Siebner HR, Ceballos-Baumann AO, Standhardt H, Auer C, Conrad B, Alesch F (1999) Changes in handwriting resulting from bilateral high-frequency stimulation of the subthalamic nucleus in Parkinson's disease. Movement Disorders 14: 964-971

Solly S (1864) Scriveners' palsy, or the paralysis of writers, Lecture I. The Lancet 709: 711

Solly S (1865) Scriveners' palsy, Lecture II and III. The Lancet 710: 84-86, 113-115

Thomassen AJWM, Teulings HL (1979) Computer-aided analyses of handwriting movements. Visible Language 13: 299-313

Tsui JKC, Bhatt M, Calne S, Calne DB (1993) Botulinum toxin in the treatment of writer's cramp: A double-blind study. Neurology 43: 183-185

Van Gemmert AW, Teulings HL, Contreras-Vidal JL, Stelmach GE (1999) Parkinson's disease and the control of size and speed in handwriting. Neuropsychologia 37: 685-694

Vinter A, Velay JL (eds) (2009) Proceedings of the 14th Biennial Conference of the International Graphonomics Society (IGS2009), 13-16 September 2009, Dijon, France. Vidonne Press, Dijon

Viviani P, Terzuolo C (1980) Space-time invariance in learned motor skills. In: Stelmach GE, Requin J (eds) Tutorials in Motor Behavior. North Holland, Amsterdam

Wann J, Wing AM, Sovik N (eds) (1991) Development of Graphic Skills. Research Perspectives and Educational Implications. Academic Press, London

Apraxie

P.H. Weiss, G.R. Fink

11.1 Pathophysiologie der Imitationsstörungen bei Apraxie – 396

11.2 Pathophysiologie der Pantomimestörungen bei Apraxie – 397

11.3 Pathophysiologie der Objektgebrauchsstörungen bei Apraxie – 397

11.4 Differenzielle Bedeutung des linken parietalen und frontalen Kortex für die Pathophysiologie der Apraxie – 398

11.5 Zusammenfassung – 400

Literatur – 400

Die modernen Methoden der funktionellen und strukturellen Bildgebung haben in den letzten Jahren relevante Beiträge zum Verständnis der Pathophysiologie der Apraxien als **Störungen der motorischen Kognition** geleistet. Neben neuen Erkenntnissen über die Grundlagen der klinisch relevanten apraktischen Defizite wie Störungen der Gestenimitation, der Pantomime und des tatsächlichen Objektgebrauchs konnten wichtige Befunde zu den **pathophysiologischen Modellvorstellungen** über Apraxien (z.B. gestörte Integration von zeitlicher und räumlicher Bewegungsinformation) erlangt werden. Es zeigte sich, dass **apraktische Defizite des Objektgebrauchs** auf Funktionsstörungen innerhalb eines ausgedehnten linkshemisphärischen fronto-parietalen Netzwerks beruhen, **Pantomimedefizite** auf einer Funktionsstörung des linken frontalen Kortex. Der linke parietale Kortex unterstützt sowohl weitere für die Apraxie relevante motorisch-kognitive Funktionen (wie Integration von zeitlicher und räumlicher Bewegungsinformation und willkürliche Planung von Bewegungen) als auch die Imitation von Gesten.

Neurowissenschaftliche Untersuchungen haben dazu beigetragen, die differenzielle Bedeutung des **linken frontalen** und **parietalen Kortex** für die motorische Kognition und damit die Pathophysiologie der Apraxien zu charakterisieren. Es bleibt zu hoffen, dass sich aus dem deutlichen Fortschritt des Verständnisses der Pathophysiologie von Apraxien bald neue therapeutische Strategien für die Behandlung der Apraxien ergeben.

Einleitung

Apraxien als Störungen der höheren Motorik sind häufig. Fast die Hälfte aller Patienten mit einem **linkshemisphärischen Schlaganfall** leiden an apraktischen Defiziten, die über das Ausmaß der eigentlichen Lähmungen hinausgehen bzw. durch das rein motorische Defizit nicht zu erklären sind (▶ Kap. 4.8). **Apraktische Patienten** sind bei der Imitation von abstrakten und symbolischen Gesten und der pantomimischen Darstellung des Objektgebrauchs beeinträchtigt. Als weitere klinisch relevante apraktische Defizite sind Fehler beim tatsächlichen Gebrauch von Gegenständen und Werkzeugen zu nennen, insbesondere, wenn der Gebrauch mehrerer Gegenstände oder komplexe sequenzielle Handlungen gefordert sind. Das Vorhandensein einer Apraxie schränkt das Rehabilitationspotenzial bei Patienten mit linkshemisphärischem Schlaganfall erheblich ein (▶ Kap. 8.8).

Um neue Therapieansätze für die beeinträchtigenden apraktischen Defizite zu entwickeln (Dovern et al. 2011), ist ein besseres **pathophysiologisches Verständnis** der Apraxien unabdingbar. Entsprechend werden in diesem Kapitel Arbeiten zusammengefasst, die insbesondere mithilfe der strukturellen und funktionellen Bildgebung zu neuen Erkenntnissen zur Pathophysiologie der Apraxien geführt haben.

11.1 Pathophysiologie der Imitationsstörungen bei Apraxie

Defizite der **Imitation abstrakter und/oder symbolischer Gesten** können oft bei Patienten mit linkshemisphärischem Schlaganfall beobachtet werden und eignen sich gut zur Diagnostik bei Verdacht auf eine Apraxie (Dovern et al. 2011; Goldenberg 1996). Die **klinische Relevanz** dieser Imitationsdefizite ist offensichtlich: Sie stellen ein wesentliches Hindernis für das motorische (Imitations-)Lernen in der Physiotherapie nach einem Schlaganfall dar. Zudem reduzieren Störungen der Gestik die Möglichkeiten von Schlaganfallpatienten mit einer Aphasie (und diese ist ja häufig mit der Apraxie vergeschwistert), Kommunikationsdefizite zu kompensieren, weil apraktische Patienten Gesten weniger als sprachbegleitende oder -ersetzende Kommunikationsmittel einsetzen können (Weiss u. Fink 2006).

Dissoziationen zwischen der Imitation abstrakter und symbolischer Bewegungen

In der klinischen Literatur wurden bei apraktischen Patienten Dissoziationen zwischen der Imitation abstrakter und symbolischer Bewegungen beschrieben:
- Einige apraktische Patienten zeigen bei erhaltener Imitation symbolischer Gesten Defizite bei der **Imitation abstrakter Gesten** (Goldenberg u. Hagmann 1997);
- bei anderen apraktischen Patienten ist nur die **Imitation symbolischer Gesten** beeinträchtigt, abstrakte Gesten imitieren sie dagegen fehlerfrei (Bartolo et al. 2001).

Differenzielle Funktion der Hirnareale

Die Pathophysiologie dieser klinisch-beobachtbaren Dissoziationen bei der Imitation abstrakter und symbolischer Gesten konnte mittels **Positronen-Emissions-Tomographie** (PET) charakterisiert werden (Rumiati et al. 2005): In dieser Bildgebungsstudie zeigte sich, dass
- die Imitation **abstrakter** Gesten den rechten parieto-okzipitalen Kortex aktiviert,
- die Imitation **symbolischer** Gesten dagegen den linken temporalen Kortex.

Somit geht nach diesen Bildgebungsbefunden die Dissoziation auf der Verhaltensebene mit einer Dissoziation der neuralen Mechanismen einher. Zudem unterstützen diese PET-Ergebnisse das **Zwei-Wege-Modell** der Bewegungsimitation (Tessari u. Rumiati 2004).

> Nach dem **Zwei-Wege-Modell** der Bewegungsimitation werden abstrakte (unbekannte) Gesten über den sog. **direkten Weg** ohne weitere Verarbeitungsschritte in Bewegungen transformiert, während symbolische (bekannte) Gesten über den **indirekten Weg** verarbeitet werden, der Informationen aus dem semantischen Handlungsgedächtnis nutzt.

Diese im Modell postulierte **Differenzierung der beiden Verarbeitungswege** wird durch die Ergebnisse der PET-Studie unterstützt:

- Areale des **dorsalen okzipito-parietalen** Verarbeitungspfads bilden das neurale Substrat des direkten Wegs,
- Areale des **ventralen okzipito-temporalen** Verarbeitungspfads unterstützen den indirekten Weg.

Dadurch wird auch klar, dass abhängig vom Ort der Läsion einer der beiden Verarbeitungswege für die Imitation abstrakter oder symbolischer Gesten differenziell betroffen sein kann, was die beobachteten klinischen Dissoziationen apraktischer Patienten bei der Imitation von abstrakten und symbolischen Gesten erklären hilft.

Komplementäre Befunde fanden sich bei strukturellen Bildgebungsuntersuchungen von Patienten mit **selektiven Imitationsdefiziten** (Tessari et al. 2007):
- Der Läsionsschwerpunkt der Patienten mit isolierter Störung der Imitation **symbolischer Gesten** lag bei einer qualitativen Läsionsanalyse im temporalen Kortex.
- Patienten mit gestörter Imitation **abstrakter Gesten** hatten dagegen Läsionen im Bereich des linken parietalen Kortex.

Schließlich passen diese Befunde gut zu den Ergebnissen zweier Bildgebungsstudien mit der PET (Hermsdörfer et al. 2001) und mit der funktionellen Magnetresonanztomographie (fMRT) (Mühlau et al. 2005), die sowohl bei der Imitation abstrakter Finger- als auch Handgesten Aktivierungen des linken (inferioren) parietalen Kortex zeigten.

11.2 Pathophysiologie der Pantomimestörungen bei Apraxie

Die Untersuchung der **Pantomime des Objektgebrauchs** (Rothi u. Heilman 1984) ist wie die Untersuchung auf Imitationsdefizite ein sehr sensitiver Test zur Erfassung apraktischer Defizite bei Patienten mit (linkshemisphärischem) Schlaganfall. Da die Pantomime sowohl **motorische** als auch **sprachliche Aspekte** enthält (Goldenberg et al. 2003), ist deren Einordnung bezüglich der kognitiven Funktionen der linken Hemisphäre (Motorik, Sprache) schwierig. Umso wichtiger sind Untersuchungen mit struktureller und funktioneller Bildgebung, um die Pathophysiologie dieser komplexen Fähigkeit besser zu verstehen. Die **Komplexität der Prozesse**, die an der Pantomime des Objektgebrauchs beteiligt sind, spiegelt sich auch in den Bildgebungsbefunden wider: Die Pantomime des Objektgebrauchs aktiviert sowohl in PET-Studien (Rumiati et al. 2004) als auch in fMRT-Studien (Hermsdörfer et al. 2007) ein ausgedehntes **linkshemisphärisches frontoparietales Netzwerk**.

- **Differenzielle Funktion der Hirnareale**

Diese Befunde werden bezüglich der **differenziellen Funktion** bzw. Bedeutung der aktivierten frontalen und parietalen Areale innerhalb dieses Pantomimenetzwerks unterschiedlich interpretiert:

■■ **Parietaler Kortex**

Die **Bedeutung des parietalen Kortex** für die Pantomime des Objektgebrauchs wird durch tiefergehende Analysen der funktionellen Daten unterstützt, gerade wenn im Studiendesign für sprachliche (Benennen der Objektgebrauchshandlung [Rumiati et al. 2004]) oder motorische Aspekte (tatsächliche Ausführung des Objektgebrauchs [Hermsdörfer et al. 2007]) kontrolliert wird.

Hierzu passt, dass Läsionen im Bereich des **linken Gyrus angularis**, als Teil des inferioren parietalen Kortex, zu Defiziten bei der zeitlichen Verarbeitung von Pantomimen führen (Weiss et al. 2008).

■■ **Frontaler Kortex**

In anderen Untersuchungen mit der strukturellen Bildgebung wurden Defizite bei der Objektgebrauchspantomime dagegen mit Läsionen im Bereich des linken inferioren frontalen Kortex assoziiert (Goldenberg et al. 2007). Als pathophysiologische Konzepte für die **Bedeutung des inferioren frontalen Kortex** bei Pantomimestörungen bieten sich an:
- Zum einen liegt diese Region in der Nähe von **sprachrelevanten Arealen** (Broca-Areal, Brodmann Areale 44 und 45; [Amunts et al. 2004]), und die Kommunikation ist ja ein wesentlicher Aspekt der Pantomime.
- Zum anderen können Läsionen im inferioren frontalen Kortex über eine **Beeinträchtigung von Arbeitsgedächtnisprozessen** (Baier et al. 2010) zu Störungen von pantomimischen Handlungen führen, da klinische Untersuchungen nahelegen, dass die korrekte Ausführung von Objektgebrauchspantomimen – mehr als der tatsächliche Gebrauch von Objekten – von einem intakten Arbeitsgedächtnis abhängig sind (Bartolo et al. 2003).

11.3 Pathophysiologie der Objektgebrauchsstörungen bei Apraxie

Die **Alltagsrelevanz** der Apraxie wird insbesondere durch apraktische Störungen beim Gebrauch von Objekten (und Werkzeugen) deutlich. Hierbei erstrecken sich die Defizite apraktischer Patienten nicht nur auf den Gebrauch einzelner Gegenstände bzw. Werkzeuge (De Renzi u. Lucchelli 1988), sondern häufig auch auf den Gebrauch von mehreren Objekten im Rahmen einer zielgerichteten, komplexen, sequenziellen Handlung (Lehmkuhl u. Poeck 1981). Die **Selbstständigkeit** der Patienten nach einem linkshemisphärischen Schlaganfall wird durch diese Objektgebrauchsstörungen deutlich eingeschränkt, wobei die Beeinträchtigung der Alltagshandlungen (Activities of Daily Living, ADL) stärker mit dem Ausmaß der Apraxie als mit dem der Aphasie korreliert (Donkervoort et al. 2006). Apraktische Objektgebrauchsstörungen tragen somit maßgeblich dazu bei, dass Patienten mit Apraxie nach einem Schlaganfall signifikant seltener in den **Berufsalltag** zurückkehren als Patienten ohne Apraxie (Saeki et al. 1995), und dass das Vorhandensein einer Apraxie ein unabhängiger negativer Prädiktor für das Rehabilitationsergebnis nach einem linkshemisphärischen Schlaganfall ist (Hanna-Pladdy et al. 2003).

- **Differenzielle Funktion der Hirnareale**

Da apraktische Störungen des Objektgebrauchs diese klinische Relevanz aufweisen, ist das (linkshemisphärische) Netzwerk, das die Manipulation und den Gebrauch von Objekten unterstützt, ein Fokus von **Bildgebungsstudien**: Für das aktivierte **fronto-parietale Netzwerk** zeigte sich eine Homologie zwischen Mensch und nicht menschlichen Primaten:
— Die Erfassung relevanter Objekteigenschaften erfolgt im **intraparietalen Kortex** und deren
— Transformation in die entsprechenden Objektgebrauchshandlungen im **frontalen Kortex** (Binkofski et al. 1999).

Im Gegensatz zu dieser ersten fMRT-Studie, die nur mit Miniaturobjekten aus Plastik durchgeführt wurde, fanden sich in **späteren Studien**, in denen alltagsübliche Gegenstände verwendet wurden, weitere linkshemisphärische Aktivierungen beim Objektgebrauch: insbesondere in **temporalen Regionen** und im **dorso-lateralen präfrontalen Kortex** (DLPFC; Johnson-Frey et al. 2005). Diese Regionen werden mit der Integration semantischer und motorischer Objektinformationen in Verbindung gebracht, die für einen korrekten Gebrauch der Objekte unerlässlich ist (Daprati u. Sirigu 2006).

Basierend auf den Befunden der funktionellen Bildgebungsstudien gelang es durch **Läsionsanalysen**, die **differenzielle Funktion der verschiedenen Areale** innerhalb des linkshemisphärischen Objektgebrauchsnetzwerks weiter aufzuklären (Randerath et al. 2010). Diese neueren Befunde legen nahe:
— Die Auswahl der passenden Greifbewegung zum jeweiligen Objekt bzw. bei mehreren Objekten die Auswahl des passenden Objekts im jeweiligen Handlungskontext erfolgt durch den **frontalen Kortex**.
— Im Bereich des **parietalen Kortex** stellen – wie beim nicht menschlichen Primaten – die Areale im **intraparietalen Sulkus** (Grefkes u. Fink 2005) die sensorischen (insbesondere visuellen) Informationen für die Auswahl der korrekten, funktionell sinnvollen Greifbewegung zur Verfügung. Die Areale im **inferioren parietalen Kortex** integrieren die (allgemeinen) semantischen und motorischen Informationen über das jeweilige Objekt und stellen diese gewissermaßen »online« zur Verfügung.

11.4 Differenzielle Bedeutung des linken parietalen und frontalen Kortex für die Pathophysiologie der Apraxie

Die oben zusammengefassten Untersuchungen zur Pathophysiologie der klinisch relevanten apraktischen Defizite – Störungen der Imitation, der Pantomime und des Objektgebrauchs – haben eine herausragende **Bedeutung des frontalen und parietalen Kortex der linken Hemisphäre** für die motorische Kognition gezeigt. Darüber hinaus zeigte sich aber auch, dass verschiedene Untersucher diesen beiden Regionen unterschiedliche kognitive Aspekte zuordnen, die bei Patienten mit Apraxie differenziell beeinträchtigt sein können. Studien, die einen eher neurowissenschaftlichen als klinischen Hintergrund haben, können hier zur weiteren Klärung beitragen.

Entsprechend werden in diesem Abschnitt Untersuchungen berichtet, die mithilfe von funktionellen und strukturellen Bildgebungsstudien, aber auch Verhaltensuntersuchungen das **neurale Korrelat von neurowissenschaftlichen Modellvorstellungen zur motorischen Kognition** genauer charakterisieren und somit helfen, die differenzielle Bedeutung des frontalen und parietalen Kortex für die Pathophysiologie der Apraxien weiter aufzuklären.

- **Arbeitsteilung des parietalen und frontalen Kortex**

Die Generierung einer Bewegungsintention sowie eines Handlungsplans und die Integration von zeitlicher und räumlicher Bewegungsinformation stellen für die Apraxie relevante Funktionen des linken parietalen Kortex dar.

Bei manchen Patienten mit Apraxie kann man die sog. **willkürlich-automatische Dissoziation** beobachten. Diese Patienten zeigen beim willkürlichen Abruf von Handlungen apraktische Defizite, z. B. im Rahmen der klinischen Untersuchung auf die Aufforderung: »Zeigen Sie mir bitte, wie man zum Abschied winkt!« Interessanterweise können die Patienten die gleichen Handlungen aber im passenden Handlungskontext fehlerfrei ausführen, z. B. wenn sie ihre Verwandten nach einem Besuch auf der Station verabschieden (Basso et al. 1987).

Diese klinischen Beobachtungen weisen darauf hin, dass insbesondere **willkürliche Bewegungen** bzw. der willkürliche Zugriff auf Handlungsmuster differenziell bei Apraxien betroffen sein können.

- - **Bildgebungsstudien**

Bei der Untersuchung des physiologischen Korrelats für die willkürliche Planung von Bewegungen mithilfe der **fMRT** fand sich (im Vergleich zur reaktiven Ausführung von Bewegungen) eine differenzielle Aktivierung des **linken Gyrus supramarginalis** als Teil des inferioren parietalen Kortex. Diese Aktivierung war zudem unabhängig von der die Bewegung ausführenden Hand (Hesse et al. 2006).

Komplementär dazu zeigten weitergehende Untersuchungen mit einem modifizierten Paradigma, dass der **prämotorische Kortex** wesentlich an der Änderung eines (im parietalen Kortex generierten) Handlungsplans beteiligt ist (Hesse u. Weiss-Blankenhorn 2007).

Die **Generierung** bzw. **Änderung eines Handlungsplans** ist ein gutes Beispiel für die Arbeitsteilung des parietalen und frontalen Kortex im Bereich der motorischen Kognition (◘ Abb. 11.1).
Diese **Studienergebnisse** legen nahe:
— Apraktische Patienten mit **parietalen Läsionen** zeigen häufig willkürlich-automatische Dissoziationen,

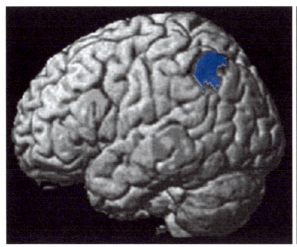 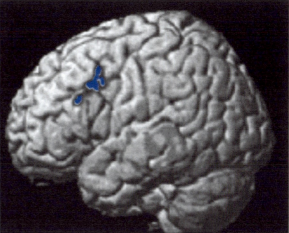

◘ **Abb. 11.1** Differenzielle Funktionen des linken frontalen und parietalen Kortex bei der Handlungsplanung: Während der Handlungsplan (unabhängig von der die Handlung ausführenden Hand) im linken parietalen Kortex generiert wird (**A**), wird der frontale Kortex aktiv, wenn der Handlungsplan geändert werden muss (**B**). Wenn die Hinweisreize umfassende und valide Informationen über die kommende Handlung enthalten, kann damit ein Handlungsplan erzeugt werden. Dies führt zu einer differenziellen Aktivierung des linken Gyrus supramarginalis (als Teil des linken parietalen Kortex, **A**). Wenn aber die Hinweisreize falsch waren und somit die Änderung des Handlungsplans notwendig wird, kommt es zu einer spezifischen Aktivierung des linken prämotorischen Kortex (als Teil des linken frontalen Kortex, **B**) (modifiziert nach Hesse u. Weiss-Blankenhorn 2007)

— apraktische Patienten mit **frontalen Läsionen** haben eher Schwierigkeiten beim Wechsel zwischen verschiedenen Bewegungen (z. B. im Rahmen einer komplexen Handlung).

- **Parietaler Kortex**

Der (linke) parietale Kortex wird von vielen Untersuchern mit der **Vorstellung von Handlungen** (»motor imagery«, »motor simulation«) in Verbindung gebracht (Grezes u. Decety 2001). Studien über die motorische Vorstellung ermöglichen es, die komplexen kognitiven Prozesse, die dieser Fähigkeit zugrunde liegen, genauer zu untersuchen (Jeannerod u. Decety 1995). Hier ist in erster Linie die **Handlungsplanung**, die auf internen motorischen Modellen basiert, zu nennen (Blakemore et al. 2002). Die Vermutung, dass **Läsionen des linken parietalen Kortex** diese internen Modelle zerstören und somit zu Defiziten der Handlungsplanung und dadurch wiederum zu apraktischen Störungen führen, wurde durch die Untersuchung der motorischen Vorstellung bei apraktischen Patienten mit parietalen Läsionen bestätigt; diese zeigte, dass apraktische Störungen mit Defiziten der motorischen Vorstellung korrelieren (Buxbaum et al. 2005).

Schon Liepmann (1920) vermutete, dass Defizite in der Handlungsplanung apraktische Störungen hervorrufen. Basierend auf seinen anatomisch-klinischen Assoziationsstudien nahm er an, dass durch Läsionen im parietalen Kortex der **räumlich-zeitliche (Bewegungs-)Entwurf** zerstört wird. Rezente Bildgebungsstudien unterstützen Liepmanns Hypothese.

■■ **Bildgebungsstudien**

Mithilfe der **fMRT** konnte nachgewiesen werden, dass speziell im **Gyrus supramarginalis** des linken inferioren parietalen Kortex **räumliche** und **zeitliche Bewegungsinformationen** zusammengeführt werden (Assmus et al. 2003). Diese integrative Funktion des linken parietalen Kortex ist komplementär zu seiner Rolle bei der Verarbeitung von zeitlichen Bewegungsinformationen zu sehen (Weiss et al. 2008). Räumliche Bewegungsinformationen werden dagegen eher im rechten parietalen Kortex verarbeitet (Weiss et al. 2006).

Diese Befunde aus Bildgebungsstudien legen nahe, dass Läsionen im Bereich des linken parietalen Kortex die **Integration** von räumlicher und zeitlicher Bewegungsinformation und damit die Generierung des räumlich-zeitlichen (Bewegungs-)Entwurfs beeinträchtigen. Dies würde helfen, das gehäufte Auftreten von Apraxien nach linkshemisphärischen Schlaganfällen zu erklären.

- **Frontaler Kortex**

Neben den oben genannten motorischen Funktionen des (inferioren) frontalen Kortex haben neuere neurowissenschaftlich-motivierte Studien Hinweise darauf gefunden, dass der frontale Kortex (als Teil des sog. Spiegelneuronensystems; ▶ Kap. 12) wesentlich für das **Verständnis von Handlungen** ist (Rizzolatti u. Sinigaglia 2010).

■■ **Bildgebungsstudien**

In Homologie zu Befunden, dass die Spiegelneurone im frontalen Kortex von nicht menschlichen Primaten nicht nur die jeweilige Bewegung, sondern auch das durch die Bewegung ausgelöste Geräusch (z. B. das Knacken beim Zerbrechen eines Astes) kodieren (Kohler et al. 2002), konnte gezeigt werden, dass apraktische Patienten spezifische **Defizite** haben, **Geräusche den passenden Bewegungen zuzuordnen** (Pazzaglia et al. 2008a).

In einer Folgestudie wurde untersucht, welche spezifischen Läsionen bei apraktischen Patienten (mit Defiziten in der Handlungsausführung) zu einer Störung des Erkennens bzw. Verstehens von Handlungen führt. Die Läsionsanalyse ergab, dass insbesondere Läsionen im Bereich des **inferioren frontalen Gyrus** das Erkennen und Verstehen von Handlungen bei apraktischen Patienten beeinträchtigten (Pazzaglia et al. 2008b).

Die Relevanz dieser Ergebnisse für die Pathophysiologie der Apraxie wird durch die Beobachtung, dass Läsionen des inferioren frontalen Gyrus auch bei **aphasischen Patienten ohne Apraxie** zu Störungen des Handlungsverständnisses führen, infrage gestellt (Fazio et al. 2009).

11.5 Zusammenfassung

Die Pathophysiologie der Apraxien als Störungen der höheren motorischen Kognition kann durch rezente Fortschritte in der strukturellen und funktionellen Bildgebung besser charakterisiert werden. Es zeigte sich, dass der frontale und parietale Kortex als Teile des motorischen Netzwerks für **komplexe Bewegungen** differenziell an der Pathophysiologie apraktischer Defizite beteiligt sind:
- Eine Dysfunktion des linken **parietalen Kortex** führt zu Störungen der **Imitation von Gesten**.
- Läsionen im linken **frontalen Kortex** dagegen beeinträchtigen eher die **Pantomime**.
- Die Integrität des gesamten **fronto-parietalen Motornetzwerks** ist für die komplexe Funktion des **Objektgebrauchs** notwendig, wobei selektive Läsionen in den frontalen bzw. parietalen Anteilen des motorischen Netzwerks spezifische Aspekte des Objektgebrauchs beeinträchtigen (z. B. gestörte Auswahl des passenden Objekts nach frontalen Läsionen, mangelhafte Integration von semantischer und motorischer Objektinformation für die Handlungsplanung nach parietalen Läsionen).

Weitere Untersuchungen unterstützen das Konzept einer differenziellen Bedeutung des frontalen und parietalen Kortex für verschiedene **motorisch-kognitive Funktionen**, die relevant für die Apraxie sind:
- Der **frontale Kortex** ist für das Erkennen bzw. Verstehen von Handlungen wichtig,
- der **parietale Kortex** unterstützt eher die Handlungsplanung, die motorische Vorstellung und die Integration zeitlicher und räumlicher Bewegungsinformation (◘ Tab. 11.1).

Diese neuen pathophysiologischen Erkenntnisse können helfen, die diversen klinisch beobachtbaren apraktischen Störungen anhand zugrunde liegender pathophysiologischer Konzepte einzuteilen. Dies wiederum ist eine wichtige Voraussetzung, um zu pathophysiologisch motivierten Therapiestrategien in der Behandlung der Apraxien zu gelangen (▶ Kap. 8.8; Weiss-Blankenhorn u. Fink 2008; Weiss u. Fink 2010).

◘ **Tab. 11.1** Die differenzielle Bedeutung des linken frontalen und parietalen Kortex für verschiedene Aspekte der motorischen Kognition

Frontaler Kortex	Parietaler Kortex
Pantomime des Objektgebrauchs (Goldenberg et al. 2007; Hermsdörfer et al. 2007; Rumiati et al. 2004)	Imitation von (abstrakten) Gesten (Goldenberg u. Hagmann 1997; Hermsdörfer et al. 2001; Mühlau et al. 2005; Rumiati et al. 2005; Tessari et al. 2007)
Auswahl der zum Objekt passenden (Greif-)Bewegung (Randerath et al. 2010)	Verarbeitung visueller, motorischer und semantischer Informationen für das Greifen und den Gebrauch von Objekten (Randerath et al. 2010)
Änderung des Handlungsplans (Hesse u. Weiss-Blankenhorn 2007)	Erzeugung des Handlungsplans (Hesse et al. 2006)
Erkennen und Verstehen von Bewegungen/Handlungen (Fazio et al. 2009; Pazzaglia et al. 2008b)	Interne Modelle für die motorische Vorstellung bzw. Handlungsplanung (Buxbaum et al. 2005)
	Verarbeitung zeitlicher Bewegungsinformation (Weiss et al. 2008)
	Integration von zeitlicher und räumlicher Bewegungsinformation (Assmus et al. 2003, 2005)

Literatur

Amunts K, Weiss PH, Mohlberg H et al. (2004) Analysis of neural mechanisms underlying verbal fluency in cytoarchitectonically defined stereotaxic space – The roles of Brodmann areas 44 and 45. Neuroimage 22: 42-56

Assmus A, Marshall JC, Noth J, Zilles K, Fink GR (2005) Difficulty of perceptual spatiotemporal integration modulates the neural activity of left inferior parietal cortex. Neuroscience 132: 923-927

Assmus A, Marshall JC, Ritzl A, Zilles K, Noth J, Fink GR (2003) Left inferior parietal cortex integrates time and space during collision judgements. Neuroimage 20: 82-88

Baier B, Karnath HO, Dieterich M, Birklein F, Heinze C, Müller NG (2010) Keeping Memory Clear and Stable – The Contribution of Human Basal Ganglia and Prefrontal Cortex to Working Memory. Journal of Neuroscience 30: 9788-9792

Bartolo A, Cubelli R, Della Sala S, Drei S (2003) Pantomimes are special gestures which rely on working memory. Brain and Cognition 53: 483-494

Bartolo A, Cubelli R, Della Sala S, Drei S, Marchetti C (2001) Double dissociation between meaningful and meaningless gesture reproduction in apraxia. Cortex 37: 696-699

Basso A, Capitani E, Della Sala S, Laiacona M, Spinnler H (1987) Ideomotor apraxia: a study of initial severity. Acta Neurologica Scandinavica 76: 142-146

Binkofski F, Buccino G, Posse P, Seitz RJ, Rizzolatti G, Freund HJ (1999) A fronto-parietal cicuit for object manipulation in man: evidence from an fMRI-study. European Journal of Neuroscience 11: 3276-3286

Blakemore SJ, Wolpert DM, Frith CD (2002) Abnormalities in the awareness of action. Trends in Cognitive Sciences 6: 237-242

Buxbaum LJ, Johnson-Frey SH, Bartlett-Williams M (2005) Deficient internal models for planning hand-object interactions in apraxia. Neuropsychologia 43: 917-929

Daprati E, Sirigu A (2006) How we interact with objects: learning from brain lesions. Trends in Cognitive Sciences 10: 265-270

De Renzi E, Lucchelli F (1988) Ideational apraxia. Brain 111: 1173-1185

Donkervoort M, Dekker J, Deelman BG (2006) The course of apraxia and ADL functioning in left hemisphere stroke patients treated in rehabilitation centres and nursing homes. Clinical Rehabilitation 20: 1085-1093

Dovern A, Fink GR, Weiss PH (2011) Diagnostik und Therapie der Gliedmaßenapraxie. Fortschr Neurol Psychiatr, in press

Fazio P, Cantagallo A, Craighero L et al. (2009) Encoding of human action in Broca's area. Brain 132: 1980-1988

Goldenberg G (1996) Defective imitation of gestures in patients with damage in the left or right hemispheres. Journal of Neurology, Neurosurgery and Psychiatry 61: 176-180

Goldenberg G, Hagmann S (1997) The meaning of meaningless gestures: A study of visuo-imitative apraxia. Neuropsychologia 35: 333-341

Goldenberg G, Hartmann K, Schlott I (2003) Defective pantomime of object use in left brain damage: apraxia or asymbolia? Neuropsychologia 41: 1565-1573

Goldenberg G, Hermsdörfer J, Glindemann R, Rorden C, Karnath HO (2007) Pantomime of tool use depends on integrity of left inferior frontal cortex. Cerebral Cortex 17: 2769-2776

Grefkes C, Fink GR (2005) The functional organization of the intraparietal sulcus in humans and monkeys. Journal of Anatomy 207: 3-17

Grezes J, Decety J (2001) Functional anatomy of execution, mental simulation, observation, and verb generation of actions: A meta-analysis. Human Brain Mapping 12: 1-19

Hanna-Pladdy B, Heilman KM, Foundas AL (2003) Ecological implications of ideomotor apraxia. Neurology 60: 487-490

Hermsdörfer J, Goldenberg G, Wachsmuth C et al. (2001) Cortical correlates of gesture processing: Clues to the cerebral mechanisms underlying apraxia during the imitation of menaingless gestures. Neuroimage 14: 149-161

Hermsdörfer J, Terlinden G, Mühlau M, Goldenberg G, Wohlschläger AM (2007) Neural representations of pantomimed and actual tool use: Evidence from an event-related fMRI study. Neuroimage 36: T109-T118

Hesse MD, Thiel CM, Stephan KE, Fink GR (2006) The left parietal cortex and motor intention: An event-related functional magnetic resonance imaging study. Neuroscience 140: 1209-1221

Hesse MD, Weiss-Blankenhorn PH (2007) Von den neuronalen Grundlagen der Bewegungsplanung zu innovativen Therapiestrategien. Neurologie & Rehabilitation 13: 299-304

Jeannerod M, Decety J (1995) Mental motor imagery: a window into the representational stages of action. Current Opinion in Neurobiology 5: 727-732

Johnson-Frey SH, Newman-Norlund R, Grafton ST (2005) A distributed left hemisphere network active during planning of everyday tool use skills. Cerebral Cortex 15: 681-695

Kohler E, Keysers C, Umilta MA, Fogassi L, Gallese V, Rizzolatti G (2002) Hearing sounds, understanding actions: Action representation in mirror neurons. Science 297: 846-848

Lehmkuhl G, Poeck K (1981) A disturbance in the conceptual organization of actions in patients with ideational apraxia. Cortex 17: 153-158

Liepmann H (1920) Apraxie. Ergebnisse der gesamten Medizin 1: 516-543

Mühlau M, Hermsdörfer J, Goldenberg G et al. (2005) Left inferior parietal dominance in gesture imitation: an fMRI study. Neuropsychologia 43: 1086-1098

Pazzaglia M, Pizzamiglio L, Pes E, Aglioti SM (2008a) The sound of actions in apraxia. Current Biology 18: 1766-1772

Pazzaglia M, Smania N, Corato E, Aglioti SM (2008b) Neural underpinnings of gesture discrimination in patients with limb apraxia. Journal of Neuroscience 28: 3030-3041

Randerath J, Goldenberg G, Spijkers W, Li Y, Hermsdörfer J (2010) Different left brain regions are essential for grasping a tool compared with its subsequent use. Neuroimage 53: 171-180

Rizzolatti G, Sinigaglia C (2010) The functional role of the parieto-frontal mirror circuit: interpretations and misinterpretations. Nature Reviews Neuroscience 11: 264-274

Rothi LJG, Heilman KM (1984) Acquisition and retention of gestures by apraxic patients. Brain and Cognition 3: 426-437

Rumiati RI, Weiss PH, Shallice T et al. (2004) Neural basis of pantomiming the use of visually presented objects. Neuroimage 21: 1224-1231

Rumiati RI, Weiss PH, Tessari A et al. (2005) Common and differential neural mechanisms supporting imitation of meaningful and meaningless actions. Journal of Cognitive Neuroscience 17: 1420-1431

Saeki S, Ogata H, Okubo T, Takahashi K, Hoshuyama T (1995) Return to work after stroke. Stroke 26: 399-401

Tessari A, Canessa N, Ukmar M, Rumiati RI (2007) Neuropsychological evidence for a strategic control of multiple routes in imitation. Brain 130: 1111-1126

Tessari A, Rumiati RI (2004) The strategic control of multiple routes in imitation of actions. Journal of Experimental Psychology: Human Perception and Performance 30: 1107-1116

Weiss PH, Fink GR (2006) Therapie der Apraxie. In: Dettmers C, Bülau P, Weiller C (Hrsg) Die motorische Rehabilitation von Patienten mit Schlaganfall. Hippocampus, Bad Honnef

Weiss PH, Fink GR (2010) Strukturelle und funktionelle Bildgebung zur Pathophysiologie der Apraxie. Nervenarzt 81: 1444-1449

Weiss PH, Rahbari NN, Hesse MD, Fink GR (2008) Deficient sequencing of pantomimes in apraxia. Neurology 70: 834-840

Weiss PH, Rahbari NN, Lux S, Pietrzyk U, Noth J, Fink GR (2006) Processing the spatial configuration of complex actions involves right posterior parietal cortex: an fMRI study with clinical implications. Human Brain Mapping 27: 1004-1014

Weiss-Blankenhorn PH, Fink GR (2008) Neue Erkenntnisse zur Pathophysiologie der Apraxien durch funktionelle Bildgebung. Fortschritte der Neurologie-Psychiatrie 76: 402-412

Spiegelneurone

D. Ertelt, F. Binkofski

12.1 Anatomische Lokalisation des Spiegelneuronensystems – 404

12.2 Das Spiegelneuronensystem des Menschen – 405
12.2.1 Nachweiserbringung: Spiegelneurone beim Menschen – 405
12.2.2 Studien: Lokalisation und Funktionsweise des menschlichen Spiegelneuronensystems – 406
12.2.3 Studien: Größe und Organisation des Spiegelneuronensystems – 406

12.3 Die Aktivitätsmuster der Spiegelneurone – 407

12.4 Funktionelle Aufgaben des Spiegelneuronensystems – 408
12.4.1 Verständnis von Handlungsintentionen – 408
12.4.2 Grundlage für Imitationsverhalten – 409
12.4.3 Grundlage motorischen Lernens durch Imitation – 410
12.4.4 Verständnis interner kognitiver, emotionaler und motivationaler Zustände – 410
12.4.5 Grundlage der Entwicklung von Kommunikation und Sprache – 410

12.5 Zusammenfassung – 412

Literatur – 412

Seit Mitte des 19. Jahrhunderts ist bekannt, dass die Beobachtung von relevanten motorischen Handlungen die Anspannung von vergleichbaren Muskelpartien des Beobachters bewirken kann (**Carpenter-Effekt**), und seit Beginn der 70er Jahre des vergangenen Jahrhunderts weiß man, dass motorische Modelle einen lernmotorischen Effekt auf den Beobachter ausüben (Bandura 1971). Diese und andere, später beobachtete verhaltensneurologische Effekte fanden eine direkte neurologische Entsprechung in der Entdeckung einer neuen Art von Neuronen Anfang der 90er Jahre des vorigen Jahrhunderts. Sie wurden zunächst bei Schweinsaffen (Makaka nemestrina) im italienischen Parma bei Experimenten zur Nervenzellableitung in prämotorischen Arealen der Großhirnrinde entdeckt. Hier zeigte sich, dass die Beobachtung einer Handlung des Untersuchers zu einer ähnlichen Aktivierung der besagten Nervenzellen führte wie die Ausführung der gleichen Handlung durch den Affen. Die **spiegelbildliche Reaktion** der Neurone,
— zum einen auf die gesehene Handlung und
— zum anderen auf die selbst durchgeführte, kongruente Handlung,

führte zu der Bezeichnung **Spiegelneurone** (di Pellegrino et al. 1992; Rizzolatti et al. 1996a; Gallese et al. 1996).
Im vorliegenden Kapitel soll die Lokalisation der Spiegelneurone im tierischen wie im menschlichen Großhirn beschrieben werden, bevor schließlich ihre funktionellen Eigenschaften dargestellt werden.

12.1 Anatomische Lokalisation des Spiegelneuronensystems

Spiegelneurone wurden zu Beginn der 90er Jahre des vergangenen Jahrhunderts zunächst nur im frontalen **Areal F5** des Makaken (di Pellegrino et al. 1992) entdeckt. Weitere Untersuchungen zeigten jedoch bald, dass korrespondierende Neuronenkollektive an anderen, funktionell wie anatomisch und physiologisch sehr ähnlich konzipierten Regionen ebenfalls Charakteristika von Spiegelneuronen aufweisen (s.a. Ertelt 2009). Dedizierte Untersuchungen wiesen schließlich bis Mitte der 90er Jahre des 20. Jahrhunderts nach, dass Spiegelneurone außer im **Areal F5c** (di Pellegrino et al. 1992; Gallese et al. 1996; Rizzolatti et al. 1996), auch im mit dem eng über Projektionsfasern verbundenen **Areal PF** im inferioren Parietalkortex (Fogassi et al. 1998; Gallese et al. 2002), zu finden sind. Die Fähigkeit der Spiegelneurone im F5c, auf visuell wahrgenommene biologische Bewegungsstimuli unterschiedlich zu reagieren, ähnelt den Eigenschaften jener Neurone, die Perrett et al. (1989) im posterioren Sulcus temporalis superior (STS) gefunden haben. Diese **Neurone** feuern
— einerseits ähnlich wie die Spiegelneurone bei der visuellen Präsentation von zielgerichteten Handbewegungen,
— andererseits werden sie aber auch aktiv, wenn Bewegungen wie Gehen, Drehen des Kopfes und Beugen des Rumpfes beobachtet werden (Carey et al. 1997).

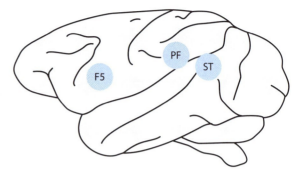

Abb. 12.1 Parietale und prämotorische Areale des Spiegelneuronensystems beim Makaken in der lateralen Ansicht (aus Ertelt 2009). Die Kreise bezeichnen diejenigen Areale, in denen Neurone mit Spiegeleigenschaften gefunden werden konnten: **F5** Areal F5, **PF** Areal PF, **STS** Sulcus temporalis superior

Anders als die Spiegelneurone im Areal F5, scheinen allerdings die **STS-Neurone** keine Befähigungen zur motorischen Aktivierung von Effektoren zu besitzen.

> Die gegenwärtig vorherrschende **Hypothese** zu diesen Befunden besagt: Die **Neurone** im
> — superioren Temporalkortex,
> — inferioren Parietalkortex (Areal AIP; anteriores intraparietales Areal) und vor allem im
> — ventralen prämotorischen Kortex
> bilden ein gemeinsames System, das sog. **motorische Spiegelneuronensystem** (z. B. Raos et al. 2006) (◘ Abb. 12.1):
> — Die **frontoparietalen Areale** gelten als Kern des Systems.
> — Die **Region des hinteren STS** gilt als sensorisches Gebiet, das vermutlich visuell-sensorische Informationen an beide Areale liefert.

Das frontoparietale Spiegelneuronensystem lässt sich als ein **System zur sensomotorischen Integration** einstufen. Es wird angenommen, dass mehrere parallel angelegte frontoparietale Regelkreisläufe für die Verarbeitung von unterschiedlichen spezialisierten Aspekten des motorischen Verhaltens existieren, z. B. **der auf Greifbewegungen spezialisierte Verarbeitungskreis AIP-F5ab**. Jeannerod (1995) hat für diesen Regelkreis vorgeschlagen, dass die vom Areal AIP bereitgestellten Informationen über die Eigenschaften von Objekten und möglicher Interaktionsarten mit ihnen vom Areal F5 als Grundlage für die Auswahl einer spezifischen Greifbewegung genutzt wird. Die direkte anatomische Nähe zum Spiegelneuronensystem legt nahe, dass beide Strukturen bei der sensomotorischen Integration zusammenarbeiten. Die motorischen Eigenschaften des frontoparietalen Spiegelneuronensystems sind denen des AIP-F5-Regelkreises sehr ähnlich, außer dass die Spiegelneurone auch auf Fremdbewegungen reagieren.

12.2 Das Spiegelneuronensystem des Menschen

Da aus ethischen Gründen Nervenzellableitungen beim Menschen zu rein experimental-wissenschaftlichen Untersuchungen nicht möglich sind, sind **direkte Nachweise** von Spiegelneuronen beim Menschen bislang die Ausnahme. Allerdings haben Ergebnisse aus der neurophysiologischen, neuropsychologischen, lernpsychologischen und vor allem der bildgebenden Forschung die Annahme eines solchen Systems auch beim Menschen nahegelegt. Aus diesem Grunde war es wissenschaftlich bislang nur statthaft, von einem **menschlichen Homologon** zum im Tierversuch nachgewiesenen Spiegelneuronensystem zu sprechen.

12.2.1 Nachweiserbringung: Spiegelneurone beim Menschen

- **fMRT-Bildgebung/Intrakraniale Tiefenelektroden**

Durch die Ergebnisse von Logothetis und Wandell (2004) sowie von Mukamel et al. (2005) sind mittlerweile Nachweise dafür erbracht worden, dass die Ergebnisse aus der **fMRT-Bildgebung** eine hohe Korrelation zu durch Nervenzellableitungen feststellbare Zellaktivierung aufweisen und sie somit als indirekte Nervenzellaktivierungen interpretiert werden können. Ferner konnte die Forschergruppe um Mukamel (2010) Nervenzellableitungen bei **Epilepsiepatienten** vornehmen, bei denen **intrakraniale Tiefenelektroden** zur Feststellung eines epileptischen Focus implantiert wurden. Sie fanden bei der Beobachtung von Bewegungen und Gesichtsausdrücken wie auch bei der Durchführung von Bewegungen eine Reihe von Neuronen, die Spiegelneuronencharakteristika aufweisen. Damit ist wohl der längst überfällige **Nachweis** der Spiegelneurone beim Menschen gelungen.

- **Experimentelle neuropsychologische Belege**

Experimentelle neuropsychologische Belege für die Existenz eines menschlichen Spiegelneuronensystems existieren schon seit einiger Zeit. In diesem Zusammenhang fanden Brass et al. (2000), dass bei der **Beobachtung tatsächlicher Bewegungen** eine schnellere Imitation möglich ist als bei der alleinigen Präsentation von symbolischen oder räumlichen Anweisungen; dabei war die Geschwindigkeit der durchzuführenden Bewegung abhängig von ihrer Übereinstimmung mit dem Hinweisreiz.

- **Sport- und Lernpsychologie**

Abgesehen von diesen jüngeren Ergebnissen sind aus der Sport- und Lernpsychologie seit Jahrzehnten die Wirkungen von vorgestellter Eigenbewegung und Bewegungsbeobachtung bekannt. Aus der **Sportpsychologie** hat sich das **mentale Üben** motorischer Fertigkeiten entwickelt – die Vorstellung des Ausführens einer motorischen Bewegung ohne Hervorrufen einer willkürlichen Muskelaktivität (Richardson 1967; Whetstone 1995; Klöppel 1996; Jackson et al. 2001; Dickstein et al. 2004; Lacourse et al. 2004; Gaggioli et al. 2004; Gentili et al. 2006). Die mentalen Übungen dienen erfolgreich neben motivatorischen Zwecken (Martin et al. 1999; Behncke 2004) dem Erlernen und Optimieren von Bewegungsabläufen (Jackson et al. 2001; Mulder et al. 2004).

Sportpsychologische Untersuchungen deuten weitgehend konsistent auf leistungssteigernde Ergebnisse durch den Einsatz mentaler Übung hin (Cumming et al. 2004; Yágüez et al. 1998; Nicholls und Polmann 2005; Gentili et al. 2006), und neben diesen Ergebnissen im Sport werden sie auch in anderen Bereichen mit hohen motorischen Anforderungen wie z. B. beim Spielen von Musikinstrumenten (Pascual-Leone et al. 1995; Klöppel 1996) oder der professionellen Ausbildung mit Schusswaffen (Whetstone 1995) festgestellt.

Es ist annehmbar, dass die **Wirkung der Bewegungsbeobachtung als Ergänzung zum mentalen Üben** ähnliche Effekte hervorrufen kann, wie jüngst Ergebnisse von Heyes et al. (2010) nahelegen lassen. Sie wiesen nach, dass die beobachteten Handlungen generalisiert werden können und auch bei ähnlichen Folgehandlungen, die z. B. spiegelbildlich auszuführen sind, zu Übungseffekten führen. Ergebnisse von Hall et al. (2009) lassen ferner annehmen, dass die Bewegungsbeobachtung ein übliches Übungswerkzeug für Athleten darstellt und sie einen Effekt auf das Selbstvertrauen der Sportler haben kann. In ihrer vergleichenden Übersicht zur Bewegungsvorstellung und Bewegungsbeobachtung kommen Holmes und Calmels (2008) zu dem Schluss, dass die Bewegungsbeobachtung der Bewegungsvorstellung beim Erlernen von neuen Fertigkeiten im Zusammenhang mit Sport unterlegen ist.

- **Elektrophysiologie**

Elektrophysiologisch konnten Fadiga et al. (1995) mittels **transkranieller Magnetstimulation (TMS)** erstmalig nachweisen, dass sich die evozierten Potenziale nach Stimulation des motorischen Kortex während der Beobachtung von willkürmotorischen Handbewegungen signifikant erhöhen. Zusätzlich zu diesen TMS-Resultaten konnte mittels **quantitativer Elektroenzephalographie (qEEG)** gezeigt werden, dass der µ-Rhythmus sowohl durch die Beobachtung als auch durch die Ausführung von verschiedenen Handbewegungen blockiert werden kann (Cochin et al. 1999). Ähnliche Ergebnisse konnten anhand der **Magnetenzephalographie (MEG)** durch Hari et al. (1998) erzielt werden.

Ein aktuelles Ergebnis weist die Studie von Koch et al. (2010) auf, die mittels **TMS** die Verbindungen zwischen den verschiedenen Arealen des Spiegelneuronensystems untersuchte: Hier zeigte sich, dass die **kortiko-kortikalen Verbindungen** zwischen

- den Arealen AIP und M1 wie auch
- dem ventralen prämotorischen Kortex und M1

bei der Beobachtung erfolgreicher Greifhandlungen spezifisch aktiviert werden. Die Aktivierung fehlt hingegen, wenn die Greifhandlung fehlerhaft mit einer unangemessenen Handbewegung durchgeführt wird. Dies lässt vermuten, dass die Beobachtung zielgerichteter Handlungen zu neurophysiologischen Veränderungen bestimmter kortiko-kortikaler Kreisläufe führt.

- **Interspeziesvergleiche**

Zytoarchitektonische Interspeziesvergleiche lassen Teile des Spiegelneuronensystems der Primaten auf **menschliche Gehirnregionen** übertragen. Ausschlaggebend sind dabei
- die Ähnlichkeit des zytoarchitektonischen Aufbaus wie auch
- die Abschätzung evolutionärer Entwicklungen,

die die Verwandtschaft zwischen den höheren Primaten und dem Menschen betonen. Im Mittelpunkt der Untersuchungen steht vor allem das **Areal F5c des Makaken**, das aufgrund seiner anatomischen Lage und seiner zytoarchitektonischen Ähnlichkeiten als **homolog zum Broca-Areal des Menschen** angenommen wird (z. B. Rizzolatti u. Arbib 1998). Traditionell wird das Broca-Areal mit Sprachfunktionen in Verbindung gebracht (z. B. Birbaumer u. Schmidt 1996, 1998). Durch die Bildgebung gibt es jedoch Hinweise für eine Beteiligung bei zahlreichen motorischen Funktionen (z. B. Grafton et al. 1996; Rizzolatti u. Arbib 1998; Binkofski et al. 2000; Mühlau et al. 2005; Pulvermüller et al. 2005).

12.2.2 Studien: Lokalisation und Funktionsweise des menschlichen Spiegelneuronensystems

Die meisten Studien zur Lokalisation und Funktionsweise des menschlichen Spiegelneuronensystems stammen aus dem Bereich der funktionellen Bildgebung.

- **Positronen-Emissions-Tomographie (PET)**

In einer der ersten PET-Studien zu diesem Thema fanden sich bei der **Beobachtung von Handbewegungen** Aktivierungen des
- Broca-Areals und
- des mittleren Gyrus temporalis superior,

die bei ausschließlicher Betrachtung von Gegenständen nicht auftraten (Rizzolatti et al. 1996).

In einer anderen Studie hatten die Probanden die Aufgabe erhalten, eine **Bewegung unmittelbar nach der Beobachtung zu imitieren**. Es fanden sich Aktivierungen in den
- bilateralen Lobuli parietalis superior und inferior und vor allem
- des bilateralen prämotorischen Kortex (Decety et al. 1997; Grèzes et al. 1998).

Rizzolatti und Craighero (2004) betonen in diesem Zusammenhang ferner die **Aktivierungen**
- der supplementär-motorischen Areale,
- des Gyrus cingulus und
- des Gyrus frontalis medianus.

Da ein Teil dieser Bereiche auch bei der Vorbereitung und Durchführung von motorischer Reaktion beteiligt ist, kann hier von einer **Übereinstimmung von Bewegungsbeobachtung** und **-ausführung** ausgegangen werden, was auf das Wirken eines menschlichen Spiegelneuronensystems rückschließen lässt.

- **Funktionelle Magnetresonanztomographie (fMRT)**

Untersuchungen mittels funktioneller Magnetresonanztomographie (fMRT) lassen eine höhere räumliche und zeitliche Auflösung zu.

Gebiete mit einer Aktivierung bei **Bewegungsbeobachtung** fanden sich dabei vor allem im
- inferioren frontalen Gyrus,
- linken Lobulus parietalis inferior (Areal PF) und
- Broca-Areal (Fadiga et al. 1995; Grafton et al. 1996; Rizzolatti et al. 1996b; Hari et al. 1998; Lacoboni et al. 1999; Nishitani u. Hari 2000, 2002; Buccino et al. 2001; Gallese et al. 2002).

Bei **Bewegungsbeobachtung unter Objektbeteiligung** und **Pantomime** wurden ferner Aktivierungen des
- prämotorischen Kortex,
- Gyrus temporalis medianus (Grèzes u. Decety 2001) sowie
- primär-motorischen Kortex M1

erkannt, möglicherweise mittels Verbindungen vom ventralen prämotorischen Kortex angeregt (Stefan et al. 2005).

Aktivierungen von Neuronen mit Spiegelneuronencharakter, die vor allem in Verbindung mit der Kontrolle **eigener zielgerichteter Bewegungen** stehen (Jeannerod et al. 1995; Rizzolatti u. Arbib 1998), wurden im Gyrus supramarginalis entdeckt (Fogassi et al. 2005; Rizzolatti u. Craighero 2004).

12.2.3 Studien: Größe und Organisation des Spiegelneuronensystems

Nach Ergebnissen einer Bildgebungsstudie von Buccino et al. (2001) wird angenommen, dass das menschliche Spiegelneuronensystem vergleichsweise **großflächig kortikal angelegt** sein könnte und **somatotopisch organisiert** ist. Diese unterscheidet zumindest nach
- Hand-,
- Fuß- und
- Mundbewegungen.

Ähnliches findet sich auch als Fazit in der Nervenzellableitungsstudie von Mukamel et al. (2010), die ähnliche Aktivierungen in Arealen finden, die nicht als traditionell zum Spiegelneuronensystem gehörig gelten. Auch die Ergebnisse zu Untersuchungen des **somatosensorischen Kortex** (Keysers et al. 2010) lassen die Ansicht zu, dass hier Aktivierungen des Spiegelneuronensystems – wenn auch nicht auf motorischer Basis – zu finden sind.

Ferner finden sich wie beim tierischen Spiegelneuronensystem Hinweise auf ein menschliches Homologon zu **auditiv reagiblen Spiegelneuronen** (TMS: Fadiga et al. 2002, Aziz-Zadeh et al. 2004; ereigniskorrelierte Potenziale im EEG: Pizzamiglio et al. 2005; fMRT: Bangert et al. 2006; fMRT: Gazzola et al. 2006, Galati et al. 2008). Diese reagieren auf die **Geräusche von Handlungen**, z. B. auf das Zerreißen von Papier mit den Händen wie auch auf die entsprechend durchgeführten eigenen Handlungen. Eine der jüngsten Un-

tersuchungen (Galati et al. 2008) zur anatomischen Lage dieser Neurone **lokalisiert** diese im
- linken inferioren Frontal- und
- posterioren Temporallappen.

> Als die **Hauptgebiete** des menschlichen motorischen Spiegelneuronensystems (Rizzolatti u. Craighero 2004) gelten vor allem
> - die Areale des posterioren Bereichs des inferioren frontalen Gyrus inklusive des Broca-Areals,
> - der ventrale Bereich des Gyrus präcentralis,
> - der supramarginale Kortex und
> - der rostrale Lobulus parietalis inferior.
>
> Vermutlich ist das Spiegelneuronensystem jedoch wesentlich **großflächiger** und beinhaltet auch
> - Regionen des somatosensorischen Kortex, mit der Fähigkeit spiegelbildlicher Perzeption, und
> - Bereiche im Temporallappen, die auch auf akustische Stimuli reagieren.

12.3 Die Aktivitätsmuster der Spiegelneurone

> Die Einzelzelleigenschaften der motorischen Spiegelneurone umfassen **Aktivierungen** bei
> - Beobachtung und
> - aktiver Durchführung von Handlungen.

Bedingungen für die Aktivierung der Neurone

Es tritt nur dann eine Erregung der Neurone auf, wenn **spezifische Bedingungen** erfüllt sind (Gallese et al. 1996; Rizzolatti et al. 1996; Lacoboni u. Dapretto 2006):

Spiegelneurone reagieren nicht auf einzelne Bewegungen, sondern auf **Handlungen**, die aus ggf. austauschbaren Einzelbewegungen aufgebaut sind und in Zusammenhang mit einem Objekt stehen. Hierbei wird spezifisch das **Handlungsziel** kodiert (di Pellegrino et al. 1992; Gallese et al. 1996; Rizzolatti et al. 1996).

Spiegelneurone im ventralen prämotorischen Kortex reagieren am stärksten beim **Ergreifen** und **Platzieren** sowie bei der **Manipulation von Objekten mit den Händen**.

In den klassischen elektrophysiologischen Studien reagiert die Mehrzahl der Neurone **strikt kongruent**, d.h., sie zeigen Aktivierungen bei im Wesentlichen **gleichartigen** beobachteten und ausgeführten **Handlungen**. Allerdings lässt sich bei einer Vielzahl von Neuronen eine breite Kongruenz feststellen, zu deren Aktivierung die beobachteten und ausgeführten Handlungen nicht notwendigerweise identisch sein müssen, aber das **gleiche Handlungsziel** erreichen (Rizzolatti u. Craighero 2004). Oft erstreckt sich die Bandbreite der Bewegungen auf zwei oder drei Handlungsziele (Gallese et al. 1996).

Neben der Kodierung der Handlungsziele kodieren einige Spiegelneurone zusätzlich die **Ausführungsart einer Greifbewegung** (Gallese et al. 1996; Rizzolatti et al. 1996; Rizzolatti u. Arbib 1998). Das Interaktionsobjekt hingegen wird nicht kodiert, unabhängig, welchen Wert es für den Beobachter oder den beobachteten Akteur hat. Auch die räumliche Ausrichtung der die Handlung durchführenden Gliedmaßen wird nicht in der Reaktion der Spiegelneurone berücksichtigt (Rizzolatti et al. 1996; Gallese et al. 1996; Rizzolatti u. Arbib 1998). Dies kann als Abstraktion der Handlungsziele von anderen Handlungs- und Bewegungseigenschaften verstanden werden.

Auch Handlungen, die vorbereitend für andere Handlungen bzw. logisch mit ihnen verknüpft sind, führen zu Reaktionen einer offenbar gesonderten Klasse von Spiegelneuronen: So reagieren diese Neurone z. B. auf das **vorbereitende Ablegen von Nahrung** als Voraussetzung für das anschließende Führen zum Mund als Abschlusshandlung (di Pellegrino et al. 1992). Untersuchungen von Fogassi et al. (2005) zeigten, dass etwa zwei Drittel der Spiegelneurone des Areals PF Handlungen nach der Absicht des Beobachters und der vermuteten Absicht des Akteurs klassifizieren können: Sie verwendeten eine Experimentsituation, in der ein weiteres Objekt anzeigte, ob ergriffene Nahrung abgelegt oder zum Mund geführt wird. Hier kodierten unterschiedliche Neuronenpopulationen die so erkannte **Absicht**; dabei waren jeweils die gleichen Nervenzellen bei der Beobachtung wie auch bei der eigenen Handlungsdurchführung aktiviert. Dies führte schließlich zu der Hypothese, dass das Spiegelneuronensystem nicht nur abstrakte Handlungsrepräsentationen kodiert, sondern auch **Handlungsintentionen** abschätzen kann (Iacoboni u. Dapretto 2006).

In Bezug auf die beobachteten Gliedmaßen wurde gezeigt, dass zumindest eine minimale **Ähnlichkeit zu den Gliedmaßen des Beobachters** bestehen muss, damit eine Reaktion ausgelöst werden kann – so können menschliche Handbewegungen auch bei Primaten Reaktionen auslösen und umgekehrt (Buccino et al. 2004; Rizzolatti u. Craighero 2004). Das alleinige Ansehen eines Körperteils führt hingegen zu keiner Reaktion der Spiegelneurone. Gleiches gilt für das Ansehen eines potenziellen Interaktionsobjekts, unabhängig von seinem Wert für den Beobachter (di Pellegrino et al. 1992). Ferner wurden zuerst keine Reaktionen der Spiegelneurone erkennbar, wenn anstelle eines biologischen Körperteils ein Werkzeug als Körperteilersatz verwendet wird (Gallese et al. 1996).

Ferrari et al. (2005) berichten von festgestellten Reaktionen der Spiegelneurone auf die Begutachtung von Werkzeugen. Sie vermuten, dass die vielfältigen Beobachtungsmöglichkeiten von **Werkzeuggebrauch** im Labor das Spiegelneuronensystem systematisch trainierte, auf diese Handlungen zu reagieren. Dies kann als einer der ersten direkten Hinweise auf die Verbindung zwischen dem Spiegelneuronensystem und Imitationslernen auf neuronaler Ebene sowie der Lernfähigkeit des Systems durch Beobachtung gewertet werden.

Ähnlich dazu führt auch eine **pantomimische Handlungsdarstellung** ohne ein tatsächlich vorhandenes Interaktionsobjekt zu keiner Reaktion der Spiegelneurone (Gallese et al. 1996); allerdings zeigten etwa die Hälfte der in einer Studie von Umiltà et al. (2001) untersuchten Spiegelneurone eine Reaktion, wenn das Interaktionsobjekt hinter einem Sichtschirm verborgen ist, aber der Beobachter von dessen Existenz unmittelbar zuvor erfahren hat. Diese Reaktion tritt nicht auf, wenn dem Beobachter bekannt ist, dass sich hinter dem Sichtschirm kein Interaktionsobjekt befindet – obwohl die visuelle Wahrnehmung dieselbe ist (Umiltà et al. 2001). Hier ist das **Vorwissen um die Existenz des Interaktionsobjekts** entscheidend und untermauert die Hypothese, dass die Spiegelneurone abstrakte Handlungen kodieren, und keine Bewegungen.

Allerdings gibt es Hinweise darauf, dass beim Menschen auch Neurone reagieren, wenn kein Interaktionsobjekt mit der Handlung verknüpft ist, so z. B. **bei abstrakten sozialen Gesten** wie Winken. Die **Beobachtung bedeutungsvoller Handbewegungen ohne ein Objekt** – wie Pantomime – führt zu einer Aktivierung des menschlichen Spiegelneuronensystems (Buccino et al. 2001; Grèzes et al. 2003), während mit Ausnahme von Mundbewegungen (Ferrari et al. 2003) die Objektinteraktion für eine Aktivierung der tierischen Spiegelneurone notwendig ist.

fMRT-Ergebnisse von Schippers et al. (2010) zeigen, dass auch das **Beobachten einer kontinuierlichen Abfolge von kommunikativen Gesten ohne Gegenstände** zu einer kongruenten Reaktion der Spiegelneuronenareale und der Areale zur Interpretation der Absicht des Gegenübers (Mentalisieren: temporoparietaler Übergang) führt, sowohl beim Akteur als auch beim Beobachter. Die Autoren nehmen an, dass diese Reaktionen einen Zusammenhang zwischen Regionen zur Handlungsplanung und der Abschätzung fremder mentaler Zustände bedeuten (s.a. Buccino et al. 2007; Schippers et al. 2009).

TMS-Experimente zeigen eine **Reduktion der motorisch evozierten Potenziale der an motorischen Handlungen beteiligten Muskeln** eines Beobachters dieser motorischen Handlungen auch dann, wenn intransitive, bedeutungslose Hand- und Armbewegungen beobachtet wurden (Fadiga et al. 1995). Intransitive Handlungen lösen die Aktivierung des Spiegelneuronensystems bei nicht menschlichen Primaten nicht aus. Beim Menschen zeigt sich ferner unter Beobachtung einer Handlung eine **Anpassung der erleichterten Potenzialbildung** an den zeitlichen Ablauf der beobachteten Handlung (Gangitano et al. 2004).

Wie bereits oben angedeutet, reagiert ein Teil der bislang untersuchten Spiegelneurone abseits von der visuellen Wahrnehmung auf **akustische Reize**, die bei Handlungen entstehen, z. B. das Knacken einer Nuss oder das Zerreißen von Papier (Kohler et al. 2002). Ein Überblick über die hierzu vorliegenden Ergebnisse findet sich bei Aglioti und Pazzaglia (2010).

Des Weiteren kann eine spezielle Klasse von Spiegelneuronen auch **Bewegungen ohne Interaktionsobjekt** kodieren (Gallese et al. 1996), was im Tierversuch einmalig ist. Hierbei handelt es sich um **Mund-** und **Lippenbewegungen**, wie sie sowohl bei der Nahrungsaufnahme, aber auch als Kommunikationsgeste auftreten (z. B. Zähne fletschen als Drohgebärde). Es wird vermutet, dass diese Neurone eine Grundlage für das Verständnis emotionaler Zustände sein könnten, die durch Gesichtsausdruck und Mundbewegung enkodiert werden.

12.4 Funktionelle Aufgaben des Spiegelneuronensystems

Mittlerweile existieren viele **Hypothesen über die funktionellen Aufgaben** des Spiegelneuronensystems (▶ Übersicht 12.1), die versuchen, seine Fähigkeiten gleichartiger Dekodierung von eigenen Handlungsdurchführungen, Handlungsvorbereitungen und der Handlungsbeobachtung, sowohl mit als auch ohne Interaktionsobjekt, aber mit einem Handlungsziel und einer Bedeutung der Handlung in einen funktionellen Kontext zu setzen. Naheliegend sind hierbei vor allem **Mitwirkung** bei der Interpretation und dem Verständnis beobachteter Handlungen und deren Zielen, aber auch darüber hinausgehend dem Verständnis sozialer Verhaltensweisen und emotionalen Ausdrucks des Gegenübers. Möglicherweise spielt das Spiegelneuronensystem auch eine Rolle bei der (Störung der) Erkennung kommunikativer Ausdrücke und bei den Symptomen von psychischen Störungen mit mangelhafter Kommunikationsfähigkeit und herabgesetzter oder fehlender Fähigkeit, soziales Verhalten zu erkennen und korrekt zu interpretieren, wie dies bei Autismus der Fall ist.

> **Übersicht 12.1**
> **Hypothesen über die funktionellen Aufgaben des Spiegelneuronensystems**
> — Verständnis von Handlungsintentionen
> — Grundlage für Imitationsverhalten
> — Grundlage motorischen Lernens durch Imitation
> — Verständnis interner kognitiver, emotionaler und motivationaler Zustände
> — Grundlage der Entwicklung von Kommunikation und Sprache

12.4.1 Verständnis von Handlungsintentionen

Aktuelle Theorien nehmen an, dass die sog. **internen Modelle** (auch: **internale Modelle**) eine Repräsentation im Spiegelneuronensystem finden und die theoretische Grundlage für dessen Eigenschaften darstellen (Rizzolatti et al. 2001; Wolpert et al. 2003; Rizzolatti und Craighero 2004). Die internen Modelle beruhen auf der verhaltenstheoretischen und kognitivistischen Modifikation eines Modells industrieller Fertigungsprozesse nach Smith (1959).

 Interne Modelle repräsentieren die **bidirektionale Transformation sensorischer Zustände** (im weiten Sinne die Ergebnisse von Verhalten) **mit motorischen Aktionen**, die bestimmt wird durch die **Physik der Umgebung**:
— Eigenschaften des Skelettmuskelsystems,
— neurale Leitungsfähigkeiten und Verarbeitungseigenschaften und

– Eigenschaften des sensorischen Systems (Wolpert u. Flanagan 2002).

Interne Modelle werden durch verschiedene Lernarten erworben (Wolpert u. Flanagan 2002); sie konstituieren nach Meinung einiger Studien die **Elemente des gesamten Verhaltensrepertoires** eines Individuums (Brugger et al. 2000; Buccino et al. 2004; Funk et al. 2005, Calvo-Merino et al. 2005) und könnten damit die **Inhalte des prozeduralen Gedächtnisses** darstellen. Vermutlich sind gerade **alltägliche Handlungen**, die durch die ständige Beübung prozedural am bekanntesten sind, potenziell am stärksten in internen Handlungen repräsentiert und damit ausschlaggebend für die motorische Kontrolle und Grundlage des motorischen Lernens (Wolpert u. Miall 1996; Wolpert et al. 2003).

Gemäß einigen Theorien (Gallese et al. 1996; Rizzolatti et al. 1996; Rizzolatti u. Arbib 1998; Rizzolatti u. Luppino 2001) könnte das Beobachten einer Handlung mit einem spezifischen Ziel eine **internale Repräsentation der gleichen Handlung** durch das Spiegelneuronensystem auslösen. Diese würde dem Beobachter erlauben, Ziel und damit die Handlungsintention des Akteurs korrekt zu beurteilen, so als wenn er selbst die Handlung aktiv durchführte – denn über das Spiegelneuronensystem wird die gleiche interne Repräsentation erschaffen wie bei der eigenen aktiven Durchführung der gleichen Handlung. Ein **Nachweis für diese Hypothese** findet sich bei der Aktivierung des Spiegelneuronensystems bei Beobachtung einer Handlung mit einem verdeckten, aber zuvor gesehenen Objekt (Umiltà et al. 2001). Eine Zusammenfassung aktueller Studien erlauben Rizzolatti und Sinigaglia (2010), das **parietofrontale Spiegelneuronensystem** als Grundlage der Überführung einer gesehenen Handlung in eine interne Repräsentation mit dem Abgleich zum eigenen Verhaltensrepertoire anzunehmen. Sie gehen davon aus, dass dieser Regelkreis den Beobachter in die Lage versetzt, ein **Ich-perspektivisches Verständnis** für fremde Intentionen und motorische Ziele zu erhalten.

- Handlungskettenmodell

Eine interessante Entwicklung in Bezug auf das **Verständnis fremder Handlungen** besteht im Modell von Chersi et al. (2006, 2007, 2010): Sie basieren ihr **Handlungskettenmodell (Action Chain Model)** auf der Tatsache, dass unterschiedliche Spiegelneurone im parietalen und prämotorischen Kortex auf unterschiedliche Handlungsziele spezialisiert sind (Fogassi et al. 2005; Bonini et al. 2009). Sie gehen davon aus, dass die unterschiedlichen Spiegelneurone in jeweils demjenigen zeitlichen Teil einer Handlung mehr oder weniger stark reagieren, der ihrer **speziellen Aufgabe** entspricht: Demgemäß würde ein **Spiegelneuron mit der Spezialisierung** »Objekt greifen, um es zu essen« bei der Handlung besonders stark feuern und immerhin noch ein wenig bei der Handlung »Objekt greifen, um es abzulegen« während der Greifphase. Damit könnten die Spiegelneurone in einer **kettenartigen Struktur** funktionell miteinander verbunden sein, die kurze habituelle Handlungssequenzen enkodieren könnten. Eine Greifhandlung nach Nahrung würde als Verknüpfung von Reaktionen der spezialisierten Neurone für die Repräsentation von Ausstrecken der Hand, Greifen nach der Nahrung und des weiteren Bewegungsendes wie z. B. Essen oder Ablegen ablaufen.

Verständnis und **Ausführung von motorischen Handlungen** korrespondiert so mit einem Durchlaufen der spezifischen Glieder einer Handlungskette, deren Organisation eine gleichmäßige automatisierbare Ausführung von Handlungen ebenso ermöglicht wie auch die mentale Vorstellung von Handlungen bei Abkoppelung von der tatsächlichen Durchführung und Übertragung beobachteter Bewegungen in diese Handlungsketten bzw. bereits vorhandener »Kettenglieder«, wodurch auch ein **Verständnis fremder Handlungen** möglich wird.

12.4.2 Grundlage für Imitationsverhalten

 Es wird angenommen, dass die Beobachtung von Handlungen interne Repräsentationen der Handlung auslöst und sie sich damit als »erkannt« interpretieren lassen. Dies ist die **Grundlage** für das Durchführen einer Imitation der Handlung.

Allerdings führt die Beobachtung einer Handlung **nicht automatisch** zu einer Imitationshandlung, da vermutlich entweder die zuständigen Motoneurone im Rückenmark selektiv inhibiert werden (Rizzolatti u. Arbib 1998; s.a. Jeannerod 2001) oder die motorische Aktivierung nicht ausreichend ist für eine Reaktion der spinalen Motoneurone (Jeannerod, 2001).

Eine **willkürliche Imitation von Handlungen** wird nur beim **Menschen** als möglich angenommen, obwohl dies auch bei den höheren Primaten diskutiert wird (z.B. Rizzolatti et al. 2004) – allgemein bietet allerdings nur das menschliche Spiegelneuronensystem mit seiner **Fähigkeit**
- der zeitlichen Kodierung beobachteter Handlungen,
- der Kodierung von intransitiven Handlungen und
- der Kodierung von Pantomimehandlungen ohne Objekt,

generell die **Fähigkeit**, **Handlungen in Einzelbewegungen aufzulösen** und somit nicht nur auf die Erkenntnis eines Handlungsziels beschränkt zu sein. Damit kann das Spiegelneuronensystem des Menschen Bewegungssequenzen zum Erreichen eines Handlungsziels nachvollziehen lassen und so die Voraussetzung zu einer echten Imitation der beobachteten Handlung schaffen (Rizzolatti et al. 2004).

> **Unter der Lupe**
> **Nachweis: Beteiligung des Spiegelneuronensystems bei Imitationshandlungen**
> Ein Nachweis der Beteiligung des Spiegelneuronensystems bei Imitationshandlungen ist vor allem durch Bildgebungsstudien belegt (z.B. Iacoboni et al. 1999; Nishitani u. Hari 2000, 2002). Dabei zeigte sich insbesondere die **Aktivierung des Broca-Areals** bei einem vorgegebenen Handlungsziel der Imitationshandlung. Heiser et al. (2003) störten mittels repetitiver TMS vorübergehend das Broca-Areal ihrer Versuchspersonen, was zu einem Defizit in der Imitationsleistung von Fingerbewegungen führte, die nicht auftrat, wenn die Bewegungen eine Reaktion auf räumliche Hinweisreize waren.

12.4.3 Grundlage motorischen Lernens durch Imitation

> Motorisches Lernen mittels Imitationshandlungen betrifft das **Erschaffen von Bewegungsmustern**, die noch nicht als prototypische Bewegungssequenz im prämotorischen Kortex vorliegen.

Eine der ersten Studien zu diesem Sachverhalt in Bezug auf die Spiegelneurone stammt von Buccino (2004), in der Imitationshandlungen nach Beobachtung durchgeführt wurden. Im **fMRT** zeigte sich, dass unter allgemeiner **Beobachtung einer Handlung**

- der Lobulus parietalis inferior,
- der dorsale Bereich des ventralen prämotorischen Kortex und
- der dorsale Bereich der Pars opercularis (Broca-Areal)

aktiv waren, allerdings die stärkste Aktivierung unter der Bedingung mit **nachfolgender Imitationsaufgabe** gemessen wurde. Nach der Interpretation von Rizzolatti und Buccino (2004) fungiert das damit auch bei Imitationsaufgaben aktive Spiegelneuronensystem über die Zerlegung der neuen Bewegungen in jene elementaren Bewegungen, die durch die Spiegelneurone repräsentiert werden. Die Rekombination dieser Bewegungsteile zur geforderten Imitationsbewegung erfolgt schließlich im Areal 46 (Rizzolatti et al. 2004).

> **Unter der Lupe**
> **Metaanalyse: Spiegelneuronensystem**
> Eine Metaanalyse der vorliegenden Ergebnisse zu Imitationsleistungen in Bezug auf das Spiegelneuronensystem bestätigt und ergänzt diese älteren Ergebnisse: Molenberghs et al. (2009) stellten fest, dass die Lobuli parietalis superioris und inferioris wie auch der dorsale prämotorische Kortex bei Imitationshandlungen des Menschen beteiligt sind, allerdings nicht der inferiore Gyrus frontalis. Sie interpretieren ihre Ergebnisse dahingehend, dass neben den klassischen zum Spiegelneuronensystem gehörenden Gebiete weitere parietale und frontale Regionen für die Durchführung von Imitationsverhalten wesentlich sind.

12.4.4 Verständnis interner kognitiver, emotionaler und motivationaler Zustände

> Ähnlich wie beim Verständnis fremder Handlung über die Überführung in eigene internale Repräsentationen wird angenommen, dass auch **fremde kognitive, motivationale und emotionale Zustände** über das Spiegelneuronensystem vermittelt werden.

Auch das Substrat dieser Zustände – affektive Verhaltensweisen wie Manierismen oder Gesichtsausdrücke – wird genauso in interne Modelle überführt, die dann die Interpretation des Gesehenen zulassen (Gallese 2001; Rizzolatti et al. 2001; Gallese et al. 2004; Rizzolatti u. Craighero 2004). Die dahinterstehende Hypothese greift auf die **James-Lange-Theorie** zurück, nach der eigene emotionale Zustände durch die eigenen körperlichen Reaktionen erkannt werden (James 1890).

Neuere Ergebnisse zu dem Thema der sozialen Wahrnehmung beziehen neben den bekannten Regionen des menschlichen Spiegelneuronensystems auch den **somatosensorischen Kortex** mit ein. Hier zeigen sich **Reaktionen** nicht nur bei eigenen Reizwahrnehmungen, sondern auch bei der/beim

- Beobachtung von Handlungen,
- Hören von Handlungsgeräuschen,
- Wahrnehmung von Anzeichen, dass der Akteur Schmerzen erleidet,
- Ansehen von Gesichtsausdrücken, die mit Schmerz verbunden sind und
- Beobachten von Händen oder Füßen in schmerzvollen Situationen.

Damit könnte auch eine **somatosensorische Dimension** bei der Wahrnehmung anderer Menschen eine Rolle spielen (Keysers et al. 2010).

12.4.5 Grundlage der Entwicklung von Kommunikation und Sprache

- **Sprach- und Kommunikationstheorie**

Die Sprach- und Kommunikationstheorie hat in der jüngeren Vergangenheit viel Beachtung gefunden.

- **Entwicklung von Sprache**

Zunächst haben 1998 Rizzolatti und Arbib postuliert, dass das Spiegelneuronensystem eine **evolutionäre Grundlage für die Entwicklung von Sprache** sei. Sie gehen von der neurophysiologischen, neuroanatomischen und zytoarchitektonischen Entsprechung der frontalen Areale des Affen und Menschen aus, dessen **Broca-Feld** wichtige sprachliche Funktionen erfüllt. Ferner finden sich sogar bis zu einem gewissen Grad funktionelle Entsprechungen der betreffenden Areale, lassen sich doch im Broca-Areal auch Aktivierungen bei Hand- und Armbewegungen finden (z. B. Grafton et al. 1996; Rizzolatti u. Arbib 1998; Binkofski et al. 2000; Mühlau et al. 2005; Pulvermüller et al. 2005).

Rizzolatti und Arbib (1998) gründen ihre **Sprachentwicklungstheorie** auf der Fähigkeit, fremde Handlungen zu erkennen und schließlich mit eigenen Handlungen in Deckung zu bringen. Gemäß ihrer Hypothese könnte eine evolutionäre Entwicklung mit der unwillkürlichen Imitation gesehener Handlungen beginnen, die dann vom Akteur bemerkt wurden und eine Verhaltensänderung bei diesem auslösten. Beim Beobachter könnte dies dann zu einer Assoziation zwischen dem eigenen und dem beobachteten Verhalten des Akteurs geführt haben. Eine Fortdauer dieser Fähigkeiten und die weitere Verfeinerung dieser ersten kommunikativen Interaktionen zwischen Individuen könnte aufgrund des evolutionären Vorteils entstanden sein, der durch (Gruppen-)Kommunikation ermöglicht wird. Im Rahmen der evolutionären **Entwicklung der**

Kommunikation gehen Rizzolatti und Arbib (1998) davon aus, dass besonders die Fortentwicklung des Spiegelneuronensystems schließlich beim Menschen zur Entwicklung von Sprache geführt hat, denn es lassen sich im **Broca-Areal** noch immer motorische Leistungen in der Kodierung orolaryngealer, orofazialer und brachiomanualer Handlungen finden (s.o.).

Entwicklung gestischer Kommunikation

Yamazaki et al. (2010) finden ergänzend zu den frühen Ergebnissen der Forschergruppe um Rizzolatti (s.o.) auch bei den Spiegelneuronen im **anterioren Bereich des inferioren Parietalkortex** von Primaten **Reaktionen**, die sie als **Grundlage der Sprachentwicklung** interpretieren: Sie entdeckten, dass
- die dortigen Spiegelneurone unterschiedlich auf die gleichen Handlungen reagieren, wenn sie in unterschiedlichen Kontexten durchgeführt werden, hingegen
- andere Spiegelneurone in diesem Areal in einer gegensätzlichen Art reagieren, wenn eigene und beobachtete Handlungen mit dem gleichen Zweck, aber auf unterschiedliche Weise durchgeführt werden.

Yamazaki et al. gehen davon aus, dass diese Gruppe von Neuronen eine **neuronale Basis** für das Enkodieren der gleichen Semantik verschiedener Handlungsziele über unterschiedliche Durchführungsarten und Kontexte darstellt. Sie vermuten, dass diese unterschiedlichen Repräsentationen von Handlungen durch eine **gemeinsame Handlungssemantik** ein Repertoire von äquivalenten Beziehungen zwischen unterschiedlichen Handlungsweisen aufbaut, so dass die hier gespeicherten Handlungskomponenten **Vorläufer einer Protosprache** darstellen könnten. Diese könnte dann beispielsweise über bedeutungsvolle Gesten, die zur Kommunikation innerhalb einer Gruppe von Individuen entwickelt wurden, eine **Verständigung** zwischen den Mitgliedern ermöglichen.

Entwicklung gesprochener Kommunikation

Pitkärantas (2009) Hypothese ergänzt diese Ansicht im evolutionären Kontext: Durch die **Evolution eines Gehörs**, das speziell auf die Frequenz des gesprochenen Wortes am besten reagiert, konnte die **Entwicklung gesprochener Kommunikation** die gestische Kommunikation ablösen, so dass gleichzeitig lautsprachlich kommuniziert werden kann, während die Hände anderweitig genutzt werden können.

Handlungsbezogene Sprache

Verschiedene Studien konnten mittlerweile zeigen, dass das Wahrnehmen von **bewegungsbezogenen Wörtern** und **Sätzen** neurophysiologische Reaktionen des menschlichen Spiegelneuronensystems auslöst:
- Mittels **fMRT** konnten Tettamanti et al. (2005) zeigen, dass das passive Anhören von Sätzen mit Bezug auf Handlungen von Mund, Hand oder Füßen zu somatotopischen Reaktionen des prämotorischen Kortex führt.
- **TMS**-basierte Studien zeigten indes sowohl Interferenz (Buccino et al. 2005) als auch Verstärkung (Pulvermüller et al. 2005; Oliveri et al. 2004) von Muskelreaktionen der entsprechend betreffenden Effektoren beim Hören spezifischer Handlungssätze oder -worte.

Diese Ergebnisse werden durch verschiedene **behaviorale Studien** ergänzt (z. B. Scorolli u. Borghi 2007, 2009; Boulenger et al. 2006;), die zeigten, dass eine Handlung nach Gabe sprachlicher Stimuli leichter durchgeführt werden kann. In ihrer Anpassung des Kettenmodells der Spiegelneurone (s.o.) an die Sprachproduktion vermuten Chersi et al. (2006, 2010), dass handlungsbezogene Sprache die Aktivierung von Spiegelneuronenketten anstößt, die die betreffenden Handlungen enkodieren.

Autismus

Verschiedene Studien beziehen sich auf Zusammenhänge zwischen dem Spiegelneuronensystem und Autismussymptomen.

> **Autismus** bezeichnet eine tiefgreifende Entwicklungsstörung u.a. mit qualitativer Beeinträchtigung der sozialen Interaktion und Kommunikation (Saß et al. 1996).

Diese **Störung** betrifft grundlegende funktionelle Eigenschaften des Spiegelneuronensystems:
- Imitation,
- planvollen Sprachgebrauch,
- Theory of Mind (Fähigkeit, das eigene Verhalten oder das anderer Menschen durch Zuschreibung mentaler Zustände zu interpretieren) und
- Empathie.

Unter der Lupe

Hypothesen: Autismus
Eine erste **Hypothese** zu diesem Themenkomplex reicht zurück auf die Forschergruppe um Williams (Williams et al. 2001), die vermutet, dass **frühe Entwicklungsstörungen** des Spiegelneuronensystems zu einer ganzen Reihe aufeinander aufbauender Entwicklungsstörungen führt, die schließlich die klinischen Autismussymptome hervorrufen. Bildgebungsverfahren weisen nach, dass **atypische Aktivierungen** von Arealen, die Spiegelneurone enthalten, bei erwachsenen Autisten auftreten:
- Martineau et al. (2010) fanden, dass bei den Patienten eine größere Aktivierung des inferioren frontalen Gyrus bei der Bewegungsbeobachtung auftritt als bei Gesunden, was ihrer Meinung nach ein Kern der sozialen Defizite autistischer Patienten sein könnte.
- Eine Studie von Brang und Ramachandran (2010) ergänzt diese Befunde durch die Hypothese, dass möglicherweise eine **subklinische Temporallappenepilepsie** die dortigen Spiegelneurone und deren Verbindungen zum limbischen System stören könnte, was die Fähigkeit zum Zeigen von Empathie und Introspektion herabsetzte.

▼

> **Fazit:** In ihrer zusammenfassenden Darstellung verschiedener Ergebnisse aus fMRT-, TMS- und EEG-Untersuchungen folgern Perkins et al. (2010) ganz **allgemein**,
> — zum einen, dass eine Dysfunktion des Spiegelneuronensystems **Symptome von Autismus** hervorrufen könnte;
> — zum anderen, dass **Therapien** mit dem Fokus auf Stärkung des Systems – wie angeleiteter Imitation – zu einer **Verbesserung der sozialen Funktionsfähigkeit** führen könnten.

12.5 Zusammenfassung

Das Spiegelneuronensystem zeigt erstmalig neurophysiologische Eigenschaften eines engen Zusammenhangs von Motorik zu Sensorik fremder Motorakte und berücksichtigt dabei die Kongruenz von beiden. Die **funktionellen Möglichkeiten** eines solchen Systems scheinen vielfältig und reichen von der Erfassung und Interpretation fremder Handlungen bis hin zur Entwicklung von Sprachkommunikation. Findet sich beim Tier noch die Möglichkeit der Nervenzellableitung, so stehen beim Menschen überwiegend **Bildgebungsexperimente** im Vordergrund. Diese erlauben funktionale Untersuchungen auch ohne offenes Verhalten oder Introspektion, zeigen aber deutlich, dass
- beim Menschen spiegelneuronische Aktivierungen **erkennbar** sind, und
- möglicherweise erst diese dem Menschen seine **sozialen Funktionen** erlauben.

Noch immer ist das gesamte Potenzial der Spiegelneurone nicht endgültig erfasst, dennoch kann bereits jetzt festgestellt werden, dass ein fehlerhaft funktionierendes oder schlecht ausgebildetes Spiegelneuronensystem beim Menschen zu Einbußen in der sozialen Funktionsfähigkeit wie auch zu Symptomen führt, die als **Autismus** zusammengefasst werden können.

Literatur

Aglioti SM, Pazzaglia M (2010) Representing actions through their sound. Exp Brain Res 206(2): 141-51

Aziz-Zadeh L, Iacoboni M, Zaidel E, Wilson S, Mazziotta J (2004) Left hemisphere motor facilitation in response to manual action sounds. Eur J Neurosci 19(9): 2609-12

Bandura A (1971) Social Learning Theory. General Learning Press, New York

Bangert M, Peschel T, Schlaug G, Rotte M, Drescher D, Hinrichs H, Heinze HJ, Altenmuller E (2006) Shared networks for auditory and motor processing in professional pianists: evidence from fMRI conjunction. Neuroimage 30: 917-926

Behncke L (2004) Mental Skills Training For Sports: A Brief Review. Journal of Sport Psychology 6(1)

Birbaumer N, Schmidt RF (1996) Biologische Psychologie, 6. Aufl. Springer, Berlin

Birbaumer N, Schmidt RF (1998) In: Schmidt RF (Hrsg) Lernen und Gedächtnis. Neuro- und Sinnesphysiologie. Springer, Berlin

Bonini L, Rozzi S, Ugolotti F, Maranesi M, Ferrari PF, Fogassi L (2009) Ventral premotor and inferior parietal cortices make distinct contribution to action organization and intention understanding. Cereb Cortex

Borghi AM, Scorolli C (2009) Language comprehension and hand motion simulation. Hum Mov Sci 28: 12-27

Boulenger V, Roy AC, Paulignan Y, Deprez V, Jeannerod M, Nazir TA (2006) Cross-talk between language processes and overt motor behavior in the first 200 msec of processing. J Cogn Neurosci 18: 1607-1615

Brang D, Ramachandran VS (2010) Olfactory bulb dysgenesis, mirror neuron system dysfunction, and autonomic dysregulation as the neural basis for autism. Med Hypotheses 74(5): 919-21

Brass M, Bekkering H, Wohlschlaeger A, Prinz W (2000) Compatibility between observed and executed finger movements: comparing symbolic, spatial and imitative cues. Brain Cogn 44: 124-143

Brugger P, Kollias SS, Müri RM, Crelier G, Hepp-Reymond MC, Regard M (2000) Beyond re-membering: phantom sensations of congenitally absent limbs. Proc Natl Acad Sci USA 23; 97(11): 6167-72

Buccino G, Binkofski F, Fink GR, Fadiga L, Fogassi L, Gallese V, Seitz RJ, Zilles K, Rizzolatti G, Freund HJ (2001) Action observation activates premotor and parietal areas in a somatotopic manner: an fMRI study. Eur J Neurosci 13(2): 400-4

Buccino G, Binkofski F, Riggio L (2004) The mirror neuron system and action recognition. Brain Lang. May 89(2): 370-6

Buccino G, Riggio L, Melli G, Binkofski F, Gallese V, Rizzolatti G (2005) Listening to action related sentences modulates the activity of the motor system: a combined TMS and behavioral study. Cogn Brain Res 24: 355-363

Calvo-Merino B, Glaser DE, Grezes J, Passingham RE, Haggard P (2005) Action observation and acquired motor skills: an FMRI study with expert dancers. Cereb Cortex 15(8): 1243-1249

Carey DP, Perrett DI, Oram MW (1997) Recognizing, understanding and reproducing actions. In: Jeannerod M, Grafman J (Hrsg) Handbook of Neuropsychology - Action and Cognition, 1. Aufl. Elsevier, Amsterdam. S 111-130

Chersi F, Thill S, Ziemke T, Borghi AM (2010) Sentence processing: linking language to motor chains. Front Neurorobotics 28; 4. pii: 4

Chersi F, Fogassi L, Bonini L, Rizzolatti G, Ferrari PF (2007) Modeling intentional neuronal chains in parietal and premotor cortex. Soc Neurosci Abstr 636.6, DDD23

Chersi F, Mukovskiy A, Fogassi L, Ferrari PF, Erlhagen W (2006) A model of intention understanding based on learned chains of motor acts in the parietal lobe. Comput Neurosci 69, 48

Cochin S, Barthelemy C, Roux S, Martineau J (1999) Observation and execution of movement: similarities demonstrated by quantified electroencephalography. Eur J Neurosci 11(5): 1839-1842

Craighero L, Bello A, Fadiga L, Rizzolatti G (2002) Hand action preparation influences the responses to hand pictures. Neuropsychologia 40(5): 492-502

Cumming J, Hall C, Shambrook C (2004) The Influence of an Imagery Workshop on Athletes Use of Imagery. Journal of Sport Psychology 6(1)

Decety J, Grèzes J, Costes N, Perani D, Jeannerod M, Procyk E, Grassi F, Fazio F (1997) Brain activity during observation of actions. Influence of action content and subject's strategy. Brain 120 (Pt 10): 1763-1777

Di Pellegrino G, Fadiga L et al. (1992) Understanding motor events: a neurophysiological study. Exp Brain Res 91(1): 176-80

Dickstein R, Dunsky A, Marcovitz E (2004) Motor imagery for gait rehabilitation in post-stroke hemiparesis. Phys Ther 84: 1167-1177

Enticott PG, Kennedy HA, Bradshaw JL, Rinehart NJ, Fitzgerald PB (2010) Understanding mirror neurons: evidence for enhanced

corticospinal excitability during the observation of transitive but not intransitive hand gestures. Neuropsychologia 48(9): 2675-80
Ertelt D (2009) Das kortikale System der Objektinteraktion. Hippocampus, Bad Honnef
Fadiga L, Craighero L, Buccino G, Rizzolatti G (2002) Speech listening specifically modulates the excitability of tongue muscles: a TMS study. Eur J Neurosci 15: 399-402
Fadiga L, Fogassi L et al. (1995) Motor facilitation during action observation: a magnetic stimulation study. J Neurophysiol 73(6): 2608-11
Feltz DL, Landers DM (1983) The effects of mental practice on motor skills, learning and performance: a meta-analysis. Journal of Sport Psychology 5: 25-57
Ferrari PF, Gallese V, Rizzolatti G, Fogassi L (2003) Mirror neurons responding to the observation of ingestive and communicative mouth actions in the monkey ventral premotor cortex. Eur J Neurosci 17(8): 1703-1714
Ferrari PF, Rozzi S, Fogassi L (2005) Mirror neurons responding to observation of actions made with tools in monkey ventral premotor cortex. J Cogn Neurosci 17: 212-226
Fogassi L, Ferrari PF, Gesierich B, Rozzi S, Chersi F, Rizzolatti G (2005) Parietal lobe: from action organization to intention understanding. Science 308: 662-667
Fogassi L, Gallese V, Fadiga L, Rizzolatti G (1998) Neurons responding to the sight of goal-directed hand/arm actions in the parietal area PF (7b) of the macaque monkey. Soc Neurosci Abstr 24: 654
Funk M, Shiffrar M, Brugger P (2005) Hand movement observation by individuals born without hands: phantom limb experience constrains visual limb perception. Exp Brain Res 164: 341-346
Gaggioli A, Morganti F et al. (2004) Training with computer-supported motor imagery in post-stroke rehabilitation. Cyberpsychol Behav 7(3): 327-32
Galati G, Committeri G, Spitoni G, Aprile T, Di Russo F, Pitzalis S, Pizzamiglio L (2008) A selective representation of the meaning of actions in the auditory mirror system. Neuroimage 15; 40(3): 1274-86
Gallese V, Fogassi L, Fadiga L, Rizzolatti G (2002) Action representation and the inferior parietal lobule. In: Prinz W, Hommel B (Hrsg). Attention & Performance XIX. Common mechanisms in perception and action. Oxford University Press, Oxford. pp 334-355
Gallese V (2001) The >>Shared Manifold<< Hypothesis: from mirror neurons to empathy. Journal of Consciousness Studies 8, Nr. 5-7: 33-50
Gallese V, Fadiga L, Fogassi L, Rizzolatti G (1996) Action recognition in the premotor cortex. Brain 119: 593-609
Gallese V, Keysers C, Rizzolatti G (2004) A unifying view of the basis of social cognition. Trends Cogn Sci Sep 8(9): 396-403
Gangitano M, Mottaghy FM, Pascual-Leone A (2004) Modulation of premotor mirror neuron activity during observation of unpredictable grasping movements. Eur J Neurosci 20(8): 2193-202
Gazzola V, Aziz-Zadeh L, Keysers C (2006) Empathy and the somatotopic auditory mirror system in humans. Curr Biol 19; 16(18): 1824-9
Gentili R, Papaxanthis C, Pozzo T (2006) Improvement and generalization of arm motor performance through motor imagery practice. Neuroscience 137(3): 761-772
Grafton ST, Arbib MA, Fadiga L, Rizzolatti G (1996) Localization of grasp representations in humans by positron emission tomography. 2. Observation compared with imagination. Exp Brain Res 112(1): 103-11
Grèzes J, Decety J (2001) Functional anatomy of execution, mental simulation, observation, and verb generation of actions: a meta-analysis. Hum Brain Mapp 12(1): 1-19
Grèzes J, Decety J (2001) Functional anatomy of execution, mental simulation, observation, and verb generation of actions: a meta-analysis. Hum Brain Mapp 12(1): 1-19
Grèzes J, Armony JL, Rowe J, Passingham RE (2003) Activations related to mirror and canonical neurones in the human brain: an fMRI study. Neuroimage 18(4): 928-937
Grèzes J, Costes N, Decety J (1998) Top down effect of the strategy to imitate on the brain areas engaged in perception of biological motion: a PET investigation. Cogn Neuropsychol 15: 553-582
Hall CR, Munroe-Chandler KJ, Cumming J, Law B, Ramsey R, Murphy L (2009) Imagery and observational learning use and their relationship to sport confidence. J Sports Sci 15; 27(4): 327-37
Har R, Forss N, Avikainen S, Kirveskari E, Salenius S, Rizzolatti G (1998) Activation of human primary motor cortex during action observation: a neuromagnetic study. Proc Natl Acad Sci USA 95(25): 15061-5
Hayes SJ, Elliott D, Bennett SJ (2010) General motor representations are developed during action-observation. Exp Brain Res 204(2): 199-206
Heiser M, Iacoboni M, Maeda F, Marcus J, Mazziotta JC (2003) The essential role of Broca's area in imitation. Eur J Neurosci 17(5): 1123-1128
Holmes P, Calmels C (2008) A neuroscientific review of imagery and observation use in sport. J Mot Behav 40(5): 433-45
Iacoboni M, Dapretto M (2006) The mirror neuron system and the consequences of its dysfunction. Nat Rev Neurosci 7(12): 942-51
Iacoboni M, Woods RP, Brass M, Bekkering H, Mazziotta JC, Rizzolatti G (1999) Cortical mechanisms of human imitation. Science 286(5449): 2526-8
Jackson PL, Lafleur MF, Malouin F, Richards C, Doyon J (2001) Potential role of mental practice using motor imagery in neurologic rehabilitation. Arch Phys Med Rehabil 82(8): 1133-1141
James W (1890) The Principles of Psychology, 2 Bände. Holt and Macmillan, New York London
Jeannerod M (2001) Neural simulation of action: a unifying mechanism for motor cognition. Neuroimage 14(1 Pt 2): 103-109
Jeannerod M, Arbib MA, Rizzolatti G, Sakata H (1995) Grasping objects: the cortical mechanisms of visuomotor transformation,. Trends Neurosci 18: 314- 320
Keysers C, Kaas JH, Gazzola V (2010) Somatosensation in social perception. Nat Rev Neurosci 11(6): 417-28
Klöppel R (1996) Mentales Training für Musiker. Bosse, Kassel
Koch G, Versace V, Bonnì S, Lupo F, Gerfo EL, Oliveri M, Caltagirone C (2010) Resonance of cortico-cortical connections of the motor system with the observation of goal directed grasping movements. Neuropsychologia 48(12): 3513-20
Kohler E, Keysers C, Umiltà MA, Fogassi L, Gallese V, Rizzolatti G (2002) Hearing sounds, understanding actions: action representation in mirror neurons. Science 297(5582): 846-848
Lacourse MG, Turner JA, Randolph-Orr E, Schandler SL, Cohen MJ (2004) Cerebral and cerebellar sensorimotor plasticity following motor imagery-based mental practice of a sequential movement. J Rehabil Res Dev 41(4): 505-524
Logothetis NK, Wandell BA (2004) Interpreting the BOLD signal. Annu Rev Physiol 66: 735-769
Martin KA, Moritz SE, Hall CR (1999) Imagery use in sport: A literature review and applied model. The Sport Psychologist 13: 245-268
Martineau J, Andersson F, Barthélémy C, Cottier JP, Destrieux C (2010) Atypical activation of the mirror neuron system during perception of hand motion in autism. Brain Res 12; 1320: 168-75
Molenberghs P, Cunnington R, Mattingley JB (2009) Is the mirror neuron system involved in imitation? A short review and meta-analysis. Neurosci Biobehav Rev 33(7): 975-80

Mühlau M, Hermsdorfer J et al. (2005) Left inferior parietal dominance in gesture imitation: an fMRI study. Neuropsychologia 43(7): 1086-98

Mukamel R, Ekstrom AD, Kaplan J, Iacoboni M, Fried I (2010) Single-Neuron Responses in Humans during Execution and Observation of Actions. Curr Biol (April 7)

Mukamel R, Gelbard H, Arieli A, Hasson U, Fried I, Malach R (2005) Coupling between neuronal firing, field potentials, and fMRI in human auditory cortex. Science 309: 951-4

Mulder T, Zijlstra S, Zijlstra W, Hochstenbach J (2004) The role of motor imagery in learning a totally novel movement. Exp Brain Res 154(2): 211-217

Nicholls AR, Polman RCJ (2005) The Effects of Individualized Imagery Interventions on Golf Performance and Flow States. Journal of Sport Psychology 7, 1

Nishitani N, Hari R (2000) Temporal dynamics of cortical representation for action. Proc Natl Acad Sci USA 97(2): 913-8

Nishitani N, Hari R (2002) Viewing lip forms: Cortical dynamics. Neuron 36: 1211-1220

Oliveri M, Finocchiaro C, Shapiro K, Gangitano M, Caramazza A, Pascual-Leone A (2004) All talk and no action: a transcranial magnetic stimulation study of motor cortex activation during action word production. J Cogn Neurosci 16: 374-381

Pascual-Leone A., Nguyet D et al. (1995) Modulation of muscle responses evoked by transcranial magnetic stimulation during the acquisition of new fine motor skills. J Neurophysiol 74(3): 1037-45

Perkins T, Stokes M, McGillivray J, Bittar R (2010) Mirror neuron dysfunction in autism spectrum disorders. J Clin Neurosci 17(10): 1239-43

Perrett DI, Harries MH, Bevan R, Thomas S, Benson PJ, Mistlin AJ, Chitty AJ, Hietanen JK, Ortega JE (1989) Frameworks of analysis for the neural representation of animate objects and actions. J Exp Biol 146: 87-113

Pitkäranta A (2009) Evolution of speech and hearing. Duodecim 125(18): 2023-9

Pulvermüller F, Hauk O, Nikulin VV, Ilmoniemi RJ (2005) Functional links between motor and language systems. Eur J Neurosci 21: 793-797

Raos V, Umiltà MA, Murata A, Fogassi L, Gallese V (2006) Functional properties of grasping-related neurons in the ventral premotor area F5 of the macaque monkey. J Neurophysiol 95(2): 709-29

Richardson A (1967) Mental practice: a review and discussion. II. Res Q 38(2): 263-73

Rizzolatti G, Sinigaglia C (2010) The functional role of the parieto-frontal mirror circuit: interpretations and misinterpretations. Nat Rev Neurosci 11(4): 264-74

Rizzolatti G, Luppino G (2001) The cortical motor system. Neuron 31(6): 889-901

Rizzolatti G, Arbib MA (1998) Language within our grasp. Trends Neurosci 21(5): 188-194

Rizzolatti G, Craighero L (2004) The mirror-neuron system. Annu Rev Neurosci 27: 169-192

Rizzolatti G, Luppino G (2001) The cortical motor system. Neuron 31(6): 889-901

Rizzolatti G, Fadiga L et al. (1996a) Localization of grasp representations in humans by PET: 1. Observation versus execution. Exp Brain Res 111(2): 246-52

Rizzolatti G, Fadiga L, Gallese V, Fogassi L (1996b) Premotor cortex and the recognition of motor actions. Cogn Brain Res 3(2): 131-41

Saß H, Wittchen HU, Zaudig M (1996) Diagnostisches und Statistisches Manual Psychischer Störungen DSM-IV. Hogrefe, Göttingen

Schippers MB, Gazzola V, Goebel R, Keysers C (2009) Playing charades in the fMRI: are mirror and/or mentalizing areas involved in gestural communication? PLoS One 27; 4(8): e6801

Schippers MB, Roebroeck A, Renken R, Nanetti L, Keysers C (2010) Mapping the information flow from one brain to another during gestural communication. Proc Natl Acad Sci USA 107(20): 9388-93

Scorolli C, Borghi AM (2007) Sentence comprehension and action: effector specific modulation of the motor system. Brain Res 1130: 119-124

Smith OJM (1959) A controller to overcome dead time. ISA Journal 6: 28-33

Stefan K, Cohen LG, Duque J, Mazzocchio R, Celnik P, Sawaki L, Ungerleider L, Classen J (2005) Formation of a motor memory by action observation. J Neurosci 25: 9339-9346

Tettamanti M, Buccino G, Saccuman MC, Gallese V, Danna M, Scifo P, Fazio F, Rizzolatti G, Cappa SF, Perani D (2005) Listening to action-related sentences activates fronto-parietal motor circuits. J Cogn Neurosci 17: 273-281

Umiltà MA, Kohler E, Gallese V, Fogassi L, Fadiga L, Keysers C, Rizzolatti G (2001) I know what you are doing. a neurophysiological study. Neuron 31(1): 155-165

Whetstone TS (1995) Enhancing Psychomotor Skill Development Through the Use of Mental Practice. Journal of Industrial Teacher Education 32(4)

Williams JH, Whiten A, Suddendorf T, Perrett DI (2001) Imitation, mirror neurons and autism. Neurosci Biobehav Rev 25(4): 287-95

Wolpert DM, Flanagan JR (2002) Sensorimotor Learning. in Arbib, E. (Hrsg.) The Handbook of Brain Theory and Neural Networks, 2. Aufl. MIT Press, Cambridge; S 1020-1023

Wolpert DM, Miall RC (1996) Forward Models for Physiological Motor Control. Neural Netw 9(8): 1265-1279

Wolpert DM, Doya K, Kawato M (2003) A unifying computational framework for motor control and social interaction. Philos Trans R Soc Lond B Biol Sci 358(1431): 593-602

Yágüez L, Nagel D et al. (1998) A mental route to motor learning: improving trajectorial kinematics through imagery training. Behav Brain Res 90(1): 95-106

Yamazaki Y, Yokochi H, Tanaka M, Okanoya K, Iriki A (2010) Potential role of monkey inferior parietal neurons coding action semantic equivalences as precursors of parts of speech. Soc Neurosci 5(1): 105-17

Funktionelle kortikale Korrelate der Handfunktion

13.1 Funktionelle Bildgebung von Handfunktionsstörungen nach Schlaganfall – 416
C. Grefkes, G.R. Fink
13.1.1 Funktionelle Bildgebung – 416
13.1.2 Veränderungen in neuralen Netzwerken nach Schlaganfall – 418
13.1.3 Zusammenfassung – 422

13.2 Virtuelle Läsionsstudien (TMS und rTMS) – 425
D.A. Nowak
13.2.1 Anatomische Vorbemerkungen – 425
13.2.2 Transkranielle Magnetstimulation und repetitive transkranielle Magnetstimulation – 425
13.2.3 Funktionelle kortikale Korrelate des menschlichen Greifens – 427
13.2.4 Zusammenfassung – 431

13.1 Funktionelle Bildgebung von Handfunktionsstörungen nach Schlaganfall

C. Grefkes, G.R. Fink

Das **motorische System** besteht aus einem komplexen Netzwerk kortikaler und subkortikaler Areale, in dem neuronale Populationen durch erregende und hemmende Mechanismen miteinander in Interaktion stehen. Dieses hoch dynamische System wird durch externe und interne Faktoren moduliert, die schließlich die sensorische Wahrnehmung, die Aufmerksamkeit und das motorische Verhalten kontrollieren. Während die Beobachtung solcher Prozesse im Tierexperiment meist mit invasiven Methoden erfolgt (z. B. direkte Ableitung lokaler Feldpotenziale über intrakortikale Elektroden), sind die Möglichkeiten beim Menschen für invasive Messungen neuronaler Aktivität sehr beschränkt. Hier bieten **nicht-invasive Bildgebungsverfahren** wie
- die Positronen-Emissions-Tomographie (PET) oder
- die funktionelle Magnetresonanztomographie (fMRT)

eine wichtige Brücke zur Erforschung struktureller und funktioneller Plastizitätsvorgänge am lebenden menschlichen Gehirn.
Eine **strukturelle Läsion aufgrund eines Schlaganfalls** kann die komplexe Balance erregender und hemmender Einflüsse im motorischen Netzwerk kritisch stören. Eine ischämische Läsion wirkt sich nicht nur direkt auf die absteigenden motorischen Nervenbahnen (d.h. den Tractus corticospinalis) aus, sondern auch auf die funktionelle Netzwerkstruktur entfernter kortikaler Areale beider Hemisphären. Bildgebungsstudien mit fMRT und PET haben übereinstimmend gezeigt, dass **Bewegungen der vom Schlaganfall betroffenen Hand** verbunden sind mit gesteigerter neuraler Aktivität in der kontraläsionellen, d.h. »gesunden« Hemisphäre, was in altersspassenden Kontrollgruppen nicht zu beobachten ist. Jedoch kann die funktionelle Signifikanz der aktivierten Areale in der nicht betroffenen Hemisphäre zur Bewegung der paretischen Hand – d.h. unterstützend, unspezifisch oder sogar störend – nicht aus klassischen bildgebenden Experimenten gefolgert werden.

Das Wissen, **wo** funktionelle Zustände unterschiedliche Niveaus neuraler Aktivität verursachen, sagt uns nicht, **wie** eine bestimmte Region mit anderen Regionen in Interaktion steht, die allesamt das Verhalten modulieren. Solche Fragestellungen können besser mit **Modellen der funktionellen** oder **effektiven Konnektivität** beantwortet werden, die in den letzten Jahren auch zur Interpretation neuronaler Veränderung bei Schlaganfallpatienten eingesetzt worden sind. Eine solche Systemperspektive auf Hirnnetzwerke ermöglicht neue Einblicke in die Pathophysiologie von Defiziten nach einem Schlaganfall und auf die Einflüsse von therapeutischen Maßnahmen zur Interferenz mit pathologischen Hirnnetzwerken.

13.1.1 Funktionelle Bildgebung

Die ersten Erkenntnisse über die Lokalisation motorischer Funktionen wurden aus klinischen Studien bzw. intraoperativen Stimulationsstudien abgeleitet (Hughlings-Jackson 1886; Foerster 1936; Penfield u. Rasmussen 1952). Mit der **Einführung der funktionell bildgebenden Verfahren** wurde die Erforschung motorischer Hirnfunktionen revolutioniert (Fink et al. 1997; Olesen 1971; Raichle et al. 1976; Lassen et al. 1977).

Positronen-Emissions-Tomographie (PET)

Bereits frühe Untersuchungen mit dem Verfahren der Positronen-Emissions-Tomographie (PET) haben die **Rolle prämotorischer Areale** für die Vorbereitung einer Handbewegung nachweisen können (Roland et al. 1980): Bei der durch inhalierte oder injizierte radioaktiv markierte Moleküle werden Änderungen im Energie- und Perfusionsbedarf von Hirnregionen gemessen.

Magnetresonanztomographie (MRT)

Ein weiterer Meilenstein für nicht-invasive Untersuchung von Hirnfunktionen war die Entdeckung des **BOLD-Effekts** (»blood oxygenation level dependent«-Effekt) im Magnetresonanztomographen (MRT) durch Seiji Ogawa et al. (1990): In starken Magnetfeldern führen insbesondere Konzentrationsveränderungen des paramagnetischen Desoxyhämoglobins infolge erhöhter Sauerstoffausschöpfung bei gesteigerter metabolischer Aktivität von Neuronen und anschließender Perfusionszunahme zu **Veränderungen der magnetischen Gewebesuszeptibilität** (Gewebereaktionsfähigkeit), welche mit geeigneten MRT-Sequenzen messbar sind (Ogawa et al. 1990).

Der BOLD-Effekt ist hoch korreliert mit lokalen Feldpotenzialen von Neuronenpopulationen und stellt somit ein indirektes Maß für die neuronale Aktivität dar (Logothetis et al. 2001). Dieses auch als **funktionelle Magnetresonanztomographie (fMRT)** bezeichnete Verfahren erlaubt nicht nur, Hirnfunktionen nicht-invasiv mit einer räumlichen Auflösung von wenigen Millimetern zu lokalisieren, sondern auch die Berechnung von Interaktionsstärken von Arealen während eines bestimmten neuronalen Zustands (Friston 1994; Horwitz et al. 1998; Fox u. Raichle 2007).

> Wichtig ist zu betonen, dass **erhöhte BOLD-Aktivität** oder Perfusionsmaße **keine Rückschlüsse** darüber erlauben, ob es sich dabei um einen erhöhten Metabolismus infolge exzitatorischer oder inhibitorischer Phänomene handelt (Logothetis 2008).

Konnektivitätsmodelle in der funktionellen Bildgebung

> **Funktionelle Integration** in zerebralen Netzwerken kann auf zweierlei Arten beschrieben werden, als
> - funktionelle Konnektivität und
> - effektive Konnektivität.

- **Funktionelle Konnektivität**

> **Definition**
>
> **Funktionelle Konnektivität** ist operational definiert als die temporale Korrelation (oder Kovarianz) zwischen räumlich entfernten neurophysiologischen Prozessen (Friston 1994).

Die **These** hinter diesem Konnektivitätsansatz ist die Vermutung, dass Areale Komponenten desselben Netzwerks sind, wenn ihre Zeitreihen konsistent korrelieren.

Berechnung funktioneller Konnektivität
Ein einfacher Weg zur Berechnung funktioneller Konnektivität in Zeitreihen bildgebender Verfahren ist die Definition einer **Region of Interest** (**ROI**; z. B. primär-motorischer Kortex), welche als Referenz zur Identifizierung derjenigen Voxel im Hirn dient, die korrelierte Aktivität mit dieser ROI aufweisen (Horwitz et al. 1998).

Andere Ansätze zur funktionellen Konnektivität nutzen zur **Charakterisierung kohärenter Hirnaktivität**
- Voxel-basierte Hauptkomponentenanalysen (PCA),
- Eigenbildanalysen oder
- unabhängige Komponentenanalysen (Friston et al. 1993; Fox u. Raichle 2007; Horwitz et al. 1998; Friston 2002b).

Bei der **Interpretation** dieser Verfahren ist jedoch zu beachten, dass quasi alle Ansätze zur funktionellen Konnektivität keine direkten Einblicke erlauben, wie Korrelationen vermittelt werden.

- **Effektive Konnektivität**

Die funktionelle Integration in einem räumlich verteilten Netzwerk wird besser durch Schätzungen der effektiven Konnektivität beschrieben, die sich explizit auf den **Einfluss** bezieht, den ein neurales System auf ein anderes ausübt (Friston 1994).

> **Definition**
>
> **Effektive Konnektivität** ist definiert als der Einfluss, den ein Areal auf die Aktivität eines anderes Areals ausübt (Friston 1994). Es handelt sich hierbei um gerichtete und somit kausale Einflüsse, welche unter den Annahmen eines bestimmten Modells berechnet werden.

Berechnung effektiver Konnektivität
Die **mathematische Basis** nahezu aller Modelle effektiver Konnektivität findet sich in der allgemeinen Zustandsgleichung nicht autonomer deterministischer Systeme, welche eine kausale Beschreibung darüber erlaubt, wie Dynamiken in nicht autonomen Systemen (d.h. Systemen, die Energie oder Materie mit ihrer Umgebung austauschen) aus ihrer Systemstruktur heraus resultieren (Friston et al. 2003; Stephan et al. 2007b).

> **Definition**
>
> Ein **System** ist als ein Set interagierender Elemente (z. B. einzelne Neurone oder Neuronenpopulationen in Arealen) mit zeitvarianten Eigenschaften (z. B. neurophysiologische Eigenschaften wie Membranpotenziale oder – allgemeiner – neurale Aktivität) definiert, die durch externe Faktoren (z. B. sensorische Stimulationen) beeinflusst werden.

Demzufolge können **Modelle effektiver Konnektivität** auf dem Niveau einzelner Synapsen (»synaptic efficacy«) und groß angelegter Netzwerke angewendet werden, z. B. für
- das motorische System,
- das sensorische System,
- das Sprachsystem und
- andere kognitive Hirnsysteme.

> Im Gegensatz zur funktionellen Konnektivität gibt es **keine allgemeine mathematische Definition** für effektive Konnektivität.

Eine Reihe von **Ansätzen**, wie
- regressionsähnliche Modelle (z. B. psychophysiologische Interaktionen),
- Strukturgleichungsmodelle,
- Granger-Kausalitäten oder
- dynamisch-kausale Modelle,

können zur **Schätzung** von aktivitäts- und zeitabhängigen Interaktionen zwischen Hirnarealen genutzt werden (Friston et al. 2003; McIntosh u. Gonzalez-Lima 1994; Friston 2002a; Roebroeck et al. 2005). Dies bedeutet auch, dass die **Validität** von Berechnungen effektiver Konnektivität letztendlich durch die Validität des verwendeten Modells bestimmt wird (Friston 1994).

Dynamic Causal Modelling (DCM)
Ein neuer Ansatz zur Berechnung effektiver Konnektivität ist **Dynamic Causal Modelling** (**DCM**) (Friston et al. 2003). Dieser Ansatz verwendet ein neuronales Modell von Netzwerkinteraktionen, mit dessen Hilfe neurobiologische Hypothesen zur effektiven Konnektivität zwischen Hirnarealen berechnet werden können. Ein wichtiger **Vorteil** von DCM gegenüber anderen Konnektivitätsmodellen ist die Tatsache, dass DCM nicht auf dem Niveau des fMRT-Signals arbeitet (welches ein langsames und regional inhomogenes vaskuläres Signal ist), sondern vielmehr ein biophysikalisch validiertes hämodynamisches Vorwärtsmodell zur Berechnung des zugrunde liegenden neuronalen Signals nutzt. DCM unterscheidet zwischen endogenen, kontextabhängigen und direkten Auswirkungen von Stimuli/Bedingungen auf interregionale Konnektivität und bietet somit eine direkte Analogie zu elektrophysiologischen Studien einzelner Neurone (Sherman u. Guillery 1998; Stephan et al. 2007a).

13.1.2 Veränderungen in neuralen Netzwerken nach Schlaganfall

In der **akuten Phase** eines Schlaganfalls erleiden mehr als zwei Drittel der Patienten **motorische Symptome**, z. B.
- eine (Hemi-)Parese oder
- den Verlust der Fingerfertigkeit (Kwakkel et al. 2002).

Nach der akuten Phase einer Ischämie ist die Erholung von neurologischen Defiziten vorwiegend durch **neuronale Reorganisation** gekennzeichnet, welche Wochen bis Monate andauern kann. Dennoch bleibt bei vielen Schlaganfallpatienten ein **dauerhaftes motorisches Defizit** bestehen, welches ihre Aktivitäten im täglichen Leben trotz optimaler medizinischer und rehabilitativer Therapie beeinträchtigt (Kwakkel et al. 2002).

Ipsi- und kontraläsionelle Hemisphäre
Funktionelle Bildgebungsexperimente mittels PET oder fMRT haben übereinstimmend **Änderungen kortikaler Aktivierungsmuster** in der **subakuten** oder **chronischen Phase** aufdecken können (Abb. 13.1).

> Schlaganfallpatienten zeigen typischerweise **pathologisch erhöhte neurale Aktivität** in einer Reihe von Arealen, sowohl
> - in der geschädigten (**ipsiläsionellen**) Hemisphäre als auch
> - in der gesunden (**kontraläsionellen**) Hemisphäre (Chollet et al. 1991; Gerloff et al. 2005; Ward et al. 2003; Grefkes et al. 2008b).

Unter der Lupe
Änderungen kortikaler Aktivierungsmuster
Longitudinale fMRT-Studien haben gezeigt, dass in den **ersten Wochen** nach einer zerebralen Ischämie die neurale Aktivität motorischer Areale beider Hemisphären erhöht ist und dann im Verlauf eines Jahres, vor allem bei Patienten mit guter motorischer Erholung, auf das Niveau von gesunden Kontrollprobanden zurückgeht. (Ward et al. 2003; Tombari et al. 2004; Rehme et al. 2010). Hierbei korrelieren die Aktivitätslevel einiger Regionen des motorischen Systems mit der motorischen Leistung der betroffenen Hand; z. B. zeigten Johansen-Berg et al. (2002a):
- **Trainingsinduzierte Verbesserungen** der motorischen Leistung bei chronisch kranken Schlaganfallpatienten (d. h. Patienten mit persistierenden Defiziten mindestens 6 Monate nach dem Infarkt) infolge kortikaler oder subkortikaler Läsionen sind mit einem **Anstieg der neuralen Aktivität** im ipsiläsionellen dorsal-prämotorischen Kortex (dPMC) verknüpft.
- Eine **Störung der dPMC-Aktivität** durch transkranielle Magnetstimulation (TMS) über der ipsi- oder kontraläsionellen Hemisphäre kann zu einer **Verschlechterung** der motorischen Leistung der paretischen Hand von Schlaganfallpatienten führen, was bei dPMC-Stimulation von gesunden Kontrollprobanden nicht auftritt (Johansen-Berg et al. 2002b; Fridman et al. 2004).

▼

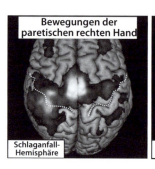
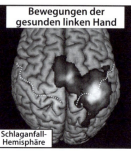

n = 12

Abb. 13.1 BOLD-Aktivität (Gruppenanalyse, P<0,05, korrigiert für multiple Vergleiche) bei Faustschlussbewegungen der paretischen (linkes Bild) und der nicht betroffenen Hand (rechtes Bild) bei Patienten mit subkortikalen Infarkten 6 Monate post insultum. **Gestrichelte Linie:** Sulcus centralis

Fazit: Diese Erkenntnisse legen einen kausalen Zusammenhang zwischen der Aktivität prämotorischer Areale und der Wiederherstellung der Funktion der betroffenen Hand nahe.

Kontraläsioneller primär-motorischer Kortex (M1)
Im Gegensatz dazu verbleibt die Rolle des kontraläsionellen primär-motorischen Kortex (M1) für die Erholung der Motorik kontrovers.

Unter der Lupe
Rolle des kontraläsionellen primär-motorischen Kortex (M1) für die Erholung der Motorik
Frühe Phase nach Schlaganfall
Rehme et al. (2010) zeigten, dass eine **Erhöhung der kontraläsionellen M1-Aktivität** während der **ersten 10 Tage** nach einem Schlaganfall mit dem Grad der Verbesserung motorischer Parameter positiv korreliert, insbesondere bei Patienten mit initial stärker ausgeprägten motorischen Defiziten (Abb. 13.2). Diese Aktivitätsänderungen lassen auf eine unterstützende Rolle von M1 zur Wiederherstellung motorischer Funktionen in der frühen Phase nach Schlaganfall schließen.
Chronische Phase nach Schlaganfall
Für die chronische Phase sind die Befunde zum Teil widersprüchlich. Lotze et al. (2006) zeigten, dass eine **Störung der kontraläsionellen M1-Aktivität** durch transkranielle Magnetstimulation (TMS) eine motorische Verschlechterung der betroffenen Hand bei chronisch kranken Schlaganfallpatienten (>8 Monate post insultum) mit **Infarkten der Capsula interna** bewirken kann.
Hemmung der kontraläsionellen M1-Erregbarkeit
Andere Studien ergaben jedoch gegenteilige Ergebnisse bezüglich des Einflusses des kontraläsionellen M1 auf die motorischen Funktionen der paretischen Hand: Von verschiedenen Autoren konnte gezeigt werden, dass eine Hemmung der kontraläsionellen M1-Erregbarkeit durch **repetitive TMS- (rTMS-)Protokolle** in der

▼

Leicht betroffene Patienten (initialer ARAT: 43-55)

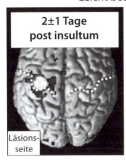
2±1 Tage post insultum
Läsionsseite

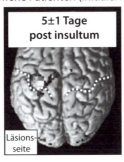
5±1 Tage post insultum
Läsionsseite

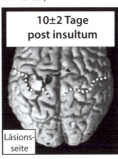
10±2 Tage post insultum
Läsionsseite

Schwerer betroffene Patienten (initialer ARAT: 0-38)

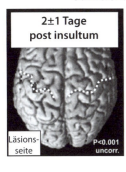
2±1 Tage post insultum
Läsionsseite
P<0.001 uncorr.

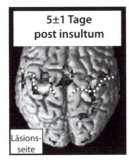
5±1 Tage post insultum
Läsionsseite

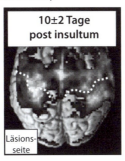
10±2 Tage post insultum
Läsionsseite

Abb. 13.2 BOLD-Aktivität bei Faustschlussbewegungen der paretischen Hand zu verschiedenen Zeitpunkten nach Schlaganfall ($P<0{,}05$, korrigiert für multiple Vergleiche). **Obere Reihe:** Aktivitätsänderungen über die Zeit bei motorisch leicht betroffenen Patienten (n=6). **Untere Reihe:** Aktivitätsänderungen über die Zeit bei motorisch schwer betroffenen Patienten (n=5). **Gestrichelte Linie:** Sulcus centralis (nach Rehme et al. 2010)

- subakuten Phase (1–4 Monate nach Schlaganfall; Nowak et al. 2008),
- subakuten bis chronischen Phase (<12 Monate; Mansur et al. 2005) oder
- chronischen Phase nach einem Infarkt (7–54 Monate; Takeuchi et al. 2005)

zu einer **Verbesserung** der motorischen Leistung der betroffenen Hand führen kann. Die Wirksamkeit **niedrigfrequenter rTMS-Protokolle** scheint nicht von individuellen Faktoren wie Zeit nach Schlaganfall oder Läsionsort (z. B. kortikal, subkortikal) abzuhängen.

Eine kombinierte **Offline-TMS-fMRT-Studie** zeigte dagegen, dass speziell solche Patienten von einer Hemmung kontraläsioneller M1-Aktivität profitieren können, die eine **bewegungsabhängige Überaktivität im kontraläsionellen Gyrus praecentralis**, d.h. dem Kortex unterhalb der rTMS-Stimulationsstelle aufweisen (Nowak et al. 2008). Daher könnte eine erhöhte Aktivität im kontraläsionellen M1 einen negativen Einfluss auf das Zusammenspiel derjenigen motorischen Areale haben, welche die paretische Hand steuern.

■ Kortikospinaler Trakt

Schlaganfallpatienten, die unter motorischen Symptomen leiden, zeigen oft Schädigungen des kortikospinalen Trakts. Hierbei weisen nicht nur Neurone in M1, sondern auch Neurone in **höheren motorischen Arealen**, z. B. im
- lateral-prämotorischen Kortex (PMC) und
- supplementär-motorischen Areal (SMA),

direkte **kortikospinale Verbindungen** zu den α-Motoneuronen im Vorderhorn des Rückenmarks auf (Dum u. Strick 2002). Der Anteil von SMA-Axonen am gesamten kortikospinalen Trakt beträgt mindestens 10% (Nachev et al. 2008).

Auch andere prämotorische Areale besitzen direkte Projektionen v.a. zum **spinalen Zervikalmark**, so dass insbesondere **Arm-** und **Handbewegungen** durch prämotorische Areale direkt beeinflusst werden. Dies bedeutet
- zum einen, dass auf diesem Weg Schädigungen von M1-Neuronen bzw. deren Axonen kompensiert werden könnten,
- zum anderen, dass der Grad der motorischen Behinderung nach einem Schlaganfall von der Anzahl der geschädigten kortikospinalen Axone abhängt.

Auch das **Potenzial zur motorischen Funktionserholung** hängt direkt vom Ausmaß der Schädigung des kortikospinalen Trakts ab: Je mehr M1-Axone durch eine Ischämie geschädigt werden, desto weniger erfolgreich ist die motorische Erholung, und desto stärker ist die Rekrutierung sekundärmotorischer Areale wie SMA oder PMC zur Kompensation der M1-Defizienz (Newton et al. 2006; Ward et al. 2006; Stinear et al. 2007).

Veränderungen der funktionellen Konnektivität nach Schlaganfall

Eine Schlaganfallläsion hat nicht nur Auswirkungen auf die Konnektivität zwischen Kortex und Rückenmark, sondern auch auf die Interaktionen zwischen entfernt gelegenen kortikalen Arealen. Bereits im Jahre 1914 stellte der Neurologe Constantin von Monakow das **Konzept der Diaschisis** vor, in dem postuliert wird, dass eine Hirnschädigung auch die Aktivität (und somit Funktion) von Regionen vermindert, welche mit dem primären Läsionsort in direkter Verbindung stehen (von Monakow 1914; Feeney u. Baron 1986).

Unter der Lupe

Studien: Aktivität der funktionellen Netzwerke in Ruhe
Eine Reihe von Resting-state-fMRT-Studien hat gezeigt, dass funktionelle Netzwerke **auch in Ruhe korrelierte Aktivität** aufweisen (Fox u. Raichle 2007), z.B.:
- Spontane BOLD-Signalfluktuationen im **primär-motorischen Kortex** korrelieren mit denjenigen in prämotorischem Kortex und SMA in beiden Hemisphären,
- BOLD-Signalfluktuationen im **primär-visuellen Kortex** (V1) korrelieren mit kontralateralen visuellen Arealen (V1, V2) und dem mittleren temporalen Areal (MT) (Vincent et al. 2007).

Resting-state-fMRT erlaubt die **gleichzeitige Untersuchung** funktioneller Konnektivität verschiedener zerebraler Netzwerke, ohne dass an den Probanden/Patienten besondere Anforderungen gestellt werden.

Studien: Funktionelle Ruhekonnektivität im sensomotorischen System
Van Meer et al. (2010) untersuchten die funktionelle Ruhekonnektivität im **sensomotorischen System von Ratten** während der Erholung nach einem experimentell induzierten Schlaganfall. Die Autoren fanden heraus, dass der Rückgang sensomotorischer Fähigkeiten in den **ersten Tagen** nach einem Schlaganfall mit einem Verlust der BOLD-Kohärenz zwischen ipsi- und kontraläsionellen sensomotorischen Regionen außerhalb der Läsionszone einherging:
- **Kontraläsionell** war die funktionelle Konnektivität insbesondere bei Tieren mit größeren Läsionen erhöht, doch
- in der geschädigten Hemisphäre blieb die funktionelle Konnektivität unabhängig vom Ausmaß der Läsion und trotz erheblicher Verhaltensdefizite intakt.

Darüber hinaus korrelierten Verbesserungen sensomotorischer Funktionen mit einer Konsolidierung der **interhemisphärischen Konnektivität** (van Meer et al. 2010).

Ähnliche Ergebnisse konnten in einer Resting-state-fMRT-Studie mit **Schlaganfallpatienten** erzielt werden (Carter et al. 2010):
- Der **interhemisphärische** Kohärenzverlust homologer motorischer Regionen prädizierte das Verhaltensdefizit, doch
- Veränderungen in der **intrahemisphärischen** Koppelung waren unabhängig von der motorischen Leistung der Patienten.

Eine intakte interhemisphärische Konnektivität ist auch bei Patienten mit **Schlaganfall-bedingter Aphasie** ein Indikator für eine bessere Leistung in Sprachaufgaben (Warren et al. 2009). Die über verschiedene funktionelle Systeme und Spezies gesammelten Resting-state-Daten implizieren, dass die funktionellen Folgen nach Schlaganfall nicht nur durch das Ausmaß der Gewebsnekrose, sondern insbesondere durch **Veränderungen der interhemisphärischen Interaktionszustände** determiniert zu sein scheinen.

Studien: Netzwerkeffizienz bei Schlaganfallpatienten
Eine weitere Resting-state-Studie weist jedoch darauf hin, dass eine stärkere Einbindung der kontraläsionellen Hemisphäre nicht einer effizienten kortikalen Reorganisation entsprechen muss. Wang et al. (2010) nutzten **graph-theoretische Verfahren** zur Berechnung von Veränderungen in der topologischen Konfiguration (Anordnung) des motorischen Netzwerks von Schlaganfallpatienten von der Akut- bis in die chronische Phase. Bei diesem Ansatz wird das **Gehirn** als eine Sammlung von Knoten (»nodes«; z.B. Areale) betrachtet, die durch Pfade (»links«, »edges«) untereinander verbunden sind. Anhand von **Parametern** wie
- Pfadlänge,
- Anzahl der Pfade und
- Art der Verbindungen

kann die **Effizienz des lokalen** und **globalen Informationstransfers** in einem neuralen Netzwerk quantifiziert werden (Bassett u. Bullmore 2006). Informationstheoretisch ist ein Netzwerk »effizient«, wenn benachbarte Areale über kurze Verbindungen zu **Clustern** (Gruppen) vernetzt sind und mit anderen Clustern über nur wenige, dafür strategisch günstig angelegte Fernverbindungen kommunizieren. Eine solche Netzwerktopologie wird auch als **Kleine-Welt-Struktur** (Small-Worldness) bezeichnet (Archard u. Bullmore 2007). Informationstheoretische Ansätze kommen nicht nur in der Hirnforschung, sondern beispielsweise auch bei der Planung komplexer Fahr- oder Flugpläne zur Anwendung.
Ein **Schlüsselergebnis** der Studie von Wang et al. (2010) war folgende Feststellung:
- Die Areale des motorischen Netzwerks weisen während der Erholung motorischer Funktionen innnerhalb eines Jahres nach Schlaganfall ein **erniedrigtes Clustering** auf (angezeigt durch den Gamma-Index, der die Effizienz des lokalen Informationstransfers innerhalb eines Netzwerks quantifiziert). Dieser Befund deutet auf eine nicht optimale Netzwerkkonfiguration mit geringerer funktioneller Segregation (Trennung) der untersuchten motorischen Areale, also eine **reduzierte Kleine-Welt-Struktur** hin.
- Die **verringerte Netzwerkeffizienz** nach Abschluss der kortikalen Reorganisation wird insbesondere durch eine stärkere, jedoch unspezifischere Vernetzung des ipsiläsionellen M1 getrieben. Dies äußert sich auch in einer erhöhten funktionellen Konnektivität von M1 mit kontraläsionellen motorischen Arealen (Wang et al. 2010).

Eine nach Schlaganfall verstärkte funktionelle Integration der kontraläsionellen Hemisphäre nach abgeschlossener kortikaler Reorganisation wurde auch in **Kohärenzanalysen elektroenzephalographischer Daten** gezeigt (Gerloff et al. 2006). Wie oben bereits dargestellt, haben auch eine Reihe von TMS- und funktionellen Bildgebungsstudien **Enthemmungsphänomene der kontraläsionellen Hemisphäre** gezeigt, z.B.
- eine erhöhte aufgabenbezogene BOLD-Aktivität oder
- eine verminderte intrakortikale Inhibition,

vor allem bei Patienten mit ausgeprägten motorischen Defiziten (Ward et al. 2003; Talelli et al. 2008). Wang et al. (2010) interpretieren die **verminderte Netzwerkeffizienz nach funktioneller Erholung** als Folge von Degenerationsphänomenen neuronaler Strukturen und Kompensationsmechanismen wie z.B. ungerichtete Aussprossung von Axonen und Veränderungen der synaptischen Plastizität (Cramer 2008).

▼

Fazit: Die bisherigen Ergebnisse der Konnektivitätsstudien implizieren, dass die Wiederherstellung motorischer Funktionen von **Reorganisationprozessen in beiden Hemisphären** abhängt, die letztendlich zu einer erhöhten interhemisphärischen Konnektivität führen können, auf Kosten der **Netzwerkeffizienz.** Diese Phänomene könnten auch eine Erklärung für die klinische Beobachtung liefern, dass ein **zweiter Schlaganfall** in einigen Fällen die ausgeheilte Hemiparese eines ersten Schlaganfalls erneut hervorrufen kann, auch wenn der zweite Schlaganfall die gegenseitige (zuvor »gesunde«) Hemisphäre betrifft (Yamamoto et al. 2007).

Motorische Konnektivität bei Gesunden und Patienten

a Intrinsische Kopplung bei Gesunden

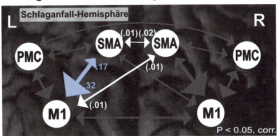

Signifikante Änderungen bei Patienten

b Modulation der Kopplung bei Gesunden

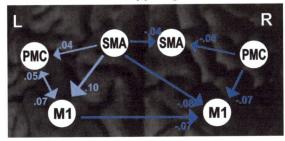

n = 12

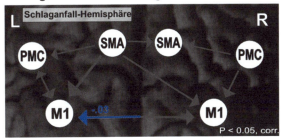

Signifikante Änderungen bei Patienten

Bewegungen der rechten/paretischen Hand

Abb. 13.3 Effektive Konnektivität motorischer Areale bei Gesunden (linke Abbildungen) und signifikant veränderte Konnektivitäten bei Schlaganfallpatienten (rechte Abbildungen). (**a**) Die intrinsische Koppelung spiegelt die Interaktionen der motorischen Areale wider, welche unabhängig davon sind, ob die rechte oder linke Hand bewegt wird. (**b**) Die kontextspezifische Koppelung stellt den Handspezifischen Einfluss auf die Interaktionen von Arealen dar.

SMA Supplementär-motorisches Areal (SMA). PMC Lateraler Prämotorkortex. M1 Primär-motorischer Kortex. **Hellblaue Pfeile:** Fördernder Einfluss auf Aktivität im Zielareal. **Dunkelblaue Pfeile:** Hemmender Einfluss. **Weiße Pfeile:** Aufgehobene Koppelung. **Graue Pfeile:** Kein signifikanter Unterschied zwischen Patienten und Kontrollprobanden. Die Zahlenwerte spiegeln die Koppelungsstärken wider (nach Grefkes et al. 2008b)

> Heutzutage können die Auswirkungen von Netzwerkschädigungen mit **Modellen funktioneller Konnektivität** untersucht werden.

fMRT im Ruhezustand

Ein interessanter Ansatz in der Erforschung funktioneller Konnektivität ist **fMRT im Ruhezustand** (»resting-state fMRI«; Biswal et al. 1995). Hierbei werden die Probanden in entspanntem Zustand (d.h., ohne dass eine spezifische Aufgabe durchgeführt wird) für einige Minuten gescannt. Anschließend wird der Datensatz auf spontan korrelierte Voxel untersucht, um Hirnregionen zu identifizieren, die synchronisierte BOLD-Signalfluktuationen bei niedrigen Frequenzen aufweisen (<0,1 Hz).

Veränderungen der effektiven Konnektivität nach Schlaganfall

Im Gegensatz zur funktionellen Konnektivität, bei der Interaktionen zwischen Arealen anhand ihrer interkorrelierten Aktivität abgeleitet werden (und daher keine gerichteten Informationen liefern), schätzen **Modelle effektiver Konnektivität** explizit die kausalen Einflüsse, die ein Areal auf die Aktivität eines anderen Areals ausübt. Solche Berechnungen erlauben somit die Untersuchung der spezifischen Rolle einer kortikalen Region innerhalb des motorischen Netzwerks für die Durchführung einer bestimmten motorischen Aufgabe, z. B. zeigte die Analyse der effektiven Konnektivität im motorischen System von gesunden Probanden, dass die **neurale Koppelung** motorischer Schlüsselareale zwischen den Hemisphären **symmetrisch** organisiert ist (Abb. 13.3 A).

> **Unter der Lupe**
>
> **DCM-Analyse: Kortikale Konnektivität**
>
> **Physiologische kortikale Konnektivität**
> Bei Gesunden zeigte die Analyse mittels **dynamisch-kausalem Modell (DCM)** eine physiologische kortikale Konnektivität:
>
> - Motorische Areale wie SMA, PMC und M1 weisen untereinander eine starke **positive Koppelung** auf, unabhängig davon, welche Hand von den Probanden bewegt wird (Grefkes et al. 2008a).
> - Die interhemisphärischen Koppelungsparameter zwischen linkem und rechtem M1 waren dagegen **negativ**, was auf eine gegenseitige Hemmung der motorischen Cortices hinweist (◘ Abb. 13.3 A).
> - Im Gegensatz dazu induzierten Bewegungen der linken oder rechten Hand eine seitenspezifische Modulation **interregionaler Konnektivität**. In der Hemisphäre kontralateral zur bewegten Hand erhöht sich die neurale Koppelung der Areale, während ipsilaterale Areale, vor allem M1, gehemmt wurden (◘ Abb. 13.3 B).
>
> **Gestörte kortikale Konnektivität bei Schlaganfallpatienten**
> Patienten, die in den ersten Wochen und Monaten nach Schlaganfall unter motorischen Defiziten litten, zeigten verschiedene **Abweichungen** von diesem Muster physiologischer kortikaler Konnektivität (Grefkes et al. 2008b):
>
> - Speziell die **intrinsische** (d.h. bewegungsunabhängige) **Koppelung zwischen ipsiläsioneller SMA und ipsiläsioneller M1** war signifikant vermindert (◘ Abb. 13.3 A, rechtes Feld). Dabei korrelierte das Ausmaß der Hypokonnektivität zwischen SMA und M1 mit den individuellen motorischen Defiziten.
>
> Dieser Befund legt nahe, dass eine reduzierte motorische Leistung auch durch eine **ineffektive Kommunikation** zwischen ipsiläsioneller SMA und M1 hervorgerufen werden kann:
>
> - Die **negative Koppelung mit der kontraläsionellen SMA** war ebenfalls signifikant vermindert (◘ Abb. 13.3 A, rechtes Feld).
>
> Da diese Störungen der effektiven Konnektivität unabhängig davon waren, welche Hand von den Patienten bewegt wurde, wäre dieser Befund vereinbar mit den Ergebnissen aus Verhaltensstudien, die gezeigt haben, dass auch die **nicht betroffene Hand** von Schlaganfallpatienten leichte motorische Defizite aufweisen kann (Nowak et al. 2007).
>
> **Gestörte Koppelung von motorischen Arealen bei Schlaganfallpatienten**
> Auch **Hand-spezifische Änderungen** der neuronalen Koppelung von motorischen Arealen konnten durch die DCM-Analyse von Bildgebungsdatensätzen nachgewiesen werden:
>
> - Bei **gesunden Probanden** übt der kontralaterale M1 einen hemmenden Einfluss auf die M1-Aktivität ipsilateral zur bewegenden Hand aus.
> - **Schlaganfallpatienten** zeigen einen zusätzlichen hemmenden Einfluss auf den ipsiläsionellen M1, welcher vom kontraläsionellen M1 ausgeht.
>
> Diese als pathologisch anzusehende **inhibitorische Koppelung** ist weder bei gesunden Kontrollprobanden noch bei Bewegung der nicht betroffenen Hand von Schlaganfallpatienten nachzuweisen (◘ Abb. 13.3 B, rechtes Feld).
> Darüber hinaus korrelierte die **Stärke der pathologischen Hemmung** der kontraläsionellen M1 mit der motorischen Beeinträchtigung der paretischen Hand (Grefkes et al. 2008b). Dies bedeutet, dass vor allem bei Patienten mit **stärkeren motorischen Defiziten** die ipsiläsionelle M1-Aktivität durch den kontraläsionellen M1 negativ beeinflusst war, woraus eine verminderte motorische Performanz der paretischen Hand resultieren könnte.
>
> **Gestörte Bewegungsvorstellung bei Schlaganfallpatienten**
> Die Analyse effektiver Konnektivität motorischer Netzwerke konnte bei Schlaganfallpatienten auch pathologische Veränderungen bei der **Vorstellung einer Bewegung** ausmachen. Sharma et al. (2009) untersuchten gut genesene Schlaganfallpatienten mit fMRT, während sie sich Handbewegungen vorstellten oder aktiv ausführten:
>
> - Die Analyse der **BOLD-Aktivität** zeigte keine Unterschiede im Vergleich zum Aktivierungsmuster von gesunden Kontrollprobanden.
> - Die Analyse der **effektiven Konnektivität** mittels Strukturgleichungsmodellen ergab dagegen, dass die neurale Koppelung innerhalb eines um präfrontale Areale erweiterten motorischen Netzwerks in der Patientengruppe pathologisch verändert war. Im Vergleich zu den gesunden Kontrollprobanden zeigten die Patienten eine **erhöhte effektive Konnektivität zwischen präfrontalen und prämotorischen Arealen** (»superior ventral PMC« und »superior ventral SMA«) in der ipsiläsionellen Hemisphäre.
> - Darüber hinaus war die **Koppelung zwischen SMA und PMC** je nach individuellem Ausmaß der motorischen Beeinträchtigung signifikant reduziert.
>
> Die Autoren vermuteten, dass die erhöhte Koppelung prämotorischer Areale mit präfrontalen Arealen **kortikale Reorganisationsprozesse** reflektieren könnte, die einen verstärkten Einfluss von Mechanismen der Bewegungsplanung zur Überwindung der funktionellen Defizite nahelegen (Sharma et al. 2009). Interessanterweise zeigte die **klassische Auswertung** des regionalen BOLD-Signals keine pathologischen Unterschiede zwischen Patienten und Kontrollgruppe. Dies impliziert, dass Konnektivitätsanalysen pathologische Veränderungen der neuralen Aktivität mit höherer Empfindlichkeit nachweisen können als konventionelle Analysen.

13.1.3 Zusammenfassung

Ein **konnektivitätsbasierter Ansatz** bei der Analyse funktionell-bildgebender Daten erlaubt eine differenzierte Untersuchung zerebraler Netzwerke unter physiologischen und pathologischen Zuständen. Im Gegensatz zu klassischen Voxelanalysen von fMRT-Daten, die auf T-Statistiken zur Lokalisation neuraler Aktivität ausgerichtet sind, nutzen Konnektivitätsmodelle a priori eine **Netzwerkperspektive**, in welcher die Veränderung neuraler Aktivität einer gegebenen Hirnregion durch Interaktionen mit anderen Hirnregionen erklärt wird. Ein Schlaganfall und andere neurologische Erkrankungen beeinflussen immer das gesamte System »Gehirn«; daher scheint ein **Netzwerkansatz** für die Erforschung der Pathophysiologie neurologischer Erkrankungen besser geeignet zu sein als konventionelle fMRT-Analysen.

Viele der neurobiologischen Mechanismen, die zu **Veränderungen in der kortikalen Konnektivität** nach Schlaganfall führen, bleiben aufzuklären. Ebenso sind Longitudinalstudien mit unterschiedlichen Modalitäten nötig, die den gesamten Zeitraum von frühen post-ischämischen Veränderungen bis hin zum chronischen Zustand abdecken, um uns verstehen zu lassen, wie sich pathologische Interaktionen zwischen Hirnarealen nach einem Schlaganfall entwickeln, und wie sie mit neurologischen Defiziten und der klinischen Funktionserholung in Verbindung stehen.

Konnektivitätsanalysen könnten auch bei der Entscheidung helfen, wann **Interventionstherapien** zur Unterstützung der Regenerierung des motorischen Netzwerks durchgeführt werden sollten, um die motorische Funktionserholung von Patienten zu verbessern.

Literatur

Achard S, Bullmore E (2007) Efficiency and cost of economical brain functional networks. PLoS Comput Biol 3: e17
Bassett DS, Bullmore E (2006) Small-world brain networks. Neuroscientist 12: 512-523
Bestmann S, Baudewig J, Siebner HR, Rothwell JC, Frahm J (2005) BOLD MRI responses to repetitive TMS over human dorsal premotor cortex. Neuroimage 28: 22-29
Biswal B, Yetkin FZ, Haughton VM, Hyde JS (1995) Functional connectivity in the motor cortex of resting human brain using echo-planar MRI. Mag.Res.Med. 34: 537-541
Breakspear M, Terry JR, Friston KJ (2003) Modulation of excitatory synaptic coupling facilitates synchronization and complex dynamics in a biophysical model of neuronal dynamics. Network 14: 703-732
Brodmann K (1909) Vergleichende Lokalisationslehre der Großhirnrinde. Barth, Leipzig
Carter AR, Astafiev SV, Lang CE et al. (2010) Resting interhemispheric functional magnetic resonance imaging connectivity predicts performance after stroke. Ann Neurol 67: 365-375
Chollet F, DiPiero V, Wise RJ, Brooks DJ, Dolan RJ, Frackowiak RS (1991) The functional anatomy of motor recovery after stroke in humans: a study with positron emission tomography. Ann Neurol 29: 63-71
Chouinard PA, Leonard G, Paus T (2006) Changes in effective connectivity of the primary motor cortex in stroke patients after rehabilitative therapy. Exp Neurol 201: 375-387
Chouinard PA, van der Werf YD, Leonard G, Paus T (2003) Modulating neural networks with transcranial magnetic stimulation applied over the dorsal premotor and primary motor cortices. J Neurophysiol 90: 1071-1083
Cramer SC (2008) Repairing the human brain after stroke: I. Mechanisms of spontaneous recovery. Ann Neurol 63: 272-287
David O, Guillemain I, Saillet S et al. (2008) Identifying neural drivers with functional MRI: an electrophysiological validation. PLoS Biol 6: 2683-2697
Dum RP, Strick PL (2002) Motor areas in the frontal lobe of the primate. Physiol.Behav 77: 677-682
Duque J, Hummel F, Celnik P, Murase N, Mazzocchio R, Cohen LG (2005) Transcallosal inhibition in chronic subcortical stroke. Neuroimage 28: 940-946
Feeney DM, Baron JC (1986) Diaschisis. Stroke 17: 817-830
Ferbert A, Priori A, Rothwell JC, Day BL, Colebatch JG, Marsden CD (1992) Interhemispheric inhibition of the human motor cortex. J Physiol 453: 525-546
Fink GR, Frackowiak RS, Pietrzyk U, Passingham RE (1997) Multiple nonprimary motor areas in the human cortex. J Neurophysiol 77: 2164-2174
Foerster O (1936) The motor cortex in man in the light of hughling jackson's doctrines. Brain 59: 135-159
Fox MD, Raichle ME (2007) Spontaneous fluctuations in brain activity observed with functional magnetic resonance imaging. Nat Rev Neurosci 8: 700-711
Fridman EA, Hanakawa T, Chung M, Hummel F, Leiguarda R, Cohen LG (2004) Reorganization of human premotor cortex after stroke recovery. Brain 127: 747-758
Friston K (2002a) Beyond phrenology: what can neuroimaging tell us about distributed circuitry? Annu Rev Neurosci 25: 221-250
Friston KJ (1994) Functional and effective connectivity in neuroimaging: a synthesis. Hum Brain Mapp 2: 56-78
Friston KJ (2002b) Statistics I: Experimental design and statistical parametric mapping. In: Toga AW, Mazziotta JC (eds) Human Brain Function. Academic Press, San Diego. pp 605-32
Friston KJ, Frith CD, Liddle PF, Frackowiak RS (1993) Functional connectivity: the principal-component analysis of large (PET) data sets. J Cereb Blood Flow Metab 13: 5-14
Friston KJ, Harrison L, Penny W (2003) Dynamic causal modelling. Neuroimage 19: 1273-1302
Gerloff C, Bushara K, Sailer A, Wassermann EM, Chen R, Matsuoka T, Waldvogel D, Wittenberg GF, Ishii K, Cohen LG, Hallett M (2005) Multimodal imaging of brain reorganization in motor areas of the contralesional hemisphere of well recovered patients after capsular stroke. Brain 129: 791-808
Gerloff C, Bushara K, Sailer A et al. (2006) Multimodal imaging of brain reorganization in motor areas of the contralesional hemisphere of well recovered patients after capsular stroke. Brain 129: 791-808
Grefkes C, Eickhoff SB, Nowak DA, Dafotakis M, Fink GR (2008a) Dynamic intra- and interhemispheric interactions during unilateral and bilateral hand movements assessed with fMRT and DCM. Neuroimage 41: 1382-1394
Grefkes C, Fink GR (2009) Functional Neuroimaging and Neuromodulation: Effects of Transcranial Magnetic Stimulation on Cortical Networks in Healthy Subjects and Patients. Klin Neurophysiol 40: 239-247
Grefkes C, Nowak DA, Eickhoff SB et al. (2008b) Cortical connectivity after subcortical stroke assessed with functional magnetic resonance imaging. Ann Neurol 63: 236-246
Grefkes C, Nowak DA, Wang LE, Dafotakis M, Eickhoff SB, Fink GR (2010a) Modulating cortical connectivity in stroke patients by rTMS assessed with fMRT and dynamic causal modeling. Neuroimage 50: 234-243
Grefkes C, Wang LE, Eickhoff SB, Fink GR (2010b) Noradrenergic modulation of cortical networks engaged in visuomotor processing. Cereb Cortex 20: 783-797
Hallett M (2000) Transcranial magnetic stimulation and the human brain. Nature 406: 147-150
Horwitz B, Rumsey JM, Donohue BC (1998) Functional connectivity of the angular gyrus in normal reading and dyslexia. Proc Natl Acad Sci USA 95: 8939-8944
Hughlings-Jackson JA (1886) contribution to the comparative study of convulsions. Brain 9: 1-23
Hummel F, Celnik P, Giraux P et al. (2005) Effects of non-invasive cortical stimulation on skilled motor function in chronic stroke. Brain 128: 490-499
Hummel FC, Cohen LG (2006) Non-invasive brain stimulation: a new strategy to improve neurorehabilitation after stroke? Lancet Neurol 5: 708-712

Lassen NA, Roland PE, Larsen B, Melamed E, Soh K (1977) Mapping of human cerebral functions: a study of the regional cerebral blood flow pattern during rest, its reproducibility and the activations seen during basic sensory and motor functions. Acta Neurol Scand Suppl 64: 262-265

James GA, Lu ZL, VanMeter JW, Sathian K, Hu XP, Butler AJ (2009) Changes in resting state effective connectivity in the motor network following rehabilitation of upper extremity poststroke paresis. Top Stroke Rehabil 16: 270-281

Johansen-Berg H, Dawes H, Guy C, Smith SM, Wade DT, Matthews PM (2002a) Correlation between motor improvements and altered fMRT activity after rehabilitative therapy. Brain 125: 2731-2742

Johansen-Berg H, Rushworth MF, Bogdanovic MD, Kischka U, Wimalaratna S, Matthews PM (2002b). The role of ipsilateral premotor cortex in hand movement after stroke. Proc Natl Acad Sci USA 99: 14518-14523

Kinsbourne M (1974) Mechanisms of hemispheric interaction in man. In: Kinsbourne M, Smith WL (eds) Hemispheric disconnection and cerebral function. Thomas, Springfield (IL). pp 260-85

Kwakkel G, Kollen BJ, Wagenaar RC (2002) Long term effects of intensity of upper and lower limb training after stroke: a randomised trial. J Neurol Neurosurg Psychiatry 72: 473-479

Lee L, Siebner HR, Rowe JB et al. (2003) Acute remapping within the motor system induced by low-frequency repetitive transcranial magnetic stimulation. J Neurosci 23: 5308-5318

Logothetis NK (2008) What we can do and what we cannot do with fMRT. Nature 453: 869-878

Logothetis NK, Pauls J, Augath M, Trinath T, Oeltermann A (2001) Neurophysiological investigation of the basis of the fMRT signal. Nature 412: 150-157

Logothetis NK, Pfeuffer J (2004) On the nature of the BOLD fMRT contrast mechanism. Magn Reson Imaging 22: 1517-1531

Lotze M, Markert J, Sauseng P, Hoppe J, Plewnia C, Gerloff C (2006) The role of multiple contralesional motor areas for complex hand movements after internal capsular lesion. J Neurosci 26: 6096-6102

Mansur CG, Fregni F, Boggio PS et al. (2005) A sham stimulation-controlled trial of rTMS of the unaffected hemisphere in stroke patients. Neurology 64: 1802-1804

McIntosh AR, Gonzalez-Lima F (1994) Structural equation modeling and its application to network analysis in functional brain imaging. Hum Brain Mapp 2

Murase N, Duque J, Mazzocchio R, Cohen LG (2004) Influence of interhemispheric interactions on motor function in chronic stroke. Ann Neurol 55: 400-409

Nachev P, Kennard C, Husain M (2008) Functional role of the supplementary and pre-supplementary motor areas. Nat Rev Neurosci 9: 856-869

Newton JM, Ward NS, Parker GJ et al. (2006) Non-invasive mapping of corticofugal fibres from multiple motor areas – relevance to stroke recovery. Brain 129: 1844-1858

Nowak DA, Grefkes C, Dafotakis M et al. (2008) Effects of low-frequency repetitive transcranial magnetic stimulation of the contralesional primary motor cortex on movement kinematics and neural activity in subcortical stroke. Arch Neurol 65: 741-747

Nowak DA, Grefkes C, Dafotakis M, Kust J, Karbe H, Fink GR (2007) Dexterity is impaired at both hands following unilateral subcortical middle cerebral artery stroke. Eur J Neurosci 25: 3173-3184

Ogawa S, Lee TM, Kay AR, Tank DW (1990) Brain magnetic resonance imaging with contrast dependent on blood oxygenation. Proc Natl Acad Sci USA 87: 9868-9872

Olesen J (1971) Contralateral focal increase of cerebral blood flow in man during arm work. Brain 94: 635-646

Pascual-Leone A, Walsh V, Rothwell J (2000) Transcranial magnetic stimulation in cognitive neuroscience - Virtual lesion, chronometry, and functional connectivity. Curr Opin Neurobiol 10: 232-237

Penfield W, Rasmussen T (1952) The Cerebral Cortex of Man. Macmillan, New York

Penny WD, Stephan KE, Mechelli A, Friston KJ (2004) Comparing dynamic causal models. Neuroimage 22: 1157-1172

Raichle ME, Grubb RL Jr, Gado MH, Eichling JO, Ter-Pogossian MM (1976) Correlation between regional cerebral blood flow and oxidative metabolism. In vivo studies in man. Arch Neurol 33: 523-526

Rehme AK, Fink GR, Cramon DY, Grefkes C (2010) The role of the contralesional motor cortex for motor recovery in the early days after stroke assessed with longitudinal fMRT. Cereb Cortex, in press

Rizzolatti G, Luppino G, Matelli M (1998) The organization of the cortical motor system: New concepts. Electroenceph Clin Neurophysiol 106: 283-296

Roebroeck A, Formisano E, Goebel R (2005) Mapping directed influence over the brain using Granger causality and fMRT. Neuroimage 25: 230-242

Roland PE, Larsen B, Lassen NA, Skinhoj E (1980) Supplementary motor area and other cortical areas in organization of voluntary movements in man. Journal of Neurophysiology 43: 118-136

Schieber M (2000) New views of the primary motor cortex. Neuroscientist 6: 380-389

Sharma N, Baron JC, Rowe JB (2009) Motor imagery after stroke: relating outcome to motor network connectivity. Ann Neurol 66: 604-616

Sherman SM, Guillery RW (1998) On the actions that one nerve cell can have on another: distinguishing »drivers« from »modulators«. Proc Natl Acad Sci USA 95: 7121-7126

Stephan KE, Fink GR, Marshall JC (2007a) Mechanisms of hemispheric specialization: insights from analyses of connectivity. Neuropsychologia 45: 209-228

Stephan KE, Harrison LM, Kiebel SJ, David O, Penny WD, Friston KJ (2007b) Dynamic causal models of neural system dynamics:current state and future extensions. J Biosci 32: 129-144

Stinear CM, Barber PA, Smale PR, Coxon JP, Fleming MK, Byblow WD (2007) Functional potential in chronic stroke patients depends on corticospinal tract integrity. Brain 130: 170-180

Takeuchi N, Chuma T, Matsuo Y, Watanabe I, Ikoma K (2005) Repetitive transcranial magnetic stimulation of contralesional primary motor cortex improves hand function after stroke. Stroke 36: 2681-2686

Talelli P, Greenwood RJ, Rothwell JC (2008) Arm function after stroke: neurophysiological correlates and recovery mechanisms assessed by transcranial magnetic stimulation. Clin Neurophysiol 117: 1641-59

Tombari D, Loubinoux I, Pariente J et al. (2004) A longitudinal fMRT study: in recovering and then in clinically stable sub-cortical stroke patients. Neuroimage 23: 827-839

Van Meer MP, van der Marel K, Wang K et al. (2010) Recovery of sensorimotor function after experimental stroke correlates with restoration of resting-state interhemispheric functional connectivity. J Neurosci 30: 3964-3972

Vincent JL, Patel GH, Fox MD et al. (2007) Intrinsic functional architecture in the anaesthetized monkey brain. Nature 447: 83-86

Von Monakow C (1914) Die Lokalisation im Grosshirn und der Abbau der Funktion durch kortikale Herde. Bergmann, Wiesbaden

Wang L, Yu C, Chen H et al. (2010) Dynamic functional reorganization of the motor execution network after stroke. Brain 133: 1224-1238

Ward NS, Brown MM, Thompson AJ, Frackowiak RS (2003) Neural correlates of motor recovery after stroke: a longitudinal fMRT study. Brain 126: 2476-2496

Ward NS, Newton JM, Swayne OB et al. (2006) Motor system activation after subcortical stroke depends on corticospinal system integrity. Brain 129: 809-819

Warren JE, Crinion JT, Lambon Ralph MA, Wise RJ (2009) Anterior temporal lobe connectivity correlates with functional outcome after aphasic stroke. Brain 132: 3428-3442

Weiller C, Chollet F, Friston KJ, Wise RJ, Frackowiak RS (1992) Functional reorganization of the brain in recovery from striatocapsular infarction in man. Ann Neurol 31: 463-472

Yamamoto S, Takasawa M, Kajiyama K, Baron JC, Yamaguchi T (2007) Deterioration of hemiparesis after recurrent stroke in the unaffected hemisphere: Three further cases with possible interpretation. Cerebrovasc Dis 23: 35-39

13.2 Virtuelle Läsionsstudien (TMS und rTMS)

D.A. Nowak

Die hoch spezialisierten perzeptiven und motorischen Funktionen der menschlichen Hand sind bislang innerhalb der Artenvielfalt unerreicht. Insbesondere die phylogenetische Entwicklung der Oppositionsfähigkeit des Daumens beim Greifen hat dem Menschen den Gebrauch von Werkzeug ermöglicht und ihm somit den Weg an die »Spitze der Evolution« gebahnt. Die Untersuchung der **funktionellen kortikalen Korrelate** der menschlichen Handfunktion **beim Gesunden** ist notwendig, um die Auswirkungen einer Hirnschädigung zu verstehen und neue rehabilitative Strategien zu entwickeln. Neben der Beobachtung von funktionellen Defiziten bei Patienten nach Hirnschädigung (▶ Kap. 3.1 bis 3.4) und neuen Methoden der funktionellen Bildgebung (▶ Kap. 13.1) kann die **differenzielle Bedeutung einzelner kortikaler Areale** und deren räumliches und zeitliches Zusammenspiel für eine spezielle manuelle Tätigkeit mittels neurophysiologischer Verfahren wie der **transkraniellen Magnetstimulation (TMS)** und der **repetitiven transkraniellen Magnetstimulation (rTMS)** untersucht werden. Beide Verfahren können zeitlich begrenzte und örtlich umschriebene »virtuelle« Läsionen der Hirnrinde induzieren und somit ein bestimmtes kortikales Areal transient funktionell beeinträchtigen.

In diesem Kapitel werden die funktionellen kortikalen Korrelate von Greifbewegungen und deren zeitliches Zusammenspiel dargestellt, wie sie mittels TMS- und rTMS-Untersuchungen beim Menschen beschrieben werden konnten.

13.2.1 Anatomische Vorbemerkungen

- **Primär-motorischer Kortex und nicht primär-motorische Areale**

Die Untersuchung der **Repräsentation der Extremitäten** innerhalb des primär-motorischen Kortex (**Somatotopie**) begann bereits im späten 19. Jahrhundert. Fritsch und Hitzig (1870) waren wahrscheinlich die Ersten, die zeigen konnten, dass die elektrische Stimulation der präzentralen Hirnrinde bei Hunden Bewegungen der Extremitäten auslösen können. Leyton und Sherrington (1917) konnten bei verschiedenen Primatenarten nachweisen, dass die elektrische Reizung unterschiedlicher Areale der präzentralen Hirnrinde Bewegungen unterschiedlicher Extremitätenabschnitte bewirkt. Beim Menschen wurde dies von Penfield u. Boldrey (1937) erstmals bei Patienten beobachtet, die sich aufgrund eines Tumors oder einer Epilepsie einer Hirnoperation unterziehen mussten. Die Ergebnisse der Arbeiten von Penfield et al. (1937) erlauben die Erstellung einer exakten Karte der Repräsentation des Körpers in der primär-motorischen Hirnrinde (primärmotorischer Kortex, M1). Sowohl die **motorische** als auch die **somatosensorische Repräsentation der Hand** nimmt innerhalb dieser Karte im Vergleich zu anderen Körperabschnitten sehr viel Raum ein, was ihre funktionelle Bedeutung für den Menschen hervorhebt.

Neben der primär-motorischen Hirnrinde (M1) gibt es im Stirnlappen des Gehirns noch sog. **nicht primär-motorische Hirnrindenareale**, wie

- die prämotorische Hirnrinde (ventraler und dorsaler prämotorischer Kortex, PMv und PMd),
- die supplementär-motorische Hirnrinde (supplementärmotorischer Kortex, SMA) und
- die cingulären motorischen Hirnrindenareale (cingulärer motorischer Kortex, CMA).

> - Die **nicht primär-motorischen Areale** können über den primär-motorischen Kortex (oder durch direkte Verbindungen zu spinalen Motoneuronen) **Bewegung** beeinflussen.
> - Für das **Greifen** haben darüber hinaus auch **parietale Areale**, wie das anteriore intraparietale Areal (aIPS), eine wichtige Rolle.

Die **Lokalisation** des primär-motorischen Kortex und der nicht primär-motorischen Areale ist in Abb. 13.4 dargestellt.

13.2.2 Transkranielle Magnetstimulation und repetitive transkranielle Magnetstimulation

- **Transkranielle Magnetstimulation (TMS)**

Die Entdeckung, dass sich mittels der transkraniellen Magnetstimulation (TMS) über dem Handareal des primärmotorischen Kortex schmerzlos sichtbare Muskelkontraktionen der kontralateralen Hand evozieren lassen (Barker et al. 1985), führte zur **routinemäßigen Anwendung** der Methode in der klinischen Neurologie (Hess et al. 1987; Ingram u. Swash 1985).

> Die TMS erlaubt im klinischen Umfeld die Untersuchung des kortikospinalen Trakts, insbesondere die **Untersuchung der zentralmotorischen Leitungszeiten** zu den oberen und unteren Extremitäten.

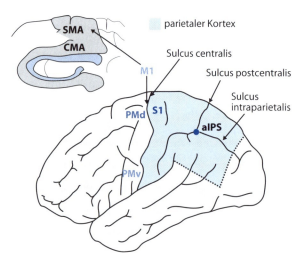

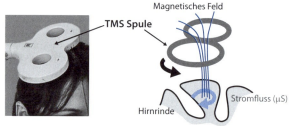

Abb. 13.5 Applikation der TMS mittels Doppelringspule auf der Kopfoberfläche. TMS und rTMS erfolgen meist am sitzenden, entspannten Probanden

Abb. 13.4 Lokalisation des primär-motorischen Kortex und der nicht primär-motorischen Hirnrindenareale auf der lateralen Konvexität und in den medialen Bereichen der frontalen Hirnhemisphäre. Der parietale Kortex liegt über der Hirnkonvexität hinter dem Sulcus centralis. Innerhalb des intraparietalen Sulcus liegen weitere für das Greifen wichtige Hirnareale, wie das anteriore intraparietale Areal (aIPS). Die bezeichneten Areale spielen für die Planung, Ausführung und Überwachung des Greifens eine wesentliche Rolle. **M1** Primär-motorischer Kortex. **S1** Primär- somatosensorischer Kortex. **PMv** Ventraler prämotorischer Kortex. **PMd** Dorsaler prämotorischer Kortex. **CMA** Cingulärer Kortex. **SMA** Supplementär-motorischer Kortex. **aIPS** Anteriores intraparietales Areal

In ◘ Abb. 13.5 ist die Anwendung der **TMS mittels Doppelringspule** dargestellt, das induzierte Magnetfeld sowie der Stromfluss innerhalb der Spule (induzierend) und im darunterliegenden Hirnrindengewebe (induziert). Im Vergleich zur einfachen Ringspule ist die Fokalität der Stimulation mit der Doppelringspule größer. In Abhängigkeit von Reizintensität, Reizkonfiguration und Spulenorientierung wird eine unterschiedliche Anzahl von kortikalen Interneuronen und kortikospinalen Neuronen erregt:

- Für die **wissenschaftliche Anwendung** erfolgt die Stimulation mit Einzelpulsen meist im Bereich der motorischen Ruheschwelle oder darüber (▶ Kap. 7.12.3),
- bei der **repetitiven Stimulation** (**rTMS**) im Bereich der motorischen Ruheschwelle oder darunter.

Für eine detaillierte Darstellung der TMS-Anwendung in der klinischen Neurologie sei auf ▶ Kap. 3.3.2 verwiesen.

> Mittels TMS kann auch die **funktionelle Konnektivität zwischen Hirnarealen** untersucht werden. Mit geeigneten Stimulationsprotokollen und in Kombination mehrerer Stimulationsspulen ist es möglich, die Verbindungen und das Zusammenspiel zwischen verschiedenen Hirnrindenarealen zu untersuchen (Ferbert et al. 1992; Meyer et al. 1995; Dafotakis et al. 2008; Davare et al. 2006; Rice et al. 2006; Tunik et al. 2005).

> **Kontraindikationen** zur Durchführung der TMS sind u.a.:
> - Epilepsie,
> - Metallimplantate,
> - Herzschrittmacher und
> - Schwangerschaft (Wassermann et al. 1998).

Repetitive transkranielle Magnetstimulation (rTMS)

Eine für die wissenschaftliche Anwendung der TMS entscheidende Beobachtung war, dass die Behandlung des primär-motorischen Kortex mit **Reizserien** (repetitive transkranielle Magnetstimulation, rTMS) in Abhängigkeit von Frequenz und Intensität der Stimulation eine Ab- (**Inhibition**) oder Zunahme (**Fazilitierung**) der kortikalen Erregbarkeit induzieren kann, die bei Applikation der rTMS den Zeitraum der Stimulation über mehrere Minuten überdauert (Chen et al. 1997; Pacual-Leone et al. 1994):

- **Niederfrequente rTMS** (≤ Hz) bewirkt eine **Reduktion** der kortikalen Erregbarkeit des primär-motorischen Kortex,
- **hochfrequente rTMS** (≥5 Hz) verursacht eine **Fazilitierung** der kortikalen Erregbarkeit (◘ Abb. 13.6).

> Die über Minuten anhaltende Wirkung der rTMS auf die kortikale Erregbarkeit ermöglicht es, **virtuelle kortikale Läsionen** am gesunden Gehirn zu setzen und mit gewissen Einschränkungen deren Auswirkung auf das Verhalten zu untersuchen (Robertson et al. 2003).

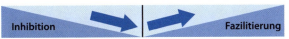

Abb. 13.6 Darstellung der Wirkung aktuell in den Neurowissenschaften gängiger rTMS-Protokolle auf die Erregbarkeit der motorischen Hirnrinde

■■ **Neuromodulierende Wirkung der rTMS**

> **Unter der Lupe**
> **Nachweis: Effekte der rTMS**
> Die Effekte der rTMS nach Stimulation des primär-motorischen Kortex können **quantifiziert** werden durch
> - die vor und nach der rTMS-Behandlung abgeleiteten Amplituden der **evozierten motorischen Potenziale** (Abnahme nach mehrminütiger 1-Hz-rTMS ≥100% der motorischen Ruheschwelle, Zunahme nach mehrminütiger ≥5-Hz-rTMS ≥100% der motorischen Ruheschwelle) in einem kontralateralen intrinsischen Handmuskel oder
> - spezielle Doppelpulstechniken, die eine Beurteilung der intrakortikalen Inhibition oder Fazilitierung erlauben.
>
> Ein neues rTMS-Protokoll ist das im Motoriklabor von John Rothwell am Institute of Neurology des University College London entwickelte sog. **Theta-burst Protocol** (TBS; Huang et al. 2005). Das Protokoll kann in Abhängigkeit von kontinuierlicher oder intermittierender Applikation von hochfrequenten Pulssalven aus 3 Reizen, die mit gleicher Intensität und einer Frequenz von 50 Hz alle 200 ms (5 Hz) verabreicht werden, entweder inhibierende oder fazilitierende Effekte auf die Erregbarkeit des primär-motorischen Kortex entwickeln (Abb. 13.6).

Die **Wirkung der rTMS** auf die Erregbarkeit von M1 hält umso länger an, je mehr Pulse während der rTMS verabreicht wurden (Fitzgerald et al. 2006). Die rTMS scheint auch die **Effizienz der synaptischen Übertragung** auf neuraler Ebene zu beeinflussen, so dass Veränderungen der kortikospinalen Erregbarkeit nach rTMS motorischer Areale teilweise durch anhaltende Bahnung (»long-term potentiation«) oder Hemmung (»long-term depression«) erklärt werden können.

 Cave
Da die rTMS **epileptische Anfälle** auslösen kann, sollten unbedingt die veröffentlichten **Richtlinien** beachtet werden, hinsichtlich
- der verabreichten Stimuli,
- der Stimulationsintensität und
- der Stimulationsfrequenz (Wassermann 1998).

Bildgebende Untersuchungen zeigen, dass der Effekt der rTMS **nicht regional begrenzt bleibt**, sondern auch die Konnektivität zwischen dem stimulierten Areal und funktionell assoziierten Hirnarealen beeinflussen kann (Chouinard et al. 2003; Lee et al. 2003; Rounis et al. 2006). Die über die Stimulationszeit hinaus anhaltende **neuromodulierende Wirkung** der rTMS auf die stimulierte Hirnregion und verbundene Hirnareale prädisponiert die Methode für hypothesengestützte Behandlungsstrategien neurologischer Erkrankungen (▶ Kap. 7.12.3).

13.2.3 Funktionelle kortikale Korrelate des menschlichen Greifens

Die **kortikalen Korrelate der Greiffunktion** umfassen im motorischen System u.a.
- den primär-motorischen Kortex und
- die nicht primär-motorischen Areale wie
  - den ventralen und dorsalen prämotorischen Kortex,
  - den supplementär-motorischen Kortex, aber auch
  - mehrere Areale innerhalb des intraparietalen Sulcus des Parietallappens (Abb. 13.4).

Innerhalb der vergangenen Dekade konnten Untersuchungen mit funktioneller Bildgebung und TMS/rTMS die differenzielle Bedeutung der einzelnen Areale für die menschliche Greifbewegung nachweisen (Grafton 2010; Olivier et al. 2007; Tunik et al. 2007).

■ **Untersuchung der Greifbewegung**

> Die **Greifbewegung** nach einem Gegenstand ist durch **zwei Komponenten** gekennzeichnet:
> - die Transportbewegung der Hand zum Objekt und
> - die Formation der Hand und Finger zum Greifen (Jeannerod et al. 1995).

Sobald die Finger das Objekt erreicht haben, müssen ein **sicherer Griff** etabliert werden und ausreichend **hohe Fingerkräfte** produziert werden, um das Objekt heben und halten zu können (Johansson u. Westling 1988). Abb. 13.7 zeigt die **Untersuchung der Greifbewegung** nach einem Gegenstand und das Greifen und Heben eines Gegenstands mittels kinematischer und kinetischer Bewegungsanalyse:
- Für die **kinematische Untersuchung** des Greifens wird ein Ultraschallmesssystem verwendet. Kleine Ultraschallsender werden am Handgelenk (Aufzeichnung des Handtransports) und den Endgliedern von Zeigefinger und Daumen (Aufzeichnung der Fingerformation zum Greifen) befestigt. Ein fest installiertes Mikrophonsystem erlaubt die Erfassung der emittierten Ultraschallsignale und durch die Laufzeitdifferenzen zu den einzelnen Mikrophonen die Berechnung der exakten Position jedes einzelnen Senders im dreidimensionalen Raum (Abb. 13.7 a).
- Für die **Untersuchung der kinetischen Fingerkräfte** beim Greifen und Heben beinhaltet das instrumentierte Testobjekt einen Kraftsensor zur Aufzeichnung der Griffkraft und drei Linearbeschleunigungssensoren zur Aufzeichnung der Beschleunigungen in den drei Raumebenen. Die durch die Bewegung induzierte Last wird

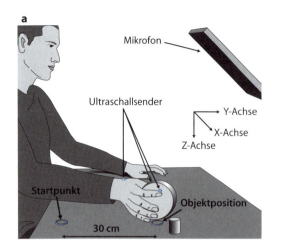
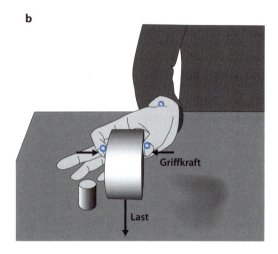
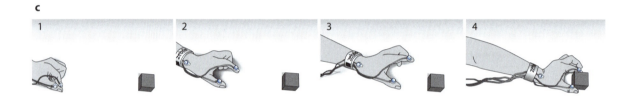

Abb. 13.7 a-c a Schematische Darstellung der kinematischen Untersuchung des Greifens. b Schematische Darstellung der Untersuchung kinetischer Fingerkräfte beim Greifen und Heben eines Gegenstands. c Serielle fotographische Dokumentation der Greifbewegung während der kinematischen Untersuchung. Die maximale Fingeröffnung beim Greifen (3) tritt intraindividuell sehr stabil im letzten Drittel der Handtransportbewegung auf

aus dem Produkt der Masse des Objekts und der vektoriellen Summation der Beschleunigungen in den drei Raumebenen einschließlich der Gravitation errechnet (◘ Abb. 13.7 b).

Der primär-motorische Kortex

> Etwa 80% der kortikospinalen Fasern der Pyramidenbahn haben ihren Ursprung in den großen **Betz-Pyramidenzellen** des primär-motorischen Kortex. Diese **kortikospinalen Fasern** sind besonders wichtig (Muir u. Lemon 1983) für
> — differenzierte, individuelle Fingerbewegungen und
> — den Präzisionsgriff zwischen Daumen und Zeigefinger.

Greifbewegung

Primaten, deren primär-motorischer Kortex zerstört wurde, können auch 6 Monate nach der Schädigung kleine Objekte nicht zwischen zwei Fingern im Präzisionsgriff greifen. Im Gegensatz dazu finden sich Kokontraktionen mehrerer Finger und des Handgelenks beim Greifen. Man kann dies regelhaft auch bei **Patienten nach kortikaler Schädigung**, wie z. B. nach einem Schlaganfall, beobachten:

— Die **distalen Muskeln**, die zur Bewegung der Finger beim Greifen notwendig sind, werden über kortikospinale Fasern vom kontralateralen primär-motorischen Kortex innerviert.
— Die **proximalen Muskeln** des Arms, die für die Transportbewegung der Hand zum Objekt notwendig sind, erhalten dagegen eine bilaterale kortikospinale Innervation von den primär-motorischen Cortices beider Hemisphären.
— Auch die **nicht primär-motorischen kortikalen Areale** unterhalten anatomische Verbindungen zu den spinalen Motoneuronen, allerdings nur spärlich und nur zu Motoneuronen, die proximale Muskelgruppen der Extremitäten innervieren (Freund u. Hummelsheim 1985).
— **Visuelle Signale** über die spezifischen Objekteigenschaften werden zunächst von assoziativen somatosensorischen Hirnarealen des Parietallappens bearbeitet, um schließlich nicht primär-motorischen Arealen übermittelt zu werden (Rice et al. 2006; Tunik et al. 2005).
— Der **primär-motorische Kortex** unterhält Verbindungen zum (dorsalen) prämotorischen Kortex sowie sehr intensiv zum primär-somatosensorischen Kortex; Verbindungen zu anderen kortikalen Arealen, besonders zum Parietallappen, sind hingegen spärlich (Chouinard et al. 2003; Gerschlager et al. 2001; Matelli u. Luppino et al. 2000).

Die elektrophysiologischen und bildgebenden Untersuchungen zur kortiko-kortikalen Konnektivität des primär-motorischen Kor-

tex legen die Vermutung nahe, dass dieser auf neuronale Zuflüsse von nicht primär-motorischen Arealen des Frontallappens angewiesen ist, um Greifbewegungen über den kortikospinalen Trakt auszuführen. Innerhalb eines **hierachischen Modells** würde
- der primär-motorische Kortex somit die Rolle der **Bewegungsexekution** einnehmen, während
- andere nicht primär-motorische Areale des Frontallappens sowie Assoziationsareale des Parietallappens eine wichtige Rolle für die **Planung** und **Überwachung von Greifbewegungen** spielen (Jeannerod et al. 1995; Matelli u. Lupino 2000; Tunik et al. 2005).

- Motorisches Kurzzeitgedächtnis

In virtuellen Läsionsstudien konnte mittels rTMS nachgewiesen werden, dass der primär-motorische Kortex neben der Rolle der Bewegungsausführung auch eine Rolle bei der Etablierung eines sog. **motorischen Kurzzeitgedächtnisses** beim Greifen spielt:
- Wird ein Gegenstand im Präzisionsgriff zwischen Daumen und Zeigefinger ergriffen und hochgehoben, werden die Fingerkräfte nach nur 2–3 Hebeversuchen exakt **entsprechend dem Gewicht des Gegenstands** skaliert (Johansson u. Westling 1988; ◘ Abb. 13.7). Dabei sind die Griffkräfte beim Gesunden nur etwa 20% höher als unbedingt erforderlich, um einen sicheren Griff zu gewährleisten.
- Werden Objekte unterschiedlichen Gewichts, aber exakt gleichen Aussehens gehoben, so werden die zum Greifen notwendigen Fingerkräfte **entsprechend dem unmittelbar zuvor gehobenen Gewicht** skaliert (Johansson u. Westling 1988).

Diese Ergebnisse bedeuten, dass die zum Greifen und Heben notwendigen Kräfte **zentral gespeichert** und **erinnert** werden. Für dieses motorische Kurzzeitgedächtnis scheint der primär-motorische Kortex eine wichtige Rolle zu spielen. Mittels inhibierender (1-Hz- oder »continuous theta-burst«-)rTMS; ◘ Abb. 13.6) über dem Handareal des dominanten primär-motorischen Kortex konnte das motorische Gedächtnis beim Greifen und Heben unterschiedlicher Gewichte sowohl mit der dominanten als auch mit der nicht dominanten Hand gestört werden (Chouinard et al. 2005; Nowak et al. 2005).

Der dorsale prämotorische Kortex
- Handtransportkomponente beim Greifen

❯ Schädigungen des dorsalen prämotorischen Kortex verursachen eine **Beeinträchtigung der Handtransportkomponente** beim Greifen (Freund u. Hummelsheim 1985).

Bei Greifbewegungen erhält der dorsale prämotorische Kortex **Informationen für die visuelle Kontrolle des Handtransports** vom medialen intraparietalen Areal (MIP) (Chouinard et al. 2003; Matelli u. Lupino 2000). Zudem verursachen mit TMS induzierte virtuelle Läsionen des linken dominanten dorsalen prämotorischen Kortex eine Störung der Ansteuerung proximaler Muskelgruppen beim Heben eines ergriffenen Gegenstands (Davare et al. 2006).

Diese Befunde deuten darauf hin, dass der dorsale prämotorische Kortex an der **Planung des Handtransports** der Greifbewegung beteiligt ist.

- Zuordnung von Farben zu spezifischen Handbewegungen

❯ Patienten mit Läsionen des dominanten dorsalen prämotorischen Kortex können nicht mehr lernen, **verschiedenen Farben spezifische Handbewegungen** zuzuweisen (Petrides 1985).

Inhibierende (1-Hz- oder »continuous theta-burst«-)**rTMS** über dem linken dominanten dorsalen prämotorischen Kortex bei Gesunden stört die erlernte Zuordnung von unterschiedlichen Farben zu spezifischen Objektgewichten beim Greifen und Heben von Objekten (Chouinard et al. 2005; Nowak et al. 2008). Die Probanden erhielten durch die Präsentation verschiedener Farben vorab Informationen über das im nächsten Versuch zu hebende Gewicht:
- **Vor** der rTMS-Behandlung konnten Gesunde die Farbcodes nutzen, um die Griffkraft prädiktiv entsprechend des zu hebenden Gewichts zu skalieren.
- **Nach** der rTMS-Behandlung über dem dorsalen prämotorischen Kortex, nicht aber über dem Okzipitalkortex oder dem primär-motorischen Kortex der linken dominanten Hemispäre ging diese Fähigkeit verloren (Nowak et al. 2008).

- Online-Adaptation einer Greifbewegung

Auch bei der Online-Adaptation einer Greifbewegung spielt der dorsale prämotorische Kortex eine wesentliche Rolle (Taubert et al. 2009). Soll das Ziel einer Greifbewegung durch die Präsentation von **visuellen Hinweisreizen** während der Bewegungsausführung korrigiert werden, findet sich eine **serielle neurale Prozessierung** im anterior-intraparietalen Areal und dem dorsalen prämotorischen Kortex der dominanten Hemisphäre (◘ Abb. 13.8).

Der ventrale prämotorische Kortex und das anterior-intraparietale Areal

❯ Mittels funktioneller Bildgebungsstudien konnte gezeigt werden, dass die **funktionelle Verbindung** zwischen dem anterior-intraparietalen Areal des Parietallappens (aIPS) und dem ventralen prämotorischen Kortex (PMd) an der **Steuerung der Fingerformation** beim Greifen beteiligt ist (Binkofski et al. 1999):
- Dem **anterior-intraparietalen Areal** kommt die **Verarbeitung visuell räumlicher Informationen** über das zu greifende Objekt zu, die an den ventralen prämotorischen Kortex weitergeleitet wird.

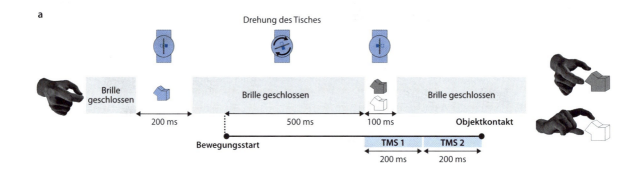

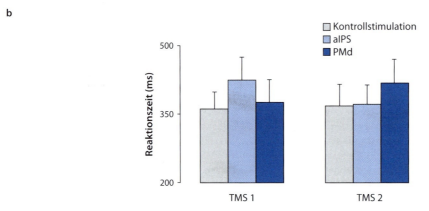

◘ **Abb. 13.8 a, b** Differenzielle Bedeutung des anterior-intraparietalen Areals und des dorsalen prämotorischen Kortex bei der Online-Anpassung einer Greifbewegung. **a** Ausführung des Experiments, **b** TMS-Untersuchungen

- Der **ventrale prämotorische Kortex** ist an der **Planung der spezifischen Formierung der Finger** beim Greifen entsprechend den physikalischen Objekteigenschaften (z. B. Form und Größe) beteiligt.

Anteriores intraparietales Areal
Formierung der Finger

Mittels TMS-induzierten virtuellen Läsionen konnte nachgewiesen werden, dass eine **bilaterale Läsion** des anterioren intraparietalen Areals, nicht aber eine einseitige Läsion, die **Formierung der Finger** beim Greifen unabhängig von der greifenden Hand behindert (Davare et al. 2006, 2007). Diese Beobachtung entspricht der bilateralen Aktivierung des anterioren intraparietalen Areals beim Greifen während Untersuchungen mit funktioneller Magnetresonanztomographie (Binfofski et al. 1999).

Registrierung von Änderungen der Objekteigenschaften während des Handtransports

Darüber hinaus scheint das anterior intraparietale Areal für die **Registrierung von Änderungen der Objekteigenschaften** während des Handtransports zum Objekt verantwortlich zu sein (Tunik et al. 2005; Rice et al. 2006; Taubert et al. 2009).

Unter der Lupe

Untersuchungen: TMS über aIPS und PMd
Tunik et al. (2005) untersuchten die **Adaptation der Fingeröffnung** beim Greifen nach einem Objekt, das während des Handtransports zum Objekt plötzlich seine Größe änderte. Es zeigte sich, dass **TMS über dem kontralateralen anterior-intraparietalen Areal** die Korrektur der Fingeröffnung beim Greifen behindert, wenn sie innerhalb von 65 ms nach der Größenänderung induziert wird (Tunik et al. 2005).
Taubert et al. (2009) konnten in einem weiteren Experiment die differenzielle Bedeutung des anterior-intraparietalen Areals und des dorsalen prämotorischen Kortex bei der **Online-Anpassung einer Greifbewegung** illustrieren. Zehn gesunde Probanden sollten nach initialer kurzer visueller Präsentation des Zielobjekts für 200 ms unter Ausschluss visueller Kontrolle mit der rechten (dominanten) Hand nach einem Würfel greifen, der auf einem Drehtisch montiert war. Während der Greifbewegung änderte der Würfel durch Rotation des Tischs seine Farbe. Die Farbänderung wurde zum Zeitpunkt der maximalen Fingeröffnung für 100 ms präsentiert. Abhängig von der Würfelfarbe sollten die Probanden den Würfel mit einem horizontalen oder vertikalen Präzisionsgriff zwischen Daumen und Zeigefinger ergreifen. Der vertikale Griff machte eine Handrotation notwendig (◘ Abb. 13.8 a). Die **TMS** brachte folgende Ergebnisse (◘ Abb. 13.8 b):

▼

- TMS über dem **kontralateralen** (linken) **anterior-intraparietalen Areal** (aIPS) störte die Handrotation, wenn sie während der 100 ms der Präsentation der Farbänderung erfolgte (TMS 1), nicht aber zu einem späteren Zeitpunkt.
- TMS über dem **kontralateralen** (linken) **dorsalen prämotorischen Kortex** (PMd) störte die Handrotation, wenn sie unmittelbar nach der Präsentation erfolgte (TMS 2), nicht aber während der Präsentation der Farbänderung.

Zum Vergleich wurde eine Scheinstimulation durchgeführt, die die Greifbewegung nicht beeinflusste.

Fazit: Diese Ergebnisse deuten auf eine **serielle neurale Beteiligung von aIPS** und **PMd** bei der Verarbeitung von visuellen Informationen zu Änderungen der Objekteigenschaften beim Greifen hin.

- **Ventraler prämotorischer Kortex**
- **Formierung der Finger**

Interessanterweise stört eine **unilaterale TMS** über dem ventralen prämotorischen Kortex die Formation der Finger beim Greifen unabhängig von der greifenden Hand (Davare et al. 2006, 2007).

- **Positionierung der Finger/Skalierung der Fingerkräfte**

Neben seiner Bedeutung für die Formation der Finger entsprechend den Objekteigenschaften beim Greifen, spielt der **ventrale prämotorische Kortex** auch eine wichtige Rolle für
- die **exakte Positionierung der Finger** auf dem ergriffenen Objekt (Davare et al. 2006) und
- die **Skalierung der Fingerkräfte** beim Greifen von Gegenständen unterschiedlichen Gewichts (Dafotakis et al. 2008).

Unter der Lupe
Untersuchungen: Skalierung der Griffkraft
Die **TMS** brachte folgende Ergebnisse:
- TMS über dem linken (dominanten) **ventralen prämotorischen Kortex** beeinträchtigt die Skalierung der Griffkraft **entsprechend dem Gewicht des unmittelbar zuvor gehobenen Objekts** beim Greifen und Heben mit der rechten Hand, wenn sie zum Zeitpunkt der maximalen Fingeröffnung beim Greifen verabreicht wird.
- Auch das **anterior-intraparietale Areal** ist für die Skalierung der Griffkraft beim Heben und Halten von Gegenständen unterschiedlichen Gewichts bedeutsam. **TMS-Läsionen des linken**, aber nicht des rechten **anterior-intraparietalen Areals** führen dazu, dass Probanden das Gewicht eines zu hebenden Gegenstands überschätzen (Davare et al. 2007; Dafotakis et al. 2008). Allerdings ist dieser Effekt nur evozierbar, wenn die virtuelle Läsion vor dem Objektkontakt gesetzt wird.
Fazit: Diese Ergebnisse deuten auf eine **serielle Verarbeitung** im anterior-intraparietalen Areal und im ventralen prämotorischen Kortex hin.

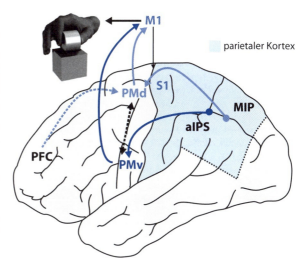

Abb. 13.9 Synposis des funktionellen Zusammenspiels kortikaler Areale des Frontal- und Parietallappens beim Greifen

- Das **anterior-intraparietale Areal** scheint den ventralen prämotorischen Kortex mit **visuell-räumlichen Informationen** über die mechanischen Eigenschaften wie Form und Größe des zu greifenden Objekts zu versorgen.
- Der **ventrale prämotorische Kortex** setzt diese Informationen in die **Planung der Fingerformation** um und leitet diese an den primär-motorischen Kortex weiter (Olivier et al. 2007; Tunik et al. 2007).

13.2.4 Zusammenfassung

In **Abb. 13.9** sind die Details von TMS-/rTMS-Experimenten zur **Untersuchung der funktionellen kortikalen Korrelate** menschlicher Greifbewegungen synpotisch zusammengefasst (Grafton 2010):
- Die funktionelle Einheit von anterior-intraparietalem Areal (aIPS) und ventralem prämotorischem Kortex (PMv) ist für die **visuell-räumliche Analyse** der mechanischen Objekteigenschaften (z. B. Größe und Form) und die Prozessierung der **Fingerformation** beim Greifen verantwortlich (blaue Pfeile).
- Das mediale intraparietale Areal und der kaudale dorsale prämotorische Kortex (PMd) arbeiten bei der **Planung des Handtransports** beim Greifen zusammen (rote Pfeile).
- Zudem unterhält der rostrale dorsale prämotorische Kortex (PMd) Verbindungen zum präfrontalen Kortex (PFC), welche für die **Selektion motorischer Kommandos** entsprechend sensorischen Hinweisreizen verantwortlich sein könnten (unterbrochener roter Pfeil).
- Der primär-motorische Kortex (M1) dient überwiegend der **Bewegungsausführung**, kann aber auch kurzfristige sensomotorische Informationen über ausgeführte Greifbewegungen und produzierte Griffkräfte beim Greifen speichern.

Literatur

Barker AT, Jalinous R, Freeston IL (1985) Non-invasive magnetic stimulation of human motor cortex. Lancet 1: 1106-1107

Berner J, Schönfeldt-Lecuona C, Nowak DA (2007) Sensorimotor memory for fingertip forces during object lifting: the role of the primary motor cortex. Neuropsychologia 45: 1931-1938

Binkofski F, Buccino G, Posse S, Seitz RJ, Rizzolatti G, Freund H (1999) A fronto-parietal circuit for object manipulation in man: evidence from an fMRI-study. Eur J Neurosci 11: 3276-3286

Chen R, Classen J, Gerloff C, Celnik P, Wassermann EM, Hallett M, Cohen LG (1997) Depression of motor cortex excitability by low-frequency transcranial magnetic stimulation. Neurology 48: 1398-1403

Chouinard PA, van der Werf YD, Leonard G, Paus T (2003) Modulating neural networks with transcranial magnetic stimulation applied over the dorsal premotor and primary motor cortices. J Neurophysiol 90: 1071-1083

Chouinard PA, Leonard G, Paus T (2005) Role of the primary motor and dorsal premotor cortices in the anticipation of forces during object lifting. J Neurosci 2; 25(9): 2277-84

Cohen NR, Cross ES, Tunik E, Grafton ST, Culham JC (2009) Ventral and dorsal stream contributions to the online control of immediate and delayed grasping: A TMS approach. Neuropsychologia, Epub ahead of print

Dafotakis M, Sparing R, Fink GR, Nowak DA (2008) Differential roles of the ventral premotor cortex and anterior intraparietal area for predictive and reactive scaling of grip force. Brain Research 1228: 73-80

Davare M, Andres M, Cosnard G, Thonnard JL, Olivier E (2006) Dissociating the role of ventral and dorsal premotor cortex in precision grasping. J Neurosci 22; 26(8): 2260-8

Davare M, Andres M, Clerget E, Thonnard JL, Olivier E (2007) Temporal dissociation between hand shaping and grip force scaling in the anterior intraparietal area. J Neurosci 11; 27(15): 3974-80

Ferbert A, Priori A, Rothwell JC, Day BL, Colebatch JG, Marsden CD (1992) Interhemispheric inhibition of the human motor cortex. J Physiol 453: 525-546

Fitzgerald PB, Fountain S, Daskalakis ZJ (2006) A comprehensive review of the effects of rTMS on motor cortical excitability and inhibition. Clin Neurophysiol 117: 1808-1813

Freund HJ, Hummelsheim H (1985) Lesions of premotor cortex in man. Brain 108: 697-733

Fritsch G, Hitzig E (1870) Über die elektrische Erregbarkeit des Großhirns. Archiv für Anatomie, Physiologie und wissenschaftliche Medicin 37: 300-332

Gerschlager W, Siebner HR, Rothwell JC (2001) Decreased cortico-spinal excitability after subthreshold 1Hz rTMS over lateral premotor cortex. Neurology 57: 449-455

Grafton ST (2010) The cognitive neuroscience of prehension: recent developments. Exp Brain Res 204: 475-491

Hess CW, Mills KR, Murray NM (1987) Responses in small hand muscles from magnetic stimulation of the human brain. J Physiol 388: 397-419

Huang YZ, Edwards MJ, Rounis E, Bhatia KP, Rothwell JC (2005) Theta-burst stimulation of the human motor cortex. Neuron 45: 201-206

Ingram DA, Swash M (1985) Human corticospinal tract conduction velocity. Lancet 2: 1369

Jeannerod M, Arbib MA, Rizzolatti G, Sakata H (1995) Grasping objects: the cortical mechanisms of visuomotor transformation. Trends Neurosci 18: 314-320

Johansson RS, Westling G (1988) Coordinated isometric muscle commands adequately and erroneously programmed for the weight during lifting task with precision grip. Exp Brain Res 71: 59-71

Lee L, Siebner HR, Rowe JB, Rizzo V, Rothwell JC, Frackowiak RS, Friston KJ (2006) Acute remapping within the motor system induced by low-frequency repetitive transcranial magnetic stimulation. J Neurosci 23: 5308-5318

Leyton ASF, Sherrington CS (1917) Observations on the excitable cortex of chimapnzee, orang-utan and gorilla. Q J Exp Physiol 11: 135-222

Matelli M, Luppino G (2000) Parietofrontal circuits: parallel channels for sensory-motor integration. Adv Neurol 84: 51-61

Meyer BU, Röricht S, Gräfin von Einsiedel H, Kruggel F, Weindl A (1995) Inhibitory and excitatory interhemispheric transfers between motor cortical areas in normal humans and patients with abnormalities of the corpus callosum. Brain 118: 429-440

Muir RB, Lemon RN (1983) Cortico-sponal neurons with a special role in precision grip. Brain Res 261: 312-316

Nowak DA, Berner J, Herrnberger B, Kammer T, Groen G, Schönfeldt-Lecuona C (2008) Continuous Theta-burst stimulation over the dorsal premotor cortex interferes with associative learning during object lifting. Cortex 45: 473-482

Nowak DA, Timmann D, Hermsdörfer J (2007) Dexterity in cerebellar agenesis. Neuropsychologia 2; 45(4): 696-703

Nowak DA, Voss M, Huang YZ, Wolpert DM, Rothwell JC (2005) High-frequency repetitive transcranial magnetic stimulation over the hand area of the primary motor cortex disturbs predictive grip force scaling. Eur J Neurosci 22(9): 2392-6

Olivier E, Davare M, Andres M, Fadiga L (2007) Precision grip in humans: from motor control to cognition. Curr Opinion Neurobiol 17: 644-648

Pascual-Leone A, Valls-Sole J, Wassermann EM, Hallett M (1994) Responses to rapid-rate transcranial magnetic stimulation of the human motor cortex. Brain 117: 847-858

Penfield W, Boldrey E (1937) Somatic motor and sensory representation in the cerebral cortex of man as studied by electrical stimulation. Brain 60: 389-443

Petrides M (1985) Deficits in nonspatial conditional associative learning after frontal and temporal-lobe lesions in man. Neuropsychologia 16: 601-614

Rice NJ, Tunik E, Grafton ST (2006) The anterior intraparietal sulcus mediates grasp execution, independent of requirement to update: new insights from transcranial magnetic stimulation. J Neurosci 2; 26(31): 8176-82

Robertson EM, Théoret H, Pascual-Leone A (2003) Studies in cognition: the problems solved and created by transcranial magnetic stimulation. J Cogn Neurosci 15: 948-960

Rounis E, Stephan KE, Lee L, Siebner HR, Pesenti A, Friston KJ, Rothwell JC, Frackowiak RS (2006) Acute changes in frontoparietal activity after repetitive transcranial magnetic stimulation over the dorsolateral prefrontal cortex in a cued reaction time task. J Neurosci 26: 9629-9638

Taubert M, Dafotakis M, Sparing R, Eickhoff S, Leuchte S, Fink GR, Nowak DA (2008) Virtual lesions of the anterior intraparietal area and the dorsal premotor cortex interfere with arbitrary visuomotor mapping. Eur J Neurosci, in Druck

Tunik E, Frey SH, Grafton ST (2005) Virtual lesions of the anterior intraparietal area disrupt goal-dependent on-line adjustments of grasp. Nat Neurosci 8(4): 505-11

Tunik E, Rice NJ, Hamilton A, Grafton ST (2007) Beyond grasping: representation of action in human anterior intraparietal sulcus. Neuroimage 36(Suppl 2): T77-86

Wassermann EM (1998) Risk and safety of repetitive transcranial magnetic stimulation: report and suggested guidelines from the International Workshop on the Safety of Repetitive Transcranial Magnetic Stimulation, June 5-7, 1996. Electroencephalogr Clin Neuophysiol 108: 1-16

Neue Entwicklungen in der Rehabilitation von Handfunktionsstörungen

14.1	**Humanrobotik – 434**	
	P. van der Smagt	
14.1.1	Die menschliche Hand als Robotersystem – 436	
14.1.2	Der Roboter als menschliche Hand – 436	
14.1.3	Zur nächsten Prothesengeneration – 438	
14.1.4	Zusammenfassung – 440	
14.2	**Greiftraining mit einer dynamischen Handorthese (SaeboFlex) – 441**	
	F. Müller, S. Peitzker	
14.2.1	Rehabilitation – 441	
14.2.2	SaeboFlex®: Eine Extensionsorthese – 441	
14.2.3	Rahmenbedingungen der SaeboFlex®-Therapie – 442	
14.2.4	SaeboFlex®: Muskulärer Kraftaufbau und Spastizität – 443	
14.2.5	Praktische Erfahrungen und Wirksamkeitsnachweis – 443	
14.2.6	Zusammenfassung – 444	
14.3	**Zukunft der Neuromodulation – 445**	
	F.C. Hummel, C. Gerloff	
14.3.1	Methoden der Neuromodulation – 445	
14.3.2	Zukunft der NIBS in den Neurowissenschaften – 446	
14.3.3	Zukunft der neurowissenschaftlichen und therapeutischen Anwendung nach Hirnläsionen – 447	
14.3.4	Zusammenfassung – 449	

14.1 Humanrobotik

P. van der Smagt

Ein erstes Ziel der Robotik war schon immer die Entwicklung von Systemen, die den Menschen ähneln. **Literatur** und **Filmindustrie** haben dafür immer Vorlagen geliefert,
- entweder in der Entwicklung von Frankenstein-artigen Kreaturen, die aus Fleisch und Blut aufgebaut, aber in ihrer Programmierung als Robotersystem betrachtet werden können,
- oder als perfekte Blechkisten à la C3PO, die in ihrem Verhalten den Menschen sogar übertreffen können.

Die Realität sah und sieht in vorhersehbarer Zukunft anders aus. Obwohl Robotersysteme heutzutage eine wichtige Rolle bei bestimmten Produktionsprozessen spielen, geht der Einzug des Roboters als »Haushaltshilfe« oder ähnliche Unterstützung im täglichen Leben nur schleppend voran. Die **optimale Integration von Roboterhelfern** in die Welt der Menschen hängt maßgeblich von deren Kooperations- und Koordinationsmöglichkeiten ab. »Ich mit dir, du mit mir, zusammen sind wir unschlagbar« ist ein Motto, das für jegliche akzeptable Integration von Mensch und Maschine maßgebend ist – umso mehr, da die Komplexität der zu bewältigenden Aufgaben zunimmt. Dieser Wunsch nach Integration ist **zweideutig** zu betrachten:
- Einerseits ist sicherlich in vorhersehbarer Zukunft nicht zu erwarten, dass autonome Systeme menschenähnliche kognitive Fähigkeiten besitzen, um auf menschenähnliche Art Probleme lösen zu können (»Wir können es nicht!«),
- andererseits ist eine solche Autonomie aber auch selten wünschenswert, da diese den Roboter auf die gleiche Ebene wie den Menschen stellen würde (»Wer korrigiert wen?«).

Die Greiffunktion der Hand

Wir betrachten die Hand in Ihrer Funktionalität als **Greiforgan**, die als wichtigste Schnittstelle zwischen Mensch und Umgebung dient. Wir interagieren mit und reagieren auf unsere Umgebung mittels unserer Hände, wobei technisch gesehen die Greiffunktion die interessanteste und für technische Systeme die nützlichste ist.

Es ist darum nicht verwunderlich, dass sich **Roboterhände** seit Langem auf ihre **Greiffunktion** konzentrieren. Während industrielle Anwendungen oft mit 2-Backen- oder Sauggreifern auskommen, werden für komplexere Aufgaben heutzutage menschenähnliche Hände bevorzugt (Abb. 14.1, Abb. 14.2; weitere Hintergrundinformationen s. Butterfass 2000).

Anforderungen an eine Roboterhand

Welche Anforderungen müssen an eine Roboterhand gestellt werden, damit diese menschenähnliche Aufgaben ausführen kann? Hier sind **zwei Aspekte** zu unterscheiden:
- der **kinematische Aufbau** der Hand, der bestimmt, was eine Hand überhaupt tun kann, und
- die **Regelung** und **Steuerung** der Hand, die aus einem technischen System ein nützliches Werkzeug machen kann.

Es ist wichtig, den Unterschied zwischen einem Industriegreifer, der für eine bestimmte Aufgabe konzipiert ist, und einem allgemeinen handähnlichen Greifer zu machen.

Der **Industriegreifer** ist technisch meist einfacher und der Aufgabe angepasst und kann somit schnell und zuverlässig sich wiederholende Aufgaben ausführen. Für den Transport von gleichen Bauteilen von einem Laufband zum anderen wären menschenähnliche Hände zu komplex und zu teuer. Wenn allerdings die Aufgaben komplizierter und vielseitiger werden, werden Greifer benötigt, die eine Vielzahl von Aufgaben ausführen können. Obwohl der Beweis fehlt, dass die **menschliche Hand ein optimaler Greifer** ist, kann man die Argumentation umdrehen: Wir haben die Welt um uns herum so geschaffen, dass diese optimal mit unseren Händen »begriffen« werden kann. Somit sind, per Definition, unsere Hände optimal und sollten Roboterhände unseren Händen nachempfunden werden, sobald sie ähnliche Aufgaben ausführen müssen.

Wichtige Aspekte, wie sich menschliche Hände von Industriegreifern unterscheiden, sind in ▶ **Übersicht 14.1** aufgeführt.

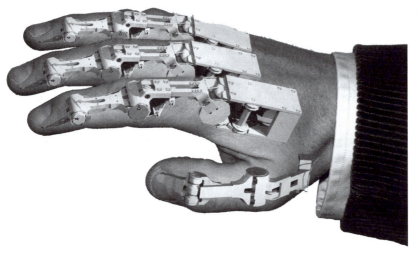

Abb. 14.1 Die Hand in Ihrer Funktionalität als Greiforgan

14.1 · Humanrobotik

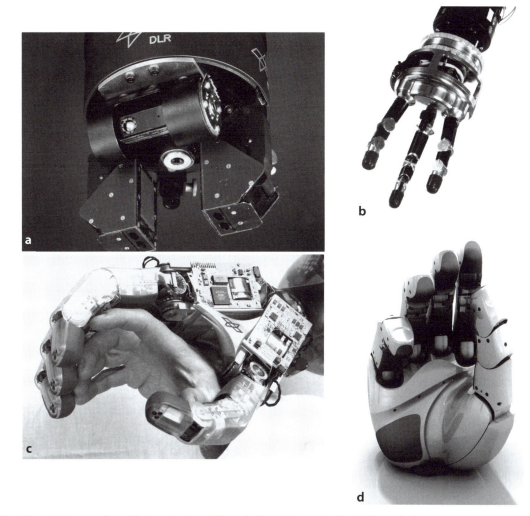

Abb. 14.2 a–d Robotergreifer. a 2-Backen-Greifer, b 3-Finger-Greifer, c 4-Finger-Greifer, d 5-Finger-Greifer

Übersicht 14.1
Menschliche Hände vs. Industriegreifer
- **Anzahl der »Finger:** Eine Mindestzahl von 4 Fingern wird benötigt, um ein Objekt zu halten und gleichzeitig zu manipulieren (z. B. das Eindrehen einer Leuchte). Aber brauchen wir 5 Finger?
- **Funktion des Daumens:** Der Daumen wird für die Opposition mit allen Fingern eingesetzt und hat somit eine größere Beweglichkeit (mit entweder 4 oder 5 Freiheitsgraden (Benninghoff u. Drenckhahn 2002).

▼

- **Genaue Kinematik der einzelnen Finger:** Ermöglicht eine optimale Kraftverteilung zwischen Fingern und Daumen.
- **Passive Nachgiebigkeit:** Verhindert, dass die Finger sehr genau platziert werden müssen, um ein Objekt zu greifen und stabil zu halten; stattdessen »formt« sich die Hand um ein gegriffenes Objekt.

In den nächsten Absätzen werden diese Themen behandelt, wobei zuerst die Greiffunktionalität betrachtet wird und dann die Konsequenzen für Roboterhände.

14.1.1 Die menschliche Hand als Robotersystem

> Ein **Greifvorgang** ist eine Bewegung mit mehreren Facetten. Unterschieden wird zwischen
> — Annäherungsphase und
> — Greifphase.

Annäherung

> In der **Annäherungsphase** bewegen sich Arm und Hand zu einem Objekt hin.

Dieser **Vorgang** ist äußerst komplex, da mehrere Randbedingungen berücksichtigt werden müssen:
— Erstens muss eine **energieoptimale** (oder schmerzminimierende) **Bewegung** gefunden werden, die Hindernisse umgeht.
— Zudem muss die Hand in eine **geeignete Position** gebracht und geöffnet werden (van Hofsten u. Rönnqvist 1988), damit das Objekt anwendungsgerecht gegriffen werden kann; z. B. muss eine Tasse seitlich bzw. am Henkel gegriffen werden, damit daraus getrunken werden kann.

Diese Unterschiede sind völlig **modellbasiert**: Abhängig von (gelernten) Modellen der zu greifenden Objekte wissen wir, welcher Griff in welcher Situation vorteilhaft ist.

Der **rein sensorische Griff**, der auf der sensorischen Analyse eines Objekts basiert, ist bei Erwachsenen fast unmöglich; man findet ihn jedoch bei Säuglingen bis ca. zum 9. Lebensmonat (Clifton et al. 1993; Santello u. Soechting 1998). Hier geht es nur darum, ein Objekt stabil festzuhalten, wodurch die Annäherungsphase weniger genau sein muss.

Greifen

> Die **Greifphase** setzt ein, sobald der erste Finger das Objekt berührt. Es können **zwei Greifphasen** unterschieden werden:
> — die Platzierung der Finger auf dem Objekt und
> — die Ausübung der richtigen Kräfte, damit das Objekt stabil und anwendungsgerecht gegriffen wird.
> In der **1. Phase** setzt v.a. die visuelle Sensorik ein, in der **2. Phase** die Tastsensorik.

Diese **Trennung der Greifbewegungen** ist v.a. in biologischen Systemen nicht strikt:
— Die Greifstrategie eines **Säuglings** basiert auf der Flexibilität der Hand. Beim Greifen werden die Finger mit einer bestimmten, später geregelten Impedanz bewegt, damit ein Objekt »automatisch« umschlossen wird (Abb. 14.3). Die genaue Position der Finger ist nebensächlich; Hauptsache ist die Kraftverteilung, durch die die Fingerpositionen mittels Flexibilität automatisch angepasst werden (Schettino et al. 2003).
— Aber auch im **späteren Leben** ist die Trennung nicht strikt. Obwohl die Greifstrategie bei einem bestimmten Objekt gleich ist (z. B. Kraft- oder Pinzettengriff) ist die Platzierung der Finger nicht immer gleich. Diese Variabilität hat keinen Einfluss auf die Griffqualität, weil dieser von der Impedanz beim Griff mittels Tastsensorik gelöst wird.

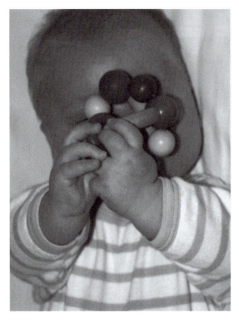

Abb. 14.3 Greifbewegung eines Säuglings

14.1.2 Der Roboter als menschliche Hand

Klassische Roboterhände

- **Lösbarkeit der einzelnen Komponenten**

Die meisten bisherigen Robotergreifermethoden versuchen die **Trennung** zwischen
— Annäherung,
— Fingerplatzierung und
— Kraftausübung
strikt zu trennen, damit das Greifproblem in lösbare Einzelprobleme aufgeteilt werden kann. Diese Aufteilung beinhaltet die Notwendigkeit eines genauen **Modells des zu greifenden Objekts**. Damit die Finger optimal platziert werden können und das Objekt mit minimaler Kraft gehalten werden kann, muss neben der genauen Geometrie die **Gewichtsverteilung** (oder wenigstens der Schwerpunkt) des Objekts bekannt sein. Nur dann kann ein optimaler Griff ausgerechnet und das Objekt stabil gehalten werden (Borst et al. 1999). Der Griff wird, durch die genaue Platzierung der Fingerspitzen, genau geplant und gilt dann als stabil, wenn Schwerpunkt und andere Kräfte innerhalb des Reibungskegels liegen.

Die Notwendigkeit eines genauen Modells beschränkt die Anwendbarkeit solcher Methoden. Während der Einsatz in Produktionsumgebung, in der die Anzahl der zu greifenden Objekte beschränkt ist, realistisch ist, benötigt diese Methode in **Haushaltsumgebung** eine Möglichkeit, selbst Modelle von Objekten sensorisch zu erstellen und zudem die Objekte au-

14.1 · Humanrobotik

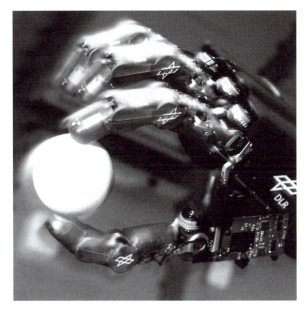

Abb. 14.4 DLR-Hand-II greift ein bekanntes Objekt

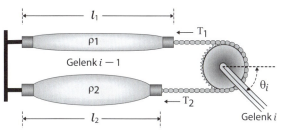

Abb. 14.5 Antagonismus in einem Robotergelenk

tomatisch zu klassifizieren. Obwohl diese Aufgabe erforscht ist, ist sie noch weit davon entfernt, gelöst zu sein. Tatsache ist, dass Objektmodelle einzeln erstellt und angelernt werden müssen (Abb. 14.4).

Steifigkeit der Roboterhand

Es gibt, neben der Lösbarkeit der einzelnen Komponenten dieser Greifmethode, noch einen zweiten Grund für diese Trennung. Die meisten Roboterhände sind **steif**, d.h., dass die Gliedmaßen und Gelenke bei einer Einwirkung von externen Kräften nicht nachgeben können. Es gibt einige **Ausnahmen**:

- Die **Fluid Hand** (Kargov et al. 2005) ist ein prominentes Beispiel.
- Die **DLR-Hände** sind die bekanntesten Systeme, bei denen steife Hände durch intelligente Regelungsalgorithmen impedanzgeregelt und somit **aktiv nachgiebig** sind (Butterfass et al. 2004).

Die **Steifigkeit** einer Roboterhand führt dazu, dass die vom Objekt auf die Finger ausgeübten Kräfte nicht von der Hand ausgenutzt werden können, um zu einem besseren Griff zu gelangen, also die Finger bewegt werden, um »optimaler« zu greifen. Die Kräfte zwischen Objekt und Finger müssen immer innerhalb des dort definierten Reibungskegels liegen, damit das Objekt sich nicht verschiebt. So wird auch eine erfolgreiche Greifstrategie geplant: Die Finger müssen dort platziert werden, wo die Kräfte zwischen Objekt und Finger jeweils innerhalb der Reibungskegel liegen.

Es ist klar, dass solche Greiflösungen selten eine energieoptimale Lösung finden werden. Damit ein Griff stabil ist, müssen die von den Fingern ausgeübten Kräfte gegeneinander ausgewogen werden. Anders ist die Situation, wenn die Finger sich durch **externe Krafteinwirkung** bewegen: Die am Kontaktpunkt ausgeübte Kraft in der Fingerbewegung wird absorbiert und somit verringert. Greifen wird somit zum Energieminimierungsproblem, und die gleiche Greifstabilität wird mit weniger Kraft erreicht.

Ein neuer Weg

> Wichtig bei einer **menschenähnlichen Greiffunktionalität** ist es,
> - eine ausreichende Anzahl von aktiven Freiheitsgraden in den Gelenken zu haben,
> - die Möglichkeit, unterschiedliche Kräfte bei einem Greifvorgang ausüben zu können, und
> - eine variable Nachgiebigkeit der Finger in alle Richtungen zu erzielen.

DLR-Hand-Arm-System

In der Entwicklung von Roboterhänden werden diese Eigenschaften gegenwärtig realisiert. Ein Paradebeispiel ist das am DLR entwickelte **Hand-Arm-System** (Grebenstein u. van der Smagt 2008). Dieses System wird nach genauer Beobachtung des menschlichen Hand-Arm-Systems aufgebaut, mit dem Ziel, die gleiche Beweglichkeit, d.h. Kinematik und Dynamik in einem Robotersystem herzustellen. Das **zentrale Prinzip** ist dabei die **passive nicht-lineare Nachgiebigkeit** in den Gelenken, die durch nicht-lineare Federelemente erreicht wird. Mittels eines biaktuierten Systems kann in jedem Gelenk nicht nur die Position, sondern auch die Steifigkeit (Impedanz) gesetzt/vorgegeben werden. Sobald **externe Kräfte** auf die Gelenke wirken/einwirken, wird die ausgeübte Energie von der Feder absorbiert und ggf. zurückgegeben.

In der **Natur** wird ein solcher Ansatz immer mit einem **antagonistischen Ansatz** realisiert: Muskelpaare wirken zusammen, um Position und Steifigkeit zu regeln. Auch in Robotersystemen wurde der Ansatz realisiert. Abb. 14.5 zeigt ein Beispiel, wobei die Aktuatoren aus »pneumatischen Muskeln« realisiert sind.

Elektromotoren

Obwohl der Ansatz mit »pneumatischen Muskeln« in vielen Robotersystemen erfolgreich umgesetzt wurde, ist der Einsatz für Hände, wegen der Größe der Aktuatoren, problematisch. Platzeffizienter sind Elektromotoren (Abb. 14.6).

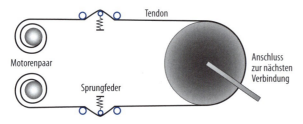

Abb. 14.6 Aktuierung eines Gelenks mittels zwei Elektromotoren und nicht-linearen Federn

Dieses Prinzip wird für jedes aktive Gelenk der Finger realisiert und führt somit zu einem **System mit 38 Motoren und Federn**. Platzbedingt werden diese Aktuatorelemente im Unterarm platziert, wobei die Fingergelenke über Seilzüge gesteuert werden (Abb. 14.7–14.9).

Der klare **Vorteil** in dieser komplizierten Aufbauweise liegt in der **passiven Nachgiebigkeit**, die für einen schnellen Energieaustausch mit der Umgebung notwendig ist,
- zum einen, um Schläge absorbieren zu können,
- zum anderen, um höhere Energieschübe abzugeben, z. B. beim Ballwerfen.

Diese Art von Robotik wird gewiss einen nächsten Schritt in der Robotergeschichte einläuten, weil nur mit solchen Systemen eine **energieoptimierte** und **menschenähnliche Interaktion** zwischen Roboter und Mensch realisiert werden kann.

14.1.3 Zur nächsten Prothesengeneration

> **Handprothesen** können unterteilt werden in
> - ästhetische Prothesen,
> - zugbetätigte Eigenkraftprothesen und
> - motorisch gesteuerte Prothesen.

Ästhetische Handprothesen
Die ästhetische Handprothese ist **passiv** und hat hohe Ansprüche bezüglich
- Handhabung,
- Gestaltung,
- Aussehen,
- Tragekomfort und
- Gewicht.

Solche Hände können bestenfalls als **Stützhand** für das Tragen von leichten Gegenständen eingesetzt werden.

Eigenkraftprothesen
Eigenkraftprothesen werden durch die Bewegung des Stumpfes bzw. über Schultergurte **aktiviert** und erfordern ein erhebliches Training seitens des Patienten. **Vorteil** dieses Ansatzes ist ein gewisses Ausmaß an Kraftrückkoppelung zum Patienten.

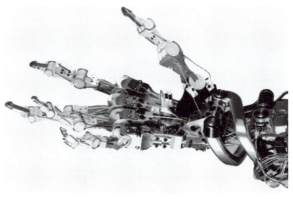

Abb. 14.7 Prototyp der Hand mit Seilzügen zum Zeigefinger

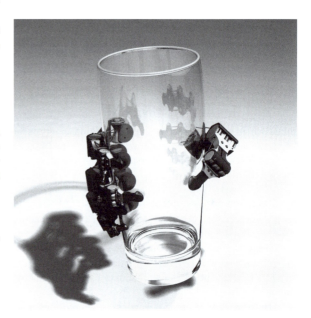

Abb. 14.8 CAD-Hand greift ein Glas

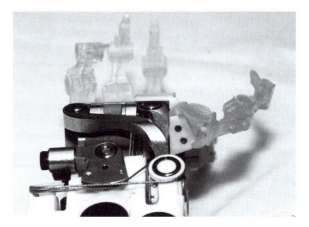

Abb. 14.9 Seilführung im Handgelenk

Motorisch gesteuerte Handprothesen

Motorisch gesteuerte Handprothesen können viel **beweglicher** sein als Eigenkraftprothesen. Die für Roboterhände entwickelten Technologien sind insbesondere wichtig für die Interaktion zwischen Roboter und physikalischer Umgebung. **Mechanische Nachgiebigkeit** ist notwendig, um kinetische Energie in potenzielle Energie umzusetzen, beispielsweise dann, wenn die Finger in schnellen Kontakt mit festen Objekten gebracht werden (z. B. gegen ein Objekt schlagen, einen Ball fangen). Diese Energieabsorption verhindert die Beschädigung von Hand oder Objekt. Es ist klar, dass gerade diese Eigenschaft für Handprothesen sehr wichtig ist, da sonst die Energie, die entsteht, wenn man z. B. versehentlich gegen einen Tisch schlägt, schmerzhaft vom Arm absorbiert werden muss – oder eben das Objekt beschädigt.

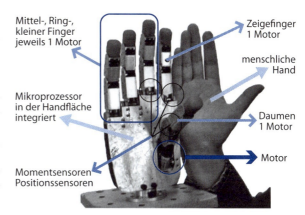

Abb. 14.10 Prothesenhand (Entwicklung DLR und Harbin Institute of Technology)

Mechanik

Die in ▶ Kap. 14.1.2 beschriebenen Methoden sind für Prothesenhände also essenziell, bislang jedoch aus technischen Gründen nicht realisiert.

> Die menschliche Hand macht es uns vor. Das **Hand-Unterarm-System** (Unterarm beinhaltet die Hauptmuskulatur für die Hand)
> - wiegt ca. 3 kg,
> - kann bis zu ca. 100 N Kraft pro Finger ausüben und
> - hat mit ca. 40 Muskeln eine perfekte Beweglichkeit und Stabilität.

Dass diese Eigenschaften mit einer Prothesenhand kurzfristig nicht erreichbar sind, ist klar, aber die **wichtigsten Eigenschaften** müssen berücksichtigt werden (▶ Übersicht 14.2, Eigenschaften in abnehmender Wichtigkeit).

Übersicht 14.2
Wichtige Eigenschaften einer Prothesenhand
- Eine bestimmte **Gewichtsgrenze** darf nicht überschritten werden.
- Die passive **Nachgiebigkeit** mit variabler Impedanz muss realisiert werden.
- Die **Größe** der Prothesenhand sollte unter der der menschlichen Hand liegen.
- Die **Anzahl** der aktiven Freiheitsgrade sollte jenen der menschlichen Hand nahekommen.

Die **heute eingesetzten Prothesenhände** haben meist 1–3 aktive, unabhängige Freiheitsgrade. Kombinierte Griffe werden durch mechanische Abhängigkeiten zwischen den Fingern realisiert. So werden beispielsweise **Kraftgriffe** mit nur einem Aktuator ermöglicht, aber die aktive Bewegung von einzelnen Fingern ist nicht möglich. Ein Beispiel wird in ▫ Abb. 14.10 gezeigt. Diese Prothesenhand geht technisch weiter als die klassischen Prothesenhände, da bis zu 5 Motoren integriert sind, aber auch sie kann das wichtigere Problem der passiven Nachgiebigkeit mit variabler Impedanz nicht lösen. Nach dem Vorbild der neuen Roboterhände ist geplant, Prothesenhände mit **variabler Impedanz** zu entwickeln, die eine maximale Anzahl von Freiheitsgraden, aber ein akzeptables Gewicht haben.

Elektronik

Eine wichtige Komponente einer Prothesenhand ist der **Stromverbrauch**. Das Problem der mobilen Stromversorgung ist nicht gelöst, und eine allgemeine Lösung ist nicht absehbar. Somit muss der Stromverbrauch minimiert werden, was wichtige mechanische sowie elektronische Konsequenzen hat.

Steuerung

Eine Prothesenhand muss auf **zwei Wegen** gesteuert werden.
- Erstens braucht jeder Motor bzw. Gruppe von Motoren eine **Regelung**, die das System eine bestimmte Bewegung, Kraft und Impedanz ausführen lässt, bei minimalem Energieverbrauch. Diese Regelung realisiert eine bestimmte Schnittstelle zum System, die eine übergeordnete Regelung oder Steuerung möglich macht.
- Zweitens müssen die Motoren so gesteuert werden, dass der Patient mit der Hand richtig greifen kann. Am wichtigsten ist die **natürliche Steuerung**, die es erlaubt, die Prothesenhand so gut wie möglich wie eine menschliche Hand zu steuern. Hierzu werden meist myoelektrische Ansätze gewählt, obwohl auch einige invasive Methoden entwickelt wurden.

Nicht-invasive Prothesensteuerung
Elektromyographie (EMG)

Klassische aktive Prothesen werden meist **myoelektrisch** gesteuert. Durch das Abgreifen von Handmuskelaktivität an der Hautoberfläche kann die vom Patienten gewollte Bewegung relativ genau abgegriffen werden. Neue Entwicklungen auf dem Gebiet erlauben durch den Einsatz von mehreren Elektroden mit maschinellen Lernverfahren die **Erkennung von Bewegung** und **ausgeübter Kraft von 3 bis 4 Fingern** (Bitzer u. van der Smagt 2006; Castellini u. van der Smagt 2009), so dass diese auch für die genaue Steuerung einer Handpro-

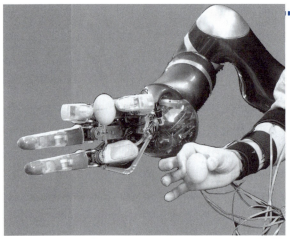

Abb. 14.11 Eine EMG-gesteuerte Roboterhand kann mit unterschiedlicher Griffkraft kommandiert werden

these eingesetzt werden könnte – vorausgesetzt, die Prothese könnte einzelne Finger impedanzgeregelt bewegen (Abb. 14.11).

Elektroenzephalographie (EEG)

Eine zweite nicht-invasive Methode kann durch das **Anbringen von Elektroden am Kopf** realisiert werden. Neuartige maschinelle Lernmethoden sind dazu in der Lage, die aufgegriffenen Signale an geplante Bewegungen der Gliedmaßen zu koppeln. Die derzeitige Einschränkung solcher Methoden ist allerdings, dass damit nur **2-dimensionale Bewegungen** mit ausreichender Genauigkeit dekodiert werden können – nicht ausreichend für die Steuerung von Prothesenarm oder -hand. Zudem ist die Bandbreite solcher Methoden, da die Aktivität **bewusst** gesteuert werden muss, bei bis maximal 5 Hz noch sehr begrenzt. Die weitere Entwicklung solcher Methoden muss jedoch beobachtet werden.

Invasive Prothesensteuerung

Eine nächste Stufe der Steuerung kann mittels invasiver Methoden erreicht werden. Die muskulären Steuersignale können abgegriffen werden, bevor diese den Muskel erreichen, durch **Implantate** im peripheren oder zentralen Nervensystem. Der **Hauptvorteil** solcher invasiver Methoden ist die Möglichkeit, Signale auch wieder zurückzuführen und somit dem Patienten z. B. haptische Informationen zu vermitteln, die durchaus von Prothesenhänden gemessen werden könnten.

Peripheres Nervensystem (PNS)

Eine **Ankoppelung an das periphere Nervensystem** ist noch nicht qualitativ ausreichend realisierbar. Die derzeitige Entwicklung von Manschetten-, Longitudinal- und Siebelektroden lässt zwar einige Signale messen und ggf. rückführen, aber die Anzahl von Kanälen ist noch nicht ausreichend. Tierversuche (Navarro et al. 2005) sowie Prothesenversuche zeigen erste Schritte, die allerdings die Anwendbarkeit der Methoden noch nicht einschätzen lassen.

Zentrales Nervensystem (ZNS)

Für Patienten ohne Beweglichkeit der Gliedmaßen, z. B. für querschnittsgelähmte Patienten, ist die Ankoppelung einer Prothese – in diesem Fall Arm mit Hand – an das zentrale Nervensystem eine zukunftsweisende Option. Das Abgreifen von genauen Signalen, die mit Arm- und Handbewegung übereinstimmen, ist mit **implantierten Elektroden im Motorkortex** gut möglich (Hochberg et al. 2006). Der Einsatz von solchen Signalen für die Prothesensteuerung ist realisierbar (Vogel et al. 2010).

Rückkoppelung

Für die optimale Integration einer Prothese ist es wichtig, dass diese **nicht nur gesteuert**, sondern **auch gespürt** werden kann. Obwohl brauchbare Ergebnisse noch nicht erzielt wurden, ist es klar, dass auch hier zwischen invasiven und nicht-invasiven Methoden unterschieden werden muss:
- **Invasive Methoden** werden zurzeit nur im peripheren Nervensystem versucht. Da diese Methode sehr von den benutzen Elektroden abhängig ist, sind kurzfristig keine brauchbaren Ergebnisse zu erwarten.
- **Nicht-invasive Methoden** benutzen Reinnervation durch die Haut. Zwar werden viele Lösungsvorschläge untersucht, aber allgemeine brauchbare Lösungen wurden noch nicht realisiert.
- **Neue Methoden**, die Ähnlichkeiten im Homunkulus bezüglich Sensitivität des menschlichen Zehs und Fingers ausnutzen, werden derzeit erprobt.

14.1.4 Zusammenfassung

Die **Entwicklung von neuen Robotern** ermöglicht es mittelfristig, neue Prothesenhände und -arme zu entwickeln, die den Patienten ermöglichen, natürlicher mit Prothesen umgehen zu können. Zudem sind beachtliche Ergebnisse auf dem Gebiet der **Prothesensteuerung** erzielt worden, und es wird die **Rückkoppelung von propriozeptiven Signalen** untersucht. Es wird noch einige Jahre dauern, bis gute Systeme marktreif sind, aber erste Ergebnisse können bald erwartet werden.

Literatur

Benninghoff A, Drenckhahn D (2002) Anatomie, Histologie, Embryologie, Zellbiologie; Bd 1. Urban & Fischer@Elsevier, München

Bitzer S, van der Smagt P (2006) Learning EMG control of a robotic hand towards active prostheses. Proceedings of ICRA, International Conference on Robotics and Automation, Orlando. S 2819-2823

Borst C, Fischer M, Hirzinger G (1999) A fast and robust grasp planner for arbitrary 3D objects. Proceedings ICEE International Conference on Robotics and Automation. S 1890-1896

Butterfass J (2000) Eine hochintegrierte multisensorielle Vier-Finger-Hand für Anwendungen in der Servicerobotik. Berichte aus der Robotik. 1. Shaker-verlag, Aachen. S1-152

Butterfass J, Fischer M, Grebenstein M (2004) Design and experiences with DLR hand II. Proceedings oft he World Automation Congress 15. S 105-110

Castellini C, van der Smagt P (2009) Surface EMG in advanced hand prothetics. Biological Cybernetics 100(1): 35-47

Clifton R, Muir D, Ashmead D, Clarkson M (1993) Is visually guided reaching in early infancy a myth? Child development 64: 1099-1110

Grebenstein M, van der Smagt P (2008) Antagonism for a highly anthropomorphic hand-arm system. Advanced Robotics 22: 39-55

Hochberg LR, Serruya MD, Friehs GM, Mukand JA, Saleh M, Caplan AH, Branner A, Chen D, Penn RD, Donoghue JP (2006) Neuronal ensemble control of prosthetic devices by a human with tetraplegia. Nature 442: 164-171

Van Hofstein C, Rönnqvist L (1988) Preparation for grasping an object. A development study. J Experimental Neurophysiology. Human Perception and Performance 14(4): 610-621

Kapandji A (1998) The Physiology of the Joints. Churchill Livingstone, Edinburgh

Kargov A, Asfour T, Pylaiuk C, Oberle R, Klosek H, Schulz S, Regenstein K, Bretthauer G, Dillmann R (2005) Development of an anthropomorphic hand for a mobile assistive robot. Proc. 9th Int. Conf. on Rehabilitation Robotics. S 182-186

Navarro X, Krueger Z, Lago N, Micera S, Stieglitz T, Dario P (2005) A critic review of interfaces with the peripheral nervous system fort he control of neuroprotheses an hybrid bionic systems. J Periph Nerv System 10: 229-258

Santello M, Soechting J (1998) Gradual moulding of the hand to object contours. J Neurophysiology 79(3): 1307-1320

Schettino L, Adamovich S, Polzner H (2003) Effects of the object shape and visual feedback on hand configuration during grasping. Experimental Brain Research 151(2): 158-166

Vogel J, Haddadin S, Simeral JD, Stavisky SD, Bacher D, Hochberg LR, Donoghue JP, van der Smagt P (2010) Continuous Control of the DLR Light-weight Robot III by a human with tetraplegia using the BrainGate2 Neural Interface System. Proc. International Symposium on Experimental Robotics (ISER), 2010

14.2 Greiftraining mit einer dynamischen Handorthese (SaeboFlex)

F. Müller, S. Peitzker

Die Wiederherstellung der beeinträchtigten Handfunktion ist ein bedeutendes Ziel neurorehabilitativer Maßnahmen in der Ergotherapie. Bewegungsstörungen der oberen Extremität sind eine der vielen Folgen nach Hirnschädigung durch Schlaganfall. **Armparesen** sind in 30–40% (Kwakkel et al. 2003) so stark ausgeprägt, dass die betroffene Extremität auch längerfristig nicht wieder eingesetzt werden kann.

In der **frühen Phase nach Schlaganfall** ist der betroffene Arm häufig schwer paretisch bis plegisch; es kommt zum Verlust von Kraft und Geschicklichkeit. In der Folge kommt es zu Tonuserhöhungen, die häufig als Flexionsbewegungssynergien von Schulter, Ellenbogen und Handgelenk auftreten. Die Hand kann funktionell nicht mehr eingesetzt werden.

Die erwähnten Defizite führen zu vermehrter Immobilität des Arms, deren Auswirkungen auch Veränderungen am muskuloskeletalen System sind. In vielen Fällen bleiben Patienten und Therapeuten unzufrieden mit dem **Ergebnis der Therapie**:

— Nach Kwakkel et al. (2003) ist eine **positive Prognose** motorischer Handfunktion bei einer Armparese in der 4. Woche nach Schlaganfall mit einem **Fugl-Meyer Score** von ≥19 Punkten von ca. 94% möglich. Hingegen ist bei einer geringeren Punktzahl die Chance der Wiederherstellung motorischer Handfunktion nach 6 Monaten bei nur ca. 9% gegeben.

— Nach Hesse et al. (2004) erreichen schwer betroffene Patienten ohne distale Aktivitäten unabhängig von ihrer proximalen Funktion lediglich **Fugl-Meyer-Werte** bis 20 Punkte. Für die Prognose in dieser Hinsicht sind die Hand- und Fingerstrecker entscheidend. Sie spielen deshalb bei vielen Untersuchungen die ausschlaggebende Rolle.

14.2.1 Rehabilitation

Bisher spielen **konventionelle Therapiekonzepte** in der Ergo- und Physiotherapie, wie das Bobath- und PNF-Konzept auf neurophysiologischer Basis, die Hauptrolle in allen stationären Phasen und im ambulanten Bereich. **Neuere Behandlungstechniken** forcieren stärker den Aspekt, durch ausgewählte Übungen die Plastizität des Gehirns positiv zu beeinflussen und den Umfang der motorischen Rückbildung zu vergrößern (Nelles 2004). Durch aufgabenspezifisches Training und repetitives Üben (Bütefisch et al. 2004) wird postuliert, dass größere Fortschritte erzielt werden können. Zur **Steigerung der Therapieintensität** durch häufiger mögliche Repetition bei gleichzeitig möglicher Variation werden immer häufiger mechanische Trainingsapparate – bis hin zu elektronisch gesteuerten Geräten oder Robotern eingesetzt. Die **Effektivität** dieser neuen Behandlungsprinzipien wird durch verschiedene Studien unterstützt (Langhammer et al. 2000; Bütefisch et al. 2004; Hesse et al. 2005). Gemeinsam ist das Verständnis des Wiedererlernens motorischer Fähigkeiten als Lernprozess. Die Bewegungsausführung sollte nicht nur repetitiv, sondern auch aufgabenorientiert erfolgen, um größtmögliche Motivation und Lernfortschritt zu erzeugen.

14.2.2 SaeboFlex®: Eine Extensionsorthese

Bei vielen Patienten mit brachiofazialem Syndrom sind die Möglichkeiten der Übung durch **Fehlen ausreichender Extensionsbewegung** sehr limitiert. Häufiger gelingt es, Flexionsbewegungen zu induzieren, auch wenn diese manchmal den Charakter von Beugesynergien haben. Um repetitive Bewegungen ausüben zu können, ist daher eine Unterstützung der auf die Flexion folgenden Extension erforderlich. Besonders häufig tritt diese Situation an **Fingern** und **Handgelenk** auf. In der klassischen Therapiesituation muss der Therapeut fortlaufend die Aktivität des Patienten durch passive Öffnung der paretischen Hand unterstützen. Hier setzt die neu entwickelte mechanisch- dynamische SaeboFlex®-Schiene (◘ Abb. 14.12) an.

> Die **SaeboFlex-Orthese** besteht aus
> — einem Unterarmschaft und
> — einem breitflächigem Handteller aus Hartplastik, verbunden mit einer verschiebbaren Metallschiene,
> — Federzüge mit Fingerkappe.

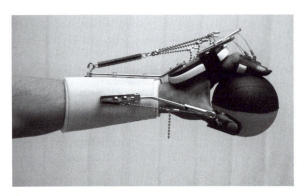

Abb. 14.12 Aufbau der SaeboFlex®-Schiene

Die **Finger** werden mit Federn und Kettenzügen in sog. **Fingerkappen** in Streckung gehalten. Diese Federspannung ist individuell in unterschiedlichen Stärken einstellbar, um einen Zug zu erzielen, gegen den der Patient noch die Finger II–V beugen kann. Durch die Schienung ist diese Flexion nur in den proximalen Interphalangealgelenken möglich. Die **Daumenkappe** ermöglicht eine Oppositionsbewegung. Basierend auf den Ergebnissen von O'Driscoll et al. (1992) über die größtmögliche Öffnungsspanne einer Hand wurde eine **Dorsalextension von 35°** als Grundhaltung gewählt, um größtmögliche Zuverlässigkeit für wiederholtes, sicheres Greifen zu ermöglichen.

Im Gegensatz zu den vielen klassischen Therapien mit direkter Bewegungsführung durch die Hand des Therapeuten (»hands on«) kann diese Therapie vom Patienten alleine (»hands off«), allerdings unter Supervision durchgeführt werden.

14.2.3 Rahmenbedingungen der SaeboFlex®-Therapie

Durch ein ausdifferenziertes Trainingsprogramm ergibt sich ein neuer interessanter Therapieansatz für die **obere Extremität**. Schulter- und Ellenbogenfunktion können mithilfe dieses »Servo«-Mechanismus für Hand- und Fingerstrecker, bei gegebener willkürlicher Fingerbeugung, aktiv in die Therapie miteinbezogen werden.

- **Ein-/Ausschlusskriterien**

Empfohlene Ein- und Ausschlusskriterien für Patienten mit Hemiparese nach Schlaganfall sind in ▶ **Übersicht 14.3** zusammengefasst (◘ Abb. 14.13).

Tab. 14.1 Behandlungsniveaus des Saebo-Armtrainings

Behandlungsniveau	Beschreibung
I	Bei minimal aktiver Bewegungsfreiheit mit starken Einschränkungen von selektiven Bewegungen werden aktive Bewegungen unter Nutzung von Flexor- und Extensor-Bewegungssynergien durchgeführt
II	Bei Fehlen willkürlich selektiver Bewegungen werden isolierte Bewegungen unter Ausschaltung von Flexor-Bewegungssynergien trainiert
III	Können selektive Bewegungen mit geringem Einfluss von Flexor-Bewegungssynergien ausgeführt werden, sollen die Aktivitäten außerhalb der Bewegungssynergien Trainingsziel sein (z.B. Schulterabduktion und Ellenbogenextension)
IV	Bei bereits vorhandener Fähigkeit, isolierte Bewegungen zu leisten, die ohne Einfluss von Flexor-Bewegungssynergien produziert werden können, sollte ein proximal-muskulärer Kraftaufbau gefördert werden und dabei distal den Tonus reduzieren

Übersicht 14.3
Kriterien für die SaeboFlex-Therapie
Einschlusskriterien
- Aktive Schulterflexion- und abduktion
- Ellenbogenflexion- und extension von ca. 10°
- Leichte willkürliche Fingerflexion bei Handgelenk- und Fingerextension

Ausschlusskriterien
- Massive Tonussteigerung der betroffenen Extremität, wobei die Hand zwar passiv geöffnet werden kann, jedoch die Fingerextension bei einer passiv geführten Bewegung und unter Beibehalt der geöffneten Hand und Handgelenk in ca. 15° Dorsalextensionsstellung nicht beibehalten werden kann
- Fehlende willkürliche Fingerflexion
- Vorhandene orthopädische Veränderungen der Hand- und/oder Fingergelenke
- Kognitive Defizite, die ein repetitives Training nicht zulassen

- **Praktische Durchführung des Armtrainings**

Als Übungsmaterial stehen verschiedene elastische Schaumstoffbälle (»poof balls«) zur Verfügung. Das **Saebo-Armtraining** wird in vier verschiedene Behandlungsniveaus unterteilt (◘ **Tab. 14.1**), die jeweils eine Steigerung der Anzahl zu greifender Bälle vorsehen. Diese sollen gegriffen und transportiert, dann wieder im Ziel abgelegt werden.

14.2 · Greiftraining mit einer dynamischen Handorthese (SaeboFlex)

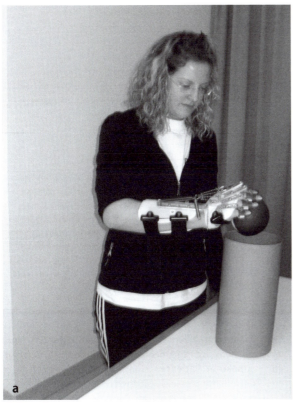
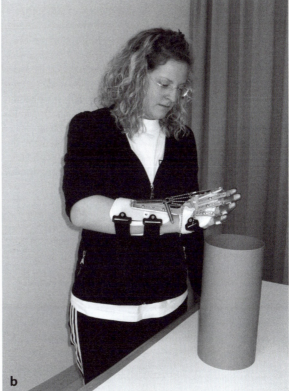

Abb. 14.13 a, b Therapiesituation. **a** Die Patientin kann mit der Schiene den Ball greifen und **b** durch eine leichte Extensionsbewegung der Finger wieder fallen lassen (Peitzker 2010, mit frdl. Genehmigung des Verlags Modernes Lernen)

14.2.4 SaeboFlex®: Muskulärer Kraftaufbau und Spastizität

Aussagen zu **repetitivem Üben** und **funktioneller Aktivität** sind:

- Gowland et al. (1992) prüften das **Verhalten von Agonist** und **Antagonist** während einer willkür-motorischen Trainingsphase der oberen Extremität bei Patienten nach Schlaganfall. Im Ergebnis zeigte sich, dass die bei Training inadäquate Rekrutierung der Muskelfasern des Agonisten keine verstärkte Aktivität des Antagonisten bewirkt. Für die Therapie der beeinträchtigten Bewegungskontrolle bedeutet dies, dass bei repetitivem Armtraining eher auf den **Aufbau von neuromuskulären Strukturen der Agonisten** geachtet werden soll als auf eine Verminderung der Aktivität der Antagonisten.
- Bütefisch et al. (1995) fanden in ihren Studien über Muskelkraftaufbau bei neurologischen Störungen, dass **frühe Initiierung von aktiven repetitiven Bewegungen** die Muskelkraft steigert. Die Folge sind Funktionsverbesserung und Reduzierung von Spastizität.
- Ergebnisse einer Studie von Sterr und Freivogel (2004) bestätigen, dass repetitives Üben und funktionelle Aktivität zu einer **Verminderung der Spastik** und Verbesserung der Bewegungsqualität führen.
- Stuart et al. (2002) untersuchten, ob physiologisch induzierte Veränderungen der Entladungsrate von Spindelafferenzen die kortikale Erregbarkeit ändern können. Die Ergebnisse zeigen, dass bei Aktivität eines Muskels unter Dehnung die **Sensibilität des Dehnungsreflexes** vermindert wird, so dass der Muskel seine normale Länge annehmen kann. Dieses »Resetting« der Muskelspindel kann den Tonus verringern.

Beim Training mit SaeboFlex® werden ständig alternierend Flexions- und Extensionsbewegungen des Arms ausgeführt, die auf den **Gewinn an Muskelkraft** und **Verminderung von Tonus** zielen. Die von Anhängern anderer Therapiemethoden postulierten negativen Effekte auf den Tonus sind somit nicht wahrscheinlich. Allerdings lässt sich bei hohem Flexorentonus die SaeboFlex®-Therapie sehr vorteilhaft mit Botulinumtoxin-Injektionen verknüpfen.

14.2.5 Praktische Erfahrungen und Wirksamkeitsnachweis

- **Verbesserung der Beweglichkeit**
Nach unserer Erfahrung zeigen die Patienten eine hohe Motivation, mithilfe der SaeboFlex®-Schiene **Greifbewegungen** zu üben, die sie ohne die Schiene nicht durchführen können.

Auch die Greifübungen in einer therapeutischen **Kleingruppe** werden von den Patienten sehr gerne wahrgenommen. Anfangs kann die notwendige minimale **Reduktion des Muskeltonus der Fingerbeuger** noch nicht immer willkürlich ausgelöst werden, um in den ersten Übungen den Ball wieder loslassen zu können. Daher wird insbesondere in den ersten Stunden noch häufiger aktive Hilfe durch den Therapeuten erforderlich. Im weiteren Verlauf entwickelt sich die Fähigkeit der Patienten rasch, mithilfe der Schiene zu üben.

Bisher fehlen kontrollierte, randomisierte Studien, die zeigen könnten, dass mit dieser Methode eine schnellere, bessere oder weitergehende Erholung der Greiffunktion zu erreichen ist.

> **Unter der Lupe**
> **Studien: Wirksamkeit der SaeboFlex®-Schiene**
> Farrell et al. (2007) zeigten in einer Phase-1-Untersuchung an 13 **Schlaganfallpatienten in der chronischen Phase**, wie sich durch 6 Stunden tägliches Üben in 5 Tagen **Verbesserungen** bei der Bewegung in Schulter- und Ellenbogengelenk einstellten. Während auch die Dorsalextension des Handgelenks besser wurde, zeigten sich keine Veränderungen in Handgelenkbeugung und Fingerbewegungen. Der Muskeltonus reduzierte sich während der Behandlung. Allerdings wurden begleitend auch Elektrostimulationsbehandlungen durchgeführt.
> In einem ähnlichen Design zeigten auch Heise et al. (2010) an Patienten im **chronischen Stadium** eine Verbesserung im Fugl-Meyer Score.

- **Verbesserte Bewegungsausführung**

Neben der Möglichkeit, überhaupt zu üben, dürfte die Schiene auch zu einer veränderten Bewegungsausführung beitragen, da im Vergleich zu einer Greifbewegung ohne Schiene eine **natürlichere Greifbewegung** ermöglicht wird. Um z. B. einen Ball vom Tisch zu nehmen, werden ohne Schiene Massenbewegungen von Ellenbogen und vermehrt noch von der Schulter genutzt, um den Ball mithilfe des Widerstands vom Tisch in die Hand »zu schaufeln". Dagegen kann mithilfe der Schiene eine selektivere Greifbewegung entstehen. Der **Effekt der Schiene** tritt also nicht ausschließlich oder vorrangig bei der Extensionsbewegung der Finger ein, sondern die vielfache Bewegungsausführung verändert v.a. die Bewegungen in Schulter- und Ellenbogengelenk. ● Abb. 14.14 zeigt, wie stark sich die Bewegungsausführung unterscheidet, wenn die Person mit oder ohne Schiene den Ball greift.

14.2.6 Zusammenfassung

Mit der SaeboFlex®-Schiene steht ein auf den Patienten **individuell einstellbares Übungsgerät** zur Verfügung, das ausreichend einfach und in der Anwendung sicher ist, um selbstständiges Üben auch in hoher Intensität nach anfänglicher Anleitung zu ermöglichen. Bisherige Hinweise auf die Wirksamkeit stammen aus Anwendungsbeobachtungen

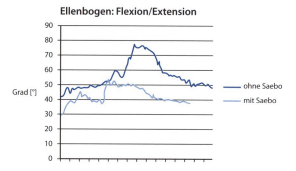

● **Abb. 14.14** Bewegungsmessung. Dargestellt wird die Ellenbogenbewegung (Flexion/Extension) eines Patienten, der stehend einen Ball, einmal mit der SaeboFlex®-Orthese und einmal ohne, vom Tisch greift (Zeitskala 100 ms). Greifen des Balls **mit** SaeboFlex®-Orthese: Der Bewegungsbereich ist weniger stark flektiert als ohne Schiene. Der Patient kann zielgerichtet und selektiv den Ball mit seinen Fingern ansteuern und greifen und dadurch eine raschere und physiologische Bewegungsausführung bewirken. Greifen des Balls **ohne** SaeboFlex®-Orthese: Über Massenbewegungen von Ellenbogen und Schulter wird versucht, den Ball vom Tisch in die Hand »zu schaufeln«

ohne Kontrollintervention an **chronischen Patienten**. Nach unserer Erfahrung ist jedoch auch ein Einsatz in der Versorgung **subakuter Patienten** sinnvoll und sollte bald durch eine kontrollierte Studie gestützt werden.

Gerade die **Einfachheit des Bautyps** sollte einen breiteren Einsatz ermöglichen. Weitergehende Entwicklungen wie mit elektronisch gesteuertem aktivem Antrieb für die Fingerstreckung versehene Handschuhe setzen einen hohen sicherheitstechnischen Aufwand voraus (Ochoa u. Kamper 2009).

Literatur

Bütefisch C, Hummelsheim H, Denzler P, Mauritz KH (1995) Repetitive training of isolated movement improves the outcome of motor rehabilitation of the centrally paretic hand. J Neurol Sci 130: 59-68

Farrel JF, Hoffmann HB, Snyder JL, Giuliani CA, Bohannon RW (2007) Orthotic aided training of the paretic upper limb in chronic stroke: results of a phase 1 trial. NeuroRehabilitation 22(2): 99-103

Gowland C, deBruin H, Basmajian J et al. (1992) Agonist and antagonist activity during voluntary upper-limb movement in patients with stroke. Phys Ther 72(9): 624-633

Hesse S, Werner C, Bardeleben A (2004) Der schwerbetroffene Arm ohne distale Willküraktivität – »ein Sorgenkind« der Rehabilitation nach Schlaganfall?! Neurol Rehabil 10(3): 120-126

Hesse S, Werner C, Pohl M, Rueckriem S, Mehrholz J, Lingnau ML (2005) Computerized arm training improves the motor control of the severely affected arm after stroke: a single-blinded randomized trial in two centres. Stroke 36: 1960-1966

Heise KL Iuzzi G, Zimerman M, Gerloff C, Hummel F (2010) Intensive orthosis-based home training of the upper limb leads to pronounced improvements in patients in the chronic stage after brain lesions. Abstracts from the 2010 World Congress of Neurorehabilitation. Neurorehabil Neural Repair Online First, published on March 12, 2010 as doi:10.1177/1545968310365984

Kwakkel G, Kollen, BJ, van der Grond J et al. (2003) Probability of regaining dexterity in the flaccid upper limb: The impact of severity of paresis and time since onset in acute stroke. Stroke 34: 2181-6

Langhammer B, Stanghell JK (2000) Bobath or motor relearning programme A Comparison of two different approaches of physio-

therapy in stroke rehabilitation: a randomized controlled study. Clinical Rehabilitation 14: 361-369
Nelles G (2004) Cortical reorganization – effects of intensive therapy. Restorative Neurology and Neuroscience 22(3-5): 239-244
O'Driscoll SW, Horii E, Ness R, Cahalan TD, Richards RR, An KN (1992) The relationship between wrist position, grasp size, and grip strength. The Journal of Hand Surgery 17A: 169-177
Ochoa JM, Kamper D (2009) Development of an actuated cable orthotic glove to provide assistance of finger extension to stroke survivors. Revista Ingenieria Biomedica 3: 75-82
Peitzker S (2010) Greiftraining mit der Orthese SaeboFlex für Schlaganfallpatienten. Praxis Ergotherapie 23(2): 96-101
Sterr A, Freivogel S (2003) Motor-improvement following intensive training in Low-functioning chronic hemiparesis. Neurology 61: 842-4
Sterr A, Freivogel S (2004) Intensive training in chronic upper limb hemiparesis does not increase spasticity or synergies. Neurology 63: 2176-2177
Stuart M, Butler JE, Collins DF, Taylor JL, Gandevia SC (2002) The history of contraction of the wrist flexors can change cortical excitability. J Physiol 545(3): 731-737

14.3 Zukunft der Neuromodulation

F.C. Hummel, C. Gerloff

In diesem Kapitel soll ein Ausblick über den **experimentellen** und **therapeutischen Stellenwert von Neuromodulation** im Bereich der neurowissenschaftlichen Untersuchungen zur Handfunktion und der klinischen Anwendung in der Neurorehabilitation gegeben werden. Dabei wird hauptsächlich auf die **nicht-invasive Hirnstimulation (NIBS)** als Methode der Neuromodulation eingegangen.

14.3.1 Methoden der Neuromodulation

Nicht-invasive Hirnstimulation (NIBS)

In diesem Kapitel werden zusammenfassend die aktuell angewandten Methoden der nicht-invasiven Hirnstimulation (NIBS) beleuchtet. Die Methoden selbst werden als interventionell-therapeutische Strategien in der Neurorehabilitation ausführlich in ▶ Kap. 7.12.3 vorgestellt; daher wird an dieser Stelle nur ein kurzer Überblick gegeben.

Nicht-invasive Hirnstimulationsmethoden bieten die Möglichkeit, mit guter topographischer und zeitlicher Auflösung intrakortikale Areale in ihrer Funktion zu modulieren, um damit Auswirkungen dieser Perturbation auf elektrophysiologische oder behaviorale Parameter zu untersuchen bzw. ihre Auswirkungen auf neurorehabilitatives Training zu evaluieren.

> In den letzten 20 Jahren haben sich v.a. **zwei Stimulationsmethoden** etabliert:
> — die **transkranielle Gleichstromstimulation (tDCS)**, die in den 60er Jahren im Tierversuch intensiv untersucht wurde und in den letzten 5–10 Jahren eine Renaissance in der humanen Anwendung erlebte (Nitsche et al. 2008; Wassermann u. Grafman 2005), und
> — die **transkranielle Magnetstimulation (TMS)**, von Barker et al. 1985 eingeführt (Barker et al. 1985).

- **Transkranielle Gleichstromstimulation («transcranial direct current stimulation» [tDCS], »transcranial brain polarization«)**

tDCS ist eine nicht-invasive, einfach anwendbare, kostengünstige und sichere Methode zur kortikalen Hirnstimulation und konsekutiver Modulation von Neuroplastizität und kortikaler Erregbarkeit. In ▶ Kap. 7.12.3 sind die Details zu dieser Technik beschrieben. **Einige Punkte** sollen kurz hervorgehoben werden.

tDCS ist eine **einfach anwendbare Applikation**; gleichzeitig mit der Stimulation können Probanden eine behaviorale Aufgabe oder Patienten ein rehabilitatives Training durchführen.

Die **Effekte** von tDCS halten deutlich über die Dauer der Stimulation an, was ideal für intensives neurorehabilitatives Training ist.

Wichtig für klinische Studien ist, dass tDCS eine sehr **gute Placebo-/Shamkontrollbedingung** bietet (Nitsche et al. 2008; Gandiga et al. 2006).

Bisher wurden **keine wesentlichen Nebenwirkungen** bis auf leichtes Brennen unter den Elektroden, kurz anhaltendes leichtes Kitzeln, vereinzelt Rötung unter der Elektrode, Phosphenerscheinung und selten Kopfschmerzen beschrieben (Nitsche et al. 2008; Gandiga et al. 2006; Iyer et al. 2005; Poreisz et al. 2007).

Den **neuronalen Effekten** transkranieller Gleichstromstimulation liegt v.a. eine polaritätsabhängige Modulation des Ruhemembranpotenzials zugrunde (Nitsche et al. 2008, 2005). Pharmakologische Studien bei Menschen ergaben Hinweise, dass diese Modulation von der Aktivität von Kalzium- und Natriumkanälen abhängt (Nitsche et al. 2008). Effekten, die über die Stimulationsdauer hinaus anhalten, liegen am ehesten NMDA- und möglicherweise GABA-Rezeptor-abhängige Mechanismen zugrunde. Des Weiteren scheinen auch synaptische Veränderungen im Sinne von LTP-/LTD-artigen Mechanismen speziell bei den lange anhaltenden Effekten der Stimulation eine Rolle zu spielen (Nitsche et al. 2005).

tDCS kann bei **gesunden Versuchspersonen** zu einer intermittierenden Verbesserung von
- visuomotorischer Koordination,
- motorischem Verhalten und Lernen,
- Arbeitsgedächtnisprozessen oder
- schlafabhängiger Konsolidierung von Gedächtnisprozessen

führen (zur Übersicht s. Nitsche et al. 2008; Wassermann u. Grafman 2005; Hummel u. Cohen 2005). In einer kürzlich veröffentlichten Arbeit konnte z. B. gezeigt werden, dass mittels anodaler tDCS des motorischen Kortex die kontralaterale Handfunktion während einer komplexen Aufgabe selbst bei **alten gesunden Probanden** (55–88 Jahre alt) verbessert werden (Hummel et al. 2010). Interessanterweise zeigte sich, dass die Verbesserung durch tDCS umso ausgeprägter war, je älter die Probanden waren (Hummel et al. 2010).

tDCS ist eine vielversprechende, kostengünstige, leicht anzuwendende und nebenwirkungsarme Methode zur **Untersuchung neurowissenschaftlicher Fragestellungen**. Des Weiteren kommt tDCS als **Therapiestrategie** zur Verbesserung der funktionellen Regeneration nach Hirnläsionen zur Anwendung. (Für weitere detaillierte Information zur tDCS siehe z. B. Nitsche et al. 2008; Wassermann u. Grafman 2005; Hummel u. Cohen 2005.)

▬▬ Neuere Entwicklungen

In den letzen drei Jahren sind **neue Stimulationsprotokolle** entwickelt worden, wie

- die transkranielle Wechselstromstimulation (tACS; »transcranial alternating current stimulation«) (Kanai et al. 2008),
- die transkranielle Rauschstromstimulation (tRNS; »transcranial random noise stimulation«) (Terney et al. 2008) oder
- die niederfrequente tDCS (Groppa et al. 2010; Bergmann et al. 2009).

Sie schließen die Lücke zwischen kontinuierlicher gleichförmiger tDCS und repetitiver gepulster rTMS mit einer oszilatorischen Applikation von Strom. Sie haben erste Effekte auf motorkortikale, visuelle Erregbarkeit und Verhalten gezeigt. Diese Protokolle bieten gegenüber tDCS den **Vorteil**, dass die Stromrichtung keine wesentliche Rolle für den Effekt zu haben scheint. Damit eröffnet sich die vielversprechende Möglichkeit, in intrinsische neuronale oszillatorische Aktivität modulierend einzugreifen, was als ein möglicher Wirkmechanismus dieser Methoden angenommen wird. Diese Stimulationsprotokolle bieten die attraktive Möglichkeit, in physiologisch ablaufende oszillatorische Aktivität, möglicherweise sogar frequenzspezifisch, einzugreifen, um neurowissenschaftliche Konzepte experimentell zu testen und ggf. Verhalten zu modulieren, mit der Aussicht einer zukünftigen Anwendung im klinischen Bereich ähnlich anderer Stimulationsformen wie z. B. auch der der Tiefenhirnstimulation.

Welche der aktuell anwendbaren Stimulationsprotokolle in Zukunft am vielversprechendsten sein wird, muss in vergleichenden Studien untersucht werden. Eine **Zukunftsvision** ist, dass abhängig von der Anforderung an die Aufgabe, den gewünschten Effekten und den entsprechenden individuellen Profilen eines Probanden/Patienten die entsprechende Stimulationsform ausgewählt wird.

- **Transkranielle Magnetstimulation (»transcranial magnetic stimulation« [TMS])**

Die transkranielle Magnetstimulation (TMS) wird seit weit über 15 Jahren in der Neurologie zur Routinediagnostik und in den Neurowissenschaften eingesetzt. Für eine detaillierte Beschreibung der Methode wird ebenfalls auf ▶ Kap. 7.12.3 verwiesen.

Im Vergleich zu tDCS bietet rTMS die Möglichkeit, mit deutlich besserer räumlicher Auflösung NIBS zu applizieren (Hallett 2000). Die **gute räumliche Auflösung** von rTMS kann v.a. dann von großer Bedeutung sein, wenn z. B. ein kausaler Zusammenhang zwischen einem distinkten kortikalen Areal und einer Funktion dargestellt werden soll. Dieses Konzept wird im nächsten Abschnitt an Beispielen dargestellt (▶ Exkurs).

Mit rTMS lassen sich, ähnlich der tDCS, **länger anhaltende Effekte** erzielen, die nach Ende der Stimulation persistieren können.

rTMS ist **etwas kostenintensiver**.

Während der Stimulation kann man eher **eingeschränkt** eine Aufgabe ausführen.

Plazebo-/Shambedingungen sind mit dieser Methode etwas schwieriger zu implementieren.

Zur **Anwendung mit rTMS** kommen aktuell unterschiedliche Protokolle:

- hoch- (5–20 Hz) oder niederfrequente Stimulation (1 Hz) oder
- die sog. Theta-burst-Stimulation (TBS) (für Details zu den technischen Aspekten s. Hummel u. Cohen 2005; Huang et al. 2005, 2009).

Mit diesen Protokollen können jeweils Effekte induziert werden, die noch für **Minuten bis wenige Stunden** nach der Stimulation anhalten können.

Die Sicherheitsrichtlinien zur Anwendung von rTMS wurden 2009 von einem Expertengremium überarbeitet und neu herausgegeben (Rossi et al. 2009). Bewegt man sich im Rahmen dieser Richtlinien, treten i.d.R. **keine wesentlichen Nebenwirkungen** auf. Häufig kommt es zu einem kitzelnden Gefühl auf der Kopfhaut; manchmal treten Kopfschmerzen auf. Einzige gravierende Nebenwirkung ist ein **zerebraler Krampfanfall**, was im letzten Jahrzehnt ca. in 8 Fällen weltweit auftrat.

Ähnlich wie bei der tDCS basiert der **Einsatz der TMS** in der Neurorehabilitation auf der Möglichkeit, kortikale Erregbarkeit und/oder Plastizität über die Stimulationsdauer hinaus zu verändern. Weiter bietet die TMS die einzigartige Möglichkeit, **nicht-invasiv** kausale Zusammenhänge zwischen Areal und Funktion mittels virtuellen Läsionsprotokollen zu untersuchen.

14.3.2 Zukunft der NIBS in den Neurowissenschaften

Funktionelle Bildgebungsverfahren sind sehr gute und etablierte Methoden in den Neurowissenschaften. Sie nutzen einen **assoziativen Ansatz**, bei dem die Änderung eines Bildgebungsparameters (z. B. BOLD-Signal-Änderungen) während der Ausführung einer Aufgabe (Faustschluss) benutzt wird, um Hirnaktivität, die in Zusammenhang mit der entsprechenden Funktion steht, zu untersuchen. Ein **Nachteil** dieses assoziativen Ansatzes ist es, dass es schwierig ist, Kausalität zwischen Funktion und aktiviertem kortikalen Areal zu beweisen. An dieser Stelle tritt die einmalige **Stellung der NIBS** in den Mittelpunkt, denn mittels NIBS lassen sich kortikale Areale funktionell perturbieren bzw. virtuell/reversibel läsionieren. rTMS oder tDCS bieten die einzigartige Möglichkeit, im

Menschen kausale Beziehungen zwischen kortikalen Arealen oder die Effekte von Perturbation von Netzwerkknotenpunkten auf ein ganzes Netzwerk zu untersuchen. Dieser Ansatz bietet vielversprechende Möglichkeiten, um Mechanismen, die Handfunktionen bestimmen und kontrollieren, neurowissenschaftlich detailliert zu untersuchen. Des Weiteren können mit diesen Methoden exzellent neuroplastische Vorgänge evaluiert werden. Dieses Konzept wird an zwei **aktuellen Arbeiten** vorgestellt: In der einen Arbeit wurde das Greifen untersucht (Davare et al. 2010), in der anderen die mögliche Rolle des Motorkortex für den Spracherwerb (Liuzzi et al. 2010).

Unter der Lupe
Untersuchung: Zusammenspiel der Hirnareale bei der Greifbewegung
Greifen ist eine komplexe Aufgabe, die das **Zusammenspiel** unterschiedlicher primär- und sekundär-motorischer Areale beinhaltet, wie
- des primär-motorischen Kortex (M1),
- des dorsalen und ventralen Prämotorkortex (dPM, vPM),
- der SMA und
- des posterioren parietalen Kortex (PPC).

Davare et al. (2010) untersuchten sehr elegant, unter Nutzung verschiedener NIBS-Techniken, das Zusammenspiel zwischen M1, vPM und PPC während der **Ausführung einer Greifbewegung**. Vorherige Studien zeigten, dass sowohl der vPM als auch die anteriore intraparietale Area (aIP, eine Subregion des PPC) an Greifbewegungen beteiligt sind. Allerdings ist die genaue **Rolle der aIP**, speziell in der Interaktion mit vPM und M1, in diesem Netzwerk nicht vollständig verstanden. Um diese Frage zu klären, nutzten die Autoren ein elegantes Versuchsdesign, in dem sie einen virtuellen Läsionsansatz mit einer bifokalen **Dual coil-TMS-Untersuchung** kombinierten, d.h.:
- Im **ersten Schritt** wurde die funktionelle Konnektivität mittels bifokaler TMS zwischen vPM und M1 (je eine TMS-Spule über dem entsprechenden Areal) mit hoher topographischer und temporaler Auflösung untersucht.
- Im **zweiten Schritt** wurde die aIP durch rTMS perturbiert, und die Effekte der Perturbation wurden auf die funktionelle Konnektivität zwischen vPM und M1 evaluiert.

Mit diesem interessanten experimentellen Design konnte ein kausaler Zusammenhang zwischen aIP und der interregionalen Interaktion zwischen vPM und M1 während Greifbewegungen dargestellt werden. Dabei zeigte sich, dass der **aIP die vPM-M1-Interaktion** bei Greifbewegungen **kausal beeinflusst**, abhängig von Eigenschaften des zu greifenden Objekts. Davare et al. (2010) konnten sehr schön zeigen, wie neurowissenschaftliche Fragen kausal beantwortet werden können, unter Nutzung aller Möglichkeiten der nicht-invasiven Hirnstimulation, von bifokaler Dual coil-Stimulation bis zur virtuellen Läsion.

▼

Unter der Lupe
Untersuchung: Rolle des Motorkortex beim Spracherwerb
In der Arbeit von Liuzzi et al. (2010) wurde tDCS zur Perturbation von kortikalen Arealen benutzt. In den letzten Jahren ergaben sich immer mehr Hinweise, dass der motorische Kortex an der **Verarbeitung von Sprache** (v. a. in Zusammenhang mit bewegungsassoziiertem Sprachmaterial) beteiligt ist. Des Weiteren wurde die interessante Hypothese aufgestellt, dass der motorische Kortex auch in den **Spracherwerb**, v.a. von bewegungsassoziiertem Sprachmaterial, involviert ist.
Diese Frage haben Liuzzi et al. unter Nutzung von NIBS zur Perturbation des motorischen Kortex untersucht. Evaluiert wurde, ob M1 eine relevante Rolle für den **Neuerwerb bewegungsassoziierten Sprachmaterials** spielt. Gesunde Probanden wurden einem assoziativen Sprachenlernparadigma (Kunstsprache mit Pseudoworten; für Details s. Liuzzi et al. 2010) unterzogen, während der motorische Kortex entweder durch tDCS oder Shamstimulation pertubiert wurde. Es zeigte sich, dass mit hemmender Stimulation (kathodale tDCS) der Lernerfolg signifikant geringer war als unter Shamstimulation. Somit konnte zum ersten Mal ein kausaler Zusammenhang zwischen der Funktion des motorischen Kortex und Spracherwerb unter Nutzung von NIBS gezeigt werden (Liuzzi et al. 2010).

Diese beiden Arbeiten zeigen beispielhaft den **Stellenwert der NIBS** für aktuelle und zukünftige neurowissenschaftliche Untersuchungen. Hervorzuheben sind v.a.
- die Untersuchung von interarealer Konnektivität mittels mehrfokaler Stimulation,
- die Perturbation kortikaler Aktivität und
- das Erzeugen von virtuellen Läsionen.

Technisch wird sich NIBS in den nächsten Jahren sicher rasant weiterentwickeln, zum einen zu immer nutzerfreundlicheren, kleineren und zum anderen zu leistungsstärkeren Geräten, die es erlauben werden, mehrere Areale gleichzeitig zu stimulieren. Ein interessanter Ansatz in diesem Bereich ist es auch, NIBS-Protokolle zu entwickeln, die natürlich vorhandene Muster von kortikaler Aktivität (z. B. Oszillationen) induzieren.

14.3.3 Zukunft der neurowissenschaftlichen und therapeutischen Anwendung nach Hirnläsionen

Fokale Hirnläsionen wie z. B. **nach Schlaganfall** sind nach wie vor der Hauptgrund für Langzeitbehinderung. Allein durch Schlaganfall werden in den nächsten Jahren mit bis zu 450.000 Patienten pro Jahr in Deutschland gerechnet (Kolominsky-Rabas u. Heuschmann 2002; Kolominsky-Rabas et al. 2006). Trotz erheblicher wissenschaftlicher Anstrengungen im letzten Jahrzehnt sind immer noch mehr als 60% der Patienten, v.a. durch eingeschränkte Funktion der oberen Extremität, Sprachstörungen und Neglectsymptome, bleibend behindert und kommen nicht in ihr normales berufliches und privates Leben zurück (Kolominsky-Rabas et al. 2006; Taylor et al. 1996), mit erheblichen sozialen und gesellschaftspolitischen Konsequenzen. Davon lässt sich ableiten, dass aktuell nur ein unbefriedigender kleiner Teil der Patienten wieder ins normale Leben zurückkehrt.

Auf der Suche nach innovativen, effektiveren therapeutischen Strategien in der Neurorehabilitation kam es im letzten Jahrzehnt zu einer **Reihe neuer Therapiekonzepte**. Neuere interessante Ansätze zur Förderung der Regeneration der Funktion der oberen Extremität sind spezifische **neurorehabilitative Trainingsmethoden** wie z. B.

- orthesengestütztes Training (▶ Kap. 7.10; Hoffman u. Glyn 2011; Farrell et al. 2007),
- Forced-use oder Constrained-induced Movement Therapie (Taub'sches Training) (▶ Kap. 7.5; Wolf et al. 2006; Taub et al. 1993),
- bilaterales Armtraining (▶ Kap. 7.7; Luft et al. 2004),
- sog. Spiegeltraining (▶ Kap. 7.8; Ezendam et al. 2009) oder
- bewegungs- und beobachtungsbasierte Therapie (▶ Kap. 7.9; Ertelt et al. 2007).

Als eine sehr vielversprechende Methode kristallisierte sich **NIBS** heraus (Hummel u. Cohen 2006), im Detail in ▶ Kap. 7.12.3 beschrieben.

Offene Fragen und Studienaussagen zur NIBS

Obwohl erste Ergebnisse Mut machen, dass die **Förderung der funktionellen Regeneration** mit diesen therapeutischen Ansätzen weiter verbessert werden könnte, bleiben noch viele Fragen offen, die in den nächsten Jahren wissenschaftlich untersucht werden müssen, um den Erfolg dieser neurorehabilitativen Strategien weiter zu verbessern. Nachfolgend werden offene Fragen, Ideen und Kontroversen zur NIBS im Bereich der **Neurorehabilitation** diskutiert.

Mechanismen von NIBS während funktioneller Regeneration

Um die Effektivität dieser Therapiestrategie weiter zu verbessern, ist es von entscheidender Bedeutung, die **zugrunde liegenden Mechanismen** besser zu verstehen. Zieht man v.a. noch in Betracht, dass eine plastizitätsändernde Intervention sehr unterschiedliche Effekte haben kann, wenn sie auf ein »ruhendes« kortikales Netzwerk im Vergleich zu einem »voraktivierten« trifft (homeostatische Plastizität) (Siebner et al. 2004), ist weitere basiswissenschaftliche Arbeit sowohl im Tiermodell als auch systemneurowissenschaftlich beim Menschen, unter Nutzung von NIBS, vonnöten.

Neuronale Plastizität, definiert als anhaltende Änderung kortikaler Funktionen in Antwort auf Umgebungsänderungen, Funktionsverlust oder Läsion, ist einer der Hauptmechanismen, die an der funktionellen Regeneration nach Hirnläsionen beteiligt sind (Nudo et al. 1996). NIBS (wie tDCS und rTMS) führt zur Verbesserung der Funktion der oberen Extremität oder des motorischen Lernens bei Gesunden (Hummel u. Cohen 2005; Reis et al. 2008, 2009) und Patienten (Hummel u. Cohen 2006; Alonso-Alonso et al. 2007).

An diesen **NIBS-induzierten neuroplastischen Veränderungen** mit konsekutiver behavioraler Verbesserung scheinen unterschiedliche Mechanismen beteiligt zu sein. Änderungen **kortikaler Erregbarkeit** und **reduzierter intrakortikaler Inhibition** konnten parallel zu behavioralen Verbesserungen gezeigt werden. Diese Befunde sind gut vereinbar mit Konzepten, dass Änderungen von glutamaterger und gabaerger Neurotransmission an Veränderungen neuronaler Plastizität, v.a. auch nach einer Hirnläsion (Clarkson et al. 2010), beteiligt sind. Obwohl im Menschen nur indirekt zu demonstrieren, scheinen auch Mechanismen wie **Langzeitpotenzierung** (LTP) und **Langzeitdepression** (LTD) für anhaltende NIBS-induzierte Effekte relevant zu sein (Stefan et al. 2000; Bliem et al. 2008). Auch hier leistet NIBS eine aktuelle und zukünftige Möglichkeit, LTP- und LTD-artige Effekte zu induzieren und zu monitoren, um das Verständnis dieser weiter zu verbessern.

»Wann« und »wo« sollte NIBS am besten für funktionelle Regeneration appliziert werden?

Basierend auf Konzepten interhemisphärischer Rivalität (Grefkes et al. 2008; Murase et al. 2004) ergaben sich **zwei Hauptstrategien** zur Anwendung von NIBS:
- erregbarkeitsteigernde NIBS des Motorkortex der geschädigten Hemisphäre und
- hemmende NIBS des intakten Motorkortex (Hummel u. Cohen 2006).

In den meisten Studien bzgl. der Effekte von NIBS auf funktionelle Regeneration wurden relativ kleine und homogene Gruppen von Patienten im **chronischen Stadium** untersucht. Ein Problem ist, dass sich davon keine allgemeingültigen Rückschlüsse der Relevanz von NIBS für Schlaganfallpatienten ableiten lassen. Im Weiteren ergeben sich die folgenden offenen **Fragen**:

1. Sind die erzielten Effekte auch bei anderen Patientengruppen (kortikale vs. subkortikale Läsion) zu erzielen?
2. Können stärkere Effekte erzielt werden, wenn NIBS in einer Phase benutzt wird, in der das neuroplastische Potenzial nach einer Läsion am größten ist (subakute Phase)?
3. Ist die funktionelle Bedeutung v.a. der intakten Hemisphäre unterschiedlich, abhängig von Läsion und Zeit nach Schlaganfall?
4. Ist hemmende NIBS der gesunden Hemisphäre bei allen Patienten vorteilhaft?
5. Gibt es behaviorale oder Sicherheitsvorteile, wenn NIBS in der intakten oder geschädigten Hemisphäre appliziert wird?

Bis dato liegen folgende **Studienaussagen** zu den Fragen vor:
1. **Zu Frage 1:** Eine aktuelle Arbeit von Ameli et al. (2009) adressiert in einer kleinen Gruppe von Patienten die Frage, ob NIBS (rTMS) der geschädigten Hemisphäre bei Patienten mit kortikalen und subkortikalen Schlaganfällen ähnliche Effekte erzielt. Es konnten erste Hinweise gewonnen werden, dass sich die behaviorale Ant-

wort auf rTMS zwischen Patientengruppen erheblich unterscheiden kann. In dieser **Arbeit** ergab sich
- eine **klare** behaviorale **Antwort** auf rTMS von Patienten mit **subkortikaler** Läsion und
- **keine Antwort** auf rTMS bei Patienten mit **kortikaler** Läsion (Ameli et al. 2009).

Diese Befunde untermauern weiter die Idee, dass NIBS in Abhängigkeit von Faktoren wie z. B. Größe und Ort der Läsion individuell angepasst werden muss.

2. **Zu Frage 2:** Basierend auf Neuroimaging und tierexperimentellen Daten scheinen sich in den ersten Wochen nach einer Hirnläsion die größten neuroplastischen Änderungen zur Unterstützung der funktionellen Regeneration abzuspielen. Bisher gibt es keine vergleichenden Studien, die die Effekte von NIBS während **unterschiedlicher Zeiten nach einem Schlaganfall** (z. B. subakut vs. chronisch) verglichen haben; dennoch scheint es, dass
   - in Proof-of-Principle-Studien mit **subakuten Patienten** die Effekte, die erzielt wurden, deutlich größer sind als
   - in Studien mit **chronischen Patienten** (Boggio et al. 2007; Khedr et al. 2005).

3. **Zu Frage 3, 4:** Basierend auf funktionellen Bildgebungs- und TMS-Daten scheint es tatsächlich so zu sein, dass die **funktionelle Bedeutung des motorischen Kortex** der intakten Hemisphäre für die paretische obere Extremität im zeitlichen Verlauf (Rehme et al. 2010; Ward et al. 2003) als auch in Querschnittsuntersuchungen **different** ist (Murase et al. 2004; Fridman et al. 2004; Lotze et al. 2006; Johansen-Berg et al. 2002; Werhahn et al. 2003). Was die genauen Determinanten sind, die das entsprechende Muster bestimmen, ist aktuell noch unklar und wird, sobald klar, einen entscheidenden Beitrag zur Weiterentwicklung von NIBS-basierter Neurorehabilitation leisten. Insgesamt könnte sich durchaus zeigen oder ist sogar wahrscheinlich, dass **hemmende NIBS** nur für einen bestimmten Teil der Patienten sinnvoll ist. Zusätzlich kristallisiert sich zunehmend heraus, dass v. a. auch **sekundär-motorische Areale**, wie z. B. der prämotorische Kortex oder die SMA, eine große Rolle für die Erholung der Funktionen der oberen Extremität spielen (Fridman et al. 2004; Johansen-Berg et al. 2002), Areale, die bisher noch nicht interventionell mit NIBS untersucht wurden.

4. **Zu Frage 5:** Aus unserer Sicht erscheint **kein klarer Sicherheitsvorteil** von NIBS der intakten Hemisphäre zu bestehen, insbesondere nicht in Anbetracht der einzigen wirklich ernsthaften Nebenwirkung, einem **epileptischen Anfall**. Da der Haupteffekt auch dieser Methode in der Erregbarkeitserhöhung des Motorkortex der geschädigten Hemisphäre liegt, sollte das Anfallsrisiko daher für beide Ansätze vergleichbar sein (Hummel et al. 2008). Bisher sind keine Anfälle während NIBS zur Schlaganfallerholung berichtet worden, wenn NIBS im Rahmen der internationalen Sicherheitsempfehlung appliziert wurde (Rossi et al. 2009). Dennoch könnte es unter Umständen, v. a. für **tDCS**, ein Vorteil sein, intakte Kortexareale zu stimulieren, da größere kortikale Läsionen die Topographie des Stimulationseffekts stören könnten. Diese Änderungen von Stimulationseffekten wurden in ersten Modellingstudien adressiert (Wagner et al. 2006, 2007).

14.3.4 Zusammenfassung

Man kann sicher sagen, dass noch viele offene Fragen bzgl. des »**Wo**« und »**Wann**« von NIBS im Prozess der funktionellen Regeneration nach Hirnläsionen bestehen. Zusätzlich könnte durch entsprechende Dosisfindungsstudien das »**Wieviel**« an NIBS noch optimiert werden. Diese wichtigen Aspekte werden aktuell oder müssen zeitnah in größeren Studien adressiert werden, um diese vielversprechende Therapieoption weiter fortzuentwickeln. Dazu gehören auch multizentrische, Placebo-kontrollierte Studien, um den Schritt von »bench-to-bedside«, ins tägliche klinische Leben zu ermöglichen. Eine erste multizentrische Studie (Neuroregeneration Enhanced by Transcranial Direct Current Stimulation [tDCS] in Stroke [NETS]; NCT00909714) läuft aktuell. In dieser Studie werden subakute Schlaganfallpatienten mit einer **Kombination aus neurorehabilitativem Training** der oberen Extremität und **anodaler tDCS** für 2 Wochen behandelt und mit einer Placebo-Gruppe verglichen. Dabei werden die Effekte dieser Intervention auf funktionelle Regeneration nach einem Jahr evaluiert. Mit ersten Ergebnissen wird ca. 2012/2013 gerechnet.

Weitere interessante Ansätze, die die Effekte von NIBS auf funktionelle Regeneration weiter verbessern könnten, sind **mehrfokale Stimulation** (Lindenberg et al. 2010) oder **interventionelle Kombinationen** von unterschiedlichen Methoden, um Neuroplastizität zu fördern, z. B. mit pharmakologischen Interventionen (Zittel et al. 2007, 2008; Scheidtmann et al. 2001) oder mit peripherer Nervenstimulation (Conforto et al. 2002; Celnik et al. 2007). Seit wenigen Jahren wird auch **invasive** (epidurale) **Stimulation** in der neurorehabilitativen Forschung angewandt (Brown et al. 2003, 2006). Damit kann der Motorkortex direkt stimuliert werden. Es muss kritisch angemerkt werden, dass aktuell, soweit bekannt, keine Studien basierend auf invasiver Stimulation durchgeführt werden, seit der Everest Trial keine positiven Ergebnisse ergab. Dies könnte sehr wohl am entsprechenden experimentellen Design dieses Trials gelegen haben (Hummel et al. 2008; Plow et al. 2009). Aktuell kann zu diesem Thema keine klare Stellungnahme abgegeben werden. Invasive Stimulation beim Menschen scheint momentan keinen wesentlichen Stellenwert in diesem Forschungsbereich einzunehmen, könnte in Zukunft, wenn z. B. Mechanismen, Dosis und Ort des besten Effekts aus NIBS-Studien besser verstanden sind, wieder in den Fokus neurorehabilitativer wissenschaftlicher Forschung kommen.

Alles in allem wird die **Entwicklung** hin zu einer individuell zugeschnittenen **interventionellen Therapie basierend auf NIBS** gehen, bei der
- Zeitpunkt der Intervention,

- Läsionsmuster,
- morphologische Voraussetzungen,
- genetische Determinanten

das »**Wie, Wo, Wann** und **In welcher Intensität**« der NIBS zur funktionellen Regeneration bestimmt werden. Dazu müssen prädiktive Parameter erforscht werden, die am besten die Art und Weise der individuell erfolgreichsten NIBS-basierten Therapie für einen Patienten vorhersagen können.

Als letzter **Ausblick** erscheint die Anwendung dieser Methoden nicht auf das motorische System limitiert zu sein, sondern konnte auch zur funktionellen Regeneration von Defiziten **anderer kognitiver Leistungen** nach Schlaganfall wie z. B. von Sprache (Naeser et al. 2005; Baker et al. 2010) oder Neglectsymptomen (Sparing et al. 2009; Nyffeler et al. 2009) erfolgreich in ersten Proof-of-Principle- Studien angewandt werden (Miniussi et al. 2008; Martin et al. 2009). In naher Zukunft kann man sich nun Szenarien vorstellen, in denen eine individuell zugeschnittene Therapie generiert wird, in der nicht nur eine kognitive Funktion, sondern mehrere Funktionen mittels NIBS unterstützt werden, um einen größtmöglichen Grad an funktioneller Regeneration und somit die Wiedereingliederung in das normale Leben zu erzielen.

Literatur

Alonso-Alonso M, Fregni F, Pascual-Leone A (2007) Brain stimulation in poststroke rehabilitation. Cerebrovasc Dis 24(Suppl 1): 157-66

Ameli M, Grefkes C, Kemper F, Riegg FP, Rehme AK, Karbe H et al. (2009) Differential effects of high-frequency repetitive transcranial magnetic stimulation over ipsilesional primary motor cortex in cortical and subcortical middle cerebral artery stroke. Ann Neurol 66(3): 298-309

Baker JM, Rorden C, Fridriksson J (2010) Using transcranial direct-current stimulation to treat stroke patients with aphasia. Stroke 41(6): 1229-36

Barker AT, Jalinous R, Freeston IL (1985) Non-invasive magnetic stimulation of human motor cortex. Lancet 1(8437): 1106-7

Bliem B, Muller-Dahlhaus JF, Dinse HR, Ziemann U (2008) Homeostatic Metaplasticity in the Human Somatosensory Cortex. J Cogn Neurosci Feb 27

Boggio PS, Nunes A, Rigonatti SP, Nitsche MA, Pascual-Leone A, Fregni F (2007) Repeated sessions of noninvasive brain DC stimulation is associated with motor function improvement in stroke patients. Restor Neurol Neurosci 25(2): 123-9

Brown JA, Lutsep H, Cramer SC, Weinand M (2003) Motor cortex stimulation for enhancement of recovery after stroke: case report. Neurol Res 25(8): 815-8

Brown JA, Lutsep HL, Weinand M, Cramer SC (2006) Motor cortex stimulation for the enhancement of recovery from stroke: a prospective, multicenter safety study. Neurosurgery 58(3): 464-73

Celnik P, Hummel F, Harris-Love M, Wolk R, Cohen LG (2007) Somatosensory Stimulation Enhances the Effects of Training Functional Hand Tasks in Patients With Chronic Stroke. Arch Phys Med Rehabil 88(11): 1369-76

Clarkson AN, Huang BS, Macisaac SE, Mody I, Carmichael ST (2010) Reducing excessive GABA-mediated tonic inhibition promotes functional recovery after stroke. Nature 468(7321): 305-9

Conforto AB, Kaelin-Lang A, Cohen LG (2002) Increase in hand muscle strength of stroke patients after somatosensory stimulation. Ann Neurol 51(1): 122-5

Davare M, Rothwell JC, Lemon RN (2010) Causal connectivity between the human anterior intraparietal area and premotor cortex during grasp. Curr Biol 20(2): 176-81

Ertelt D, Small S, Solodkin A, Dettmers C, McNamara A, Binkofski F et al. (2007) Action observation has a positive impact on rehabilitation of motor deficits after stroke. Neuroimage 36(Suppl 2): T164-73

Ezendam D, Bongers RM, Jannink MJ (2009) Systematic review of the effectiveness of mirror therapy in upper extremity function. Disabil Rehabil 31(26):2135-49

Farrell JF, Hoffman HB, Snyder JL, Giuliani CA, Bohannon RW (2007) Orthotic aided training of the paretic upper limb in chronic stroke: results of a phase 1 trial. NeuroRehabilitation 22(2): 99-103

Fridman EA, Hanakawa T, Chung M, Hummel F, Leiguarda RC, Cohen LG (2004) Reorganization of the human ipsilesional premotor cortex after stroke. Brain 127(pt4): 747-58

Gandiga PC, Hummel FC, Cohen LG (2006) Transcranial DC stimulation (tDCS): A tool for double-blind sham-controlled clinical studies in brain stimulation. Clin Neurophysiol 117(4): 845-50

Grefkes C, Nowak DA, Eickhoff SB, Dafotakis M, Kust J, Karbe H et al. (2008) Cortical connectivity after subcortical stroke assessed with functional magnetic resonance imaging. Ann Neurol 63(2): 236-46

Hallett M (2000) Transcranial magnetic stimulation and the human brain. Nature 406(6792): 147-50

Hoffman HB, Glyn LB (2011) New design of dynamic orthoses for neurological conditions. NeuroRehabilitation 28(1): 55-61

Huang YZ, Edwards MJ, Rounis E, Bhatia KP, Rothwell JC (2005) Theta burst stimulation of the human motor cortex. Neuron 45(2): 201-6

Huang YZ, Sommer M, Thickbroom G, Hamada M, Pascual-Leonne A, Paulus W et al. (2009) Consensus: New methodologies for brain stimulation. Brain Stimul 2(1): 2-13

Hummel FC, Cohen LG (2005) Drivers of brain plasticity. Curr Opin Neurol 18(6): 667-74

Hummel FC, Cohen LG (2006) Non-invasive brain stimulation: a new strategy to improve neurorehabilitation after stroke? Lancet Neurol 5(8): 708-12

Hummel FC, Celnik P, Pascual-Leone A, Fregni F, Byblow WD, Butefisch C et al. (2008) Controversy: Noninvasive and invasive cortical stimulation show efficacy in treating stroke patients. Brain Stimulation 1(4): 370-82

Hummel FC, Heise K, Celnik P, Floel A, Gerloff C, Cohen LG (2010) Facilitating skilled right hand motor function in older subjects by anodal polarization over the left primary motor cortex. Neurobiol Aging 31(12): 2160-8

Iyer MB, Mattu U, Grafman J, Lomarev M, Sato S, Wassermann EM (2005) Safety and cognitive effect of frontal DC brain polarization in healthy individuals. Neurology 64(5): 872-5

Johansen-Berg H, Rushworth MF, Bogdanovic MD, Kischka U, Wimalaratna S, Matthews PM (2002) The role of ipsilateral premotor cortex in hand movement after stroke. Proc Natl Acad Sci USA 99(22): 14518-23

Kanai R, Chaieb L, Antal A, Walsh V, Paulus W (2008) Frequency-dependent electrical stimulation of the visual cortex. Curr Biol 18(23): 1839-43

Khedr EM, Ahmed MA, Fathy N, Rothwell JC (2005) Therapeutic trial of repetitive transcranial magnetic stimulation after acute ischemic stroke. Neurology 65(3): 466-8

Kolominsky-Rabas PL, Heuschmann PU (2002) Incidence, etiology and long-term prognosis of stroke. Fortschr Neurol Psychiatr 70(12): 657-62

Kolominsky-Rabas PL, Heuschmann PU, Marschall D, Emmert M, Baltzer N, Neundorfer B et al. (2006) Lifetime cost of ischemic stroke in Germany: results and national projections from a population-based stroke registry: the Erlangen Stroke Project. Stroke 37(5): 1179-83

Lindenberg R, Renga V, Zhu LL, Nair D, Schlaug G (2010) Bihemispheric brain stimulation facilitates motor recovery in chronic stroke patients. Neurology 75(24): 2176-84

Liuzzi G, Freundlieb N, Ridder V, Hoppe J, Heise K, Zimerman M et al. (2010) The involvement of the left motor cortex in learning of a novel action word lexicon. Curr Biol 20(19): 1745-51

Lotze M, Markert J, Sauseng P, Hoppe J, Plewnia C, Gerloff C (2006) The role of multiple contralesional motor areas for complex hand movements after internal capsular lesion. J Neurosci 26(22): 6096-102

Luft AR, McCombe-Waller S, Whitall J, Forrester LW, Macko R, Sorkin JD et al. (2004) Repetitive bilateral arm training and motor cortex activation in chronic stroke: a randomized controlled trial. Jama 292(15): 1853-61

Martin PI, Naeser MA, Ho M, Treglia E, Kaplan E, Baker EH et al. (2009) Research with transcranial magnetic stimulation in the treatment of aphasia. Curr Neurol Neurosci Rep 9(6): 451-8

Miniussi C, Cappa SF, Cohen LG, Floel A, Fregni F, Nitsche MA et al. (2008)Efficacy of repetitive transcranial magnetic stimulation/transcranial direct current stimulation in cognitive neurorehabilitation. Brain Stimul 1(4): 326-36

Murase N, Duque J, Mazzocchio R, Cohen LG (2004) Influence of interhemispheric interactions on motor function in chronic stroke. Ann Neurol 55(3): 400-9

Naeser MA, Martin PI, Nicholas M, Baker EH, Seekins H, Helm-Estabrooks N et al. (2005) Improved naming after TMS treatments in a chronic, global aphasia patient--case report. Neurocase 11(3): 182-93

Naeser MA, Martin PI, Nicholas M, Baker EH, Seekins H, Kobayashi M et al. (2005) Improved picture naming in chronic aphasia after TMS to part of right Broca's area: an open-protocol study. Brain Lang 93(1): 95-105

Nitsche MA, Seeber A, Frommann K, Klein CC, Rochford C, Nitsche MS et al. (2005) Modulating parameters of excitability during and after transcranial direct current stimulation of the human motor cortex. J Physiol Jul 7

Nitsche MA, Cohen LG, Wassermann E, Priori A, Lang N, Antal A et al. (2008) Transcranial direct current stimulation: State of the art 2008. Brain Stimulation 1(3): 206-23

Nudo RJ, Milliken GW, Jenkins WM, Merzenich MM (1996) Use-dependent alterations of movement representations in primary motor cortex of adult squirrel monkeys. J Neurosci 16(2): 785-807

Nyffeler T, Cazzoli D, Hess CW, Muri RM (2009) One session of repeated parietal theta burst stimulation trains induces long-lasting improvement of visual neglect. Stroke 40(8): 2791-6

Plow EB, Carey JR, Nudo RJ, Pascual-Leone A (2009) Invasive cortical stimulation to promote recovery of function after stroke: a critical appraisal. Stroke 40(5): 1926-31

Poreisz C, Boros K, Antal A, Paulus W (2007) Safety aspects of transcranial direct current stimulation concerning healthy subjects and patients. Brain Res Bull 72(4-6): 208-14

Rehme AK, Fink GR, von Cramon DY, Grefkes C (2010) The Role of the Contralesional Motor Cortex for Motor Recovery in the Early Days after Stroke Assessed with Longitudinal fMRI. Cereb Cortex Sep 2

Reis J, Robertson E, Krakauer JW, Rothwell J, Marshall L, Gerloff C et al. (2008) Consensus: »Can tDCS and TMS enhance motor learning and memory formation?« Brain Stimul 1(4): 363-9

Reis J, Schambra HM, Cohen LG, Buch ER, Fritsch B, Zarahn E et al. (2009) Noninvasive cortical stimulation enhances motor skill acquisition over multiple days through an effect on consolidation. Proc Natl Acad Sci USA 106(5): 1590-5

Rossi S, Hallett M, Rossini PM, Pascual-Leone A (2009) Safety, ethical considerations, and application guidelines for the use of transcranial magnetic stimulation in clinical practice and research. Clin Neurophysiol 120(12): 2008-39

Scheidtmann K, Fries W, Muller F, Koenig E (2001) Effect of levodopa in combination with physiotherapy on functional motor recovery after stroke: a prospective, randomised, double-blind study. Lancet 358(9284): 787-90

Siebner HR, Lang N, Rizzo V, Nitsche MA, Paulus W, Lemon RN et al. (2004) Preconditioning of low-frequency repetitive transcranial magnetic stimulation with transcranial direct current stimulation: evidence for homeostatic plasticity in the human motor cortex. J Neurosci 24(13): 3379-85

Sparing R, Thimm M, Hesse MD, Kust J, Karbe H, Fink GR (2009) Bidirectional alterations of interhemispheric parietal balance by non-invasive cortical stimulation. Brain 132(pt11): 3011-20

Stefan K, Kunesch E, Cohen LG, Benecke R, Classen J (2000) Induction of plasticity in the human motor cortex by paired associative stimulation. Brain123 (pt3): 572-84

Taub E, Miller NE, Novack TA, Cook EWd, Fleming WC, Nepomuceno CS et al. (1993) Technique to improve chronic motor deficit after stroke. Arch Phys Med Rehabil 74(4): 347-54

Taylor TN, Davis PH, Torner JC, Holmes J, Meyer JW, Jacobson MF (1996) Lifetime cost of stroke in the United States. Stroke 27(9): 1459-66

Terney D, Chaieb L, Moliadze V, Antal A, Paulus W (2008) Increasing human brain excitability by transcranial high-frequency random noise stimulation. J Neurosci 28(52): 14147-55

Wagner T, Fregni F, Eden U, Ramos-Estebanez C, Grodzinsky A, Zahn M et al. (2006) Transcranial magnetic stimulation and stroke: A computer-based human model study. Neuroimage Feb 10

Wagner T, Valero-Cabre A, Pascual-Leone A (2007) Noninvasive human brain stimulation. Annu Rev Biomed Eng 9: 527-65

Ward NS, Brown MM, Thompson AJ, Frackowiak RS (2003) Neural correlates of motor recovery after stroke: a longitudinal fMRI study. Brain 126(pt11): 2476-96

Wassermann EM, Grafman J (2005) Recharging cognition with DC brain polarization. Trends Cogn Sci 9(11): 503-5

Werhahn KJ, Conforto AB, Kadom N, Hallett M, Cohen LG (2003) Contribution of the ipsilateral motor cortex to recovery after chronic stroke. Ann Neurol 54(4):464-72

Wolf SL, Winstein CJ, Miller JP, Taub E, Uswatte G, Morris D et al. (2006) Effect of constraint-induced movement therapy on upper extremity function 3 to 9 months after stroke: the EXCITE randomized clinical trial. Jama 296(17): 2095-104

Zittel S, Weiller C, Liepert J (2007) Reboxetine improves motor function in chronic stroke. A pilot study. J Neurol 254(2): 197-201

Zittel S, Weiller C, Liepert J (2008) Citalopram improves dexterity in chronic stroke patients. Neurorehabil Neural Repair 22(3): 311-4

Stichwortverzeichnis

A

Ability-Q 159
Action Research Arm Test 36, 80, 177
Akinese 17, 121
Aktivitätstests 35
Allen-Test 27
Amphetamin 179, 287, 314
Analyse von
– Greifbewegungen 59
– Zielbewegungen 60
Anticholinergika 331, 340
Antizipation
– Doppelaufgaben 377
– Endstellung der Hand 376
– motorischer 374
– Verhaltenskontrolle 374
– Zielhöhe 377
Aphasie 144
Apraxie 395
– afferente 142
– Balkenapraxie 141, 146
– Definition 142
– des Werkzeug- und Objektgebrauchs 351
– Explorationstraining 351
– für Imitation von Gesten 143, 349
– für kommunikative Gesten 144, 349
– Gestentraining 350
– gliedkinetische 335
– Gliedmaßenapraxie 141
– ideatorische 142
– Imitationsstörungen 396
– Objektgebrauchsstörungen 397
– Pantomimestörungen 397
– Therapie 349
Archimedes Spirale 132
Arm-BASIS-Training 80, 178, 218, 230
– Stufen 231
Arm Dystonia Disability Scale 34
Arm-Fähigkeits-Training 178, 233, 250
– praktische Anwendung 234
– Transfer des Gelernten 234
Arm-/Handbewegungen
– isolierte 78
– komplexe 78
Armnervenläsionen
– Karpaltunnelsyndrom 88, 322
– Kompression im Radialiskanal 324
– Läsionen des N. radialis am proximalen Unterarm 323
– Läsionen des N. radialis am Oberarm 90, 323
– Läsionen des N. radialis am proximalen Unterarm 90
– Läsionen des N. ulnaris an Unterarm und Handgelenk 90
– Läsionen des N. ulnaris am Unterarm und Handgelenk 323
– N. interosseus anterior-Kompression 87, 321
– N. medianus-Kompression 87
– Pronator teres-Syndrom 87, 321
– Therapie 321
– Ulnarisneuropathie am Ellenbogen 89, 323
– Wartenberg-Syndrom 324
Armparese 73
– leichte 74, 76, 77, 181, 233
– mittelschwere 179
– schlaffe 96, 155
– schwere 74, 75, 179, 230, 276
– spastische 155
Armpendeltest 122
Armplexusläsion
– obere 46
– untere 46
Ashworth-Skala 32, 81, 177
Assessment 105
Ataxie
– Definition 130
– Diagnostik 131
– Extremitätenataxie 131, 132, 343
– frontale 130
– Handfunktionsstörungen 132
– kinästhetische 141
– Klassifikation 131
– optische 130, 141
– Rumpfataxie 131
– sensible 130
– Stand- und Gangataxie 131
– symptomatische 131
– Therapie 343
– vestibuläre 130
– zerebelläre 130
Ataxie-Skala nach Klockether 34
Aufgabenorientiertes Training 178, 305
Aufmerksamkeitsdefizit-/Hyperaktivitätssyndrom (ADHS) 6
Autismus 411

B

Bálint-Holmes-Syndrom 152, 354
Basalganglien 15, 117
Befund
– aktive Beweglichkeit 28
– Analyse der ADL 29
– Anamnese 26
– Ataxie 34
– Ausbildungs-/Arbeitsplatzanalyse 29
– Beobachtung 26
– Durchblutung 27
– funktionelle Greifanalyse 29
– Greiffunktion 28
– Händigkeit 31
– Inspektion 26
– kinematische 3D-Bewegungsanalyse 37
– kinematische Bewegungsanalyse der Hand 29
– klinische Untersuchung 26
– Messung der motorischen Nervenleitgeschwindigkeit 40
– Messung der sensiblen Nervenleitgeschwindigkeit 41
  – antidrome Methode 41
  – orthodrome Methode 41
– Motorik und Aktivität 35
– Muskelfunktion 28
– Muskelkraft 28
– Muskeltonus 31
– Ödemmessung 27
– Palpation 26
– passive Beweglichkeit 28
– Rigor 31
– Sensibilität 30, 37
– Spastik 32
– sympathischen Hautfunktion 30
– Tremor 33
Befunddokumentation 26
Behavioristische Lernmethoden 223
Belly-Tendon-Montage 51
Bewegungsanalyse
– drei-dimensionale Bewegungen 55
– feinmotorische Griffkräfte 62
– feinmotorische Kraftkontrolle 55
– Film und Video 56
– Gelenkspielraum 57
– Maximalkraft 57
– Mehrfingerbewegungen 64
– photographische Techniken 56
– räumliche Bewegungen 58
– Tremor 57
Bewegungsbeobachtung 247, 250
– Videotherapie 251
Bewegungskontrolle
– antizipatorische 75
Bewegungsmesssysteme
– elektromagnetische Bewegungsmesssysteme 59
– elektro-optische Systeme 58
– herkömmliche Videosysteme 58
– infrarotbasierte optische Systeme 58
– ultraschallbasierte Bewegungsmesssysteme 59
Bewegungsvorstellung 247, 250
Bilaterales Bewegen 239

Bilaterales Training 238
– BATRAC-Training 240
– bilaterales isokinetisches Training (BIT) 241
– funktionelle Bewegungsabläufe 241
– funktionelle Elektrostimulation 241
– isolierte Gelenkbewegungen 241
– praktische Anwendung 240
– Robotertraining 240, 241
Biomechanik des Schultergelenks 155
Bobath-Konzept 310
– Aufbau einer Behandlung 196
– Greifen und Manipulation 194
– Hand-Auge 196
– posturale Kontrolle 194
– Transport- und Reichbewegungen 194
BOLD-Effekt 416
Botulinumtoxin 340
– Behandlung 306
– Behandlungsplanung 314
– bei fokaler Dystonie 299
– Botulinumtoxin A 297, 312, 329
– Botulinumtoxin B 330
– Dosierung 306, 313
– Injektionstechnik 298, 313
– klinischer Einsatz 298
– Spastik 299
– Steigerung der Wirksamkeit 299
Box-and-Block Test 36, 80, 177
Bradykinese 17, 120, 121, 123, 334
Brief Pain Inventory 158

C

Carpenter-Effekt 404
Clinical Rating Scale for Essential Tremor 34
Clinical Reasoning 194
Clinical Tremor Rating Scale 33
Columbia University Disability Questionnaire for Essential Tremor 33
Constraint-induced Movement Therapy (CIMT) 178, 224, 249
– Hauptsäulen 225

D

Data Gloves 57, 64
Deafferenzierung
– einer Extremität 223
– Experimente 198
– somatosensorische 112

Dekompressionsoperationen 89
Demaskierung 185
Developmental Coordination Disorder (DCD) 6
diagnostische Methoden 25
distale motorische Latenz 40
Dopaminagonisten 336, 341
Dynamic Causal Modelling (DCM) 288, 417
Dysarthrie 15, 131
Dysdiadochokinese 15, 131
Dysmetrie 15, 131, 132
– Therapie 343
Dystonia Movement Scale 34
Dystonia Severity-Skala 119
Dystonien
– fokale 115, 117
– myoklonische 115

E

Elektrische Hochvoltstimulation 50
Elektromyographie 42
– Einzelfaser-EMG 45
– Oberflächen-EMG 45
Elektroneurographie 39
– proximale 42
Elektrostimulation
– Muskelstimulation 275
– Nervenstimulation 275
EMG-Ableitung 43
EMG-Muster 44, 45
End-state Comfort Effekt 375
Erregbarkeit
– Hemmung 18, 186, 426
– Steigerung 19, 186, 426
Erreger- und immunvermittelte Nervenläsionen
– Herpes zoster 324
– Lyme-Borreliose 325
– Therapie 324
Evidenzbasierte Rehabilitation 173
Evolutionsforschung 4
Evozierte Potenziale 51
Experimentelle Bewegungsforschung 373
Exterozepsis 200

F

Faces Pain Scale 159
Feinmotorikstörungen 233
Finger-Daumen-Test 132
Fokale Nervenläsionen
– Allgemeine Prinzipien 83
– Physiotherapie 319
– Prognose 83
Forced Use Therapy 225
Frenchay Arm Test 36
Fugl-Meyer Test 35, 80, 176

Funktionelle Bildgebung
– Konnektivitätsmodelle 416
– Magnetresonanztomographie (MRT) 416
– Positronen-Emissions-Tomographie (PET) 416
Funktionelle Muskelstimulation 274
– EMG-getriggerte Elektrostimulation 276
– funktionelle Elektrostimulation 276
– neuromuskuläre Elektrostimulation 276
Funktionelle Neuroanatomie der Hand 13
– Efferenzen des Motorkortex 20
– motorisches System 14
– Neuronenpopulation des Motorkortex 20
– Organisation der motorischen Rindenfelder 17
Funktionelle Neuromodulation 271
– repetitive periphere Magnetstimulation (rPMS) 271
– repetitive periphere Nervenstimulation (rPNS) 272
F-Wellen 42
F-Wellen-Methode 42

G

Gedächtnis
– deklaratives 214
– Konsolidierungshypothese 216
– nicht deklaratives 214
Gelernter Nichtgebrauch 223
Gerätegestützte Rehabilitation 256
Gesichtsfeld
– peripheres 152
– zentrales 152
Glukokortikoide 366
Greifbewegungen 79, 133, 137, 153, 345, 374, 436
– funktionelle kortikale Korrelate 427
– kinematische Untersuchung 427
– Online-Adaptation 429
– routinierte 60
– Steuerung 21
– Zusammenspiel der Hirnareale 447
Greifen von Objekten 6
Greifreflex 5, 14
Greiftraining mit einer dynamischen Handorthese 441
Griffformen 79

Griffkraft 62, 71, 110, 111, 133, 431
Griffkraftanpassung 221
Griffkraftkontrolle
– antizipative 6
– antizipatorische 71
Grundgriffe der Hand 29

H

Handbewegungen
– Geschwindigkeitsprofil der Hand 7
– Glattheit der Bewegung 8
– kinematische Muster 7
Handdystonien 19, 114
– aufgabenspezifische 115
– Diagnostik 118
– Differenzialdiagnosen 119
– hereditären 117
– Klassifikation 115
– psychogene 118
– symptomatische 118
– Therapie 329
Handfunktion
– Entwicklung 4
– Evolution 4
– neuropsychologische Störungen 141
– Ontogenese 5
Handfunktionsstörungen 30, 56
– funktionelle Bildgebung 416
– funktionelle kortikale Korrelate 415
Handlung
– Bewegungsentwurf 22
– Handlungsantrieb 22
– Handlungskettenmodell 409
– Handlungssteuerung 141
– Planung 399
– Verständnis von Handlungsintentionen 408
– Vorstellung 399
Handödem 156
– Therapie 362
Handprothesen 438
– Elektronik 439
– Mechanik 439
– Rückkopplung 440
– Steuerung 439
Hand- und Armkraftmessgeräte 35
Hautareale des Armplexus 86
Hebekraft 133
Hemianopsie 154
Hemiparese 73, 154, 244, 308, 418
Hierarchie zur Testung der Sensibilität
– Ebene I 104
– Ebene II 106
– Ebene III 108

Hirnstimulation 277
– repetitive transkranielle Magnetstimulation (rTMS) 278
– Theta-Burst-Stimulation 278
– transkranielle (transkutane) Gleichstromstimulation (tDCS) 278
Homunkulus 18, 184
Horner-Syndrom 84
Humanrobotik 434
Hypothese der interhemisphärischen Kompetition 318
Hypothese des bilateralen Lernens 239

I

ICF
– Aktivitäten 104, 109, 209
– Körperfunktionen und -strukturen 104, 109, 209
– Teilhabe 104, 109, 212
Idiopathisches Parkinsonsyndrom 334
– Therapie 336
Impairment-Tests 35
Inching 85
Infantilen Zerebralparesen 69
– Schweregrade 70
– Subtypen 69
Infantile Zerebralparese (IZP) 6
Interferenzphänomene 217
Interhemisphärale Interaktionen 277
International Cooperative Ataxia Rating Scale 34, 132
Interne Modelle 9, 134, 250, 408
Interozepsis 200
IOT-Verfahren 230
– IOT-Studie 235
– Wirksamkeit 235

J

Jebsen Hand Function Test 35
JVP-DomesTM 107

K

Karpaltunnelsyndrom 46, 85
Kennmuskeln
– Kompression im Radialiskanal 90
– Supinatorlogen-Syndrom 91
Klassische Konditionierung 214
Klassische Neurofazilitationskonzepte 194
Kleinhirn 15
– Handareale 136
– intermediäres 137
– laterales 137
– mediales 137

- prädiktiver Kontrolle der Griffkraft 135
- reaktive Kontrolle der Griffkraft 136
- Timingkontrolle 135

Kleinhirnerkrankung
- fokale 130

Kleinhirnerkrankungen
- degenerative 139

Klinische Scores 30
Klinische Skalen 30
Komplexe regionale Schmerzsyndrome 95, 161, 244
- Akutstadium 164
- autonome und trophische Störungen 162
- Baclofen 368
- Biphosphonate 368
- Calcitonin 368
- chronifiziertes Stadium 164
- Diagnostik 166
- Differenzialdiagnosen 167
- kortikale Veränderungen 165
- medikamentöse Therapie 366
- motorische Störungen 163
- nicht-medikamentöse Therapie 365
- Radikalfänger 366
- sensorische Störungen 163
- Spinal Cord Stimulation 368
- Sympathektomie 368
- Sympathikusblockaden 366
- Therapie 325
- Typ I 157, 159, 361

Konduktive Förderung nach Petö 305
Konnektivität
- effektive 76, 185, 417, 421
- funktionelle 185, 417, 419
- in Ruhe 420

Kontrolle von Armbewegungen 8
Konzept der Diaschisis 419
Konzept einer interhemisphärischen Rivalität 186
Koordination 111
- bimanuelle 374

Koordination beim Greifen und Zeigen
- normale Entwicklung 7

Koordinationsstörungen 130
Koorditation beim Greifen und Zeigen: gestörte Entwicklung 10
Kortikale Reorganisation 18, 418
Kortikosteroide 361
Kraft- oder Grobgriff 4
Kraftregulation beim Präzisionsgriff
- gestörte Entwicklung 6
- normale Entwicklung 6

Krafttraining 57

L

Langzeitdepression 185
Langzeitpotenzierung 185, 198
Last 62
L-Dopa 179, 286, 314, 336, 341
Leitfähigkeit von peripheren Nerven 39
Leitlinie »Armrehabilitation« 175
- Assessment 176
- Empfehlungsstärken 176
- therapeutische Entscheidungshilfen 180
- Therapie 177

Leitungszeit
- periphere 49
- zentralmotorische 49

Locognosia-Test 107

M

M-ADL-Fragebogen 69
Manuel Ability Classification System 69
Mapping 30
Martin-Gruber-Anastomose 87, 88
McGill Pain Score 158
Medical Research Council Score (MRC) 35
Mentales Training 178, 250
MEP-Latenz 49
Metaanalysen 175
Moberg-Pick-up Test 108
Modell der elementaren Bewegungseinheiten 215
Modifizierte Ashworth-Skala 32, 81
Modifizierte Tardieu-Skala 32
Molekular-genetische Tests 97
Monoradikuläres Syndrom 46
Motor Assessment Scale 36
Motor Function Assessment Scale 36
Motorische Hysterese 376
Motorische Kontrolle 74
Motorisches Lernen 22, 179, 187, 197, 202, 214, 231
- Behandlungsprinzipien 221
- Schlaganfall 221

Motorische Störungen 75
Motorkortex
- frontaler 398
- parietaler 398

Motor Relearning Programme 249
Motricity Index 35, 80
Multigelenkbewegungen
- Armtransport 78
- Handfunktion 79

Musikerkrampf 330
Muskelbiopsie 97
Muskeldehnungsreflexe 14

Myasthenia gravis 102, 328
Myoklonien 129
Myopathien 96
- Dermatomyositis 101
- Diagnostik 97
- Einschlusskörpermyositis 101
- fazio-skapulohumerale Dystrophie 97
- hereditäre 97, 99
- mit Befall auch der Hände 100
- mitochondriale Myopathien 101
- mit vorwiegendem Befall der Hände 97, 98
- Myopathie Typ Welander 98
- Myositiden 101, 328
- myotone Dystrophie Steinert 99
- Myotonia congenita 99
- Paramyotonie 99
- proximale myotone Myopathie 99
- syndromatische myotone Dystrophie 97
- Therapie 327

Myotonie 99

N

N.A.P.-Konzept 207
- Fallbeispiel 208
- Grundprinzipien 208
- in der Rehabilitation 209

Neglect-Phänomene 22
Nervenkompressionssyndrome 83, 319
Nervenleitgeschwindigkeit
- motorische 40
- sensible 40

Neuromodulation 445
- Methoden 445

Neuromuskuläre Arthroossäre Plastizität (N.A.P.) 205
Neuromuskuläre Elektrostimulation 178
Neuronale Netzwerke 184
- Netzwerkeffizienz 420
- Netzwerkschädigungen 421
- Ruheaktiviät 420
- Veränderungen nach Schlaganfall 418

Neuropathien 83, 319
Neuropathisches Schmerzsyndrom 157
- Analgetika 367
- Antidepressiva 367
- Antikonvulsiva 367
- NSAID 367
- Opioide 367

Neuropharmakologie 286
- pharmakologische Stimulation 286

Neurophysiologische Diagnostik 39
Neuropsycholologische Störungen der Handmotorik
- anarchische (fremde) Hand 147
- Apraxie 142
- fehlerhafte und ungeschickte Bewegungen 141
- kinästhetische Ataxie 142
- Klassifikation 141
- motorische Vernachlässigung 147
- optische Ataxie 142
- willensfremde Bewegungen 147
- Zwangsgreifen 147

Neurotransmitter 278
- Dopamin 286
- Noradrenalin 286, 288
- Serotonin 286, 290

Nicht assoziatives Lernen 214
Nicht-invasive Hirnstimulation 185
Nicht-invasive Hirnstimulation (NIBS) 445
- in den Neurowissenschaften 446
- in der Therapie 447
- Studienaussagen 448
- transkranielle Gleichstromstimulation (tDCS) 445
- transkranielle Magnetstimulation 446

Nichtsteroidale Antirheumatika (NSAR) 359
Nine-Hole-Peg Test 36, 80, 108, 138, 177
Noradrenalin-Wiederaufnahmehemmer
- Citalopram 291
- Fluoxetin 291
- Paroxetin 290
- Reboxetin 288

Nottingham Sensory Assessment Test 265
N. interosseus anterior 46
N. medianus 46, 87
N. radialis 47, 90
N. ulnaris 47, 89
Nynhidrin-Test 37

O

Objektmanipulation
- bimanuelle 375

Ödemmessung 81
Optische Ataxie 151
- Definition 151
- Diagnostik 152
- Therapie 353

P

Pallästhesie (Vibrationsempfinden) 106
Pantomimen 144
– Merkmale 145
Parkinsonsyndrom
– Diagnostik 121, 123
– idiopathisches 120
Passive Bewegungswahrnehmung 107
Pathologische Spontanaktivität 84
PEDI-Interviewverfahren 69
Pendeltest nach Wartenberg 32
Peripher-paretische Hand 83
– Diagnostik 84
– Therapie 319
Perzeptuelles Lernen 214
Phantomschmerzen 244
Pharmakologische Neuromodulation 314
Pharmakologische Stimulation
– Neurotransmitter 286
– Sympathomimetika 286
Plastizität 18, 183, 198, 209
– Formen 185
– homöostatische Metaplastizität 186
– Mechanismen 185
– postläsionelle 247
Plexuskompression 84
Plexusläsionen
– Hyperabduktionssyndrom 93
– kostoklavikuläres Syndrom 92
– neuralgische Amyotrophie 93
– Rucksacklähmungen 93
– Skalenus- und Halsrippensyndrom 92
– Thoracic outlet-Syndrom 92, 324
Polyneuritis 41
Polyneuropathien 41, 51, 53
– lepröse Neuropathie 95, 325
– Lewis-Sumner-Syndrom 94
– Mononeuritis multiplex 94
– multifokale motorische Neuropathie 94, 325
– neuralgische Amyotrophie 325
– Neuropathien bei Kollagenosen 94
– vaskulitische Neuropathien 94, 325
Prädiktive Kontrolle der am Körper wirkenden Kräfte 9
Prämotorischer Kortex 19
– dorsal 429
– ventral 429
Pränatale Hirnfehlbildungen 70
Pränatale Läsionen 70
Präzisionsgriff 4
Primär-motorischer Kortex (M1) 17, 184, 428
Primär-sensorischer Kortex 18
Priming 186, 214
Propriozeptive Neuromuskuläre Fazilitation (PNF) 198
– Grundprinzipien 199
– moderne Anwendungen von verbalem Input 202
Prozedurales Lernen
– frühe Lernphase 214
– Lernkurve 216
– späte Lernphase 217
– Transfer des Gelernten 214, 217
Purdue Pegboard Test 36, 108
Pyramidenbahn 16, 20
Pyramidenbahnschädigung 227

R

Radikuläre Läsionen 46
Rebound-Phänomen 15
Reizlokalisation (Topognosie) 107
Reorganisationsfähigkeit des Gehirns 206
Repetitives Training 214, 249
– Armtraining 250
– Beispiel 218, 220, 221
– praktische Umsetzung 218, 219, 220, 221
Resistance to Passive Movement Scale 81, 177
Reviews 175
Rezeptoren 287
– Klassifikation 103
Rigor 17, 120, 121, 334
Rigorimeter 123
Ritchie Articular Index 158
Rivermead Assessment of Somatosensory Performance Test 265
Rivermead Motor Assessment 36
Robotergreifer 435
Roboterhände 434, 436
– DLR-Hand-Arm-System 437
– Elektromotoren 437
Robotertraining 178, 249, 256
– Armstudio 261
– Bi-Manu-Track 241, 258
– MIME 240, 260
– neue Entwicklungen 260
– passives Exoskeleton-System 260
– Pioneer-Roboter 258
– Reha-Slide 259
– Seilkinematikroboter 259
– System mit Active Assist-Modus 260
– Wrist Robot 258
Rotatorenmanschette 155
Ruhetremor 17

S

SaeboFlex
– Extensionsorthese 441
– Therapie 442
Scale for the Assessment and Rating of Ataxia 132
Schädigungsorientiertes Training 77, 229
Schlaganfall 73, 110, 155, 247, 260, 266, 277, 296, 396, 416
– Prognose 53
Schmerzempfindungsskala nach Diday 38
Schmerzhafte Schulter nach Schlaganfall 155
– Assessment 158
– Basistherapie 361
– Diagnostik 158
– Elektrotherapie 358
– Kortikoidinjektionen 360
– Messung des Subluxationsgrads 159
– mobilisierende Therapie 357
– motorische (neurolytische) Blockaden 359
– operative Therapie 360
– orale Pharmakotherapie 359
– physikalische Therapie 358
– Prävention 355
– Schlingen 356
– Schmerzmessung 158
– Tape-Verbände 357
Schreibanalyse 379
– praktische Durchführung 386
– routinierte Handschrift 383
Schreibbewegungen 380
– automatisierte 383
– nicht automatisierte 385
Schreibkrampf 115, 330, 332, 380
Schreibstörungen 345, 380
– Beispiel 388
– Diagnostik 380, 388
– Dissoziation der Schreibstörung 390
– Modell 381
– periphere 381
– Therapie 392
– zentrale 381
Schreibtraining 393
Schreib- und Greiftraining nach Mai 344
Schriftregistrierung 382
Schriftspur 382
Schulter-Hand-Syndrom 154, 355
– Assessment 158
– Definition 155
– Diagnostik 158
– Motor Imagery 363
– Pharmakotherapie 361
– Spiegeltherapie 363
– Sympathikusblockaden 362
– Ursachen 156
Sekundär-motorische Areale 19
Semmes-Weinstein-Monofilament-Test 265
Semmes-Weinstein-Test 38, 106
Sensibilität 263
– epikritische 30, 103
– epikritische Sinnesmodalitäten 37
– funktionelle 37
– Oberflächensensiblität 81
– protopathische 30, 103, 105
– protopathische Sinnesmodalitäten 37
– Tiefensensiblität 81
Sensibilitätsstörungen 103, 263
– Assessment 104
– Auswirkungen 110
– Diagnostik 104
– periphere 102, 103
– zentrale 102, 103
Sensibilitätstraining
– aktives 265, 268
– passives 265, 267
Sensible Wahrnehmung
– Außenwahrnehmung 102
– Innenwahrnehmung 102
Sensomotorik 233
– Grundkompetenzen 234
Sensomotorische Kontrolle 74
Sensomotorische Kopplung 263, 265
Sensomotorisches Diskriminationstraining 263
– praktische Umsetzung 268, 269
Sensomotorisches Lernen 270
Sensomotorische Störungen 76
Sensorisches Diskriminationstraining 331
Sensory-Motor Retuning 331
Sensory Re-education Training
– praktische Umsetzung 266
Sensory-Trick-Phänomen 117
Shape-texture Identification Test 38, 108
Shaping 221, 223
– in der Rehabilitation 224
Shaping-Technik 225
Shoulder-Q 158
Silent Period 277
Skapulo-thorakaler Rhythmus 197
Somatosensibel evozierte Potenziale 51
– Ableitung 52
– Potenzialkomponenten 52
Somatosensorischer Assoziationskortex 19
Spasmolytische Therapie 293
– Baclofen 294
– Benzodiazepine 295
– Botulinumtoxin 296
– Dantrolen 294
– Medikamente 312

- Substanzen ohne gesicherte Wirksamkeit 295
- THC 295
- Tizanidin 294
- Tolperison 295

Spastik 307
- Beugespastik 296
- fokale 293
- generalisierte 293
- regionale 293
- Therapie der Beugespastik 297

Spastisch-paretische Hand 69
- Assessment 80
- Botulinumtoxin 312
- Diagnostik 77
- EMG-getriggerte elektrische Muskelstimulation 316
- im Erwachsenenalter 73, 307
- im Kindesalter 305
- im Kindes- und Jugendalter 69
- intrathekales Baclofen 314
- orale antispastische Medikation 311
- Physiotherapie 309
- repetitive Magnetstimulation 315
- rTMS 316
- Stufentherapie 309
- tDCS 316
- Therapie 305

Spastizität 80
Spiegelneurone 403
- Aktivitätsmuster 407

Spiegelneuronensystem 251, 399
- beim Menschen 405
- emotionale Zustände 410
- funktionelle Aufgaben 408
- Funktionsweise 406
- Größe 406
- Imitation von Handlungen 409
- Kommunikation und Sprache 410
- Lokalisation 404, 406
- motorisches Lernen 410
- Organisation 406

Spiegeltherapie 178, 244
- praktische Umsetzung 245

Spinale Reflexe 14
Spinale Stimulation 49
Spitz-Stumpf-Diskrimination 37, 105
Spontanaktivität
- pathologische 43

Statische Zwei-Punkte-Lokalisation 106
Steckbrett-Tests 138
Stereognosie 22, 38
Stimmgabel 38
Stimulation des peripheren Nerven 51

Stimulationsverfahren
- direkte elektrische Stimulation des Gehirns 179
- repetitive transkranielle Magnetstimulation (rTMS) 179
- sensible Stimulation 178

Studien
- Beobachtungsstudien 174
- experimentelle 175
- Fall-Kontroll-Studien 174
- Kohortenstudien 174
- randomisierte kontrollierte Studien 175

24-Stunden-Management 310
Subluxation der Schulter 154, 197
Supplementär-motorische Area 19
Supraganglionären Läsion 85
Supraganglionärer Läsionen
- Diffenzialdiagnosen 92
  - Radikulitis bei Herpes zoster 92
  - Radikuloneuritis bei Lyme-Borreliose 92
  - Syringomyelie 92
  - Tandemläsionen 92
  - zervikale Wurzelläsionen 92

Supraganglionäre Schädigungen 53, 54
Sympathikus 164
- sympathiko-afferente Koppelung 164

Systeme mit integrierten Temperatursonden 37

T

TAG Tactile Acuity Cube 107
Tapping-Test 124
Tardieu-Skala 32
Tardieu-Test 81
Taub'sches Training 225
TEMPA 177
Temperaturdiskrimination 105
Ten-Test 37
Testen der Bewegungsrichtung 38
Test von Oldfield 31
Therapieansatz
- Bottom up-Techniken 249
- Top down-Ansätze 248

Thoracic outlet-Syndrom 85
thorako-skapulo-humeraler Rhythmus 197
Tiefe Hirnstimulation 337, 341
- Nucleus subthalamicus-Stimulation 337

Torsionsdystonie 34
Training BIG 338

Transkranielle Magnetstimulation 47
- Prinzip der Ableitung 48

Traumatische Nervenläsionen
- Therapie 320

Tremor
- Aktionstremor 126
- Diagnostik 125
- Differenzialdiagnostik 126
- dystoner 115, 128, 340
- Dystonie 34
- essentieller 15, 33, 126, 341
- Haltetremor 15
- Holmes-Tremor 129, 341
- Intentionstremor 15, 126
- internistisch bedingter 129
- kinetischer Tremor 126
- Medikamente 340
- medikamentös-toxischer 129
- organischer 129
- orthostatischer 128, 340
- Parkinsontremor 126, 341
- psychogener 129, 341
- Ruhetremor 126
- Therapie 340
- zentraler 126
- zerebellärer 128, 341

U

Unified Dystonia Rating Scale 34
Unified Parkinson's Disease Rating Scale 31, 33, 123
Unterschenkelpendeltest 122

V

Virtual Reality-Anwendungen 57
Virtuelle Läsionsstudien 425
- repetitive transkranielle Magnetstimulation (rTMS) 426
- transkranielle Magnetstimulation (TMS) 425

Visuelle Analogskala 38, 158

W

Waller-Degeneration 83, 84
Wartenberg-Kopffalltest 122
Werkzeuggebrauch 4
Werkzeugherstellung 4
Willensfremde Bewegungen
- Imitations- und Utilisationsverhalten 148
- motorische Perseverationen 148

Willküraktivität 43
Willkür-EMG
- myogenes 44
- neurogenes 44
- normales 43

Z

Zahnradphänomen 17, 121
Zervikale Radikulopathien 85, 91
- Kennmuskeln 91
- Therapie 324

Zielbewegungen 15
- routinierte 60

ZNS-aktive Medikamente 187
Zwei-Punkte-Diskrimination 38
Z-Werte 60, 139

Printing and Binding: Stürtz GmbH, Würzburg

1. Entwicklung der Handfunktion

2. Funktionelle Neuroanatomie der Hand

3. Diagnostische Methoden

4. Störungsspezifische Diagnostik der HandfunktionKapitel

5. Evidenzbasierte Rehabilitation

6. Plastizität

7. Therapeutische Methoden und Interventionen

8. Störungsspezifische Therapie der HandfunktionKapitel

9. Intelligente Hand- und Kopfarbeit

10. Schreibanalyse

11. Apraxie

12. Spiegelneurone

13. Funktionelle kortikale Korrelate der Handfunktion

14. Neue Entwicklungen in der Rehabilitation von Handfunktionsstörungen

Stichwortverzeichnis